Medicina de Laboratorio

Medicina de Laboratorio
Conceptos avanzados

Francisco Javier Mérida de la Torre
Facultativo Especialista de Área,
Servicio de Laboratorio Clínico, Hospital Regional Universitario de Málaga.
Profesor Asociado, Área de Nutrición,
Centro Universitario de Enfermería Virgen de la Paz, Ronda, Málaga.

Elvira Eva Moreno Campoy
Directora de la Estrategia para la Seguridad del Paciente de Andalucía,
Consejería de Sanidad, Presidencia y Emergencias, Junta de Andalucía.
Profesora Asociada,
Centro Universitario de Enfermería Virgen de la Paz, Ronda, Málaga.

Avalado por:

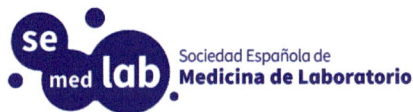

Sociedad Española de **Medicina de Laboratorio**

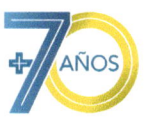

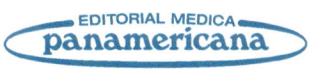
EDITORIAL MEDICA
panamericana

Desde 1953 formando Profesionales de la Salud

Buenos Aires - Bogotá - Madrid - México
www.medicapanamericana.com

Las ciencias de la salud están en permanente cambio. A medida que las nuevas investigaciones y la experiencia clínica amplían nuestro conocimiento, se requieren modificaciones en las modalidades terapéuticas y en los tratamientos farmacológicos. Los autores de esta obra han verificado toda la información con fuentes confiables para asegurarse de que esta sea completa y acorde con los estándares aceptados en el momento de la publicación. Sin embargo, en vista de la posibilidad de un error humano o de cambios en las ciencias de la salud, ni los autores, ni la editorial o cualquier otra persona implicada en la preparación o la publicación de este trabajo, garantizan que la totalidad de la información aquí contenida sea exacta o completa y no se responsabilizan por errores u omisiones o por los resultados obtenidos del uso de esta información. Se aconseja a los lectores confirmarla con otras fuentes. Por ejemplo, y en particular, se recomienda a los lectores revisar el prospecto de cada fármaco que planean administrar para cerciorarse de que la información contenida en este libro sea correcta y que no se hayan producido cambios en las dosis sugeridas o en las contraindicaciones para su administración. Esta recomendación cobra especial importancia con relación a fármacos nuevos o de uso infrecuente.

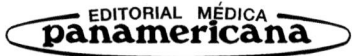

Visite nuestra página web:
http://www.medicapanamericana.com

ARGENTINA
Maipú, 1300 piso 3 (C1006ACT)
Ciudad Autónoma de Buenos Aires, Argentina
Tel.: (54-11) 5031-6919
e-mail: cinfo@medicapanamericana.com

COLOMBIA
Carrera 7a A. N.º 69-19 - Bogotá DC - Colombia
Tel.: (57-1) 235-4068
e-mail: infomp@medicapanamericana.com.co

ESPAÑA
Sauceda, 10 - 5ª planta - 28050 Madrid, España
Tel.: (34-91) 131-78-00 /
e-mail: info@medicapanamericana.es

MÉXICO
Av. Miguel de Cervantes Saavedra, n.º 233, piso 8, oficina 801
Col. Granada, Alcaldía Miguel Hidalgo
CP 11520 Ciudad de México, México
Tel.: (52-55) 5250-0664
e-mail: infomp@medicapanamericana.com.mx

ISBN: 978-84-1106-303-6 (Versión impresa + Versión digital)
ISBN: 978-84-1106-304-3 (Versión digital)

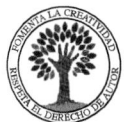
© 2026, EDITORIAL MÉDICA PANAMERICANA, S. A. U.
Sauceda, 10 - 5ª planta - 28050 Madrid - España
Depósito legal: M-24048-2025
Impreso en España

Colaboradores

Alcaide Martín, María José
Médica Adjunta, Servicio de Análisis Clínicos,
Hospital Universitario La Paz, Madrid.

Altisent Huguet, Anna
Analista, Servicio de Genética Clínica, Reference Laboratory,
L´Hospitalet de Llobregat, Barcelona.

Álvarez García, Elías
Jefe de Sección de Laboratorio Core, Servicio de Análisis
Clínicos, Hospital do Meixoeiro, Complexo Hospitalario
Universitario de Vigo, Pontevedra.

Amigó Grau, Núria
Gerente, Unidad de Investigación, Biosfer Testlab, Reus,
Tarragona.
Profesora Asociada, Área de Bioestadística, Facultad
de Medicina, Universitat Rovira i Virgili, Tarragona.

Amor Salamanca, Almudena
Responsable Científica, Área de Cardiología, Health in Code,
Pozuelo de Alarcón, Madrid.
Investigadora en Cardiopatías Hereditarias, Centro Nacional
de Investigaciones Cardiovasculares (CNIC), Madrid.

Arrobas Velilla, Teresa
Facultativa Especialista de Área, Servicio de Bioquímica,
Hospital Universitario Virgen Macarena, Sevilla.

Camprubí Sánchez, Cristina
Analista, Servicio de Genética Clínica, Reference Laboratory,
L´Hospitalet de Llobregat, Barcelona.

Carvalho de Azevedo Rocha, Hugo Daniel
Facultativo Especialista de Área, Unidad de Rastreo Neonatal,
Metabolismo y Genética, Instituto Nacional de Saúde Doutor
Ricardo Jorge, Oporto, Portugal.

Castillo Salvador, David
Director del Departamento Legal y Compliance, Federación
Española de Empresas de Tecnología Sanitaria (FENIN),
Madrid.

Cava Valenciano, Fernando
Director de Transformación Médica, Synlab, Madrid.

Coma Nieto, Ana Guadalupe
Médica Interna Residente, Servicio de Análisis Clínicos,
Hospital Regional Universitario de Málaga.

Crespo Sánchez, María Gema
Facultativa Especialista de Área, Servicio de Análisis Clínicos,
Hospital Universitario La Paz, Madrid.

Dayaldasani Khialani, Anita
Facultativa Especialista de Área, Servicio de Análisis Clínicos,
Hospital Regional Universitario de Málaga.

Dávila Cansino, Óscar
Técnico de Función Administrativa, Subdirección de Calidad,
Investigación e Innovación, Hospital Regional Universitario de
Málaga.

De Ribera Pieras, María del Pilar
Jefa de Sección de Función Renal, Gastroenterología y Fertilidad,
Servicio de Análisis Clínicos, Hospital Central de la Defensa
Gómez Ulla, Madrid.

Díaz-Garzón Marco, Jorge
Facultativo Especialista de Área, Servicio de Análisis Clínicos,
Hospital Universitario La Paz, Madrid.

Duque Alcorta, Marta
Facultativa Especialista de Área, Servicio de Análisis Clínicos,
Hospital Universitario La Paz, Madrid.

Escobar Manero, Carina
Presidenta de la Plataforma de Organizaciones de Pacientes,
Madrid.

Fernández Paneque, Sergio
Facultativo Especialista de Área, Servicio de Análisis Clínicos,
Hospital Regional Universitario de Málaga.

Fullaondo Zabala, Ane
Directora Científica, Instituto de Investigación en Sistemas de
Salud Biosistemak, Bilbao, Bizkaia.

García-Lorenzo, Borja
Investigador Principal, Instituto de Investigación en Sistemas de Salud Biosistemak, Bilbao, Bizkaia.
Profesor Asociado, Facultad de Ciencias de la Salud, Universidad de Deusto, Bilbao, Bizkaia.

García González, Francisco Javier
Ingeniero Técnico Industrial, Área de Gestión Sanitaria Serranía de Málaga.

Garrido Fusté, Carles
Jefe de Servicio Fish y Arrays, Reference Laboratory, L´Hospitalet de Llobregat, Barcelona.

Gómez Sanz, Joaquín Enrique
Jefe de Sección de Urgencias, Servicio de Análisis Clínicos, Hospital Central de la Defensa Gómez Ulla, Madrid.

González Tarancón, Ricardo
Facultativo Especialista de Área, Servicio de Bioquímica Clínica, Hospital Universitario Miguel Servet, Zaragoza.

Ibarz Escuer, Mercedes
Jefa del Servicio de Análisis Clínicos, Hospital Universitario Arnau de Vilanova, Lleida.
Profesora Asociada, Facultad de Enfermería y Fisioterapia, Universitat de Lleida.

Izquierdo Álvarez, Silvia
Facultativa Especialista de Área, Servicio de Bioquímica Clínica, Hospital Universitario Miguel Servet, Zaragoza.
Colaboradora Docente, Área de Farmacogenética, Facultad de Medicina, Universidad de Zaragoza.

Jiménez Machado, María del Rocío
Facultativa Especialista de Área, Servicio de Análisis Clínicos, Hospital Regional Universitario de Málaga.

Manonelles i Tarragó, Marc
Senior Global Strategy and Innovation Lab Automation Manager, Siemens Healthineers, Cornellà de Llobregat, Barcelona.

Medina López, Manuel
Jefe de Servicio de Contratación Pública, Hospital Regional Universitario de Málaga.

Mérida de la Torre, Francisco Javier
Facultativo Especialista de Área, Servicio de Laboratorio Clínico, Hospital Regional Universitario de Málaga.
Profesor Asociado, Área de Nutrición, Centro Universitario de Enfermería Virgen de la Paz, Ronda, Málaga.

Molero Luis, Marta
Facultativa Especialista de Área, Servicio de Análisis Clínicos, Hospital Universitario La Paz, Madrid.

Moreno Campoy, Elvira Eva
Directora de la Estrategia para la Seguridad del Paciente de Andalucía, Consejería de Sanidad, Presidencia y Emergencias, Junta de Andalucía.
Profesora Asociada, Centro Universitario de Enfermería Virgen de la Paz, Ronda, Málaga.

Navas López, Víctor Manuel
Jefe de Servicio de Pediatría, Hospital Regional Universitario de Málaga.

Ochoa Folmer, Juan Pablo
Director Médico, Health in Code, Pozuelo de Alarcón, Madrid.

Pérez Moreira, Rosalía
Técnica de Gestión, Dirección General de Asistencia Sanitaria y Resultados en Salud de los Servicios Centrales del Servicio Andaluz de Salud, Sevilla.

Prieto Palomino, Miguel Ángel
Jefe de Sección de Medicina Intensiva, Hospital Regional Universitario de Málaga.

Prieto del Prado, Miguel Ángel
Facultativo Especialista de Área, Servicio de Hematología y Hematoterapia, Centro de Transfusiones, Hospital Universitario de Melilla.

Ramudo Cela, Luis
Facultativo Especialista de Área, Servicio de Farmacia Hospitalaria, Hospital Universitario de A Coruña.
Profesor Titular, Escuela Universitaria de Enfermería, Universidade da Coruña.

Rico Santana, Nayra
Facultativa Especialista de Área, Servicio de Bioquímica Clínica y Genética Molecular, Hospital Clínic de Barcelona.

Sainz Pastor, Nerea
Médica Interna Residente, Unidad de Bioquímica, Hospital Clínic de Barcelona.

Salvador Rupérez, Elvira
Facultativa Especialista de Área, Servicio de Hematología, Hospital Universitario Miguel Servet, Zaragoza.

Sánchez-Montes Moreno, Soledad
Facultativa Especialista de Área, Servicio de Análisis Clínicos, Hospital Regional Universitario de Málaga.

Serrando Querol, Maite
Facultativa Especialista de Área, Servicio de Laboratorio Clínico, Parc Hospitalari Martí i Julià, Girona.
Profesora Asociada Parcial, Facultad de Medicina, Universitat de Girona.

Sos del Diego, Dalmacio
Jefe del Servicio de Compras y Logística, Dirección Económica y Servicios Generales, Centro de Emergencias Sanitarias 061, Servicio Andaluz de Salud, Málaga.

Subirats Barrera, Anna
Analista, Servicio de Genética Clínica, Reference Laboratory, L´Hospitalet de Llobregat, Barcelona.

Vicente Pérez, Nuria
Química Interna Residente, Servicio de Análisis Clínicos, Hospital do Meixoeiro, Complexo Hospitalario Universitario de Vigo, Pontevedra.

Zambrana Moral, Rafael
Especialista en Análisis Clínicos, Servicio de Laboratorio, Hospital Regional Universitario de Málaga.

Zapico Muñiz, Edgar
Consultor, Servicio de Bioquímica, Hospital de la Santa Creu i Sant Pau, Barcelona.

Prólogo

La medicina de laboratorio se encuentra en constante evolución, impulsada por los continuos desarrollos tecnológicos y científicos que han tenido lugar desde hace muchos años. Este libro nace de la necesidad de mantenernos al día en una disciplina tan dinámica como necesaria para asegurar una atención adecuada a los pacientes y ciudadanos. A lo largo de varias décadas, he sido testigo de los notables cambios que han transformado el modo en que diagnosticamos y abordamos múltiples patologías. El conocimiento es una herramienta poderosa que debe ser renovada y ampliada constantemente. Esta obra, que surge como resultado de un programa de *Máster de Formación Permanente en Conceptos Avanzados de Medicina de Laboratorio*, no solo permite adquirir conocimientos avanzados, sino también comprender las tendencias emergentes y las innovaciones que están moldeando el futuro de la medicina de laboratorio.

Quiero expresar mi sincero reconocimiento a todos aquellos que han hecho posible este viaje académico. En especial, a los doctores Francisco Javier Mérida de la Torre y Elvira Eva Moreno Campoy, que tan acertadamente han dirigido a un notable elenco de distinguidos autores para conseguir elaborar un manual tremendamente atractivo a la par que innovador. Este trabajo es, sin duda, el resultado de un esfuerzo colectivo y de un compromiso de los directores con la mejora continua.

Cuando se revisan los contenidos de cada una de las ocho secciones, uno se da cuenta de que no nos encontramos ante el clásico índice de este tipo de formaciones. Por el contrario, los directores han planteado un programa que combina temas más técnicos con otros que son más de gestión y organización de los laboratorios, junto con algunos del todo innovadores y nada habituales, abordando desafíos contemporáneos y futuros de la medicina de laboratorio, y ofreciendo una visión profunda y práctica de las técnicas más avanzadas y los conceptos más innovadores.

En un mundo donde la medicina de laboratorio desempeña un papel cada vez más crucial dentro de la medicina moderna, esta obra se presenta como una oportunidad destacada para aquellos que pretenden estar a la vanguardia de la innovación y el conocimiento. Estoy convencido de que contribuirá a que tengamos mejores profesionales de la medicina de laboratorio en nuestro país.

Antonio Buño Soto
Jefe de Servicio de Análisis Clínicos,
Hospital Universitario La Paz, Madrid
Presidente de la Sociedad Española de Medicina de Laboratorio

Prefacio

¿Por qué decidimos hacer este libro? ¿Qué hace diferente esta obra de otras que se pueden encontrar en el mercado?

El mundo de la medicina de laboratorio es un campo en constante expansión, no solo por la profusión de conocimientos que continuamente salen a la luz (solo en el año pasado se publicaron más de 135.000 artículos recogidos en PubMed que contenían las palabras «*medicine laboratory*»), sino también porque el campo de conocimiento que abarca es cada vez más extenso.

Los que hemos dedicado nuestra vida al mundo del laboratorio sabemos que este es un gran desconocido para el resto de profesionales. Son muchos los campos que abarca, y el nivel de subespecialización que se alcanza en muchas ocasiones da vértigo. Esto conduce a que ese nivel de especialización difícilmente podemos encontrarlo en las diferentes ofertas formativas que existen actualmente.

Había un aspecto claro que teníamos cuando decidimos dar el paso adelante y comenzar este proyecto. Lejos de otras ofertas formativas, más basadas en conceptos conocidos, esta obra tenía que ser justo lo contrario. Debería ser el repositorio de aquellos conocimientos que, bien por su extrema novedad o bien por lo alejado de los planes formativos, no tienen cabida en obras similares.

De un lado, estaba la experiencia propia de más de treinta años dedicados al diagnóstico *in vitro*, y de otro, las numerosas charlas con compañeros y amigos a los que se les hizo la misma pregunta: ¿qué te hubiera gustado aprender o qué has echado en falta en tu formación?

De todas esas conversaciones, se fue formando un puzle que, si bien *a priori* puede parecer inconexo, pretendía recoger ese cuerpo de conocimientos teóricos que ayudarían a completar los conocimientos necesarios para nuestra práctica profesional.

La obra recoge desde aspectos puramente técnicos o científicos a otros aspectos menos convencionales. Parafraseando al Dr. Letamendi: «el médico que solo sabe medicina, ni medicina sabe». Por ello, hemos incorporado en ocho bloques una serie de conocimientos «no convencionales», que servirán al lector para adentrarse en estos campos.

El primer bloque nos hablará sobre técnicas avanzadas no disponibles en todos los centros: desde el estudio del laboratorio en pacientes hematológicos y neoplásicos, a aspectos más preventivos como el cribado prenatal, las metabolopatías o el uso de la resonancia magnética para caracterizar el riesgo cardiovascular, así como la medicina transfusional. Completan este bloque la espectrometría de masas, la citometría de flujo y los estudios de autoinmunidad.

Tanto por la eclosión que ha experimentado en los últimos años, como por lo cada vez más extendido en su uso, consideramos conveniente dedicar un apartado a la genética: desde la descripción y las limitaciones de las diferentes técnicas, a aspectos más concretos, como la interpretación de un informe o la utilidad concreta en el diagnóstico de determinadas enfermedades.

Una de las diferencias de la medicina de laboratorio cuando se compara con otras especialidades es que, en el laboratorio, todo está procedimentado, todo es trazable y todo está registrado. El bloque dedicado a la calidad en todas sus vertientes era, por tanto, un tema obligado: desde el aseguramiento de la calidad a la gestión de la demanda, los programas de acreditación tanto del laboratorio como de la formación tan necesaria en nuestro quehacer diario, y a la gestión de los sistemas logísticos de los que tanto dependemos.

Entre las características de la medicina de laboratorio se encuentra la elevada rotación y renovación de equipos y tecnología. Este hecho diferencial supone que el laboratorio debe abordar de forma efectiva reformas y adaptaciones para asumir estos retos. Una de las tareas más complejas a la que nos podemos enfrentar es la renovación de un laboratorio, y conocer los requerimientos, las necesidades y las limitaciones antes de abordar un proyecto de este tipo nos evitará muchos quebraderos de cabeza. Saber conjugar las necesidades del proveedor con la funcionalidad de nuestro laboratorio será fundamental para un perfecto desarrollo del proyecto. Dentro de este apartado, no podíamos olvidar hablar de los elementos que debemos tener en cuenta a la hora de implantar un sistema automatizado, ya que conocer los elementos clave nos ayudará en el diseño funcional adecuado.

La mayoría de los profesionales a los que va dirigida esta obra desarrollan su labor profesional en centros públicos. La adquisición de los suministros necesarios para la realización de las determinaciones analíticas supone uno de los mayores concursos en complejidad y en montante económico a los que nos podemos enfrentar. Todo este proceso, que debe realizarse acorde a la normativa, implica un procedimiento transparente, accesible y equitativo. Conocer las fases de los concursos, los requisitos, y las obligaciones del adjudicatario y del contratante nos evitará, con toda seguridad, más de un problema. En este contexto, la relación con las empresas debe realizarse en un marco de buenas prácticas, por lo que la inclusión de un capítulo sobre «*compliance*» era obligado.

Si el objetivo de la obra era abordar aspectos novedosos y no convencionales, nos pareció muy oportuno dar voz a los pacientes, para conocer sus necesidades y ver en qué medida respondemos a sus expectativas. Del mismo modo, era necesario incluir un capítulo de la innovación basada en valor, sobre todo en estos tiempos donde la eficiencia cobra más importancia. En un mundo como el nuestro, la innovación está a la orden del día, por lo que debemos asegurarnos de que esta se traduzca en un valor para el paciente.

Ese último capítulo sirve de entrada al bloque siete, donde abordamos estrategias en las que la evidencia debe regir los elementos de nuestro trabajo. A través de diferentes capítulos, se tratan áreas temáticas donde, mediante distintas herramientas, dotamos de valor y evidencia a nuestras actuaciones.

El último bloque proporciona una visión donde el laboratorio desarrolla su labor fuera del laboratorio. Es indudable la participación del laboratorio en ensayos clínicos, y ahí debemos reclamar nuestro papel en ellos. Por otra parte, en el escenario internacional, cada vez es más frecuente el despliegue de tropas en el extranjero en respuesta a misiones internacionales. Estos despliegues precisan de toda una infraestructura entre la que se encuentra la sanitaria y, dentro de ella, el laboratorio. De sus conocimientos y experiencias se han nutrido a veces ante catástrofes naturales, como ocurrió en el huracán Katrina.

Como verás, querido lector, hemos intentado aunar en una obra una serie de conocimientos que hemos considerado útiles, pero que, a la vez, son difíciles de obtener en muchos casos.

Ahora te toca a ti decidir si este esfuerzo ha conseguido su objetivo.

Francisco Javier Mérida de la Torre
Elvira Eva Moreno Campoy

Agradecimientos

«Si he visto más lejos que otros, es porque estoy subido a hombros de gigantes».

Con esta frase, atribuida a Isaac Newton, queremos agradecer a todos aquellos que nos han ayudado a llevar adelante esta obra. En primer lugar, a todos los que, con vuestros consejos y valoraciones, nos disteis la visión de hacia dónde debíamos ir. A los autores: no hay agradecimiento suficiente para compensaros por el trabajo realizado. Gracias también a los profesionales ajenos al laboratorio, que habéis hecho un esfuerzo para entender nuestra «cultura» y adaptaros.

Mención especial dedicamos al Dr. Antonio Buño Soto, por su apoyo personal e institucional a este proyecto, y por acceder a elaborar el prólogo. Y a la Dra. Mercedes Ibarz Escuer por todo; ella sabe por qué.

Por último, damos las gracias a todo el personal de Panamericana, por su profesionalidad y dedicación, y porque siempre que nos proponen algo y decimos que no, acabamos cediendo.

A todos, gracias de corazón.

Índice

Prólogo IX

Prefacio XI

SECCIÓN I. TÉCNICAS AVANZADAS EN EL DIAGNÓSTICO BIOMÉDICO   1

1   Utilidad de la determinación de la actividad de L-asparaginasa en pacientes
    con leucemia linfoblástica aguda 3
    M. Molero Luis, M. G. Crespo Sánchez y E. Zapico Muñiz

2   Determinación de metabolitos de la dopamina y de la serotonina
    en el líquido cefalorraquídeo 19
    M. Molero Luis

3   Diagnóstico bioquímico de tumores cromafines 35
    E. Álvarez García y N. Vicente Pérez

4   Estudio del paciente con hipoglucemia 49
    E. Álvarez García y N. Vicente Pérez

5   Avances en cribado neonatal. Desafíos para el laboratorio 69
    H. D. Carvalho de Azevedo Rocha

6   Caracterización del perfil de lipoproteínas mediante resonancia magnética
    para mejorar la predicción del riesgo cardiovascular 81
    N. Amigó Grau

7   La medicina de laboratorio en el centro de transfusión y banco de tejidos 93
    S. Fernández Paneque

8   La terapia CAR-T desde el punto de vista del laboratorio 105
    E. Salvador Rupérez

9   Monitorización de fármacos inmunosupresores mediante cromatografía líquida
    acoplada a la espectrometría de masas en tándem 113
    A. Dayaldasani Khialani y M. R. Jiménez Machado

10 La citometría de flujo en el análisis de los fluidos corporales 121
    F. J. Mérida de la Torre

11 Avances en gastroenterología pediátrica. Metabolopatías 133
    V. M. Navas López

12 Farmacogenética. Fundamentos y utilidad clínica 147
    L. Ramudo Cela

13 Estrategia para la implantación de un laboratorio de autoinmunidad 165
    R. Zambrana Moral

SECCIÓN II. GENÉTICA, ASPECTOS CLÍNICOS Y ORGANIZATIVOS EN LA PRÁCTICA ASISTENCIAL — 181

14 *Arrays*: ventajas y limitaciones. ¿Cuándo pedir esta prueba y qué se puede esperar de ella? 183
C. Garrido Fusté

15 Secuenciación masiva. Fundamentos y aplicación práctica. Claves para la organización de una preanalítica 193
A. Altisent Huguet, A. Subirats Barrera y C. Camprubí Sánchez

16 Interpretación de los elementos de un informe genético 205
A. Subirats Barrera, A. Altisent Huguet y C. Camprubí Sánchez

17 Actualizaciones en el asesoramiento genético familiar y reproductivo 213
R. González Tarancón

18 Diabetes MODY. Paradigma de la enfermedad genética hereditaria 225
R. González Tarancón

19 Abordaje de las enfermedades neurodegenerativas hereditarias en el laboratorio de genética 239
S. Izquierdo Álvarez

20 Cardiopatía y genética 253
A. Amor Salamanca y J. P. Ochoa Folmer

SECCIÓN III. SISTEMAS DE ACREDITACIÓN Y GESTIÓN DEL LABORATORIO — 267

21 Seguridad del paciente e implicación del laboratorio clínico 269
E. E. Moreno Campoy

22 Acreditación ISO 15189 en un laboratorio de genética 281
S. Izquierdo Álvarez

23 Utilización adecuada de las pruebas de laboratorio. Gestión de la demanda 297
F. Cava Valenciano

24 Indicadores de calidad extraanalítica 309
M. Ibarz Escuer

25 Innovaciones en el laboratorio de respuesta hospitalaria 323
N. Rico Santana y N. Sainz Pastor

26 Sistemas logísticos de almacenamiento y aprovisionamiento 331
D. Sos del Diego

27 Acreditación de una actividad formativa 343
Ó. Dávila Cansino

28 Actitud del laboratorio ante catástrofes y situaciones críticas. Planes de contingencia 359
M. J. Alcaide Martín

SECCIÓN IV. INGENIERÍA EN LA MEDICINA DE LABORATORIO — 369

29 Conceptos de ingeniería aplicados al laboratorio clínico I 371
F. J. García González

30 Conceptos de ingeniería aplicados al laboratorio clínico II 389
F. J. García González

31 Conceptos clave para la toma de decisiones en la implantación de un sistema automatizado 403
M. Manonelles i Tarragó

SECCIÓN V. NORMATIVA EN LA CONTRATACIÓN PÚBLICA DE SUMINISTRO DE REACTIVOS — **419**

32 Ley de *compliance* 421
    D. Castillo Salvador

33 Elementos clave en un expediente de adquisición de reactivos I 431
    M. Medina López

34 Elementos clave en un expediente de adquisición de reactivos II 435
    M. Medina López

SECCIÓN VI. INNOVACIÓN BASADA EN VALOR — **443**

35 Perspectiva de la Plataforma de Organizaciones de Pacientes sobre el papel
    de las organizaciones de pacientes en el sistema sanitario 445
    C. Escobar Manero y E. E. Moreno Campoy

36 Innovación basada en valor 459
    R. Pérez Moreira

SECCIÓN VII. LABORATORIO BASADO EN LA EVIDENCIA — **465**

37 Estrategias para el diseño, elaboración y mantenimiento de cuadros de mando:
    modelo de KPI para la gestión de un laboratorio 467
    M. Duque Alcorta

38 Valoración cuantitativa y cualitativa del hemograma. Revisión según
    la metodología analítica 479
    M. Serrando Querol

39 Variación biológica, métodos para su estimación y aplicaciones
    en la medicina personalizada y de precisión 487
    J. Díaz-Garzón Marco

40 Algoritmos diagnósticos para el diagnóstico precoz de dislipemias 499
    T. Arrobas Velilla

41 Automatización y gestión integral con *middleware* en el laboratorio clínico 511
    S. Sánchez-Montes Moreno y A. G. Coma Nieto

SECCIÓN VIII. VISIÓN DEL LABORATORIO FUERA DEL HOSPITAL — **523**

42 Medicina basada en valor 525
    B. García-Lorenzo y A. Fullaondo Zabala

43 Elaboración de un proyecto de investigación biosanitario. Ensayos clínicos 541
    M. Á. Prieto Palomino y M. Á. Prieto del Prado

44 Los laboratorios clínicos en el ámbito militar 559
    M. P. de Ribera Pieras y J. E. Gómez Sanz

45 Tipos de despliegue y capacidades operativas en escenarios tácticos 571
    M. P. de Ribera Pieras y J. E. Gómez Sanz

Técnicas avanzadas en el diagnóstico biomédico

I

1 • Utilidad de la determinación de la actividad de L-asparaginasa en pacientes con leucemia linfoblástica aguda

2 • Determinación de metabolitos de la dopamina y de la serotonina en el líquido cefalorraquídeo

3 • Diagnóstico bioquímico de tumores cromafines

4 • Estudio del paciente con hipoglucemia

5 • Avances en cribado neonatal. Desafíos para el laboratorio

6 • Caracterización del perfil de lipoproteínas mediante resonancia magnética para mejorar la predicción del riesgo cardiovascular

7 • La medicina de laboratorio en el centro de transfusión y banco de tejidos

8 • La terapia CAR-T desde el punto de vista del laboratorio

9 • Monitorización de fármacos inmunosupresores mediante cromatografía líquida acoplada a la espectrometría de masas en tándem

10 • La citometría de flujo en el análisis de los fluidos corporales

11 • Avances en gastroenterología pediátrica. Metabolopatías

12 • Farmacogenética. Fundamentos y utilidad clínica

13 • Estrategia para la implantación de un laboratorio de autoinmunidad

Utilidad de la determinación de la actividad de L-asparaginasa en pacientes con leucemia linfoblástica aguda

1

M. Molero Luis, M. G. Crespo Sánchez y E. Zapico Muñiz

OBJETIVOS

- Comprender la importancia de la L-asparaginasa en el tratamiento de la leucemia linfoblástica aguda (LLA).
- Reconocer las distintas formulaciones de L-asparaginasa en el tratamiento de LLA.
- Conocer brevemente los protocolos actuales para LLA en pediatría y edad adulta que utilizan L-asparaginasa.
- Saber diferenciar los distintos tipos de hipersensibilidad de la L-asparaginasa.
- Comprender qué es una inactivación silente y saber identificarla.
- Analizar los objetivos de la monitorización de la actividad de la L-asparaginasa.
- Entender cómo se realiza la determinación de la actividad de la L-asparaginasa por el método de indoxina.
- Saber preparar la curva de calibración y controles internos.

LEUCEMIA LINFOBLÁSTICA AGUDA

La leucemia aguda es una enfermedad neoplásica caracterizada por la expansión clonal de células malignas originadas a partir de células progenitoras hematopoyéticas de línea linfoide (leucemia linfoblástica aguda [LLA]) o mieloide (leucemia mieloide aguda [LMA]). La LLA se clasifica en LLA-B o LLA-T según su inmunofenotipo, y es la LLA-B la que está presente en el 85 % de los casos infantiles, aunque esta proporción puede variar en función de la edad, la raza y la etnia.

La LLA presenta un pico de incidencia entre los 2 y los 5 años de edad, y se convierte en el cáncer más frecuente en la edad infantil. Asimismo, se observa un aumento de la incidencia a partir de los 60 años, aunque inferior a la del período infantil (**Fig. 1-1**). La supervivencia en la edad pediátrica ha aumentado gracias a una mejora en la estratificación de los pacientes en grupos de riesgo, la adaptación de la intensidad del tratamiento quimioterapéutico para cada paciente según su riesgo de recidiva y la mejora en el tratamiento de soporte. Como se puede ver en la **figura 1-2**, la tasa de supervivencia a los 5 años de los pacientes pediátricos afectados por LLA en países de renta alta supera el 90 %.

Respecto a la población adulta, si bien los resultados no alcanzan el mismo grado de satisfacción que en niños, también se han producido mejoras significativas en la última década, con tasas de remisión completa del 90 % y supervivencia global a largo plazo entre el 40 y el 50 %, lo que indica un progreso notable en comparación con décadas anteriores. Entre los principales factores que han contribuido a la mejora en los resultados de tratamiento en adultos con LLA se pueden destacar los siguientes:

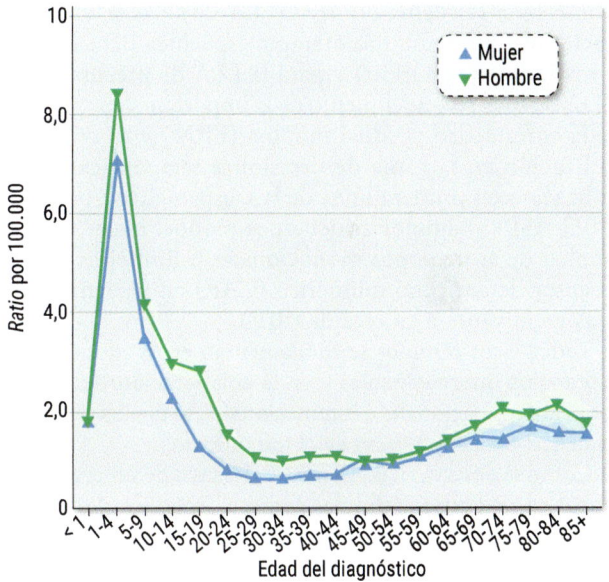

Figura 1-1. Distribución por edad de la incidencia de la leucemia linfoblástica aguda. *Ratios* de incidencia de LLA por edad de diagnóstico 2016-2020, por sexo, en todas la razas y etnias. las *ratios* son por 100.000. Codificación raza/etnia: para más detalles de los grupos de SEER raza/etnia y los cambios realizados a los grupos de datos de estos años, consultar: [https://seer.cancer.gov/seerstat/variables/seer/race_ethnicity]. Las *ratios* para americanos indios y nativos de Alaska solo incluye casos de la zona de prestación de asistencia adquirida/referida PRCDA (*Purchased Referred Cared delivered Area*). Los datos de incidencia para hispánicos y no hispánicos basado en el algoritmo de identificación hispánico latino (NHIAA-*Hispanic Latino Identification Algorithm*). Adaptada de: Programa de supervivencia, epidemiología y resultados (*Surveillance, Epidemiology, and End Results* [SEER]). Datos de incidencia SEER, noviembre 2022. Envío (1975-2020). Registro SEER 22 ([https://seer.cancer.gov/registries/terms.html]). Metodología: las *ratios* son por 100.000.

3

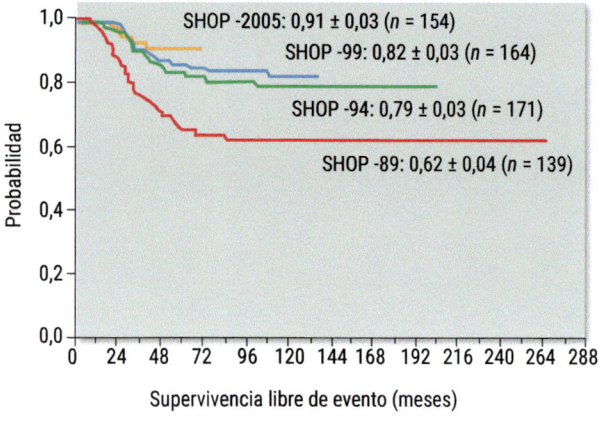

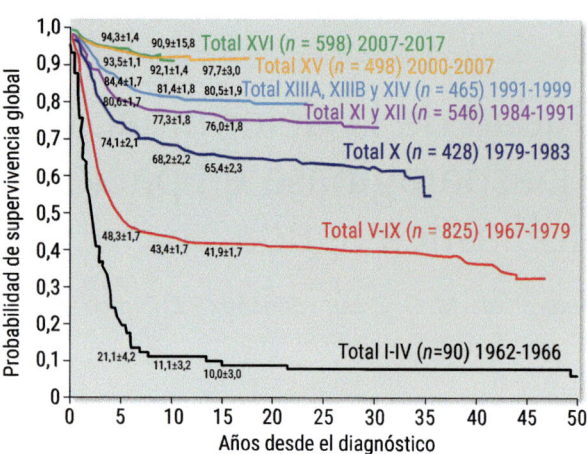

Figura 1-2. Supervivencia de los pacientes pediátricos con leucemia linfoblástica aguda (LLA) en función del protocolo de tratamiento aplicado. La supervivencia de los pacientes pediátricos con LLA ha aumentado de manera muy importante en las últimas décadas hasta superar el 90 % en países con renta elevada. SHOP: Sociedad Española de Hematología y Oncología Pediátrica.

a) la aplicación de pautas de quimioterapia diseñadas originalmente para el tratamiento de pacientes pediátricos, en el grupo de adolescentes y adultos jóvenes (15-30/40 años); *b)* la utilización de inhibidores de tirosina-cinasa de Abelson (ABL) seguida de trasplante de progenitores hematopoyéticos (TPH) en el tratamiento de la LLA con cromosoma Filadelfia positivo (LLA Ph+); *c)* la administración de inmunoquimioterapia específica para la LLA B madura (tipo Burkitt) y para la LLA de precursores B CD20+; *d)* el reconocimiento de la importancia pronóstica de la enfermedad residual mínima (ERM) y su creciente utilización en la toma de decisiones terapéuticas; *e)* la utilización en primera línea de la L-asparaginasa pegilada (PEG-ASP) y algunos anticuerpos monoclonales, y *f)* el empleo de anticuerpos monoclonales o linfocitos T con receptor de antígeno quimérico (CAR) en pacientes con LLA recidivante o en recaída (R/R).

Todos estos cambios se fundamentan en la adopción de protocolos internacionales y en la colaboración de grupos cooperativos nacionales e internacionales, lo que ha sido fundamental para el progreso en el tratamiento.

Como se observa en la **figura 1-2**, las tasas de supervivencia global en pediatría, definidas como el intervalo de tiempo entre el diagnóstico y la fecha de muerte por cualquier causa o la fecha del último control, a los 5 años de los dos últimos protocolos de tratamiento de referencia más recientes no muestran mejoras significativas (93,5 % frente al 94,3 %, respectivamente). Esto sugiere que la intensidad terapéutica de los regímenes quimioterapéuticos actuales ha alcanzado un límite de tolerancia. Una mayor intensificación terapéutica podría comportar un aumento mínimo de la supervivencia a expensas de una mayor toxicidad o incluso no mostrar ninguna mejora debido a un aumento en la mortalidad secundaria a la toxicidad.

Como estrategia para mejorar el pronóstico, recientemente han aparecido tratamientos dirigidos a nivel molecular y nuevos tratamientos basados en inmunoterapia. La caracterización genética de las células leucémicas y la evaluación de la respuesta al tratamiento mediante la determinación de la ERM son herramientas clave para optimizar el uso de estos nuevos tratamientos.

Estratificación de los grupos de riesgo en población infantil

Los protocolos de tratamiento quimioterapéutico actuales estratifican a los pacientes en distintos grupos de riesgo en función de los siguientes factores:

- Criterios clínicos: el sexo, la raza, el síndrome de Down y la edad. Esta última es el principal factor clínico para los pacientes con edades comprendidas entre 1 y 9,9 años, ya que presentan el mejor pronóstico. Una de las razones es que los pacientes adolescentes presentan mayor incidencia de alteraciones biológicas de alto riesgo como los reordenamientos *BCR::ABL1* y baja hiperdiploidía.
- La cifra de leucocitos al debut de la LLA: 50.000/mm³ frente a >50.000/mm³.
- La caracterización citogenética y genómica de los blastos. Esta información ha permitido identificar alteraciones de mal pronóstico y así modificar el tratamiento con tratamientos dirigidos a nivel molecular para reducir el riesgo de recaída.
- La respuesta al tratamiento evaluada mediante la ERM.

En la **tabla 1-1** se pueden ver los principales factores pronósticos de la LLA en edad infantil.

Estratificación de los grupos de riesgo en población adulta

En los protocolos de adultos, los criterios de estratificación son parecidos a los utilizados en pediatría. Se utilizan los siguientes: *a)* criterios clínicos, como la edad; *b)* la cifra de leucocitos al debut de la LLA (30.000/mm³ para la LLA-B y 100.000/mm³ para la LLA-T); *c)* la caracterización citogené-

Tabla 1-1. Factores de riesgo en la leucemia linfoblástica aguda infantil			
	Factor	**Bueno**	**Malo**
Características clínicas	Edad de diagnóstico	1-9,9 años	< 1 y ≥ 10 años
	Sexo	Femenino	Masculino
	Raza	Caucásica, asiática	Afroamericana, hispánica
	Síndrome de Down	No	Sí
	Leucocitos al debut	< 50.000 mm³	> 50.0000 mm³
	Afectación del SNC	No	Sí
	Afectación testicular	No	Sí
	Inmunofenotipo	LLA-B	LLA-T
Factores genéticos y citogenéticos		Elevada hiperdipolidía (51-65 cromosomas)	Hipodiploidía (< 44 cromosomas)
		ETV6-RUNX1:t(12;21) (p13.2;q22.1)	Reordenamiento *KMT2A:t(v;11q23.3)*
		Reordenamiento *NUMT1*	*BCR-ABL1::t(9;22)(q31.1;q11.2)* (Ph+)
			BCR-ABL1-like (Ph-*like*)
			TCF3-HLF:t(17;19)(q22;p13)
			Reordenamiento *MEF2D*
			Amplificación intracromosoma cr. 21
			Reordenamientos *BCL2* o *MYC*
Enfermedad mínima residual		Negativa	Positiva

Adaptada de: Inaba H, 2020.
LLA: leucemia linfoblástica aguda; SNC: sistema nervioso central.

tica y genómica de los blastos, y *d)* la respuesta al tratamiento evaluada mediante la ERM.

Enfermedad residual mínima

La evaluación de la respuesta al tratamiento es un factor pronóstico crucial que abarca aspectos inherentes a la biología de la leucemia, la genética del paciente y el tratamiento recibido. Esta evaluación puede realizarse mediante microscopía óptica, identificando la presencia de blastos en sangre periférica después de 8 días de tratamiento con prednisona o en la médula ósea después de 15 días de tratamiento quimioterapéutico. Además, se puede evaluar en términos de ERM utilizando métodos más sensibles y específicos, como la citometría de flujo y técnicas de biología molecular. La citometría de flujo evalúa la ERM mediante la identificación del inmunofenotipo aberrante de la leucemia con una elevada sensibilidad, generalmente de 1×10^{-4} o superior. Por otro lado, las técnicas de biología molecular, como la reacción en cadena de la polimerasa (PCR) cuantitativa, evalúan la ERM analizando la reordenación específica de los genes de las inmunoglobulinas y los receptores de linfocitos T de cada paciente, con una sensibilidad algo superior a la citometría.

 La evaluación de la ERM al final de la etapa de la inducción o consolidación y en puntos más tardíos del tratamiento es el factor pronóstico más importante. Además, en muchos protocolos, la ERM ha permitido readaptar la intensidad del tratamiento en los diferentes puntos de evaluación.

En los últimos años, las nuevas tecnologías, como la secuenciación masiva (NGS, *next-generation sequencing*), se han introducido en el estudio de la ERM en pacientes con LLA. Un resultado negativo de ERM al final de la fase de inducción, definido como una carga de enfermedad inferior a 0,0001 % (equivalente a detectar un blasto entre un millón de células), se ha asociado a una SG del 100 % en pacientes de riesgo estándar.

Recientemente, en un trabajo de consenso entre expertos de los principales protocolos internacionales en LLA, incluido el Grupo Español de Hematología Oncológica, se han incorporado las técnicas de evaluación de ERM en los criterios de respuesta al tratamiento, integrando estas técnicas en las definiciones de remisión y recaída.

La capacidad de identificar ERM mediante NGS y otras técnicas avanzadas no solo permite una evaluación más precisa de la respuesta al tratamiento, sino que también puede guiar decisiones terapéuticas más individualizadas, lo que, potencialmente, mejora los resultados para los pacientes con LLA.

TRATAMIENTO

El tratamiento de la LLA en población infantil sigue un protocolo de tres fases según las guías de recomendación terapéutica en España publicadas en 2013 por la Sociedad Española de Hematología y Oncología Pediátrica (SEHOP) y el Programa Español de Tratamientos en Hematología (PETHEMA). Este protocolo consta de tres fases: inducción, consolidación (o intensificación) para eliminar residuos de la leucemia y mantenimiento (o continuación) para asegurar la persistencia de la remisión. Además, el tratamiento incluye tanto la profilaxis como el tratamiento de la infiltración del sistema nervioso central (SNC), y tiene una duración aproximada de entre 2 y 2,5 años. El protocolo se resume en la **figura 1-3**.

El TPH se ha utilizado como tratamiento en pacientes con alto riesgo de recaída. En la última década, han aparecido nuevas estrategias terapéuticas, como las terapias moleculares dirigidas y la inmunoterapia (**Tabla 1-2**). Aunque inicialmente eran utilizadas en protocolos de recidivas, estas terapias se están incorporando cada vez más como tratamiento de primera línea.

Protocolo de tratamiento en población adulta

En el grupo, se dispone actualmente de protocolos específicos para el tratamiento de adultos con:

- La LLA Ph- de riesgo estándar en adolescentes y adultos jóvenes.
- La LLA Ph- de riesgo elevado o intermedio.
- La LLA Ph+ para pacientes jóvenes (19-54 años) y de edad avanzada (>55 años).
- La LLA de línea B madura (Burtkitt).

De todos estos protocolos, la L-asaparaginasa (L-ASP) se utiliza en los protocolos de LLA Ph-. Estos protocolos tienen una inspiración pediátrica y, básicamente, contiene las mismas fases iniciales de tratamiento. La última versión del protocolo de adultos fue publicada en febrero de 2023 con el código LLA-2019 y título *Protocolo para el tratamiento de*

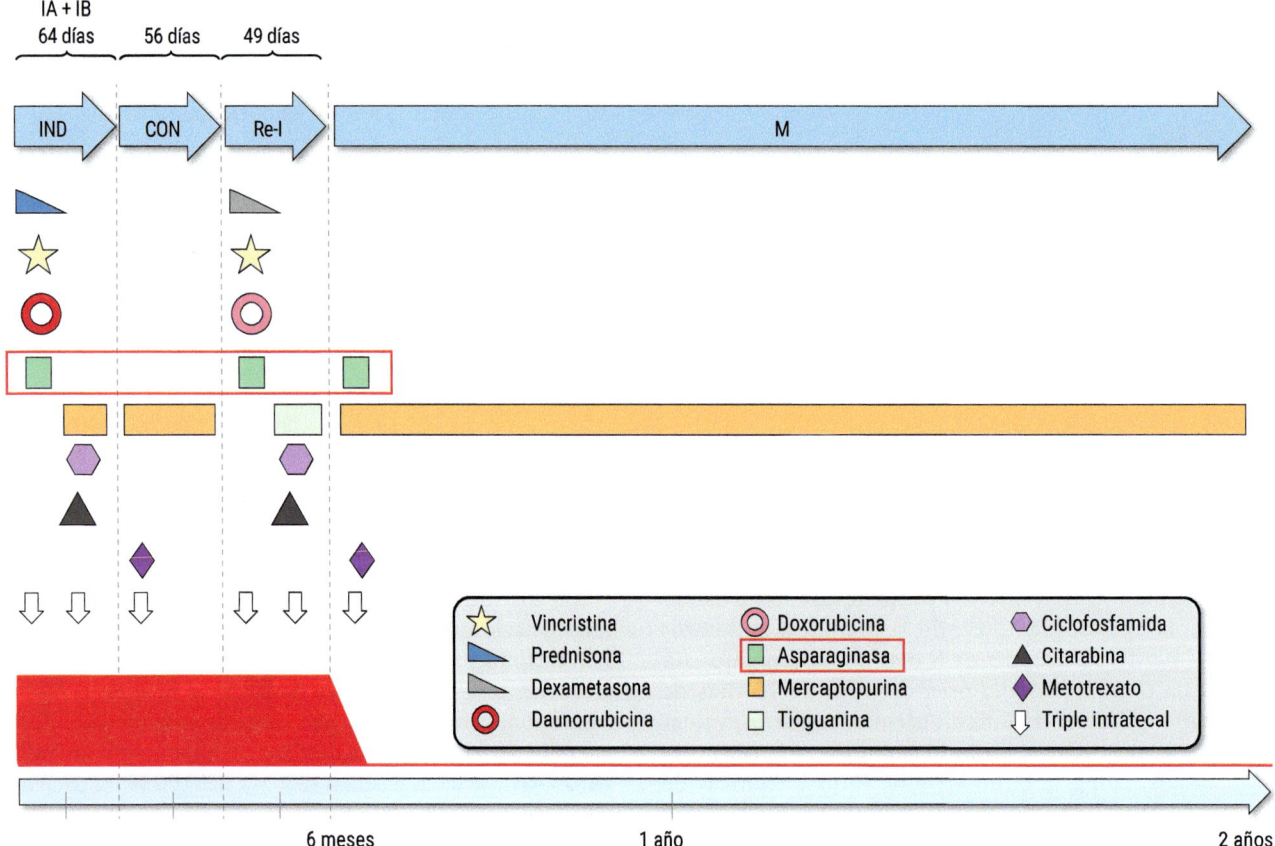

Figura 1-3. Tratamiento de la leucemia linfoblástica aguda (LLA) en pediatría. El tratamiento de la LLA consta de una combinación de diferentes fármacos, incluidos la asparaginasa [marcada en cuadro verde] y otros, y consta de tres fases: inducción a la remisión, consolidación para eliminar residuos de la leucemia y mantenimiento para asegurar la remisión. Además, el tratamiento incluye tanto la profilaxis como el tratamiento de la infiltración del sistema nervioso central (SNC). En total dura 2-2,5 años. CON: consolidación; IND: Inducción; M: mantenimiento; Re-I: reinducción.

Tabla 1-2. Nuevos tratamientos para la leucemia linfoblástica aguda

Nuevos tratamientos	Mecanismo de acción	Fármacos
Moléculas diana	• Inhibidores de la tirosina-cinasa • Inhibidores de la proteína antiapoptótica BCL-2 • Inhibidores del proteasoma • Inhibidores de mTOR • Inhibidores de ADN-metiltransferasa • Inhibidores de histona deacetilasa	• Imatinib, ruxolinitib • Venetoclax • Bortezomib • Everólimus • Decitabina • Vorinostat
Inmunoterapia	• Anticuerpos biespecíficos • Células CAR-T • Conjugados anticuerpo-fármaco	• Blinatumumab • Tisagenlecleucel • Inotuzumab ozogamicina

la LLA-BCR::ABL1 negativa. En la **figura 1-4** se puede ver el diagrama del protocolo y en la **tabla 1-3** se resumen sus fundamentos.

Dado que la LLA es más común en niños, a continuación, se describe el protocolo actual para su tratamiento en esta población.

Protocolo de tratamiento para la leucemia linfoblástica aguda en población infantil

El protocolo de tratamiento para la LLA en población infantil consta de varias fases. La fase de **inducción** es fundamental para lograr una remisión completa, eliminando las células leucémicas y restaurando la hematopoyesis normal. El tratamiento de inducción tiene dos fases: la fase IA (días 1-35) que utiliza tres o cuatro fármacos, como prednisona, vincristina (VCR) y L-ASP, o añadiendo antraciclínicos como la daunorubicina. Esta fase también incluye la administración de una triple terapia intratecal (TIT) con metotrexato (MTX), citarabina e hidrocortisona. Posteriormente, se continúa con la fase IB (días 36- 64) que incluye 6-mercaptopurina (6-MP), ciclofosfamida (CFM) y citarabina (ARA-C), junto con dos dosis de TIT. La fase de inducción permite alcanzar la remisión completa (≤ 5 % de blastos en la médula ósea) en, aproximadamente, el 98 % de los pacientes pediátricos con LLA. En el caso de que no se consiga una remisión completa al finalizar la inducción, el pronóstico es muy desfavorable.

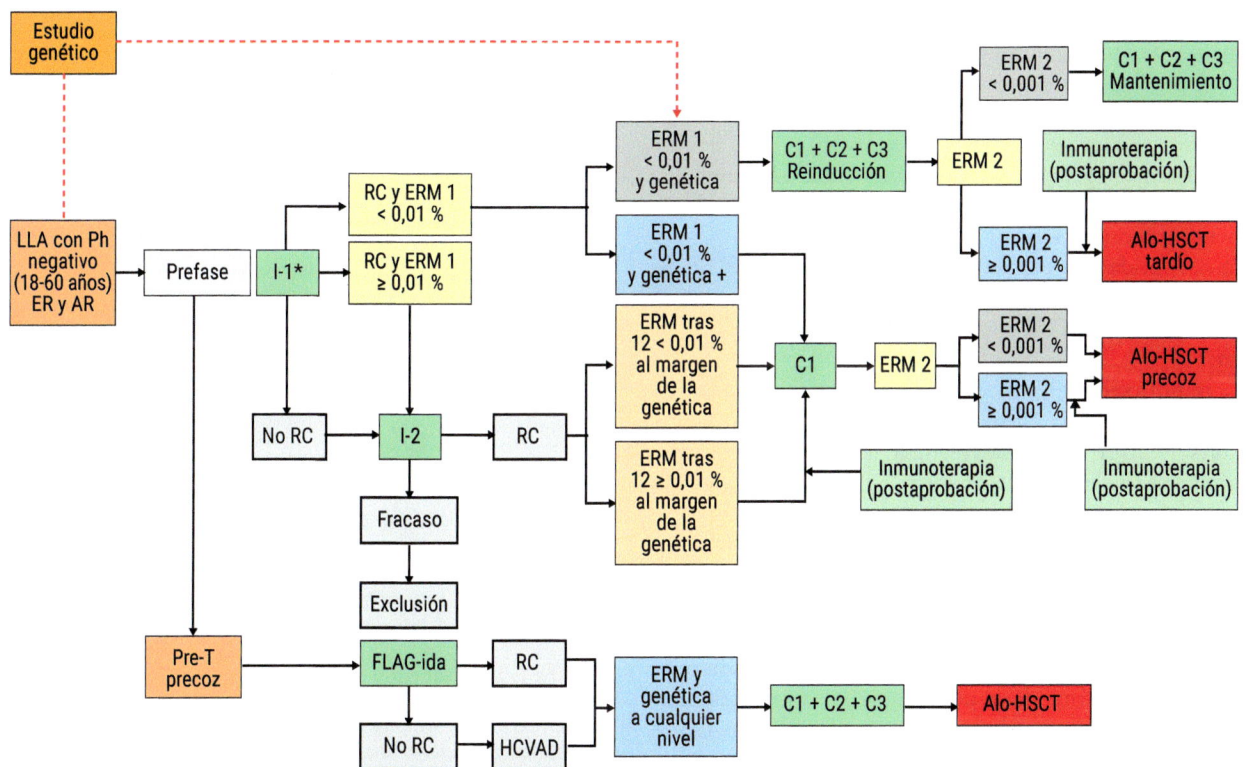

Figura 1-4. Diagrama del protocolo Pethema LAL-2019.
AR: alto riesgo; C: consolidación; ER: enfermedad residual; ERM: enfermedad residual mínima; HCVAD: hiper-CVAD (ciclofosfamida, vincristina, doxorubicina [adriamicina] y dexametasona); I: inducción; RC: remisión completa; RE: riesgo estándar.

Tabla 1-3. Fundamentos del protocolo LAL-19 (población adulta)

	Fundamentos principales
1	Inspiración pediátrica Etapas: prefase, inducción, consolidación precoz, reinducción, consolidación tardía y mantenimiento con reinducciones
2	• Los adultos jóvenes (< 60 años) con LAL de RE y de AR recibirán un tratamiento inicial idéntico • Atenuación de la intensidad de la consolidación en el grupo de 50-60 años
3	• Según la ERM y el estudio genético en el diagnóstico, se decidirá el tipo de consolidación (quimioterapia o alo-TPH) • Respecto al nivel de ER, se reducirá en un logaritmo el valor de ER, que determinará la asignación de los pacientes al brazo de quimioterapia
4	Utilización de Asp pegilada como única fuente de Asp Se administrará en la inducción el día 15. Se modificará la forma de administración de la daunorubicina en inducción, con tres dosis consecutivas (días 1-3), para evitar la suma de toxicidad con la Asp
5	Los pacientes con LAL *early* Pre-T se tratarán de forma diferenciada y se asignarán a alo-TPH, independientemente del resultado de la ER

AR: alto riesgo; Asp: asparaginasa; ER: enfermedad residual; ERM: enfermedad residual mínima; LAL: leucemia aguda linfoblástica; RE: riesgo estándar; TPH: trasplante de progenitores hematopoyéticos.

Estos pacientes, así como aquellos con una ERM alta (> 1 %) al finalizar la inducción o persistente después de la consolidación, pueden requerir tratamientos más intensos, como el aloinjerto de células madre hematopoyéticas (alo-TPH). Aquellos pacientes que logran una restauración de la hemopoyesis normal y una ausencia de enfermedad extramedular (lo que se entiende como remisión completa) seguirán el tratamiento de consolidación.

La **consolidación** comienza 2 semanas después del fin de la fase de inducción IB y dura 56 días. Durante esta etapa, se administra 6-MP, MTX con rescate con leucovorina (LCV) y una TIT.

La **reinducción** se divide en dos fases (en total 49 días). La primera fase comienza 2 semanas después de la consolidación, con una duración de 35 días, seguida de la segunda fase, que se extiende hasta los 49 días. Durante la reinducción, se utiliza una combinación de fármacos similar a la utilizada durante las fases de IA e IB. Esta fase es crítica tanto en los pacientes con riesgo estándar como elevado.

La fase de **mantenimiento** se inicia después de la recuperación de la hematopoyesis y cuando el paciente está en buen estado general, lo que generalmente sucede 2 semanas después de terminar la última dosis de tratamiento quimioterápico intensivo. Esta fase suele durar hasta completar 2 años desde el diagnóstico. Consiste en la administración de 6-MP diaria y MTX semanal, con o sin L-ASP o VCR, además de pulsos de corticoesteroides y TIT. Los intentos de reducir la duración del tratamiento se han traducido en un elevado riesgo de recidivas después del cese de la terapia.

El tratamiento de la LLA también incluye la terapia dirigida al SNC. Debido al gran riesgo de secuelas neurocognitivas tardías, alteraciones endocrinas y segundos tumores, la radioterapia intracraneal se ha sustituido por la quimioterapia intratecal y la quimioterapia sistémica con actividad al SNC (dexametasona, MTX en dosis elevadas y L-ASP).

L-ASPARAGINASA

La L-asparaginasa (L-ASP) es una enzima que cataliza la hidrólisis de los aminoácidos L-asparagina (L-Asn) y glutamina en ácido aspártico, ácido glutámico y amonio (NH_3) en el medio extracelular. La L-Asn es esencial para el crecimiento y la diferenciación celular y es sintetizada por la enzima asparagina-sintetasa (ASNS), a partir de aspartato y glicina. La mayoría de las células normales tienen la capacidad de sintetizar L-Asn, pero los linfoblastos, debido a sus bajas concentraciones de ASNS, no pueden sintetizarla y dependen de fuentes externas (**Fig. 1-5**).

> **!** La acción de la L-ASP reduce las concentraciones de Asn en el medio extracelular, lo que tiene un impacto negativo en la síntesis de proteínas, ADN y ARN en las células leucémicas. Esto conduce a la detención del ciclo celular en la fase G1 y, posteriormente, a la apoptosis en las células leucémicas.

La depleción de (L-Asn) se asocia también a una menor síntesis de otras proteínas, como albúmina, insulina, fibrinógeno y factores de la coagulación, lo que produce anomalías homeostáticas observadas durante el tratamiento

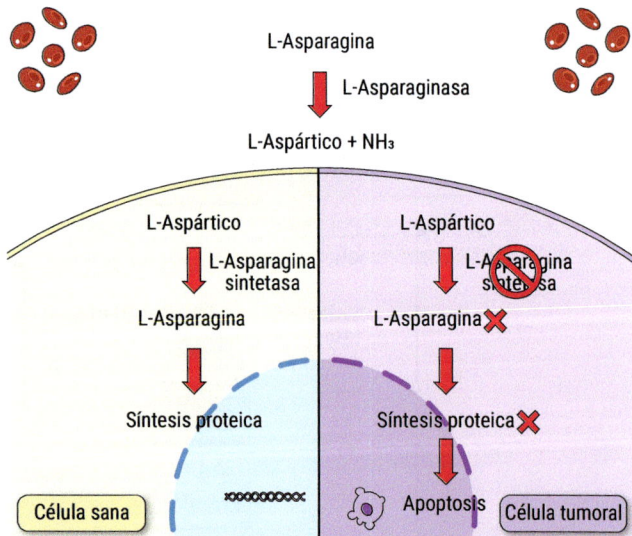

Figura 1-5. Mecanismo de acción de la asparaginasa.
La ASP interviene catalizando el paso de asparagina (Asn) a ácido aspártico (Asp) y amoníaco (NH_3). La capacidad que tienen las células sanas de poder transformar el Asp en Asn gracias a la acción de la enzima asparagina-sintetasa (ASNS) hace que la Asn no sea limitante para estas células. En cambio, en las células leucémicas, no hay disponible esta enzima o bien está en dosis bajas, haciendo que la depleción de Asn implique a la muerte celular de los linfoblastos.

con L-ASP y que se detallan mejor en el apartado de toxicidades.

La L-ASP aparece por primera vez en la bibliografía médica en 1922, cuando Clementi descubrió las propiedades enzimáticas en suero de conejillo de Indias (*Cavia porcellus*). Posteriormente, investigadores de la Universidad de Cornwell demostraron el efecto antilinfoma del suero de conejillo de Indias y pudieron atribuir este efecto a la L-ASP presente en el suero. Durante los años siguientes, estudios *in vitro* confirmaron la actividad antileucémica de la L-ASP en líneas celulares. Fue en la década de 1960 cuando la L-ASP se utilizó por primera vez en pacientes pediátricos afectados por LLA.

Estos hitos históricos marcaron el comienzo del uso terapéutico de la L-ASP en el tratamiento de la LLA y otros tipos de cáncer. Desde entonces, la L-ASP ha sido una parte importante de los protocolos de tratamiento para la LLA y ha demostrado su eficacia en la inhibición del crecimiento de las células leucémicas al privarlas del aminoácido L-Asn.

Formulaciones

Actualmente, hay tres formulaciones diferentes de L-ASP disponibles en el mercado. Dos de ellas, la L-ASP nativa de *Escherichia coli* (E. coli-ASP nativa) y la L-ASP de polietilenglicol o asparaginasa pegilada (PEG-ASP), se derivan de la bacteria *E. coli*. La tercera preparación, L-ASP de Erwinia (Erwinia-ASP), proviene de la bacteria *Erwinia chrysanthemi*. Estas formulaciones difieren en su semivida. La más corta es para Erwinia-ASP y la más larga para PEG-ASP debido a la pegilación (Tabla 1-4). Tanto la vía intramuscular (i.m.) como la intravenosa (i.v.) están aprobadas para la administración de L-ASP, aunque la farmacocinética del fármaco varía según la vía de administración.

> **!** Actualmente, en todos los protocolos, infantiles y adultos, la L-ASP de primera elección es la forma pegilada (PEG-ASP) y la de segunda elección es la forma de Erwinia; ha quedado en desuso la forma nativa de E. coli.

También hay dos L-ASP recombinantes de Erwinia: JZP-458, producida en *Pseudomonas fluorescens*, la JZP-416 (pegcrisantaspasa), que, al ser pegilada, presenta una semivida más larga. Estas alternativas, al igual que Erwinia-ASP, no tienen reactividad cruzada con las L-ASP derivadas de *E. coli*. JZP-458 y pegcrisantaspasa podrían ser una alternativa terapéutica para pacientes con hipersensibilidad a L-ASP derivada de *E. coli* como alternativa a la L-ASP Erwinia.

> **!** El origen bacteriano diferente de Erwinia-ASP le confiere un perfil inmunogénico único, de manera que no muestra reactividad cruzada con E. coli-ASP nativa ni con PEG-ASP. Por este motivo, Erwinia-Asp está indicada para el tratamiento de pacientes con LLA que han desarrollado hipersensibilidad a las L-ASP derivadas de E. coli.

Por último, hay una formulación de L-ASP encapsulada dentro de eritrocitos (eryaspasa), que también podría ser útil en casos de hipersensibilidad a L-ASP derivadas de *E. coli* como alternativa a la Erwinia-ASP. Sin embargo, estas tres nuevas formulaciones actualmente solo se utilizan en ensayos clínicos.

Efectos adversos

La administración de L-ASP se asocia a diferentes efectos adversos que requieren un seguimiento y un manejo especiales.

Los efectos tóxicos específicos tienden a aumentar con la edad, lo que reduce la tolerabilidad de las pautas convencionales de poliquimioterapia que incluyen L-ASP en pacientes adultos, especialmente en los de mayor edad.

En la figura 1-6 se resumen los principales efectos adversos relacionados con la L-ASP.

Hipersensibilidad e inactivación silente

La incidencia de reacciones de hipersensibilidad en pacientes tratados con L-ASP derivada de *E. coli* varía según los

Tabla 1-4. Formulaciones de la asparaginasa

	E. coli nativa	E. coli pegilada	E. chrysanthemi nativa	JZP-458	JZP-416 (pegcrisantaspasa)	Asparaginasa encapsulada (eryaspasa)
Forma asparaginasa	Nativa	Pegilada	Nativa	Recombinante de Erwinia (*Pseudomonas fluorescens*)	Recombinante y pegilada de Erwinia	Nativa
Semivida	1 día	6 días	15 horas	15 horas	> 15 horas	15,3 días
Vía i.v.	18,3 horas	5,29 días	7,5 horas			
Vía i.m.	41,7 horas	5,73 días	15,6 horas			
Dosis	5.000-10.000 UI/m²/ 72 horas 25.000 UI/m²/ semana	2.500 UI/m²/14 días	10.000 UI/m²/ 48 horas 20.000, 25.000 UI/m²/72 horas		500/750 UI/m²/ 14 días	150 U/kg
Uso	En desuso	1ª línea	2ª línea	Investigación	Investigación	Investigación

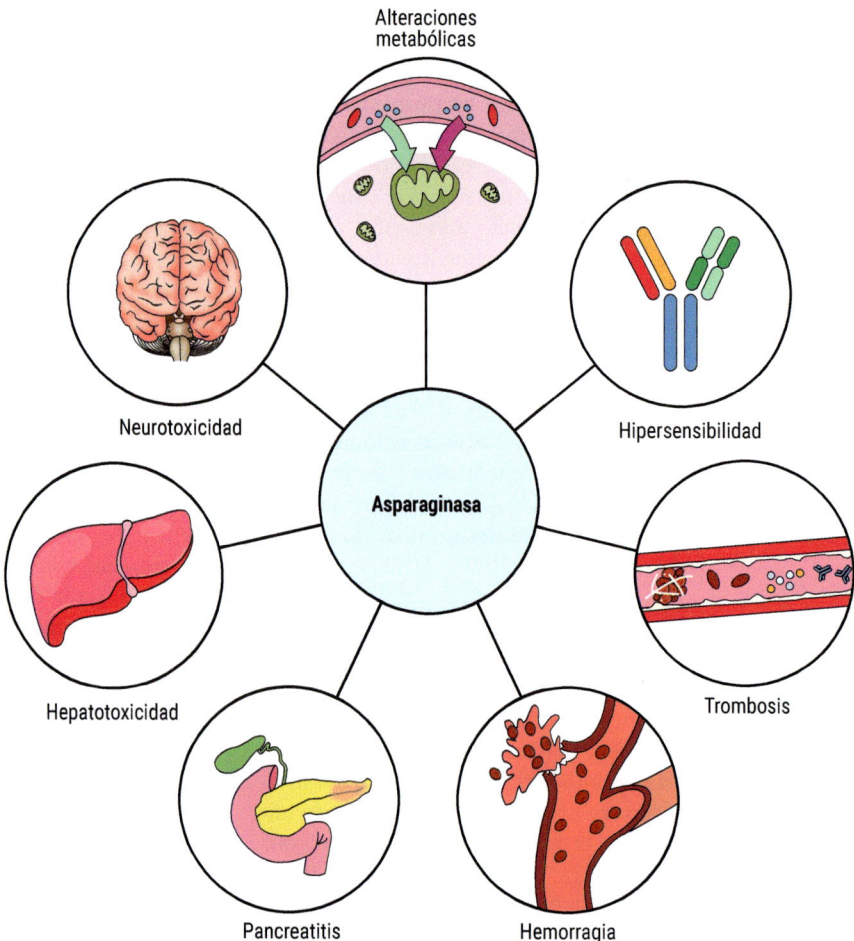

Figura 1-6. Toxicidades asociadas a la administración de asparaginasa.

estudios, y oscila entre el 30 % y el 70 % de los pacientes. Los síntomas de reacción alérgica incluyen desde reacciones locales en el punto de administración hasta reacciones sistémicas graves como urticaria, broncoespasmo, angioedema y *shock* anafiláctico. Estas reacciones de hipersensibilidad están mediadas por la producción de anticuerpos contra la L-ASP o el polietilenglicol (en el caso de la PEG-ASP). Además de esta alergia real, existe el fenómeno de «inactivación silente».

> **!** La inactivación silente se produce cuando el organismo genera anticuerpos contra la L-ASP, inactivando la enzima, pero sin producir una sintomatología clínica.

Se debe tener en cuenta que algunos pacientes presentan anticuerpos antipolietilenglicol previamente a la administración de la L-ASP. Estos anticuerpos provienen, probablemente, de reacciones alérgicas a ciertos componentes cosméticos. En estos casos, los anticuerpos pueden producir igualmente una inactivación total o parcial de la enzima.

Recientemente, se ha observado que algunos pacientes presentan reacciones seudoalérgicas, que son reacciones alérgicas sintomáticas con ausencia de anticuerpos neutralizantes y que mantienen una actividad de la asparaginasa (AASP) adecuada. Dado que ni la sintomatología ni su gravedad permiten diferenciar una alergia real de la seudoalergia, la única manera de diferenciarlas es mediante la cuantificación de la AASP; en

la alergia real no habrá actividad, y en la seudoalergia, sí. El mecanismo por el cual se desarrolla esta seudoalergia no está claro. Se ha sugerido que puede ser debido a una reacción infusional relacionada con la administración i.v. de L-ASP o una reacción debida al aumento de amonio producida por la reacción que cataliza la enzima. La actitud terapéutica recomendada ante una seudoalergia es, en casos de clínica leve o moderada, mantener la misma formulación, premedicar con corticoides y antihistamínicos y seguir monitorizando la actividad. En casos graves, puede considerarse la opción de cambiar a otras formulaciones sin reactividad cruzada, como la derivada de Erwinia.

En la **tabla 1-5** se resumen los distintos tipos de hipersensibilidad relacionados con la L-ASP.

> **!** La mayoría de los protocolos de tratamiento para la LLA en Europa y Estados Unidos comienzan con la administración de PEG-ASP derivada de *E. coli* dada la practicidad de su administración. Sin embargo, tanto en los casos de hipersensibilidad grave como en casos de inactivación silente, se debe realizar un cambio de formulación a Erwinia-Asp, que presenta menor incidencia de reacciones de hipersensibilidad e inactivación.

Aquellos pacientes que reciben la pauta completa de tratamiento con L-ASP presentan mejor respuesta clínica, por lo que es importante establecer un sistema de monitoriza-

Tabla 1-5. Tipos de hipersensibilidad			
	Alergia clínica	**Seudoalergia**	**Inactivación silente**
Sintomatología	Presente en diferentes grados	Presente en diferentes grados	Ausente
Mecanismo de acción	Mediada por anticuerpos	Desconocido. Aumento de amonio o infusión rápida	Mediada por anticuerpos
Actividad de la asparaginasa	< 100 U/L	> 100 U/L	< 100 U/L

La monitorización de la actividad permite diferenciar una alergia real de una seudoalergia, ya que en esta última hay actividad. Además, permite detectar la inactivación silente porque cursa sin sintomatología alérgica y con concentraciones fuera de rango terapéutico (< 100 U/L).

ción que incluya la detección de inactivación silente y permita cambio de formulación para maximizar el número de pacientes en tratamiento efectivo. Un estudio ha demostrado que el 97 % de los pacientes que cambian a Erwinia-ASP consiguen terminar el tratamiento a pesar de que el 3-33 % de los pacientes pueden presentar reacciones alérgicas a L-ASP de Erwinia.

Trombosis

La depleción del aminoácido L-Asn produce alteraciones de la coagulación y la fibrinólisis y causa con frecuencia procesos trombóticos (entre el 1 % y el 36 % según los estudios); de ellos, el déficit de antitrombina es la alteración más importante. Los procesos trombóticos más frecuentes son trombosis venosa profunda, trombosis venosa cerebral y embolismo pulmonar.

Algunos protocolos de tratamiento con L-ASP recomiendan profilaxis con dosis bajas de heparina de bajo peso molecular para reducir el riesgo de trombosis. En caso de producirse un episodio trombótico, se debe suspender el tratamiento con L-ASP durante la fase aguda y no debe reintroducirse hasta la estabilización del sistema de coagulación. En situaciones de trombosis graves, debe suspenderse definitivamente la administración de L-ASP.

Hemorragia

Los episodios hemorrágicos son poco frecuentes, a diferencia de los procesos trombóticos secundarios a alteraciones de la coagulación. El marcador predictivo más utilizado para el control de los procesos hemorrágicos es la cuantificación de la concentración plasmática de fibrinógeno. Se debe suspender el tratamiento con L-ASP en caso de hemorragia grave o cerebral.

Pancreatitis

La pancreatitis es un efecto adverso poco frecuente, pero puede presentarse tanto en formas leves como graves. Para realizar un seguimiento y detectar la pancreatitis, se emplea la medición de la actividad de enzimas pancreáticas amilasa y lipasa en suero. En caso de pancreatitis, se debe suspender el tratamiento con L-ASP hasta la normalización de la función pancreática. En casos graves, se debe suspender definitiva-

mente para prevenir complicaciones adicionales y proteger la salud del paciente.

Hepatotoxicidad

La alteración hepática es muy frecuente, del 15-50 % de los pacientes en tratamiento por LLA. La contribución del tratamiento con L-ASP a este efecto tóxico es difícil de separar del resto de posibles causas, tanto farmacológicas como infecciosas o tóxicas. Dependiendo del grado de toxicidad hepática se debe valorar la continuación, la disminución o la suspensión del tratamiento con L-ASP.

Neurotoxicidad

Las alteraciones neurológicas asociadas al tratamiento con L-ASP son poco frecuentes y se han atribuido a la elevada concentración de amonio producida en el proceso enzimático del fármaco. Los síntomas neurológicos más frecuentes son letargia, convulsiones, alteraciones visuales y coma. También se han descrito casos de síndrome de leucoencefalopatía posterior en pacientes tratados con L-ASP. En función de la gravedad de estas afectaciones, se debe considerar la continuidad, la reducción de la dosis o la suspensión del tratamiento con L-ASP.

Hiperglucemia

La hiperglucemia es muy frecuente en pacientes con LLA en tratamiento, pues aparece en más del 50 % de los pacientes. Hay que tener en cuenta que otros fármacos coadministrados como los glucocorticoides pueden contribuir a la elevación de la concentración de glucosa. Este efecto se atribuye a una disminución de la secreción de insulina. En casos de cetoacidosis se debe valorar la continuación, la disminución de la dosis o la suspensión del tratamiento con L-ASP.

Hipertrigliceridemia

La hipertrigliceridemia es una alteración metabólica muy frecuente que debe ser tratada con fármacos hipolipemiantes. En casos extremos, puede ser la causa de un episodio de pancreatitis aguda, por lo que se debe valorar la continuidad del tratamiento.

MONITORIZACIÓN DEL TRATAMIENTO CON L-ASP

La monitorización del tratamiento con L-ASP tiene como objetivo principal identificar a pacientes con una actividad insuficiente de la L-ASP debido a reacciones de hipersensibilidad o a inactivación silente.

 Se deben monitorizar todos los pacientes en tratamiento con L-ASP en todos los ciclos de tratamiento.

Como se ha comentado anteriormente, la monitorización de la L-ASP permite un ajuste en la formulación para maximizar el número de pacientes que reciben dosis efectiva de L-ASP.

Objetivo terapéutico

Una AASP superior a 100 U/L produce una depleción completa del aminoácido L-Asn tanto en suero como en líquido cefalorraquídeo. A pesar de que otros estudios han publicado puntos de corte más bajos, este ha sido el más utilizado y validado en muchos ensayos clínicos, y actualmente es el punto de corte de consenso en la monitorización de la AASP.

Es muy importante tener en cuenta el momento de la monitorización de la AASP. En el caso de pacientes en tratamiento con PEG-ASP, los esquemas terapéuticos incluyen una única administración en cada ciclo debido al prolongado tiempo de semivida del fármaco. En este caso la monitorización debe realizarse el día 14 después de la administración del fármaco. Una actividad medida superior a 100 U/L asegura la cobertura terapéutica durante ese período. Si durante la administración se observan síntomas de alergia, puede considerarse una monitorización el día 7 después de la administración. En caso de que la actividad medida en este punto sea inferior a las 100 U/L, se puede sospechar una inactivación, que se confirmará si en el día +14 la actividad es inferior al LC. En esta situación, se recomienda el cambio a Erwinia-ASP.

En el caso de pacientes en tratamiento con Erwinia-ASP, las pautas de tratamiento requieren tres administraciones semanales cada 48 horas durante 2 semanas en cada ciclo de tratamiento, dado el corto tiempo de semivida de este fármaco.

Un ejemplo de este esquema de seis administraciones sería:

- Primera semana: administración de Erwinia-ASP el lunes, el miércoles y el viernes.
- Segunda semana: administración el lunes, el miércoles y el viernes.

Hay diferentes recomendaciones de monitorización que van desde una monitorización antes de cada administración, es decir, cada 48 horas, o bien realizar un control 72 horas después de la tercera administración (viernes de la primera semana) y otro control 72 horas después de la sexta administración (viernes de la segunda semana). En cualquier caso, el objetivo terapéutico es una actividad superior a 100 U/L. Un paciente con síntomas de hipersensibilidad o asintomático y AASP por debajo del límite de cuantificación en dos muestras independientes será clasificado como hipersensibilidad con inactivación o inactivación silente, respectivamente.

En la **tabla 1-6** se resumen las recomendaciones de monitorización de cada formulación.

DETERMINACIÓN DE LA ACTIVIDAD DE LA ASPARAGINASA

La determinación de la AASP en el laboratorio es crucial para identificar a pacientes con una actividad insuficiente de esta enzima, lo que permite adaptar el enfoque terapéutico de manera personalizada y mejorar la calidad de la atención médica.

En muchos centros médicos, la monitorización de la AASP no está ampliamente implementada en la práctica clínica, a pesar de las recomendaciones en varios protocolos de tratamiento europeos. Esta monitorización se debe realizar después de cada administración de L-ASP, sin importar la presencia de signos clínicos ni el ciclo del tratamiento.

En esta sección, se abordan los elementos que pueden ser evaluados, las técnicas utilizadas, la preparación de calibradores y controles internos, así como el uso de controles externos, todo con el propósito de facilitar una monitorización precisa de la L-ASP.

Tabla 1-6. Protocolos de monitorización y estrategias terapéuticas para asparaginasa en leucemia linfoblástica aguda

Tipo de asparaginasa	Pegilada	Erwinia	*E. coli* nativa
Monitorización	Día +14 (en algunos casos también día +7)	+ 48 horas (predosis) o tras 3ª y 6ª administración	Día +2 (predosis)
Objetivo terapéutico	100 U/L	100 U/L	100 U/L
Inactivación silente	Día +7: < 100 U/L y/o Día +14: < LC Confirmar con dos muestras independientes	Día +2: < LC Confirmar con dos muestras independientes	Día +2: < LC Confirmar con dos muestras independientes
Actitud terapéutica	Cambiar a Erwinia-ASP	Ajustar dosis	Cambiar a PEG-ASP

LC: límite de cuantificación de la técnica; PEG-ASP: asparaginasa pegilada.
La monitorización de Erwinia-ASP puede llevarse a cabo antes de cada administración, es decir, cada 48 horas. Alternativamente, se puede realizar un control 48 horas después de la tercera administración y otro control 48 horas después de la sexta administración.

¿Qué se puede medir?

La monitorización de la AASP en el suero del paciente considera tres componentes clave: L-Asn, actividad enzimática y niveles de anticuerpos antiasparaginasa (**Fig. 1-7**). Cada uno de estos elementos ofrece información valiosa para determinar la AASP. Sin embargo, es importante evaluar cuál de estos componentes proporciona la medición más precisa en un contexto clínico.

Asparagina

La medición de la concentración de L-Asn se presenta como una evaluación directa de la eficacia de la L-ASP, cuyo tratamiento busca la depleción de este aminoácido. Por consiguiente, la concentración plasmática de L-Asn podría servir como un marcador de la efectividad del tratamiento. Sin embargo, la rápida degradación *ex vivo* de la L-Asn en presencia de L-ASP, que requiere de procedimientos L-Asn complejos, representa un desafío significativo para obtener muestras confiables en un intervalo de tiempo limitado. Además, la interpretación de los resultados se ve complicada por la variabilidad en los valores de corte, lo que dificulta establecer un consenso claro sobre la definición de depleción completa de L-Asn. Estas limitaciones, tanto en términos de viabilidad práctica como en la interpretación coherente de los estudios, contribuyen a que la medición directa de la L-Asn sea menos aplicable en el ámbito clínico.

Concentraciones de anticuerpos antiasparaginasa

La cuantificación de anticuerpos contra la L-ASP es una opción que podría considerarse, dado que son la principal causa de la disminución de la AASP. Sin embargo, es importante tener en cuenta que la presencia de estos anticuerpos no siempre resulta en la inactivación de la actividad enzimática. Además, actualmente no hay métodos clínicamente validados para esta cuantificación, por lo que esta opción no se recomienda en la práctica clínica.

Actividad enzimática

La medición de la AASP se correlaciona con la eficacia clínica del tratamiento, es el método recomendado para la monito-

rización en diferentes protocolos tanto en Europa como en Estados Unidos y es la opción metrológica de elección.

En la actualidad, hay pruebas validadas disponibles para medir la AASP. Además, se dispone de kits comerciales validados, que permiten realizar mediciones de la actividad en tiempo real y de manera eficiente. La evaluación de la AASP se presenta como una opción técnicamente viable, reproducible, precisa y práctica para la monitorización clínica.

Medición de la actividad de la asparaginasa

Para realizar la medición de la AASP, se puede optar por el método de la indoxina, un ensayo manual recomendado por el grupo de consenso ALLTogether, o por alguno de los kits comerciales validados disponibles en el mercado. Tanto el método de la indoxina como algunos de los kits comerciales utilizan el ácido aspártico β-hidroxamato (AHA) como sustrato para medir la actividad enzimática de la L-ASP. La principal diferencia entre el método de la indoxina y el kit comercial radica en la versatilidad y la capacidad para cuantificar diferentes formas de la enzima.

El método de la indoxina, al ser manual, permite la elaboración de curvas de calibración específicas para cada tipo de L-ASP: de *E. coli*, *Erwinia chrysanthemi* y PEG-ASP. Esto posibilita la cuantificación de todas las formas de la enzima presentes en muestras de suero humano. En cambio, los kits comerciales únicamente disponen de una curva de calibración elaborada con *E.coli*-ASP nativa.

El de la indoxina, un ensayo manual recomendado por el grupo de consenso ALLTogehter, es el método de elección para medir la AASP. Posibilita la cuantificación de todas las formas de la enzima presentes en muestras de suero humano.

Método de la indoxina

En el método de la indoxina, el compuesto AHA actúa como sustrato para la L-ASP. Durante la hidrólisis de AHA, la L-ASP libera dos productos principales: el L-ácido aspártico y la hidroxilamina. Posteriormente, la hidroxilamina reacciona con 8-hidroxiquinolina, en un entorno alcalino, para formar indoxina, cuya presencia se detecta entre 705 y 710 nm, lo que genera un complejo de color verde intenso. La formación de este complejo cromógeno es directamente proporcional a la cantidad de hidroxilamina liberada, la cual, a su vez,

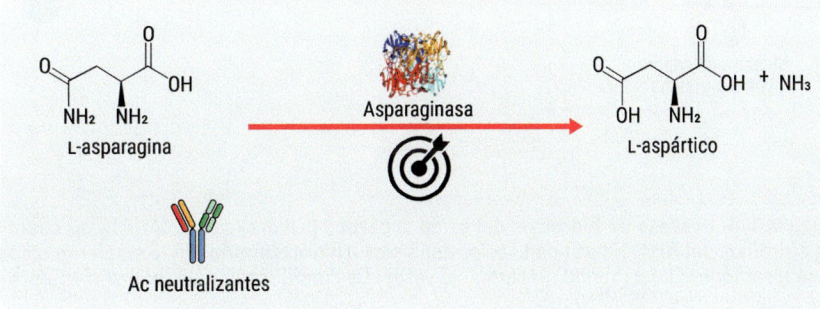

Figura 1-7. Evaluación de la eficacia de la terapia de asparaginasa. La eficacia de la terapia de asparaginasa se puede evaluar midiendo la concentración de la asparagina, los anticuerpos antiasparaginasa o la actividad enzimática.

está relacionada con la actividad de la enzima presente en la muestra. Este método ofrece una medida cuantitativa de la AASP a través de la intensidad del color verde generado. La cuantificación de la indoxina formada se realiza mediante una lectura colorimétrica a punto final, a una longitud de onda específica, generalmente entre 705 y 710 nm. En la **figura 1-8** se resume el método de la indoxina.

Para calcular la AASP se compara la absorbancia de la muestra con una curva de calibración previamente establecida. Estos calibradores contienen concentraciones conocidas de L-ASP y han sido sometidos al mismo proceso de reacción que las muestras en cuestión.

El proceso de cuantificación se facilita utilizando el uso de un programa informático específico. Este *software* traza los valores de absorbancia frente a las actividades conocidas, generando así una curva de calibración. El proceso de cuantificación se facilita utilizando un programa informático específico. Por extrapolación de las absorbancias de las muestras a esta curva de calibración se obtienen las concentraciones, y por lo tanto las AASP, de las muestras.

La cuantificación de la AASP se expresa en unidades por litro (U/L). Una unidad internacional (U) representa la cantidad de enzima necesaria para hidrolizar un micromol (µmol) de L-Asn por minuto a 37 °C. En consecuencia, la actividad de la L-ASP se expresa en unidades internacionales por litro (U/L) del sustrato.

El método de la indoxina emplea calibradores preparados a partir de la misma enzima que se está evaluando. Estos calibradores se generan a partir de formulaciones farmacéuticas de diversas variantes de la enzima, como la PEG-ASP, Erwinia-ASP y *E.coli*-ASP nativa.

La capacidad del método de la indoxina para cuantificar todas las formas de la enzima es esencial, ya que las diferentes preparaciones pueden tener perfiles de actividad distintos. El uso de calibradores específicos para cada forma asegura una medición precisa y adaptable a las variaciones en las preparaciones de L-ASP.

Además, el método de la indoxina tiene un límite de cuantificación más bajo (5 U/L) en comparación con los obtenidos en los ensayos comerciales. Esta característica es esencial, ya que proporciona una sensibilidad que permite la detección precisa de concentraciones bajas de actividad enzimática, lo cual es importante en la monitorización terapéutica de pacientes con LLA.

Adicionalmente, ambos métodos destacan por la mínima cantidad de suero necesaria, pues utilizan tan solo 20 µL de suero. Esta característica es especialmente valiosa en situaciones clínicas en las que la disponibilidad de muestras puede ser limitada, como en el caso de pacientes pediátricos.

El método de la indoxina utiliza el ácido aspártico β-hidroxamato como sustrato para medir la actividad de la L-ASP y genera un complejo cromógeno proporcional a la cantidad de hidroxilamina liberada, la cual, a su vez, está relacionada con la actividad de la L-ASP presente en la muestra.

Recomendaciones para la toma y conservación de muestras

Las muestras recomendadas para evaluar la terapia de L-ASP son suero o plasma EDTA. Se recomienda que el paciente

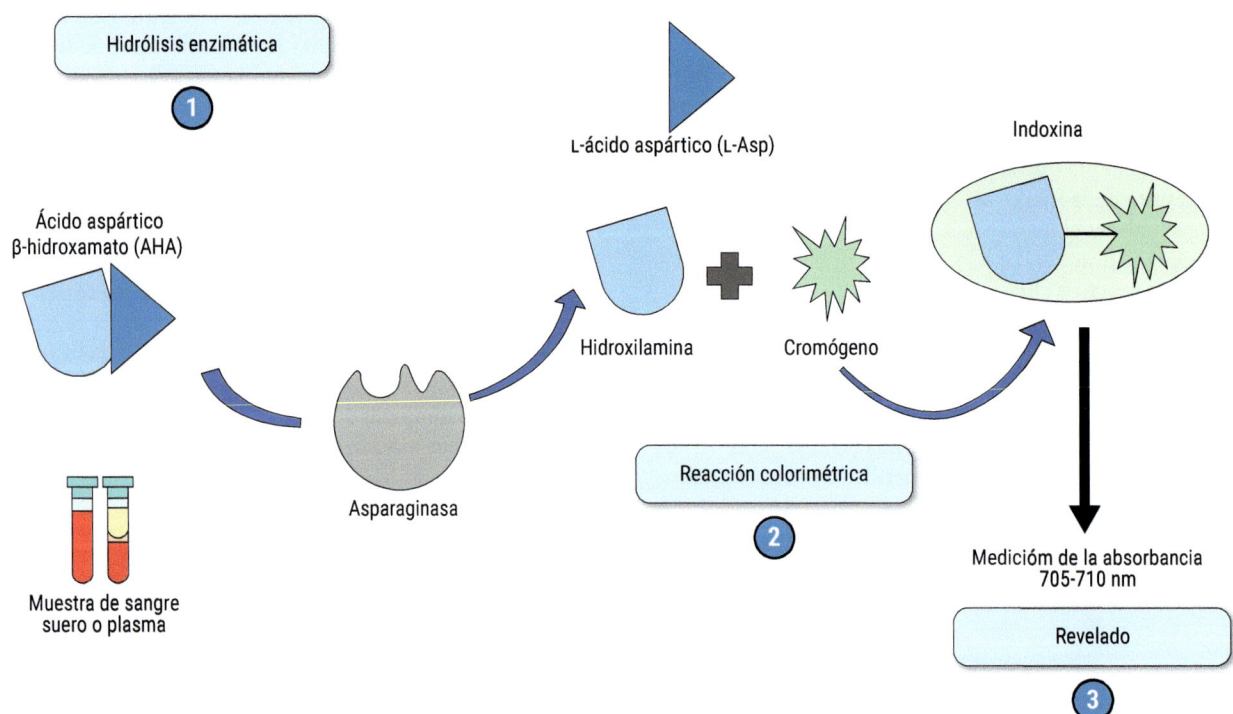

Figura 1-8. Proceso de hidrólisis del ácido aspártico β-hidroxamato (AHA) y su cuantificación colorimétrica. La asparaginasa cataliza la hidrólisis del AHA, liberando L-ácido aspártico e hidroxilamina. En la siguiente etapa, la hidroxilamina reacciona con 8-hidroxiquinolina (cromógeno), formando un complejo verde. La cuantificación se realiza mediante una lectura colorimétrica final, con una longitud de onda de entre 705 y 710 nm.

permanezca en ayunas. Se recomienda la separación y congelación de las muestras a -20 °C si no se procesan de inmediato. Sin embargo, si se van a procesar antes de las 48h, las muestras pueden almacenarse en nevera. Es importante tener en cuenta que puede haber posibles interferencias con muestras lipémicas.

Curvas de calibración

Para determinar la AASP mediante el método de la indoxina, se requiere la elaboración de dos curvas de calibración con diferentes rangos de concentraciones de actividad: una curva alta, diseñada para concentraciones de L-ASP en el rango de 100 a 1.000 U/L, y otra curva baja dirigida a concentraciones de 5 a 100 U/L.

Por lo general, se comienza con la curva alta, salvo que haya sospecha de inactivación silente y se estime una AASPd inferior a 100 U/L. Esta estrategia proporciona flexibilidad en la preparación de muestras, permite ajustes según las características específicas de cada muestra y asegura la sensibilidad necesaria para detectar concentraciones más bajas de actividad cuando sea necesario.

En la **figura 1-9** se resume la preparación de soluciones madre y curvas de calibración.

Preparación de calibradores y controles

En el proceso de medición de la AASP, la preparación precisa de calibradores y controles es fundamental. La elaboración de calibradores implica la dilución precisa de soluciones patrón de L-ASP obtenidas de la misma medicación administrada al paciente (L-ASP de *E.coli* nativa, de *E.coli* pegilada o *Erwinia chrysanthemi* nativa). Para obtener las soluciones madre con las que posteriormente se realizarán las diluciones de las curvas de calibración, se diluye la enzima del vial del medicamento con tampón Tris(hidroximetil)aminometano (TRIS)/albúmina de suero bovina (BSA) para alcanzar concentraciones de 2.000 U/L y 200 U/L. Las diluciones varían según las concentraciones iniciales de los viales de las enzimas provenientes de diversas preparaciones farmacéuticas.

Una vez obtenida la solución madre de la enzima, se procede a crear dos curvas de calibración: una alta, que incluye concentraciones de 100, 150, 250, 500, 750 y 1.000 U/L, y otra baja, que comprende concentraciones de 5, 10, 20, 30, 75 y 100 U/L. Estas concentraciones específicas se logran mediante diluciones con un *pool* de suero fresco. Este proceso garantiza la disponibilidad de muestras con concentraciones conocidas para cada punto de la curva y, además, permite elaborar los controles necesarios para el proceso analítico (v. **Fig. 1-9**).

Después de la preparación de los calibradores y controles, se almacenan en el congelador a -80 °C. Luego, es necesario establecer las especificaciones analíticas de calidad para asegurar el proceso de medición. Se recomienda preparar curvas nuevas cada 3-4 meses debido a la posible pérdida de estabilidad de la L-ASP, o cuando se observen absorbancias de los calibradores inferiores al 20 % de los valores obtenidos en el momento de la preparación de los puntos de calibración.

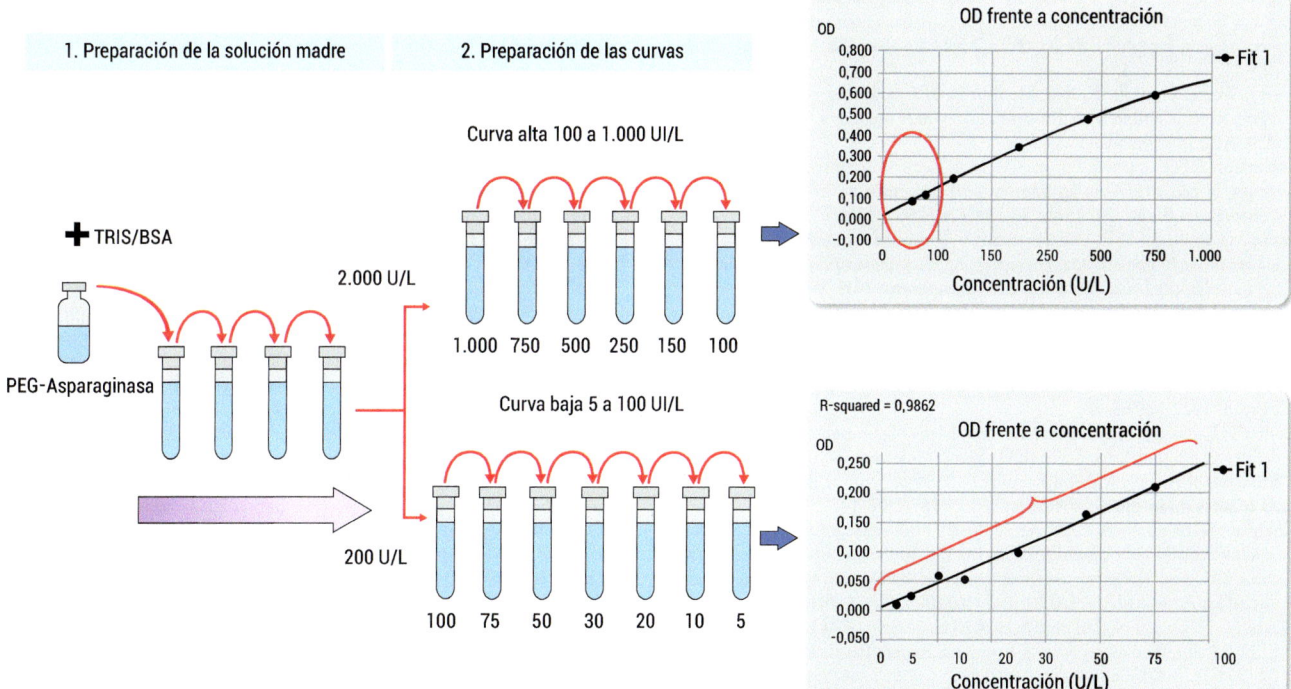

Figura 1-9. Preparación de soluciones madre y elaboración de curvas de calibración.
En este proceso, la enzima del medicamento se diluye con tampón TRIS/BSA y se obtienen concentraciones de 2.000 y 200 U/L. A continuación, se crean dos curvas de calibración; una abarca concentraciones elevadas (se detectan las inactivaciones) y otra con concentraciones más bajas, dentro de un rango de 5-1.000 U/L (confirmar las inactivaciones). OD: densidad óptica o absorbancia.

El método de la indoxina desataca por su límite de cuantificación bajo (= 5 U/L), lo que lo hace muy sensible para detectar concentraciones bajas de actividad enzimática.

Programas de aseguramiento de calidad

En la actualidad, hay un programa europeo de aseguramiento de calidad que ofrece la opción de comprar controles externos específicos para evaluar la AASP en entornos clínicos. Participar en este programa no solo garantiza la calidad de las mediciones, sino que también proporciona una valiosa comparación interlaboratorio que contribuye a la mejora continua de los procesos analíticos.

La participación en programas de aseguramiento de calidad contribuye a garantizar la calidad y confiabilidad de los resultados obtenidos en el análisis de la AASP.

 PUNTOS CLAVE

- La L-ASP emerge como una pieza central en el tratamiento de la LLA, al inducir apoptosis selectiva de los linfoblastos mediante la depleción de L-Asn en el medio extracelular.
- Existen diferentes formulaciones de L-ASP en función de su procedencia y tiempo de semivida. En todos los protocolos, la PEG-Asp constituye la L-ASP de primera elección, pero se debe cambiar a Erwinia-ASP en casos de hipersensibilidad grave o inactivación silente, logrando una elevada tasa de finalización del tratamiento (97 %). Respecto a las nuevas formulaciones de L-ASP, están aún en investigación.
- A pesar de su eficacia, la L-ASP presenta desafíos relacionados con efectos tóxicos y menor tolerabilidad en adultos. La hipersensibilidad es el efecto adverso más frecuente debido al carácter inmunogénico de la L-ASP. Otros efectos adversos son pancreatitis, hepatotoxicidad, neurotoxicidad, hiperglucemia, hipertrigliceridemia, trombosis y hemorragia.
- El objetivo terapéutico de la L-ASP (de cualquier formulación utilizada) es de 100 U/L y la monitorización debe adaptarse al tipo de formulación utilizada, que es a los días +7 y +14 para la forma pegilada y a las 48 horas postadministración para las formas Erwinia y *E.coli* nativa.
- La precisión de la medida de la actividad depende en gran medida de la meticulosa preparación de calibradores y controles internos. La elección de técnicas adecuadas y la participación en programas de la garantía externa de la calidad contribuyen a garantizar la calidad y la confiabilidad de los resultados obtenidos en el análisis de la AASP.

BIBLIOGRAFÍA

Asparaginase [Internet]. Grangergenetics.com [consulta el 20 de marzo de 2017]. Disponible en: https://www.grangergenetics.com/asparaginase/

Asparaginase [Internet]. Nextmolecular [consulta el 20 de marzo de 2017]. Disponible en: https://www.nextmolecular.com/asparaginase

Barba P, Dapena JL, Montesinos P, Rives S. Asparaginase use for the treatment of acute lymphoblastic leukemia. Med Clin (Barc). 2017 Mar 3;148(5): 225-31.

Boos J, Werber G, Ahlke E, et al. Monitoring of asparaginase activity and asparagine levels in children on different asparaginase preparations. Eur J Cancer. 1996 Aug;32A(9):1544-50.

Buchmann S, Schrappe M, Baruchel A, et al. Remission, treatment failure, and relapse in pediatric ALL: an international consensus of the Ponte-di-Legno Consortium. Blood. 2022 Mar 24;139(12):1785-93.

Burke MJ, Rheingold SR. Differentiating hypersensitivity versus infusion-related reactions in pediatric patients receiving intravenous asparaginase therapy for acute lymphoblastic leukemia. Leuk Lymphoma. 2017 Mar;58(3):540-51.

Cecconello DK, Rechenmacher C, Werlang I, et al. Implementation of the asparaginase activity assessment technique for clinical use: experience of a Brazilian Center. Sci Rep. 2020 Dec 8;10(1):21481.

Clementi A. Presence of L-asparaginase in animals and its significance. Arch Int Physiol. 1922;19:369-98.

Conter V, Bartram CR, Valsecchi MG, et al. Molecular response to treatment redefines all prognostic factors in children and adolescents with B-cell precursor acute lymphoblastic leukemia: results in 3184 patients of the AIEOP-BFM ALL 2000 study. Blood. 2010 Apr 22;115(16):3206-14.

Gökbuget N, Baumann A, Beck J, et al. (2010). PEG-asparaginase intensification in adult acute lymphoblastic leukemia (ALL): significant improvement of outcome with moderate increase of liver toxicity in the German Multicenter Study Group for Adult ALL (GMALL) Study 07/2003. Blood. 2010;116(21):494.

Gökbuget N, Boissel N, Chiaretti S, et al. Management of ALL in Adults: 2023 ELN Recommendations from a European Expert Panel. Blood. 2024 Feb 2:blood.2023023568.

Hijiya N, van der Sluis IM. Asparaginase-associated toxicity in children with acute lymphoblastic leukemia. Leuk Lymphoma. 2016;57(4):748-57.

Hill JM, Roberts J, Loeb E, Khan A, MacLellan A, Hill RW. L-asparaginase therapy for leukemia and other malignant neoplasms. Remission in human leukemia. JAMA. 1967 Nov 27;202(9):882-8.

Ho DH, Whitecar JP Jr, Luce JK, Frei E 3rd. L-asparagine requirement and the effect of ʟ-asparaginase on the normal and leukemic human bone marrow. Cancer Res. 1970 Feb;30(2):466-72.

Inaba H, Mullighan CG. Pediatric acute lymphoblastic leukemia. Haematologica. 2020 Nov 1;105(11):2524-39.

Inaba H, Pui CH. Advances in the Diagnosis and Treatment of Pediatric Acute Lymphoblastic Leukemia. J Clin Med. 2021 Apr 29;10(9):1926.

Kato M, Ishimaru S, Seki M, et al. Long-term outcome of 6-month maintenance chemotherapy for acute lymphoblastic leukemia in children. Leukemia. 2017 Mar;31(3):580-4.

Kumar S, Pauly M, Travers CD. Absence of Silent Inactivation Using Intravenous pegaspargase in Pediatric Acute Lymphoblastic Leukemia. Blood. 2017;130(Suppl 1):100.

Lanvers-Kaminsky C, Rüffer A, Würthwein G, et al. Therapeutic Drug Monitoring of Asparaginase Activity-Method Comparison of MAAT and AHA Test Used in the International AIEOP-BFM ALL 2009 Trial. Ther Drug Monit. 2018 Feb;40(1):93-102.

Lynggaard LS, Vaitkeviciene G, Langenskiöld C, et al. Asparaginase encapsulated in erythrocytes as second-line treatment in hypersensitive patients with acute lymphoblastic leukaemia. Br J Haematol. 2022 Jun;197(6):745-54.

Maese L, Rizzari C, Coleman R, Power A, van der Sluis I, Rau RE. Can recombinant technology address asparaginase Erwinia chrysanthemi shortages? Pediatr Blood Cancer. 2021 Oct;68(10):e29169.

Magri A, Soler MF, Lopes AM, Cilli EM, Barber PS, Pessoa A Jr, Pereira JFB. A critical analysis of ʟ-asparaginase activity quantification methods-colorimetric methods versus high-performance liquid chromatography. Anal Bioanal Chem. 2018 Nov;410(27):6985-90.

Nadeem K, Colantonio D, Kircanski I, et al. Clinical decisions following implementation of asparaginase activity monitoring in pediatric patients with acute lymphoblastic leukemia: Experience from a single-center study. Pediatr Blood Cancer. 2020 Feb;67(2):e28044.

Patel B, Kirkwood AA, Dey A, et al. Pegylated-asparaginase during induction therapy for adult acute lymphoblastic leukaemia: toxicity data from the UKALL14 trial. Leukemia. 2017 Jan;31(1):58-64.

Raja RA, Schmiegelow K, Albertsen BK, et al; Nordic Society of Paediatric Haematology and Oncology (NOPHO) group. Asparaginase-associated pancreatitis in children with acute lymphoblastic leukaemia in the NOPHO ALL2008 protocol. Br J Haematol. 2014 Apr;165(1):126-33.

Rau RE, Dreyer Z, Choi MR, et al. Outcome of pediatric patients with acute lymphoblastic leukemia/lymphoblastic lymphoma with hypersensitivity to pegaspargase treated with PEGylated Erwinia asparaginase, pegcrisantaspase: A report from the Children's Oncology Group. Pediatr Blood Cancer. 2018 Mar;65(3):10.1002/pbc.26873.

Ribera JM, Morgades M, Montesinos P, et al; PETHEMA Group, Spanish Society of Hematology. Efficacy and safety of native versus pegylated Escherichia coli asparaginase for treatment of adults with high-risk, Philadelphia chromosome-negative acute lymphoblastic leukemia. Leuk Lymphoma. 2018 Jul;59(7):1634-43.

Van der Sluis IM, Vrooman LM, Pieters R, et al. Consensus expert recommendations for identification and management of asparaginase hypersensitivity and silent inactivation. Haematologica. 2016 Mar;101(3):279-85.

Wetzler M, Sanford BL, Kurtzberg J, et al. Effective asparagine depletion with pegylated asparaginase results in improved outcomes in adult acute lymphoblastic leukemia: Cancer and Leukemia Group B Study 9511. Blood. 2007 May 15;109(10):4164-7.

Wood B, Wu D, Crossley B, et al. Measurable residual disease detection by high-throughput sequencing improves risk stratification for pediatric B-ALL. Blood. 2018 Mar 22;131(12):1350-9.

Determinación de metabolitos de la dopamina y de la serotonina en el líquido cefalorraquídeo

2

M. Molero Luis

OBJETIVOS

- Conocer las vías de síntesis de la dopamina y la serotonina.
- Identificar las enfermedades genéticas de los neurotransmisores asociadas a trastornos neurológicos en el ámbito pediátrico.
- Aprender las ventajas y los inconvenientes de las distintas técnicas de determinación y cuantificación de los metabolitos de los neurotransmisores en el líquido cefalorraquídeo.
- Conocer el protocolo de obtención de líquido cefalorraquídeo por punción lumbar para el estudio de los metabolitos de los neurotransmisores.
- Interpretar los resultados bioquímicos.

INTRODUCCIÓN

Los neurotransmisores (NT) son sustancias químicas que se liberan en la sinapsis para transmitir señales entre las neuronas. La dopamina es un neurotransmisor que se sintetiza a partir del aminoácido tirosina y se libera en áreas del cerebro que controlan el movimiento, la motivación y la recompensa. La serotonina, por otro lado, se sintetiza a partir del aminoácido triptófano y se libera en áreas del cerebro que controlan el estado de ánimo, el sueño y el apetito.

La determinación de los principales metabolitos de la dopamina y serotonina (ácido homovanílico [HVA] y ácido 5-hidroxiindolacético [5-HIAA], respectivamente) en el líquido cefalorraquídeo (LCR) es una herramienta importante para el diagnóstico y el seguimiento de enfermedades neurológicas. La obtención de LCR se realiza mediante una punción lumbar, una intervención invasiva que tiene que realizar personal especializado y siguiendo un estricto protocolo estandarizado.

En este capítulo, se comentarán las enfermedades genéticas relacionadas con el metabolismo de los neurotransmisores y sus cofactores y se expondrán las técnicas de determinación y cuantificación de los metabolitos de la dopamina y serotonina en el LCR, incluyendo la cromatografía líquida de alta resolución con detección electroquímica y fluorescencia. También se abordarán los factores preanalíticos y analíticos que pueden afectar a la precisión y la fiabilidad de los resultados.

En los últimos años se ha creado un grupo de trabajo internacional con la intención, entre otras, de registrar todos los pacientes con defectos primarios y secundarios de los neurotransmisores.

NEUROTRANSMISORES Y AMINAS BIÓGENAS

Las neuronas son células encargadas de transmitir información de un punto a otro del organismo. Esta información, inicialmente, llega a la neurona en forma de estímulo y la transforma en un impulso excitador o inhibidor. A través de un proceso de conducción, el estímulo llega a las terminaciones neuronales y produce un cambio fisicoquímico en sus células vecinas. Esta estrecha relación y conexión con las células circundantes forman la red neuronal, que es necesaria para el correcto funcionamiento y la homeostasis del sistema nervioso. La comunicación entre las neuronas se realiza mediante la liberación de mensajeros químicos llamados neurotransmisores. Estos se liberan después de que un impulso nervioso llegue a la fibra nerviosa, atraviesen el espacio sináptico y, luego, se unan a receptores específicos en la neurona postsináptica, lo que da lugar a respuestas bioquímicas específicas.

Desde el punto de vista bioquímico, todos los NT siguen una ruta específica para que la comunicación entre las neuronas se produzca correctamente: *1)* biosíntesis específica del NT en las neuronas presinápticas a partir de aminoácidos; *2)* almacenamiento en vesículas especializadas en las neuronas presinápticas; *3)* liberación del NT en el espacio sináptico; *4)* unión del NT a receptores específicos en la neurona postsináptica, y *5)* inactivación del NT, ya sea por su metabolismo o por su recaptación hacia las neuronas presinápticas.

Los NT pueden clasificarse en aminas biógenas (catecolaminas y serotonina), acetilcolina, aminoácidos (ácido γ-aminobutírico [GABA], glutamato, N-acetil aspartato, glicina y serina), purinas y neuropéptidos. Las aminas biógenas son especialmente importantes como NT en el sistema nervioso central (SNC) y están compuestas por las catecolaminas (noradrenalina, adrenalina y dopamina) y la serotonina. En el SNC, estas sustancias desempeñan un papel en el control del estado de alerta, la memoria, la motivación, el estado de ánimo, el apetito, el sueño, la actividad motora y la secreción hormonal. En el sistema nervioso periférico, están involucradas en la termorregulación, el control del flujo sanguíneo y los mecanismos de dolor.

Dopamina y serotonina

La dopamina es el NT prototipo del SNC y está compuesta por un anillo de benceno con dos grupos hidroxilo (anillo catecol) y una cadena lateral de etilamina. A través de técnicas de inmunohistoquímica, se ha podido determinar la distribución de las neuronas dopaminérgicas y, a pesar de que son representadas por un pequeño número de neuronas, su amplia ramificación les permite inervar todo el cerebro. Principalmente, las neuronas dopaminérgicas se encuentran en la vía nigroestriatal, la vía mesolímbica y mesocortical y la vía tuberohipofisaria.

La síntesis de dopamina se inicia por el aminoácido L-tirosina, que, después de una hidroxilación regulada por la enzima tirosina hidroxilasa (TH), se obtiene la levodopa (L-DOPA). Esta primera reacción es la etapa limitante de la ruta metabólica. La L-DOPA se descarboxila mediante la enzima descarboxilasa de aminoácidos aromáticos (AADC) para, finalmente, convertirse en dopamina.

La degradación de la dopamina ocurre en el espacio sináptico a través de dos enzimas diferentes: la monoaminooxidasa (MAO), que desamina la dopamina a ácido dihidroxifenilacético (DOPAC), y la catecol-*O*-metiltransferasa (COMT), que metila la dopamina libre en el espacio sináp-

tico a 3-metoxitiramina (3-MT). El DOPAC y la 3-MT se degradan posteriormente para formar HVA, el metabolito más importante cuantitativamente de la dopamina. La L-DOPA también puede metabolizarse en 3-ortometildopa (3-OMD), metabolito importante para el estudio del metabolismo de la dopamina.

Además, la dopamina puede convertirse en noradrenalina a través de la enzima dopamina β-hidroxilasa (DβH), que luego se convierte en adrenalina mediante la enzima feniletanolamina *N*-metiltransferasa (PNMT). La noradrenalina se metaboliza y libera los metabolitos 4-hidroxi-3-metoxifenilglicol (MHPG) y ácido vanilmandélico (VMA). Los tres metabolitos más importantes de la dopamina son HVA, MHPG y 3-OMD, cuyas concentraciones cefalorraquídeas varían en los errores innatos del metabolismo y los convierte en biomarcadores de suma importancia para el diagnóstico de estas enfermedades. En la **figura 2-1** se puede ver una representación de la síntesis y el metabolismo de la dopamina.

La serotonina es un neurotransmisor indolamina producido en las neuronas serotoninérgicas del SNC. Estas neuronas se localizan en el mesencéfalo, la glándula pineal, la sustancia negra, el hipotálamo y los núcleos del rafe del tronco encefálico. La serotonina interviene en el control de funciones vegetativas como la sed, el apetito, la respiración, el control de la temperatura y el ciclo sueño-vigilia, así como en la modulación de las neuronas sensoriales y en la diferenciación, migración y sinaptogénesis neuronal.

La serotonina se biosintetiza a partir del aminoácido triptófano, que primero es hidroxilado en 5-hidroxitriptófano (5-HTP) por la triptófano hidroxilasa (TPH) y luego descarboxilado por la AADC (v. **Fig. 2-1**). Al igual que la dopamina, la serotonina es catabolizada por la MAO y la AADC.

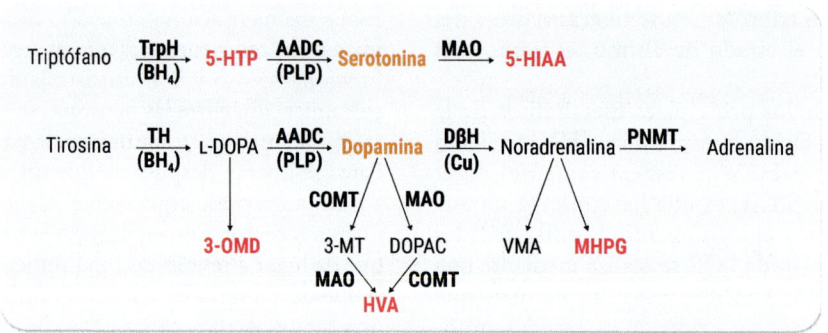

Figura 2-1. Síntesis de la dopamina y la serotonina.
El metabolismo de la dopamina y serotonina se inicia a partir de los aminoácidos tirosina y triptófano, que por las enzimas tirosina y triptófano hidroxilasas, dan lugar a la L-dopa (L-Dopa) y 5-hidroxitriptófano (5HTP), respectivamente. L-Dopa y 5HTP, por la acción de la descarboxilasa de aminoácidos aromáticos (AADC), originan la dopamina y serotonina. La dopamina puede degradarse por acción de la catecol-aminotransferasa (COMT) y la monoaminooxidasa (MAO) a ácido homovanílico (HVA). Y la serotonina por la acción de las mismas enzimas se transformará en ácido 5-hidroxiindolacético (5HIAA). El HVA y el 5HIAA son los metabolitos finales de las vías de dopamina y serotonina y tienen gran valor diagnóstico.
La dopamina puede convertirse en noradrenalina por acción de las enzimas dopamina β-hidroxilasa (DβH y cobre), que luego se convierte en adrenalina mediante la enzima feniletanolamina *N*-metiltransferasa (PNMT). La noradrenalina se metaboliza, liberando los metabolitos 4-hidroxi-3-metoxifenilglicol (MHPG) y ácido vanilmandélico (VMA).
3-MT: 3-metoxitiramina; 3-OMD: 3-ortometildopa; 5HIAA: ácido 5-hidroxiindolacético; 5HTP: 5-hidroxi-triptófano; AADC: descarboxilasa de aminoácidos aromáticos; BH4: tetrahidrobiopterina; COMT: catecol-O-metiltransferasa; Cu: cobre, DBH: dopamina beta-hidroxilasa; DOPAC: ácido dihidroxifenilacético; L-dopa: levodopa; HVA: ácido homovanílico; MAO: monoaminooxidasa; MHPG: 4-hidroxi-3-metoxifenilglicol; PNTM: feniletanolamina *N*-metiltransferasa; TH: tirosina hidroxilasa; TrpH: triptófano hidroxilasa; VMA: ácido vanilmandélico.
En rojo se marcan los principales metabolitos de análisis en LCR, en azul se marcan las enzimas que participan.

La MAO convierte la serotonina en ácido 5-HIAA. Este y el 5-HTP son los biomarcadores más importantes de la vía serotoninérgica. Como se puede ver en la **figura 2-1**, la AADC es común en la biosíntesis de la dopamina y la serotonina.

Cofactores de la dopamina y la serotonina

La tetrahidrobiopterina (BH$_4$) es cofactor de las enzimas TH y TPH, y el piridoxal fosfato (PLP) de la AADC (**Fig. 2-2**). Cada cofactor tiene su propia ruta metabólica y cualquier defecto en alguno de sus pasos puede provocar una carencia del mismo y, por tanto, una alteración en las concentraciones de estos NT y otras sustancias que dependan del cofactor.

Tetrahidrobiopterina

La BH$_4$ es una pterina que actúa como cofactor del primer paso de síntesis de la dopamina y la serotonina (enzimas TH y TPH). Además, también participa como cofactor en el metabolismo de la fenilalanina (enzima fenilalanina hidroxilasa [PAH]). De esta manera, una carencia de BH$_4$ no solo comprometería la vía dopaminérgica y serotoninérgica, sino que también provocaría una hiperfenilalaninemia (HPA). En la **figura 2-2** se puede observar la vía de síntesis y reciclaje de la BH$_4$, así como su conexión con los NT.

Los valores de BH$_4$ se mantendrán constantes gracias a la propia vía de síntesis *de novo* y a las reacciones de reciclaje; ambas son necesarias para una correcta función de la BH$_4$.

> ❗ Ya que la NP es un metabolito de síntesis y la BH$_2$ lo es de la vía de reciclaje de la BH$_4$ sus determinaciones en el LCR, junto con las del HVA y 5HIAA (metabolitos de degradación estables de la dopamina y serotonina, respectivamente), sean de gran utilidad para el diagnóstico bioquímico de los errores congénitos del metabolismo (ECM) de las pterinas.

Piridoxal fosfato (vitamina B$_6$)

La vitamina B$_6$ es una vitamina hidrosoluble del complejo B presente en muchos alimentos (carne, patatas, nueces, frutas y vegetales) y disponible en diferentes vitámeros (piridoxina, piridoxamina o piridoxal). La forma activa de la vitamina B$_6$ es el PLP que es cofactor de más de 100 reacciones del organismo y tiene especial interés las reacciones que ocurren en el SNC relacionadas con la dopamina y la serotonina, por ser cofactor de la AADC.

En la **figura 2-3** se puede ver el metabolismo de la vitamina B$_6$ hasta su ingreso en las neuronas.

ERRORES CONGÉNITOS DEL METABOLISMO DE LOS NEUROTRANSMISORES

Estas enfermedades geneticometabólicas son consideradas enfermedades minoritarias, ya que son de muy baja prevalencia. Por definición, las enfermedades minoritarias son un conjunto muy amplio y heterogéneo de condiciones patológicas que pueden afectar a todos los tramos de edad. Se

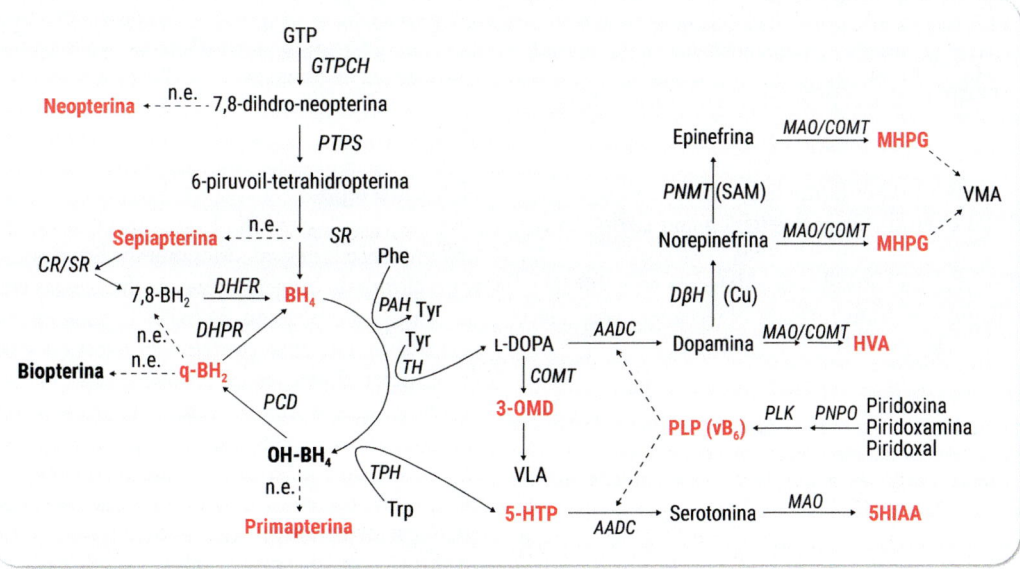

Figura 2-2. Síntesis y reciclaje de la BH$_4$ y su conexión con los neurotransmisores y fenilalanina.
3OMD: 3-ortometildopa; 5HIAA: ácido 5-hidroxiindolacético; 5HTP: 5-hidroxi-triptófano; 7,8-BH$_2$: 7,8-dihidrobiopterina; AADC: descarboxilasa de aminoácidos aromáticos; BH$_4$: tetrahidrobiopterina; COMT: catecol-O-metiltransferasa; CR: carbonil reductasa; DHFR: dihidrofolato reductasa; DHPR: dihidropteridin reductasa; DβH: dopamina betahidroxilasa; GTP: trifosfato de guanosina; GTPCH: GTP ciclohidrolasa I; HVA: ácido homovanílico; L-dopa: levodopa; MAO: monoaminooxidasa; MHPG: 4-hidroxi-3-metoxifenilglicol; n.e.: no enzimático; OH-BH$_4$: hidroxi-tetrahidrobiopterina; PCD: pterin-4a-carbinolamina dehidratasa; PLK: piridoxal cinasa; PLP: piridoxal fosfato; PNMT: feniletanolamina *N*-metiltransferasa; PNPO: piridoxamina-5-fosfato oxidasa; PTPS: 6-piruvoil-tetrahidropterina sintasa; q-BH$_2$: quinoide-dihidrobiopterina; SAH: S-adenosilhomocisteína; SAM: S-adenosilmetionina; SR: sepiapterin reductasa; TPH: triptófano 5 hidroxilasa; TH: tirosina hidroxilasa; VLA: ácido vaniláctico; VMA: ácido vanilmandélico; vB$_6$: vitamina B$_6$.

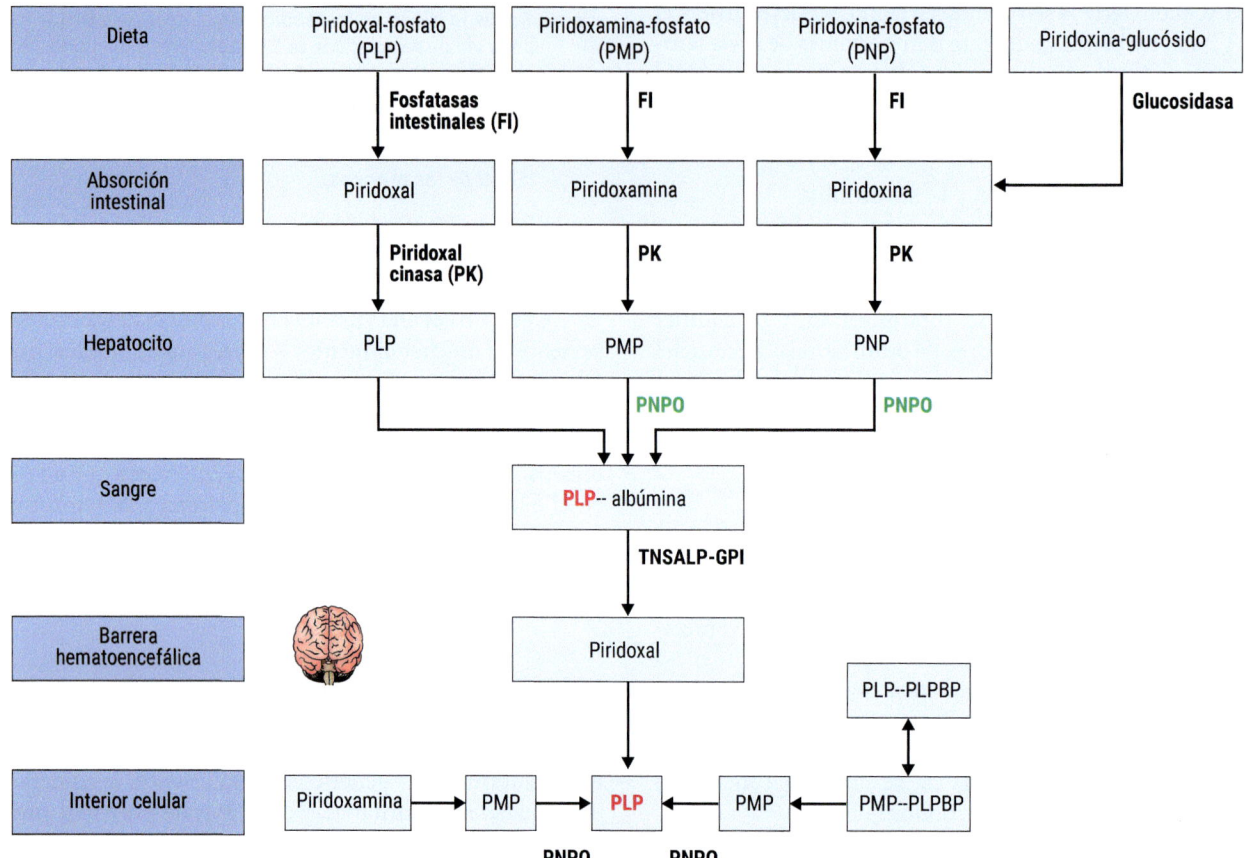

Figura 2-3. Metabolismo de la vitamina B$_6$.
Mediante la dieta, se consume la vitamina B$_6$ en sus distintos vitámeros (piridoxina y sus derivados fosforilados o glicosilados, piridoxamina y piridoxal fosfato). Dado que en el intestino solo se absorben los vitámeros no fosforilados, estos deben ser hidrolizados por las fosfatasas intestinales. En los hepatocitos, son refosforilados por la piridoxal cinasa y posteriormente, la PNP y PMP son convertidas por la PNPO a PLP, que es la forma activa. Luego, este PLP se une a la albúmina para poder llegar a las distintas células. En el cerebro, para poder pasar la barrera hematoencefálica, el PLP es defosforilado por la fosfatasa alcalina tisular no específica (TNSALP), una enzima anclada a la membrana por un glicofosfatidilinositol. Una vez dentro de las neuronas, el PL es fosforilado por la PK. La proteína ligada al PLP (PLPBP) se une al PLP y regula su fracción libre.

estima que hay unas 8.000 enfermedades minoritarias, y que la mitad de ellas tienen un origen genético con debut en la edad pediátrica.

Estos trastornos están causados por defectos en la biosíntesis, el catabolismo o el transporte de NT o alteraciones en la síntesis de sus cofactores (BH$_4$ o vitamina B$_6$).

 Dado que la BH$_4$ también es el cofactor esencial de la PAH, una hiperfenilalaninemia en el cribado neonatal puede ayudar a orientar el diagnóstico de los ECM de los neurotransmisores.

El diagnóstico diferencial se basa esencialmente en la evaluación clínica, el análisis de sangre (plasma y muestras de sangre seca), muestras de orina y el estudio del LCR. La correcta manipulación de la muestra para evitar errores preanalíticos es crucial, al igual que la interpretación final de los resultados, siempre basada en los valores de referencia ajustados a la edad. La confirmación genética será esencial para poder llegar al diagnóstico de estas patologías.

Fisiopatología

Las enfermedades geneticometabólicas están causadas por mutaciones de los genes que codifican a las enzimas implicadas en el metabolismo de los NT. Estas mutaciones causan una disfunción de la proteína en cuestión y un desequilibrio en el metabolismo de las monoaminas.

Dan lugar a una variedad de presentaciones clínicas que van desde trastornos moderados del movimiento de aparición tardía hasta encefalopatías letales de aparición temprana. Los síntomas clínicos de los pacientes se solapan con otros síndromes neurológicos, como la parálisis cerebral y las encefalopatías epilépticas, y unido a que, a menudo, los estudios de imagen cerebral y funcional suelen ser normales, provoca un retraso significativo en el diagnóstico.

El diagnóstico precoz de estas enfermedades posibilita la instauración de un tratamiento que consiste en administrar precursores de la dopamina (L-DOPA) o de la serotonina (5-HT) en aquellos errores en los que haya carencia de dopamina (defectos de TH o AADC) y serotonina (defecto de

AADC). La mejora de los pacientes dependerá de la edad del diagnóstico y de la afectación neuronal del paciente.

Desde el punto de vista bioquímico, el diagnóstico se realiza en el LCR mediante el estudio de los metabolitos de la dopamina/serotonina (3-OMD, 5-HTP, MHPG, 5-HIAA y HVA), pterinas (neopterina [NP] y dihidrobiopterina [BH$_2$]) y vitamina B$_6$ (v. **Fig. 2-3**), ya que la orina y la sangre, a veces, no son líquidos óptimos para el estudio de la función dopaminérgica cerebral.

> **!** Para obtener resultados fiables, es necesario seguir un protocolo estandarizado de extracción de la muestra, ya que hay un gradiente rostral-caudal del LCR, así como variaciones diurnas de los metabolitos de la dopamina y serotonina.
> Además, hay una correlación negativa entre la concentración de NT y la edad, y es muy marcada en los primeros meses de vida. Las elevadas concentraciones de HVA y 5-HIAA son reflejo del metabolismo de NT durante la mitosis, neurogénesis, migración y formación de la red neuronal en el período posnatal.

Estos factores pueden causar variaciones en las concentraciones de los NT y, por tanto, resultados erróneos en la interpretación de los resultados.

> **!** Es absolutamente necesario establecer unos valores de referencia propios de aquellos metabolitos que presentan gradiente rostral-caudal y que los resultados de los pacientes en estudio se comparen con la misma fracción estudiada en los pacientes control.

Por otro lado, otras situaciones como malformaciones en el SNC y algunos tratamientos farmacológicos (antiepilépticos) pueden causar alteraciones secundarias en la vía dopaminérgica.

Carencias de la biosíntesis de la dopamina y la serotonina

Hasta el día de hoy se han descrito las siguientes carencias:

- Tirosina hidroxilasa.
- Descarboxilasa de los aminoácidos aromáticos.
- Monoaminooxidasa.
- Dopamina β-hidroxilasa.

Clínicamente, la sintomatología y la edad de presentación de estos cuatro defectos es bastante heterogénea. Los pacientes con carencias de TH y AADC suelen debutar en la edad pediátrica con una sintomatología bastante similar. Por otro lado, los pacientes con defectos de la MAO y DβH debutan más tarde (en la adolescencia y la edad adulta) y su clínica es totalmente diferente.

En la **tabla 2-1** se muestran los metabolitos de los NT que se encuentran alterados, a partir de los cuales se puede realizar una primera sospecha diagnóstica desde el punto de vista bioquímico.

Deficiencia de tirosina hidroxilasa (o distonía dopa sensible, DYT5b)

La prevalencia exacta de la distonía dopa sensible es desconocida. El mal funcionamiento de la enzima provoca una deficiencia aislada de catecolaminas.

La presentación clínica cursa con parkinsonismo distónico, ptosis, crisis oculógiras, así como rasgos inespecíficos como retraso del desarrollo y signos de disfunción autonómica. En función de la gravedad de la sintomatología hay dos fenotipos, el tipo A (más frecuente y con un grado leve-moderado) y el tipo B (grado más grave), que suelen presentar una encefalopatía neonatal precoz, retraso del crecimiento, un trastorno del movimiento más hipocinético que distónico y retraso grave del desarrollo.

> **!** En la deficiencia de TH, en LCR, hay concentraciones disminuidas del metabolismo de la dopamina: de HVA, de 3-OMD y de MHPG, y normalidad del perfil serotoninérgico: 5-HIAA y 5-HTP.

El tratamiento se basa en suplementos L-DOPA/carbidopa, aunque si la carencia dopaminérgica es muy grave, dosis muy bajas de L-DOPA pueden provocar una sobreestimulación con efectos secundarios graves, como discinesia, náuseas y vómitos.

En algunos pacientes con insuficiencia enzimática grave, el tratamiento adicional con inhibidores de la MAO-B (selegilina) o agonistas dopaminérgicos puede ser necesario.

Deficiencia de descarboxilasa de aminoácidos

La carencia de descarboxilasa de aminoácidos es el resultado de defectos en el gen *DDC*. La incidencia de la AADC es desconocida; sin embargo, hay mayor prevalencia en la población asiática. El fenotipo clínico se caracteriza por una reducción combinada de serotonina y catecolaminas. La hipotonía y las crisis oculógiras son los rasgos más característicos, aunque muchos pacientes presentan inestabilidad térmica, sudoración, congestión nasal, insomnio e irritabilidad.

> **!** En la deficiencia de AADC, en el LCR hay acumulación de 3-OMD y 5-HTP, y disminución de HVA y 5-HIAA, y puede haber una *ratio* HVA/5-HIAA normal. En aquellos pacientes a quienes se les ha determinado la actividad enzimática AADC, esta ha sido muy baja o indetectable.

Recientemente, en algunos países se está considerando el análisis de 3-OMD en sangre seca como posible marcador de cribado neonatal, ya que la terapia génica en esta enfermedad va teniendo resultados esperanzadores.

El análisis de catecolaminas en orina no es una prueba óptima para el estudio de esta enfermedad, ya que el riñón suele presentar una actividad residual elevada de AADC, y se han encontrado concentraciones entre elevadas y normales de dopamina.

Tabla 2-1. Perfil bioquímico de los defectos primarios de los neurotransmisores

Enfermedad	Enzima deficiente OMIM/herencia	Perfil bioquímico
Defectos de síntesis de la dopamina y la serotonina	TH 605407/AR	LCR: ↓ HVA y *ratio* HVA/5-HIAA
	AADC 608643/AR	LCR: ↓↓ HVA y 5-HIAA. ↑↑ 3-OMD y 5-HTP Orina: ↑ ácido vaniláctico
	MAO A/MAO B 309850/ligada a cromosoma X	LCR: ↓↓ HVA y 5-HIAA
	DBH 609312/AR	LCR: ↑ HVA, *ratio* HVA/5-HIAA, ↓MHPG* Orina: ↓↓ epinefrina y norepinefrina ↑ dopamina
Defectos de la síntesis de las pterinas	AR-GTPCH 23391/AR	LCR: ↓↓ NP, BP, BH₄, HVA, y 5-HIAA Plasma: ↑ Phe Orina: ↓ BP y NP
	PTPS 262640/AR	LCR: ↑ NP. ↓↓ BP, BH₄, HVA y 5-HIAA Plasma: ↑ Phe Orina: ↓ BP y ↑NP
	DHPR 262630/AR	LCR: ↑ BP. Normal NP. ↓ BH₄, HVA y 5HIAA Plasma: ↑ Phe Sangre seca: ↓ actividad DHPR
	PCD 264070/AR	LCR: ↑ primapterina. ↓ BH₄, HVA y 5-HIAA Plasma: ↑ Phe Orina: ↑ primapterina
	SR 61271 /AR	LCR: ↑ BP y SP. Normal NP. ↓ BH4, HVA y 5-HIAA Orina: ↑ SP
	AD-GTPCH 233910/AD	LCR: ↓ NP, BP, BH₄, HVA, y 5-HIAA
	PNPO 610090/AR	LCR: ↓ PLP, 5-HIAA y HVA. ↑ 3-OMD y 5-HTP. ↑ Gly, Ser y Thr. Normal *ratio* LCR/plasma PLP Plasma: ↑ Gly, Ser y Thr Orina: ↑ ácido vaniláctico
	Antiquitina (gen *ALDH7A1*) 266100/AR	LCR: ↓ PLP, 5-HIAA y HVA. ↑ 3-OMD, 5-HTP y componente X. ↓ GABA. ↑ Gly, Ser y Thr ↑ AASA y ácidopipecólico. ↓ ratio LCR/plasma PLP Plasma: ↑ AASA y ácido pipecólico Orina: ↑ AASA y ácido pipecólico
	Hiperfosfatasia (GPI) (genes *PIGV*, *PIGW*, *PIGO*, *PGAP2*, *PGAP3* y *PIGI*)	Plasma: ↑ fosfatasa alcalina
	Hipofosfatasia (gen *TNSALP*) 241500/AR	Plasma: ↓ fosfatasa alcalina y ↑ fósforo
	Hiperpolinemia de tipo II Gen *ALDH4A1* 239510/AR	Plasma: ↑ Pro, HPro y Gly. ↑ P5C y ↓ PLP LCR: ↑ P5C, ↓ PLP Orina: ↑ P5C y pirrol-2-carboxiglicina
	Proteína ligada a PLP Gen *PLBP* 617290/AR	–
	SLC6A3 613135/AR	LCR: ↑ HVA y 5-HIAA Orina: ↑ HVA y ácido vaniláctico
Defectos del transporte de NT	SLC18A2 352649/AR	LCR: no adecuado Sangre total: ↑ serotonina
Defectos cochaperona	DNAJC12 606060/AR	Normal o ↑ biopterina

3-OMD: 3-ortometildopa; 5-HIAA: ácido 5-hidroxiindolacético; 5-HTP: 5-hidroxitriptófano; AADC: aminoácido descarboxilasa; AASA: semialdehído aminoadípico; AD: autosómica dominante; AR: autosómica recesiva; BP: biopterina; DHPR: dihidropteridina reductasa; GABA: ácido γ-aminobutírico; Gly: glicina; GPI: glucosilfosfatidilinositol; GTPCH: guanosina trifosfato ciclohidrolasa; HPro: hidroxiprolina; HVA: ácido homovanílico; LCR: líquido cefalorraquídeo; MAO: monoaminooxidasa; NT: neurotransmisor; OMIM: base electrónica de datos del proyecto Herencia Mendeliana en el Hombre; P5C: ácido delta-pirrolín-5-carboxílico; PCD: carbinolamina deshidrastasa; Phe: fenilalanina; PLP: piridoxal fosfato; Pro: prolina; PTPS: 6-piruvicotetrahidropterina sintasa; Ser: serina; SR: sepiapterina reductasa; TH: tirosina hidroxilasa; Thr: treonina.

La guía de consenso sobre la deficiencia de AADC, publicada en 2017, indica que la primera línea de tratamiento consiste en el uso de agonistas dopaminérgicos que activan los receptores dopaminérgicos postsinápticos. Este tratamiento puede combinarse con inhibidores de la MAO para prevenir la degradación de la dopamina y la serotonina. La adición de PLP a la terapia ayuda a incrementar la actividad residual enzimática que pueda haber.

Deficiencia de monoaminooxidasa

Las dos isoenzimas monoaminooxidasa (MAO: MAO-A y MAO-B) desempeñan un papel importante en la desaminación oxidativa de las aminas biógenas. Los dos genes para MAO-A y MAO-B se localizan en el brazo corto del cromosoma X. Mientras que la carencia aislada de MAO-B apenas revela un fenotipo clínico, la carencia aislada de MAO-A se asocia a retraso mental y alteraciones graves del comportamiento. La carencia combinada de MAO-A y MAO-B se ha descrito en algunos pacientes que presentan deleciones en el cromosoma X, como la enfermedad de Norrie (MIM #310600). Además de la clínica debida a la propia enfermedad de Norrie, como la ceguera, la sordera y retraso mental variable, se combina un profundo retraso mental, comportamiento autista, convulsiones tónicas, alteraciones en las funciones del sistema autónomo y todo el metabolismo de las aminas biógenas alterado. Sin embargo, todavía no hay suficientes estudios que demuestren la relación de las concentraciones de HVA con la actividad de la MAO-A, y hay resultados contradictorios tanto en población adulta como pediátrica.

> **!** En la deficiencia de MAO, en el LCR hay valores de HVA y 5-HIAA extraordinariamente bajos, aunque el mecanismo fisiopatológico más importante sea, probablemente, una acumulación de dopamina y serotonina.

Además, se pueden observar concentraciones elevadas de serotonina en sangre y de normetanefrina y 3-metoxitiramina (sustratos de la MAO) en orina. La actividad enzimática de la isoforma A se puede estudiar en fibroblastos estimulados con dexametasona, y la de la isoforma B, en plaquetas.

Carencia de dopamina β-hidroxilasa

La DβH está codificada por el gen *DβH* y cataliza la conversión de dopamina a noradrenalina en las neuronas presinápticas. La insuficiencia de DβH es una entidad muy rara que se caracteriza por una alteración primaria del sistema nervioso autónomo, ya que hay concentraciones bajas de noradrenalina. La clínica suele aparecer al final de la adolescencia con una hipotensión ortostática muy grave, ptosis, congestión nasal y disfunción sexual.

Bioquímicamente, se caracteriza por la ausencia completa de catecolaminas (noradrenalina y adrenalina) y elevación de dopamina en sangre. Este déficit puede tratarse con éxito utilizando L-treo-3,4-dihidroxifenilserina (L-DOPA droxidopa), que se convierte directamente en noradrenalina mediante la AADC, evitando así el bloqueo metabólico.

Deficiencia de la vía de la tetrahidrobiopterina (BH₄)

Las deficiencias primarias de las pterinas se pueden dividir en los defectos que cursan con HPA o sin HPA. Respecto al primer grupo, forman parte las deficiencias de guanosina trifosfato de ciclohidrolasa (GTPCH) autosómica recesiva, de 6-piruvicotetrahidropterinsintasa, de carbinolamina dehidratasa (PCD) y de dihidropteridin reductasa (DHPR). Respecto a las entidades que cursan sin HPA, son la deficiencia de sepiapterin reducatasa (SR) y la GTPCH autosómica dominante.

Con hiperfenilalaninemia

Una carencia de cualquiera de las cuatro enzimas mencionadas en el epígrafe anterior causará una disminución de la BH₄ y, consecuentemente, un mal funcionamiento de la TH, la TPH y la PAH. Por ello, la determinación de fenilalanina en sangre, que se utiliza en los programas de diagnóstico precoz neonatal, es una herramienta esencial para la detección de estos defectos. Todas ellas son enfermedades autosómicas recesivas. La insuficiencia de una de estas cuatro enzimas causa ECM potencialmente graves si no son tratados de forma temprana, ya que, además del aumento de las concentraciones de fenilalanina, también hay una deficiencia de los NT dopamina y serotonina. Aunque, la incidencia de estos cuatro ECM dentro de la población de pacientes con HPA es muy baja (1/200), la carencia de PTPS es la más frecuente de este grupo, y la insuficiencia de PCD es la única que no presenta sintomatología neurológica grave. Estos pacientes se tratan con BH₄, junto con una dieta controlada de proteínas (baja proporción en fenilalanina según la respuesta a la BH₄). Además, reciben suplementos de L-DOPA/carbidopa y 5-HTP para estimular la síntesis de la dopamina y la serotonina, respectivamente, dado que la BH₄ no atraviesa la barrera hematoencefálica. En la **tabla 2-1** se indican qué marcadores de la síntesis o reciclaje de las pterinas se pueden ver alterados, lo cual es de ayuda para el diagnóstico bioquímico de estas entidades.

Sin hiperfenilalaninemia

Los defectos de GTPCH (autosómico dominante) y SR no son detectables por los programas de detección precoz y afectan exclusivamente al SNC. Por tanto, el diagnóstico bioquímico se realiza mediante la cuantificación en el LCR de pterinas (NP, BH₂, BH₄ y biopterina [BP]) y de los NT. Respecto a la deficiencia dominante de GTPCH, tiene una incidencia muy baja (1/200.000 individuos) y además, una misma mutación puede tener un espectro fenotípico muy amplio. Los síntomas empiezan en la primera década de vida con una distonía de los miembros inferiores, que pueden presentar una fluctuación diaria con una mejoría después de dormir. También, hay presentes manifestaciones neuropsiquiátricas, pero sin retraso intelectual en la mayoría de los pacientes.

Respecto a la carencia de SR, los pacientes presentan un retraso cerebral grave y bioquímicamente tienen la particularidad de que se eleva un metabolito llamado sepiapterina, que es detectable y cuantificable en el LCR.

Deficiencia de vitamina B₆

Hasta la actualidad se conocen seis ECM del metabolismo de la vitamina B₆ por falta de disponibilidad de PLP debido a un error en su síntesis (déficit de piridoxamina-5'-fosfato oxidasa [PNPO]), por una inactivación del PLP (déficit de antiquitina e hiperprolinemia de tipo II), por un defecto en la recaptación (hipofosfatasia y déficit de glicosilfosfatidilinositol) o por un problema en el tráfico intracelular del PLP (déficit de proteína ligada al PLP [PLPBP]). La proteína PLPBP, antes conocida como PROSC, tiene un papel importante en la homeostasis del PLP, ya que se une a él y disminuye su fracción libre. Todos estos ECM son de herencia autosómica recesiva y se manifiestan por convulsiones con temprana edad y refractarias a tratamiento antiepiléptico y con respuesta a piridoxina o piridoxal fosfato. Sus características genéticas y bioquímicas pueden verse en la **tabla 2-1**.

Como los déficits de PNPO y de antiquitina son los más comunes, se comentan a continuación.

Déficit de PNPO

El déficit de PNPO es un trastorno de herencia autosómica recesiva provocado por mutaciones en el gen *PNPO*. Aunque presenta un perfil clínico muy similar al déficit de antiquitina, esta enfermedad es más grave y mortal. El debut es neonatal con convulsiones resistentes a los anticonvulsionantes habituales y también al tratamiento con piridoxina como características más comunes.

 Los pacientes con deficiencia de PNPO responden al tratamiento de PLP, y es totalmente necesaria su administración inmediata para evitar consecuencias mortales.

Déficit de antiquitina (epilepsia piridoxina dependiente)

El déficit de antiquitina es el ECM de la vitamina B₆ más común. Es una enfermedad de herencia autosómica recesiva y las mutaciones se encuentran en el gen *ALDH7A1*, conocido como el gen *antiquitina*. Esta enzima actúa en el metabolismo de la lisina, y su déficit cursa, bioquímicamente, con acumulación de ácido pipecólico, α-semialdehído aminoadípico (α-AASA) y piperidina 6'-carboxilato (P6C) en plasma, orina y LCR. La explicación bioquímica del déficit de vitamina B₆ es que la P6C reacciona con el PLP y forma un aducto «secuestrador» de PLP, y por tanto, origina una insuficiencia funcional de PLP en el SNC. La forma más común de inicio de estos pacientes son convulsiones de origen desconocido, refractarias a los anticonvulsivantes, antes de los 3 años de edad y que responden extraordinariamente bien al tratamiento con piridoxina. El cese de las convulsiones con la piridoxina es uno de los criterios clínicos más valiosos para el diagnóstico.

 Dado que el perfil cromatográfico de este trastorno es similar a otros ECM de los NT (déficit de AADC y de PNPO) obliga a la necesidad de determinar el ácido pipecólico y el α-AASA.

Deficiencias de transporte

En relación con los defectos genéticos de transporte de los neurotransmisores, existe el déficit de transporte específico de dopamina (DAT) y la deficiencia del transportador de membrana vesicular de aminas biógenas (VMAT). A continuación, se describen dichas entidades.

Déficit del transportador específico de dopamina

La mayor parte de dopamina es recaudada del espacio sináptico para ser devuelta a la neurona presináptica mediante un transportador específico de dopamina (DAT) **(Fig. 2-4)**. Este transportador forma parte de la familia de las proteínas transmembrana dependiente de Na⁺/Cl⁻ tipo 6 (*solute carrier 6* [SLC6]). El gen que codifica este transportador es el *SLC6A3* (o gen *DAT1*). La carencia de DAT causa una enfermedad recesiva de la que se han descrito muy pocos pacientes, los cuales debutaron en la edad infantil presentando una distonía y una clínica de parkinsonismo (lentitud en los movimiento, rigidez muscular y temblor en reposo). Pese a tener una sintomatología de déficit dopaminérgico muy similar a los defectos primarios de la dopamina, los pacientes presentan una importante característica bioquímica que les diferencia de los ECM, ya que se observan valores elevados de HVA en el LCR.

 En la deficiencia de DAT1, en el LCR, se encuentran valores elevados de HVA y una ratio HVA/5-HIAA elevada, hasta valores de 13 (valores normales: de 1,2 a 4,0).

Los hallazgos característicos en el LCR vienen condicionados porque el exceso de dopamina en el espacio sináptico es metabolizado por las enzimas MAO y COMT hasta la obtención del producto final, HVA. El hecho de que el defecto de DAT no influya en los valores de la serotonina determina que los productos de su metabolismo (5-HIAA) no estén aumentados, lo que hace que la ratio HVA/5-HIAA se eleve considerablemente. Además, la escasa recaudación de dopamina provoca un agotamiento de las vesículas dopaminérgicas. El exceso de dopamina, por un lado, causa la estimulación de los autorreceptores presinápticos D2, los cuales, por *feedback* negativo, inhiben la TH, y producen una disminución de la síntesis de dopamina. Por otro lado, este exceso de dopamina también tiene un efecto sobre los receptores postsinápticos, pues produce una desensibilización o inhibición de estos y, por tanto, una disminución del efecto dopaminérgico. Actualmente, hay cerca 50 pacientes diagnosticados.

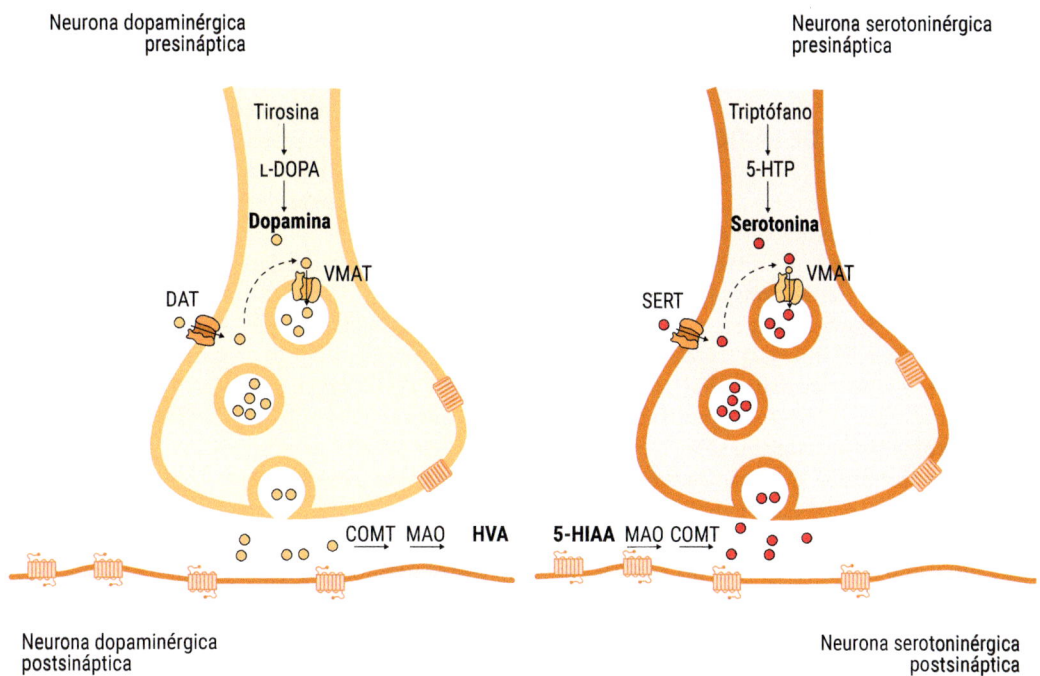

Figura 2-4. Representación simplificada de la síntesis, el transporte, la captación y la degradación neuronales de la dopamina y la serotonina.
Los receptores de dopamina y serotonina se localizan en la membrana presináptica y postsináptica. EL HVA y 5-HIAA son los principales productos de descomposición diagnósticos que pueden medirse en el líquido cefalorraquídeo.
5-HIAA: ácido 5-hidroxiindolacético; 5-HTP: 5-hidroxitriptófano; AADC: descarboxilasa de aminoácidos aromáticos; COMT: catecol-O-metiltransferasa; DAT: transportador específico de dopamina; MAO: monoaminooxidasa; TH: tirosina hidroxilasa; TrpH: triptófano hidroxilasa; SERT: transportador específico de serotonina; VMAT: transportador de membrana vesicular de aminas biógenas.

Transportador de membrana vesicular de aminas biógenas

El transportador de membrana vesicular de aminas biógenas (VMAT2) se encuentra regulado por el gen *SLC18A2* (*solute carrier 18A2*) y tiene la función de introducir las aminas biógenas (dopamina y serotonina) dentro de las vesículas de las neuronas presinápticas (v. **Fig. 2-4**).

Desde el punto de vista clínico, el déficit de VMAT2 causa un trastorno del movimiento (distonía, parkinsonismo y crisis oculógiras) por déficit dopaminérgico, una disfunción del sistema nervioso autonómico (diaforesis, desregulación de temperatura, ptosis palpebral e hipotensión postural) por deficiencia noradrenérgica y adrenérgica, y alteraciones psiquiátricas por la insuficiencia serotoninérgica. Clínicamente, presenta un fenotipo muy similar a la carencia de AADC, pero se diferencia de esta entidad principalmente por la ausencia del empeoramiento clínico por las noches (característica observada en la insuficiencia de AADC debido a la insuficiente producción de NT).

Aunque esta clínica indica un error en la transmisión sináptica, no se han descrito alteraciones en el LCR de las concentraciones de los metabolitos de las dos vías afectadas, dopamina y serotonina. Sin embargo, el trabajo de Rillestone recomienda el análisis de 3-OMD y VMA en orina, ya que al igual que en la insuficiencia de AADC, el VMAT2 se expresa fuera del SNC (sistema nervioso periférico, médula adrenal y plaquetas). De esta forma, los metabolitos de las aminas biógenas podrían estar alterados en la orina y utilizar este líquido para estudiar ambos defectos. Al diagnóstico

definitivo se llega por el análisis molecular. Estos pacientes responden favorablemente bien al tratamiento con agonistas dopaminérgicos, aunque no presentan mejoras clínicas con terapia sustitutiva de L-DOPA/carbidopa o con suplementos de vitamina B_6.

Deficiencia de cochaperonas: DNAJC12

La cochaperona DNAJC12 es, junto con la proteína de choque térmico 70kDa (HSP70), responsable del correcto plegamiento de la PAH y, al menos *in silico,* para la TH y la TPH. Todos los pacientes hasta la fecha descritos con carencia de DNAJC12 presentan un amplio espectro clínico que incluye distonía, retraso en el habla, hipertonía, parkinsonismo y clínica psiquiátrica. Todos ellos presentaron una HPA en la detección neonatal.

> **!** En la deficiencia de DNAJC12, el patrón en LCR se caracteriza por valores bajos de 5-HIAA y HVA, con valores normales de biopterina y BH_2.
> En aquellos pacientes con HPA en detección neonatal y en los que se han excluido genéticamente las carencias de PAH y BH_4, está muy recomendado el estudio molecular del gen *DNAJC12*.

El tratamiento se basa en suplementos de BH_4 (para reducir la HPA) con dopa/carbidopa y 5-HTP. El diagnóstico tardío provoca una discapacidad neurológica permanente, mientras que los pacientes diagnosticados y tratados precozmente evolucionan con normalidad.

ALTERACIONES SECUNDARIAS DE LA DOPAMINA Y LA SEROTONINA

Cada vez se van describiendo más afecciones clínicas que, de forma secundaria, pueden causar una alteración en las vías dopaminérgicas y también en la de otras aminas biógenas. Las concentraciones de HVA y 5-HIAA en el LCR en estos pacientes se encuentran fuera del intervalo de referencia, aunque no presentan valores tan extremadamente alterados como en las carencias primarias. Estas alteraciones podrían tener un origen genético. Dentro de las patologías genéticas en las que se ha demostrado una alteración dopaminérgica están las alteraciones del metabolismo del folato, la fenilcetonuria, el síndrome de Lesch-Nyhan, las enfermedades mitocondriales, el síndrome opsoclono-mioclono, la hipoplasia pontocerebelosa, el síndrome de Rett y las leucodistrofias. Las epilepsias, la asfixia perinatal, los espasmos infantiles, el autismo y las alteraciones neuromusculares son afecciones clínicas de origen sindrómico en las que también se han descrito disminuciones de los valores del HVA. Los distintos trabajos publicados remarcan la gran vulnerabilidad que tienen los recién nacidos en las primeras etapas de la vida con relación a la dopamina. En este período de vida las neuronas dopaminérgicas están en un profundo crecimiento y expansión cerebral. Por tanto, cualquier perturbación cerebral en esta edad puede provocar una modificación de la programación neuronal dopaminérgica y alteraciones tanto neurológicas como de maduración de la red neuronal. Aunque se está reconociendo la importancia de la detección de la carencia dopaminérgica en enfermedades neurológicas, la experiencia en esta área de la neuropediatría es todavía muy novedosa y hay muy pocos trabajos con series largas de pacientes que analicen esta cuestión.

MÉTODOS DE ANÁLISIS DE NEUROTRANSMISORES Y COFACTORES

La cuantificación de los metabolitos de los NT y cofactores se basa, principalmente, en técnicas de cromatografía líquida de gran resolución (HPLC). Aunque se podría llevar a cabo por electroforesis capilar, su aplicabilidad es limitada, dada la dificultad para separar los compuestos de interés y el elevado límite inferior de cuantificación. El método mejor conocido para separar los NT y sus cofactores es la HPLC con detección electroquímica (HPLC-DE) o con fluorescencia (HPLC-DF) en función del metabolito, y es la que se desarrolla en este capítulo, aunque recientemente también hay publicados trabajos que utilizan la espectrometría de masas en tándem (HPLC-MS/MS).

La optimización de la cuantificación de aminas biógenas, pterinas y PLP se divide en dos etapas: *a)* factores preanalíticos (protocolo de recogida y almacenamiento de muestras) y *b)* factores analíticos (optimización de los ajustes de HPLC-DE y FD e interpretación de los datos), específicos para cada metabolito.

Factores preanalíticos

La primera etapa crítica hacia el estudio de los compuestos mencionados es el procedimiento de recolección de muestras de LCR. Para la mayoría de las enfermedades que se muestran en la **tabla 2-1**, los análisis de muestras de sangre u orina no son confiables para determinar el estado de la dopamina y la serotonina cerebrales, ya que las concentraciones en estos líquidos pueden reflejar una síntesis periférica que enmascara la central.

La obtención de LCR se realiza mediante punción lumbar. Múltiples factores influyen en la concentración de NT en el LCR y deben ser controlados, de los cuales la contaminación sanguínea es el más frecuente (**Tabla 2-2**). En estas situaciones se recomienda centrifugar inmediatamente la muestra con la finalidad de prevenir la autooxidación de los metabolitos por la hemoglobina/radicales libres y, en consecuencia, obtener valores falsamente bajos.

Además, dado que hay un gradiente rostrocaudal (es decir, la concentración de algunos metabolitos es mayor en las fracciones finales del LCR que en las fracciones iniciales), es importante comparar los valores del paciente con valores de referencia que se hayan establecidos utilizando la misma fracción de LCR.

Para medir la neopterina, BH_2 y BH_4, la muestra de LCR debe protegerse de la luz y almacenarse con agentes estabilizadores, ya que las formas reducidas son extremadamente sensibles a la luz y al oxígeno. Ejemplos de compuestos antioxidantes son el ácido ascórbico, el ditiotreitol y el ácido dietilentriaminopentaacético.

Debido a que las muestras de LCR tienen menos compuestos interferentes en comparación con otras matrices biológicas, como la sangre, el plasma, los extractos de tejidos y la orina, no se requieren procedimientos extensos de purificación o extracción, y solo se necesita diluir el LCR con la fase móvil que se va utilizar y, posteriormente, centrifugar y filtrar con filtros de 0,22 µm. Sin embargo, la precolumna y los filtros de grafito deben sustituirse periódicamente para garantizar un buen rendimiento analítico. Es obligatorio almacenar las muestras a -70 °C protegidas de la luz.

A continuación, se detallan los factores analíticos a tener en cuenta para la cuantificación de las aminas biógenas, las pterinas y la vitamina B_6. Los detalles analíticos de estos procedimientos se resumen en la **tabla 2-3**, y en la **figura 2-5**

Tabla 2-2. Protocolo estandarizado de punción lumbar	
Recogida	Por la mañana: 7:00 a 9:00 horas
Condiciones de preparación	En ayunas. En neonato, ayuno fisiológico
Gradiente rostrocaudal	Neurotransmisores y pterinas
Transporte	En frío y protegido de la luz
Líquidos hemáticos	Centrifugar inmediatamente y congelar sobrenadante
Almacenamiento	Congelado a -80 °C hasta su análisis

se muestran cromatogramas típicos de los diferentes procedimientos.

Factores analíticos de la cuantificación de los metabolitos de la dopamina y la serotonina

Los factores analíticos de la cuantificación de los metabolitos de la dopamina y la serotonina dependen de:

- **Separación cromatográfica**. La HPLC-DE es el procedimiento más utilizado para la cuantificación de monoaminas. En la figura 2-6 se puede ver un ejemplo de HPLC con DE. El enfoque que se comenta en este capítulo se

basa en una separación cromatográfica con una fase móvil constituida por un tampón de citrato-acetato a un pH ácido que se complementa con un agente par iónico (ácido heptanosulfónico o equivalente). El agente par iónico tiene un grupo principal iónico y una cola no polar. La cola no polar interactúa fuertemente con la columna C18 (octadecilsilano), mientras que el grupo iónico se proyecta en la fase móvil. Esta modificación de la columna genera una atracción entre el agente de par iónico y los compuestos ionizados (los metabolitos de la dopamina y serotonina), lo que permite su retención y elución cromatográfica. Las condiciones críticas de separación que pueden cambiar notablemente el tiempo de elución de un compuesto son el valor de pH de la fase móvil y el agente par iónico.

Tabla 2-3. Condiciones y características cromatográficas de cada técnica

Parámetro cromatográfico		Neurotransmisores	Pterinas	Vitamina B₆
Tipo de detector		Electroquímico	Electroquímico y fluorescencia	Fluorescencia
Condiciones del detector electroquímico	E1	+50 mV	+200 mV	
	E2	+450 mV	−500 mV	
	Ganancia	200 nA	1 µA	
	Filtro	10s	10s	
	Output	+1V	-1V	
	Offset	10%	0%	
Potencial célula acondicionadora			+1.100 mV	
Condiciones detector de fluorescencia	Excitación		360	325
	Emisión		440	418
	Ganancia		1	1
	Sensibilidad (EUFS)		1.000	1.000
Columna cromatográfica	Fase estacionaria	ODS (C-18)	ODS (C-18)	ODS (C-18)
	Longitud, diámetro	250 × 5 mm	250 × 4,6 mm	250 × 4,6 mm
	Tamaño partícula	5 µm	5 µm	5 µm
Flujo (mL/min)		1,3	1,3	1,5
Volumen inyección (µL)		30	50	50
Programa bomba		Isocrático	Isocrático	Isocrático
Tiempo (min)		30	20	25
Limpieza columna 1: Solvente, ratio (vol/vol), flujo (mL/min), tiempo (horas)		Agua/metanol, 92,5:7,5 (vol/vol), 1 mL/min, 2h	Agua/metanol, 50:50 (vol/vol), 1 mL/min, 2h	Agua/ACN, 90:10 (vol/vol), 1 mL/min, 1h
Limpieza columna 2: Solvente, ratio (vol/vol), flujo (mL/min), tiempo (horas)			Agua, 100%, 1 mL/min, 2 h	
Almacenamiento columna		Agua/metanol 80:20 (vol/vol)	Agua/metanol 50:50 (vol/vol)	Agua/ACN 80:20 (vol/vol)

ACN: acetonitril; EUFS: sensibilidad del gráfico en la escala completa de unidades de energía; ODS: octadecilsilano.

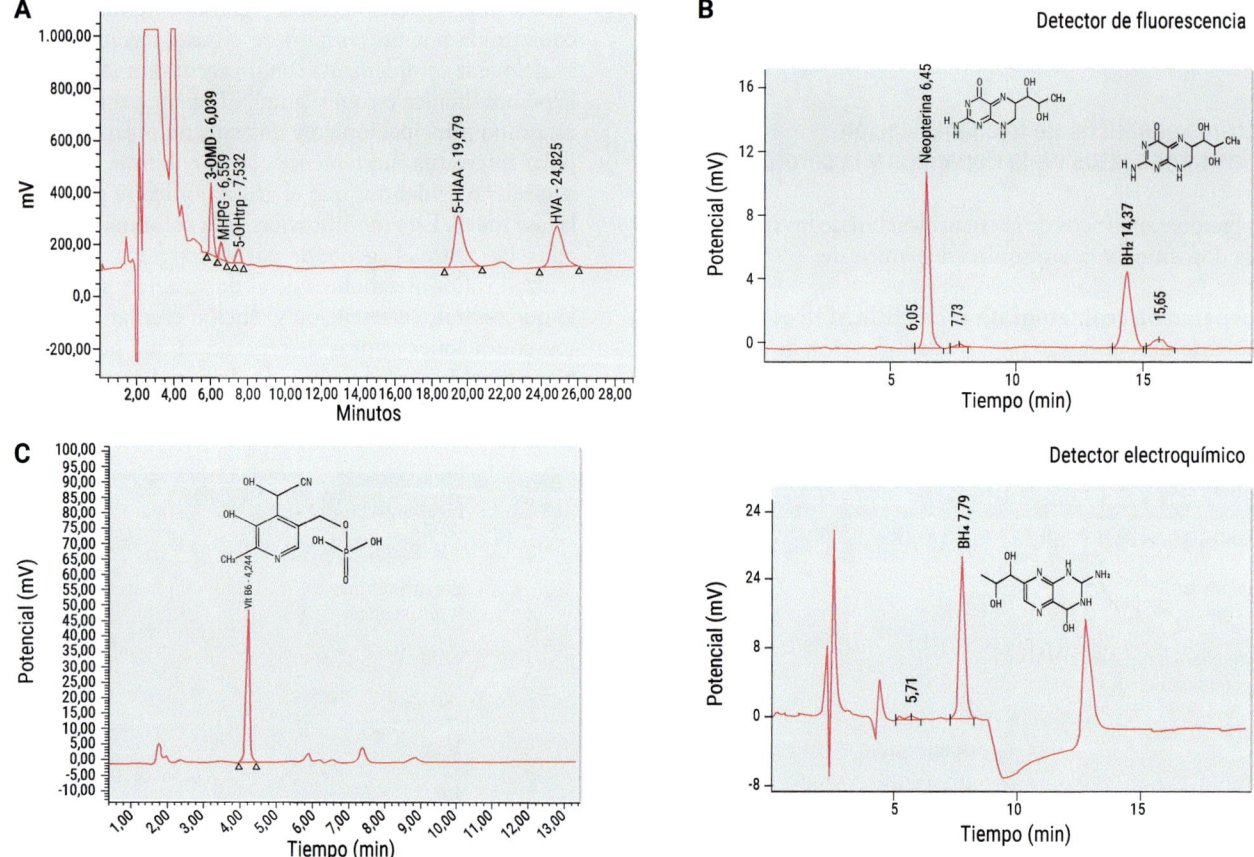

Figura 2-5. Cromatogramas de los neurotransmisores, pterinas y vitamina B₆ en líquido cefalorraquídeo en pacientes pediátricos. **A)** Cromatograma de los neurotransmisores en LCR de un paciente pediátrico de un año de edad. El orden de elución es 3-OMD, MHPG, 5-HTP, 5HIAA y HVA. **B)** Cromatograma de las pterinas en LCR de un paciente pediátrico. En la imagen superior se observa el detector de fluorescencia con la elución de neopterina y BH₂, y en la imagen de abajo se observa el detector electroquímico con la detección de la tetrahidrobiopterina. **C)** Cromatograma de piridoxal fosfato (vitamina B₆) en LCR de un paciente pediátrico.

- **Detección.** Los metabolitos de dopamina y serotonina pueden detectarse por distintos tipos de detectores electroquímicos (DE), de fluorescencia (DF) y espectrometría en tándem masas (MS/MS). Los biomarcadores de las aminas biógenas son moléculas electroactivas que pueden oxidarse y, cuando lo hacen, generan una corriente que es proporcional a la cantidad de analito. Esta corriente es la que mide el DE, y por esto es el detector más ampliamente utilizado y el que se explica en este capítulo.

Hay dos tipos de DE para estas moléculas: la culombimetría y la amperometría. La culombimetría es la más ampliamente utilizada ya que es más sensible y selectiva.

El DE detecta la corriente generada entre dos electrodos colocados en la celda electroquímica. Estos electrodos son el electrodo de trabajo (E1), en el que se genera la corriente, y el electrodo auxiliar (E2, o contador), en el que tiene lugar la reacción electrolítica complementaria. El potencial entre los electrodos se mantiene constante (450 mV en las monoaminas) y da lugar a la oxidación completa de los compuestos de interés analizados. Otro electrodo, denominado electrodo de referencia, se utiliza para mantener el potencial estable a lo largo de las mediciones.

El potencial adecuado para el DE puede determinarse midiendo la corriente oxidativa del analito (a concentración constante) en un intervalo de potenciales del electrodo de trabajo. El gráfico de la corriente generada frente al potencial aplicado se denomina voltamperograma hidrodinámico. Se aconseja recoger regularmente un voltamperograma hidrodinámico para cada compuesto, ya que diferentes variables pueden influir en los resultados, e incluyen factores como la composición de la fase móvil, el tipo y la edad de los electrodos utilizados y el deterioro del filtro de grafito con el tiempo. En la **figura 2-6** se muestra un ejemplo de voltamperograma hidrodinámico para 5-HIAA y HVA.

> ! El voltamperograma permite hallar el potencial óptimo de trabajo para que ocurra la oxidación completa de los analitos. Lo ideal es elegir el potencial más bajo que produzca la mayor respuesta analítica al electrodo, ya que esto conduce a una menor señal de fondo. Habitualmente, un potencial constante de +450 mV es suficiente para una oxidación electroquímica adecuada de las monoaminas. Esta oxidación genera una corriente que el detector puede detectar y que es directamente proporcional a la concentración de la monoamina.

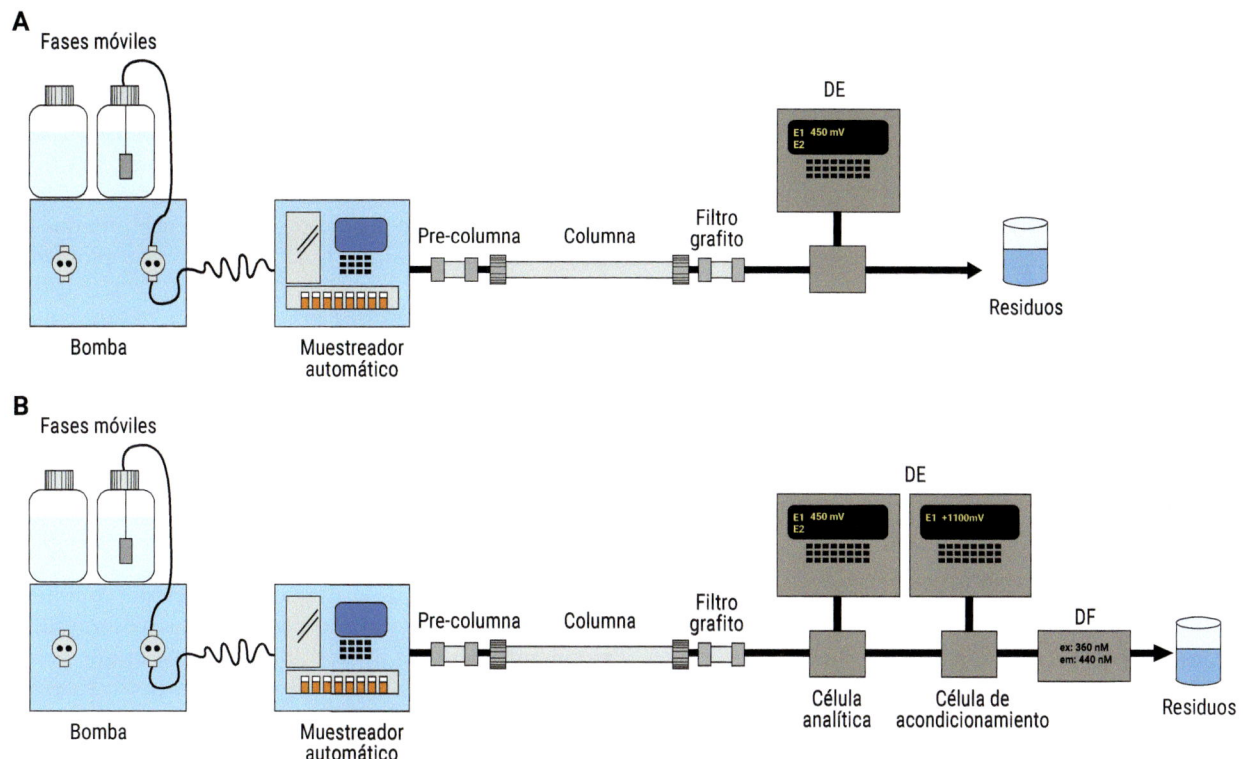

Figura 2-6. Cromatografía líquida de alta resolución (HPLC) con detección electroquímica.
Representación de la HPLC con detección detector electroquímico (DE) para el análisis de los neurotransmisores **(A)** y HPLC con detección electroquímica y fluorescencia en línea para el análisis de las pterinas **(B)**. Respecto a la imagen **B)**, la primera célula es la célula analítica, que contiene los electrodos E1 y E2 (este último es el DE). Después de que la muestra salga de la célula DE y se detecte electroquímicamente, puede oxidarse en la célula de acondicionamiento para la detección de neopterina y BH_2 por fluorescencia.

En cuanto a la composición de los electrodos, se utilizan electrodos de grafito poroso, ya que tienen una gran superficie. Esto permite que el eluyente fluya a través de los electrodos y, por tanto, maximiza el área de contacto con los compuestos electroactivos, lo que aumenta la sensibilidad del análisis.

Se deben tomar precauciones especiales para la estabilización, el mantenimiento y la limpieza de las celdas electroquímicas.

Factores analíticos de la cuantificación de pterinas

Para cuantificar las formas BH_2, BH_4 y neopterina en el LCR, la HPLC con detectores electroquímicos y de fluorescencia en línea es el método de elección para medir estas formas en el mismo cromatograma. La separación es por HPLC de fase inversa. La BH_4 se mide por DE, donde es oxidada por el E1 a quinonoide dihidrobiopterina y reducida de nuevo a BH_4 en el E2. El detector utiliza entonces la corriente generada por esta reducción para determinar la concentración de BH_4. La neopterina total (dihidroneopterina más neopterina) y la BH_2 pueden medirse en la misma inyección por DF. Una oxidación poscolumna de la dihidroneopterina y BH_2, utilizando una célula acondicionadora al potencial óptimo, oxida la dihidroneopterina a neopterina y la BH_2, a BP. Dado que la dihidroneopterina y la neopterina coeluyen, se detectan como una sola sustancia en el fluorímetro y se muestra un único pico (excitación = 360 nm; emisión = 440 nm), lo que proporciona una medición total de la neopterina. La BH_2 se detecta y mide en el mismo cromatograma. En la **figura 2-7** se muestra una representación esquemática de las células electroquímicas.

Respecto a la utilización de un detector MS/MS, incluye la ventaja de no tener que utilizar una poscolumna de oxidación, por lo que mejora la repetibilidad.

Cuantificación de piridoxal fosfato

La cuantificación de PLP puede realizarse por HPLC con DF o bien por un detector MS/MS. Además, el PLP puede cuantificarse juntamente con las otras isoformas de la vitamina B_6 como la piridoxina, el piridoxal, la piridoxamina y el ácido piridóxico.

En este capítulo se detalla la metodología mediante HPLC con DF. Al igual que en los NT y las pterinas, que se diluye la muestra con fase móvil para conseguir una precipitación proteica, en esta técnica también se realiza. Posteriormente, se centrifuga y se filtra. El PLP se tiene que derivatizar (p. ej., con cianuro sódico en medio alcalino), ya que el PLP no emite fluorescencia por sí solo. La fase móvil consiste en un tampón fosfato.

Solución de problemas

En la **tabla 2-4** se resumen los problemas con sus posibles causas y soluciones para el HPLC con DE y con DF.

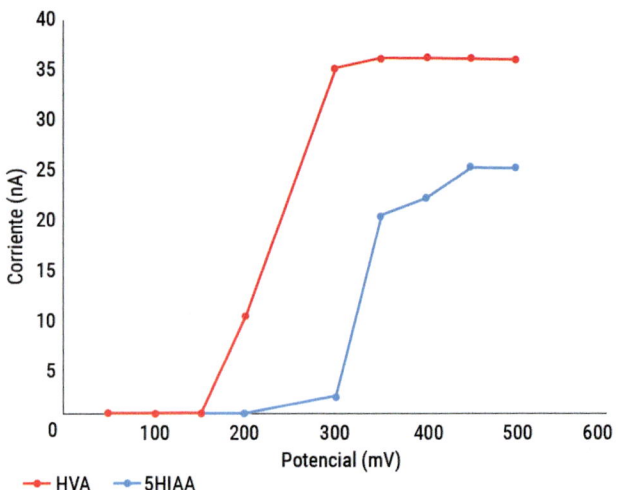

Figura 2-7. Voltamperograma para ácido 5-hidroxiindolacético (5HIAA) y ácido homovanílico (HVA).
Tras inyectar un volumen de muestra constante se genera un diagrama corriente/voltaje, que se mide después de fijar diferentes potenciales. Debe elegirse el potencial más bajo que produzca la mayor respuesta analítica al electrodo.

CONCLUSIONES

Hay numerosos métodos para medir los metabolitos de la dopamina y la serotonina, junto con sus cofactores, en el LCR. En este capítulo, se han revisado los ECM de los NT. Asimismo, se han nombrado las metodologías más comunes para su cuantificación y se ha profundizado en la cromatografía líquida con detección electroquímica y de fluorescencia para su estudio. Idealmente, se deberían cuantificar a la vez los metabolitos de los NT y sus cofactores, ya que esto permite realizar un diagnóstico bioquímico más rápido. Sin embargo, supone un desafío considerable debido a que estos grupos de moléculas no presentan las mismas propiedades fisicoquímicas.

Además, los métodos propuestos se basan cada vez más en la detección MS/MS, que ofrece una sensibilidad y una especificidad superiores a otros métodos de detección. Aunque el LCR sigue siendo el líquido biológico de referencia para diagnosticar los ECM de los NT, su recolección implica un procedimiento invasivo que requiere personal clínico especializado para obtenerlo y profesionales de laboratorio para manejarlo y almacenarlo adecuadamente.

Desde un punto de vista analítico, se están proponiendo métodos cada vez más rápidos y exhaustivos que miden simultáneamente al menos 20 moléculas, lo que permite un diagnóstico rápido y confiable. En perspectiva, se espera que la validación de nuevos biomarcadores mejore el diagnóstico de los ECM. Esto se lograría mediante la utilización tanto de marcadores específicos como de marcadores no específicos.

Tabla 2-4. Problemas con sus posibles causas y soluciones para la cromatografía líquida de gran resolución con detector electroquímico y de fluorescencia

Problema	Posible causa	Solución
Línea de base errática	Gases disueltos en la fase móvil	Desgasificar la fase móvil (con helio) y purgar la bomba con una jeringa de unos 5-10 mL
	Gases disueltos en la célula electroquímica	Retirar la célula del sistema, incrementar el flujo durante 30 minutos con agua/metanol desgasificado/agua (4 mL/min)
	Pérdida de fase móvil por la bomba o en algún punto del equipo	Comprobar si hay alguna pérdida en el sistema
	La fase móvil no está debidamente mezclada o desgasificada	Verificar el aspecto y desgasificar con helio
	Elución de contaminantes de la columna	Retirar la columna del sistema y comprobar si el problema persiste
	Problemas electrónicos	Contactar con el servicio de mantenimiento
Elevada corriente de fondo	Existencia de impurezas electroactivas en la fase móvil	Colocar los dos electrodos en línea al mismo potencial. Si la corriente para E1 es superior a la de E2, es probable que haya impurezas en la fase móvil. En este caso, sustituir la fase móvil
	Compuestos electroactivos eluyen de la columna	Sustituir la columna. Para columnas nuevas, equilibrar la fase móvil retirando el DE para evitar la precipitación de sílice en la célula
	Adsorción de impurezas en el electrodo que causa una corriente baja y un incremento en el ruido de fondo	Limpiar la célula o invertir el potencial
	Pérdidas en la célula electroquímica	Comprobar si hay fugas. Apretar los conectores o sustituir la célula
Incremento de la presión	Acumulación de partículas por la fase móvil o las muestras inyectadas	Sustituir el filtro de grafito. Utilizar nueva fase móvil filtrada y nuevas muestras

(Continúa)

Tabla 2-4. Problemas con sus posibles causas y soluciones para la cromatografía líquida de gran resolución con detector electroquímico y de fluorescencia (*Cont.*)

Problema	Posible causa	Solución
Incremento de la presión	Acumulación de partículas de la columna	Sustituir el filtro de grafito o la columna. Tener cuidado con la sílice de la columna con aquellas fases móviles pH > 7,5 o < 2,5
	Detector electroquímico atascado	Limpiar la célula según las instrucciones del fabricante
Pérdida de respuesta del DE	Componentes inestables	Comprobar la estabilidad de los biomarcadores analizados (especialmente para 5-HIAA y BH₄)
	Disminución del rendimiento del DE	Realizar un voltamograma hidrodinámico (curva sigmoidea). Pequeñas variaciones en la corriente pueden causar grandes variaciones en la respuesta. Normalmente, el voltamograma se realiza cuando hay un método nuevo o cuando el DE está recién limpiado, ha sido sustituido o cuando hay una pérdida en la respuesta
	Adsorción de impurezas en el electrodo	Limpiar la célula
Línea de base ruidosa, disminución de los niveles de energía de la muestra o fallo en la calibración	Flujo de la célula sucio	Poner flujo en la célula con agua ultrapura/ácido nítrico 6N/agua ultrapura (hasta pH > 5). Si esto no funciona, debería sustituirse la célula
Fallo de encendido en el arranque, disminución de la sensibilidad o ruido en la línea de base	Lámpara dañada	Sustituir la lámpara

5-HIAA: ácido 5-hidroxiindolacético; BH₄: tetrahidrobiopterina; DE: detector electroquímico.

 PUNTOS CLAVE

- Los NT dopamina y serotonina son sustancias que desempeñan un papel en el control del estado de alerta, la motivación, el estado de ánimo, el sueño, la actividad motora y la secreción hormonal y, periféricamente, están involucradas en la termorregulación, el control del flujo sanguíneo y los mecanismos de dolor. La determinación de sus metabolitos en el LCR es útil para el diagnóstico y el seguimiento de enfermedades neurológicas.

- La obtención de LCR para el estudio de los metabolitos de los NT se realiza mediante una punción lumbar. Es importante seguir un protocolo de recogida y almacenamiento de muestras adecuado para evitar errores preanalíticos.

- La cuantificación de los metabolitos de los NT en el LCR se realiza mediante técnicas de cromatografía líquida de gran resolución acoplada a detectores electroquímicos, fluorescentes y

tándem masas. La optimización de los ajustes de estas técnicas es importante para obtener resultados precisos y fiables.

- Las deficiencias primarias de la dopamina y de la serotonina son enfermedades genéticas raras que afectan al metabolismo de los NT. Estas enfermedades pueden causar trastornos neurológicos graves en niños, como discinesias, distonías, retraso psicomotor y epilepsia. La determinación de los metabolitos de los NT en el LCR es útil no tan solo para el diagnóstico y seguimiento de estas enfermedades, sino también para las carencias secundarias.

- El tratamiento adecuado con precursores de la dopamina y la serotonina, como L-DOPA y 5-HTP, y suplementos de BH₄ o vitamina B₆, ayuda a la mejora clínica a los pacientes con déficit primario y secundario de las monoaminas.

BIBLIOGRAFÍA

Batllori M, Molero-Luis M, Ormazabal A, et al. Analysis of human cerebrospinal fluid monoamines and their cofactors by HPLC. Nat Protoc. 2017 Nov;12(11):2359-75.

Boulghobra A, Bonose M. Quantification of Monoamine Neurotransmitter Metabolites and Cofactors in Cerebrospinal Fluid: State-of-the-Art. Critical Reviews in Analytical Chemistry. Taylor and Francis Ltd.; 2022.

Brennenstuhl H, Jung-Klawitter S, Assmann B, Opladen T. Inherited Disorders of Neurotransmitters: Classification and Practical Approaches for Diagnosis and Treatment. Neuropediatrics. 2019 Feb;50(1):2-14.

Brennenstuhl H, Kohlmüller D, Gramer G, et al. High throughput newborn screening for aromatic L-amino-acid decarboxylase deficiency by analysis of concentrations of 3-O-methyldopa from dried blood spots. J Inherit Metab Dis. 2020 May 1;43(3):602-10.

Clayton PT. B6-responsive disorders: A model of vitamin dependency. J Inherit Metab Dis. 2006 Apr;29(2-3):317-26.

Dekker SL, Kampinga HH, Bergink S. DNAJs: more than substrate delivery to HSPA. Front Mol Biosci. 2015 Jun 30;2:35.

Garland EM, Biaggioni I. Dopamine Beta-Hydroxylase Deficiency. 2003 Sep 4 [updated 2019 Apr 25]. In: Adam MP, Feldman J, Mirzaa GM, Pagon RA, Wallace SE, Bean LJH, Gripp KW, Amemiya A, editors. GeneReviews® [Internet]. Seattle (WA): University of Washington, Seattle; 1993-2024.

Grace AA, Gerfen CR, Aston-Jones G. Catecholamines in the Central Nervous System. Adv Pharmacol. 1997 Jan 1;42(C):655-70.

Haavik J, Blau N, Thöny B. Mutations in human monoamine-related neurotransmitter pathway genes. Hum Mutat. 2008 Jul;29(7):891-902.

Herlenius E, Lagercrantz H. Development of neurotransmitter systems during critical periods. Exp Neurol. 2004 Nov;190 Suppl 1:S8-21.

Hyland K, Surtees RA, Heales SJ, Bowron A, Howells DW, Smith I. Cerebrospinal fluid concentrations of pterins and metabolites of serotonin and dopamine in a pediatric reference population. Pediatr Res. 1993 Jul;34(1):10-4.

Hyland K. Clinical utility of monoamine neurotransmitter metabolite analysis in cerebrospinal fluid. Clin Chem. 2008 Apr;54(4):633-41.

Kurian MA, Gissen P, Smith M, Heales SJR, Clayton PT. The monoamine neurotransmitter disorders: an expanding range of neurological syndromes. Lancet Neurol. 2011 Aug;10(8):721-33.

Lee NC, Chien YH, Hwu WL. A review of aromatic l-amino acid decarboxylase (AADC) deficiency in Taiwan. Am J Med Genet C Semin Med Genet. 2019 Jun 1;181(2):226-9.

Lenders JWM, Eisenhofer G, Abeling NGGM, et al. Specific Genetic Deficiencies of the A and B Isoenzymes of Monoamine Oxidase Are Characterized by Distinct Neurochemical and Clinical Phenotypes. J Clin Invest. 1996 Feb 15;97(4):1010-9.

López-Laso E, Ochoa-Sepúlveda JJ, Ochoa-Amor JJ, et al. Segawa syndrome due to mutation Q89X in the GCH1 gene: A possible founder effect in Córdoba (southern Spain). J Neurol. 2009 Nov;256(11):1816-24.

Marín-Valencia I, Serrano M, Ormazabal A, et al. Biochemical diagnosis of dopaminergic disturbances in paediatric patients: Analysis of cerebrospinal fluid homovanillic acid and other biogenic amines. Clin Biochem. 2008 Nov;41(16-17):1306-15.

Mills PB, Struys E, Jakobs C, et al. Mutations in antiquitin in individuals with pyridoxine-dependent seizures. Nat Med. 2006 Mar;12(3):307-9.

Molero-Luis M, Serrano M, Ormazábal A, et al. Homovanillic acid in cerebrospinal fluid of 1388 children with neurological disorders. Dev Med Child Neurol. 2013 Jun;55(6):559-66.

Ng J, Barral S, Waddington SN, Kurian MA. Dopamine Transporter Deficiency Syndrome (DTDS): Expanding the Clinical Phenotype and Precision Medicine Approaches. Cells. 2023 Jul 1;12(13).

Ng J, Papandreou A, Heales SJ, Kurian MA. Monoamine neurotransmitter disorders - Clinical advances and future perspectives. Nat Rev Neurol. 2015 Oct;11(10):567-84.

Opladen T, Cortès-Saladelafont E, Mastrangelo M, et al. The International Working Group on Neurotransmitter related Disorders (iNTD): A worldwide research project focused on primary and secondary neurotransmitter disorders. Mol Genet Metab Rep. 2016 Dec 1;9:61-6.

Ormazabal A, García-Cazorla A, Fernández Y, Fernández-Álvarez E, Campistol J, Artuch R. HPLC with electrochemical and fluorescence detection procedures for the diagnosis of inborn errors of biogenic amines and pterins. J Neurosci Methods. 2005 Mar 15;142(1):153-8.

Ormazabal A, Oppenheim M, Serrano M, et al. Pyridoxal 5'-phosphate values in cerebrospinal fluid: Reference values and diagnosis of PNPO deficiency in paediatric patients. Mol Genet Metab. 2008 Jun;94(2):173-7.

Rilstone JJ, Alkhater RA, Minassian BA. Brain dopamine-serotonin vesicular transport disease and its treatment. N Engl J Med. 2013 Feb 7;368(6):543-50.

Vander Ham M, Albersen M, de Koning TJ, et al. Quantification of vitamin B6 vitamers in human cerebrospinal fluid by ultra performance liquid chromatography-tandem mass spectrometry. Anal Chim Acta. 2012 Jan 27;712:108-14.

Wassenberg T, Molero-Luis M, Jeltsch K, et al. Consensus guideline for the diagnosis and treatment of aromatic l-amino acid decarboxylase (AADC) deficiency. Orphanet J Rare Dis. 2017 Jan 18;12(1).

Willemsen MA, Verbeek MM, Kamsteeg EJ, et al. Tyrosine hydroxylase deficiency: A treatable disorder of brain catecholamine biosynthesis. Brain. 2010 Jun;133(6):1810-22.

Wilson MP, Plecko B, Mills PB, Clayton PT. Disorders affecting vitamin B6 metabolism. J Inherit Metab Dis. 2019 Jul 1;42(4):629-46.

Diagnóstico bioquímico de tumores cromafines

3

E. Álvarez García y N. Vicente Pérez

OBJETIVOS

- Actualizar el conocimiento sobre las magnitudes bioquímicas útiles en el diagnóstico, el seguimiento y el pronóstico de pacientes con tumores cromafines.
- Conocer los últimos avances relacionados con el diagnóstico y el seguimiento bioquímico de esta patología.
- Comprender la relevancia del papel del especialista en medicina de laboratorio en el tratamiento multidisciplinar de estos tumores.
- Identificar las pruebas bioquímicas más adecuadas para el diagnóstico de feocromocitomas y paragangliomas.
- Reconocer las posibles interferencias metodológicas, dietéticas y farmacológicas que pueden alterar los resultados de la concentración de metanefrinas libres plasmáticas y fraccionadas en orina.
- Aprender cuáles son los requisitos preanalíticos de los pacientes que se van a someter al cribado bioquímico de la enfermedad.
- Adquirir habilidades en la interpretación de los resultados de las pruebas bioquímicas para el diagnóstico y el seguimiento de tumores cromafines.

INTRODUCCIÓN

Las células cromafines reciben este nombre por la intensa reacción de tinción producida por la oxidación de los depósitos intracelulares de catecolaminas al exponerse a sales dicromato. Están situadas mayoritariamente en la médula de las glándulas suprarrenales, aunque también se hallan en otras partes del cuerpo de forma más dispera, como en el cuerpo carotídeo, el nervio vago, el tórax, el abdomen, la próstata, la vejiga y el órgano de Zuckerkandl.

Los tumores cromafines pueden dividirse según su localización en feocromocitomas y paraganglicomas.

Los feocromocitomas (FEO) son los derivados de las células cromafines de la médula suprarrenal. Son, aproximadamente, el 80 % de los tumores cromafines y pueden ser:

- Esporádicos (alrededor del 70 %).
- Familiares; forman parte de una neoplasia endocrina múltiple (MEN), de la enfermedad de von Hippel-Lindau (EVHL) de tipo 2 o de la neurofibromatosis de tipo 1 (NF1).

Los paragangliomas (PGL) son los que se derivan de las células cromafines extraadrenales. Suponen el 15-20 % de los tumores cromafines y se clasifican en función del tipo de ganglio que origina el tumor:

- Simpáticos: se originan en los paraganglios paravertebrales del tórax, abdomen y pelvis.

- Parasimpáticos: cuando se originan en los ganglios parasimpáticos de los nervios glosofaríngeo y vago del cuello, de la base del cráneo y del mediastino superior.

Los PGL simpáticos suelen ser funcionantes en su mayoría (el 90 %), puesto que mantienen la capacidad de producir catecolaminas, mientras que los PGL parasimpáticos son con mucha frecuencia bioquímicamente silentes y se estima que tan solo alrededor del 5 % van a producir elevación de metanefrinas en plasma y orina.

Biosíntesis y catabolismo de las catecolaminas

Las catecolaminas (adrenalina [A], noradrenalina [NA] y dopamina [DOP]) son las hormonas producidas por las células cromafines y por las fibras posganglionares del sistema nervioso simpático.

Su biosíntesis empieza con la hidroxilación de la tirosina para producir dihidroxifenilalanina, que es descarboxilada para formar dopamina. Esta es trasladada desde el citoplasma hasta las vesículas de almacenamiento, donde se transforma en noradrenalina; en la médula adrenal, gracias a la feniletanolamina *N*-metiltransferasa (PNMT), la noradrenalina se puede transformar en adrenalina (**Fig. 3-1**).

Dada su potente actividad fisiológica son muy eficientemente degradadas; el ácido vanilmandélico (AVM) y el ácido homovanílico son los productos finales de su catabolismo. En

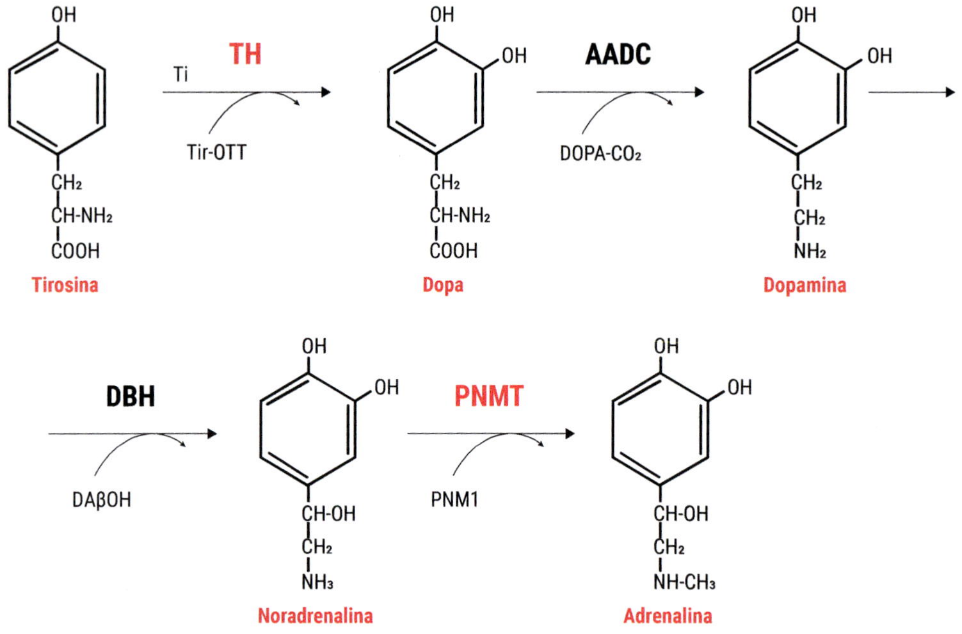

Figura 3-1. Biosíntesis de catecolaminas. AADC: L-aminoácido aromático descarboxilasa; DBH: dopamina betahidroxilasa; PNMT: feniletanolamina N-metiltransferasa; TH: tirosina hidroxilasa

los tejidos que poseen el sistema enzimático catecol-O-metiltransferasa (COMT) se producen unos metabolitos intermedios, las metanefrinas –metanefrina (MT), normetanefrina (NMT) y 3-metoxitiramina (3-MT)–, especialmente útiles para el diagnóstico bioquímico de los tumores cromafines (Figs. 3-2 y 3-3).

En el tracto gastrointestinal se ha identificado una sulfotransferasa que cataliza la sulfatación de MT, NMT y 3-MT, pero no se ha podido demostrar su presencia ni, por tanto, la formación de derivados sulfatados, en células cromafines.

Nomenclatura y métodos de medida de metanefrinas

En función de la técnica de medición usada se pueden distinguir tres tipos de magnitudes:

- Metanefrinas totales. Solo tienen un interés histórico, pues carecen de sensibilidad suficiente para el cribado de la enfermedad. El término de totales describe la medida espectrofotométrica de metanefrina y normetanefrina, conjugadas y libres, todo junto. Necesitan un paso previo de hidrólisis o desconjugación enzimática.
- Metanefrinas fraccionadas (casi siempre en orina). El uso de métodos de cromatografía líquida de gran resolución (HPLC) ha permitido la medida separada de MT, NMT y 3-MT, lo que ha dado lugar al término de metanefrinas fraccionadas. Medida separada de MT (conjugada + libre), NMT (conjugada + libre) y 3-MT (conjugada + libre) mediante técnicas de HPLC con detección electroquímica o fluorimétrica. Necesitan un paso previo de hidrólisis o desconjugación enzimática de la orina para producir la liberación de las metanefrinas de su derivado conjugado.
- Metanefrinas libres (casi siempre en plasma). Las metanefrinas totales y fraccionadas se miden después de

someter la muestra a hidrólisis ácida o a una desconjugación enzimática con sulfatasa para liberar los metabolitos libres de los compuestos conjugados. La concentración plasmática de metanefrinas fracionadas (libres más conjugadas) es 20 a 30 veces más elevada que las metanefrinas libres y, por tanto, refleja en gran medida la concentración de las conjugadas, más que de las libres. En el caso de las metanefrinas urinarias, las diferencias son incluso mayores, de manera que las libres representan menos del 3 % del total medido. Esto implica que para medir la concentración de metanefrinas libres es preciso disponer de detectores más sensibles que los electroquímicos, y no ha sido hasta esta década cuando ha empezado a popularizarse el uso del HPLC con detector de tándem masas (HPLC-MS/MS), en que la medida de las metanefrinas libres se ha hecho accesible para los laboratorios clínicos.

CRIBADO BIOQUÍMICO

Pruebas para el cribado bioquímico de tumores cromafines

Lo obvio sería pensar que, dado que las manifestaciones clínicas resultantes de la presencia de estos tumores se producen por un exceso en la secreción de catecolaminas, debe medirse la concentración de estas en sangre u orina para demostrar su presencia, pero hoy está sobradamente probado que la medida de la concentración de catecolaminas no tiene sensibilidad ni especificidad suficientes para usarlas como prueba de cribado y debe usarse la medida de sus derivados O-metilados, las metanefrinas, para este fin.

La mayor sensibilidad y especificidad de las metanefrinas se justifica fundamentalmente debido a dos circunstancias:

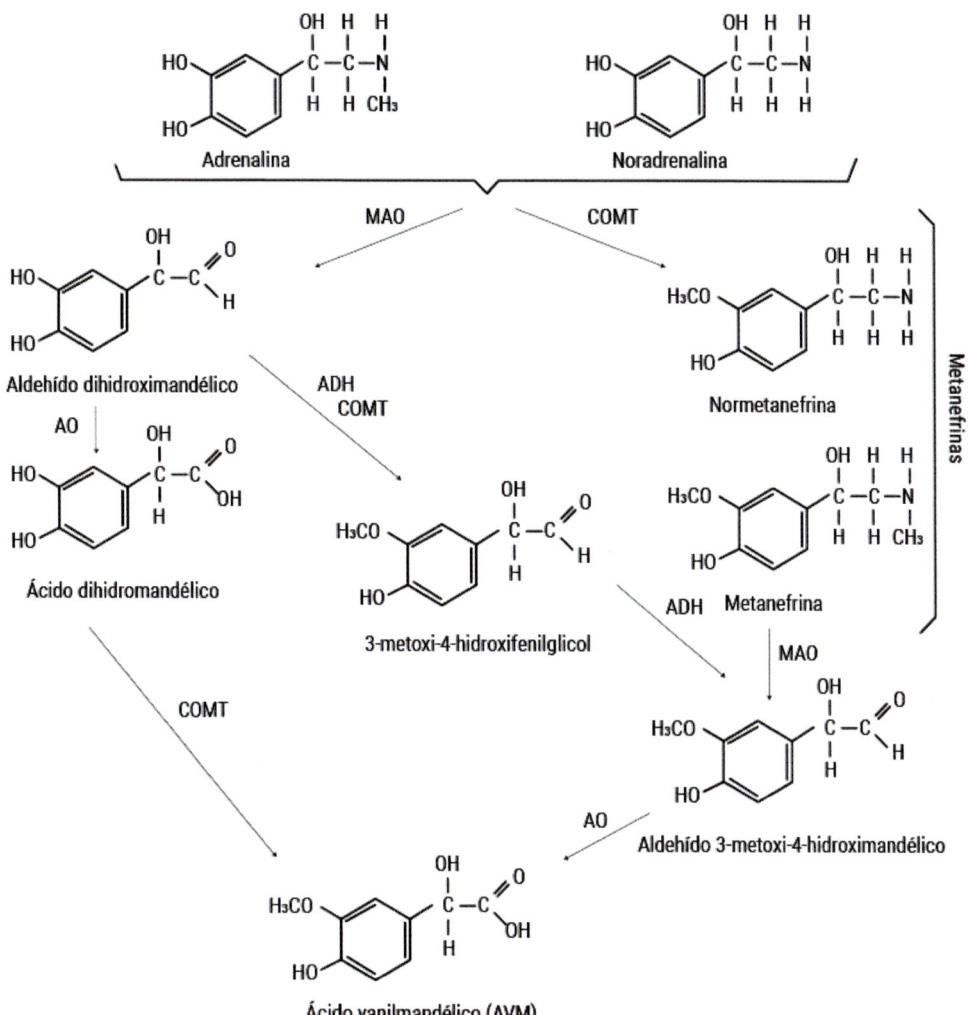

Figura 3-2. Catabolismo de adrenalina y noradrenalina. ADH: alcohol deshidrogenasa; AO: aldehído oxidasa; COMT: catecol-O-metiltransferasa; MAO: monoaminooxidasa.

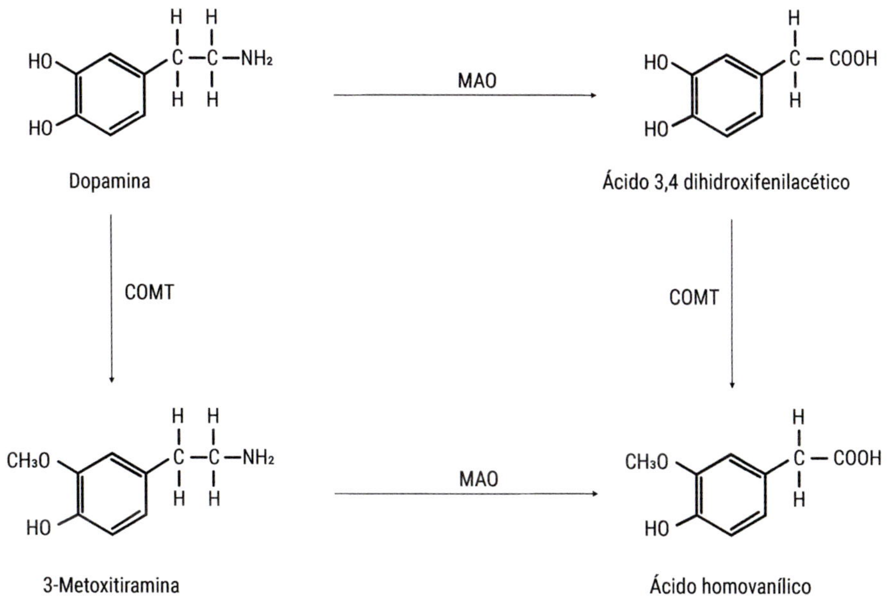

Figura 3-3. Catabolismo de la dopamina. COMT: catecol-O-metiltransferasa; MAO: monoaminooxidasa.

- La mayor parte del catabolismo de las catecolaminas ocurre dentro de los sitios celulares de síntesis y no en otros lugares tras su secreción. La degradación de las catecolaminas para producir metanefrinas ocurre, en gran medida, como consecuencia de la fuga de catecolaminas de las vesículas de almacenamiento al citoplasma. Esta fuga es consecuencia del gran gradiente de concentración entre el interior de estas vesículas y el citoplasma y es independiente de la secreción de catecolaminas al exterior celular. A medida que las catecolaminas se escapan de sus vesículas de almacenamiento se transforman, gracias a la presencia de COMT en las células cromafines, en metanefrinas. Esta producción continúa dentro de la células cromafines, sanas o tumorales, de forma independiente a la liberación exocítica de catecolaminas, que, en algunos tumores, ocurre de forma episódica y con muy baja intensidad, y es lo que aporta sensibilidad a la medida de metanefrinas.
- La ausencia de COMT dentro de los nervios simpáticos, donde se sintetiza la mayor parte de noradrenalina del organismo. Esto conduce a que la noradrenalina que se escapa de sus vesículas de almacenamiento sufra la acción de la monoaminooxidasa (MAO) y se desamina, en vez de O-metilarse, y produce fundamentalmente dihidroxifenilglicol en vez de normetanefrina. En contraste, la presencia de COMT dentro del citoplasma de las células cromafines, tanto suprarrenales como extrasuprarrenales, supone que los metabolitos O-metilados son relativamente específicos de las células cromafines.

Como consecuencia de la contribución desproporcionadamente grande de las células cromafines a los metabolitos O-metilados circulantes y su contribución relativamente pequeña a las catecolaminas circulantes y a los metabolitos desaminados, son las metanefrinas las que proporcionan las mayores señales para indicar la presencia de tumores derivados de células cromafines (**Fig. 3-4**).

Numerosos estudios que comparan la eficiencia de las pruebas bioquímicas para el diagnóstico de FEO/PGL han demostrado mayor sensibilidad diagnóstica de la medida de la concentración de metanefrinas libres en plasma o fraccionadas en orina en comparación con las catecolaminas u otros metabolitos, como el AVM. En consecuencia, las guías actuales recomiendan, con el mayor nivel de evidencia, que el cribado inicial para el diagnóstico de la presencia de FEO/PGL debe incluir la medida de la concentración de metanefrinas libres plasmáticas o fraccionadas en orina.

La medida de la concentración del AVM en orina ofrece elevada especificidad, pero no debe usarse en el cribado debido a su pobre sensibilidad, y no se recomienda el uso de la combinación de múltiples pruebas bioquímicas (metanefrinas, catecolaminas, AVM, etc.) para el cribado, pues no aumenta de forma significativa la sensibilidad diagnóstica y, en cambio, hace disminuir la especificidad.

Metanefrinas libres plasmáticas *versus* fraccionadas en orina

La comparación de la sensibilidad y la especificidad de ambas medidas es controvertida. La mayoría de los estudios publicados usan distintos métodos de medida, diferente forma de obtener los rangos de referencia e incluyen cohortes de distintas características (distintos criterios de inclusión, diferente proporción de tumores esporádicos y familiares, distintos criterios diagnósticos, etc.), lo que hace imposible una comparación fiable de los resultados obtenidos.

Un estudio publicado en 2018 resuelve la polémica. Compara la sensibilidad y la especificidad diagnósticas de metanefrinas libres plasmáticas, libres urinarias y fraccionadas urinarias, todas ellas medidas con HPLC-MS/MS, en un estudio prospectivo que incluye una cohorte de 2.056 pacien-

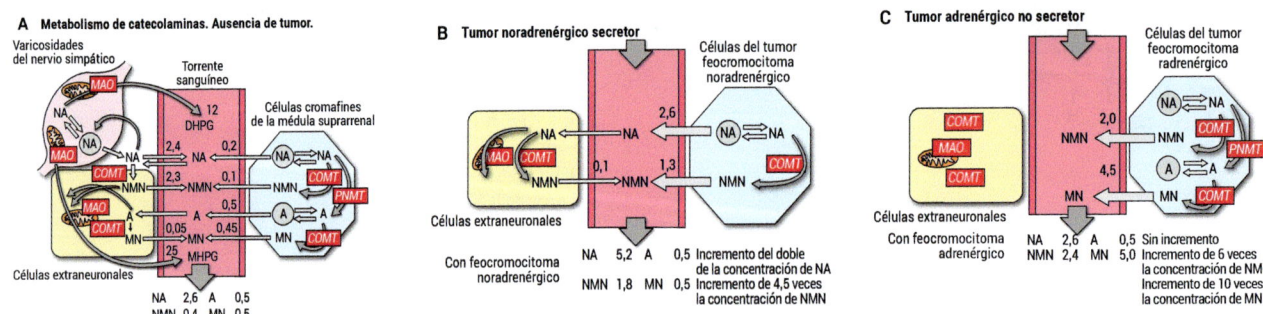

Figura 3-4. Vías del metabolismo de catecolaminas en ausencia de un tumor de células cromafines **(A)**, en presencia de un tumor noradrenérgico secretor **(B)** y en presencia de un tumor adrenérgico no secretor **(C)**. Los números encima de las flechas indican las tasas de entrada (nmol/min) de catecolaminas y sus metabolitos al torrente sanguíneo desde los compartimientos simpaticoneuronal, extraneuronal, cromafín suprarrenal y de células tumorales. Las cifras en la base de cada panel indican las tasas combinadas de entrada en el plasma para noradrenalina (NA), adrenalina (A), normetanefrina (NMN) y metanefrina (MN). Los valores en el panel B ilustran la explicación matemática de la mayor intensidad de la señal diagnóstica para NMN que para NA (aumento de 4,5 frente a 2,0 veces) derivada de un tumor noradrenérgico que secrete NA y NMN en la misma proporción que las células cromafines suprarrenales. Las cifras del panel **C** ilustran las ventajas de medir metanefrinas frente a catecolaminas en un tumor que no secreta catecolaminas o secreta catecolaminas intermitentemente.
COMT: catecol-O-metiltransferasa; DHPG: 3,4-dihidroxifenilglicol; MAO: monoaminooxidasa; MHPG: 3-metoxi-4-hidroxifenilglicol; PNMT: feniletanolamina-N-metiltransferasa. Incremento de x veces; ejemplo: es el incremento de 4,5 veces la concentración de NMT (normetanefrina).
Adaptada de: Eisenhofer G, 2017.

tes (1.011 hombres) con una edad media de 53 años (rango 10-93). Se confirmó la presencia de un tumor cromafín en 236 pacientes por examen anatomopatológico (n = 207) o por evidencia de pruebas de imagen funcionales, en aquellos casos en los que no hubo resección quirúrgica debido a enfermedad metastásica o rechazo a la cirugía (n = 29). El análisis de los resultados obtenidos demuestra que la medida de metanefrinas libres en plasma tiene una capacidad diagnóstica superior a la de las metanefrinas fraccionadas en orina, tanto en términos de sensibilidad como de especificidad, así como en el rendimiento general, como demuestran las áreas bajo la curva obtenidas usando curvas de eficacia diagnóstica (ROC).

La superioridad de las metanefrinas libres en plasma es más relevante para el grupo de pacientes con un riesgo más elevado de tener un FEO/PGL (Tabla 3-1). Clasifican a los pacientes incluidos en el estudio en dos grupos; uno de baja prevalencia de la enfermedad (sometidos al cribado bioquímico debido a que presentan signos o síntomas compatibles con un exceso de catecolaminas) y otro grupo de alta prevalencia (compuesto por los pacientes que se criban por tener riesgo genético, antecedentes personales de FEO/PGL o un incidentaloma adrenal). Para el grupo de pacientes de baja prevalencia del tumor las metanefrinas en plasma u orina muestran rendimiento similarmente alto, pero cuando evalúan los resultados obtenidos para el grupo de alta prevalencia la diferencia en sensibilidad diagnóstica se incrementa claramente en favor de las metanefrinas libres en plasma. A partir de esto, los autores proponen que la medida de las metanefrinas libres plasmáticas debe estar disponible en los centros terciarios, donde habitualmente se atienden a los pacientes con alto riesgo de padecer un FEO/PGL.

Los resultados también demuestran mayor especificidad de los metabolitos libres (tanto en plasma como en orina) frente a las metanefrinas fraccionadas, lo que, muy probablemente, tenga que ver con que las metanefrinas fraccionadas se miden

después de un paso de la hidrólisis ácida de la muestra, que libera las metanefrinas conjugadas. Las metanefrinas conjugadas provienen fundamentalmente de la sulfatación intestinal y, por tanto, también se producen a partir de procesos metabólicos no directamente relacionados con el tumor. Por el contrario, las metanefrinas libres en plasma proceden fundamentalmente de la médula adrenal o del tejido tumoral, lo que les confiere mayor especificidad diagnóstica.

La principal limitación de la concentración de las metanefrinas libres en plasma es la poca disponibilidad de la técnica recomendada para su medida (HPLC-MS/MS), pero en los últimos años se empieza a generalizar la implantación de esta metodología en los laboratorios clínicos. Otro inconveniente es que la extracción de sangre, aunque es menos exigente para el paciente que la recogida de orina de 24 horas, debe ser realizada en condiciones preanalíticas bien controladas.

En cuanto a las metanefrinas fraccionadas en orina, además de la menor sensibilidad diagnóstica, más significativa en los pacientes con elevada probabilidad de padecer un tumor cromafín, su principal inconveniente es la dificultad de obtener una muestra adecuada. La orina de 24 horas es incómoda de recoger de forma correcta, sin perder micciones ni recoger durante más de 24 horas, y respetando la dieta necesaria, lo que requiere una colaboración activa del paciente.

Inmunoanálisis *versus* cromatografía líquida de alta resolución con detector de tándem de masas

Para la medida de la concentración de metanefrinas se utilizan fundamentalmente HPLC, con detección electroquímica (DE) o fluorométrica, o más recientemente, acoplada a un tándem masas. También hay disponibles métodos de inmunoanálisis, menos exigentes en cuanto a la tecnología necesaria y a la formación del usuario. No obstante, la utilidad

Tabla 3-1. Sensibilidad y especificidad de las metanefrinas libres en plasma y orina y de las metanefrinas fraccionas en orina obtenidas por Eisenhofer *et al.*

	Grupo	Sensibilidad (%)	Especificidad (%)
Todos los pacientes	MT libres plasmáticas	97,9 (231/236)[a]	94,2 (1.714/1.820)[b]
	MT libres en orina	93,4 (211/226)	94,2 (1.655/1.756)[b]
	MT fraccionadas en orina	92,9 (210/226)	92,1 (1.619/1.757)
Grupo de alta prevalencia	MT libres plasmáticas	96,7 (145/150)[a]	92,8 (569/613)
	MT libres en orina	89,6 (129/144)	92,8 (542/583)
	MT fraccionadas en orina	89,5 (128/143)	91,8 (535/584)
Grupo de baja prevalencia	MT libres plasmáticas	100 (86/86)	94,9 (1.145/1.207)[b]
	MT libres en orina	100 (82/82)[c]	95,0 (1.114/1.173)[b]
	MT fraccionadas en orina	98,8 (82/83)[c]	92,3 (1.083/1.173)

[a] *p* < 0,05 mayor sensibilidad para las metanefrinas libres en plasma frente a metanefrinas urinarias (libres o fraccionadas).
[b] *p* < 0,05 mayor especificidad para los metabolitos libres en plasma y orina frente a metanefrinas fraccionadas.
[c] *p* < 0,05 mayor sensibilidad para grupo de baja prevalencia frente a alta prevalencia.
Adaptada de: Lenders JW, 2014.
MT: metanefrinas.

clínica de las metanefrinas libres plasmáticas medidas por inmunoanálisis se ha puesto en tela de juicio, debido a una sensibilidad diagnóstica insuficiente. Se ha demostrado que estos métodos producen cifras de concentración más bajas que el HPCL-MS/MS, y que los rangos de referencia propuestos por los fabricantes están sobrevalorados, lo que produce, en ocasiones, resultados falsamente negativos. Por tanto, debe extremarse la precaución a la hora de interpretar los datos de concentración producidos por inmunoanálisis, salvo que se usen valores de referencia propios, labor especialmente difícil en este tipo de enfermedades con una prevalencia tan baja.

Además, los inmunoanálisis están sujetos a una mayor imprecisión y son más sensibles a reacciones cruzadas e interferencias que los métodos de HPLC-DE y, sobre todo, los de HPLC-MS/MS. Otra limitación de los inmunoanálisis es que no hay métodos comerciales de este tipo para medir la concentración de 3-metoxitiramina, por lo que los laboratorios que los usen no detectarán los tumores que producen solamente dopamina.

Esta es la razón de que la guía de la Endocrine Society sugiera el uso de métodos de HPLC-MS/MS o HPLC-DE para la medida de metanefrinas.

CORRELACIÓN ENTRE CARACTERÍSTICAS DEL TUMOR Y EL PERFIL BIOQUÍMICO

Perfil bioquímico y localización del tumor

La medida de la concentración de metanefrinas, además de servir para detectar la presencia de un tumor cromafín, puede ayudar a predecir su perfil secretor y derivado de este, su posible localización y, por tanto, guiar los estudios de imagen necesarios.

Existe una estrecha correlación entre el fenotipo productor del tumor (tumores productores de adrenalina o de noradrenalina, basándose en el porcentaje del contenido de adrenalina en tejido) y el perfil bioquímico de metanefrinas (**Fig. 3-5**).

Los tumores extraadrenales producen mayoritaria o exclusivamente noradrenalina y solo los adrenales parecen tener la facultad de sintetizar adrenalina. Cerca de la mitad de los feocromocitomas adrenales producen mayoritariamente NMT, mientras que la otra mitad produce MT en mayor proporción. Se han encontrado excepciones en las que pacientes con tumores extraadrenales producen cantidades significativas de MT, correspondiendo a un fenotipo tumoral adrenérgico, pero casi todos estos tumores eran recidivas de tumores adrenales intervenidos con anterioridad.

La designación de un fenotipo adrenérgico requiere una concentración plasmática elevada de metanefrina, con un aumento de MT por encima del límite alto del rango de referencia de más del 5 %, respecto a los incrementos combinados de NMT y MT ($\Delta MT/[\Delta MT + \Delta NMT] > 5\%$). Un fenotipo adrenérgico indicará la presencia de un feocromocitoma adrenal. Resultados que indiquen un fenotipo noradrenérgico, definidos como un aumento de la concentración de normetanefrina plasmática con una falta de aumento de la metanefrina libre en plasma o un aumento de la metanefrina inferior al 5 % del incremento de la

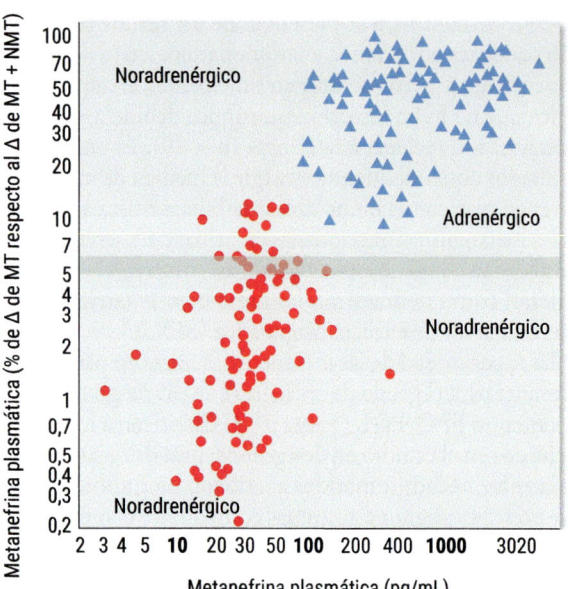

Figura 3-5. Diagrama de dispersión de la concentración de metanefrina plasmática expresada como porcentaje de aumento frente a los incrementos combinados de normetanefrina y metanefrina en tumores adrenérgicos y noradrenérgicos. La designación de un fenotipo adrenérgico requiere tanto una concentración plasmática de metanefrina por encima de 62 pg/mL (0,31 nmol/L), como un aumento de metanefrina relativo al incremento combinado de normetanefrina y metanefrina de más del 6 %. Adaptada de: Eisenhofer G, 2017.

normetanefrina y la metanefrina ($\Delta MT/[\Delta MT + \Delta NMT]$ < 5 %) implican la necesidad de considerar localización extraadrenal. La elevada frecuencia de enfermedad multifocal asociada con un fenotipo noradrenérgico y, sobre todo, con un fenotipo dopaminérgico, caracterizado por una elevación predominante o en solitario de metoxitiramina, indica la necesidad de considerar tumores múltiples en estos pacientes, quienes, por tanto, se beneficiarán del uso de estudios de imagen funcionales. Un estudio prospectivo mostró un grado de acierto de estos algoritmos del 95 % en 169 pacientes evaluados.

Genotipo, perfil bioquímico y vías de señalización de los tumores

La asociacion de los genes de susceptibilidad tumoral a las vías de señalización ha avanzado considerablemente la comprensión de la base biológica de los tumores cromafines. Se han establecido tres grupos de tumores basados en las mutaciones, germinales o somáticas, detectadas:

- Grupo 1, relacionado con la seudohipoxia (mutaciones relacionadas con el ciclo de Krebs (*SDHA, SDHAF2, SDHB, SDHC, SDHD, FH, MDH2, GOT2, IDH1, SLC23A11,* etc.) *EPAS1* y *VHL.*
- Grupo 2, relacionado con la vía de las cinasas (*NF1, RET, HRAS TMEM127* y *MAX*).
- Grupo 3, relacionado con la vía Wnt.

El comportamiento de los tumores del grupo 3 está todavía pobremente definido, pero en cuanto a los otros dos grupos, las diferencias en la expresión de PNMT hacen que se puedan definir diferentes patrones de aumentos en la concentración de metanefrinas. Las mutaciones del grupo 1 se caracterizan por la expresión del factor inducible por hipoxia 2-α (HIF-2α), y cuando HIF-2α es expresado y estabilizado a nivel de proteína, se bloquea la expresión de PNMT y no se produce adrenalina, por lo que los tumores del grupo 1 presentan fenotipo noradrenérgico y, por tanto, muestran fuertes aumentos de NMT, sin aumentos o con incrementos relativamente pequeños de MT. Los tumores del grupo 2 son adrenérgicos gracias a que expresan PNMT y muestran aumentos en la concentración de MT plasmática de más del 5 % con respecto al incremento combinado de MT y NMT. Los tumores con mutación *MAX* son una excepción. Aunque pertenecen al grupo 2, muestran un fenotipo bioquímico intermedio, con expresión detectable pero discreta de PNMT y producción modesta de adrenalina, que conduce a un incremento de MT relativamente pequeño. Dentro del grupo 1, también hay subgrupos que reflejan otras diferencias en los perfiles de expresión, especialmente aquellos afectados por mutaciones de genes que codifican subunidades de succinato deshidrogenasa (SDH). Estos tumores no solo pierden la capacidad de producción de adrenalina, sino que también muestran una producción reducida de noradrenalina y, con frecuencia, una producción relativamente elevada de dopamina. Estos casos se caracterizan por aumentos tanto en NMT como en 3-MT plasmáticas, con algunos tumores que muestran aumentos sustancialmente mayores en la concentración 3-MT que de NMT. Esta producción significativa de metoxitiramina plasmática se ha relacionado con progresión maligna.

Los dos grupos de tumores también muestran diferencias en cuanto al almacenamiento de catecolaminas y sus características secretoras. Esto puede repercutir tanto en la presentación clínica, en cuanto a los signos y síntomas del exceso de catecolaminas, como en los resultados de las pruebas bioquímicas (Tabla 3-2). Los tumores adrenérgicos del grupo 2, debidos a mutaciones de los genes *RET* y *NF1*, muestran distribuciones densas de vesículas de almacenamiento y elevados contenidos de catecolaminas. En contraste, los tumores del grupo 1 debidos a mutaciones de los genes *VHL*, *SDHD* y *SDHB* muestran vesículas de almacenamiento distribuidas de forma más difusa con contenidos tumorales relativamente bajos de catecolaminas, en especial en los tumores debidos a mutaciones de *SDHB*. No obstante, aunque el contenido de catecolaminas es más bajo en los tumores del grupo 1, estos exhiben concentraciones más altas de actividad secretora, debido a una mayor inmadurez de los mecanismos reguladores de la secreción y, por tanto, los tumores del grupo 1 suelen presentar mayor actividad secretora y de forma más continuada, que se manifiesta por aumentos más notables en la noradrenalina plasmática y urinaria en comparación con los tumores del grupo 2. Estos tumores del grupo 2 poseen unos controles reguladores más desarrollados que limitan la secreción de catecolaminas de acuerdo con los estímulos apropiados, lo que hace que los pacientes presenten con mayor frecuencia concentraciones normales de noradrenalina y adre-

Tabla 3-2. Resumen de las principales características de los tumores cromafines en función del grupo al que pertenezca la mutación identificada

Grupo 1 (seudohipoxia)	Grupo 2 (vía cinasas)
Producción predominante de normetanefrina	Producción predominante de metanefrina
Localización adrenal o extraadrenal	Localización adrenal
Menor densidad de vesículas secretoras y contenido de catecolaminas	Mayor densidad de vesículas secretoras y contenido de catecolaminas
Menor diferenciación	Mayor diferenciación y regulación de la secreción
Edad más temprana de aparición	*MAX* fenotipo secretor intermedio

El grupo 1 incluye las mutaciones en genes relacionados con el ciclo de Krebs (*SDHA, SDHAF2, SDHB, SDHC, SDHD, FH, MDH2, GOT2, IDH1, SLC23A11*, etc.), *EPAS1* y *VHL*. El grupo 2 incluye mutaciones en genes *NF1, RET, HRAS TMEM127* y *MAX*.

nalina plasmáticas o urinarias y muestren, a menudo, una actividad secretora paroxística. Sin embargo, dado que los tumores del grupo 2 contienen mayores cantidades intracelulares de catecolaminas, son estos los que muestran los mayores aumentos en la concentración plasmática de metanefrinas y, por tanto, es de esperar mayor sensibilidad diagnóstica del cribado bioquímico.

La información del perfil bioquímico, junto con las características clínicas, pueden ser de utilidad a la hora de elegir la mutación investigada (en el contexto de un algoritmo de estudio genético tradicional, basado en la secuenciación Sanger) o en la interpretación de los datos obtenidos en la secuenciación masiva (NGS). Se pueden evitar diagnósticos erróneos por un falso positivo de una mutación si los resultados del estudio genético se intentan relacionar con los datos bioquímicos (perfil secretor) y clínicos, a la luz de la relación genotipo-fenotipo esperada. De este modo, se han podido identificar falsos diagnósticos de *VHL* o *SDHB* en pacientes con datos de pruebas bioquímicas que mostraban un fenotipo secretor adrenérgico. También son muy útiles los datos bioquímicos cuando se interpreta una variante de significado desconocido en la NGS para saber si esta es patogénica. Para las mutaciones del grupo 1, un dato especialmente valioso es la elevación de la 3-MT plasmática, que puede estar evidenciando una síntesis de noradrenalina ineficiente o bloqueada. Esto es característico de paragangliomas originados por mutaciones de subunidades de la succinato deshidrogena (*SDHx*), lo que dirigiría el estudio genético hacia la búsqueda de mutaciones de este gen, o puede ayudar a la interpretación de los resultados obtenidos en la NGS.

Y a la inversa, el tipo de mutación debe indicar las pruebas y la interpretación de los resultados para el cribado del tumor, el seguimiento de los pacientes ya intervenidos, la periodicidad con la que deben realizarse las pruebas y la necesidad de pruebas de imagen. En los pacientes portadores de mutaciones del grupo 2 (p. ej., *MEN-2* y *NF1*), como casi siempre se presentan como feocromocitomas adrenales productores de adrenalina, cualquier aumento de MT, o MT y NMT, aunque sea leve, justifica realizar estudios de imagen enfocados en la glándula adrenal. Sin embargo, un incremento solitario de NMT conlleva una menor probabilidad de tumor y debe descartarse la posibilidad de un falso positivo. Consideración aparte merecen los portadores de mutación en *MAX* debido a que pueden tener una producción de MT muy escasa. En los pacientes portadores de mutaciones del grupo 1 (noradrenérgicos) (como *VHL* y *SDHx*) se prestará especial atención a cualquier incremento de la concentración de NMT. Sin embargo, como ya se ha comentado, algunos de los tumores tampoco metabolizan de forma eficiente la dopamina a noradrenalina (*SDHx*), de modo que es frecuente que los tumores cromafines originados por estas mutaciones presenten concentraciones elevadas de 3-MT en plasma y orina, por lo que, en el cribado bioquímico de estos tumores, tiene especial importancia la medida de la concentración de metoxitiramina.

Habitualmente, se recomienda restringir los estudios de imagen a aquellos pacientes en los que se haya demostrado bioquímicamente la presencia del tumor, pero debe tenerse en cuenta que, aunque la medida de la concentración de metanefrinas detectará algunos PGL de cabeza y cuello, la mayoría no son funcionantes. También se ha comunicado la existencia ocasional de paragangliomas abdominales, torácicos o pélvicos no funcionantes, generalmente en asociación con enfermedad metastásica. Esto justifica que los programas de vigilancia que involucran a pacientes con mutaciones de *SDHD* y *SDHB*, en los que son especialmente frecuentes estos paragangliomas, incluyan, además de la medida de la concentración de metanefrinas, estudios de imagen periódicos independientemente del resultado del cribado bioquímico. Se ha sugerido que la cromogranina A puede resultar de utilidad como prueba bioquímica adicional, pero debe tenerse muy en cuenta que para los paragangliomas de cabeza y cuello tiene una sensibilidad diagnóstica limitada, con resultados positivos en tan solo el 16 % de los pacientes. También hay que tener en cuenta que la cromogranina A es poco específica y una elevación de su concentración puede ser debida a la presencia de otros tumores, insuficiencia renal, hepatopatía, tratamiento con inhibidores de la bomba de protones, etcétera.

Concentración de metanefrinas y tamaño del tumor

Se ha establecido una intensa correlación positiva entre el diámetro del tumor y la suma de la concentración de MT y NMT (**Fig. 3-6**), tanto plasmáticas como urinarias, de modo que la medida de la concentración de estos metabolitos puede ser útil para predecir el tamaño del tumor.

La relación se explica por la continua producción de metanefrinas dentro del citoplasma de las células tumorales, que depende de la fuga pasiva de catecolaminas desde sus vesículas de almacenamiento, cuya cantidad se relaciona con el tamaño tumoral. Sin embargo, la cantidad de catecolaminas almacenadas por volumen de tejido también varía. Los paragangliomas contienen menos cantidad de catecolaminas que los FEO y esto es, probablemente, la

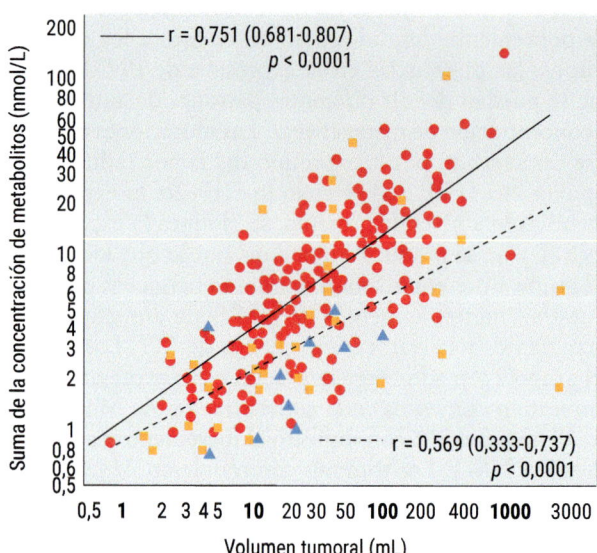

Figura 3-6. Relación entre el volumen tumoral y la suma de la concentración de metanefrinas en plasma. Se muestran líneas de regresión diferentes para tumores adrenales (círculos rojos y línea continua) y para paragangliomas (línea discontinua), que incluyen tumores de cabeza y cuello (triángulos azules) y los asociados a paraganglios simpáticos (cuadrados naranja). Los coeficientes de correlación (r) se expresan con el IC 95 % entre paréntesis. Adaptada de: Eisenhofer G, 2020.

causa de una relación menos intensa de la concentración plasmática de metanefrinas con el tamaño del tumor para tumores extraadrenales.

La capacidad predictiva de la concentración de metanefrinas en cuanto al tamaño y el perfil secretor en cuanto a la localización del tumor pueden ser de utilidad sobre todo para el cribado de FEO en el caso de los incidentalomas. La probabilidad de que la masa detectada sea un FEO puede ser apoyada, además de por el incremento en la concentración de metanefrinas, por el perfil de este incremento y por la coincidencia del tamaño predicho en función de la concentración obtenida y el tamaño radiológico de la masa.

La elevada prevalencia de enfermedad metastásica en pacientes con tumores grandes, en particular en aquellos con fenotipo dopaminérgico o localización extraadrenal, implica que las predicciones basadas en las pruebas bioquímicas pueden ser útiles para guiar los estudios de imagen funcionales. De este modo, un paciente con un intenso incremento de la concentración de metanefrinas plasmáticas, que indica un tumor grande o enfermedad extensa, combinado con un fenotipo dopaminérgico, tiene un elevado riesgo de enfermedad multifocal o metastásica. Para estos pacientes, las guías recomiendan la realización de tomografía por emisión de positrones/tomografía computarizada (PET/TC) con análogos de somatostatina marcados con galio parar la localización de la enfermedad. Por el contrario, un fenotipo bioquímico adrenérgico seguido de pruebas de imagen que evidencian un tumor suprarrenal con dimensiones que coinciden con las predichas por el aumento de los metabolitos puede ser útil para la confirmación y minimizar la necesidad de más estudios de imagen.

La relación entre concentración y masa tumoral también es el fundamento de la utilidad del seguimiento de la tendencia de la concentración de metanefrinas a lo largo del tiempo. Una tendencia al alza de cualquier, en inicio, mínima elevación de la concentración de MT, NMT o 3-MT puede ratificar la presencia de un tumor.

En la **figura 3-7** se representan los cambios en la concentración plasmática de NMT en siete pacientes con un FEO, secundario a mutaciones del gen *VHL*, durante un período de tiempo de hasta 4 años. Para la mayoría de los pacientes (excepto el paciente 7), la NMT sube constantemente antes de que se reseque el tumor.

INTERPRETACIÓN DE LOS RESULTADOS DE LAS PRUEBAS BIOQUÍMICAS

Un resultado positivo de metanefrinas siempre debe ser tenido en consideración como indicador de la enfermedad, sobre todo si la concentración obtenida es muy elevada. No obstante, con la baja prevalencia típica del feocromocitoma, la posibilidad de la presencia del tumor tras un único resultado positivo se mantiene baja incluso para pruebas con el 95 % de especificidad. Por tanto, antes de indicar la necesidad de estudios de imagen para la localización del tumor, se deben intentar desentrañar los posibles falsos positivos.

Un resultado negativo para metanefrinas tiene una elevada probabilidad de excluir la presencia de un tumor cromafín, por lo que es de suma importancia tener en cuenta la posibilidad de resultados falsamente negativos.

Influencia de la dieta

Un gran número de alimentos contienen cantidades significativas de catecolaminas (o sus precursores) y pueden producir elevación en la concentración de metanefrinas. El café, incluso el descafeinado, los plátanos, la piña y las nueces contienen cantidades que pueden llegar a ser significativas y, en menor concentración, los tomates, las judías, los quesos, los alimentos fermentados y los productos cárnicos procesados.

La dieta no influye en la concentración de MT y NMT libres en plasma, pero aumenta la concentración de la 3-MT libre plasmática. Para evitar esta influencia, es suficiente realizar la extracción de sangre tras una noche de ayuno. En cambio, aunque la dieta no influye en la concentración de MT, debido al poco contenido de adrenalina en los alimentos, aumenta de forma significativa la concentración de NMT y 3-MT fraccionadas urinarias, fundamentalmente a expensas del incremento de los metabolitos conjugados. Esto justifica la necesidad de la restricción dietética de estos alimentos el día anterior y durante el día de la recogida de orina (**Fig. 3-8**).

Fármacos

Los fármacos pueden interferir en la medida de la concentración de metanefrinas, tanto en plasma como en orina. La interferencia puede ser analítica o debida al efecto del fármaco en la síntesis, metabolismo y excreción de las catecolaminas o de sus metabolitos.

Las interferencias analíticas son específicas del método y del analito. Los métodos de HPLC-MS/MS se consideran menos susceptibles de interferencias analíticas y los métodos de HPLC-DE han ido evolucionando para hacerse cada vez más específicos. Un ejemplo de ello es que la mayoría de métodos modernos de HPLC para la medida de metanefrinas fraccionadas en orina han conseguido que el paracetamol eluya en un pico independiente sin producir interferencia significativa.

Es conveniente consultar la información que aporta el fabricante del método y la bibliografía científica sobre las interferencias analíticas que lo puedan afectar, teniendo en cuenta que incluso los métodos más específicos como el HPLC-MS/MS tienen interferencias tanto positivas como negativas.

Un gran número de fármacos pueden incrementar *in vivo* la concentración de las catecolaminas y sus metabolitos, lo que puede causar resultados falsamente positivos (**Tabla 3-3**). Los agentes simpaticomiméticos como la efedrina, las anfetaminas, la cocaína, la cafeína y la nicotina incrementan la liberación de adrenalina y noradrenalina y, por tanto, pueden incrementar la concentración de MT y NMT. Los fármacos que inhiben la recaptación de noradrenalina como la venlafaxina, los inhibidores selectivos de la recaptación de serotonina

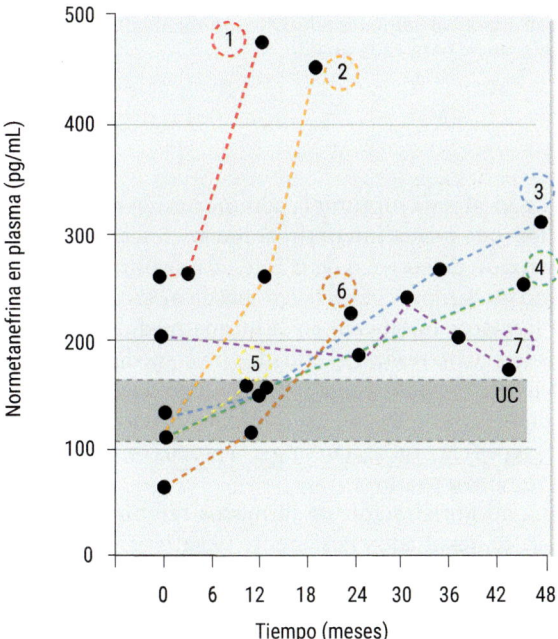

Figura 3-7. Cambios en la concentración plasmática de normetanefrina a lo largo de un período de hasta 4 años en siete pacientes con un feocromocitoma adrenal secundario a mutaciones de *VHL*. Las líneas discontinuas horizontales indican los límites superiores (UC) de los intervalos de referencia, que dependen de la edad, de cada uno de los siete pacientes.
Adaptada de: Eisenhofer G, 2017.

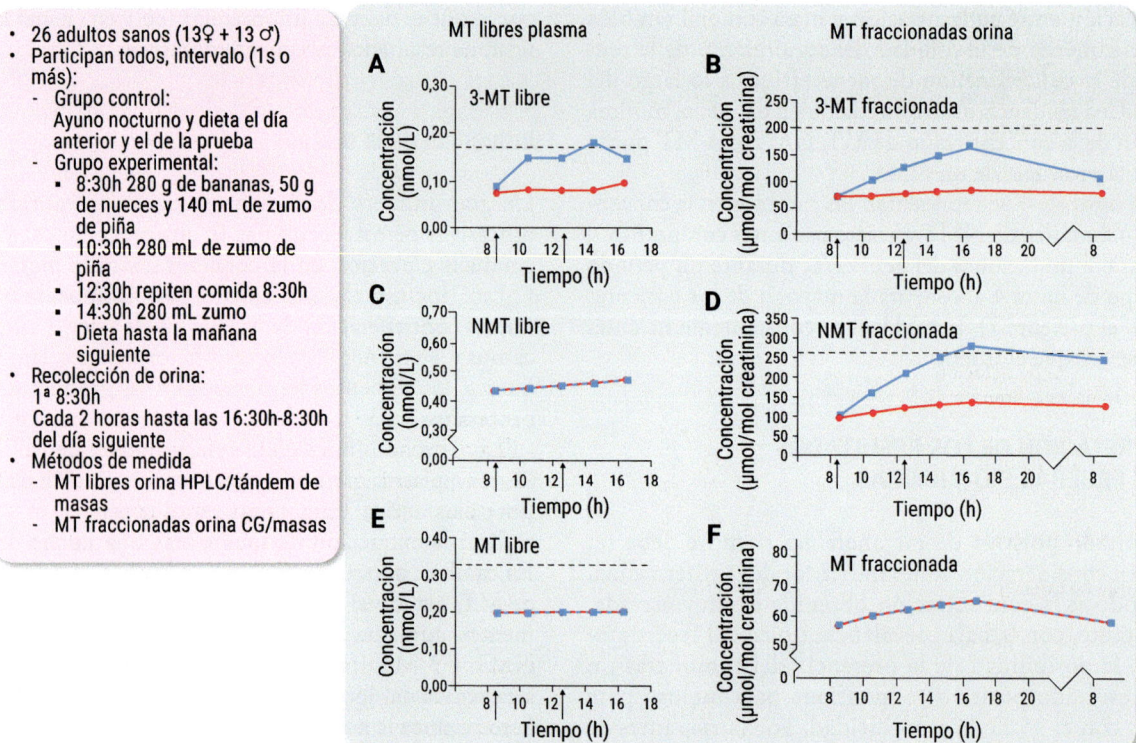

Figura 3-8. Gráficos de concentraciones de metanefrinas libres en plasma (**A**, **C** y **E**) y fraccionadas en orina (**B**, **D** y **F**) antes, durante y después de comidas ricas y pobres en catecolaminas. Los modelos se calcularon a partir de los datos de 26 individuos sanos que sirvieron como sus propios controles al participar en los brazos de control (medida de metanefrinas tras dieta exenta en catecolaminas) y experimental del protocolo (medida de metanefrinas tras dieta rica en catecolaminas) siguiendo un diseño cruzado, con al menos 1 semana entre las dos medidas distribuidas aleatoriamente. A: 3-MT libre en plasma; C: NMT libre en plasma; E: MT libre en plasma; B: 3-MT fraccionada en orina; D: NMT fraccionada en orina; E: MT fraccionada en orina. Las flechas indican los momentos en los que se administran la comidas. La línea azul representa el modelo para el grupo sometido a dieta rica en catecolaminas y la línea roja al grupo control. Los datos del grupo de control y de dieta rica en catecolaminas son significativamente diferentes ($p < 0,05$) entre sí cuando las líneas no coinciden. La línea de puntos representa el límite superior de referencia para cada analito.
3-MT: 3-Metoxitiramina; MT: metanefrina; NMT: normetanefrina.
Adaptada de: Eisenhofer G, 2018.

y los antidepresivos tricíclicos pueden producir un incremento en la concentración de noradrenalina y NMT. Los inhibidores de la monoaminooxidasa bloquean la conversión de noradrenalina y adrenalina a dihidroxifenilglicol, por lo que aumenta la concentración de ambas catecolaminas. Algunos antihipertensivos, incluyendo vasodilatadores (bloqueantes de los canales del calcio dihidropiridínicos) y los bloqueantes selectivos de los receptores α-1 adrenérgicos (doxazosina) pueden producir falsos positivos debido a la activación simpática refleja. La fenoxibenzamina, antagonista α-adrenérgico no selectivo, puede incrementar la concentración de NA y NMT. La levodopa puede causar un incremento en la concentración de 3-MT. La influencia del fármaco en la MT y NMT parece depender del método de medida.

Es importante tener claro qué fármacos interfieren en la magnitud bioquímica y el método de medida usado. La principal fuente de interferencias medicamentosas es la administración de antidepresivos tricíclicos o fenoxibenzamina. En cambio, los bloqueantes selectivos α-1 adrenérgicos (doxazosina), los bloqueantes de los canales del calcio y la mayoría del resto de antihipertensivos suelen ser menos problemáticos.

Lo ideal sería suprimir la administración de toda la medicación que pueda interferir, al menos 1 semana antes de la extracción de sangre o de la recogida de orina. No obstante, como no siempre es fácil la retirada de medicación y no todos los fármacos interfieren en la misma medida, suele resultar más operativo realizar el cribado con la medicación habitual, salvo la fenoxibenzamina y los antidepresivos tricíclicos, que siempre deben retirarse, y reconsiderar la retirada de fármacos para repetir la prueba, tan solo si la prueba de cribado produce un resultado positivo.

La administración de fármacos también puede ser la causa de resultados falsamente negativos. El tratamiento con metirosina, antihipertensivo que inhibe la tiroxina hidroxilasa, puede reducir la concentración de metanefrinas.

La abstinencia de medicamentos sedantes, de uso médico o recreativo, en particular alcohol, benzodiazepinas, opiáceos y algunos medicamentos antihipertensivos de acción central, en especial la clonidina, pueden producir elevación de metanefrinas. En cambio, este efecto no parece significativo en la abstinencia de cannabis u otros alucinógenos como la dietilamida de ácido lisérgico (LSD).

Tabla 3-3. Tabla resumen de los posibles resultados falsamente positivos producidos por la administración de fármacos

Fármaco	Incremento producido
Agentes simpaticomiméticos: • Efedrina • Anfetaminas • Cocaína • Cafeína • Nicotina	MT y NMT
Inhibidores de la recaptación de serotonina-noradrenalina (velanfaxina)	NMT
Inhibidores selectivos de la recaptación de serotonina	NMT
Antidepresivos tricíclicos	NMT
Inhibidores de la MAO	MT y NMT
Bloqueantes de canales del calcio DHP	MT y NMT
Doxazosina	MT y NMT
Fenoxibenzamina	NMT
Levodopa	3-MT

3-MT: 3-metoxitiramina; DHP: dihidropiridínicos; MAO: monoaminooxidasa; MT: metanefrina; NMT: normetanefrina.

Postura y estrés

Se ha demostrado que la postura erguida supone un estímulo para la liberación de noradrenalina y su metabolismo a normetanefrina. Por ello, con la intención de minimizar la posibilidad de falsos positivos, la muestra de sangre para medir metanefrinas libres en plasma debe obtenerse, además de tras una noche de ayuno para evitar las interferencias alimentarias, sometiendo previamente al paciente a 30 minutos de reposo en posición supina.

El muestreo de sangre mediante la venopunción directa aumenta, de forma ligera pero significativa, la concentración de metanefrinas libres plasmáticas en comparación con el muestreo mediante una cánula insertada 30 minutos antes de la extracción. Este incremento de concentración es suficiente para aumentar el número de resultados falsamente positivos y, por tanto, para reducir la especificidad de la prueba. Esto justifica realizar la extracción con una cánula insertada al inicio del reposo, sobre todo en niños o en pacientes con fobia a las agujas, y repetir la extracción con el catéter en aquellos pacientes en que se haya realizado una extracción directa y presenten concentraciones discretamente elevadas y baja probabilidad de tumor.

La excreción urinaria de metanefrinas está sujeta a las mismas fuentes de variación biológica que las plasmáticas. Sin embargo, debido a que, en general, estas variaciones son de breve duración, sus efectos sobre su excreción durante 24 horas son mínimos. Por esto, las condiciones del paciente durante la recolección de orina no precisan especial atención, aunque siempre conviene evitar la aparición de situaciones que le puedan representar estrés.

El estrés fisiológico asociado a la enfermedad grave o a la estancia en unidades de cuidados intensivos puede producir elevación de la concentración de metanefrinas. Se han documentado falsos positivos de metanefrinas fraccionadas en orina (HPLC-DE) con valores de metanefrina y normetanefrina muy elevados, por ejemplo, en pacientes con hemorragia intracraneal.

Calidad de la muestra

La muestra de sangre debe ser recogida en tubos con anticoagulante (heparina o ácido etilendiaminotetraacético [EDTA]) en frío, centrifugar en frío y separar lo antes posible para congelar a -20 °C hasta su procesamiento.

Las metanefrinas en orina son muy estables, y pueden permanecer inalteradas durante, al menos, 1 semana a temperatura ambiente.

La recogida de orina de 24 horas debe realizarse correctamente, sin perder ninguna micción ni incluir micciones de un período superior a las 24 horas, pues podría dar lugar a falsos negativos y falsos positivos, respectivamente. Es útil entregar al paciente el protocolo de recogida por escrito. La medida de la creatinuria ayuda a identificar recogidas incorrectas.

Rangos de referencia

La eficiencia diagnóstica de la medida de las metanefrinas depende también del uso de rangos de referencia apropiados. Estos pueden variar entre los distintos laboratorios, puesto que dependen de la metodología empleada e, incluso, de la población usada como referencia. Unos rangos de referencia inadecuados pueden ser fuente tanto de falsos positivos como negativos si el punto de corte usado es excesivamente bajo o alto, respectivamente.

Para metanefrinas libres en plasma se recomienda usar rangos de referencia obtenidos con muestras extraídas en individuos sometidos a las mismas condiciones que se recomienda observar en los pacientes, en ayunas y tras 30 minutos de reposo en posición supina. El uso de rangos de referencia obtenidos con muestras extraídas en pacientes sentados se ha asociado a un descenso de la sensibilidad diagnóstica, por incremento de falsos negativos. Esto se debe, probablemente, a que en pacientes con FEO o paraganglioma, la secreción de catecolaminas y la producción de sus metabolitos ocurren independientemente de los mecanismos reguladores homeostáticos normales. Por tanto, estos pacientes no muestran aumentos en las metanefrinas cuando se hace la extracción sentados frente a la extracción tras decúbito supino, mientras que los pacientes sin los tumores muestran aumentos rápidos asociados a la activación del sistema nervioso simpático.

Se ha demostrado que la concentración normal de metanefrinas se incrementa con la edad, sobre todo para la NMT (**Fig. 3-9**) y se ha propuesto utilizar distintos valores de refe-

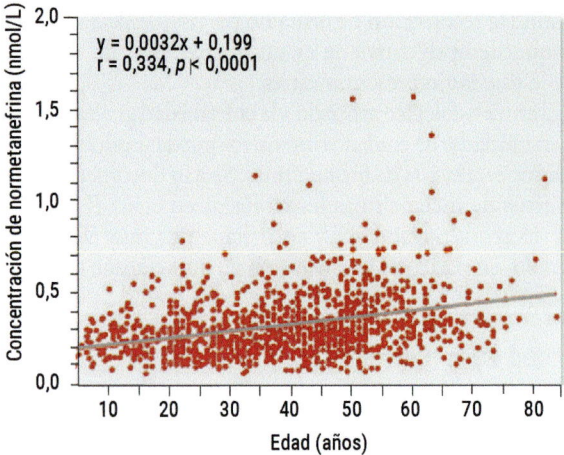

$$y = 0,0032x + 0,199$$
$$r = 0,334, p < 0,0001$$

Figura 3-9. Diagrama de dispersión que muestra la relación entre la edad y la concentración de normetanefrina libre plasmática en sujetos de una población de referencia (n = 1.226).
Adaptada de: Weismann D, Peitzsch M, Raida A, *et al.* Measurements of plasma metanephrines by immunoassay vs liquid chromatography with tandem mass spectrometry for diagnosis of pheochromocytoma. Eur J Endocrinol. 2015;172(3):251-60.

rencia según la edad e, incluso, según el sexo. Un estudio publicado en 2019 confirma la importancia de establecer intervalos de referencia específicos para el sexo para las meta-nefrinas urinarias e intervalos específicos para la edad para la NMT libre en plasma.

Resultados falsamente negativos

La medida de la concentración de metanefrinas es una prueba con un elevado valor predictivo negativo, por lo que un resultado de concentración normal prácticamente excluye la presencia del tumor. Por ello, cuando se interpreta un resultado por debajo del punto de corte, se deben tener presentes las principales causas que pueden llevar a un resultado de concentración normal en un paciente con tumor:

• Una recogida incompleta de orina o una incorrecta conservación de la muestra de plasma u orina.
• La administración de metirosina.
• Uso de rangos de referencia inadecuados.
• La presencia de tumores no secretores (fundamentalmente paragangliomas relacionados con mutaciones de los genes *SDHB* y *SDHD*).
• Tumores muy pequeños (< 1 cm), que producen cantidades tan bajas de metanefrinas que pueden presentar valores normales en plasma y orina.
• En los métodos de HPLC-MS/MS, la presencia de sustancias que produzcan supresión iónica en las condiciones utilizadas.

 PUNTOS CLAVE

• El diagnóstico temprano de un tumor cromafín, tanto *de novo* como en pacientes en seguimiento por antecedentes de la enfermedad, es fundamental para obtener los resultados terapéuticos deseados. Esta tarea no es siempre sencilla y los datos emitidos por el laboratorio son cruciales en la inmensa mayoría de los casos, puesto que suelen dirigir el abordaje diagnóstico inicial. El éxito diagnóstico dependerá, en gran medida, de la calidad de las pruebas realizadas, del grado de formación del especialista en medicina de laboratorio y de su integración en equipos multidisciplinares, cada vez más necesario en el ámbito de los tumores neuroendocrinos.
• En los últimos años se han producido tanto importantes avances metodológicos como un gran torrente de información acerca de la relación entre los resultados de las pruebas bioquímicas usadas para el cribado de la enfermedad y las características del tumor y de las mutaciones genéticas relacionadas con su desarrollo. Esto hace imprescindible la actualización de los profesionales implicados en el diagnóstico y el seguimiento de los feocromocitomas y los paragangliomas.

BIBLIOGRAFÍA

De Jong WH, Eisenhofer G, Post WJ, Muskiet FA, de Vries EG, Kema IP. Dietary influences on plasma and urinary metanephrines: implications for diagnosis of catecholamine-producing tumors. J Clin Endocrinol Metab. 2009;94(8):2841-9.

Eijkelenkamp K, van Geel EH, Kerstens MN, et al. Blood sampling for metanephrines comparing venipuncture vs. indwelling intravenous cannula in healthy subjects. Clin Chem Lab Med. 2020;58(10):1681-6.

Eisenhofer G, Deutschbein T, Constantinescu G, et al. Plasma metanephrines and prospective prediction of tumor location, size and mutation type in patients with pheochromocytoma and paraganglioma. Clin Chem Lab Med. 2020;59(2):353-63.

Eisenhofer G, Klink B, Richter S, Lenders JW, Robledo M. Metabologenomics of Phaeochromocytoma and Paraganglioma: An Integrated Approach for Personalised Biochemical and Genetic Testing. Clin Biochem Rev. 2017;38(2):69-100.

Eisenhofer G, Peitzsch M, Kaden D, et al. Reference intervals for LC-MS/MS measurements of plasma free, urinary free and urinary acid-hydrolyzed deconjugated normetanephrine, metanephrine and methoxytyramine. Clin Chim Acta. 2019;490:46-54.

Eisenhofer G, Prejbisz A, Peitzsch M, et al. Biochemical Diagnosis of Chromaffin Cell Tumors in Patients at High and Low Risk of Disease: Plasma versus Urinary Free or Deconjugated O-Methylated Catecholamine Metabolites. Clin Chem. 2018;64(11):1646-56.

Eisenhofer G, Timmers HJ, Lenders JW, et al. Age at diagnosis of pheochromocytoma differs according to catecholamine phenotype and tumor location. J Clin Endocrinol Metab. 2011;96(2):375-84.

Garcia-Carbonero R, Matute Teresa F, Mercader-Cidoncha E, et al. Multidisciplinary practice guidelines for the diagnosis, genetic counseling and treatment of pheochromocytomas and paragangliomas. Clin Transl Oncol. 2021;23(10):1995-2019.

Lenders JW, Duh QY, Eisenhofer G, et al. Pheochromocytoma and paraganglioma: an endocrine society clinical practice guideline. J Clin Endocrinol Metab. 2014;99(6):1915-42.

Lenders JW, Pacak K, Walther MM, et al. Biochemical diagnosis of pheochromocytoma: which test is best? Jama. 2002;287(11):1427-34.

Leow MK, Loh KC, Kiat Kwek T, Ng PY. Catecholamine and metanephrine excess in intracerebral haemorrhage: revisiting an obscure yet common «pseudophaeochromocytoma». J Clin Pathol. 2007;60(5):583-4.

Neary NM, King KS, Pacak K. Drugs and pheochromocytoma-don't be fooled by every elevated metanephrine. N Engl J Med. 2011;364(23):2268-70.

Nolting S, Bechmann N, Taieb D, et al. Personalized management of pheochromocytoma and paraganglioma. Endocr Rev. 2022 Mar 9;43(2):199-239.

Van Duinen N, Kema IP, Romijn JA, Corssmit EP. Plasma chromogranin A levels are increased in a small portion of patients with hereditary head and neck paragliomas. Clin Endocrinol (Oxf). 2011;74(2):160-5.

Weismann D, Peitzsch M, Raida A, et al. Measurements of plasma metanephrines by immunoassay vs liquid chromatography with tandem mass spectrometry for diagnosis of pheochromocytoma. Eur J Endocrinol. 2015;172(3):251-60.

Estudio del paciente con hipoglucemia

4

E. Álvarez García y N. Vicente Pérez

OBJETIVOS

- Conocer los mecanismos fisiopatológicos que pueden conducir a un episodio hipoglucémico.
- Adquirir el conocimiento y las habilidades para el diagnóstico de la hipoglucemia en adultos.
- Actualizar el conocimiento sobre las pruebas funcionales y las magnitudes bioquímicas útiles en el diagnóstico etiológico, el seguimiento y el pronóstico de pacientes con hipoglucemia.
- Conocer la relevancia del papel del especialista en Medicina de Laboratorio en el manejo multidisciplinar de esta patología.
- Identificar las pruebas bioquímicas más adecuadas para el diagnóstico de la hipoglucemia en el adulto.
- Identificar las posibles interferencias metodológicas, dietéticas y farmacológicas que pueden alterar los resultados de la concentración de la glucosa y las hormonas relacionadas con el metabolismo de los carbohidratos.
- Aprender cuáles son los requisitos preanalíticos de los pacientes que se van a someter al diagnóstico bioquímico de la enfermedad.
- Adquirir habilidades en la interpretación de los resultados de las pruebas bioquímicas para el diagnóstico diferencial de las causas de hipoglucemia.

INTRODUCCIÓN

Debido a la efectividad de los mecanismos de defensa contra el descenso de la concentración de glucosa plasmática, salvo en personas que usan fármacos para el tratamiento de la diabetes *mellitus*, la hipoglucemia es un episodio clínico infrecuente. No obstante, hay que tener en cuenta que las personas con diabetes no están exentas de padecer los mismos trastornos hipoglucémicos que los que no padecen la diabetes.

La importancia de evidenciar la hipoglucemia radica en que el cerebro, en condiciones normales, solo consume glucosa y no es capaz de sintetizarla ni de acumularla, por lo que las hipoglucemias pueden provocar alteraciones transitorias del funcionamiento cerebral y, cuando la hipoglucemia es grave y prolongada, puede desencadenar convulsiones y, de forma excepcional, daño cerebral irreversible o incluso una arritmia cardíaca que conduzca a la muerte.

HOMEOSTASIS DE LA GLUCOSA

La glucosa plasmática deriva de tres posibles fuentes: *a)* la absorción intestinal de hidratos de carbono de la dieta; *b)* la glucogenólisis, que consiste en la liberación de los depósitos de glucosa acumulados en forma de glucógeno, y *c)* la gluconeogénesis, o liberación de glucosa sintetizada *de novo* a partir de precursores como el lactato, el piruvato, aminoácidos y, en menor medida, el glicerol.

Muchos tejidos poseen los sistemas enzimáticos necesarios para sintetizar glucógeno e hidrolizarlo, pero solo el hígado y el riñón expresan la glucosa 6-fosfatasa, la enzima necesaria para poder liberar la glucosa a la circulación. El hígado y el riñón expresan también las enzimas necesarias para la gluconeogénesis.

La glucosa es la fuente principal de energía metabólica para el cerebro en condiciones fisiológicas. Debido a que el cerebro no puede sintetizar glucosa, usar concentraciones circulantes fisiológicas de combustibles alternativos de manera efectiva o almacenar glucógeno para más de unos pocos minutos, el mantenimiento de la función cerebral y, en última instancia la supervivencia, requiere un suministro prácticamente continuo de glucosa de la circulación. Garantizar este aporte requiere, a su vez, el mantenimiento del grado de concentración de glucosa en plasma dentro del rango fisiológico, ya que el transporte de glucosa de la sangre al cerebro es función directa de la concentración de glucosa en plasma arterial. Hay potentes mecanismos contrarreguladores, redundantes y escalonados que se encargan de mantener la homeostasis de la glucosa y previenen o corrigen de forma eficaz y rápida la hipoglucemia.

En condiciones normales, después de una comida (fase absortiva), la concentración de insulina aumenta, lo que facilita el consumo de glucosa procedente de la ingesta por aumento de su utilización periférica y de su almacenamiento en forma de glucógeno especialmente en el hígado y los músculos. Además, la insulina en el hígado favorece la síntesis de triglicéridos que, finalmente, serán trasportados y almacenados en el tejido adiposo. La presencia de insulina en sangre inhibe la gluconeogénesis, la lipólisis y la cetogénesis.

A medida que la glucosa es consumida y almacenada, la glucemia empieza a descender (fase postabsortiva) y los mecanismos contrarreguladores de la hipoglucemia se van poniendo en marcha de manera secuencial para prevenir el desarrollo de la hipoglucemia.

Estos mecanismos fisiológicos de defensa, debido a su importancia crítica, son múltiples, escalonados y redundantes e incluyen (**Fig. 4-1**):

- Una disminución en la secreción de insulina por las células β del páncreas a medida que la concentración de glucosa desciende dentro del rango fisiológico, que se suele iniciar cuando la glucemia se aproxima a los 80-85 mg/dL. Esto hace que se disminuya el consumo de glucosa en los tejidos periféricos sensibles a la insulina (como el músculo y el tejido adiposo) y se estimule la glucogenólisis. En condiciones normales, se considera que con glucemias inferiores a 45-55 mg/dL la secreción de insulina se suprime prácticamente por completo.
- Un aumento de la secreción de glucagón por las células α del páncreas, que se pone en marcha cuando la glucosa desciende por debajo de su nivel fisiológico (aproximadamente, por debajo de los 65-70 mg/dL) y que dispara la glucogenólisis hepática.
- El tercer mecanismo de respuesta, crítico cuando la secreción de glucagón está alterada, es el aumento en la secreción de adrenalina por la médula suprarrenal, que se produce también cuando la concentración de glucosa desciende justo por debajo del rango fisiológico. La adrenalina estimula la glucogenólisis hepática y renal, la gluconeogénesis y la lipólisis, a la vez que disminuye la utilización de glucosa en los tejidos sensibles a la insulina y reduce también la secreción de esta.
- El aumento de la secreción de cortisol y hormona de crecimiento (GH) es de menor importancia en la respuesta aguda a la hipoglucemia, pero es fundamental en la defensa contra la hipoglucemia prolongada. Estas hormonas actúan de forma sinérgica con el glucagón y la adrenalina, incrementando la glucemia. La GH actúa estimulando la gluconeogénesis y la lipólisis y el cortisol estimula la gluconeogénesis.

Si estos mecanismos de defensa no logran abortar el episodio, la concentración de glucosa en plasma seguirá cayendo. Cuando la concentración de glucosa disminuye por debajo de, aproximadamente, 50-55 mg/dL aparecen los síntomas de hipoglucemia, entre ellos, y como consecuencia de una respuesta simpático-suprarrenal más intensa, la ansiedad de ingestión de alimentos, una defensa conductual que induce el aporte exógeno de glucosa.

Por tanto, la interacción entre la insulina y las hormonas contrarreguladoras mantiene, durante el ayuno, la concentración de glucosa plasmática relativamente estable:

- Si el ayuno es corto, la glucemia se mantiene principalmente a partir de los depósitos de glucógeno (glucogenólisis). El glucógeno almacenado en el hígado y el riñón puede mantener la glucemia en rango normal durante más de 8 horas. La glucogenólisis es complementada por la gluconeogénesis a partir de aminoácidos.
- Si el ayuno se prolonga, más de 24-36 horas, los depósitos de glucógeno se van agotando y la gluconeogénesis asume el papel protagonista en el mantenimiento de la glucemia. Para evitar una excesiva pérdida de proteínas, el tejido adiposo se convierte en la fuente principal de energía. Los triglicéridos acumulados se descomponen en glicerol (sustrato para la gluconeogénesis) y en ácidos grasos de cadena larga (AGL), que son oxidados en las mitocondrias hepáticas (β-oxidación) para generar la energía necesaria para la gluconeogénesis, y también en otros tejidos como el músculo esquelético y cardíaco, contribuyendo al ahorro de glucosa. La β-oxidación de los AGL produce acetil-CoA, que en ausencia de carbohidratos, no puede ser reciclado a través del ciclo de Krebs y se acumula activando la cetogénesis y generando los cuerpos cetónicos (β-hidroxibutirato y acetoacético), que son utilizados como fuente alternativa de energía por numerosos órganos. Esto contribuye también a aumentar la disponibilidad de glucosa para los órganos glucodependientes (sistema nervioso, cristalino, hematíes y médula renal). A diferencia de los AGL, los cuerpos cetónicos y el lactato atraviesan la barrera hematoencefálica y pueden ser utilizados directamente por las neuronas para obtener energía. De este modo, la producción de cuerpos cetónicos durante el ayuno puede considerarse un mecanismo adaptativo que permite minimizar el consumo de glucosa, evitando así un excesivo catabolismo muscular y lipídico. En los adultos la presencia de cuerpos cetónicos suele aparecer a partir de las 18-24 horas de ayuno.

En adultos sanos la glucemia puede mantenerse dentro el rango normal durante períodos de ayuno de incluso varias semanas. En cambio, los lactantes y niños pequeños, debido a su mayor ritmo de utilización de la glucosa y sus menores depósitos neoglucogénicos, son incapaces de mantener la glucemia durante ayunos superiores a las 24-36 horas.

EPIDEMIOLOGÍA

La hipoglucemia en individuos sin tratamiento para la diabetes *mellitus* es un episodio infrecuente. En un estudio retrospectivo en un hospital del Reino Unido que, una vez excluidos los ingresados en la unidad de cuidados intensivos,

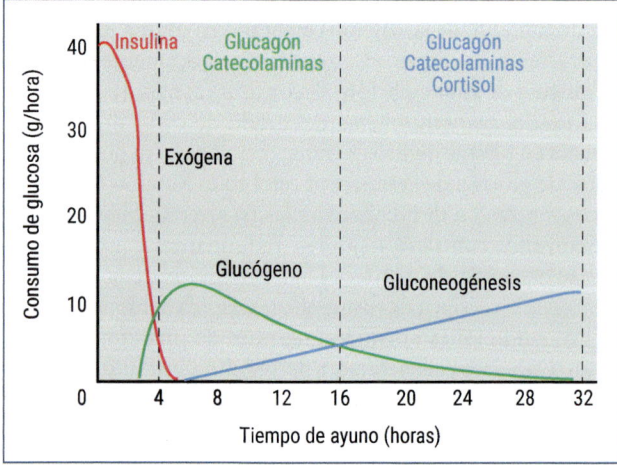

Figura 4-1. Fases de la homeostasis de la glucosa durante el ayuno.

incluyó a 37.898 pacientes ingresados sin diabetes, se observó que la frecuencia de hipoglucemia por debajo de 55 mg/dL (medida con métodos de pruebas de diagnóstico en el punto de atención o con pruebas de laboratorio) fue de 36 por 10.000 pacientes ingresados. La gran mayoría de los episodios se pudieron asociar a la administración de fármacos, al abuso del alcohol o a una enfermedad crítica. Hay muy pocos datos en la bibliografía científica para evaluar la frecuencia de episodios hipoglucémicos no explicables en pacientes ambulatorios.

DIAGNÓSTICO DE LA HIPOGLUCEMIA

El primer problema que se plantea a la hora del diagnóstico de la hipoglucemia es su propia definición. Las manifestaciones clínicas de la hipoglucemia se dividen clásicamente en dos categorías:

- Los síntomas **autonómicos** o neurogénicos, que se consideran, en gran parte, resultado de la percepción de los cambios fisiológicos causados por la descarga simpaticoadrenal originada por la hipoglucemia. La activación del sistema nervioso simpático y de la médula adrenal va a liberar adrenalina, noradrenalina (responsables de palpitaciones, temblores y excitación/ansiedad) y, en menor medida, acetilcolina (que producirán sudoración, hambre y parestesias). Suelen preceder a las manifestaciones neuroglucopénicas, por lo que se consideran «síntomas de alarma». Los síntomas suelen ser más evidentes en hipoglucemias posprandiales. Si la glucemia sigue descendiendo o la hipoglucemia se instaura de una manera lenta y progresiva, aparecen los síntomas neuroglucopénicos.
- Los síntomas **neuroglucopénicos** son el resultado de la falta de glucosa en el sistema nervioso central y pueden oscilar desde síntomas muy sutiles como falta de concentración, fatiga, confusión e irritabilidad hasta convulsiones, pérdida de conocimiento, coma e, incluso, la muerte.

La hipoglucemia también puede ser prácticamente asintomática, en especial cuando la reiteración de episodios de hipoglucemia hace que la percepción del paciente de los síntomas autonómicos disminuya. Además, el paciente puede no reconocer los síntomas, incluso síntomas evidentes para un observador externo, debido a la disfunción cognitiva asociada al momento de los síntomas, por lo que es útil interrogar a familiares o amigos próximos cuando sea posible. Por el contrario, en la hiperglucemia crónica, el dintel de glucosa para la respuesta contrarreguladora aumenta, de modo que los síntomas autonómicos pueden aparecer con concentraciones de glucemia normales.

Diagnóstico bioquímico de la hipoglucemia

Debido a la inespecificidad de los síntomas asociados, el primer paso en el diagnóstico de un trastorno hipoglucemiante es la constatación bioquímica de la hipoglucemia. Además, la presencia de un trastorno hipoglucémico en una persona sin diabetes no debe sospecharse únicamente a partir de una concentración baja de glucosa en plasma, ya que esta circunstancia es necesaria pero no suficiente para el diagnóstico y, en ocasiones, puede ser engañosa. Una concentración baja de glucosa en suero puede ser debida a un artefacto o, incluso, a la posibilidad de que personas normales puedan tener glucemias inferiores a 50 mg/dL en ayuno. Para evitar evaluaciones innecesarias, costosas y potencialmente dañinas, sin expectativa de beneficios, se debe verificar que la concentración de glucosa plasmática es baja cuando ocurren los síntomas y que estos se alivian al corregir la concentración de glucosa. Las guías de práctica clínica vigentes recomiendan que solo los pacientes en los que se ha documentado la tríada de Whipple deben ser evaluados concienzudamente para establecer el diagnóstico etiológico y el manejo adecuado de la hipoglucemia.

La tríada de Whipple incluye:

- Síntomas o signos compatibles con hipoglucemia.
- Una concentración de glucosa plasmática baja, medida con un método fiable (que no incluyen los glucómetros portátiles), cuando los síntomas están presentes.
- Alivio de los síntomas después del ascenso de la concentración de glucosa.

En sentido contrario, una concentración de glucosa plasmática normal durante la ocurrencia de los síntomas sospechosos descarta la posibilidad de un trastorno hipoglucémico.

No obstante, el descubrimiento fortuito de concentraciones bajas de glucosa plasmática, a pesar de la ausencia de síntomas, debe ser motivo suficiente para la evaluación del paciente y así lo aconsejan grupos de expertos como Service *et al.,* que publicaron casos de pacientes en los que la primera vez que relataban síntomas de neuroglucopenia fue durante el test de ayuno y en los que, tras la cirugía, se evidenció la presencia de insulinomas benignos. La evaluación de estos pacientes fue motivada tan solo por el hallazgo de una hipoglucemia fortuita.

También debe ser tenida en cuenta la rara excepción de un paciente que físicamente no pueda comunicar los síntomas de hipoglucemia.

Entre las dificultades diagnósticas hay que tener en cuenta que no es posible establecer una única concentración de glucosa en plasma que defina categóricamente la hipoglucemia. A pesar de que en sujetos sanos los síntomas de hipoglucemia se desarrollan a una concentración media de glucosa en plasma de alrededor de 55 mg/dL, el umbral glucémico para esta y otras respuestas a la hipoglucemia cambian a concentraciones de glucosa plasmática más bajas en pacientes con hipoglucemia recurrente. Además, mientras que las diferencias en la concentración de glucosa en plasma arteriovenoso son clínicamente insignificantes en el estado postabsortivo, las concentraciones de glucosa en plasma venoso antecubital son hasta un tercio más bajas que las concentraciones de glucosa arterial, que son las relevantes para mantener el metabolismo de la glucosa en el cerebro, cuando la secreción de insulina aumenta de forma sustancial, por ejemplo después de una sobrecarga de glucosa. Por último, debido a la provisión de sustratos alternativos al cerebro, fundamentalmente los cuerpos cetónicos, pueden producirse glucemias bajas sin síntomas ni signos en individuos sanos, en especial en mujeres y niños.

Artefactos que pueden afectar a la medida o a la interpretación de la glucemia

La medida de la concentración de glucosa mediante glucómetros o reflectómetros portátiles no se considera adecuada para el diagnóstico de la hipoglucemia. La utilización de estos equipos de medida puede verse afectada por: *a)* errores técnicos inherentes a la metodología empleada o por la utilización de muestras escasas o contaminadas por desinfectantes, agua, etc.; *b)* falta de fiabilidad, ya que algunos de estos dispositivos tienen un rango de error en torno al 10-15 %, que puede ser mayor cuando la glucemia es baja, y *c)* el tipo de muestra empleada, ya que la glucemia en sangre total (capilar, arterial o venosa) es el 10-15 % más baja que la plasmática, debido al bajo contenido en glucosa de los eritrocitos, por lo que el rango de error incluso puede aumentar en algunos casos como en la policitemia. También hay que tener en cuenta la seudohipoglucemia secundaria a acrocianosis, que se debe a un defecto en la microcirculación que provoca un aumento local del consumo de glucosa. Este mecanismo puede producir seudohipoglucemia en pacientes con enfermedad de Raynaud o enfermedad vascular periférica, de modo que cuando se mide la glucemia capilar digital en presencia de acrocianosis distal, se pueden obtener cifras de glucemia artificialmente bajas.

No se debe ignorar una concentración de glucosa en plasma claramente baja y medida de manera fiable, aunque haya sido obtenida en ausencia de síntomas o signos reconocidos, pero hay que tener en cuenta que ese hallazgo plantea la posibilidad de seudohipoglucemia debida al metabolismo continuo de la glucosa por los elementos formes de la sangre después de la extracción de la muestra (*in vitro*). Eso puede ocurrir cuando la muestra de sangre se recoge en un tubo que no contiene un inhibidor de la glucólisis y la separación del plasma (o suero) de las células se retrasa, en especial en el contexto de eritrocitosis, leucocitosis o trombocitosis.

La seudohipoglucemia también se considera un episodio durante el que una persona experimenta síntomas típicos de hipoglucemia, pero tiene una concentración de glucosa en sangre ≥ 70 mg/dL. Este fenómeno suele darse en pacientes con diabetes y refleja el hecho de que los pacientes con hiperglucemia crónica pueden experimentar síntomas simpaticoadrenales a niveles de concentración de glucosa dentro del rango fisiológico.

CAUSAS DE HIPOGLUCEMIA EN ADULTOS QUE NO TIENEN DIABETES

Las circunstancias que pueden desencadenar la hipoglucemia se resumen en la **tabla 4-1**.

Fármacos

Muchos fármacos, además de la insulina, sus secretagogos y el alcohol, se han propuesto como causa de hipoglucemia, por lo que es esencial revisar minuciosamente el historial de medicación del paciente, incluidos los fármacos no prescritos,

Tabla 4-1. Causas de hipoglucemia en adultos

Individuos enfermos:
- Fármacos:
  - Insulina o secretagogos de insulina
  - Otros fármacos que pueden causar hipoglucemia (**Tabla 4-2**)
  - Alcohol
- Enfermedades críticas:
  - Insuficiencia renal, hepática o cardíaca
  - Sepsis (incluyendo malaria)
  - Inanición
- Déficits hormonales:
  - Cortisol
  - Glucagón y adrenalina (en diabetes *mellitus* con déficit de insulina)
- Tumores de células no insulares

Individuos aparentemente sanos:
- Hiperinsulinismo endógeno:
  - Insulinoma
  - Alteraciones funcionales de la célula β:
    - Hipoglucemia pancreatógena no insulinoma
    - Hipoglucemia tras *bypass* gástrico
  - Hipoglucemia hiperinsulínica autoinmunitaria:
    - Anticuerpos antiinsulina
    - Anticuerpos frente al receptor de la insulina
  - Secretagogos de insulina
- Hipoglucemia accidental, subrepticia o maliciosa

Adaptada de: Cryer, 2009.

para descartar que esa sea la causa del trastorno hidrocarbonado (**Tabla 4-2**).

Los fármacos, a menudo en el contexto de enfermedades críticas, incluida la insuficiencia renal, son el desencadenante de hipoglucemias más frecuente en los pacientes hospitalizados. La insulina o sus secretagogos son los más comunes, sobre todo en pacientes tratados con estos medicamentos y

Tabla 4-2. Fármacos, distintos a los antidiabéticos, que pueden causar hipoglucemia

Moderada calidad de evidencia (⊕⊕⊕O):
- Cibenzolina
- Gatifloxacino
- Pentamidina
- Quinina
- Indometacina

Baja calidad de evidencia (⊕⊕OO):
- Algunas sulfamidas (clorosulfaquinoxalina)
- Artesunato/artemisina/arteméter
- IGF-1
- Litio
- Propoxifeno/dextropropoxifeno

Muy baja calidad de evidencia (⊕OOO)
Fármacos con más de 25 casos de hipoglucemia identificados:
- Inhibidores de la enzima convertidora de angiotensina
- Antagonistas del receptor de la angiotensina
- Antagonistas β-adrenérgicos
- Levofloxacino
- Mifepristona
- Disopiramida
- Trimetropima con sulfametoxazol
- Heparina
- 6-Mercaptopurina

Adaptada de: Cryer, 2009.

en los que se interrumpe la nutrición enteral o parenteral, o cuando por alguna razón, como la suspensión del tratamiento con glucocorticoides, se incrementa la sensibilidad a la insulina. La hipoglucemia se considera un episodio centinela de muchos errores de los sistemas que comprometen la seguridad del paciente hospitalizado. Estos incluyen la falta de conciliación entre la prescripción de fármacos en el ingreso con los medicamentos y la dieta previos, los traslados frecuentes entre unidades hospitalarias, los desplazamientos de pacientes para procedimientos radiológicos o quirúrgicos u otras intervenciones diagnósticas o terapéuticas, y el uso inadecuado de una escala de insulina.

Una revisión sistemática de 448 artículos que describen hipoglucemias inducidas por fármacos, excluyendo los antidiabéticos, ha asociado 164 fármacos distintos a episodios de hipoglucemia, pero la evidencia que sustenta esta relación es de muy baja calidad para la mayoría de los fármacos. La lista incluye fármacos de uso tan común como algunas fluoroquinolonas como el gatifloxacino y el levofloxacino, antiparasitarios como la pentamidina o la quinina, antihipertensivos como los inhibidores de la enzima convertidora de angiotensina (ECA) y los betabloqueantes. Las fluoroquinolonas, en particular el gatifloxacino, pero también el moxifloxacino y el levofloxacino, se asocian a reacciones hipoglucémicas e hiperglucémicas. Aunque el mecanismo no está completamente esclarecido para todos los fármacos del grupo, ciertos estudios hablan de otros mecanismos insulinotrópicos. Se considera que el fármaco actúa de forma dependiente de la dosis, bloqueando los conductos de potasio sensibles al trifosfato de adenosina de las células β e incrementando la liberación de insulina. El efecto hiperglucemiante está peor explicado, pero, así como la hipoglucemia es un episodio temprano, la hiperglucemia ocurre más tarde durante el tratamiento.

La pentamidina intravenosa es citotóxica para las células β y causa hiperinsulinemia e hipoglucemia, y luego sobreviene la insulinopenia y la hiperglucemia. Los pacientes en tratamiento con betabloqueantes, sobre todo los no cardioselectivos como el propranolol, presentan una respuesta exagerada hipoglucémica al ayuno prolongado. Los betabloqueantes inhiben los ácidos grasos y la liberación de sustratos de gluconeogénesis y disminuye la respuesta de glucagón plasmático, por lo que se reduce también la glucogenólisis. Además, los betabloqueantes pueden enmascarar algunos síntomas de la hipoglucemia como el temblor y las palpitaciones. El tratamiento con inhibidores de ECA aumenta el riesgo de hipoglucemia en pacientes que utilizan insulina o sulfonilureas, presumiblemente porque estos fármacos incrementan de forma indirecta la sensibilidad a la insulina circulante al aumentar el flujo sanguíneo a los músculos y su absorción de glucosa. Algunos opioides causan hipoglucemia. El uso de tramadol se ha asociado a incremento en el riesgo de hospitalización por hipoglucemia. Se ha reportado que la sobredosis de metadona causa hipoglucemia.

Alcohol

El alcohol inhibe la gluconeogénesis, pero no la glucogenólisis. El etanol se metaboliza fundamentalmente en el hígado, donde se oxida a acetaldehído por la enzima alcohol-deshidrogenasa, dependiente de nicotinamida adenina dinucleótido (NAD+), y produce NAD reducido (NADH). La alteración del equilibrio redox NAD+/NADH ocasiona un bloqueo parcial en varios puntos de la vía de la gluconeogénesis. Con la inanición prolongada, las reservas de glucógeno se agotan en 18-24 horas y la producción hepática de glucosa depende por completo de la gluconeogénesis. En estas circunstancias, una concentración sanguínea de etanol de tan solo 45 mg/dL (9,8 mmol/L) puede causar hipoglucemia profunda por bloqueo de la gluconeogénesis. La hipoglucemia inducida por el alcohol suele producirse tras la ingesta de alcohol durante varios días con depleción de glucógeno hepático debido a la ingesta limitada de alimentos. Hay que tener en cuenta que la concentración de etanol en sangre en el momento de la hipoglucemia puede ser indetectable.

Enfermedad grave

En el curso de una enfermedad grave se puede desencadenar una hipoglucemia. En un estudio retrospectivo que evalúa la hipoglucemia en adultos ingresados en una unidad de cuidados intensivos, los factores de riesgo independientes para el desarrollo de la hipoglucuemia fueron la diabetes, el *shock* séptico, el daño renal, la ventilación mecánica, la gravedad de la enfermedad y el tratamiento intensivo con insulina.

La sepsis es una causa relativamente común de hipoglucemia. La aceleración de la utilización de la glucosa inducida por las citocinas suele acompasarse con un incremento en la producción de glucosa. La hipoglucemia sobreviene cuando esta producción de glucosa está alterada, como ocurre cuando la gluconeogénesis está inhibida por citocinas y los depósitos de glucógeno están vacíos.

El deterioro de la función renal puede suponer una alteración de la gluconeogénesis en el riñón, de modo que se reduce la contribución renal a la producción de glucosa endógena, así como una reducción del aclaramiento de insulina. Estos dos factores aumentan el riesgo de hipoglucemia. En la enfermedad hepática grave también puede estar alterada la gluconeogénesis.

La malaria puede producir hipoglucemia, debido a la enfermedad, a su tratamiento o a ambos.

Inanición

La malnutrición puede causar hipoglucemia debido a la limitación del sustrato para la gluconeogénesis y para la glucogenólisis en un contexto de agotamiento del glucógeno.

Déficits hormonales

La insuficiencia adrenal puede producir hipoglucemias. No obstante, es bastante excepcional que esta sea la única manifestación del déficit de cortisol y casi siempre se acompaña de otros signos y síntomas que sugieren el diagnóstico.

Cuando el déficit de cortisol es de origen central, puede ir acompañado de un hipotiroidismo o un déficit somatotropo. Aunque el hipotiroidismo y el déficit de GH por sí solos no suelen causar hipoglucemias, sí que pueden contribuir a que sean más graves y prolongadas. El hipotiroidismo puede contribuir por descenso de la gluconeogénesis y la glucogenólisis y la GH tiene un papel bien conocido como hormona contrarreguladora en la defensa frente a la hipoglucemia.

Tumores no insulares

La hipoglucemia tumoral de células no insulares es una complicación rara pero grave de la enfermedad maligna. Se han documentado hipoglucemias graves en un pequeño porcentaje de pacientes con tumores de células no insulares, normalmente de tipo mesenquimal (p. ej., fibrosarcomas), vascular (como el hemangiopericitoma) o epitelial.

Ningún mecanismo patogénico explica todos los casos de hipoglucemia tumoral de células no insulares. Sin embargo, la causa principal parece ser el aumento de la utilización de glucosa (en particular en el músculo esquelético) y la inhibición de la liberación de glucosa del hígado debido a la secreción tumoral del factor de crecimiento similar a la insulina tipo 2 (IGF-2) procesado de manera incompleta, denominado pro-IGF-2, o, excepcionalmente, de IGF-1, que estimulan los receptores de insulina. El pro-IGF-2 también suprime la liberación de glucagón y de la GH. El resultado neto es la utilización continua de glucosa por parte del músculo esquelético y la inhibición de la liberación de glucosa, la glucogenólisis y la gluconeogénesis en el hígado. Aunque es muy poco frecuente, este tipo de tumores pueden secretar insulina. Otro mecanismo potencial incluye una infiltración y una destrucción extensa del tejido hepático por un tumor, con o sin déficit de glucocorticoides debido al reemplazo extenso de las glándulas suprarrenales por un tumor o una hemorragia.

Los pacientes con hipoglucemia tumoral no insular pueden parecer enfermos debido al tumor subyacente, en particular cuando la causa de la hipoglucemia es una carga tumoral extensa en el hígado. En estos pacientes, los síntomas más comunes son pérdida de peso y dolor abdominal y el diagnóstico suele ser fácil. En general, se considera que el diagnóstico en pacientes con enfermedad tumoral conocida no suele ser difícil. Cuando se evidencia la hipoglucemia, la causa suele ser evidente a partir de la anamnesis y el examen físico. En estos casos, generalmente, no se justifica la búsqueda de otras causas de hipoglucemia, especialmente si se sabe que el tipo de tumor está asociado a la aparición de hipoglucemias. La hipoglucemia debida a tumores no insulares ocurre con más frecuencia en pacientes con tumores mesenquimales, fibromas, carcinoides, mielomas, linfomas y carcinomas hepatocelular y colorrectal (**Tabla 4-3**).

Sin embargo, en una serie de pacientes con tumores productores de IGF-2, la hipoglucemia fue el primer síntoma de la enfermedad en el 48 % de ellos (31 de 65 casos). Los síntomas de hipoglucemia ocurren con mayor frecuencia en estado de ayuno y pueden incluir confusión, letargo, diaforesis o somnolencia progresiva. Los pacientes con tumores secretores de IGF-2 pueden presentar hipopotasemia, probablemente secundaria a la actividad similar a la insulina del pro-IGF-2.

Tabla 4-3. Tumores no insulares que pueden causar hipoglucemia

Carcinomas:
- Cérvix
- Colon
- Conducto biliar
- Corteza adrenal
- Esófago
- Estómago
- Laringe
- Mama
- Ovario
- Páncreas
- Próstata
- Pulmón

Otros tumores:
- Carcinoide
- Feocromoticoma
- Fibrosarcoma
- Hemangiopericitoma
- Hepatocarcinoma
- Hipernefroma
- Leiomiosarcoma
- Linfoma
- Liposarcoma
- Meningioma
- Mesotelioma
- Mieloma múltiple
- Neurolipoma
- Neurofibroma
- Neurofiborsarcoma
- Tumor fibroso pleural
- Tumor de Wilms

Adaptada de: Vella, 2024.

Por tanto, cuando la hipoglucemia ocurre en una persona aparentemente sana, la probabilidad de tener un tumor no insular como causa de esta tiene menos probabilidades, pero hay que tener en cuenta que, en algunos casos la hipoglucemia es el episodio inicial que conduce al diagnóstico del tumor y es necesaria una evaluación detallada para determinar la causa de la hipoglucemia.

Respecto a los hallazgos bioquímicos, la evaluación inicial de laboratorio incluye la medida de la concentración glucosa, insulina, proinsulina, péptido C, β-hidroxibutirato y detección de sulfonilureas/meglitinida durante un episodio de hipoglucemia. En contraste con los hallazgos bioquímicos en individuos con hipoglucemia hiperinsulinémica, los pacientes con tumores no insulares tienen concentraciones séricas bajas de insulina y péptido C durante la hipoglucemia, debido a la adecuada supresión de su secreción. No obstante, la concentración de β-hidroxibutirato también es baja, lo que coincide con la actividad de un factor similar a la insulina.

En pacientes con concentraciones bajas de insulina, péptido C y β-hidroxibutirato en suero, la respuesta de la glucosa plasmática a la administración de glucagón se puede utilizar para confirmar la acción de un factor similar a la insulina. La respuesta de la glucosa plasmática a la administración de glucagón es un incremento > 25 mg/dL, salvo que haya habido un reemplazo tumoral extenso del tejido hepático, lo que implicaría unas reservas bajas de glucógeno hepático (**Tabla 4-4**). En estos casos la carga tumoral debe ser

Tabla 4-4. Perfil bioquímico de las principales causas de hipoglucemia

Signos/síntomas o ambos	Glucemia (mg/dL)	Insulina (μU/mL)	Péptido C (ng/mL)	Proinsulina (pmol/L)	B-OH butirato (mmol/L)	ΔGlucosa tras glucagón (mg/dL)	Hipoglucemiantes orales en suero	Anticuerpos antiinsulina	Anticuerpos antirreceptor de insulina	Pro-IGF-2 IGF-2/IGF-1	Interpretación diagnóstica
No	<55	<3,0	<0,6	<5,0	≥2,7	<25	No	-	-		Normal
Sí	<55	>3,0	<0,6	<5,0	≤2,7	>25	No	-	-		Insulina exógena
Sí	<55	≥3,0	≥0,6	≥5,0	≤2,7	>25	No	-	-		Insulinoma/NIPHS/tras bypass gástrico
Sí	<55	≥3,0	≥0,6	≥5,0	≤2,7	>25	Sí	-	-		Agentes hipoglucemiantes orales
Sí	<55	>3,0	>0,6	>5,0	≤2,7	>25	No	+	-		Autoinmunitaria (Hirata)
Sí	<55	>3,0	<0,6	>5,0	≤2,7	>25	No	-	+		Autoinmunitaria (resistencia a la insulina de tipo B)
Sí	<55	<3,0	<0,6	<5,0	≤2,7	>25	No	-	-	Elevado	Tumor no insular
Sí	<55	<3,0	<0,6	<5,0	≥2,7	<25	No	-	-		No mediada por insulina o IGF

IGF: factor de crecimiento similar a la insulina; NIPHS: síndrome de hipoglucemia pancreatógena no insulinoma.

evidente en estudios de imagen específicos. La hipoglucemia asociada a algunos fármacos o al alcohol puede producir un perfil bioquímico similar y, aunque es poco frecuente en adultos, la hipoglucemia producida por una insuficiencia adrenal secundaria también puede presentarse con unos hallazgos bioquímicos comparables.

En pacientes con enfermedad tumoral conocida, con hallazgos clínicos y bioquímicos convincentes, generalmente no es necesaria una evaluación bioquímica adicional, pero si hay dudas, puede ser útil la medida de la concentración sérica de IGF-1, IGF-2 y, si está disponible, de pro-IGF-2. En pacientes con tumores no insulares que producen hipoglucemia mediada por pro-IGF-2, la concentración sérica de pro-IGF-2 suele estar elevada y, a pesar de que la concentración total de IGF-2 puede ser normal, el cociente pro-IGF-2/IGF-2 suele estar elevado. La elevación del cociente se puede demostrar usando cromatografía en capa fina. Debido a la supresión de la secreción de la GH, la concentración de IGF-1 suele estar baja y el cociente IGF-2/IGF-1, elevado. No obstante, la hipoglucemia puede deberse a mecanismos no mediados por IGF y, por tanto, concentraciones normales de IGF-1 no excluyen el diagnóstico.

En pacientes aparentemente sanos, sin enfermedad tumoral conocida, el hallazgo de hipoglucemia con concentraciones bajas de insulina, péptido C y β-hidroxibutirato debe impulsar a la realización de pruebas de imagen enfocadas en tórax, abdomen y pelvis para buscar el posible tumor. La medida de la concentración sérica de IGF-1, IGF-2 y pro-IGF-2, teniendo en cuenta la salvedad mencionada en el párrafo anterior, puede ser de gran ayuda para la confirmación diagnóstica.

Hiperinsulinismo endógeno

El hiperinsulinismo endógeno se caracteriza por que la hipoglucemia ocurre cuando la secreción de insulina no disminuye adecuadamente en el contexto de una hipoglucemia que sobreviene debido a una baja tasa de producción de glucosa.

Debido a que el hiperinsulinismo endógeno es más probable en personas aparentemente sanas, sin indicios clínicos que sugieran otras causas de hipoglucemia, el diagnóstico suele demorarse durante años. Las causas de hipoglucemia por hiperinsulinismo endógeno son las siguientes (v. **Tabla 4-1**):

Insulinoma

El insulinoma es el tumor neuroendocrino pancreático funcional más común. La incidencia es de, aproximadamente, uno en 250.000 pacientes/año. Son más frecuentes en pacientes de mediana edad, pero pueden aparecer en cualquier etapa de la vida. La mayoría son esporádicos, pero pueden asociarse a neoplasia endocrina múltiple (MEN1), Von Hippel-Lindau (VHL), neurofibromatosis tipo 1 (NF1) o la esclerosis tuberosa. Aproximadamente, el 10 % de los casos consisten en tumores múltiples, menos del 10 % son malignos y el 5-10 % de todos los insulinomas están asociados a MEN1. Los insulinomas asociados a MEN1 suelen ser múltiples y pueden ser malignos hasta en el 25 % de los casos.

El insulinoma se caracteriza por producir episodios de neuroglucopenia, que pueden o no ser precedidos de síntomas autonómicos, debido a una hipoglucemia hiperinsulinémica endógena que ocurre sobre todo en ayunas, pero ocasionalmente puede producirse solo en período posprandial. En la serie de la Clínica Mayo que incluye 214 pacientes diagnosticados de insulinoma, entre 1987 y el 2007, tenían hipoglucemia de ayuno exclusivamente el 73 %; tanto de ayuno como posprandial el 21 % de los casos y mostraban hipoglucemia solo posprandial el 6 % (**Fig. 4-2**).

Los síntomas neuroglucopénicos incluyen confusión, cambios en la visión y alteraciones del comportamiento. Los síntomas simpaticoadrenales pueden incluir palpitaciones, diaforesis y temblor. La ganancia de peso se ha descrito en el 18 % de los pacientes. Según los datos publicados por la Clínica Mayo, la duración media de los síntomas antes del diagnóstico es de 1,5 años, pero en algunos casos el diagnóstico puede demorarse hasta más de 10 años. Según algunas series publicadas hasta el 20 % de los pacientes con insulinomas habían sido diagnosticados erróneamente de un trastorno neurológico o psiquiátrico antes de que se reconociera la presencia del tumor. La epilepsia es otro diagnóstico erróneo común.

La evidencia disponible sugiere que los insulinomas se generan a partir de células del sistema ductal/acinar del páncreas y no de una proliferación neoplásica de células de los islotes. El mecanismo por el cual los insulinomas mantienen la secreción de insulina a pesar de una hipoglucemia no es conocido, pero parece que la sobreexpresión en estos tumores de una variante de ARNm de insulina con mayor eficiencia en su traducción podría ser la clave.

La tasa de recidiva después de la resección quirúrgica es del 7 % para pacientes sin MEN1 y del 21 % para aquellos con MEN1. Las recidivas antes de que hayan transcurrido 4 años desde la extirpación inicial del tumor sugieren una fractura del insulinoma en el momento de la enucleación original. La

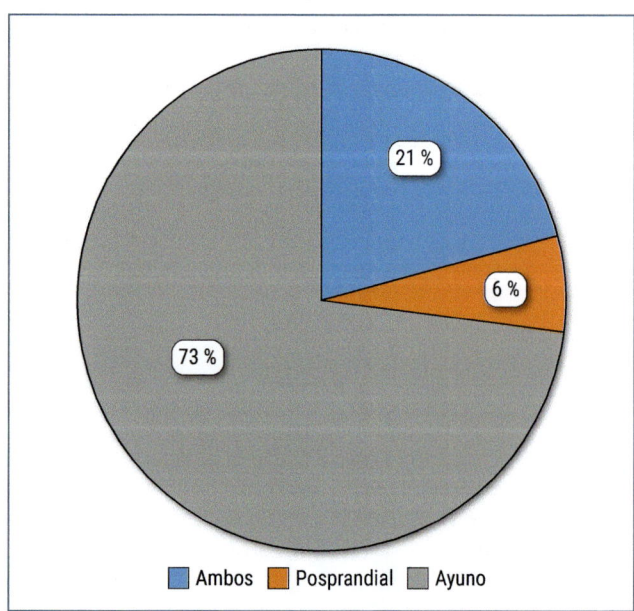

Figura 4-2. Distribución del momento de los síntomas de hipoglucemia en una serie de 214 pacientes con insulinoma funcionante.

supervivencia a largo plazo es la regla general en los pacientes que se han sometido a la extirpación quirúrgica del tumor.

Síndrome de hipoglucemia pancreatógena no insulinoma

El síndrome de hipoglucemia pancreatógena no insulinoma, cuyo acrónimo NIPHS son las siglas del nombre en inglés *noninsulinoma pancretogenous hypoglycemia syndrome,* también se caracteriza por episodios de neuroglucopenia debida a hipoglucemia hiperinsulinémica endógena, normalmente pero no de forma invariable, posprandial, en contraposición al comportamiento habitual de los insulinomas que suelen producir hipoglucemias de ayuno. Predomina en los hombres.

Los pacientes tienen una morfología anormal de los islotes pancreáticos, fundamentalmente hipertrofia, pero sin evidencia de insulinoma. Los especímenes pancreáticos de estos pacientes muestran una hipertrofia de células β, islotes con núcleos agrandados e hipercromáticos e islotes aumentados que brotan del epitelio periductal. Previamente, estos hallazgos histológicos se consideraban característicos de nesidioblastosis, un término que se refiere a la neoformación de islotes de Langerhans a partir del epitelio del conducto pancreático. Sin embargo, se ha demostrado que esta apariencia se puede ver en individuos asintomáticos, y el término «nesidioblastosis» debe utilizarse para describir la apariencia histológica y no implica necesariamente disfunción de los islotes.

No se han realizado estudios epidemiológicos formales para NIPHS. Sin embargo, esta condición parece ser mucho más rara que el insulinoma. Por ejemplo, durante el período de 1996 a 2004 en la Clínica Mayo se confirmaron quirúrgicamente 20 pacientes con NIPHS (16 hombres y 4 mujeres) y 118 pacientes con insulinoma (51 hombres y 67 mujeres).

Los procedimientos de localización radiológica son invariablemente negativos. La confirmación de la hiperfunción de los islotes se basa en la positividad de la prueba de estimulación arterial selectiva con calcio y se puede esperar una mejoría de los síntomas tras pancreatectomía parcial guiada por los resultados de esta prueba.

En cuanto a los hallazgos bioquímicos (v. **Tabla 4-4**), durante los episodios de hipoglucemia los pacientes con NIPHS tienen unos hallazgos bioquímicos similares a aquellos con insulinoma, incluyendo una concentración elevada de insulina, péptido C y proinsulina, una concentración baja de β-hidroxibutirato y un cribado negativo para sulfonilureas/meglitinida en suero y orina.

Hipoglucemia tras un bypass gástrico

Está bien documentado el efecto beneficioso de la cirugía bariátrica en el control de la diabetes *mellitus.* Los espectaculares efectos del *bypass* gástrico en «Y» de Roux sobre la regulación de la glucemia son, en parte, independientes de la pérdida de peso y en un pequeño grupo de pacientes, estos efectos glucémicos son exagerados y les producen una hipoglucemia hiperinsulinémica posprandial.

Aunque una de las primeras hipótesis propuestas para explicar la hipoglucemia hiperinsulinémica posprandial en el contexto de un *bypass* gástrico fue el aumento de la masa de células β, como resultado del incremento de la secreción de GLP-1, esta teoría ha sido muy cuestionada debido tanto a la falta de correlación histológica como a que la pancreatectomía parcial no suele resolver la hipoglucemia. Los datos actuales indican que la hiperinsulinemia en pacientes con hipoglucemia tras un *bypass* gástrico es causada principalmente por una mayor respuesta secretora de insulina al flujo rápido de nutrientes. Un paso más rápido de los nutrientes ingeridos al intestino (el vaciado del estómago se acelera unas 100 veces respecto a sujetos sin cirugía), supone un rápido aumento de las concentraciones de glucosa tras la ingesta con picos de glucemia más tempranos y más elevados, seguidos de nadires de glucosa más bajos. Junto con estos cambios en el patrón de glucemia, también ocurre un aumento en la secreción posprandial de insulina y de GLP-1. El mayor estímulo de las células β por la glucosa y el GLP-1 y un descenso del aclaramiento de la insulina provocan la hiperinsulinemia posprandial típica asociada al *bypass* gástrico. En un pequeño grupo de pacientes intervenidos, que se estima entre el 0,1 % y el 0,3 %, y que probablemente están predispuestos por factores todavía no aclarados, estos efectos glucémicos son exagerados y les producen una hipoglucemia hiperinsulinémica posprandial.

Los síntomas, que incluyen mareos, fatiga, diaforesis y debilidad, generalmente ocurren 1 a 3 horas después de la ingestión de una comida rica en carbohidratos, y suelen comenzar meses o años después de la cirugía, y se asocian a hipoglucemia documentada.

Hay evidencia de casos esporádicos de hipoglucemia posprandial después de una gastrectomía en manga, pero este efecto está mucho peor caracterizado y parece menos grave que la hipoglucemia tras un *bypass.*

Aunque la sintomatología puede ser similar, debe distinguirse entre la hipoglucemia hiperinsulinémica, que no se suele producir antes de los 60 minutos tras la ingesta, y el síndrome de *dumping* precoz en que los síntomas ocurren de forma casi inmediata (15-30 minutos) a la ingesta de alimentos y con una glucemia normal.

El *dumping* temprano es una de las complicaciones más frecuentes de la cirugía bariátrica y, aunque sus mecanismos fisiopatológicos no son del todo conocidos, parece que la causa principal es que el vaciamiento rápido al intestino delgado de grandes volúmenes de nutrientes no digeridos, y por tanto hiperosmolares, ocasiona desplazamiento de líquido desde el compartimento intravascular a la luz intestinal, con la consiguiente reducción del volumen plasmático. Se caracteriza por la aparición posprandial de sudoración, debilidad, mareo, palpitaciones y, en ocasiones, síncope. Su ocurrencia es más probable tras la ingesta de elevadas cantidades de carbohidratos simples.

El NIPHS y la hipoglucemia tras *bypass* gástrico tienen algunas características en común, como la hipoglucemia hiperinsulinémica posprandial, la localización radiológica negativa y test de estimulación con calcio positivo, pero son entidades distintas con algunas diferencias: el NIPHS es mucho menos común que la hipoglucemia tras un *bypass* gástrico, los pacientes con NIPHS nunca se han sometido a *bypass* gástrico y son predominantemente hombres, al revés que en la hipoglucemia tras un *bypass* en que predominan las mujeres, aunque esto puede estar motivado por la mayor prevalencia de mujeres con cirugía bariátrica.

Hipoglucemia hiperinsulinémica autoinmunitaria

En este caso, la hipoglucemia hiperinsulinémica se produce debido a la presencia de anticuerpos frente a la insulina endógena (enfermedad de Hirata) o frente al receptor de la insulina. Es un trastorno raro que ocurre principalmente entre personas de etnia japonesa o coreana y menos frecuentemente en caucásicos. Las personas con este trastorno a menudo tienen antecedentes de enfermedad autoinmunitaria y, sobre todo en los pacientes asiáticos, se ha demostrado una clara relación con la exposición previa a medicamentos que contienen el grupo sufridillo como el metimazol, el clopidogrel, el captopril y la *N*-acetilcisteína.

Los síntomas pueden aparecer posprandialmente, en ayunas o en ambas situaciones e incluso pueden ser desencadenados por el ejercicio. En los pacientes con anticuerpos antiinsulina, suelen ocurrir en el período posprandial tardío cuando la insulina secretada en respuesta a la comida y luego unida al anticuerpo circulante se disocia del anticuerpo de manera no regulada. Los indicios para sospechar el diagnóstico incluyen concentración de insulina medida durante la hipoglucemia muy elevada, con concentración de péptido C moderadamente elevada, un cociente molar insulina/péptido C > 1 y una baja recuperación de insulina tras precipitación con polietilenglicol (PEG). Se suele confirmar fácilmente por el hallazgo de concentraciones elevadas en suero de anticuerpos contra la insulina. La concentración de proinsulina también es elevada, pero ciertos autores opinan que puede ser por reacción cruzada con la insulina de los inmunoanálisis usados para la medida.

El péptido C y la insulina se cosegregan desde la célula β pancreáticas a la circulación portal en una proporción equimolar. La insulina se aclara principalmente por el hígado y el péptido C se metaboliza en especial en el riñón a una velocidad bastante más lenta. Esto se traduce en una diferencia significativa de semivida que es de unos 5-10 minutos para la insulina y de 30-35 minutos para el pétido C. Por tanto, a pesar de su secreción equimolar el cociente molar insulina/péptido C es normalmente < 1,0. El cociente se puede convertir en > 1 en dos circunstancias: la hipoglucemia autoinmunitaria y la hipoglucemia facticia por la administración de insulina exógena (**Tabla 4-5**).

Síndrome de resistencia a la insulina de tipo B

El síndrome de resistencia a la insulina de tipo B se caracteriza por la presencia de anticuerpos antirreceptor de insulina y, aunque se asocia típicamente a hiperglucemia grave, puede causar hipoglucemia hiperinsulinémica. Es un síndrome incluso menos común que la enfermedad de Hirata. Ocurre con mayor frecuencia en mujeres negras de mediana edad y tiene una fuerte asociación con enfermedades autoinmunitarias. Los pacientes no suelen ser obesos y suelen tener una pérdida de peso involuntaria (al contrario que los pacientes con insulinoma, que, con el tiempo, tienden a aumentar de peso por la ingestión de carbohidratos) y presentar signos de resistencia a la insulina como acantosis *nigricans*. La hipoglucemia es una presentación poco frecuente del síndrome, se observa en el 25-42 % de los casos y suele ocurrir después de un período de resistencia a la insulina e hiperglucemia, pero también puede ser la presentación inicial de la enfermedad (13-22 %). Aunque el momento de la hipoglucemia puede variar, suelen ser más frecuente en ayunas. Se cree que el mecanismo fisiopatológico es el resultado de la activación diferencial del receptor de insulina por los autoanticuerpos, que son policlonales y pueden tener actividad agonista o antagonista. Los modelos en ratas parecen demostrar que concentraciones más bajas tienen efecto hipoglucemiante y concentraciones más elevadas provocan resistencia a la insulina.

En el momento de la hipoglucemia la concentración de insulina es inapropiadamente elevada, pero la concentración de péptido C suele estar adecuadamente suprimida. Se cree que las concentraciones algo elevadas de insulina son el resultado de una disminución del aclaramiento de insulina, que depende del receptor de insulina, mientras que el péptido C se elimina mediante mecanismos independientes del receptor de insulina.

La gravedad de la enfermedad de Hirata y de la hipoglucemia por resistencia a la insulina de tipo B varía de leve y tratable con cambios en el estilo de vida a grave, para la cual ninguna modalidad de tratamiento, aparte de la infusión

Tabla 4-5. Patrones esperados del cociente molar insulina/péptido C durante una hipoglucemia sintomática en función de la etiología de la hipoglucemia

Causa de la hipoglucemia	Insulina	Péptido C	Cociente molar insulina/péptido C	Otros hallazgos
Hipoglucemia autoinmunitaria	↑↑	↑	> 1	Anticuerpos antiinsulina en sangre
Insulinoma	↑	↑	< 1	Localización del insulinoma
Insulina exógena	↑	↓↓	> 1	Acceso a la insulina Posibles resultados discordantes entre métodos de medida diferentes
Secretagogos de insulina	↑	↑	< 1	Acceso a la medicación Detección de sulfonilureas o meglitinidas en sangre/orina

intragástrica de glucosa, es eficaz. El síndrome de resistencia a la insulina de tipo B es más resistente al tratamiento y tiene peor pronóstico vital.

Por tanto, en los pacientes en que se evidencia una hipoglucemia hiperinsulinémica endógena debe realizarse la medida de la concentración de anticuerpos antiinsulina y antirreceptor de insulina para distinguir la hipoglucemia autoinmunitaria de las otras causas de hiperinsulinismo. El diagnóstico correcto puede evitar que un paciente con hipoglucemias se someta a un procedimiento quirúrgico pancreático innecesario. La medida de la concentración de anticuerpos antiinsulina o anticuerpos antirreceptor de la insulina no es necesario que se haga en la muestra de sangre correspondiente al episodio de hipoglucemia.

Secretagogos de insulina

Los secretagogos de insulina se utilizan para tratar la hiperglucemia en los pacientes con diabetes *mellitus* de tipo 2 y se pueden dividir en dos clases principales de fármacos hipoglucemiantes: las sulfonilureas (p. ej., glibenclamida/gliburida, glipizida y gliclazida) y los análogos de la meglitinida (nateglinida y repaglinida).

Estos fármacos disminuyen la glucemia al estimular la secreción de insulina y aumentar su concentración en sangre.

Una dosis excesiva en un paciente con diabetes de tipo 2 o la administración a sujetos que no tienen diabetes puede conducir a una hipoglucemia hiperinsulinémica endógena, caracterizada por una elevada concentración de insulina y péptido C y baja concentración de β-hidroxibutirato en el momento de la hipoglucemia. La hipoglucemia accidental puede deberse a un error del médico, de la farmacia o del propio paciente. También puede ser el resultado de la ingesta de productos de herboristería contaminados son sulfonilureas, o de la autoadministración encubierta del fármaco por parte de un paciente con o sin diabetes o, incluso de la administración malintencionada y encubierta del secretagogo por parte de otra persona. Esto es más frecuente entre trabajadores de la salud, pacientes con diabetes *mellitus* o sus familiares, y personas con historia de otras enfermedades facticias. La sospecha puede despertarse al examinar exhaustivamente los antecedentes personales y familiares del paciente y la confirmación diagnóstica se basa en la demostración de la presencia de estos fármacos en suero en el momento de la hipoglucemia.

Hipoglucemia por insulina exógena

Dentro de las causas de hipoglucemia hiperinsulinémica accidentales, subrepticias o maliciosas está la administración exógena de insulina. En la actualidad, la insulina humana ha sido ampliamente sustituida por análogos de insulina, ya sea de acción rápida o prolongada, en el tratamiento de la diabetes.

Pese a que el perfil bioquímico clásico correspondiente a una hiperglucemia por hiperinsulinemia exógena debida a la administración de insulina humana recombinante es muy claro (v. **Tabla 4-4**), con una concentración de insulina muy elevada y concentraciones de péptido C y proinsulina supri-

midas en el momento de la hipoglucemia, hay que tener en cuenta que la administración de análogos de insulina y la evolución de los métodos de inmunoanálisis para la medida de la concentración de insulina hacia una mayor especificidad hace que, en función del método de medida y del análogo usado, se pueda encontrar una concentración de insulina desde muy elevada hasta indetectable. A la hora de establecer el diagnóstico de un hiperinsulinismo exógeno, es muy útil tener en cuenta el grado de reacción cruzada de los inmunoanálisis actuales con los distintos análogos de insulina. Como regla general, los métodos competitivos y con un anticuerpo policlonal suelen detectar cualquier análogo y los métodos inmunométricos construidos con anticuerpos monoclonales son más específicos de la insulina humana y tienen mayor o menor reacción cruzada con los análogos en función del epítopo contra el que van dirigidos los anticuerpos y la zona de la molécula modificada para sintetizar el análogo. Una posible estrategia, cuando se sospeche administración de un análogo de insulina, es procesar la muestra en paralelo con un método muy específico de la insulina humana y por otro método que posea una reacción cruzada con el mayor número de análogos. Una gran variabilidad entre los resultados obtenidos en función del método usado puede ser un indicio para establecer la sospecha diagnóstica de hipoglucemia por administración de análogos de insulina (**Tabla 4-6**).

Ingesta de ackee

Por último, cabe mencionar que la ingesta de frutos verdes del ackee (*Blighia sapida*) puede provocar una hipoglucemia grave (enfermedad del vómito de Jamaica), mediada por un mecanismo independiente de la secreción de insulina, pues se produce por el efecto de una toxina llamada hipoglicina A que inhibe la gluconeogénesis hepática.

DIAGNÓSTICO ETIOLÓGICO

La documentación de la tríada de Whipple establece que el trastorno hipoglucémico existe. Su etiología puede ser evidente, como en un paciente con diabetes tratado con insulina, o un reto diagnóstico como en algunos casos de hiperinsulinismo endógeno en un individuo aparentemente sano.

Pruebas bioquímicas

Las pruebas bioquímicas con utilidad para el diagnóstico etiológico son las que figuran en la **tabla 4-7**. Las pruebas se realizarán de forma secuencial, condicionadas por la sospecha diagnóstica y su disponibilidad.

Estrategia diagnóstica

La estrategia diagnóstica recomendada por la Endocrine Society y otros grupos de expertos consta de las siguientes etapas:

Tabla 4-6. Reacción cruzada de los métodos de inmunoanálisis para la medida de insulina más utilizados en función del análogo de insulina

Tipo de insulina	Cobas/Elecsys Roche	Architect Abbott	Access Beckman-Coulter	Advia Centaur Siemens	Cisbio (IRMA)	Liaison DiaSorin
Insulina humana	+	+	+	+	+	+
Aspart	-	±	+	+	+	-
Lispro	-	±	+	+	+	-
Glulisina	-	±	±	-	-	-
Detemir	-	+	±	±	+	-
Glargina	-	+	+	+	+	±
M1	±	+	+	+	+	±
M2		+	+	+		

Adaptada de: Heurtault, 2014.
M1 y M2 son metabolitos de la degradación proteolítica de la glargina (la glargina *in vivo* se convierte rápidamente en sus metabolitos M1 y M2).
+: reacción cruzada superior al 90%.
-: reacción cruzada inferior al 5%.
±: reacción cruzada superior al 5% pero inferior al 90%.

- El primer paso del diagnóstico diferencial debe iniciarse con una minuciosa evaluación de la historia clínica, incluyendo la exposición a cualquier medicamento, aunque no haya sido prescrito, el examen físico, los antecedentes familiares y sociales y una revisión cuidadosa de los datos de laboratorio disponibles. Por lo general, estos datos proporcionarán pistas sobre la causa de la hipoglucemia o excluirán la hipoglucemia causada por medicamentos, enfermedades críticas, déficits hormonales o un tumor de células no insulares (v. **Tabla 4-1**). Aunque la insuficiencia adrenal no es una causa frecuente de hipoglucemia en adultos, en ausencia de otros indicios clínicos, una prueba de función adrenocortical puede ser muy útil. No obstante, debe tenerse en cuenta que una concentración plasmática de cortisol, medida durante un episodio de hipoglucemia espontánea, aparentemente baja, no es evidencia suficiente de insuficiencia adrenal, ya que se ha documentado que la hipoglucemia recidivante puede bajar el umbral glucémico la secreción de cortisol.
- La segunda etapa, cuando la causa de la hipoglucemia sigue sin ser evidente, por ejemplo, en un individuo

Tabla 4-7. Pruebas bioquímicas útiles en el diagnóstico etiológico de la hipoglucemia

- Glucosa
- Insulina
- Péptido C
- Anticuerpos antiinsulina
- Anticuerpos antirreceptor de insulina
- Proinsulina
- β-Hidroxibutirato
- Sulfonilureas y glinidas
- IGF-1, IGF-2, pro-IGF-2
- Cortisol, ACTH
- TSH, T4 libre

IGF: factor de crecimiento similar a la insulina; T4: tiroxina; TSH: tirotropina.

aparentemente sano, sería distinguir entre hipoglucemia hiperinsulinémica (ya sea endógena o exógena) de la hipoglucemia causada por otros mecanismos. Para ello, se recomienda la medida de la concentración de glucosa, insulina, péptido C, proinsulina, β-hidroxibutirato, el cribado de agentes hipoglucemiantes orales durante un episodio de hipoglucemia espontáneo y la observación de la respuesta de la glucemia a la inyección intravenosa de 1,0 mg de glucagón. Los anticuerpos contra la insulina o antirreceptor de esta, que no necesitan medirse en el momento de la hipoglucemia, identificarán la hipoglucemia autoinmunitaria (v. **Tabla 4-4** y **Fig. 4-3**).

Cuando no es posible observar un episodio de hipoglucemia espontáneo, deben recrearse las circunstancias en las que la hipoglucemia sintomática suele ocurrir, mediante un test de ayuno prolongado de hasta 72 horas o tras la administración de una comida mixta.

El hallazgo de síntomas, signos, o ambos, con una concentración de glucosa inferior a 55 mg/dL, una insulina de al menos 3 μU/mL, péptido C de un mínimo de 0,6 ng/mL y una proinsulina de al menos 5,0 pmol/L documentan hiperinsulinismo endógeno. Una concentración de β-hidroxibutirato de 2,7 mmol/L o menor y un incremento de la concentración de glucosa en plasma de al menos 25 mg/dL tras la administración de glucagón endovenoso indican la mediación de la hipoglucemia por la insulina (o por IGF) (v. **Tabla 4-4** y v. **Fig. 4-3**).

- El último paso consiste en la localización del posible insulinoma. En los pacientes en los que se ha documentado una hipoglucemia hiperinsulínica endógena, ya sea en ayunas o posprandial, el cribado negativo para agentes hipoglucemiantes orales y la ausencia de anticuerpos antiinsulina y antirreceptor de insulina en circulación, hay que hacer el diagnóstico diferencial entre un insulinoma y un trastorno funcional de la célula β (NIPHS o hipo-

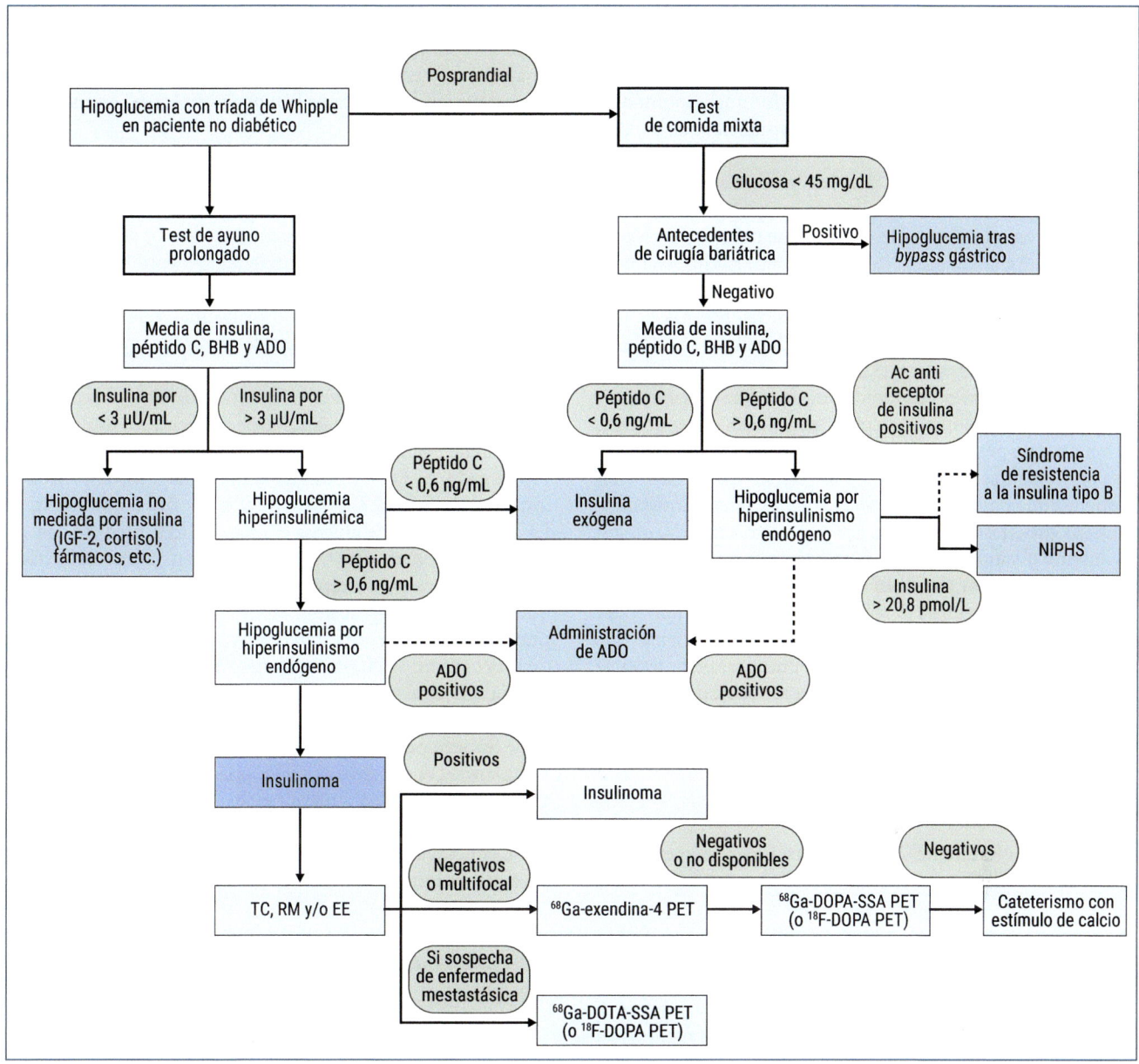

Figura 4-3. Algoritmo diagnóstico de la hipoglucemia. Para evaluar la causa subyacente de la hipoglucemia, si no se dispone de muestras de sangre extraídas durante un episodio espontáneo, se debe proceder a provocar la hipoglucemia mediante la prueba de comida mixta o el ayuno prolongado.
Ac: anticuerpos; ADO: antidiabéticos orales (sulfonilureas y meglitinidas); BHB: β-hidroxibutirato; EE: ecografía endoscópica; IGF-2; factor de crecimiento similar a la insulina 2; NIPHS: síndrome de hipoglucemia pancreatógena no insulinoma; PET: tomografía por emisión de positrones; RM: resonancia magnética; SSA: análogos de somatostatina; TC: tomografía computarizada.

glucemia tras *bypass*) (v. **Tabla 4-4**). Esto conduce a la indicación de los procedimientos para la localización de un insulinoma. Estos pueden incluir la tomografía computarizada (TC) o la resonancia magnética (RM), la ecografía transabdominal y endoscópica y, si es necesario, la inyección de calcio selectiva en las arterias pancreáticas acompañada de la medida de la concentración de insulina en la vena hepática.

La culminación exitosa de este complejo proceso diagnóstico permitirá la instauración del tratamiento más adecuado.

Pruebas de provocación

Si un paciente aparentemente sano tiene síntomas de hipoglucemia cuando es atendido por un profesional sanitario, la maniobra diagnóstica más expedita es, en ese momento, obtener sangre para la medida de glucosa, insulina, péptido C, proinsulina, β-hidroxibutirato y agentes hipoglucemiantes orales circulantes (idealmente todas las sulfonilureas y glinidas disponibles), y luego corregir la hipoglucemia con la inyección de 1,0 mg de glucagón i.v. con medida de la respuesta de glucosa en plasma. Estos datos distinguirán el hiperinsulinismo endógeno de otras causas de hipoglucemia (v. **Tabla 4-4**).

Cuando en un paciente con antecedentes de episodios sugestivos de hipoglucemia no se haya documentado la tríada de Whipple o cuando no se hayan podido realizar las pruebas adecuadas durante un episodio de hipoglucemia espontánea, debe intentarse la recreación de las circunstancias que pueden conducir a la hipoglucemia.

La clasificación tradicional de la hipoglucemia en individuos sin diabetes en función del momento en que ocurre la sintomatología con relación a la ingesta; en fase postabsortiva (o de ayuno) frente a posprandial (o reactiva) tiene sus limitaciones, ya que los pacientes a veces no están seguros sobre el momento de los síntomas en relación con las comidas, además de que esta clasificación no siempre ayuda a identificar la etiología subyacente. Muchas causas de hipoglucemia pueden producir síntomas en ayunas o posprandiales, de forma variable. Hay personas con insulinoma que típicamente tienen hipoglucemias de ayuno, que presentan hipoglucemia posprandial, y pacientes con hipoglucemia por un *bypass* gástrico que suelen tener hipoglucemia posprandial y que pueden presentar síntomas al ayunar. Otros trastornos, como la hipoglucemia facticia, no son fácilmente clasificables como postabsortivos o posprandiales. No obstante, en los pacientes con antecedentes que sugieran hipoglucemia en ayunas, es recomendable empezar por el test de ayuno prolongado y, para los pacientes con antecedentes que sugieran hipoglucemia posprandial, se puede empezar proporcionando el tipo de comida que parezca probable que cause un episodio o un test de comida mixta.

Prueba de ayuno prolongado

El test de ayuno durante 72 horas se considera el método de referencia para el diagnóstico del insulinoma y puede detectar el 99 % de ellos. Normalmente, un tercio de los pacientes con insulinoma desarrollan la hipoglucemia durante las primeras 12 horas de ayuno, al menos el 80 % durante las primeras 24 horas, y en la gran mayoría de los casos la hipoglucémica se produce antes de las 48 horas.

El tiempo de ayuno se empieza a contar desde la hora de la última comida, que suele ser la cena (**Tabla 4-8**). El ayuno debe continuarse hasta el momento en que se documente la tríada de Whipple o hasta una glucosa plasmática menor de 55 mg/dL, si la tríada de Whipple se ha documentado inequívocamente con antelación, a menos que se produzca un aumento progresivo en las concentraciones de β-hidroxibutirato que señala un test de ayuno negativo. La decisión de finalizar el ayuno antes de las 72 horas no debe basarse únicamente en una concentración de glucosa plasmática baja, en ausencia de síntomas o signos, porque algunas personas sanas, especialmente las mujeres y los niños, tienen concentraciones bajas de glucosa durante el ayuno prolongado. Si no se consigue la hipoglucemia, la prueba se interrumpirá a las 72 horas, y se interpretará como negativa. La concentración de glucosa en plasma debe medirse con un método de laboratorio preciso, no con un glucómetro portátil.

Los criterios para interpretar los resultados son los mismos que para una hipoglucemia espontánea (v. **Tabla 4-4**). Los puntos de corte fueron establecidos por Service *et al.* a finales de la década de 1990. Posteriormente, se bajó el umbral para la insulina para adaptarlos a los inmunoanálisis actuales más específicos y fueron asumidos por la guía de 2009 de la Endocrine Society. Según la serie de la Clínica Mayo publicada por Placzkowski *et al.*, estos criterios «clásicos» presentan un alto grado de sensibilidad, superior al 90 %, con una especificidad similar para la concentración de insulina, de β-hidroxibutirato y la respuesta al estímulo con glucagón (**Tabla 4-9**). La especificidad se incrementa para todos los parámetros cuando la

Tabla 4-8. Protocolo sugerido para una prueba de provocación con ayuno prolongado

El inicio del ayuno empieza a contar en el momento de la última ingesta de alimentos
Es necesario:
- Suspender la administración de todos los fármacos no esenciales
- Permitir que el paciente tome solo bebidas no calóricas
- Intentar que el paciente esté activo durante las horas de vigilia

Extraer muestras para la medida de la concentración de glucosa, insulina, péptido C, proinsulina y β-hidroxibutirato cada 6 horas hasta que la concentración de glucosa plasmática sea inferior a 60 mg/dL. A partir de ese momento la frecuencia de muestreo debe aumentarse cada 1 o 2 horas

Se debe finalizar el ayuno cuando la concentración de glucosa plasmática sea inferior a 45 mg/dL y el paciente presente síntomas o signos de hipoglucemia, o si han transcurrido 72 horas sin síntomas. Alternativamente, el ayuno se puede terminar cuando la concentración de glucosa en plasma es inferior a 55 mg/dL, sin signos ni síntomas de hipoglucemia, si la tríada de Whipple se documentó inequívocamente en una ocasión anterior

Debe realizarse una evaluación cuidadosa de signos y síntomas de hipoglucemia de forma repetitiva, sobre todo cuando la concentración de glucosa en plasma está cercana o en rango hipoglucémico. En cualquier momento en que el paciente presente sintomatología compatible, debe realizarse una nueva extracción de sangre; si se confirma una glucemia ≤ 45 mg/dL, debe pararse la prueba

Una vez que se ha llegado a una glucemia ≤ 45 mg/dL en presencia de síntomas o una glucemia < 55 mg/dL en pacientes con la tríada de Whipple demostrada con anterioridad, tras asegurar que existe muestra de sangre suficiente para medir la concentración de insulina, péptido C, proinsulina, β-hidroxibutirato y fármacos hipoglucemiantes orales, se procederá a estímulo con glucagón. Este test de estímulo consiste en inyectar 1,0 mg de glucagón intravenoso y medir la concentración de glucosa a los 10, 20 y 30 minutos de la inyección. Inmediatamente después se puede alimentar al paciente.

En las muestras con concentración de glucosa inferior a 60 mg/dL se realizará la medida de la concentración de insulina, péptido C, proinsulina, β-hidroxibutirato y de secretagogos de insulina. La concentración de anticuerpos antiinsulina o antirreceptor puede medirse en cualquier muestra, no necesariamente en la correspondiente al momento de la hipoglucemia

Tabla 4-9. Sensibilidad y especificidad diagnósticas para insulinoma de las diferentes magnitudes bioquímicas utilizadas en el test de ayuno en una serie de la Clínica Mayo

		Sensibilidad (%)	Especificidad (%)	
		< 60 N= 69	< 60 N= 22	≤ 50 N= 10
Concentración de glucosa al final del test de ayuno (mg/dL)				
Mediana, rango		40, 20-58	52, 37-55	45, 37-49
Parámetro	Insulina (≥ 3 µU/mL)	93	95	100
	Péptido C (≥ 0,6 ng/mL)	100	60	78
	Proinsulina (≥ 5 pmol/L)	100	68	78
	β-hidroxibutirato (≤ 2,7 mmol/L)	100	100	100
Incremento de la [glucosa] tras 1 mg de glucagón i.v. (≥ 25 mg/dL)		91	95	100

Se comparan los datos de 60 pacientes con insulinoma frente a los resultados de 20 pacientes que completaron el test de ayuno de 72 horas sin evidenciar la tríada de Whipple y que alcanzaron una glucemia de 60 mg/dL o inferior. Los puntos de corte para las diferentes magnitudes son los propuestos en la guía de la Endocrine Society (insulina ≥ 3 µU/mL; péptido C ≥ 0,6 ng/mL; proinsulina ≥ 5 pmol/L; β-hidroxibutirato ≤ 2,7 mmol/L y un incremento de la glucemia tras 1,0 mg glucagón intravenoso ≥ 25 mg/dL). i.v.: intravenoso.

glucemia baja de 50 mg/dL y el incremento es especialmente significativo en el caso del péptido C y la proinsulina que, de todas formas, demostraron una baja especificidad. Por tanto, la concentración de péptido C y de proinsulina, debida a esta baja especificidad, no debe usarse como criterio único para el diagnóstico de insulinoma, si se quiere evitar la posibilidad de un diagnóstico falsamente positivo.

Estudios posteriores han confirmado una elevada sensibilidad, pero según algunas series publicadas, con baja especificidad de estos puntos de corte, por lo que algunos grupos han ido proponiendo modificaciones. Por ejemplo, Guettier et al. en una serie de 85 pacientes sometidos a un test de ayuno de 48 horas, diagnosticaron de insulinoma a 56 de ellos, es decir, aumentan la especificidad de la proinsulina, sin bajar la sensibilidad, usando un punto de corte de 22 pmol/L.

En el estudio de Yu et al. publicado a finales de 2022 evalúan el rendimiento diagnóstico de la insulina, el péptido C y la proinsulina en una serie retrospectiva recogida entre 2000 y 2020 con población china, que incluye a 144 pacientes diagnosticados quirúrgicamente de insulinoma frente a 40 sujetos que fueron sometidos a un test de ayuno prolongado por sospecha de hipoglucemia y que consideraron sanos porque no encontraron insulinoma durante todo el período de seguimiento. Finalizaban el test de ayuno si la glucemia era ≤ 50 mg/dL y el paciente presentaba síntomas y signos de hipoglucemia o si transcurrían 72 horas sin sintomatología. La concentración de insulina y péptido C la obtuvieron usando el método de Centaur (Siemens®) y la de proinsulina, de la que solo tienen datos desde 2015, con Maglumi (Snibe®). Con un análisis con curvas de eficacia diagnóstica encontraron que el mejor criterio diagnóstico era insulina ≥ 5,5 µUI/mL, péptido C ≥ 0,7 ng/mL y proinsulina ≥ 12 pmol/L con una glucemia concomitante ≤ 50 mg/dL. Con estas cifras obtienen una sensibilidad y una especificidad del 99 % y del 100 % para insulina, del 100 % y del 100 % para el péptido C y del 93 % y del 100 % para la proinsulina, respectivamente.

A la hora de decidir qué criterios aplicar, hay que tener en cuenta que la inconsistencia de los resultados obtenidos en los distintos estudios puede deberse fundamentalmente a que usan distintos puntos de corte en la concentración de glucosa a la que evalúan los distintos marcadores bioquímicos (se ha demostrado que a menor glucemia, se obtiene mayor especificidad), el bajo número de sujetos en el grupo control, la distinta composición del grupo de pacientes y la influencia en los resultados del uso de distintos métodos analíticos empleados para la medida de la concentración de las magnitudes evaluadas.

Finalmente, debe señalarse que el resultado del test de ayuno prolongado no debe usarse para distinguir entre insulinoma y NIPHS, debido al solapamiento de las respuestas. Algunos casos de insulinoma pueden tener test de ayuno negativo y algunos pacientes con NIPHS pueden presentar test de ayuno positivo, por lo que la respuesta al test de ayuno prolongado no distingue de forma concluyente un insulinoma de un NIPHS.

Prueba de comida mixta

Los pacientes con antecedentes sugestivos de hipoglucemia posprandial pueden someterse a una prueba de comida mixta. Esa comida debe incluir los componentes reconocidos por el paciente como probables causantes de hipoglucemia, aunque lo más habitual es que se realice con una fórmula de suplemento nutricional comercial.

Se realizarán extracciones de sangre inmediatamente antes de la ingesta y, a partir de esta, cada 30 minutos hasta las 5 horas o hasta el momento en que se detecte la hipoglucemia (**Tabla 4-10**). En las muestras con concentración de glucosa inferior a 60 mg/dL se medirá la concentración de insulina, péptido C, proinsulina y secretagogos de insulina. La prueba de comida mixta debe interpretarse sobre la base de la concentración de glucosa medida con pruebas de laboratorio, no la estimada con un monitor de glucosa en el lugar de atención.

La sensibilidad diagnóstica de la prueba ha sido bastante cuestionada. Un problema añadido es la falta de estandari-

Tabla 4-10. Protocolo sugerido para una prueba de provocación con administración de comida
Se debe realizar la prueba después de un ayuno nocturno y tras la suspensión de la administración de todos los fármacos no esenciales
Se administra una comida mixta similar a la que el paciente relata que le ha causado síntomas, o un preparado nutricional de fórmula comercial
Se extraen muestras para glucosa, insulina, péptido C y proinsulina antes de la ingesta y cada 30 min hasta 300 minutos después de la ingesta de la comida
Debe observarse al paciente en busca de síntomas o signos de hipoglucemia y pedirle que relate todos los síntomas, cronometrados desde el inicio de la ingestión de alimentos. Si es posible, se ha de evitar el tratamiento hasta que se complete la prueba
Si se considera necesario tratar antes de los 300 minutos debido a síntomas graves, debe realizarse una extracción de sangre antes de administrar carbohidratos
La medida de la concentración de insulina, péptido C y proinsulina debe realizarse solo en aquellas muestras en las que la glucosa plasmática sea inferior a 60 mg/dL (3,3 mmol/L), y si se demuestra la tríada de Whipple, debe obtenerse una muestra para la medida de la concentración de hipoglucemiantes orales. En ese caso, también se deben medir los anticuerpos antiinsulina

zación, tanto en cuanto a que no hay una recomendación clara sobre la composición de la comida, como en cuanto a la interpretación de los resultados, pero la práctica clínica habitual es usar los criterios desarrollados en condiciones de ayuno (v. Tabla 4-4).

La sobrecarga oral de glucosa prolongada, muy utilizada en el pasado, no se recomienda por su baja eficiencia diagnóstica.

Pruebas de localización

Cuando se ha evidenciado una hipoglucemia hiperinsulínica endógena, con cribado negativo para agentes hipoglucemiantes orales y ausencia de anticuerpos antiinsulina y antirreceptor de insulina, hay que hacer el diagnóstico diferencial entre un insulinoma y un trastorno funcional de la célula β. Para ello son necesarios los estudios de localización.

La elección del procedimiento usado dependerá de la disponibilidad de las distintas técnicas y de la experiencia del equipo. Se pueden usar distintas técnicas no invasivas como TC, RM, ecografía, ^{18}F-DOPA PET, etc. Aunque la sensibilidad diagnóstica de cada una es solamente del 50-60 %, la combinación de varias técnicas incrementa mucho la sensibilidad diagnóstica. Debido a que, con frecuencia, los insulinomas son muy pequeños en el momento del diagnóstico y pueden aparecer en cualquier parte del páncreas, cuando las técnicas invasivas fallan en la localización, antes de establecer el diagnóstico, se recurre a técnicas más sensibles pero invasivas.

La ecografía endoscópica, que permite realizar una punción aspiración con aguja fina (PAAF) del tumor detectado, es una técnica invasiva que, aunque su rendimiento depende del operador, tiene, en general, una elevada sensibilidad. No obstante, se ha demostrado que la sensibilidad de la técnica baja cuando el tumor no está en la cabeza del páncreas y, además, algunos insulinomas son isoecoicos y no se pueden visualizar con la ecografía.

Otra técnica de localización invasiva es el estímulo pancreático con gluconato de calcio que ayudará a establecer el origen pancreático de la hiperinsulinemia y la regionalización de la secreción dentro del páncreas.

El cateterismo selectivo con inyección intraarterial de calcio es un procedimiento mínimamente invasivo que se considera el método de referencia para la localización del insulinoma. Aunque su sensibilidad diagnóstica depende mucho de la experiencia y de la habilidad del radiólogo intervencionista, se estima, en función de los datos publicados de varias series grandes, superior al 90 %.

Esta indicado fundamentalmente en aquellos casos en que no se ha identificado una lesión focal con las técnicas de imagen no invasivas, hay múltiples lesiones posibles (sobre todo en los pacientes con MEN1 en los que puede ser necesario distinguir entre tumores pancreáticos no funcionantes e insulinomas sincrónicos) y en los casos en los que se identifica una lesión, pero se necesita confirmar su funcionalidad.

El procedimiento debe ser llevado a cabo por un radiólogo intervencionista experimentado en el cateterismo de venas intraabdominales.

El procedimiento consiste en la inyección de gluconato de calcio en las arterias que alimentan el páncreas. El calcio estimula la liberación de insulina de las células β anormales e hiperfuncionantes, pero no de las células β normales del parénquima pancreático.

El estímulo se considera positivo cuando la concentración de insulina en vena hepática se incrementa más del doble o el triple de la concentración basal. El incremento se observa cuando se estimula la arteria que alimenta la región con los islotes hiperfuncionantes, ya sea causado por un insulinoma o por la hipertrofia de los islotes de esa área (NIPHS). Esto favorece enormemente la localización y el éxito del acto quirúrgico.

Habitualmente, en pacientes con NIPHS la respuesta es positiva tras el estímulo en varias arterias. En cambio, si el paciente tiene un insulinoma, la respuesta es positiva para el estímulo en una sola arteria, salvo que el tumor resida en un área alimentada por dos arterias, o el paciente tenga múltiples insulinomas distribuidos por el páncreas (p. ej., MEN1). En consecuencia, la focalidad frente a la positividad difusa no provee una evidencia incontrovertida en favor de la presencia de un insulinoma, ya que este puede ser múltiple y el NIPHS puede estar causado por una enfermedad focalizada.

En cuanto a la preparación del paciente, para evitar resultados falsamente negativos, debe retirarse cualquier medicación que inhiba la secreción de insulina como el diazóxido y la octeotrida. Además, el radiólogo intervencionista revisará las imágenes de los estudios de localización para detectar cualquier variante vascular que pueda interferir en la interpretación de los resultados.

El proceso suele llevarse a cabo con el paciente bajo sedación consciente. Utilizando un microcatéter, se seleccionan secuencialmente las arterias que alimentan cada región del páncreas para realizar el estímulo. Para la anatomía vascular típica, se selecciona la arteria esplénica distal (evaluará la respuesta del tejido de la cola pancreática), la arteria esplénica proximal (cuerpo y cola), la arteria gastroduodenal (cabeza) y la arteria mesentérica superior (cabeza y proceso uncinado). También se canaliza la vena hepática derecha para la extracción de sangre.

Una vez seleccionada una arteria, se obtienen muestras de 5 mL de sangre arterial y venosa antes de la inyección. Luego se inyecta, en forma de bolo rápido, gluconato de calcio en la arteria seleccionada (5 mL de gluconato de calcio diluido en suero salino; dosis de 0,025 mEq/kg) y se obtienen muestras de 5 mL de sangre de la vena hepática de drenaje a los 20, 40 y 60 segundos, aunque otros grupos hacen muestreos a los 30, 60, 90, 120 y 180 segundos, después de la inyección.

Debe esperarse un mínimo de 5 minutos después de la inyección de gluconato de calcio antes de realizar el estímulo en la siguiente arteria.

Un aumento de la concentración de insulina que dobla la concentración basal en la vena hepática, tras la inyección de calcio en arteria gastroduodenal, sugiere la presencia del insulinoma en la cabeza del páncreas; cuando el aumento se produce tras la inyección en la arteria mesentérica superior, debe sospecharse que el insulinoma se localiza en el proceso uncinado, y cuando el aumento de la insulina se detecta tras la inyección en la arteria esplénica, probablemente el insulinoma está localizado en el cuerpo del páncreas (**Fig. 4-4**).

Si se desea la valoración de las posibles metástasis hepáticas, se llevará a cabo el cateterismo y el subsecuente estímulo con calcio en la arteria hepática derecha e izquierda. La presencia de enfermedad metastásica se acompañará de un ascenso de la concentración de insulina en la vena hepática ipsilateral (derecha o izquierda).

Pese a que el criterio clásico para considerar positiva la estimulación con calcio es un incremento de la concentración de insulina superior a dos o tres veces la concentración basal, algunos estudios han demostrado que este punto de corte puede tener una baja especificidad, sobre todo en aquellos pacientes con NIPHS que presentan una concentración de insulina basal muy baja en la que un pequeño incremento postestímulo puede superar el doble de la basal. Thompson *et al.* en su serie publicada con 42 insulinomas y 74 NIPHS solo consiguen una especificidad del 99 % para el diagnóstico de insulinoma si el incremento de concentración de insulina supera 19 veces la concentración basal. El valor de concentración de insulina obtenido tras el estímulo y, por tanto, la interpretación de los resultados, puede estar influida por una posible diabetes concurrente, por que el paciente esté en ayunas o no, por el uso de infusión continua de dextrosa al 5 % durante el procedimiento, por la dosis de gluconato cálcico administrada, por los tiempos a los que se extraigan las muestras venosas y, por supuesto, por el método usado para la medida de la concentración de insulina. La falta de estandarización del protocolo limita su eficiencia diagnóstica.

TRATAMIENTO DE LA HIPOGLUCEMIA

Aunque una descripción detallada de las opciones terapéuticas está fuera del alcance de este tema, basta mencionar las opciones más utilizadas.

La prevención de la hipoglucemia recidivante requiere un tratamiento que corrija o eluda el mecanismo hipoglucémico (v. **Tabla 4-1**). Los fármacos causantes se pueden retirar o reducir su dosis. Las enfermedades críticas subyacentes, a menudo, se pueden tratar. El cortisol puede ser reemplazado. La reducción quirúrgica, radioterapéutica o quimioterapéutica de la masa de un tumor de células distintas de los islotes puede aliviar la hipoglucemia, incluso si el tumor no se puede curar; la administración de glucocorticoides, GH u, ocasio-

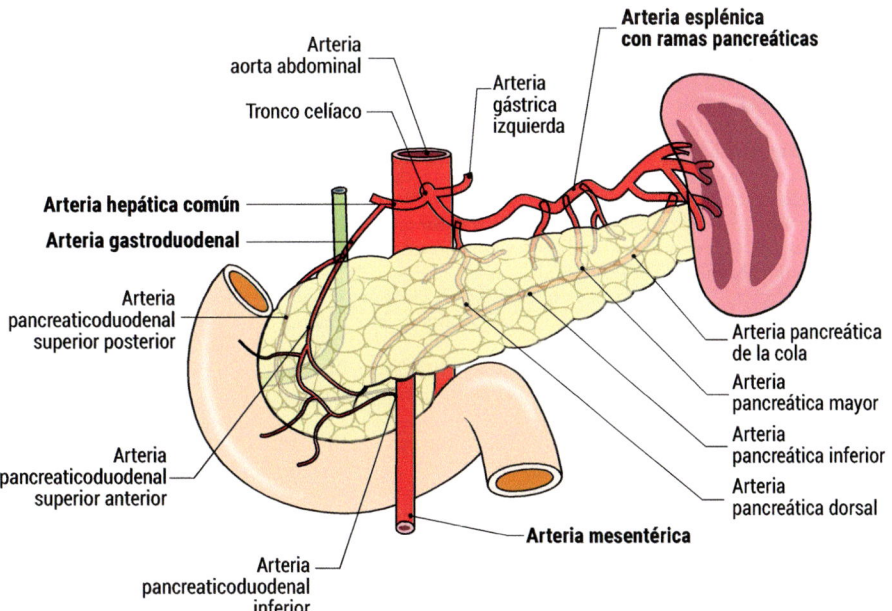

Figura 4-4. Circulación pancreática. Se destacan las arterias que se usan para la estimulación pancreática con calcio.

nalmente, octreotida también puede aliviar la hipoglucemia en estos pacientes. La resección quirúrgica de un insulinoma benigno es curativa y se puede usar el tratamiento médico con diazóxido, octreotida o ambos si no es posible la resección del tumor. El tratamiento de las hipoglucemias autoinmunitarias (p. ej., con glucocorticoides u otro medicamento inmunosupresor) es problemático, pero estos trastornos, al menos en los pacientes asiáticos, pueden ser autolimitados. En

pacientes con NIPHS o hipoglucemia posterior al *bypass* gástrico, la terapia médica con alimentación frecuente, evitando alimentos ricos en azúcares, un inhibidor de la β-glucosidasa, diazóxido y octreotida suele ser efectiva. La pancreatectomía parcial puede proporcionar mejoría, pero sus resultados son controvertidos. Si estos tratamientos fallan, puede ser necesaria la provisión de glucosa exógena con grandes dosis de maicena cruda o, incluso, infusión de glucosa intragástrica.

 PUNTOS CLAVE

- Aunque la hipoglucemia espontánea en adultos es una circunstancia rara, su reconocimiento es importante para el tratamiento paliativo o curativo de la causa subyacente.
- Establecer la tríada de Whipple (glucemia baja, neuroglucopenia y resolución de la neuroglucopenia al aumentar la concentración glucemia en sangre) es esencial para verificar la hipoglucemia.
- Es importante ser consciente de que puede producirse hipoglucemia en pacientes gravemente enfermos y, en estos casos, no es necesario realizar más indagaciones, a menos que se sospeche otra causa de hipoglucemia. No obstante, la mayoría de los pacientes suelen estar asintomáticos y normoglucémicos en el momento de su evaluación.
- Sus antecedentes personales en cuanto a medicación, automedicación, acceso a fármacos hipoglucemiantes, consumo de alcohol y comorbilidades, incluyendo enfermedades psi-

quiátricas, pueden proporcionar pistas sobre la etiología de la hipoglucemia.
- La estrategia diagnóstica se basa en la obtención de muestras de sangre durante los síntomas para medir la concentración de glucosa en el laboratorio, para lo cual a veces es necesario provocar esta situación mediante el ayuno o la administración de alimentos.
- Si se confirma la hipoglucemia, se realizará una batería de pruebas bioquímicas de forma secuencial. Los datos obtenidos, junto con las pruebas de imagen y, en algunos casos la realización de una inyección de calcio intraarterial en el páncreas llevarán al diagnóstico de la causa de la hipoglucemia.
- El papel del especialista en Medicina de Laboratorio en todo el proceso diagnóstico es fundamental para el éxito del proceso.

BIBLIOGRAFÍA

Bhat SZ, Lim S, Sidhaye A, Hamrahian AH. Type B Insulin Resistance Syndrome: A Rare Cause of Hypoglycemia. JCEM Case Rep. 2023;1(5):luad104.

Bodnar TW, Acevedo MJ, Pietropaolo M. Management of non-islet-cell tumor hypoglycemia: a clinical review. J Clin Endocrinol Metab. 2014;99(3):713-22.

Cander S, Gul OO, Yildirim N, Unal OK, Saraydaroglu O, Imamoglu S. A rare cause of hypoglycemia in a type 2 diabetic patient: insulinoma. J Diabetes Complications. 2012;26(1):65-7.

Capristo E, Panunzi S, De Gaetano A, et al. Incidence of Hypoglycemia After Gastric Bypass vs Sleeve Gastrectomy: A Randomized Trial. J Clin Endocrinol Metab. 2018;103(6):2136-46.

Chen S, Qiang J, Zhang Y, et al. Hypoglycemia as a potential risk for patients taking clopidogrel: A systematic review and meta-analysis. Front Endocrinol (Lausanne). 2023;14:1091933.

Chou HW, Wang JL, Chang CH, Lee JJ, Shau WY, Lai MS. Risk of severe dysglycemia among diabetic patients receiving levofloxacin, ciprofloxacin, or moxifloxacin in Taiwan. Clin Infect Dis. 2013;57(7):971-80.

Cryer PE, Axelrod L, Grossman AB, et al. Evaluation and management of adult hypoglycemic disorders: an Endocrine Society Clinical Practice Guideline. J Clin Endocrinol Metab. 2009;94(3):709-28.

Dynkevich Y, Rother KI, Whitford I, et al. Tumors, IGF-2, and hypoglycemia: insights from the clinic, the laboratory, and the historical archive. Endocr Rev. 2013;34(6):798-826.

Eisenberg D, Azagury DE, Ghiassi S, Grover BT, Kim JJ. ASMBS Position Statement on Postprandial Hyperinsulinemic Hypoglycemia after Bariatric Surgery. Surg Obes Relat Dis. 2017;13(3):371-8.

Eom YS, Wilson JR, Bernet VJ. Links between Thyroid Disorders and Glucose Homeostasis. Diabetes Metab J. 2022;46(2):239-56.

Frankton S, Baithun S, Husain E, Davis K, Grossman AB. Phaeochromocytoma crisis presenting with profound hypoglycaemia and subsequent hypertension. Hormones (Athens). 2009;8(1):65-70.

Fukuda I, Hizuka N, Ishikawa Y, Yasumoto K, Murakami Y, Sata A, et al. Clinical features of insulin-like growth factor-II producing non-islet-cell tumor hypoglycemia. Growth Horm IGF Res. 2006;16(4):211-6.

Grant CS. Insulinoma. Best Pract Res Clin Gastroenterol. 2005;19(5):783-98.

Guettier JM, Lungu A, Goodling A, Cochran C, Gorden P. The role of proinsulin and insulin in the diagnosis of insulinoma: a critical evaluation of the Endocrine Society clinical practice guideline. J Clin Endocrinol Metab. 2013;98(12):4752-8.

Heurtault B, Reix N, Meyer N, et al. Extensive study of human insulin immunoassays: promises and pitfalls for insulin analogue detection and quantification. Clin Chem Lab Med. 2014;52(3):355-62.

Hofland J, Falconi M, Christ E, et al. European Neuroendocrine Tumor Society 2023 guidance paper for functioning pancreatic neuroendocrine tumour syndromes. J Neuroendocrinol. 2023;35(8):e13318.

Honka H, Salehi M. Postprandial hypoglycemia after gastric bypass surgery: from pathogenesis to diagnosis and treatment. Curr Opin Clin Nutr Metab Care. 2019;22(4):295-302.

Jackson RA, Peters N, Advani U, et al. Forearm glucose uptake during the oral glucose tolerance test in normal subjects. Diabetes. 1973;22(6):442-58.

Jyotsna VP, Pal S, Kandasamy D, et al. Evolving management of insulinoma: Experience at a tertiary care centre. Indian J Med Res. 2016;144(5):771.

Kao SL, Chan CL, Tan B, et al. An unusual outbreak of hypoglycemia. N Engl J Med. 2009;360(7):734-6.

Krinsley JS, Grover A. Severe hypoglycemia in critically ill patients: risk factors and outcomes. Crit Care Med. 2007;35(10):2262-7.

Krull I, Sahli R, Diem P, Stettler C. Variability in cross-reactivity of novel insulin analogues in immunometric insulin assays. Diabet Med. 2009;26(10):1075-6.

Lebowitz MR, Blumenthal SA. The molar ratio of insulin to C-peptide. An aid to the diagnosis of hypoglycemia due to surreptitious (or inadvertent) insulin administration. Arch Intern Med. 1993;153(5):650-5.

Lupsa BC, Chong AY, Cochran EK, Soos MA, Semple RK, Gorden P. Autoimmune forms of hypoglycemia. Medicine (Baltimore). 2009;88(3):141-53.

Maines E, Urru SAM, Leonardi L, et al. Drug-induced hyperinsulinemic hypoglycemia: An update on pathophysiology and treatment. Rev Endocr Metab Disord. 2023;24(6):1031-44.

Maitra SR, Wojnar MM, Lang CH. Alterations in tissue glucose uptake during the hyperglycemic and hypoglycemic phases of sepsis. Shock. 2000;13(5):379-85.

Minn AH, Kayton M, Lorang D, et al. Insulinomas and expression of an insulin splice variant. Lancet. 2004;363(9406):363-7.

Mitrakou A, Fanelli C, Veneman T, et al. Reversibility of unawareness of hypoglycemia in patients with insulinomas. N Engl J Med. 1993;329(12):834-9.

Murad MH, Coto-Yglesias F, Wang AT, et al. Clinical review: Drug-induced hypoglycemia: a systematic review. J Clin Endocrinol Metab. 2009;94(3):741-5.

Nalbantoglu Elmas O, Demir K, Soylu N, Celik N, Ozkan B. Importance of insulin immunoassays in the diagnosis of factitious hypoglycemia. J Clin Res Pediatr Endocrinol. 2014;6(4):258-61.

Nauck MA, Reinecke M, Perren A, et al. Hypoglycemia due to paraneoplastic secretion of insulin-like growth factor-I in a patient with metastasizing large-cell carcinoma of the lung. J Clin Endocrinol Metab. 2007;92(5):1600-5.

Nirantharakumar K, Marshall T, Hodson J, et al. Hypoglycemia in non-diabetic in-patients: clinical or criminal? PLoS One. 2012;7(7):e40384.

Placzkowski KA, Vella A, Thompson GB, et al. Secular trends in the presentation and management of functioning insulinoma at the Mayo Clinic, 1987-2007. J Clin Endocrinol Metab. 2009;94(4):1069-73.

Pozo Román JMR A, Güemes Hidalgo M. Hipoglucemia no diabética. Pediatría Integral. 2019;23(2):90.

Sako A, Yasunaga H, Matsui H, et al. Hospitalization with hypoglycemia in patients without diabetes mellitus: A retrospective study using a national inpatient database in Japan, 2008-2012. Medicine (Baltimore). 2017;96(25):e7271.

Seckl MJ, Mulholland PJ, Bishop AE, et al. Hypoglycemia due to an insulin-secreting small-cell carcinoma of the cervix. N Engl J Med. 1999;341(10):733-6.

Service FJ, McMahon MM, O'Brien PC, Ballard DJ. Functioning insulinoma-incidence, recurrence, and long-term survival of patients: a 60-year study. Mayo Clin Proc. 1991;66(7):711-9.

Service FJ, Natt N, Thompson GB, et al. Noninsulinoma pancreatogenous hypoglycemia: a novel syndrome of hyperinsulinemic hypoglycemia in adults independent of mutations in Kir6.2 and SUR1 genes. J Clin Endocrinol Metab. 1999;84(5):1582-9.

Service FJ, O'Brien PC. Increasing serum betahydroxybutyrate concentrations during the 72-hour fast: evidence against hyperinsulinemic hypoglycemia. J Clin Endocrinol Metab. 2005;90(8):4555-8.

Service FJ. Hypoglycemic disorders. N Engl J Med. 1995;332(17):1144-52.

Service FJ. Recurrent hyperinsulinemic hypoglycemia caused by an insulin-secreting insulinoma. Nat Clin Pract Endocrinol Metab. 2006;2(8):467-70; quiz following 70.

Thompson SM, Vella A, Thompson GB, et al. Selective Arterial Calcium Stimulation With Hepatic Venous Sampling Differentiates Insulinoma From Nesidioblastosis. J Clin Endocrinol Metab. 2015;100(11):4189-97.

Vanderveen KA, Grant CS, Thompson GB, et al. Outcomes and quality of life after partial pancreatectomy for non-insulinoma pancreatogenous hypoglycemia from diffuse islet cell disease. Surgery. 2010;148(6):1237-45; discussion 45-6.

Vella A. Non-islet cell tumor hypoglycemia [Internet]. Uptodate. 2024. https://www.uptodate.com/contents/nonislet-cell-tumor-hypoglycemia (consulta en julio de 2024).

Vortmeyer AO, Huang S, Lubensky I, Zhuang Z. Non-islet origin of pancreatic islet cell tumors. J Clin Endocrinol Metab. 2004;89(4):1934-8.

Wong SL, Priestman A, Holmes DT. Recurrent hypoglycemia from insulin autoimmune syndrome. J Gen Intern Med. 2014;29(1):250-4.

Yu J, Liu Y, Lyu L, et al. The optimal diagnostic criteria of endogenous hyperinsulinemic hypoglycemia based on a large cohort of Chinese patients. Front Endocrinol (Lausanne). 2022;13:994707.

Zhao K, Patel N, Kulkarni K, Gross JS, Taslakian B. Essentials of Insulinoma Localization with Selective Arterial Calcium Stimulation and Hepatic Venous Sampling. J Clin Med. 2020;9(10):3091.

Avances en cribado neonatal. Desafíos para el laboratorio

5

H. D. Carvalho de Azevedo Rocha

 OBJETIVOS

- Conocer la evolución de los programas de cribado y de sus enfoques en el laboratorio hasta hoy.
- Distinguir las características de la muestra y sus desafíos.
- Comprender las estrategias empleadas por los laboratorios de cribado, para mantener la sensibilidad y la especificidad elevadas.
- Conocer los desafíos que se tienen los laboratorios de cribado neonatal.

PERSPECTIVA HISTÓRICA

Los programas de cribado neonatal (PCN) son programas de salud pública que tienen como objetivo detectar en los neonatos ciertas enfermedades congénitas graves para tratarlas antes del debut de los síntomas y, así, prevenir o reducir la morbimortalidad asociada a dichas enfermedades.

El cribado neonatal tuvo su inicio en la década de 1960, con los trabajos de Robert Guthrie, quien desarrolló una prueba sensible, económica y eficaz para la detección de recién nacidos con fenilcetonuria (PKU). La prueba de Guthrie era una evaluación semicuantitativa de la concentración de fenilalanina en sangre en papel de los recién nacidos, basada en la inhibición del crecimiento bacteriano (β-2-tienilalanina). Además del desarrollo de la prueba, y de similar importancia, Robert Guthrie introdujo el uso de una nueva matriz para la recolección de muestras de cribado neonatal, la sangre seca en papel. La muestra, una pequeña cantidad de sangre, se obtiene mediante una punción en el talón del bebé (por lo que se conoce como «prueba del talón») y se coloca en una tarjeta con papel de filtro especial, que hoy en día se conoce como «tarjeta de Guthrie» (*dried blood spot* [DBD]). Una vez seca, la muestra es bastante estable y de fácil transporte al laboratorio para su análisis. La existencia de un método de recolección fácil, una muestra estable y fácil de transportar fue, y sigue siendo, absolutamente fundamental para el éxito de una estrategia de cribado que se pretende universal. Esto, junto con los beneficios para la salud de los recién nacidos identificados con fenilcetonuria, fue crucial y la base para la expansión de los programas de cribado en todo el mundo.

Después del éxito del cribado de la fenilcetonuria, que comenzó en 1961 en Estados Unidos, en el estado de Nueva York, rápidamente se extendió a otros estados de EE.UU. y a Europa, donde también llegó a principios de la década de 1960. Los beneficios para la salud derivados del cribado de la fenilcetonuria, en el que el tratamiento presintomático de los pacientes (empezado en los primeros días de vida y basado en una dieta restrictiva de fenilalanina) permitió que no se desarrollara el retraso mental tan característico en los niños no tratados tempranamente, llevaron a considerar el cribado de otras enfermedades en el período neonatal.

En 1972, en Quebec (Canadá) Jean Dussault adaptó un método de radioinmunoanálisis para determinar la hormona tiroxina (T4) en sangre en papel de recién nacidos, lo que permitió la detección temprana del hipotiroidismo congénito.

En los años siguientes, se fueron añadiendo nuevas enfermedades en los diferentes programas de cribado (aunque de manera no uniforme), como la galactosemia clásica, la hiperplasia congénita de las suprarrenales, la fibrosis quística y la anemia falciforme, entre otras. Todas estas enfermedades fueron rastreadas a partir de un principio: una prueba, un biomarcador, una enfermedad.

Ante el desarrollo de varios programas de cribado (no solo neonatal) como parte de las políticas de salud pública de varios países, la Organización Mundial de la Salud (OMS) sintió la necesidad de definir orientaciones y criterios para que se cribara una determinada enfermedad. Estos criterios, definidos ante la realidad existente en aquel momento, pretendían ser una garantía para que el objetivo principal de este tipo de programas se cumpla: «el máximo beneficio con el mínimo coste». Así, la OMS publicó en 1968 el documento *Principles and practice of screening for disease*.

! Los 10 principios orientadores son conocidos por el nombre de sus autores: principios de Wilson y Jungner:

1. La enfermedad debe ser un problema de salud importante.
2. Debe existir un tratamiento aceptado por los pacientes con la enfermedad.
3. Los métodos diagnósticos y el tratamiento deben estar disponibles.
4. La enfermedad debe tener una etapa sintomática latente o temprana reconocible.
5. La prueba de cribado debe ser adecuada.
6. La prueba debe ser aceptable para la población.
7. La historia natural de la enfermedad debe ser bien conocida.
8. Debe haber consenso sobre el tratamiento de la enfermedad.
9. El coste del cribado (incluyendo el diagnóstico y el tratamiento) debe estar equilibrado en relación con el gasto total de la asistencia médica.
10. La búsqueda de casos debe ser un proceso continuo.

La PKU y el hipotiroidismo congénito (HC) son las enfermedades más comúnmente cribadas, y se observa una gran heterogeneidad en cuanto a la introducción de otras enfermedades en los paneles de cribado. Después de algunos años de evolución lenta de los PCN, con la inclusión de nuevas enfermedades al ritmo del desarrollo técnico, los programas sufrieron una revolución a mediados de la década de 1990 con la introducción en los laboratorios de cribado de la espectrometría de masas en tándem (MS/MS). La MS/MS está enfocada principalmente hacia el cribado de aminoacidopatías, acidurias orgánicas y trastornos de la β-oxidación mitocondrial de ácidos grasos. Es una tecnología multianalito que posibilita la detección y cuantificación simultánea de más de 60 metabolitos, y así cribar más de 40 errores congénitos del metabolismo a partir de una única muestra de sangre en papel. Esta tecnología representa un cambio de paradigma, pues se pasa de «una prueba → un metabolito → una enfermedad» a «una prueba → múltiples metabolitos → múltiples enfermedades».

Este nuevo enfoque obliga a reconsiderar la aplicación de los criterios clásicos establecidos por Wilson y Jungner, definidos a partir de otra realidad, lo que hace necesaria su adaptación. Trastornos potencialmente tratables y con un elevado grado de morbimortalidad podrían ser candidatos a su inclusión dentro de un cribado neonatal ampliado, a pesar de tener una prevalencia muy baja. Por otro lado, aunque el coste marginal de ampliar el programa pueda ser relativamente pequeño, el uso de esta nueva tecnología no implica necesariamente la inclusión de todos los posibles trastornos detectables. Por tanto, aunque con dificultades, la evaluación de costes deberá realizarse de forma conjunta considerando los beneficios de la inclusión de enfermedades muy raras pero tratables, que ahora es posible cribar sin costes directos añadidos. La dificultad en la aplicación de los criterios previamente definidos y las diferencias en su interpretación acompañan a esta nueva realidad y se reflejan en las diferencias existentes a nivel de las enfermedades cribadas entre los programas que ya adoptaron la MS/MS. Conviene señalar, sin embargo, que, a pesar de las diferencias de evaluación existentes, la inclusión de la MS/MS en los laboratorios de cribado no es motivo actual de debate, pues su implantación ya se justifica a partir de la optimización de la detección de la PKU y la inclusión del cribado de la deficiencia de acil-CoA deshidrogenasa de cadena media (MCADD). Ante una nueva realidad, una revisión de los criterios de Wilson y Junger se publicó en 2008.

 Revisión de los criterios originales de Wilson y Jungner:

1. El programa de cribado debe responder a una necesidad reconocida.
2. Los objetivos del cribado se deben definir desde el inicio.
3. Debe definirse una población objetivo.
4. Debe haber evidencia científica de la efectividad del programa de cribado.
5. El programa debe integrar la educación, el proceso analítico, los servicios clínicos y su gestión.
6. Debe haber garantía de calidad del programa, con los mecanismos adecuados para minimizar los riesgos potenciales del cribado.
7. El programa debe asegurar el consentimiento informado, la confidencialidad y el respeto a la autonomía.
8. El programa debe promover la equidad y el acceso a la prueba para toda la población objetivo.
9. La evaluación del programa debe planificarse desde el inicio.
10. Los beneficios totales del cribado deben compensar los aspectos perjudiciales.

Estos criterios sirvieron de base para la organización de los programas de cribado y la definición de metodologías de selección de las enfermedades a cribar. En lo que respecta a los componentes de los programas, surge la necesidad de que sean más que una simple prueba de laboratorio. Históricamente, los programas de cribado neonatal se han centrado más en la prueba de cribado, pero los programas verdaderamente efectivos también proporcionan una infraestructura para el acceso universal, la educación (tanto para profesionales como familias) y un seguimiento clínico para todos los recién nacidos con un resultado positivo en el cribado.

! Un programa de cribado neonatal es un sistema integral de atención médica que debe incluir seis componentes principales: educación, cribado, diagnóstico, manejo terapéutico, seguimiento clínico a corto y largo plazo y evaluación periódica de los indicadores de calidad del programa. Todo programa de cribado neonatal debe garantizar el acceso equitativo al servicio ofrecido por el programa (cribado, diagnóstico y acceso al tratamiento), la participación informada de las familias y la protección de la confidencialidad.

La diferente interpretación de los criterios de Wilson y Jungner es una de las principales razones que subyace a las diferencias entre las enfermedades que se buscan en los diferentes programas de rastreo. Aunque estos criterios publicados por la OMS pueden servir de guía para la toma de decisiones, la realidad es que las diferencias en las recomendaciones para la inclusión de enfermedades en los programas de cribado neonatal son intrínsecamente dependientes de criterios políticos, socioculturales y, sobre todo, económicos.

SITUACIÓN ACTUAL DE LOS PROGRAMAS DE CRIBADO EN EL MUNDO

Todos los PCN, tanto del mundo desarrollado como de los países en desarrollo, incluyen la detección de la PKU y el HC, o por lo menos la de uno de ellos. Además, en los últimos años el alcance de la evaluación de los recién nacidos mediante la prueba del talón sigue avanzando y se están incluyendo en estos programas otras enfermedades que pueden causar la muerte prematura, como infecciones graves y anemias importantes. Respecto a las enfermedades metabólicas hereditarias, se pueden diferenciar en dos grupos: aquellas cuya detección se realiza por medio de MS/MS y las que necesitan otras técnicas de laboratorio. En este segundo grupo se incluyen fundamentalmente la galactosemia clásica y la deficiencia de biotinidasa. El cribado neonatal por MS/MS de los errores innatos del metabolismo está más o menos extendido por todos los países desarrollados y los problemas iniciales relacionados con la validación analítica, clínica y el seguimiento clínico están satisfactoriamente resueltos. Mientras tanto, continúa el debate sobre el beneficio del cribado de algunas de las enfermedades. Dentro del gran grupo de los errores innatos del metabolismo con posibilidad de ser cribados por MS/MS están aquellos cuya detección presenta beneficios claros y directos para el recién nacido y otros en los que los beneficios no son tan obvios. Un ejemplo es el cribado de enfermedades sin tratamiento en las que uno de los objetivos puede ser el diagnóstico, la obtención de información importante para un futuro consejo genético a la familia y la disponibilidad de un diagnóstico prenatal. A día de hoy, la cuestión de cuáles deben ser considerados objetivos del cribado neonatal sigue generando un intenso debate.

En Estados Unidos, con la intención de armonizar las enfermedades a cribar en los diferentes estados, el American College of Medical Genetics publicó, en 2006, el documento *Newborn screening: Toward a uniform screening panel and system*. Un grupo de expertos hizo una evaluación de las enfermedades cribables e identificaron 29 trastornos considerados objetivos primarios, de los que 20 son detectables por MS/MS. Asimismo, se define un segundo grupo de 25 enfermedades consideradas secundarias, 22 de estas detectables por MS/MS en las que la evidencia de beneficio no sería tan relevante.

💡 Este ha sido el primer estudio del cual emerge la recomendación de la U.S. Secretary of Health and Human Services, Recommended Uniform Screening Panel (RUSP), en la que se valora de forma homogénea y permanente un gran grupo de enfermedades. Este trabajo inicial es referencia y se mantiene actualizado con la evaluación permanente de nuevas enfermedades. Hoy en día, en el RUSP están incluidas 37 enfermedades primarias y más de 26 enfermedades secundarias.

Como consecuencia de estas recomendaciones, Estados Unidos presenta una muy significativa uniformidad en las enfermedades cribadas entre los distintos estados. Por este planteamiento, Estados Unidos se considera uno de los países más liberales en la evaluación que hace de los criterios de Wilson y Jungner. El RUSP también se utiliza como la base de discusión y valoración en otros países. En Canadá, el cribado neonatal también incluye un gran número de enfermedades metabólicas, aunque algo menos que en Estados Unidos. Algunos países de Centroamérica y de Sudamérica presentan PCN bien implementados. Destacan Costa Rica y Uruguay, que criban todos sus neonatos para un gran número de enfermedades metabólicas por MS/MS. Sin embargo, en Sudamérica la mayoría de los programas de cribado incluyen un número limitado de enfermedades además de la PKU y del hipotiroidismo congénito, y son pocas las regiones con cribado por MS/MS universal.

❗ El desarrollo del cribado neonatal en Europa en los últimos 50 años ha conducido a que se cribe la PKU y el HC en todos los países de Europa occidental y a que algunos países añadieran otras enfermedades como la deficiencia de biotinidasa y la galactosemia clásica. Respecto al cribado por MS/MS, ha sido progresivamente adoptado por varios países, pero de una forma bastante heterogénea, no solo en lo que respecta al número de enfermedades cribadas en cada país, sino también, en algunos casos, al número de enfermedades cribadas en diferentes regiones de un mismo país.

Ante este escenario, se hizo un esfuerzo con la intención de armonizar los PCN y se llevó a cabo un proyecto financiado por la Comisión Europea, titulado *Evaluation of population newborn screening practices for rare disorders in Member States of the European Union* para efectuar un análisis de las prácticas y políticas de cribado neonatal de cada país y para introducir las bases para el establecimiento de líneas de orientación en esta materia. Pero las conclusiones resultantes de este proyecto no son vinculantes. La evidencia que se ha generado a favor del cribado ampliado ha conducido a que prácticamente todos los países de Europa occidental hayan incluido en sus PCN un grupo importante de enfermedades metabólicas hereditarias. Una situación distinta hay en el sudeste de Europa, donde los programas incluyen el cribado de un grupo muy limitado de enfermedades o no existen. En algunos países la heterogeneidad interregional es igualmente significativa, en concreto en España y Bélgica (con diferencias entre la región flamenca y la francófona). En Italia se publicó en 2016 una ley que conduce a la uniformización y ampliación de las enfermedades metabólicas, pues dictamina que se criben todos los neonatos para un número cercano a las 40 afecciones.

❗ La heterogeneidad es la principal característica de los programas de cribado en el resto del mundo.

En la región de Asia-Pacífico, que representa en torno al 40 % de todos los nacimientos globales, hay diferencias regionales profundas con respecto al desarrollo de los sistemas de sanidad y también al cribado neonatal. En algunos países las actividades de cribado neonatal son prácticamente inexistentes (como en Camboya y Nepal), mientras que en otros, aunque realicen el cribado de al menos una enfermedad, tienen un alcance limitado y no están completamente organizados (es el caso de India e Indonesia). En esa región hay ejemplos de programas de cribado bien estructurados, de alcance universal y que criban a un grupo muy extenso de enfermedades (Australia, Japón y China, entre otros). En África hay que diferenciar los países del norte de los del África subsahariana. Egipto tiene implementado un programa incluso en una parte de la población por MS/MS, y otros países del norte de África están llevando a cabo proyectos para la introducción de programas de cribado sistemático. La realidad en el África subsahariana es muy distinta y son muy escasas las referencias a PCN.

MÉTODOS ANALÍTICOS EN CRIBADO NEONATAL

A lo largo de los años se ha observado una evolución de los métodos analíticos utilizados para el cribado de las distintas enfermedades. El método de Guthrie para la evaluación semicuantitativa de la fenilalanina para el cribado de la fenilcetonuria fue utilizado hasta mediados de la década de 1980, momento en el cual fue progresivamente sustituido por métodos colorimétricos y fluorométricos que, al ser cuantitativos, permitían mayor sensibilidad en el cribado de la fenilcetonuria. Hoy en día, tras la adopción de la tecnología de la MS/MS por parte de los laboratorios de cribado, la sensibilidad y la especificidad han aumentado considerablemente, con la posibilidad no solo de cuantificar más eficazmente la fenilalanina, sino también de agregar nuevos marcadores, como el producto de la reacción de la enzima deficitaria en la fenilcetonuria (fenilalanina hidroxilasa), la tirosina. La combinación de la medición de la fenilalanina con la tirosina, y más concretamente con la relación fenilalanina/tirosina, ha permitido alcanzar niveles de sensibilidad y especificidad sin precedentes. En cuanto al cribado del hipotiroidismo congénito, este se basó inicialmente en la medición de la tiroxina (T4). Sin embargo, la reducción de T4 estaba muy próxima al límite de la normalidad para recién nacidos, lo que llevó a buscar alternativas con mayor poder discriminatorio. Muchos programas comenzaron a basar el cribado del hipotiroidismo congénito en el aumento de la concentración de la hormona estimulante de la tiroides (TSH), producida por la hipófisis, y que se encuentra aumentada de forma relevante en casos de hipotiroidismo de causa tiroidea primaria. La desventaja de este enfoque radica en la imposibilidad de detectar situaciones de hipotiroidismo hipofisario (que presentan concentraciones normales/bajas de TSH). A pesar de esta limitación, la mayoría de los laboratorios utilizan la TSH como marcador primario en el cribado del hipotiroidismo congénito. Actualmente, la medición de la TSH se realiza mediante métodos de inmunofluoroensayo, utilizando anticuerpos que aportan elevados niveles de sensibilidad y especificidad. La inclusión de nuevas patologías en los paneles de enfermedades rastreadas se basa, en muchos casos, en el uso de métodos de inmunofluoroensayo más o menos automatizados. Dos ejemplos son el cribado de la hiperplasia congénita de las suprarrenales, que se basa en la medición de la 17-hidroxiprogesterona (17OHP), y el cribado de la fibrosis quística, que se basa en la medición de la tripsina inmunorreactiva (TIR).

La galactosemia clásica es otra enfermedad que ha sido añadida a varios programas de cribado neonatal, y su detección se basa en la cuantificación de la galactosa total en sangre en papel de Guthrie. Generalmente, la cuantificación de la galactosa total se basa en técnicas de base enzimática con detección espectrofotométrica/fluorimétrica, que, aunque han sufrido algunas variaciones a lo largo de los años, en su esencia se mantienen prácticamente inalteradas. Otra enfermedad rastreada en algunos programas de cribado es la deficiencia en biotinidasa, cuyo cribado se basa en la evaluación de la actividad de la enzima, ya sea por métodos cuantitativos o cualitativos. La anemia de células falciformes, o drepanocitosis, una enfermedad endémica en algunas regiones, pero cada vez más global debido a los flujos migratorios, comenzó a ser cribada basándose en la alteración de los patrones electroforéticos de la hemoglobina en gel, y ha evolucionado hacia enfoques metodológicos de mayor resolución que permiten identificar y cuantificar las diferentes isoformas de la hemoglobina, como la electroforesis capilar o la cromatografía líquida de gran resolución (HPLC).

Todas estas enfermedades que han sido añadidas a los diferentes programas de cribado lo han sido siempre a partir del mismo principio: una prueba, una medición, una enfermedad. Esta aproximación solo se alteró a mediados de la década de 1990, cuando como resultado de los trabajos de David Millington y Don Chace, la espectrometría de masas en tándem, una tecnología de gran especificidad, sensibilidad y multianalítica, fue introducida progresivamente en los laboratorios de cribado neonatal.

Esta tecnología multianalítica y adaptada al procesamiento de un elevado número de muestras diariamente, permite, a partir de un único círculo de 3,2 mm de diámetro de sangre en papel, cuantificar más de 60 moléculas simultáneamente, en su mayoría aminoácidos y acilcarnitinas, lo que posibilita la detección potencial de más de 40 errores innatos del metabolismo. Esta tecnología dio lugar al mayor aumento jamás observado en el número de enfermedades incluidas en los programas de cribado (que varía de 10 a más de 30, dependiendo de la evaluación realizada por cada programa). Sin embargo, también fue la fuente de varios desafíos que tuvieron y tienen que ser superados, como la validación clínica y analítica y la adaptación de los propios laboratorios al uso de esta tecnología. Con el uso de la espectrometría de masas en tándem, que posibilita el cribado de enfermedades raras y ultrarraras, quedó claro que cada laboratorio, cada programa individualmente, tendría mucha dificultad en acumular experiencia suficiente en el cribado de cada una de las distintas enfermedades, para garantizar los niveles de sensibilidad y especificidad deseados. El reconocimiento de esta realidad llevó a una iniciativa (inicialmente el proyecto «Region-4Genetics» y ahora «Collaborative Laboratory Integrated Reports» [CLIR]), liderada por la Clínica Mayo (Rochester), que compiló datos analíticos del cribado de miles de pacientes con errores innatos del metabolismo identificables, así como de individuos normales, datos proporcionados por docenas de laboratorios de todo el mundo. A partir de estos datos fue posible optimizar no solo los puntos de corte de los diferentes marcadores, sino también definir cuáles son los mejores marcadores para el cribado de una determinada enfermedad, con ganancias significativas de sensibilidad y especificidad.

Esta iniciativa es un ejemplo de la extrema utilidad de los estudios colaborativos exhaustivos en el ámbito de la investigación diagnóstica y el cribado neonatal de enfermedades raras.

Después del inicio del uso de la espectrometría de masas para efectos de cribado neonatal, el siguiente avance tecnológico en los laboratorios fue el uso de tecnologías de análisis de ADN como prueba de primer nivel en el proceso de cribado. La primera enfermedad o, más concretamente, grupo de enfermedades en ser cribadas con base en el análisis de ADN fueron las inmunodeficiencias combinadas graves (*severe combined inmunodeficiencies* [SCID]). Las SCID fueron incorporadas en los programas de cribado neonatal por primera vez alrededor de 2010, basándose en la cuantificación en sangre seca en papel, mediante la técnica de la reacción en cadena de la polimerasa cuantitativa (qPCR) en tiempo real de los *T cell receptor excision circles* (TREC). Los TREC son moléculas de ADN que resultan del proceso de reordenamientos germinativos, que ocurre durante la maduración normal de las células T, y están ausentes cuando este proceso está comprometido.

 La cuantificación de los TREC por qPCR, aunque es un análisis de ADN, no se considera una prueba genética, en el sentido de que no se buscan mutaciones que estén en la génesis de las SCID. La búsqueda de mutaciones en el ADN de los recién nacidos, como prueba de primera línea de cribado neonatal, solo fue una realidad con el cribado de la atrofia muscular espinal (AME).

Los pacientes con AME presentan, en aproximadamente el 95 % de los casos, una deleción del exón 7 del gen *SMN1* en homocigosis, lo que hace que la búsqueda directa de esta mutación permita identificar con una sensibilidad del 95 % a los pacientes con AME y, al ser una prueba de biología molecular, se espera una especificidad del 100 %. Dado que la búsqueda de la mutación en el exón 7 del gen *SMN1* se puede realizar mediante qPCR, el cribado de la AME y las SCID se pueden combinar en un solo ensayo múltiple.

Todos estos avances tecnológicos, que han llevado hasta el uso de técnicas de gran sensibilidad y especificidad, con la capacidad de identificar una amplia gama de enfermedades (especialmente la espectrometría de masas y pruebas de biología molecular), han abierto una diversidad de posibilidades en lo que respecta al cribado neonatal que no existía anteriormente. Este hecho, asociado al desarrollo de un número creciente de tratamientos cada vez más eficaces, en especial si se inician en un período presintomático de la enfermedad, hace que cada vez se considere más el cribado neonatal de un número creciente de patologías, lo que plantea enormes desafíos para los sistemas de sanidad y, en concreto, para los laboratorios de cribado neonatal.

Actualmente, se utilizan varias metodologías para la evaluación de biomarcadores en sangre seca en papel para el cribado neonatal. El conjunto de métodos utilizados incluye inmunofluoroensayos, evaluaciones de actividades enzimáticas, HPLC, electroforesis capilar de proteínas, espectrometría de masas en tándem (precedida o no de separación cromatográfica - LC-MS/MS frente a FIA-MS/

MS), microfluidos y qPCR, por mencionar solo los más comunes (**Tabla 5-1**).

Cada uno de estos enfoques tecnológicos conlleva desafíos operativos por sí mismos que, sin embargo, no están dentro del alcance de este capítulo.

MUESTRA Y CALIDAD

Independientemente de la enfermedad que se vaya a cribar, los factores preanalíticos asociados a la toma de muestra y a la edad en que esta se colecta son fundamentales para el resultado del cribado. La sangre en papel de filtro presenta varias características particulares que es necesario controlar para garantizar la eficiencia del proceso de identificación de las enfermedades. El papel de filtro en el que se coloca la muestra de sangre del recién nacido debe tener una matriz de fibras que permita y potencie una absorción y dispersión de los constituyentes celulares de forma uniforme, y que garantice también la absorción de un volumen uniforme de sangre total por unidad de superficie. Hoy en día, hay varios fabricantes de papel de filtro certificado para ser utilizado como dispositivo de recolección médica y que reúnen todas las características mencionadas anteriormente. Dado que la mayoría de las evaluaciones de laboratorio en cribado son cuantitativas, es importante saber qué cantidad de sangre total es absorbida por unidad de superficie. La mayoría de las aplicaciones de cribado neonatal utilizan como muestra círculos de sangre en papel con un diámetro de 3,2 mm que, en condiciones ideales, corresponderá aproximadamente a 3,1 µL de sangre total.

 Cualquier factor que afecte a la absorción de la sangre por el papel (p. ej., compresión de las fibras del papel, forma de aplicación, volumen de sangre aplicado, etc. [revisado por Hall *et al.*]) conducirá inevitablemente a errores de cuantificación y, en última instancia, a una disminución de la sensibilidad y especificidad del cribado neonatal.
Hay otro factor asociado a la muestra, más difícil de controlar, que tiene el potencial de influir de manera relevante tanto en los enfoques cualitativos como en los cuantitativos en el cribado neonatal, que es el hematócrito de los recién nacidos en el momento de la toma de muestra.

La mayoría de las sustancias a cuantificar, o a detectar, se encuentran en el suero, por lo que variaciones significativas en el hematócrito impactarán directamente en su evaluación. En el contexto del cribado neonatal, que es un cribado universal, se asume que el hematócrito alrededor del cual se agrupan la gran mayoría de los individuos analizados es estable, ya que serán mayoritariamente saludables.

! Sin embargo, hay que estar alerta al hecho de que los recién nacidos enfermos, hospitalizados en unidades de neonatología, prematuros y de bajo peso pueden tener variaciones muy significativas en el hematócrito que tienen el potencial de interferir en el resultado del cribado neonatal.

Tabla 5-1. Enfoques técnicos más utilizados en los abordajes de primer nivel en cribado neonatal

	Inmunofluoro-ensayos	HPLC	Electroforesis capilar	MS/MS	Microfluidos	qPCR	Actividades enzimáticas	Fluorometría o espectrofotometría
HC	■							
FQ	■							
HSC	■							
Hemoglobinopatías		■	■					
Aa/ECU/AO/β-ox				■				
Def. biotinidasa							■	
Galactosemia							■	■
ELS				■	■		■	
G6PD								■
SCID						■		
AME						■		

Aa: aminoacidopatías; AME: atrofia muscular espinal; AO: acidurias orgánicas; β-ox: trastornos de la oxidación mitocondrial de ácidos grasos; ECU: enfermedades del ciclo de la urea; ELS: enfermedades lisosomales de sobrecarga; FQ: fibrosis quística; HC: hipotiroidismo congénito; HPLC: cromatografía líquida de gran resolución; HSC: hiperplasia suprarrenal congénita; MS/MS: espectrometría de masas; qPCR: PCR cuantitativa en tiempo real; SCID: inmunodeficiencias combinadas graves.

Se pueden adoptar varias estrategias para intentar que estas variaciones no se traduzcan en una disminución de la eficacia del cribado, principalmente de la sensibilidad. Estas pasan por el análisis de muestras seriadas en estos grupos de recién nacidos y por el uso de rangos de referencia ajustados a estos grupos, que maximicen la sensibilidad en detrimento de la especificidad. Otro factor asociado a la toma de muestra y que influye en la eficacia del cribado neonatal es la edad en que se realiza. Las recomendaciones varían de programa a programa, pero en la mayoría de los casos oscilan entre las 24 horas y las 96 horas de vida del recién nacido. Las diferencias en las recomendaciones están fundamentalmente relacionadas con las organizaciones de los sistemas de sanidad donde están integrados los diferentes programas de cribado, por ejemplo, si las tomas de muestra son intrahospitalarias o no. También pueden estar relacionadas con las enfermedades que se criban en cada programa. Por ejemplo, dentro de las enfermedades metabólicas, en las pertenecientes al subgrupo de las enfermedades de intoxicación (en las que se incluyen, por ejemplo, las aminoacidopatías, los déficits del ciclo de la urea y las acidurias orgánicas), cuanto más tarde se realice la recolección y cuanto más tiempo sea alimentado el recién nacido, más prominentes serán las variaciones de los metabolitos marcadores de las enfermedades y, por consiguiente, mayor será la sensibilidad. Sin embargo, hay que considerar que el intervalo libre de síntomas en algunas de estas patologías es muy breve, por lo que la toma de la muestra debe realizarse lo antes posible. En conclusión, es necesario equilibrar la necesidad de sensibilidad con la necesidad de anticipar el debut clínico y garantizar el inicio temprano del tratamiento. En el caso de los trastornos de la β-oxidación mitocondrial de los ácidos grasos, los marcadores de las enfermedades, los conjugados de carnitina están más aumentadas en el período posparto y tienden a disminuir a lo largo de los días. En el caso del hipotiroidismo congénito, la TSH tiende a estar más elevada en las muestras recogidas en las primeras 24 horas de vida.

> ❗ En resumen, cada programa de cribado, basándose en la organización del sistema de salud en el que se encuentra y en las enfermedades que criba, debe definir el momento de la toma de la muestra que mejor se ajuste a su realidad, garantice la mayor sensibilidad y especificidad y el inicio de tratamiento lo más tempranamente posible. Es importante destacar que una vez definido el mejor compromiso, resulta fundamental que las recomendaciones se sigan de manera uniforme sin desviaciones relevantes.

Esto se debe a que los laboratorios establecerán rangos de referencia ajustados a su recomendación del día de recolección y cualquier desviación de esto impactará negativamente en la eficacia del cribado. Como en cualquier otro enfoque de laboratorio, la exactitud es importante. Sin embargo, en el contexto de los análisis de cribado neonatal, la precisión, especialmente cuando se asocia a los rangos de referencia definidos y utilizados por cada laboratorio, que maximizan la utilidad clínica de la prueba, es lo más relevante. Por supuesto, la exactitud no se puede descuidar, ya que es fundamental para garantizar la eficacia del intercambio de resultados con otros programas/consorcios y la participación en programas externos de control de calidad.

Con el aumento significativo de biomarcadores cuantificados y varios laboratorios utilizando metodologías desarrolladas *in house* (más económicas y flexibles), la armonización y la estandarización son un enorme desafío. Actualmente, la disponibilidad de calibradores externos adaptados a la matriz utilizada (sangre en papel) no cubre la totalidad de los biomarcadores analizados, lo que se traduce, inevitablemente, en una variación interlaboratorios mayor de lo deseable.

Una de las limitaciones más importantes en el uso de la matriz de sangre seca en papel de filtro, además del efecto del hematócrito ya mencionado, es la dificultad para obtener materiales de referencia certificados que permitan mejorar la exactitud y, por consiguiente, disminuir la variación interlaboratorios.

Para hacer frente a la ausencia de materiales de referencia certificados, los laboratorios recurren a la producción de sus propios materiales, que en su mayoría no son más que sobrecargas realizadas sobre sangre de donantes y luego aplicadas sobre papel de filtro. Esta práctica no se lleva a cabo de manera uniforme entre los diferentes laboratorios y acaba siendo, en sí misma, una fuente de imprecisión.

Con el tipo y la variedad de abordajes utilizados actualmente en los laboratorios de cribado neonatal, y con los que se prevé que puedan ser utilizados en el futuro (como la genómica, proteómica y metabolómica), asociados inevitablemente a un aumento del número y del tipo de biomarcadores evaluados e interpretados, la búsqueda de la exactitud se convierte en un gran desafío para los profesionales del laboratorio.

 La exactitud es crucial cuando se pretende llevar a cabo el intercambio de resultados, actividad crucial en el proceso de validación clínica y de los enfoques de cribado (incluidos los puntos de corte) asociados al cribado de enfermedades raras.

Para la evaluación de la precisión deberán ser probados varios materiales de referencia o muestras control, con al menos tres niveles de concentración.

 Estos materiales deben ser preparados teniendo como base la población objetivo (en este caso, recién nacidos mayoritariamente sanos), y la matriz de preparación debe ser sangre en papel.

Se destaca la importancia de que tengan un hematócrito similar al promedio de la población objetivo. La matriz de sangre en papel aporta por sí sola mayor variabilidad a los ensayos cuantitativos, en comparación, por ejemplo, con muestras de plasma; sin embargo, la variación intraensayo e interensayo debe mantenerse por debajo del 15 %. Otro factor con potencial para impactar en la precisión es la eficiencia de la extracción de un biomarcador de la sangre en papel. No se espera que todos los biomarcadores (independientemente de su naturaleza) presenten eficiencias cercanas al 100 %, en condiciones de extracción que, en la mayoría de los casos, deben adaptarse a la extracción simultánea de un gran grupo de distintas biomoléculas.

 Lo realmente importante es que la eficiencia de extracción, en las condiciones metodológicas practicadas por cada laboratorio, sea conocida y se mantenga estable a lo largo del tiempo.

De lo contrario, hay una fuerte posibilidad de que impacte negativamente en la precisión del ensayo y, de esta forma, en la sensibilidad y la especificidad del cribado de determinada enfermedad.

Otra buena práctica que debe ser adoptada con el objetivo de evaluar los niveles de precisión y exactitud (y, de esta manera, poder adoptar medidas que busquen su mantenimiento en niveles elevados) es la participación en programas externos de calidad, para las determinaciones en las que estos estén disponibles en la matriz de sangre en papel. Se deberá optar por programas certificados y que presenten el mayor número de participantes, por ser aquellos que, en teoría, tienen mayor garantía de calidad y proporcionan datos más fiables.

En este sentido, también es importante la implementación en el laboratorio de cribado neonatal de un sistema de gestión de la calidad y la posterior acreditación de los ensayos por la norma vigente en el país (en Europa ISO 15189). De esta forma se garantiza la confiabilidad de los resultados.

Sin embargo, la inexistencia de programas externos de calidad en la matriz de sangre en papel para muchos de los biomarcadores analizados es una limitación y un desafío, pues es una restricción a la acreditación de los ensayos.

Es inevitable que, con el continuo desarrollo de los programas de cribado neonatal, aumente el número y tipo de biomarcadores evaluados, lo que va a plantear mayores desafíos a la implementación de un sistema de calidad que sea el garante de elevados niveles de precisión y exactitud que contribuyen a mejorar la sensibilidad y la especificidad del proceso de cribado.

Esta evolución tendrá que ser acompañada por la producción, la disponibilidad y la comercialización de materiales de referencia certificados y el desarrollo de programas externos de calidad, ya sean cualitativos o de evaluación de competencia.

SENSIBILIDAD Y ESPECIFICIDAD

Los laboratorios de cribado neonatal han venido adoptando varias estrategias a lo largo de los años para maximizar la sensibilidad y la especificidad del cribado neonatal, conscientes de que los falsos positivos y negativos aportan consecuencias negativas a los individuos y a la población y contribuyen decisivamente a una evaluación negativa de los PCN. En los abordajes de laboratorio basados en la cuantificación de metabolitos, esta optimización se puede hacer fundamentalmente de dos formas: *a)* la optimización de los puntos de corte y de los algoritmos de detección de las enfermedades, y *b)* el desarrollo y la implementación de pruebas de segundo nivel.

 Las pruebas de segundo nivel son pruebas más específicas que se efectúan sobre la muestra primaria del cribado y que se aplican cuando un marcador de la enfermedad (en el cribado inicial/regular) está alterado, y mejoran la especificidad y la sensibilidad del cribado de la enfermedad (Fig. 5-1).

La aplicación de estas pruebas de segundo nivel a todos los neonatos está normalmente dificultada por su complejidad técnica, el prolongado tiempo de análisis y su elevado coste. Hay pruebas de segundo nivel desarrolladas para el cribado de distintas enfermedades (Tabla 5-2).

La optimización de los puntos de corte, de nuevos algoritmos de detección de las enfermedades y las pruebas de segundo nivel han posibilitado aumentar la eficiencia del cribado neonatal, con una fuerte reducción del número de los falsos positivos y negativos.

Varias son las razones por las cuales las pruebas de cribado utilizadas como primer nivel pueden no ser suficientemente específicas (lo que acaba por condicionar en algunos casos también su sensibilidad). En el caso de los inmunofluoroensayos, la especificidad puede estar comprometida por la reactividad cruzada de los anticuerpos con otros objetivos, como ocurre por ejemplo en la dosificación de la 17-hidroxiprogesterona. En lo que respecta a la espectrometría de masas, las razones para la baja especificidad en el cribado de algunas patologías se deben a dos factores: *a)* un mismo marcador bioquímico puede estar alterado en distintas enfermedades, y puede no ser posible su diferenciación en el cribado inicial (p. ej., las acidurias metilmalónica y propiónica) y *b)* el hecho de que el enfoque inicial no incluya la separación cromatográfica (se basa en FIA-MS/MS) no permite la separación de compuestos/interferencias isobáricas, es decir, compuestos que presentan la misma relación masa/carga y que son indistinguibles en el método de detección utilizado, pero que son estructuralmente distintos. Dos de los ejemplos más clásicos son la leucina/isoleucina/allo-isoleucina/hidroxiprolina y la isovalerilcarnitina/2-metilbutirilcarnitina/pivaloilcarnitina, indistinguibles por FIA-MS/MS. Algunas de las situaciones de identificación de compuestos isobáricos pueden solucionarse modificando el método de procesamiento de las muestras, seleccionando si derivatizar o no la muestra; el método más utilizado para la derivatización de las muestras en el cribado neonatal es la butilización. Por ejemplo, cuando las muestras no se derivatizan, la C3DC-carnitina (malonilcarnitina) es indistinguible de la C4OH-carnitina (3-hidroxibutirilcarnitina), pero cuando se opta por derivatizar la muestra, la C3DC-carnitina se detecta y cuantifica junto con la C8OH-carnitina y la C4OH-carnitina con la C9OH-carnitina. La opción de derivatizar o no las muestras no se basa únicamente en la posibilidad de distinguir algunos compuestos isobáricos, ya que la butilación, con la formación de derivados de butilo-ésteres se traduce en un aumento de la eficiencia de ionización y, por tanto, de la sensibilidad analítica. El aumento de la sensibilidad de los espectrómetros de masas más recientes ha llevado a muchos laboratorios a cambiar hacia métodos que no incluyen la derivación de las muestras, limitando así el uso de sustancias tóxicas y corrosivas y acelerando el proceso de preparación de muestras. Sin embargo, la mayoría de los laboratorios mantienen el método derivado como un enfoque de segunda línea para aclarar algunas de las alteraciones encontradas. No obstante, son las pruebas de segundo nivel que se basan en la separación cromatográfica asociada a la detección por espectrometría de masas (LC-MS/MS) las que permiten abordar la mayoría de las situaciones de falta de especificidad en el cribado de enfermedades metabólicas por MS/MS. Estas pruebas de segundo nivel no solo resuelven el problema de los compuestos isobáricos mediante HPLC o de muy gran resolución (UHPLC), sino que también cuantifican nuevos compuestos que posibilitan identificar con gran especificidad la enfermedad a cribar, cuya sospecha ha sido planteada por el análisis inicial de FIA-MS/MS. Como ejemplo está el caso del marcador propionilcarnitina (C3), cuyo aumento puede ser indicativo de una aciduria propiónica, una aciduria metilmalónica, una alteración del metabolismo de las cobalaminas, una deficiencia de vitamina B$_{12}$ e, incluso, de otras situaciones con ictericia. Ante un aumento de propionilcarnitina en el cribado inicial por FIA-MS/MS, y para aclarar cuál es la patología subyacente, se cuantifican en la muestra inicial, y por LC-MS/MS, el ácido 3-hidroxipropiónico, metilcítrico o la propionilglicina (marcadores de la aciduria propiónica), el ácido metilmalónico (elevado en la aciduria metilmalónica, en alteraciones del metabolismo de las cobalaminas y en caso de deficiencia de vitamina B$_{12}$) y también la homocisteína total (elevada en algunas alteraciones del metabolismo de las cobalaminas y deficiencia en vitamina B$_{12}$) (Tabla 5-2). Los métodos basados en LC-MS/MS también se utilizan para realizar pruebas de segundo nivel de otras patologías que no son metabólicas, como es el caso

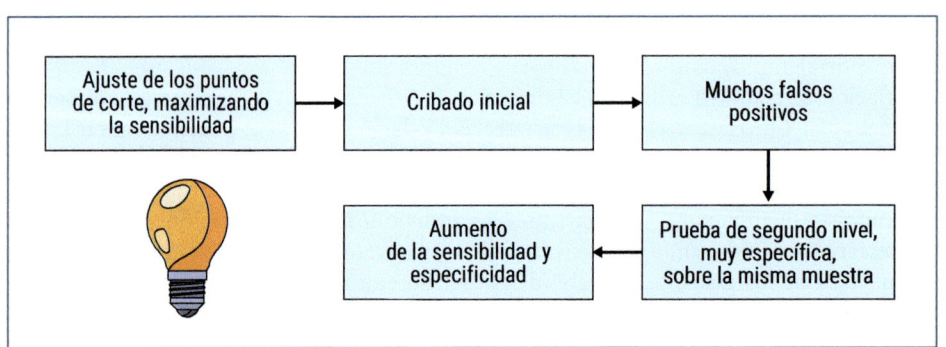

Figura 5-1. Lógica subyacente a la utilización de las pruebas de segundo nivel.

Tabla 5-2. Pruebas de segundo nivel más usuales en el cribado neonatal

Enfermedad	Marcador primario de cribado	Prueba de segundo nivel
Hipotiroidismo congénito	Hormona tireoestimulante (TSH)	Tiroxina (T4) total
Fibrosis quística	Tripsina inmunorreactiva (TIR)	Proteína asociada a pancreatitis (PAP) o panel de mutaciones en el gen *CFTR*
Hiperplasia congénita de suprarrenales	17-Hidroxi-progesterona (17-OHP)	Cortisol, androstenediona, 21-deoxicortisol y 11-deoxicortisol
Aciduria propiónica/metilmalónica	Propionilcarnitina (C3)	Ácido metilmalónico; propiónico; metilcítrico
Def. metabolismo de cobalamina (CblC/D)	Propionilcarnitina (C3) y ↓metionina	Ácido metilmalónico y homocisteína
Tirosinemia de tipo I	Tirosina	Succinilacetona
Homocistinuria	Metionina	Homocisteína
Metilentetrahidrofolato reductasa (MTHFR)	↓ Metionina	Homocisteína
Jarabe de arce	X-leu (leucina + isoleucina + allo-isoleucina + OH-prolina), valina	Allo-isoleucina, leucina, isoleucina y valina
Aciduria isovalérica	Isovalerilcarnitina (C5)	Isovalerilcarnitina, 2-metilbutitrilcarnitina y ácido piválico
SCAD/deficiencia de isobutiril-CoA deshidrogenasa	Butiril/isobutirilcarnitina (C4)	Isobutirilcarnitina y butirilcarnitina

SCAD: deficiencia de acil-CoA deshidrogenasa de cadena corta.

de la hiperplasia suprarrenal congénita (v. **Tabla 5-2**). Los métodos basados en la biología molecular van adquiriendo una relevancia creciente como pruebas de segundo nivel en el cribado de varias enfermedades.

Estas pruebas, por su naturaleza, pueden aportar niveles muy elevados de especificidad, y generalmente se utilizan cuando no hay otras opciones disponibles. Sin embargo, hay varias cuestiones relacionas con su utilización: *a)* si se utiliza un panel de mutaciones comprobadamente patogénicas/probablemente patogénicas para confirmar una determinada enfermedad, la sensibilidad puede ser deficiente, y *b)* si se opta por el uso de enfoques de secuenciación génica, existe la posibilidad de identificar variantes de significado incierto, lo que dificulta el proceso de cribado y limita su utilidad clínica, y esta opción tampoco garantiza una sensibilidad máxima.

 Otra limitación en el uso de las pruebas de biología molecular en el contexto del cribado neonatal está asociada a los tiempos prolongados de análisis, que en muchos casos no están en línea con el tiempo de respuesta necesario en el contexto de una prueba de cribado, que debe ser rápida.

En cualquier caso, la utilidad de este tipo de pruebas, como pruebas de segundo nivel, debe evaluarse caso por caso e integrarse de manera efectiva en los algoritmos de cribado de las enfermedades (la situación en la que las pruebas de biología molecular son más utilizadas como pruebas se segundo nivel, y de forma eficiente, es el cribado de la fibrosis quística). Aunque el uso de las pruebas de segundo nivel está fundamentalmente asociado a aumentos de especificidad en el cribado de una determinada patología, también conducen a aumentos de sensibilidad.

En las metodologías de laboratorio, la sensibilidad y la especificidad están interconectadas, y el hecho de que las pruebas de segundo nivel permitan alcanzar niveles elevados de especificidad facilita ajustar los puntos de corte de los marcadores primarios del cribado para maximizar la sensibilidad. De esta manera, contribuyen a la disminución no solo de los falsos positivos, sino también de los falsos negativos.

DESAFÍOS FUTUROS

En una etapa en la que los avances tecnológicos y las nuevas terapias están impulsado el aumento creciente de enfermedades incluidas en el radar de los programas de cribado neonatal, también los desafíos para el laboratorio son cada vez mayores.

 Uno de los desafíos es el uso creciente y de forma simultánea de nuevas y distintas tecnologías analíticas, que tienen un uso complejo y que requieren una gran experiencia y conocimientos técnicos por parte del personal del laboratorio para poder extraer todo su potencial.

En los últimos años, los laboratorios de cribado neonatal han tenido que adaptarse a la adopción e inclusión de la tecnología de espectrometría de masas en tándem, especialmente FIA-MS/MS, para el cribado de un grupo amplio de enfermedades metabólicas. Posteriormente, se han adoptado técnicas avanzadas de MS/MS, sobre todo las precedidas por cromatografía líquida de gran resolución, que pueden ser utilizadas como enfoques de primera o segunda línea y que permiten ampliar el número de enfermedades cribadas hasta más de 20 y que aún han exigido más de los laboratorios, ya que muchas se basan en procedimientos *in house*.

> ! El uso de pruebas de análisis de ADN, más concretamente pruebas genéticas, ha surgido como una solución para el cribado neonatal de enfermedades para las cuales no hay otro biomarcador eficaz.

Como se ha mencionado, la atrofia muscular espinal fue la primera enfermedad en utilizar este enfoque como primera línea de cribado neonatal, pero seguramente se seguirán más y considerando los avances técnicos en las tecnologías de secuenciación masiva (con una reducción de costes y aumento de la velocidad de obtención de resultados), se abre la posibilidad de utilizar paneles de genes, secuenciación de exoma completo (WES) o incluso secuenciación de genoma completo (WGS) como enfoques primarios en el contexto del cribado neonatal. Se estima que actualmente hay más de 700 enfermedades genéticas con tratamiento, con aparición de síntomas en la infancia, por lo que es de esperar que muchas de ellas presenten ventajas de una detección temprana, en el período presintomático. Este número seguramente aumentará a medida que se desarrollen tratamientos más eficaces, lo que hará que las pruebas genéticas surjan como la solución para el cribado de estas enfermedades. El uso de estas tecnologías tiene el potencial de aportar enormes beneficios a los niños, sus familias y también a la sociedad; sin embargo, es necesario controlar y minimizar los posibles daños que pueden causar.

Los principales desafíos en el uso de enfoques genómicos como pruebas de primera línea en el cribado neonatal son:

- Definición de las variantes/mutaciones a considerar. Durante el proceso de cribado, se analizan recién nacidos sin síntomas, lo que dificulta la clasificación de las variantes encontradas (las que pueden originar síntomas y las que no). En estrategias que implican la detección no solo de mutaciones comprobadamente o probablemente patogénicas, sino también de variantes de significado incierto (VUS), la evaluación de su relevancia clínica es problemática. La forma en que se priorizan las variantes detectadas, es decir, cuáles se considerarán patogénicas o potencialmente patogénicas y cuáles no, será crucial para el valor predictivo positivo y negativo del cribado. Para algunas enfermedades, como la atrofia muscular espinal y la fibrosis quística, cuyas bases moleculares son ampliamente conocidas, se espera que se alcancen valores elevados de sensibilidad y especificidad. Sin embargo, para otras enferme-

dades más raras y con menos casos estudiados y en las que el conocimiento de las bases moleculares sea consecuentemente más incipiente, este tipo de enfoque resultará inevitablemente en un número elevado de falsos positivos y falsos negativos. La generación de conocimiento sobre las enfermedades, en especial sus bases moleculares, es fundamental para evitar estas situaciones.

- Creación de estructuras de laboratorio de validación funcional de las variantes encontradas, para las cuales haya incertidumbre sobre su patogenicidad. Este es un enorme desafío, ya que implica no solo la necesidad de una gran especialización técnica, sino también de tiempo de respuesta y financiamiento, dado que son evaluaciones que llevan mucho tiempo y tienen un coste muy elevado.

Por el momento, hay varios estudios en curso para evaluar la viabilidad del uso de pruebas genéticas de biología molecular, especialmente genómicas, como enfoque primario para el cribado neonatal. Sin embargo, varias preguntas aún no se han resuelto:

- ¿Cómo se seleccionarán las enfermedades o genes a estudiar?
- ¿Cómo se generará evidencia en el caso de enfermedades muy raras?
- ¿Cómo se evaluará la penetrancia y la expresividad de una variante patogénica o probablemente patogénica en un recién nacido asintomático?
- ¿Los datos generados en un enfoque de WGS podrán ser reanalizados si el niño desarrolla más tarde síntomas de una enfermedad genética?

Muchas de estas preguntas plantean grandes desafíos, no solo para la organización de los PCN, sino también para los laboratorios de cribado neonatal.

La creciente complejidad de la actividad del laboratorio de cribado será, sin duda, objetivo del desarrollo y de la introducción de aplicaciones basadas en inteligencia artificial (IA).

> ! El impacto que estas nuevas aplicaciones van a tener en el laboratorio clínico está por descubrir, pero se acredita que la utilización de *machine learning* (ML), IA y análisis masivo de datos contribuirá a un incremento de la sensibilidad y la especificidad en el laboratorio clínico, y el laboratorio de cribado neonatal no será una excepción.

Su adopción aún presenta desafíos para los laboratorios, entre ellos, la evaluación, la implementación y la validación de los algoritmos de IA en la práctica. Hay que garantizar que se cumplen todos los requisitos éticos, legales y de gestión de la información y que, en realidad, la utilización de estas herramientas aporta un incremento de valor a los programas de cribado neonatal.

PUNTOS CLAVE

- El desarrollo de los programas de cribado neonatal va a impactar directamente en la actividad de los laboratorios de cribado neonatal.
- El aumento del número y del tipo de enfermedades cribadas, junto con la utilización de un número creciente de tecnologías analíticas complejas y distintas (incluso de IA), hace que la formación y la especialización de los profesionales tenga que ser cada vez mayor.

- Es necesario implementar sistemas de calidad cada vez más completos y continuar la búsqueda de estrategias que permitan aumentar la sensibilidad y la especificidad del proceso de cribado neonatal, para mantenerlo lo más elevado posible y de esta forma aumentar en valor en salud pública de la actividad.

BIBLIOGRAFÍA

Advisory Committee on Heritable Disorders in Newborns and Children. Recommended Uniform Screening Panel [Internet]. Disponible en: https://www.hrsa.gov/advisory-committees/heritable-disorders

Andermann A, Blancquaert I, Beauchamp S, Déry V. Revisiting Wilson and Jungner in the genomic age: a review of screening criteria over the past 40 years. Bull World Health Organ. 2008 Apr;86(4):317-9.

Baker MW, Grossman WJ, Laessig RH, et al. Development of a routine newborn screening protocol for severe combined immunodeficiency. J Allergy Clin Immunol. 2009 Sep;124(3):522-7.

Barben J, Castellani C, Dankert-Roelse J, Gartner S, Kashirskaya N, Linnane B, Mayell S, Munck A, Sands D, Sommerburg O, Pybus S, Winters V, Southern KW. The expansion and performance of national newborn screening programmes for cystic fibrosis in Europe. J Cyst Fibros. 2017 Mar;16(2):207-13.

Burgard P, Rupp K, Lindner M, et al. Newborn screening programmes in Europe; arguments and efforts regarding harmonization. Part 2. From screening laboratory results to treatment, follow-up and quality assurance. J Inherit Metab Dis. 2012 Jul;35(4):613-25.

Castellani C, Southern KW, Brownlee K, et al. European best practice guidelines for cystic fibrosis neonatal screening. J Cyst Fibros. 2009 May;8(3):153-73.

Castiñeras DE, Couce ML, Marín JL, González-Lamuño D, Rocha H. Situación actual del cribado neonatal de enfermedades metabólicas en España y en el mundo [Newborn screening for metabolic disorders in Spain and worldwide]. An Pediatr (Engl Ed). 2019 Aug;91(2):128.e1-128.e14. Spanish.

Chace DH, De Jesús VR, Spitzer AR. Clinical chemistry and dried blood spots: increasing laboratory utilization by improved understanding of quantitative challenges. Bioanalysis. 2014;6(21):2791-4.

Chace DH, Kalas TA, Naylor EW. Use of tandem mass spectrometry for multianalyte screening of dried blood specimens from newborns. Clin Chem. 2003 Nov;49(11):1797-817.

Chace DH, Millington DS, Terada N, Kahler SG, Roe CR, Hofman LF. Rapid diagnosis of phenylketonuria by quantitative analysis for phenylalanine and tyrosine in neonatal blood spots by tandem mass spectrometry. Clin Chem. 1993 Jan;39(1):66-71.

Clinical and Laboratory Standards Institute. Blood Collection on Filter Paper for Newborn Screening Programs; Approved Standard, 6th edition; 2013.

Cowan TM, Blitzer MG, Wolf B; Working Group of the American College of Medical Genetics Laboratory Quality Assurance Committee. Technical standards and guidelines for the diagnosis of biotinidase deficiency. Genet Med. 2010 Jul;12(7):464-70.

Dhondt JL. Neonatal screening: from the 'Guthrie age' to the 'genetic age'. J Inherit Metab Dis. 2007 Aug;30(4):418-22.

Dussault JH, Parlow A, Letarte J, Guyda H, Laberge C. TSH measurements from blood spots on filter paper: a confirmatory screening test for neonatal hypothyroidism. J Pediatr. 1976 Oct;89(4):550-2.

Food and Drug Administration. Bioanalytical Method Validation Guidance for Industry; Guidance for Industry Bioanalytical Method Validation. Food and Drug Administration: Rockville, MD, USA; 2018.

Forni S, Fu X, Palmer SE, Sweetman L. Rapid determination of C4-acylcarnitine and C5-acylcarnitine isomers in plasma and dried blood spots by UPLC-MS/MS as a second tier test following flow-injection MS/MS acylcarnitine profile analysis. Mol Genet Metab. 2010 Sep;101(1):25-32.

Gelb MH, Basheeruddin K, Burlina A, et al. Liquid Chromatography-Tandem Mass Spectrometry in Newborn Screening Laboratories. Int J Neonatal Screen. 2022 Nov 28;8(4):62.

Gramer G, Fang-Hoffmann J, Feyh P, et al. Newborn Screening for Vitamin B12 Deficiency in Germany-Strategics, Results, and Public Health Implications. J Pediatr. 2020 Jan;216:165-172.e4.

Guthrie R, Susi A. A simple phenylalanine method for detecting phenylketonuria in large populations of newborn infants. Pediatrics. 1963 Sep;32:338-43.

Guthrie R. The origin of newborn screening. Screening. 1992;1:5-15.

Hall EM, Flores SR, De Jesús VR. Influence of Hematocrit and Total-Spot Volume on Performance Characteristics of Dried Blood Spots for Newborn Screening. Int J Neonatal Screen. 2015;1(2):69-78.

Janzen N, Peter M, Sander S, et al. Newborn screening for congenital adrenal hyperplasia: additional steroid profile using liquid chromatography-tandem mass spectrometry. J Clin Endocrinol Metab. 2007 Jul;92(7):2581-9.

Kolb SJ, Kissel JT. Spinal Muscular Atrophy. Neurol Clin. 2015 Nov;33(4):831-46.

La Marca G, Carling RS, Moat SJ, et al. Current State and Innovations in Newborn Screening: Continuing to Do Good and Avoid Harm. Int J Neonatal Screen. 2023 Mar 17;9(1):15.

La Marca G, Malvagia S, Pasquini E, Innocenti M, Donati MA, Zammarchi E. Rapid 2nd-tier test for measurement of 3-OH-propionic and methylmalonic acids on dried blood spots: reducing the false-positive rate for propionylcarnitine during expanded newborn screening by liquid chromatography-tandem mass spectrometry. Clin Chem. 2007 Jul;53(7):1364-9.

Lacey JM, Minutti CZ, Magera MJ, et al. Improved specificity of newborn screening for congenital adrenal hyperplasia by second-tier steroid profiling using tandem mass spectrometry. Clin Chem. 2004 Mar;50(3):621-5.

Levy HL, Albers S. Genetic screening of newborns. Annu Rev Genomics Hum Genet. 2000;1:139-77.

Loeber JG, Burgard P, Cornel MC, et al. Newborn screening programmes in Europe; arguments and efforts regarding harmonization. Part 1. From blood spot to screening result. J Inherit Metab Dis. 2012 Jul;35(4):603-11.

Loeber JG, Platis D, Zetterström RH, et al. Neonatal Screening in Europe Revisited: An ISNS Perspective on the Current State and Developments Since 2010. Int J Neonatal Screen. 2021 Mar 5;7(1):15.

López Galera RM, Castiñeiras Ramos D, Rocha H. Cribado neonatal del hipotiroidismo congénito [Neonatal screening for congenital hypothyroidism.]. Rev Esp Salud Publica. 2021 Jan 26;95:e202101010. Spanish.

Lukacs Z, Santer R. Evaluation of electrospray-tandem mass spectrometry for the detection of phenylketonuria and other rare disorders. Mol Nutr Food Res. 2006 Apr;50(4-5):443-50.

Marín Soria JL, González de Aledo Castillo JM, Argudo Ramírez A, et al. Inicio, evolución y situación actual de los Programas de Cribado Neonatal en España [Beginnings, evolution and current situation of the Newborn Screening Programs in Spain.]. Rev Esp Salud Pública. 2021 Feb 23;95:e202102041. Spanish.

Marquardt G, Currier R, McHugh DM, et al. Enhanced interpretation of newborn screening results without analyte cutoff values. Genet Med. 2012 Jul;14(7):648-55.

McHugh D, Cameron CA, Abdenur JE, et alGenet Med. 2011 Mar;13(3):230-54.

Mei JV, Alexander JR, Adam BW, Hannon WH. Use of filter paper for the collection and analysis of human whole blood specimens. J Nutr. 2001 May;131(5):1631S-6S.

Millington DS, Kodo N, Norwood DL, Roe CR. Tandem mass spectrometry: a new method for acylcarnitine profiling with potential for neonatal screening for inborn errors of metabolism. J Inherit Metab Dis. 1990;13(3):321-4.

Ministero della Salute. s.d. Disposizioni per l'avvio dello screening neonatale per la diagnosi precoce di malattie metaboliche ereditarie. Gazzetta Ufficiale della Repubblica Italiana. Decreto 13 ottobre 2016. Disponible en: http://www.gazzettaufficiale. it/eli/id/2016/11/15/ 16A08059/sg.

Monostori P, Klinke G, Richter S, et al. Simultaneous determination of 3-hydroxypropionic acid, methylmalonic acid and methylcitric acid in dried blood spots: Second-tier LC-MS/MS assay for newborn screening of propionic acidemia, methylmalonic acidemias and combined remethylation disorders. PLoS One. 2017 Sep 15;12(9):e0184897.

Morava E, Baumgartner M, Patterson M, Peters V, Rahman S. Newborn screening: To WES or not to WES, that is the question. J Inherit Metab Dis. 2020 Sep;43(5):904-905.

Naugler C, Church DL. Automation and artificial intelligence in the clinical laboratory. Crit Rev Clin Lab Sci. 2019 Mar;56(2):98-110.

Newborn screening: toward a uniform screening panel and system. Genet Med. 2006 May;8 Suppl 1(Suppl 1):1S-252S.

Pasquali M, Yu C, Coffee B. Laboratory diagnosis of galactosemia: a technical standard and guideline of the American College of Medical Genetics and Genomics (ACMG). Genet Med. 2018 Jan;20(1):3-11.

Pyhtila BM, Shaw KA, Neumann SE, Fridovich-Keil JL. A brief overview of galactosemia newborn screening in the United States. J Inherit Metab Dis. 2014 Jul;37(4):649-50.

Rahman MR. Artificial intelligence in laboratory medicine. Delta Med Coll J [Internet]. 2024;9(1):1–2. Disponible en: http://dx.doi.org/10.3329/dmcj.v9i1.71329 Rashed MS, Ozand PT, Bucknall MP, Little D. Diagnosis of inborn errors of metabolism from blood spots by acylcarnitines and amino acids profiling using automated electrospray tandem mass spectrometry. Pediatr Res. 1995 Sep;38(3):324-31.

Rocha H. ¿Qué hay de nuevo en el cribado neonatal de enfermedades metabólicas? Acta Pediátrica Española. 2015;73(suppl):12-3.

Runkel B, Klüppelholz B, Rummer A, et al. Screening for sickle cell disease in newborns: a systematic review. Syst Rev. 2020 Oct 30;9(1):250.

Spiekerkoetter U, Bick D, Scott R, et al. Genomic newborn screening: Are we entering a new era of screening? J Inherit Metab Dis. 2023 Sep;46(5):778-95.

Taylor JL, Lee FK, Yazdanpanah GK, et al. Newborn blood spot screening test using multiplexed real-time PCR to simultaneously screen for spinal muscular atrophy and severe combined immunodeficiency. Clin Chem. 2015 Feb;61(2):412-9.

Therrell BL, Adams J. Newborn screening in North America. J Inherit Metab Dis. 2007 Aug;30(4):447-65.

Therrell BL, Padilla CD, Borrajo GJC, et al. Current Status of Newborn Bloodspot Screening Worldwide 2024: A Comprehensive Review of Recent Activities (2020-2023). Int J Neonatal Screen. 2024 May 23;10(2):38.

Therrell BL, Padilla CD, Loeber JG, Kneisser I, Saadallah A, Borrajo GJ, Adams J. Current status of newborn screening worldwide: 2015. Semin Perinatol. 2015 Apr;39(3):171-87.

Treatments for genetic disorders - A compendium of treatments for genetic conditions». s.d. Acceso 2 de mayo de 2024. https://www.rx-genes.com/about/.

Turgeon CT, Magera MJ, Cuthbert CD, Loken PR, Gavrilov DK, Tortorelli S, Raymond KM, Oglesbee D, Rinaldo P, Matern D. Determination of total homocysteine, methylmalonic acid, and 2-methylcitric acid in dried blood spots by tandem mass spectrometry. Clin Chem. 2010 Nov;56(11):1686-95.

Van der Hilst CS, Derks TG, Reijngoud DJ, Smit GP, TenVergert EM. Cost-effectiveness of neonatal screening for medium chain acyl-CoA dehydrogenase deficiency: the homogeneous population of The Netherlands. J Pediatr. 2007 Aug;151(2):115-20, 120.e1-3.

Van der Kamp HJ, Wit JM. Neonatal screening for congenital adrenal hyperplasia. Eur J Endocrinol. 2004 Nov;151 Suppl 3:U71-5.

Vila Vidal MM, López Galera RM, González Irazabal Y, et al. Criterios de extracción de muestra en situaciones especiales del cribado neonatal. Revisión. Revista del Laboratorio Clínico. 2019;12(4):189-95.

Wilson, James Maxwell Glover, Jungner, Gunnar & World Health Organization (1968). Principles and practice of screening for disease [Internet]. World Health Organization. Disponible en: https://iris.who.int/handle/10665/37650.

Caracterización del perfil de lipoproteínas mediante resonancia magnética para mejorar la predicción del riesgo cardiovascular

6

N. Amigó Grau

OBJETIVOS

- Abordar de manera integral los aspectos biológicos y moleculares subyacentes al metabolismo lipídico y su relación con la arteriosclerosis, centrado especialmente en el colesterol de lipoproteínas de baja densidad o LDL y sus partículas.
- Entender cómo el colesterol LDL contribuye al desarrollo de arteriosclerosis a través de la formación de placas en las paredes arteriales, desde una perspectiva molecular hasta sus implicaciones clínicas.
- Adentrarse en el estudio avanzado de lipoproteínas sanguíneas mediante la técnica de resonancia magnética nuclear (RM), entender su fundamento y cómo esta metodología permite una identificación detallada y precisa de las diferentes lipoproteínas presentes en el torrente sanguíneo.
- Reconocer cómo en el contexto de la evaluación de riesgo cardiovascular, el perfil avanzado de lipoproteínas por RM puede mejorar significativamente la precisión diagnóstica más allá de las medidas tradicionales de lípidos plasmáticos.
- Distinguir el valor diagnóstico diferencial de determinar concentraciones específicas de lipoproteínas, Apo-B y colesterol no-HDL o lipoproteínas de alta densidad frente a los enfoques convencionales, destacando cómo estos parámetros avanzados proporcionan una mejor estimación del riesgo y facilitan intervenciones más efectivas.
- Conocer las aplicaciones clínicas de los avances moleculares, resaltando cómo el perfilado por RM está redefiniendo las estrategias preventivas y terapéuticas en el campo de las enfermedades cardiovasculares.

CONTEXTO MOLECULAR

Las lipoproteínas representan el sistema de transporte de lípidos en los fluidos biológicos. Su estructura (Fig. 6-1) se basa en un núcleo lipofílico que contiene mayormente triglicéridos y colesterol esterificado y una interfase lípido-acuosa en la que se encuentra una monocapa de fosfolípidos y moléculas de colesterol libre. Destaca, asimismo, la presencia de las proteínas apoproteínas, las cuales se encuentran interactuando con el núcleo hidrofóbico y el medio exterior y son esenciales para la señalización celular.

En función de su densidad (Fig. 6-2) las lipoproteínas se clasifican en cinco clases: quilomicrones, lipoproteínas de muy baja densidad (VLDL), lipoproteínas de densidad intermedia (IDL), lipoproteínas de baja densidad (LDL) y lipoproteínas de alta densidad (HDL). Algunos de estos grupos se dividen, a

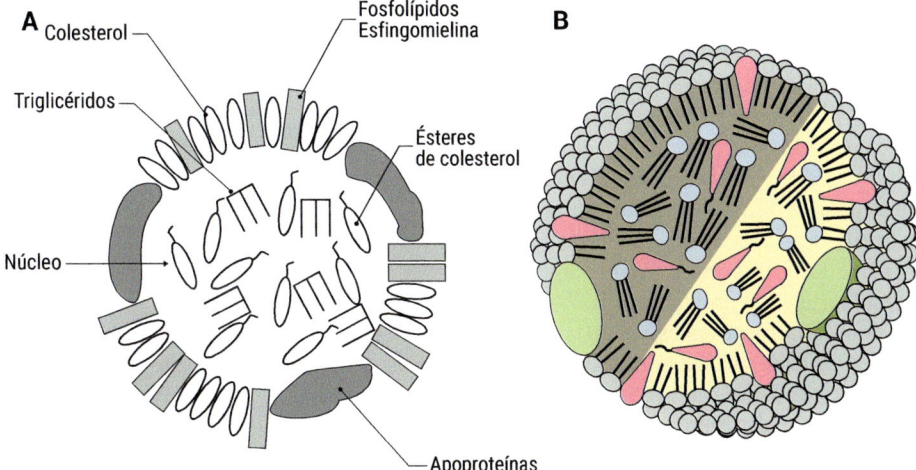

Figura 6-1. Estructura básica **(A)** y tridimensional **(B)** de una partícula de lipoproteína. Una lipoproteína típica consiste en una monocapa externa de fosfolípidos y colesterol, junto con la asociación de apoproteínas específicas al tipo de lipoproteína. La cavidad interna contiene principalmente triglicéridos y colesterol esterificado.

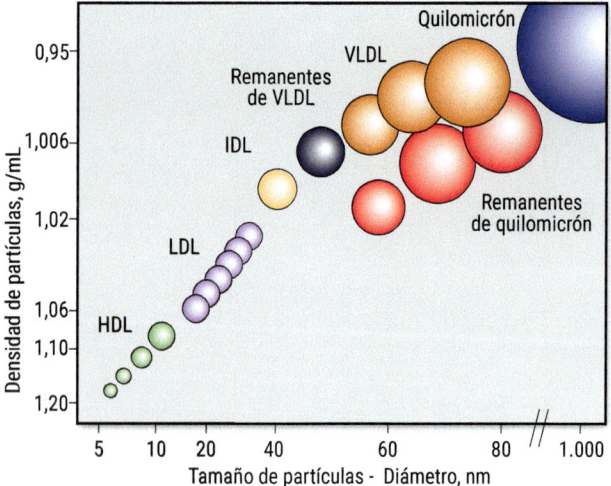

Figura 6-2. Tipos de lipoproteínas en función de su densidad y su tamaño.
HDL: lipoproteínas de alta densidad; IDL: lipoproteínas de densidad intermedia; LDL: lipoproteínas de baja densidad; VLDL: lipoproteínas de muy baja densidad.

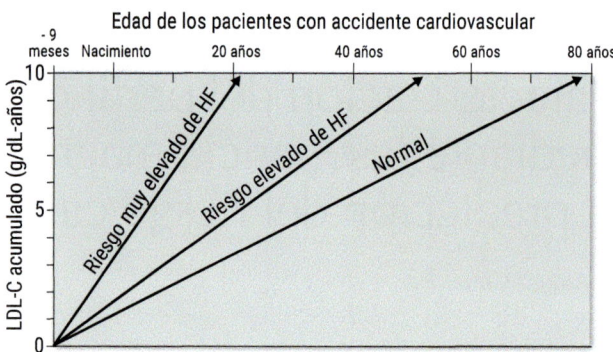

Figura 6-3. Acumulación de colesterol LDL en las arterias a lo largo de la vida y encuentro con el accidente cardiovascular. HF: hipercolesterolemia familiar; LDL: lipoproteínas de baja densidad.

su vez, en varios subgrupos según el tamaño (grande, mediano y pequeño).

Como se ha visto, las partículas de lipoproteínas presentan heterogeneidad en cuanto a densidad y tamaño. Debido a la variabilidad en la concentración de colesterol por cada partícula LDL, las concentraciones de colesterol LDL (c-LDL) y el número de partículas LDL (p-LDL) pueden ser discordantes.

COLESTEROL-LDL, PARTÍCULAS LDL Y DESARROLLO DE ARTERIOSCLEROSIS

La relación causal entre la concentración de c- LDL y el desarrollo de arteriosclerosis es directa y significativa. El c-LDL es crucial en el proceso de formación de placas arteriales debido a su capacidad para transportar colesterol hacia las paredes de las arterias, donde se acumula a lo largo de la vida de un individuo, iniciando un proceso inflamatorio que atrae a células inmunitarias y otros factores, como el calcio y fibras de tejido, que se acumulan y forman la placa aterosclerótica. Cuando hay un exceso de LDL en la sangre, la acumulación de colesterol en las arterias se acelera. Esta placa puede endurecerse y estrechar el vaso sanguíneo, por lo que se reduce el flujo de sangre y aumenta el riesgo de obstrucción del vaso, que son la causa principal de infartos y accidentes cerebrovasculares (**Fig. 6-3**).

En general hay una buena correlación entre el colesterol transportado por las p-LDL y el número de estas. Es lógico pensar que cuantas más p-LDL tengamos, mayor será la concentración de colesterol que transportan. Sin embargo, hay situaciones en las que esta correlación no es adecuada. Para una misma concentración de c-LDL hay personas con un tamaño de partícula grande y número bajo de partículas. Por tanto, cada partícula lleva más colesterol, y personas que, al contrario, necesitan más partículas para transportar el mismo colesterol. Sus partículas llevan menos colesterol y son más pequeñas. A esta situación se la denomina discordancia entre partículas y c-LDL.

Es frecuente encontrar situaciones en las que el contenido de colesterol transportado en cada p-LDL esté modulado por elementos como la hipertrigliceridemia, la resistencia a la insulina o la diabetes de tipo 2. En estos casos, el contenido en ácidos grasos disponible en el hígado es muy elevado y se produce una sobreproducción de partículas VLDL que transportan principalmente triglicéridos. El proceso normal de eliminación de VLDL que hidrolizados sus triglicéridos se transformarían en IDL y LDL se ve alterado, truncado, y, en lugar de «transitar» en el suero hasta ser captadas y eliminadas en el hígado, permanecen y se convierten en partículas remanentes.

Los triglicéridos de las partículas remanentes de VLDL e IDL son intercambiados por colesterol de otras subclases de lipoproteínas como las LDL y HDL a través de la acción de la proteína transferidora de ésteres de colesterol (CETP). En una situación de sobreproducción de VLDL, se ralentiza la vía de deslipidación de la proteína lipoproteína lipasa y se acumulan remanentes de VLDL en circulación. Las partículas remanentes intercambian triglicéridos con otras subclases. Las p-LDL tienden a incorporar triglicéridos y a empobrecerse en colesterol. La metabolización posterior de sus triglicéridos determina unas partículas pequeñas y densas con menos colesterol. Estas p-LDL más pequeñas son más aterogénicas. En el caso de las HDL, el intercambio de lípidos con las partículas remanentes se asocia a partículas HDL disfuncionales, de menor tamaño y con una composición de triglicéridos aumentada.

> **!** Este contexto, modulado por los triglicéridos, se asocia a un aumento de riesgo de arteriosclerosis independiente de la concentración de c-LDL que supone aumento de:
>
> - Colesterol en las partículas remanentes (VLDL, IDL principalmente) que también pueden cruzar las paredes arteriales y contribuir a la lesión.
> - Del colesterol no HDL.
> - Del número de partículas ricas en triglicéridos en circulación.
> - De las partículas más pequeñas y más proaterogénicas LDL y HDL disfuncionales.

Las alteraciones proaterogénicas anteriormente descritas se asocian a un aumento del riesgo de arteriosclerosis independientemente del c-LDL. En particular, este patrón lipoproteico se muestra con una discordancia entre cantidad de c-LDL y número de p-LDL. Es una situación con más partículas proporcionalmente que cantidad de lípidos.

 Cuando se produce esta discordancia, el parámetro que mejor se asocia al riesgo cardiovascular es el número de partículas por encima del c-LDL (**Fig. 6-4**). El estudio MESA, un estudio longitudinal que incluye más de 5.000 individuos a lo largo de años, ha proporcionado datos claros al respecto y ha demostrado que el número de episodios cardiovasculares en dicha cohorte se asociaba mejor con el número de p-LDL que con la concentración de c-LDL.

Otros estudios han mostrado que diseñar la terapia hipolipemiante con el objetivo de normalizar el número de partículas se asocia a una mejor prevención cardiovascular.

ESTUDIO AVANZADO DE LIPOPROTEÍNAS SANGUÍNEAS: ¿QUÉ ES LA RESONANCIA MAGNÉTICA?

La resonancia magnética (RM) es una técnica transversal cuyos fundamentos y aplicaciones abarcan todo el ámbito de las ciencias experimentales clásicas y las ciencias de la salud, lo que permite determinar estructura y composición química a partir del estudio de la respuesta molecular a un campo electromagnético.

La resonancia, en la escala nuclear, es parecida a la resonancia mecánica en la que la voz de un cantante puede romper un vaso de cristal si la frecuencia del sonido coincide con la propia frecuencia estructural: una respuesta de un sistema que vibra (en este caso, el núcleo atómico) sometido a una frecuencia externa que coincide con la propia frecuencia

estructural (una onda electromagnética), lo que permite que la energía se transfiera desde el exterior al núcleo.

En el análisis de la composición de biofluidos se suele utilizar la RM de protón ($_1$H): el hidrógeno que conforma las moléculas orgánicas presenta un núcleo con una carga positiva que gira alrededor de su eje y posee un momento magnético, un pequeño imán.

Cuando los protones se encuentran en un campo magnético externo, experimentan un movimiento de precesión, vibran y pueden entrar en resonancia absorbiendo energía si se les excita con una onda electromagnética que coincida con su frecuencia interna, conocida como la frecuencia de Larmor (**Fig. 6-5**).

La frecuencia interna depende del campo electromagnético efectivo, suma de un campo magnético externo (generado por el imán fijo externo, que da nombre al equipo) y del entorno magnético local. La tecnología se aprovecha de que el campo magnético resultante es específico de cada grupo molecular, y es distinto para un átomo de hidrógeno cuando forma parte de una molécula de agua, del resultante cuando conforma una molécula de glucosa, por los núcleos atómicos y por el conjunto de electrones de alrededor en movimiento. La frecuencia de resonancia de cada protón, como parte de cada grupo molecular, será específica del entorno magnético.

Para la excitación de los núcleos atómicos se utiliza un pulso de radiación electromagnética de frecuencia igual o cercana a la frecuencia de Larmor. Cuando el pulso de excitación se detiene, los núcleos regresan a su equilibrio con un movimiento de precesión que induce una corriente eléctrica en una bovina que actúa de sensor de la señal generada. La señal inducida (*free induction decay* o FID) decae durante el proceso de retorno al equilibrio y puede monitorizarse como una señal de intensidad eléctrica en función del tiempo. Finalmente, se aplica una transformada de Fourier a la FID para obtener un espectro de intensidad en función de frecuencias que se utilizará para determinar la composición de la muestra.

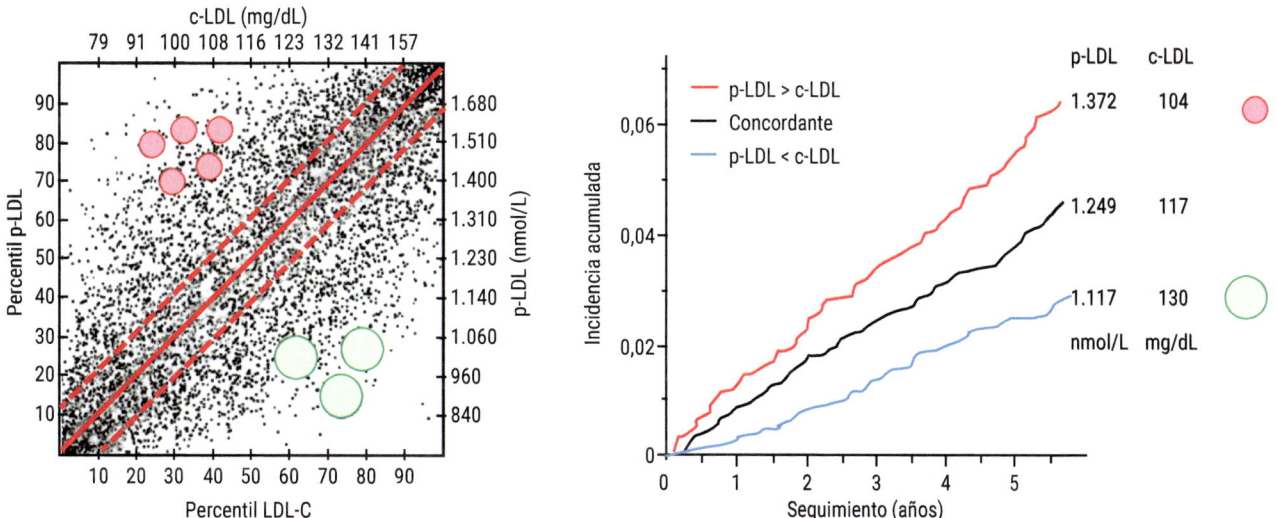

Figura 6-4. Discordancia entre concentraciones de colesterol y de partículas. En el perfil de la derecha se observan tres grupos poblacionales diferentes que se siguen a lo largo de los años estratificados según discordancia de los parámetros de colesterol y número de partículas LDL.
c-LDL: colesterol de las lipoproteínas de baja densidad; p-LDL: partículas de lipoproteínas de baja densidad.

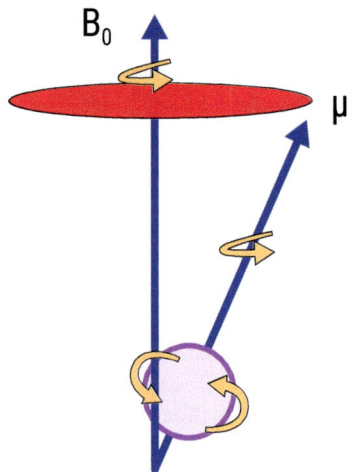

Figura 6-5. Protón en presencia de un campo magnético externo, B0, con una carga positiva neta que creará un pequeño momento magnético μ (espín) que experimenta un movimiento de precesión alrededor de la dirección del campo externo.

El área bajo la señal de cada frecuencia molecular específica en un espectro es proporcional al número de núcleos que la generan y a la concentración de moléculas que los contienen, lo que convierte a la espectroscopia por RM en una técnica analítica cuantitativa de las muestras biológicas complejas como el plasma sanguíneo.

> **!** En cuanto a la aplicación clínica, la RM se presenta como una técnica muy competitiva porque es cuantitativa, muy reproducible y permite el análisis no destructivo de las muestras con unos requisitos de preparación mínimos compatibles con una frecuencia de muestreo elevada en una rutina clínica estándar (**Fig. 6-6**).

¿CÓMO SE PUEDEN CARACTERIZAR LIPOPROTEÍNAS CON RESONANCIA MAGNÉTICA?

La RM permite un análisis cuantitativo de los metabolitos a partir de suero o plasma intacto en un estado de agregación similar al fisiológico, ofreciendo una visión muy representativa de la situación *in vivo* de un amplio espectro molecular, desde moléculas pequeñas (que conforman el metaboloma acuoso) hasta grandes complejos macromoleculares como las lipoproteínas sanguíneas.

El análisis de lipoproteínas mediante la espectroscopia de RM se basa en la siguiente propiedad física: los protones de los lípidos que viajan dentro de las lipoproteínas resuenan a frecuencias ligeramente diferentes en función del tamaño de la lipoproteína que los transporta: los lípidos en el corazón de las lipoproteínas forman cristales líquidos de triglicéridos y ésteres de colesterol cuya movilidad depende de la posición dentro de la partícula; esta es más isotrópica en el centro lipoproteico que en contacto con la superficie, donde las moléculas están ordenadas. Una restricción de movimiento molecular en los lípidos produce un ensanchamiento y un desplazamiento en las respectivas señales de RM, que es más pronunciado en las partículas más pequeñas, en las que el efecto de contacto con la superficie aumenta.

En particular, las señales de metilo (-CH^3) asociadas a los lípidos transportados por partículas de lipoproteínas grandes y de baja densidad (VLDL y LDL) tienen una forma diferente y resuenan con una intensidad de campo más baja que las señales lipídicas asociadas a los lípidos transportados por las lipoproteínas más pequeñas (HDL).

El desplazamiento de la frecuencia de resonancia asociada a los lípidos transportados por las lipoproteínas ofrece la oportunidad de distinguirlas y cuantificarlas según el tamaño (**Fig. 6-7**).

Se han propuesto varias aproximaciones metodológicas para cuantificar lipoproteínas sanguíneas a partir de espectros de RM. Las más extendidas hasta la actualidad se basan en métodos de deconvolución matemática de la señal y en métodos de predicción de lípidos basados en modelos de regresión lineal.

Ni el método de deconvolución (comercializado bajo la marca comercial Lipoprofile, Labcorp Inc.), que incluye un proceso de descomposición de la señal de RM envolvente a partir de la suma de señales individuales obtenidas de una biblioteca de espectros de RM de fracciones de lipoproteínas, ni los métodos usando modelos de regresión lineal para la predicción de lípidos desarrollado por Mika Ala Korpela y comercializado actualmente por Nightingale Health Ltd. permiten la cuantificación directa del número de partículas. Proporcionan la concentración de partículas de las clases

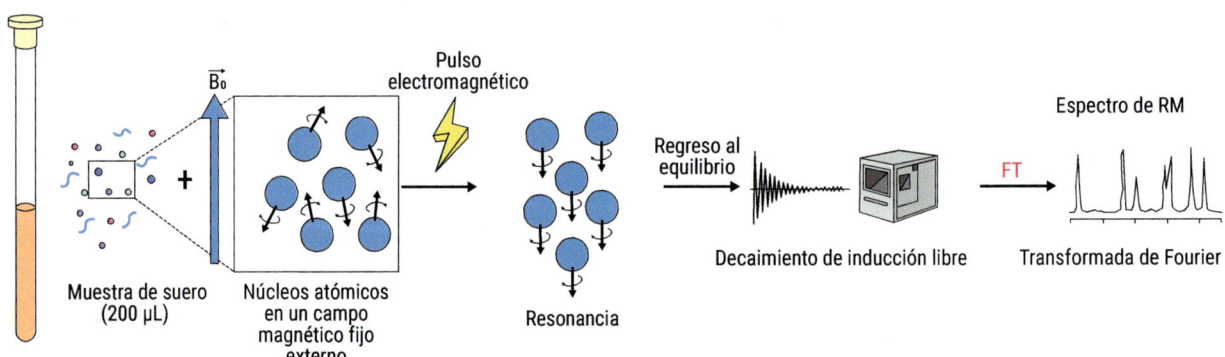

Figura 6-6. Esquema de operación de un experimento de resonancia magnética. RM: resonancia magnética; FT: transformada de Fourier.

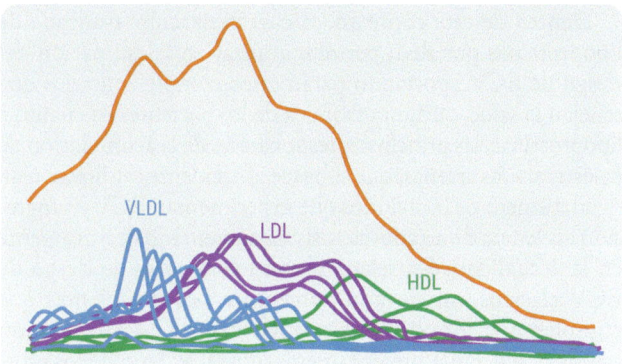

Figura 6-7. Frecuencia de resonancia asociada al tamaño de las lipoproteínas.
HDL: lipoproteínas de alta densidad; LDL: lipoproteínas de baja densidad; VLDL: lipoproteínas de muy baja densidad.

principales de lipoproteínas (es decir, VLDL, LDL, y HDL) y el número de partículas de nueve subclases a partir de la estimación del tamaño de manera indirecta.

Como alternativa a los métodos más extendidos de caracterización de lipoproteínas mediante RM, se ha desarrollado una metodología para la caracterización de las lipoproteínas basada en espectroscopia de RM en dos dimensiones de difusión ordenada, que permite determinar no solo la composición lipídica de las lipoproteínas según el tamaño, sino otras características hidrodinámicas de las moléculas que constituyen la muestra, como es el caso del coeficiente de difusión. A partir del coeficiente de difusión, se puede obtener directamente el tamaño de las diferentes subclases de lipoproteínas con la ecuación de Einstein-Stokes, que describe el movimiento browniano de esferas (lipoproteínas) en un medio acuoso; son las partículas que difunden más lentamente las de mayor tamaño (**Fig. 6-8**). La medida del tamaño permitirá determi-

nar de manera directa el número total de partículas lipoproteicas de cada subclase lipoproteica. Esta metodología se ha desarrollado en los últimos años (Liposcale®) y, actualmente, se comercializa en España (Biosferteslab.com).

¿CÓMO EL PERFIL AVANZADO POR RM PUEDE CONTRIBUIR EN LA EVALUACIÓN DE RIESGO CARDIOVASCULAR?

Según datos de la Organización Mundial de la Salud, las enfermedades cardiovasculares (ECV) constituyen la primera causa de mortalidad y morbilidad en los países desarrollados y suman una enorme carga para la sociedad, tanto a través de la pérdida de calidad de vida y salud como en gasto de los recursos del sistema sanitario (http://www.ine.es/inebmenu/indice.htm). Las ECV en los países desarrollados son responsables de en torno al 30 % de la mortalidad total. La gestión clínica de estas enfermedades es muy compleja porque pueden estar presentes durante años antes de convertirse en clínicamente aparentes. Así, la identificación de riesgo temprano de ECV es de especial importancia para retrasar y prevenir su aparición.

Los cambios en el estilo de vida de los países desarrollados y emergentes favorecen la aparición exponencial de trastornos metabólicos como la obesidad, la diabetes y el síndrome metabólico, entre otros. Este hecho hace que la prevalencia de la dislipidemia sea elevada.

 Tradicionalmente, el diagnóstico de las ECV se ha realizado basándose en el análisis de los factores de riesgo como son factores de hábitos de vida, como el tabaquismo, y factores clínicos, el colesterol (total y LDL) elevado y la hipertensión arterial y la obesidad, el sedentarismo y la diabetes *mellitus* de tipo 2. Sin embargo, se ha demostrado que la medicina actual no puede identificar de forma precisa los individuos con riesgo de sufrir accidentes o complicaciones cardiovasculares. Hoy en día sigue habiendo una elevada incidencia de episodios isquémicos agudos no esperados tanto en pacientes con arteriosclerosis conocida como en sujetos clasificados como sanos.

En muchos países, en la práctica clínica se utilizan diferentes escalas de riesgo, además de las medidas de c-LDL, para evaluar el riesgo de enfermedad cardiovascular que consideran múltiples factores para proporcionar una evaluación más completa. Aquí algunas de las más conocidas:

- **Escala de Framingham:** esta es una de las herramientas más tradicionales y utilizadas. Evalúa el riesgo de desarrollar enfermedad cardiovascular en los próximos 10 años basándose en factores como la edad, el género, la presión arterial, las concentraciones de colesterol total y HDL, tabaquismo y presencia de diabetes.
- *Systematic Coronary Risk Evaluation* (SCORE): desarrollada por la Sociedad Europea de Cardiología, esta escala estima el riesgo de un episodio cardiovascular mortal en 10 años, utilizando variables como la edad, el género, la presión arterial sistólica, el hábito de fumar y el colesterol total.

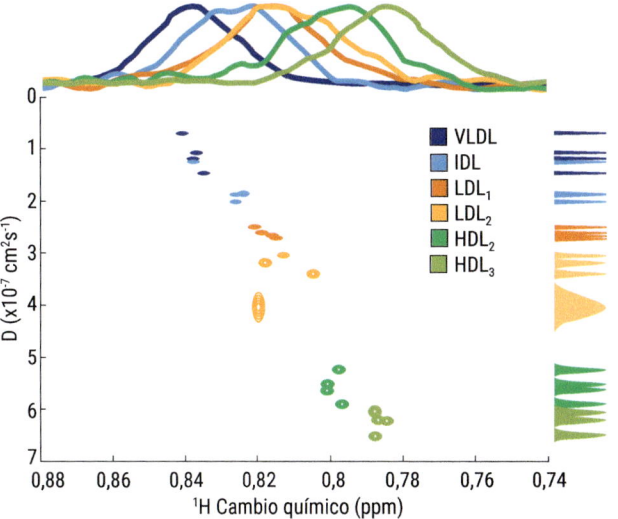

Figura 6-8. Coeficientes de difusión de las diferentes clases de lipoproteínas en un espectro de resonancia magnética de ^1H.
HDL: lipoproteínas de alta densidad; IDL: lipoproteínas de densidad intermedia; LDL: lipoproteínas de baja densidad; VLDL: lipoproteínas de muy baja densidad.

- ***Atherosclerotic Cardiovascular Disease Risk Algorithm* (ASCVD):** esta herramienta, utilizada en Estados Unidos, está diseñada por la American Heart Association y el American College of Cardiology. Calcula el riesgo de sufrir un episodio cardiovascular en los próximos 10 años, incluyendo infarto de miocardio y accidente cerebrovascular, basándose en factores como edad, el c-LDL, el colesterol HDL, la presión arterial, el tratamiento para la presión arterial, la presencia de diabetes y los hábitos de tabaquismo.
- **QRISK®:** específica del Reino Unido, esta herramienta calcula el riesgo de desarrollar enfermedad cardiovascular en los próximos 10 años utilizando datos que incluyen, entre otros, etnia, índice de masa corporal, presión arterial sistólica y condiciones de salud como enfermedad renal crónica y diabetes.
- ***Multi-Ethnic Study of Atherosclerosis* (MESA):** esta escala utiliza datos de calcio en las arterias coronarias detectados por tomografía computarizada para mejorar la predicción del riesgo cardiovascular en personas sin síntomas previos.

Estas herramientas son valiosas para los profesionales de la salud, ya que permiten una evaluación más precisa del riesgo cardiovascular, lo que es fundamental para la prevención y la intervención temprana. Sin embargo, estudios previos han señalado que hay muchas discordancias entre las escalas de riesgo y la presencia de ECV en varios estudios poblacionales.

> **!** La falta de precisión de las escalas de riesgo de ECV implica:
>
> - Personas incluidas en la estratificación de elevado riesgo de ECV cuya estimación predictiva no corresponde con su riesgo real.
> - Personas excluidas en la estratificación de elevado riesgo de ECV, consideradas sanas, que presentan ECV.
>
> Este hecho hace que los mecanismos preventivos y terapéuticos, basados en la estratificación según las escalas de riesgo actualmente utilizadas, sean insuficientes para el cuidado de la salud cardiovascular.

Dentro de este contexto, la caracterización avanzada de lipoproteínas por RM, permite avanzar en la estimación del riesgo de ECV aportando parámetros complementarios que reflejan la salud cardiometabólica de los pacientes en cuanto a lipoproteínas, las principales responsables de la acumulación de colesterol a las arterias, que subyace al accidente cardiovascular.

El número de individuos que experimentan ECV y progresión acelerada de arteriosclerosis ha aumentado drásticamente en la actualidad. En relación con los factores de riesgo de ECV clásicos, un elevado porcentaje de los pacientes que cumplen con los objetivos terapéuticos de c-LDL, presión arterial y glucemia presentan episodios CV. Uno de los estudios más relevantes que ejemplifica el fracaso del c-LDL como marcador de riesgo de ECV es el estudio publicado en 2009 en la *American Heart Journal* en el que se incluían más de 130.000 individuos tras ser hospitalizados por enfermedad coronaria aguda. El estudio mostró que más del 50 % de los enfermos presentaban concentraciones óptimas de c-LDL, uno de los principales factores de riesgo para las ECV.

El exceso de complicaciones cardiovasculares en los pacientes con buen control del c-LDL y otros factores de riesgo que se incluyen en las escalas de riesgo se define como riesgo residual, y es inaceptablemente alto (60-70 % de riesgo relativo). Entre las posibles causas del riesgo residual de ECV se encuentra la dislipidemia aterogénica (DA), una condición muy frecuente en los individuos que presentan trastornos del metabolismo como la diabetes y la obesidad. La DA se caracteriza por alteraciones en las clases lipídicas HDL y VLDL, como concentraciones de c-HDL bajo y triglicéridos (TG) altos, pero las concentraciones de c-LDL suelen ser normales o discretamente elevadas. Sin embargo, el número de partículas que lo transportan, p-LDL, está claramente incrementado debido a la presencia de p-LDL de menor tamaño, más capaces de atravesar las paredes arteriales y acelerar el proceso aterosclerótico que subyace a la ECV.

El riesgo residual persiste tanto en individuos en prevención primaria y secundaria como en pacientes de alto riesgo como ilustra la **figura 6-9**, en la que se revisan los estudios clínicos más relevantes con estatinas.

Actualmente, una de las estrategias que algunas unidades de lípidos especializadas utilizan para determinar si hay riesgo

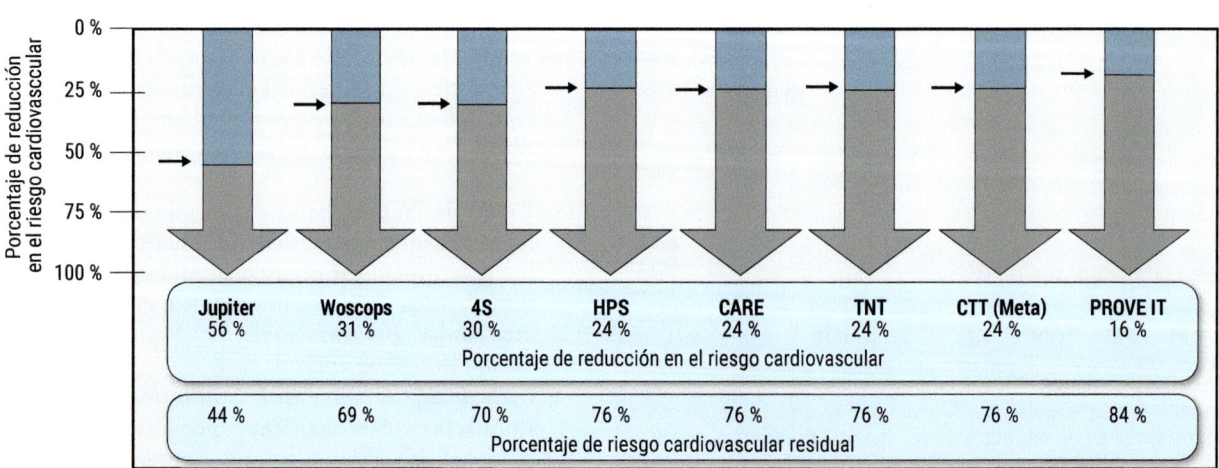

Figura 6-9. Riesgo cardiovascular residual en individuos tratados con estatinas.

residual elevado debido a la presencia de p-LDL pequeñas es la cuantificación de la apolipoproteína B (ApoB).

 La ApoB es la proteína primaria y constituyente de todas las lipoproteínas no-HDL (p. ej., VLDL, IDL y LDL), con la particularidad de que solamente hay una molécula de ApoB por partícula. Esto hace que la concentración de ApoB esté muy correlacionada con el número total de partículas no-HDL. Sin embargo, se ha demostrado que el número de p-LDL es un dato más preciso para estimar el riesgo de ECV que la concentración de ApoB, ya que en la cuantificación de esta última se incluye la proteína transportada por partículas como VLDL e IDL, que son menos aterogénicas que las subclases de LDL. En particular, estudios prospectivos han demostrado que un perfil de lipoproteínas en el que predomina la subclase pequeña y densa de p-LDL está asociado a, aproximadamente, un riesgo tres veces mayor de ECV.

En cuanto a las HDL, estudios clínicos sugieren que la concentración de partículas HDL (p-HDL) puede aportar información sobre el estado cardiovascular de un individuo que es independiente del propio colesterol HDL (c-HDL). En el estudio MESA, en el que se contó con 5.598 hombres y mujeres, el c-HDL no se asoció a ECV y grosor de íntima media una vez ajustado por el c-LDL y p- LDL. En cambio, p-HDL se mantuvo fuerte e independientemente asociado a la ECV. Además, en el estudio JUPITER, Mora *et al.* indicaron que la concentración de p-HDL bajo tratamiento farmacológico es mejor marcador de riesgo residual de ECV que la concentración de c-HDL o la concentración de apolipoproteína AI (ApoAI). Finalmente, otro estudio reciente ha mostrado que individuos con concentraciones elevadas de partículas HDL sobrecargadas de colesterol (individuos con concentraciones elevadas de c-HDL, pero bajas de p-HDL) pueden ser más susceptibles a desarrollar arteriosclerosis aun teniendo concentraciones elevadas de c-HDL.

En este sentido, se sugiere que ambas determinaciones de c-HDL y p-HDL se utilicen de forma conjunta para determinar las funciones antiaterogénicas de las lipoproteínas HDL, en lugar de utilizar cada una de forma independiente.

VALOR DIAGNÓSTICO: DETERMINACIÓN DE LIPOPROTEÍNAS, APO-B Y NO-C-HDL FRENTE A MEDIDAS TRADICIONALES DE LÍPIDOS PLASMÁTICOS

La inclusión de la caracterización avanzada de lipoproteínas, así como de variables derivadas como son la concentración de ApoB o la determinación del no-c-HDL, ha sido evaluada y aprobada por paneles de expertos internacionales (**Tabla 6-1**). En particular, el número de p-LDL se incluye en algunas guías clínicas de endocrinología como objetivo terapéutico independiente (de la misma manera que se incluyen los factores de riesgo tradicionales o el c-LDL).

En la **tabla 6-1** se enumeran algunos de los consensos y directrices aprobados por las sociedades científicas American Diabetes Association (ADA), American College of Cardiology (ACC), American Association of Clinical Chemistry (AACC), National Lipid Association (NLA), American Association of Clinical Endocrinologists (AACE) y American Hearth Association (AHA) recogidos en las guías clínicas y bibliografía científica con relación a la caracterización de lipoproteínas:

La guía americana de las sociedades ACC/AHA *Guideline on the Treatment of Blood Cholesterol to Reduce Atherosclotic Cardiovascular Risk in Adults* de 2013 considera la determinación de las p-LDL en la toma de decisiones terapéuticas. La NLA en su *Consenso Anual de Lipidología Clínica* de 2016 aconseja la determinación de p-LDL en varios perfiles de pacientes y es de destacar que el consenso aprobado por la AACE para el tratamiento de la diabetes de tipo 2 incluye el número de partículas p-LDL como objetivo terapéutico desde el año 2013. Esta guía ha sido revisada y actualizada en la actualidad manteniendo los mismos consensos.

APLICACIONES CLÍNICAS DEL PERFILADO AVANZADO POR RESONANCIA MAGNÉTICA

La caracterización avanzada por RM permite determinar tanto el perfil lipídico básico compuesto de colesterol total, LDL, HDL, no-HDL y triglicéridos, como un perfil lipoproteico más avanzado que incluye la composición lipídica, el tamaño y la concentración de partículas de las principales clases de lipoproteínas (VLDL, LDL y HDL), así como la concentración de partículas de subclases de lipoproteínas. La caracterización completa del perfil de lipoproteínas sanguíneo permite tomar decisiones preventivas y terapéuticas personalizadas en la estimación y el abordaje del riesgo de ECV.

La caracterización avanzada de lipoproteínas incluye generalmente un perfil lipídico estándar y un perfil de lipoproteínas avanzado (**Fig. 6-10**). Se indican los valores alterados del paciente y se acompaña con la silueta lipídica (aproximación de la empresa Biosfer Teslab), una representación gráfica con los parámetros de lipoproteínas más relevantes para el diagnóstico de ECV.

 La silueta lipídica pretende ser una simulación gráfica del factor de riesgo lipídico en la sección arterial. Esta representación permite al profesional de la salud identificar diferentes patrones lipoproteicos de una forma gráfica, así como visualizar rápidamente la situación de un paciente concreto facilitando el diagnóstico. Se representan los 10 parámetros más relevantes asociados al riesgo de ECV, según los estudios clínicos que evalúan la caracterización avanzada de lipoproteínas.

La silueta naranja representa la situación del paciente con respecto a los valores de una población general de 6.000 individuos (círculo negro). La silueta del individuo delimita un área menor cuando las variables presentan valores asociados a mayor riesgo de desarrollar enfermedades cardiovasculares (valores por encima del percentil 70 en c-VLDL, VLDL-TG, p-VLDL, c-LDL, LDL-TG, S-LDL-P, HDL-TG o por debajo del percentil 30 en LDL-Ø, HDL-Ø, HDL-C y M-HDL-P o partículas HDL medianas), y un área mayor en caso contrario. En caso de que las variables contribuyan a disminuir claramente el área de la región delimitada por la curva, aparecen en rojo; en caso contrario, aparecen en verde. Si el valor resulta similar al percentil 70 o 30, según la clasificación de las variables mencionadas anteriormente, se representa en amarillo.

Tabla 6-1. Listado de los principales consensos recogidos en guías clínicas internacionales en relación con la caracterización avanzada de lipoproteínas y parámetros derivados

Año	Sociedad científica	Consenso	Requerimiento directriz
2008	ADA y ACC	Medición de lipoproteínas en pacientes con riesgo cardiometabólico	El número de p-LDL supone una medida más precisa que el c-LDL para estratificar el riesgo de ECV
2009	AACC	ApoB y riesgo de ECV	El número de p-LDL aporta predicciones más consistentes en la ECV y mejor evaluación del riesgo residual frente al c-LDL. Objetivo p-LDL < 1.100 nmol/L
2011	NLA	Marcadores inflamatorios y pruebas avanzadas de lipoproteínas	Evaluación del número de p-LDL en el inicio y durante el tratamiento en pacientes de riesgo de ECV medio y alto
2011	Panel Europeo sobre c-LDL	Fisiopatología, aterogenicidad y clínica del c-LDL	Confirma la asociación significativa de las p-LDL pequeñas y el incremento del riesgo de ECV
2012	AACE	Gestión de la dislipemia y prevención de la aterosclerosis	Considera según evidencias del Framingham Offspring que p-LDL es un indicador más sensible y robusto que c-LDL y ApoB en la evaluación del riesgo de ECV
2013	AACE	Algoritmo de gestión integral de la diabetes	Incorpora objetivos de p-LDL en el tratamiento de la diabetes. Riesgo Moderado < 1.200 nmol/L; riesgo alto < 1.000 nm/L
2013	AACC	Metaanálisis de 25 ensayos: asociación de ApoB y p-LDL por RM en ECV	Recomiendan la medición del p-LDL en la evaluación del riesgo de ECV de los individuos de riesgo elevado
2014	Toth PP *et al.*	Riesgo CV en pacientes que alcanzan el objetivo de p-LDL	Este ensayo confirma que los pacientes que alcanzan el objetivo p-LDL < 1.000 nmol/L presentan mejor evolución en la disminución del riesgo CV en comparación con los que alcanzan c-LDL < 100 mg/dL

AACC: American Association of Clinical Chemistry; AACE: American Association of Clinical Endocrinologists; ACC: American College of Cardiology; ADA: American Diabetes Association; c-LDL: colesterol de baja densidad; CV: cardiovascular; ECV: enfermedad cardiovascular; NLA: National Lipid Association; RM: resonancia magnética; p-LDL: partículas de baja densidad.

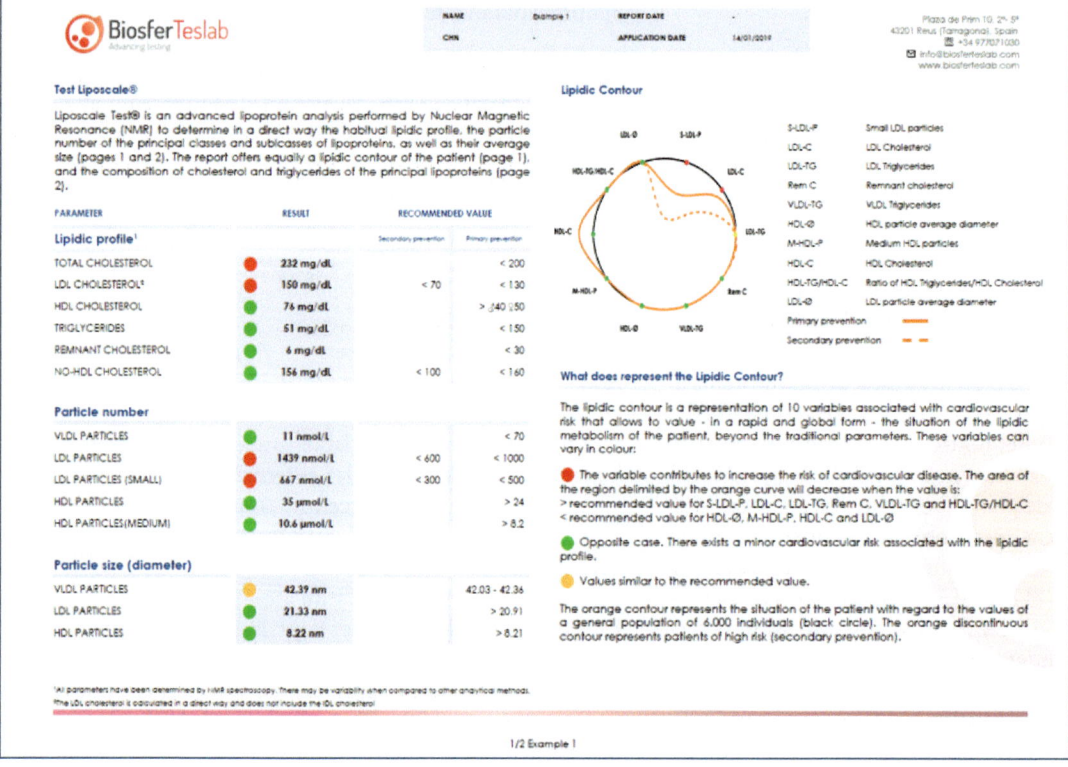

Figura 6-10. Ejemplo de informe del perfil de lipoproteínas sanguíneo basado en resonancia magnética proporcionado por la empresa Biosfer Teslab (Reus, España).

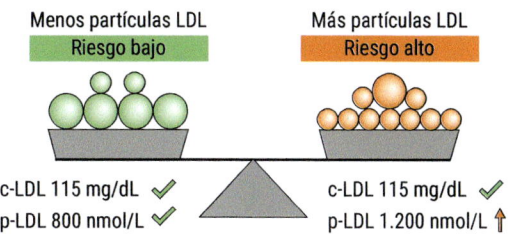

> ❗ Esta caracterización exhaustiva del perfil de lipoproteí-nas facilita la detección de individuos que presentan un riesgo de ECV incrementado.

Es de especial importancia la utilización del perfilado de lipoproteínas por RM para identificar las siguientes situaciones:

- Dislipemia aterogénica: la prevalencia de la DA es elevada en los países desarrollados. Se estima que el 6 % de las personas en edad laboral cursan con esta situación. Como se ha mencionado con anterioridad, la DA está caracterizada por concentraciones de c-HDL ligeramente bajas, concentraciones de TG ligeramente altas, índices de c-LDL normales (o discretamente elevados) y de p-LDL claramente incrementados debido a la presencia de p-LDL de menor tamaño. Es una dislipemia lipoproteica asociada a un riesgo de ECV elevado y representa la principal causa de riesgo residual de ECV tras la consecución de objetivos de c-LDL. LA DA se asocia de forma característica a la diabetes *mellitus* de tipo 2, a la obesidad, al síndrome metabólico, a la hiperlipemia familiar combinada y a algunas nefropatías, situaciones todas ellas muy ligadas a la resistencia periférica a la insulina.
  En los individuos identificados con DA, el número de p-LDL, y en particular la subclase de LDL pequeñas, se asocia claramente a riesgo de ECV más allá de la carga lipídica.
- Individuos con concentraciones discordantes de c-LDL y p-LDL: las partículas LDL son muy heterogéneas en cuanto a tamaño y contenido lipídico. Esta heterogeneidad ha originado la definición de dos fenotipos o patrones asociados a mayor o menor riesgo de ECV, según cómo sea la relación de las concentraciones de c-LDL y de p-LDL:
  - c-LDL > p-LDL o aquellos individuos que presentan p-LDL especialmente grandes y más ricas en colesterol.
  - c-LDL < p-LDL o aquellos individuos que presentan p-LDL especialmente pequeñas y más pobres en colesterol.
  Las dos situaciones anteriores se ilustran en la **figura 6-11** de este capítulo, adaptada del trabajo de Mora *et al.* publicado en *Circulation*. En ella se observa cómo dos individuos con una concentración de c-LDL similar, pueden tener mayor o menor concentración de partículas según el tamaño de estas.
  EL trabajo del mismo grupo publicado en *Journal of Clinical Lipidology* que incluye aproximadamente a 5.000 individuos del estudio prospectivo MESA demuestra que el número de accidentes cardiovasculares acumulados a lo largo de los años está significativamente asociado al número de p-LDL, y no a las concentraciones de c-LDL, en caso de que estas dos magnitudes presenten discrepancias. Como muestra la **figura 6-12** se observó que la incidencia de ECV en el grupo de individuos con partículas LDL especialmente grandes (y, por tanto, concentraciones de c-LDL > p-LDL) es significativamente menor que en el grupo de individuos con partículas pequeñas. En el caso de los individuos con baja concentración de p-LDL, el riesgo de ECV está sobreestimado si se utiliza el factor tradicional de c-LDL; en cambio, en los individuos con elevadas concentraciones de p-LDL, pero con concentraciones de c-LDL normales, el riesgo de ECV está infraestimado.

Figura 6-11. Concentración de colesterol equivalente, transportado por diferente número de partículas.
LDL: lipoproteínas de baja densidad; c-LDL: colesterol de las lipoproteínas de baja densidad. p-LDL: partículas de lipoproteínas de baja densidad.

Perfiles de lipoproteínas asociados al desarrollo futuro de diabetes de tipo 2 y resistencia a la insulina: la diabetes *mellitus* de tipo 2 ha sido catalogada como la epidemia del siglo XXI, tanto por su creciente magnitud como por su impacto en la ECV. Determinar los factores que se asocian a la aparición de diabetes con anterioridad (indicios de prediabetes) es un reto que supone un gran avance en el campo de la prevención de las ECV.

En este sentido, la caracterización avanzada de lipoproteínas ayuda a identificar a individuos con más riesgo de desarrollar enfermedades cardiometabólicas, al permitir la identificación de un perfil de lipoproteínas característico años antes de la aparición de las manifestaciones clínicas. Este concepto se ha visto reforzado en otros trabajos relevantes como el publicado en *Circulation* del estudio IRAS–*Insulin Resistance Atherosclerosis Study*. En este último trabajo se demuestra que la RM permite la identificación de perfiles lipoproteicos característicos asociados a riesgo incrementado de desarrollo de enfermedades cardiometabólicas, como la diabetes de tipo 2 y la resistencia a la insulina. Estos perfiles se caracterizan por una elevada concentración de partículas VDL grandes y de partículas HDL pequeñas. Esta distribución anómala entre subclases de lipoproteínas se ve reflejada en un tamaño medio de VLDL aumentado y en un tamaño de HDL disminuido.

> 💡 La detección temprana de estos patrones característicos puede ayudar a la prevención del desarrollo futuro de hiperglucemia crónica.

> ❗ En todo caso, la medición de p-LDL mediante RM es de gran interés para aquellos pacientes con:
> - Antecedentes familiares de riesgo cardiovascular ateroesclerótico.
> - Triglicéridos elevados.
> - Bajas concentraciones de c-HDL.
> - Síndrome metabólico.
> - Diabetes *mellitus*.
> - Episodios recidivantes por riesgo cardiovascular ateroesclerótico a pesar de intervención en los cambios en el estilo de vida o administración de tratamiento hipolipemiante.

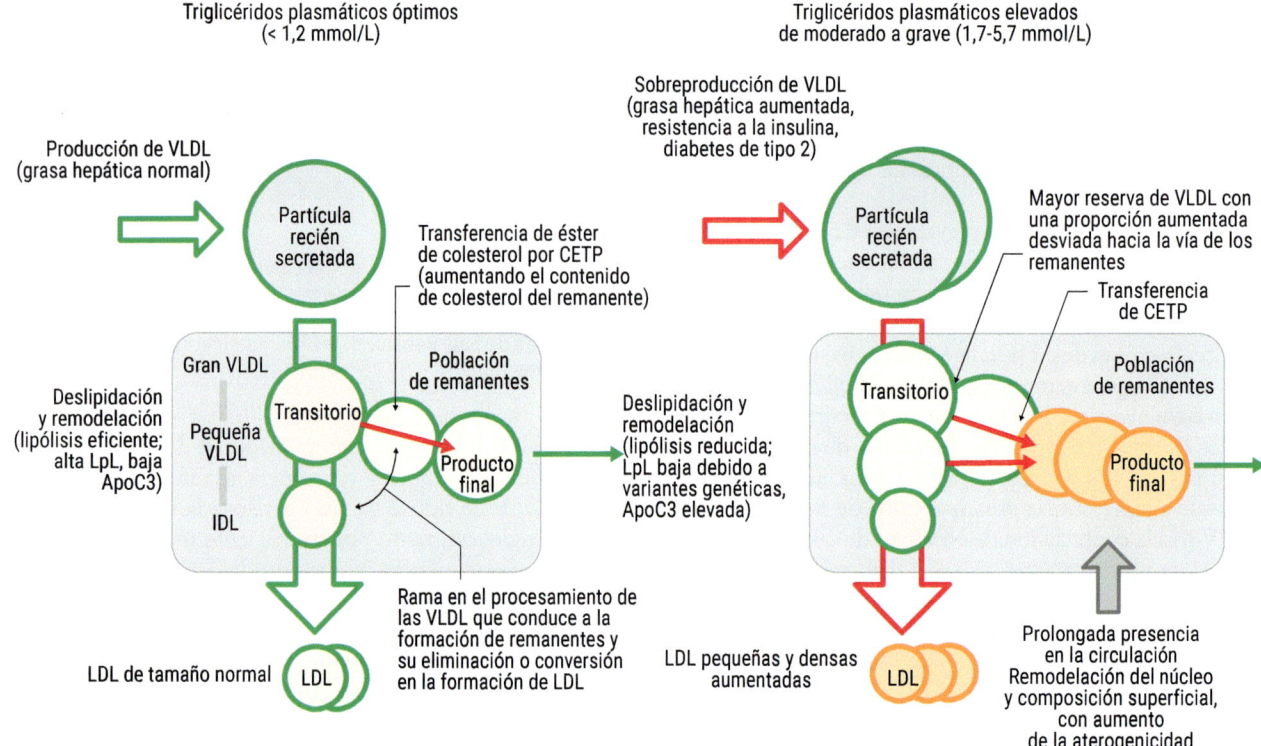

Figura 6-12. Efecto de la sobreproducción de partículas VLDL en el metabolismo de las lipoproteínas.
ApoC3: apolipoproteína C3; CETP: proteína transferidora de ésteres de colesterol; IDL: lipoproteína de densidad intermedia; LDL: lipoproteína de baja densidad; LpL: lipoproteína lipasa; VLDL: lipoproteína de muy baja densidad

PUNTOS CLAVE

- **Perfil de lipoproteínas y riesgo cardiovascular**: la caracterización del perfil de lipoproteínas mediante resonancia magnética (RM) ofrece una evaluación avanzada del riesgo cardiovascular, y supera la precisión de las mediciones tradicionales de lípidos plasmáticos como el colesterol LDL.

- **Discordancia c-LDL y LDL-P**: hay una discordancia entre el colesterol LDL (c-LDL) y el número de p-LDL, donde el número de partículas LDL se asocia mejor al riesgo cardiovascular, especialmente en situaciones de dislipemia aterogénica.

- **Aplicaciones clínicas de la RM**: la RM es una técnica clínica valiosa que permite un análisis detallado y no destructivo del perfil lipoproteico; proporciona información crucial para la prevención y el tratamiento personalizado de ECV.

- **Valor diagnóstico de Apo-B y no-c-HDL**: la determinación de lipoproteínas Apo-B y colesterol no-HDL proporciona un valor diagnóstico superior en comparación con las medidas tradicionales de lípidos, y es especialmente útil en la estratificación del riesgo y del manejo terapéutico de ECV.

- **Importancia del perfil avanzado en la estratificación del riesgo**: la inclusión de parámetros avanzados como el número de p-LDL y el tamaño de las lipoproteínas en la evaluación clínica mejora significativamente la identificación de individuos con elevado riesgo de enfermedades cardiovasculares, lo que permite intervenciones más efectivas.

BIBLIOGRAFÍA

Ala-Korpela M, Korhonen A, Keisala J, et al. 1H NMR-based absolute quantitation of human lipoproteins and their lipid contents directly from plasma. J Lipid Res. 1994 Dec;35(12):2292-304.

Brunzell JD, Davidson M, Furberg CD, et al. Lipoprotein management in patients with cardiometabolic risk: consensus statement from the American Diabetes Association and the American College of Cardiology Foundation. Diabetes Care. 2008;31(4):811-22.

Cole TG, Contois JH, Csako G, et al. Association of Apolipoprotein B and Nuclear Magnetic Resonance Spectroscopy-Derived LDL Particle Number with Outcomes in 25 Clinical Studies: Assessment by the AACC Lipoprotein and Vascular Diseases Division Working Group on Best Practices. Clin Chem. 2013;59(5):752-70.

Contois JH, McConnell JP, Sethi AA, et al. Apolipoprotein B and Cardiovascular Disease Risk: Position Statement from the AACC Lipoproteins and Vascular Diseases Division Working Group on Best Practices. Clin Chem. 2009;55(3):407-19.

Davidson MH, Ballantyne CM, Jacobson TA, et al. Clinical utility of inflammatory markers and advanced lipoprotein testing: advice from an expert panel of lipid specialists. J Clin Lipidol. 2011;5(5):338-67.

DeGoma EM, Rader DJ. High-density lipoprotein particle number: a better measure to quantify high-density lipoprotein? J Am Coll Cardiol. 2012;60(6):517-20.

Ernst RR. Nuclear magnetic resonance Fourier transform spectroscopy (Nobel lecture). Angew Chem Int Ed. 1992;31(7):805-23.

Festa A, D'Agostino R, Howard G, Mykkanen L, Tracy RP, Haffner SM. Nuclear Magnetic Resonance Lipoprotein Abnormalities in Prediabetic Subjects in the Insulin Resistance Atherosclerosis Study. Circulation. 2005;111(25):3465-72.

Garber AJ, Abrahamson MJ, Barzilay JI, et al. AACE Comprehensive Diabetes Management Algorithm 2013 Consensus Statement. Endocr Pract. 2013;19(2):327-36.

Garber AJ, Abrahamson MJ, Barzilay JI, et al. American Association of Clinical Endocrinologists' comprehensive diabetes management algorithm 2013 consensus statement--executive summary. Endocr Pract. 2013 May-Jun;19(3):536-57.

Ginsberg HN, Packard CJ, Chapman MJ, et al. Triglyceride-rich lipoproteins and their remnants: Metabolic insights, role in atherosclerotic cardiovascular disease, and emerging therapeutic strategies. Eur Heart J. 2021;42(5):479-93.

Giacopini MI. LDL pequeñas y densas: Importancia de su determinación. Tribuna del Investigador. 2010;11(1-2):20-6.

Heinecke JW. The not-so-simple HDL story: A new era for quantifying HDL and cardiovascular risk? Nat Med. 2012;18(9):1346-7.

Jellinger PS, Smith DA, Mehta AE, et al. American Association of Clinical Endocrinologists' Guidelines for Management of Dyslipidemia and Prevention of Atherosclerosis: executive summary. Endocr Pract. 2012;18(2):269-93.

Jeyarajah EJ, Cromwell WC, Otvos JD. Lipoprotein particle analysis by nuclear magnetic resonance spectroscopy. Clin Lab Med. 2006;26(4):847-70.

Mackey RH, Greenland P, Goff DC, et al. High-density lipoprotein cholesterol and particle concentrations, carotid atherosclerosis, and coronary events: MESA (Multi-Ethnic Study of Atherosclerosis). J Am Coll Cardiol. 2012;60(6):508-16.

Mallol R, Amigó N, Rodríguez MA, et al. Liposcale: a novel advanced lipoprotein test based on 2D diffusion-ordered 1H NMR spectroscopy. J Lipid Res. 2015;56(1):737-46.

Mikhailidis DP, Elisaf M, Rizzo M, et al. European panel on low density lipoprotein (LDL) subclasses: a statement on the pathophysiology, atherogenicity, and clinical significance of LDL subclasses. Curr Vasc Pharmacol. 2011;9(5):533-71.

Mora S, Otvos JD, Rifai N, et al. Lipoprotein particle profiles by nuclear magnetic resonance compared with standard lipids and apolipoproteins in predicting incident cardiovascular disease in women. Circulation. 2009;119(7):931-9.

Mora S, Glynn RJ, Ridker PM. High-Density Lipoprotein Cholesterol, Size, Particle Number, and Residual Vascular Risk After Potent Statin Therapy. Circulation. 2013;128(11):1189-97.

Musunuru K. Atherogenic dyslipidemia: cardiovascular risk and dietary intervention. Lipids. 2010;45(10):907-14.

Otvos JD, Mora S, Shalaurova I, Greenland P, Mackey RH, Goff DC. Clinical implications of discordance between low-density lipoprotein cholesterol and particle number. J Clin Lipidol. 2011;5(2):105-13.

Pedro-Botet J, Flores-Le Roux JA, Benaiges D. Atherogenic dyslipidemia: prevalence and management in lipid clinics. Rev Clin Esp. 2014;214(3):118-23.

Pintó X, Masana L, Civeira F, et al. Consensus document of an expert group from the Spanish Society of Arteriosclerosis (SEA) on the clinical use of nuclear magnetic resonance to assess lipoprotein metabolism (Liposcale®). Clin Investig Arterioscler. 2020;32(5):219-29.

Qi Y, Fan J, Liu J, et al. Cholesterol-overloaded HDL particles are independently associated with progression of carotid atherosclerosis in a cardiovascular disease-free population: A community-based cohort study. J Am Coll Cardiol. 2015;65(2):355-63.

Remaley AT, Hoeg JM. HDL Cholesterol/HDL Particle Ratio. J Am Coll Cardiol. 2015;66(3):351-3.

Sachdeva A, Cannon CP, Deedwania PC, et al. Lipid levels in patients hospitalized with coronary artery disease: an analysis of 136905 hospitalizations in Get With The Guidelines. Am Heart J. 2009;157(1):111-7.

Sánchez-Chaparro MA, Calvo-Bonacho E, González-Quintela A, et al. Prevalencia de Dislipidemia Aterogénica en Población Laboral Española. Grupo de Estudio ICARIA. En: 18ª Reunión Nacional de la Sociedad Española de Hipertensión, Liga Española para la Lucha contra la Hipertensión Arterial; 2013.

Schaefer S, Haney CL, Pacold IV. Clinical nuclear magnetic resonance spectroscopy: insight into metabolism. Am J Cardiol. 1990;66(9):40G-49G.

Toth PP, Asztalos BF, Toth CA, et al. Cardiovascular risk in patients achieving low-density lipoprotein cholesterol and particle targets. Atherosclerosis. 2014;235(2):585-91.

Vargas-Uricoechea H, Ramírez-Bello J, Sierra-Torres CH, Romero-Ortiz JR, Delgado-Arévalo CA. Recomendaciones del panel de expertos sobre la fisiopatología, diagnóstico y tratamiento de las dislipidemias en la población adulta. Rev Colomb Endocrinol Diabetes Metab. 2020;27(1):34-56.

La medicina de laboratorio en el centro de transfusión y banco de tejidos

7

S. Fernández Paneque

OBJETIVOS

- Conocer la importancia del seguimiento de una estrategia de calidad y de la normativa y marco legal que rige el desempeño de tareas.
- Describir las funciones del especialista de laboratorio en un centro de transfusión.
- Dominar la metodología de trabajo y los procedimientos propios de este tipo de centros.
- Incidir en el abordaje multidisciplinar de los pacientes o donantes, así como en la interrelación con otros servicios hospitalarios.

INTRODUCCIÓN. DONACIÓN DE SANGRE Y DERIVADOS. CENTROS DE TRANSFUSIÓN, TEJIDOS Y CÉLULAS

Actualmente, la única fuente de obtención de componentes sanguíneos es la donación de sangre. Esto supone la creación de una infraestructura, metodología y legislación que regule todas las tareas relativas a la obtención, procesamiento, conservación y distribución de los elementos sanguíneos. En función de este ordenamiento jurídico, son los centros de transfusión sanguínea los encargados de estas labores. Es responsabilidad directa de ellos asegurar el abastecimiento de derivados sanguíneos a todos los hospitales de su área de influencia, así como que estos cumplan las normativas de calidad y seguridad tanto para el donante como para el receptor.

Un aspecto fundamental de este proceso es la recogida de los elementos hemáticos, generalmente sangre total, plasma y plaquetas. Un colectivo de donantes altruista, repetitivo, responsable y en número suficiente es el primer elemento para garantizar la seguridad transfusional. Para dar soporte a esta función se han desarrollado los equipos móviles de donaciones, los cuales aseguran aproximadamente el 80 % de la sangre obtenida, y los puntos fijos de donación que aportan el 20 % restante. No cabe duda, por tanto, de que del buen funcionamiento de estos dependerá básicamente el asegurar una provisión suficiente de componentes sanguíneos.

Donación de sangre y derivados. Criterios de exclusión y admisión de donantes

Entre las características de importancia en la donación están las siguientes:

- Se debe partir de la siguiente consideración: los donantes son personas «sanas»; la donación no debe entenderse, por tanto, como una carrera de obstáculos, en la que una vez superados todos, el premio es poder donar, sino todo lo contrario: ante un posible donante solo algunas circunstancias concretas impedirán la donación.
- La donación es voluntaria y no remunerada.
- Hay diferentes tipos de donaciones: sangre total, aféresis de hematíes (o eritroaféresis), aféresis de plaquetas (o citoaféresis) y aféresis de plasma (o plasmaféresis).
- Todos los donantes tienen que someterse a una entrevista médica previa, con preguntas relativas a su salud y a sus hábitos de vida y firmar un consentimiento informado.
- Frecuencia de la donación: depende del producto donado:
  - Sangre total: se puede donar cada 2 meses como intervalo mínimo, con un máximo de tres donaciones/año las mujeres y cuatro donaciones/año los hombres.
  - Plasma: el volumen extraído no deberá sobrepasar los 600 mL por sesión, 1.000 mL a la semana o 15 L anuales.
  - Plaquetas: el intervalo mínimo entre donaciones es de 2 semanas. En situaciones particulares puede ser menor, aunque debe cumplirse un mínimo de 48 horas entre una y otra.
- Criterios generales para la selección de los donantes:
  - Persona sana, sin exposiciones de riesgo que comprometan la salud del receptor. De acuerdo con la normativa legal vigente, las donaciones de sangre y componentes son sometidas a una serie de determinaciones analíticas, entre las que se incluyen el grupo sanguíneo ABO y Rh(D) (incluyendo las formas débiles), escrutinio de anticuerpos antieritrocitarios irregulares, el antígeno de superficie del virus de la hepatitis B, los anticuerpos contra el virus de la inmunodeficiencia humana (VIH) 1 y 2, anticuerpos contra el virus de la hepatitis

C (VHC), detección genómica directa del VHC y una prueba de sífilis.

- Tener entre 18 y 65 años. Sin embargo, hay flexibilidad en las donaciones autólogas como se verá posteriormente, pues se admiten edades fuera de esos límites.
- Pesar más de 50 kg. De nuevo, en donaciones autólogas se pueden aceptar pesos inferiores.
- Frecuencia cardíaca regular, entre 50 y 110 latidos por minutos o lpm.
- Presión arterial dentro de los límites normales. No se aceptarán donantes con presión arterial sistólica > 180 o < 90 mmHg ni diastólica > 100 o < 50 mmHg.
- Concentraciones de hemoglobina en sangre capilar: > 12,5 g/dL en mujeres, > 13,5 g/dL en hombres. Se podrá aceptar por debajo de esas concentraciones por criterios médicos y en los casos de donación autóloga (hasta 11 g/dL).
- En donantes de plasma: es imprescindible hemograma, concentraciones de proteínas totales y pruebas de coagulación dentro de la normalidad.
- En donantes de plaquetas: cifras de plaquetas el día de la donación > 150×10^9/L y no referir toma de antiagregantes plaquetarios en los 5 días previos.
- Volúmenes de donación extraídos: sangre total: 450 mL ± 10 %.
  - Aféresis de plasma: 600 mL.
  - Aféresis de plaquetas: 250-300 mL.
- Donación de sangre autóloga: la más frecuente es la autodonación preoperatoria, en la que se extrae sangre a un paciente antes de una intervención quirúrgica programada que tenga previsión de precisar transfusión y se almacena hasta que se pueda utilizar el día de la intervención.

Son contraindicaciones específicas para entrar en programa de autotransfusión:

- Proceso infeccioso actual.
- Infección comprobada por VIH, VHC, virus de la hepatitis B (VHB) y sífilis.
- Mal acceso venoso.
- Hemoglobina inferior a 11 g/dL, o hematócritos inferiores al 34 %.
- Antecedentes de cardiopatía isquémica.
- Hipertensión no controlada.
- Patología grave que contraindique la donación, según criterio médico.
- No hay límite de edad legal para someterse a autodonación preoperatoria; queda a criterio del facultativo solicitante y del responsable de la extracción.

Centros de transfusión, tejidos y células

Como se ha descrito, la obtención de sangre y derivados se realiza a través de los centros de transfusión, que surten a los bancos de sangre de los centros hospitalarios tanto de carácter público como privado que corresponden a su zona de influencia (usualmente provincial). En ellos, un equipo multidisciplinar –médicos de extracciones, hematólogos, personal de enfermería, personal técnico de laboratorio, biólogos, inmunólogos y facultativos especialistas del laboratorio, entre

otros– desempeña las funciones necesarias para que el acto transfusional sea seguro, de calidad y cumpla con todos los requerimientos legales pertinentes. Este último es un hecho de importancia capital, dado que la actividad de los centros de transfusión y los bancos de tejidos está estrictamente regulada mediante una normativa legal concreta, unos estándares de calidad y unos organismos nacionales (como el Comité Científico para la Seguridad Transfusional) e internacionales (como el Consejo de Europa) que actúan como elementos consultores, normativos y garantes del correcto cumplimento de dicha legislación y estándares.

Los nodos de la red transfusional con mayor importancia demográfica o estratégica doblan su función como bancos de tejidos y se constituyen como centros de transfusión, tejidos y células (CTTC).

 La medicina transfusional es una parcela básica del sistema sanitario que participa en la mejora de la salud y calidad de vida de gran número de pacientes a cargo de diferentes especialidades médicas. La necesidad de transfusión es un hecho permanente dentro de las medidas terapéuticas de la actividad asistencial; su importancia vital y las peculiaridades que diferencian los componentes sanguíneos de otros productos medicinales obligan a disponer de una infraestructura organizativa permanente y de unos procedimientos, controles y normativa que permitan evaluar su utilización y faciliten la toma de decisiones.

Atendiendo a la estructura tipo de un CTTC, las funciones que cumple son:

- Centro de transfusión (puntos fijos y móviles):
  - Extracción de sangre y productos sanguíneos.
  - Extracción de derivados plasmáticos no transfusionales (colirios, plasma rico en plaquetas [PRP]).
- Banco de tejidos:
  - Tejido óseo.
  - Tejido ocular.
  - Criopreservación de semen/biopsia testicular.
  - Tejido ovárico prepúberes.
  - Válvulas cardíacas y vasos sanguíneos.
  - Aféresis.
  - Derivados plasmáticos no transfusionales.
- Centro de referencia de tipificación de antígenos de histocompatibilidad (HLA) de médula ósea: área de expansión y terapia celular (cultivo autólogo de condrocitos, células mesenquimales, etc.).
- Banco de sangre de cordón umbilical (SCU): en España se encuentran el tercer (Málaga) y cuarto (Barcelona) bancos mundiales con mayor número de unidades de SCU almacenadas (primero y segundo, respectivamente, de Europa).

NORMATIVA Y LEGISLACIÓN REGULADORA. ORGANIZACIÓN Y RED TRANSFUSIONAL

La normativa que legisla la actividad de los centros de transfusión se recoge en el Real Decreto 1088/2005, de 16 de septiembre, por el que se establecen los requisitos técnicos y condiciones mínimas de la hemodonación y de los centros y servicios de transfusión, que sustituye a la legislación previa de la Orden de 2 de julio de 1999, por la que se actualizan las condiciones de exclusión de los donantes de sangre y se establecen los criterios de interpretación de las pruebas para la detección de agentes infecciosos en las donaciones de sangre; en el Real Decreto 1854/1993, de 22 de octubre, por el que se determinan, con carácter general los requisitos técnicos y condiciones mínimas de la hemodonación y bancos de sangre, y en la Orden de 7 de febrero de 1996, que actualizó los criterios y las condiciones de exclusión de donantes de sangre. Es en el Real Decreto mencionado en el que se recogen, en su anexo II, los criterios de selección y de exclusión de donantes de sangre total y componentes sanguíneos; esta selección del donante se realiza desde la entrevista médica previa a la donación. En cuanto a las pruebas analíticas y algoritmos de interpretación de resultados, quedan recogidas en el anexo IV (*Criterios de interpretación de las pruebas de detección de agentes infecciosos en las donaciones*). En 2011, el Comité Científico para la Seguridad Transfusional publicó un acuerdo mediante el cual se unifican los criterios con los de la *Guía para la preparación, uso y control de calidad de los componentes sanguíneos* del Consejo de Europa, referentes a la gestión de resultados reactivos en las pruebas de detección serológica.

En cuanto a los centros de tejidos, se encuentran regulados por Real Decreto Ley 9/2014, de 4 de julio, por el que se establecen las normas de calidad y seguridad para la donación, la obtención, la evaluación, el procesamiento, la preservación, el almacenamiento y la distribución de células y tejidos humanos y se aprueban las normas de coordinación y funcionamiento para su uso en humanos.

La crioconservación de gametos masculinos se encuentra regulada por este último real decreto, así como por la Ley 14/2006 de 26 de mayo, sobre técnicas de reproducción asistida. Tanto en 2011 como en 2015 se publicaron actualizaciones de esta legislación.

Por último, se han registrado en los boletines oficiales de las distintas comunidades autónomas diversas publicaciones en las que se establece una «red transfusional» de centros cuya función es la de establecer nodos de trabajo para optimizar recursos; como ejemplo en Andalucía se emitió el Decreto 49/2017, de 21 de marzo, por el que se constituye la Red Andaluza de Medicina Transfusional, Tejidos y Células y se regula su estructura y funcionamiento.

PAPEL DE LA MEDICINA DE LABORATORIO EN UN CENTRO DE TRANSFUSIÓN, TEJIDOS Y CÉLULAS

Dentro del equipo multidisciplinar que compone el personal de un CTTC, el especialista de laboratorio tiene un rol fundamental, tanto por la labor asistencial directa como por la función transversal que desempeña, y abarca un elevado volumen de áreas de trabajo y con un importante peso en cuanto a la relevancia de las decisiones.

Entre las áreas de actuación que competen al especialista de laboratorio, se encuentran:

- Control de calidad: en el apartado anterior se ha desglosado la importancia que la normativa legal tiene en la organización de un centro de transfusión y tejidos; además, cada área de trabajo tiene unos requisitos en cuanto a acreditación y certificación mínimos tanto a nivel de organismos nacionales como internacionales. Debido a la heterogeneidad de este campo, se escapa al propósito de este capítulo entrar en mayor detalle.
- Serología infecciosa: tanto la fase analítica como la posanalítica son responsabilidad directa del especialista de laboratorio. Aquí se incluiría la interpretación de resultados, la comunicación a donantes y centros receptores de productos, el rechazo (temporal o definitivo) de donantes o productos, etcétera.
- Derivados plasmáticos de uso no transfusional: la producción de estos productos sanguíneos es una de las facetas más directamente implicadas con la clínica de las que se realizan en un CTTC. De nuevo, el especialista de laboratorio es el responsable de producción, así como de la interrelación que hay con la interpretación de resultados de serología.
- Criopreservación de gametos masculinos: la formación en criobiología y fertilidad del especialista de laboratorio hace que sea el profesional idóneo en esta área de trabajo.
- Tipificación HLA: algunos centros de referencia incluyen en su cartera de servicios la tipificación de HLA en muestras de donantes de médula (tanto emparentados –para trasplante familiar– como alogénicos –para incluir en registro de donantes altruistas–), así como la tipificación de donantes para transfusión en caso de refractariedad plaquetaria. Aunque los especialistas en inmunología suelen estar a cargo de estas tareas, es frecuente en los centros de mayor envergadura los equipos multidisciplinares en los que hematólogos especializados en inmunohematología y especialistas en laboratorio tienen elevado peso específico; tanto es así, que las principales agencias acreditadoras (como la European Federation for Immunogenetics [EFI]) exigen la formación en medicina de laboratorio de histocompatibilidad tanto para el director como para los facultativos del laboratorio.

SEROLOGÍA INFECCIOSA

En 1920 se evidenció por vez primera la existencia de una enfermedad transmisible por transfusión, la sífilis, aunque el procedimiento de pruebas serológicas sistemáticas para detectar *Treponema pallidum*, causante de esta enfermedad, solo se estableció en la década de 1940. Las pruebas para hepatitis B se iniciaron a finales de la década de 1960 y principios de la de 1970, aunque ya desde la década de 1940 se habían descrito casos de hepatitis postransfusional. El conocimiento del VIH y la confirmación de múltiples casos de síndrome de inmunodeficiencia adquirida (sida) en pacientes que habían recibido transfusiones antes de 1985 fue causa de alerta médica y del cambio progresivo en las prácticas transfusionales. En cuanto a la hepatitis C, el virus fue descubierto en 1989 e inmediatamente se describieron las técnicas precisas para su detección en donantes de sangre.

Según la Organización Mundial de la Salud (OMS), la

carencia de un cribado efectivo en donaciones de sangre es causa de hasta 16 millones de nuevos infectados por hepatitis B, cinco millones de nuevos infectados por hepatitis C, y hasta 160.000 nuevos casos de VIH cada año; por otro lado, el riesgo de contraer infecciones transmisibles mediante transfusión ha disminuido drásticamente en los países desarrollados principalmente por tres factores:

- La implementación efectiva de una adecuada entrevista médica previa.
- La instauración de pruebas avanzadas de detección de agentes infecciosos y adecuados algoritmos de interpretación de dichas pruebas.
- Los avances en el empleo de técnicas de ácidos nucleicos (NAT).

Técnicas de cribado. Importancia del «período ventana»

Las técnicas analíticas utilizadas en los centros de transfusión y bancos de tejidos deben cumplir dos características principales: por un lado, deben proporcionar niveles elevados de sensibilidad, incluso a costa de la especificidad y, por otro, deben permitir la posibilidad de obtener resultados de un número elevado de muestras en un corto período de tiempo. Esto es así debido a que, usualmente, es necesario disponer de las unidades y productos sanguíneos en un corto lapso temporal (tanto por la posible urgencia en su empleo como por la rápida caducidad de algunos productos sanguíneos como sucede con los concentrados de plaquetas), por lo que debe garantizarse tanto la celeridad de las pruebas infecciosas como la seguridad transfusional, y es aceptable un mínimo grado de pérdida de especificidad que puede ocasionar la aparición de resultados falsos positivos que habrá que solventar según indica el marco legal.

Las técnicas analíticas utilizadas pueden ser directas (aquellas que detectan elementos propios de los patógenos) o indirectas (aquellas que determinan la presencia de una respuesta inmunitaria específica en el donante frente a dichos patógenos, como la detección de anticuerpos). Entre las primeras estaría la detección del antígeno de superficie del virus de la hepatitis B o del genoma viral de VIH o VHC, mientras que entre las segundas estaría la determinación de anticuerpos *anti-core* del VHB, anti-VIH1/2, anti-VHC y la prueba de la reagina plasmática rápida (RPR), prueba no treponémica para el diagnóstico de la sífilis. En general, para estas últimas se emplean técnicas de inmunoensayo de micropartículas por quimioluminiscencia (CMIA) que permiten analizar un gran número de muestras con una elevada sensibilidad, aunque siempre, en caso de positividad, se deben confirmar con técnicas más específicas, como el *Western blot* para el VIH o la prueba de inmunotransferencia recombinante (RIBA) para la hepatitis C.

Las NAT han sido las que han aumentado principalmente la seguridad de los productos sanguíneos; son una técnica cualitativa, más que suficiente para el cribado a nivel de transfusión y tejidos. Los genomas virales (ADN para VHB, ARN en el caso de VHC y VIH) son actualmente demostrables incluso antes de la detección de los antígenos virales o de los anticuerpos antivirales en la sangre de los donantes, de tal manera que el riesgo de transmisión de los VIH, de los VHB y de la hepatitis C ha disminuido considerablemente en los países industrializados. Aun así, hay un riesgo asociado al «período ventana» diagnóstico, esto es, aquel en el que la sensibilidad de las técnicas actuales impide detectar la presencia del patógeno, pero puede existir posibilidad de transmisión de la enfermedad. Es decir, los donantes de sangre infectados que se presentan a donar en el período entre el inicio de la infección y la posible detección del agente infeccioso en sangre (ventana diagnóstica) pueden no ser detectados mediante serología. Gracias a la instauración de este tipo de NAT, se ha visto un enorme avance en la detección temprana de agentes infecciosos, lo que permite una reducción drástica del «período ventana» (Fig. 7-1).

Panel de pruebas obligatorio. Criterios de interpretación y algoritmos

Según el real decreto, las pruebas para la detección de agentes infecciosos que deben realizarse, como mínimo, a sangre y derivados son las siguientes:

- Sífilis: pruebas serológicas.
- Hepatitis B: antígeno de superficie de la hepatitis B (AgHBs).
- Hepatitis C: anti-VHC y pruebas de amplificación genómica del ácido nucleico (NAT).
- VIH 1/2: anti-VIH 1/2.
- Otras pruebas necesarias para detectar portadores de otros agentes infecciosos en determinados donantes según sus circunstancias epidemiológicas concretas: por ejemplo, cribado de retrovirus humano (virus linfotrópico T humano [HTLV] I/II) o *Trypanosoma cruzi* (agente productor de la enfermedad de Chagas) en donantes de zonas endémicas (Hispanoamérica en caso de la enfermedad de Chagas) o que se han desplazado a dichas zonas (viajes).

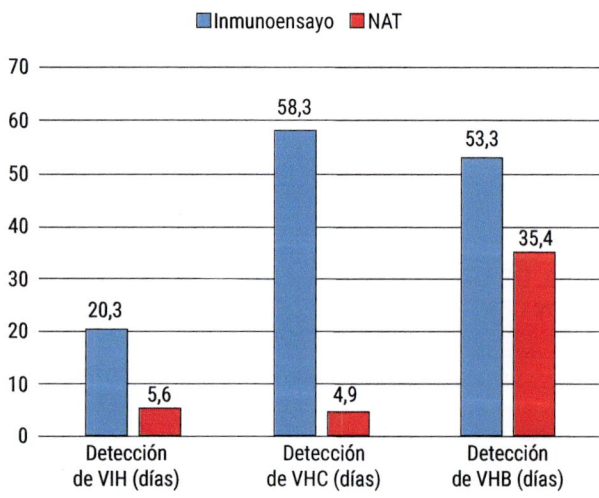

Figura 7-1. Período ventana.
VHB: virus de la hepatitis B; VHC: virus de la hepatitis C; VIH: virus de la inmunodeficiencia humana; NAT: técnicas de ácidos nucleicos.

Sin embargo, la práctica totalidad de los centros han implementado un panel más amplio de pruebas, que incluyen, por ejemplo, la detección del antígeno p24 del VIH o las técnicas NAT de detección de VIH y hepatitis B, lo cual redunda en una mayor seguridad transfusional. La prueba NAT, además de reducir el período ventana, tiene la ventaja de detectar, por ejemplo, aquellas situaciones en las que el HBsAg es indetectable pero el ADN-VHB está presente, consiguiendo así identificar las infecciones por VHB ocultas (OBI).

Los criterios de interpretación de pruebas infecciosas recogidos en el real decreto instan a emplear algoritmos destinados, según se cita textualmente, «a estandarizar la interpretación de los resultados», de manera que:

- Únicamente sean aceptadas donaciones con resultados inequívocamente negativos.
- En los casos en los que los resultados iniciales no sean negativos, se repita la prueba por duplicado (a partir de muestra del tubo piloto y del tubular de la bolsa), con la misma muestra (o procedente de la misma donación).
- En caso de resultados repetidamente reactivos, se cite al donante para la toma de una segunda muestra, a la cual se le realizarán las pruebas básicas y de confirmación, y se acepte al donante solo si todos los resultados son negativos. En caso de que el resultado de las pruebas sea positivo, se informa y se excluye definitivamente al donante, y en el caso de que los resultados no sean concluyentes, por ejemplo ante resultados indeterminados, se informa y excluye temporalmente al donante.

Tomando como base el texto del real decreto, y las determinaciones de pruebas infecciosas obligatorias y usuales en la mayoría de los centros, un ejemplo de algoritmo-tipo de procedimiento e interpretación de resultados quedaría de la siguiente manera (**Fig. 7-2**).

El real decreto de 2005 supuso importantes cambios respecto a la legislación precedente (orden de 2 de julio de 1999) en cuanto a los algoritmos de actuación ante los resultados de las pruebas de detección, y cuyas principales diferencias se representan en la **tabla 7-1**.

DERIVADOS PLASMÁTICOS DE USO NO TRANSFUSIONAL

Los productos derivados del plasma de uso no transfusional son preparaciones cuya finalidad es la de facilitar los procesos naturales de reparación y regeneración del tejido conjuntivo. Dentro de este campo, se pueden destacar el colirio de suero, el colirio de PRP y el PRP para infiltración articular.

Colirio de suero y de plasma rico en plaquetas

El colirio autólogo, tanto el obtenido a partir de suero como el de PRP, se elabora a partir de la sangre del propio paciente y con su aplicación se tratan una serie de patologías que requieren la regeneración y la proliferación de las células epiteliales de la córnea y de la conjuntiva, como el ojo seco. En la **tabla 7-2** se resumen las principales patologías que

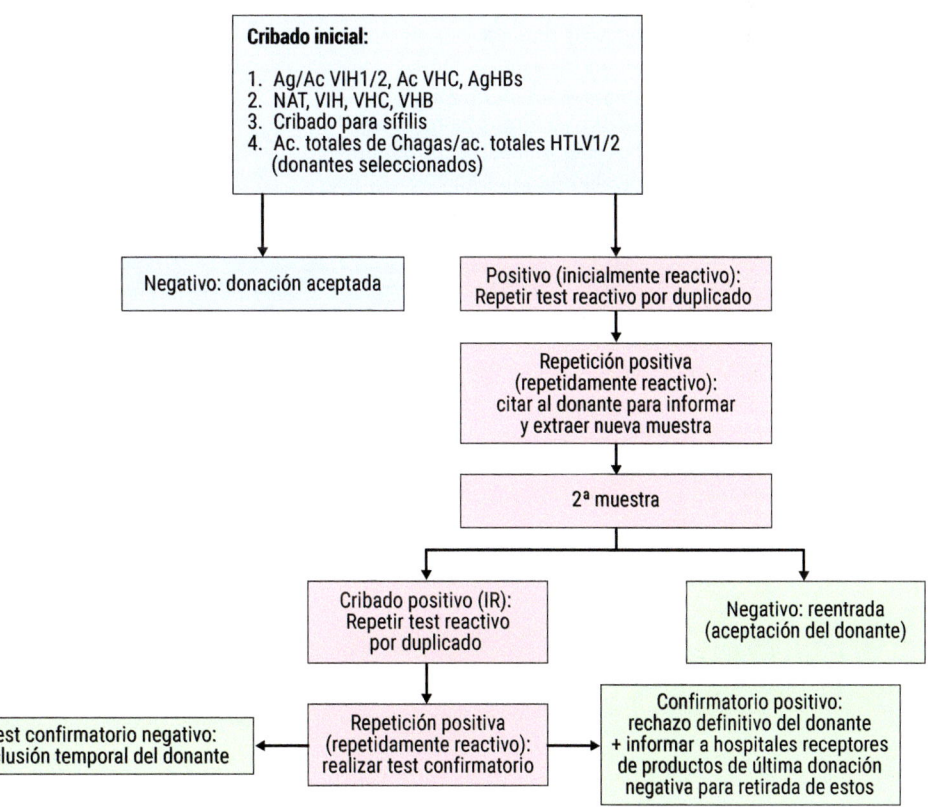

Figura 7-2. Donación de sangre.
Ac: anticuerpo; Ag: antígeno; AgHBs: antígeno de superficie de la hepatitis B; HTLV: virus linfotrópico T humano; IR: inicialmente reactivo; NAT: técnicas de ácidos nucleicos; VHB: virus de la hepatitis B; VHC: virus de la hepatitis C; VIH: virus de la inmunodeficiencia humana.

Tabla 7-1. Diferencias entre la Orden de 2 de julio de 1999 y el Real Decreto 1088/2005

Orden de 2 de julio de 1999	Real Decreto 1088/2005
Test confirmatorio sobre la muestra inicial	Sin test confirmatorio en la muestra inicial. Test confirmatorio sobre nueva muestra
Extracción de nueva muestra solo si el resultado del test confirmatorio en la muestra inicial es positivo o indeterminado	Extracción de nueva muestra siempre que el cribado en la muestra inicial sea repetidamente reactivo
Informar y retirar componentes de donaciones previas solo si el resultado del test confirmatorio es positivo o indeterminado	Informar y retirar componentes de donaciones previas siempre que el cribado en la muestra inicial sea repetidamente reactivo

pueden beneficiarse de tratamiento con este tipo de derivados plasmáticos:

Como se ha mencionado, los derivados plasmáticos pueden ser un tratamiento complementario útil para pacientes con afectación grave de la superficie ocular, especialmente aquellos con una película lagrimal comprometida. Esto se debe a que contiene una gran cantidad de factores epiteliotróficos, al igual que sucede con la lágrima; es probable que estos factores sean responsables de los beneficios terapéuticos observados con el tratamiento mediante derivados plasmáticos en comparación con los lubricantes oculares convencionales disponibles comercialmente. Los sustitutos de lágrimas de origen comercial alivian principalmente los síntomas mediante la reducción de la fricción y roce causados por mecanismos biomecánicos inducidos por el trauma del parpadeo sobre la superficie corneal; este mecanismo de acción parece ser en gran medida independiente de la química estructural y de la viscosidad del producto lubricante. Por el contrario, los derivados plasmáticos proporcionan una variedad de moléculas como vitaminas, glucosa, factores de crecimiento e inmunoglobulinas, que proporcionan un valor añadido al contribuir a promover la reepitelización y restauración de la superficie ocular dañada.

 El empleo del colirio autólogo en oftalmología viene marcado por la necesidad de encontrar sustitutos lagrimales que, además de humidificar, aporten otros componentes presentes en la lágrima y que se encuentran disminuidos en casos de ojo seco. Aporta beneficios a pacientes diagnosticados con ciertas patologías oculares, por presentar factores estimulantes de la reparación tisular que se liberan de las plaquetas en el proceso de formación del coágulo.

Al ser un producto autólogo, no hay riesgo de trasmisión de enfermedades y puede obtenerse de suero (a partir de sangre coagulada) o PRP.

En aquellos casos en que haya contraindicación para la obtención de colirio autólogo (enfermedad del paciente, mal acceso venoso, urgencia, etc.), se puede acudir al colirio alogénico, a partir de sangre de donante del grupo AB. Algunas de las situaciones en las que es necesario acudir al colirio de origen alogénico son:

- Pacientes a los que no se les puede realizar la extracción de sangre para la preparación autóloga: mal estado general, dificultad de extracción (mal acceso venoso, etc.), imposibilidad de desplazamiento hasta punto de extracción (como edad avanzada).
- Necesidad urgente de tratamiento, que no permite esperar para extracción, procesamiento y control de productos autólogos.
- Contraindicación de preparado autólogo: diabetes, enfermedad autoinmunitaria refractaria, pacientes en tratamiento citotóxico que puede afectar a células en proliferación (como ciclofosfamida), sepsis, etcétera.

Las solicitudes suelen provenir de oftalmología, aunque otros servicios pueden solicitarlos (como hematología; lo más

Tabla 7-2. Posibles indicaciones de tratamiento con colirio de suero/plasma rico en plaquetas

Orden de 2 de julio de 1999	Real Decreto 1088/2005
Afectación grave de la superficie ocular	• Síndrome de Sjögren (primario o secundario) • Enfermedades inmunobullosas (penfigoide de membrana bullosa, síndrome de Stevens-Johnson, enfermedad de injerto contra huésped)
Defectos del epitelio corneal de carácter recurrente o persistente	
Queratopatía neurotrófica	Congénita, neuropatía diabética, herpes zóster oftálmico, tumores del V par craneal, cirugía/neurocirugía no ocular que ocasione anestesia corneal
Terapia adyuvante	Reconstrucción de la superficie ocular
	Pacientes en cuidados intensivos (p. ej., queratopatía por exposición, necrólisis tóxica epidérmica)
	Lesión aguda de la superficie ocular (por agentes químicos, cáusticos, térmicos, radiación, etc.)

frecuente son pacientes que han recibido un trasplante de médula ósea por casos de enfermedad injerto contra huésped con afectación ocular).

Plasma rico en plaquetas para infiltración

El PRP es un preparado que se obtiene mediante la liberación de los factores de crecimiento que contienen los gránulos plaquetarios, entre ellos el factor de crecimiento derivado de las plaquetas (PDGF-BB), factor de crecimiento epidérmico (EGF) y el factor de crecimiento vasculoendotelial (VEGF). Este producto se utiliza habitualmente para favorecer la regeneración de tejidos mediante infiltración en traumatología, rehabilitación y cirugía maxilofacial y mediante aplicación directa en oftalmología y neumología, entre otras especialidades.

Elaboración de derivados plasmáticos de uso no transfusional

Tras la recepción de la petición de colirio por parte del servicio hospitalario correspondiente, el paciente es informado por el facultativo responsable, se rellena la historia médica del paciente y se revisan los informes aportados. Se realiza la extracción de muestra de sangre para serología previa a la elaboración de los derivados plasmáticos prescritos, se entrega el consentimiento informado para que el paciente lo cumplimente y se resuelven las dudas que pueda tener.

Una vez realizado este procedimiento, en caso de que la prescripción sea de un producto alogénico (a partir de sangre de donante) se le entregan los viales correspondientes el mismo día. En caso de que se haya prescrito un producto autólogo, se cita al paciente a primera hora para extracción de sangre a partir de la cual se elaborarán los viales de producto. Se le recomendará que venga desayunado, pero que no incluya alimentos ricos en grasas, para evitar obtención de suero o plasma lipémico, así como evitar la toma de antiagregantes los días previos en caso de elaboración del PRP; en caso de dosis única de antiagregantes, la bibliografía científica coincide en señalar que no afecta marcadamente a la secreción y la disponibilidad de los factores de crecimiento plaquetarios.

Derivados plasmáticos a partir de suero

El día de la cita, se extraen al paciente 90 mL de sangre (10 tubos): siete tubos para suero con gel separador y tres tubos con EDTA. Los tubos de suero se emplearán para la elaboración del colirio, mientras que los de EDTA se emplean para control serológico de la muestra.

En sala D, se comienza la preparación del producto al 20 %; en primer lugar, se deja reposar la sangre a temperatura ambiente para que coagule y se produzca la retracción del coágulo durante, al menos, 1 hora. Posteriormente, se centrifugan los tubos a 2.810 g (20 °C) durante 20 minutos. Tras la centrifugación, se procede a preparar sobre viales de BSS (suero salino base) los colirios. Para ello, de cada uno de los viales de BSS se extraen 3 mL de solución, que es sustituida por 3 mL del suero autólogo obtenido del paciente, agitando bien la mezcla. El residuo se emplea para control microbiológico del proceso.

Una vez preparados los viales, se entregan al paciente debidamente etiquetados con sus datos y las indicaciones de posología prescritas. Estos viales deben conservarse en congelación, manteniendo en refrigeración tan solo el vial que se encuentre en uso; de este modo, la caducidad del vial es de 21 días tras descongelación, y de 6 meses en congelación a -20 °C.

Derivados plasmáticos a partir de plasma rico en plaquetas

El método de preparación en el caso de derivados plasmáticos de PRP es similar al colirio de suero, con algunas modificaciones. En primer lugar, se extraen al paciente 80 mL de sangre (11 tubos): 8 tubos para plasma con citrato sódico y 3 para plasma con EDTA; de manera análoga a colirios, los tubos de plasma citratado se emplean para la elaboración del producto, mientras que los de EDTA se usan para control serológico.

Se realiza un hemograma inicial en contador automático para ver el recuento de plaquetas del paciente; la muestra utilizada para el recuento se desechará. Una vez obtenido el resultado, se prepara el PRP al 70 % en sala D, al igual que el producto de suero.

El primer paso es centrifugar los tubos para obtener PRP: 410 g, 20 °C, durante 10 minutos. Tras la centrifugación, se decanta el sobrenadante (plasma) en tubos estériles de 50 mL y se realiza un nuevo hemograma para ver el porcentaje de recuperación plaquetaria; se considera un producto PRP, por definición, aquel que contiene una concentración de plaquetas superior a la concentración basal (150.000-350.000/µL). Una vez hecho esto, se calcula el volumen de PRP recuperado, necesario para calcular el del producto que se va a preparar, mediante la siguiente fórmula:

$$\text{Volumen de colirio al 70\% a preparar} = \text{Volumen de PRP recuperado} \times 100/70$$

Se debe añadir al sobrenadante PRP el volumen de BSS necesario según la siguiente fórmula:

$$\text{Volumen de BSS} = \text{Volumen de colirio 70\% a preparar} - \text{PRP decantado}$$

Al igual que en el caso de derivados de suero, el producto final se reparte en viales estériles de 5 mL. La caducidad del vial en este caso es de 7 días tras descongelación, de 6 meses si se mantienen congelados a -20 °C y de 1 año en caso de congelación a -80 °C.

Derivados plasmáticos a partir de sangre de cordón umbilical

Por último, en los centros que disponen de banco de sangre de cordón umbilical, existe la posibilidad de elaboración de derivados plasmáticos a partir de estas muestras; es posible obtener los siguientes productos:

• Colirio de SCU en concentración variable según la demanda.

- PRP de SCU al 70 % para uso oftalmológico.
- Gel de PRP de SCU.

En cuanto a las unidades de SCU que pueden emplearse para la elaboración de derivados plasmáticos, deben cumplir todos los siguientes criterios:

- Unidades con menos de 24 horas desde la extracción hasta la separación.
- Historia y antecedentes obstétricos normales.
- Unidades no aptas para procesamiento por mala celularidad.
- Recuento de plaquetas >150.000/µL.

CRIOPRESERVACIÓN DE GAMETOS MASCULINOS

Un número importante de enfermos oncológicos o con diversas patologías desarrollan durante su enfermedad diferentes trastornos reproductivos que van desde la infertilidad hasta potenciales alteraciones genéticas, difíciles de detectar y valorar. Ello fundamentalmente es debido a la utilización sistemática en su tratamiento de quimioterapia o radioterapia que ocasiona citotoxicidad, a cirugía que afecte de manera irreversible a la función testicular y, en menor medida, a la enfermedad en sí (infiltración gonadal por la neoplasia: linfomas de alto grado, leucemias, etc.). Otras patologías no neoplásicas, como algunas enfermedades autoinmunitarias o casos avanzados de diabetes pueden implicar un daño testicular. En todos los casos, la infertilidad puede llegar a ser irreversible. En el varón, las patologías más frecuentes que llevan a la necesidad de criopreservación son: enfermedad de Hodgkin, cáncer de testículo, leucemia, linfoma no hodgkiniano y cáncer de tiroides.

Si se centra en el riesgo de infertilidad según el tratamiento aplicado, se establecen tres niveles:

- Alto riesgo de azoospermia (> 80 %): se consideran dentro de este grupo la radioterapia abdominopélvica (> 10 Gy en paciente pospuberal y > 15 Gy en paciente prepuberal) y, en el caso de trasplante de progenitores hematopoyéticos, tanto el tratamiento con ciclofosfamida asociada a irradiación corporal total como la asociación de ciclofosfamida y busulfano.
- Riesgo intermedio de azoospermia (40-60 %): aquí estarían el empleo de agentes alquilantes aislados o en combinación (ciclofosfamida, ifosfamida, melfalán, carmustina [BCNU]) y el uso de protocolos que incluyen procarbazina (ciclofosfamida - vincristina - procarbazina y prednisona [COPP], clorambucilo - vinblastina - procarbazina y prednisona [ChIVPP], bleomicina - etopósido - doxorubicina - ciclofosfamida - vincristina - procarbazina y prednisona [BEACOPP], mecloretamina - vincristina - procarbazina - prednisona/doxorrubicina - bleomicina - vincristina - dexametasona [MOPP/ABVD]).
- Bajo riesgo de azoospermia (< 20 %): dentro de esta categoría están los regímenes sin agentes alquilantes (ABVD y ciclofosfamida - doxorrubicina - vincristina y prednisona [CHOP]), los tratamientos poliquimioterápicos para

leucemias agudas (con antraciclina/citarabina) y los tratamientos con otros agentes como metotrexato o vincristina.

El objetivo del programa de criopreservación, por tanto, es la obtención de muestras de gametos masculinos (a partir de semen o biopsia testicular) previa al tratamiento potencialmente esterilizante y su conservación mediante congelación, con carácter personal e indefinido, de manera que, en caso necesario, el paciente pueda recurrir a esta para obtener descendencia a partir de un procedimiento de reproducción asistida (**Fig. 7-3**).

 La aplicación de técnicas criobiológicas a la conservación de espermatozoides, junto con las nuevas medidas terapéuticas de su proceso etiológico, hacen posible nuevas expectativas de futuro para estas personas. Por tanto, los pacientes susceptibles de beneficiarse del programa de criopreservación de gametos masculinos son aquellos en los que, por motivo de su enfermedad o tratamiento, existe la posibilidad de esterilidad. Es el caso de pacientes oncológicos antes de un tratamiento de quimioterapia o radioterapia y otras patologías. No entraría en programa la conservación de semen de donantes para banco.

La solicitud suele estar a cargo de los servicios de oncología, hematología, urología o cualquier otro que justifique la demanda.

Procedimiento en caso de criopreservación de gametos masculinos. Criopreservación a partir de semen

Los pacientes derivados para criopreservación de gametos masculinos serán informados por el facultativo responsable del laboratorio acerca del contenido del programa de criopreservación (semen/biopsia testicular, según el caso). En ese mismo acto, se rellena la historia médica del paciente y se revisan los informes aportados (**Fig. 7-4**).

Es importante la toma de muestra de sangre para serología previa a criopreservación; esta serología permite descartar

---

Programa de criopreservación

Pacientes susceptibles:
- Tratamientos previos de quimioterapia o radioterapia potencialmente causantes de esterilidad
- Previo a cirugías potencialmente causantes de esterilidad
- Dificultad para obtener la muestra seminal destinada a un tratamiento de reproducción asistida

No entran en el programa:
- Semen de donantes para banco
- Esterilización voluntaria

Solicitud por oncología, hematología, urología o cualquier servicio otro que justifique la demanda

Figura 7-3. Resumen programa de criopreservación.

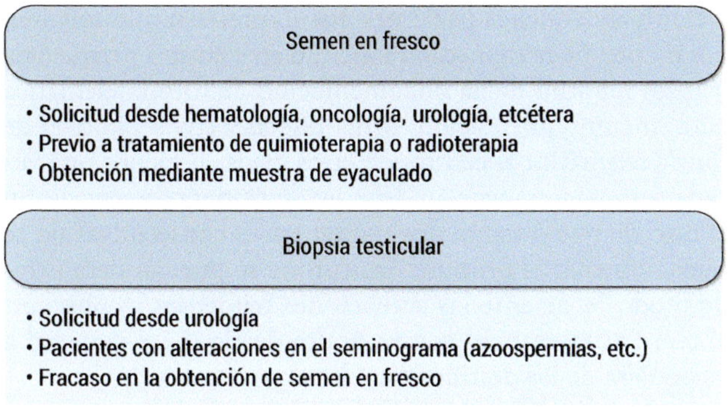

Semen en fresco

- Solicitud desde hematología, oncología, urología, etcétera
- Previo a tratamiento de quimioterapia o radioterapia
- Obtención mediante muestra de eyaculado

Biopsia testicular

- Solicitud desde urología
- Pacientes con alteraciones en el seminograma (azoospermias, etc.)
- Fracaso en la obtención de semen en fresco

Figura 7-4. Resumen muestras de criopreservación.

o confirmar patología infecciosa transmisible, que puede obligar a modificar las condiciones de almacenamiento de las muestras. Es imprescindible la entrega del consentimiento informado, para que el paciente lo cumplimente previamente a la recolección de las muestras de semen o biopsia testicular.

Una vez completada la recepción del paciente, se le cita un día concreto; debe facilitarse al paciente un frasco de recogida de muestra, donde recogerá el eyaculado para criopreservación. Además, hay que indicarle las recomendaciones para la recogida:

- Abstinencia sexual entre 3 y 5 días previos a la recogida de la muestra.
- Se obtendrá la muestra de semen eyaculado mediante masturbación, teniendo en cuenta no aplicar pomadas en la zona genital al menos desde las 8 horas previas a la recogida, por el posible efecto negativo sobre los gametos.
- Utilizar solo el frasco de recogida proporcionado, tratando de recoger todo el contenido del eyaculado, puesto que, en caso contrario, la recogida puede no ser válida.
- Una vez recogida la muestra, debe preservarse hasta su entrega protegida de la luz intensa y a temperatura ambiente. Debe entregarse para su examen y criopreservación como máximo 1 hora tras la recogida, para asegurar su viabilidad.

El número de conservaciones será personalizado, dependiendo del recuento por mililitro y la movilidad activa de los espermatozoides. Es preferible el alicuotado por viales de una concentración determinada de las muestras para optimizar su volumen. Otros factores que pueden influir en cuanto al número de muestras para criopreservar son: el tiempo disponible previo al inicio del tratamiento (nunca el tratamiento debe adaptarse a la criopreservación, sino al revés), el estado psicológico del paciente (es importante tener el impacto en cuanto al diagnóstico reciente del posible proceso oncológico), la edad y el entorno familiar (algunos de estos pacientes son menores de edad, por lo que es necesario el contacto con el soporte familiar), problemas socioculturales (pacientes cuyas creencias o costumbres pueden entrar en confrontación con el proceso de recogida), etc. Como número orientativo, idealmente deben obtenerse como mínimo entre tres y seis alícuotas criopreservadas en caso de semen. Una vez terminado el proceso de criopreservación, se facilitará al paciente un informe con las características de las muestras conservadas, cuya copia deberá incluirse en el historial del paciente.

Ante la posibilidad de que el paciente acuda tras haber iniciado el tratamiento, el facultativo debe aportar información sobre los riesgos de realizar técnicas de reproducción asistida empleando muestras tras tratamiento quimioterápico o radioterápico anterior a la conservación (que podrían ocasionar alteraciones cromosómicas y moleculares). Salvo casos excepcionales y debidamente justificados, no se aconseja la criopreservación de muestras obtenidas tras el inicio del tratamiento potencialmente lesivo; así, se considera que el inicio del tratamiento con algunos agentes (como los alquilantes: cisplatino, ciclofosfamida, procarbazina, etc.) puede entrañar riesgo sobre la fertilidad ya desde las primeras dosis. En el caso de otros grupos de quimioterápicos, como los antimetabolitos (metotrexato, 5-fluorouracilo), los antibióticos (adriamicina, bleomicina, mitoxantrona), los antimitóticos (vinblastina, vincristina) o las enzimas (L-asparaginasa), el efecto puede ser más progresivo, e incluso puede producir afectación únicamente temporal.

A cada muestra se le realiza un espermiograma, incluyendo el recuento de espermatozoides, el grado de movilidad, el volumen, etc. Tras su valoración, se procesa en campana de flujo laminar; la muestra en su totalidad se trasvasa a un tubo de cristal de fondo cónico, graduado y estéril. En este momento, se valorará de nuevo el volumen para calcular el alicuotado de la muestra si procede; el número total de espermatozoides que se tienen se calcula multiplicando el número de ellos en mililitros por el volumen total de muestra después del trasvase; se debe tener en cuenta que en cada vial debe conocerse el número de espermatozoides criopreservados con movilidad activa, por lo que se calculará esta cifra mediante el producto entre el número total de espermatozoides y el porcentaje de movilidad, dividido entre 100.

En caso del 100 % de espermatozoides inmóviles, se recomienda al paciente acudir en otra cita posterior para la obtención de nueva muestra, de preferencia directamente en el centro hospitalario para evitar pérdidas de movilidad/viabilidad por demora en el procesamiento o entrega de la muestra. Si en esta segunda muestra se obtiene el mismo resultado, no se cita más y se criopreserva la muestra; se ha de indicar que contiene espermatozoides inmóviles.

En caso de azoospermia, se recomienda al paciente acudir en otra cita posterior y obtener la muestra directamente en el hospital. Si en esta segunda muestra se obtiene el mismo resultado, se desestima el programa de criopreservación. Se ha de anotar el cálculo del número total de espermatozoides móviles en la muestra. Posteriormente, se centrifuga la muestra y se decanta el sobrenadante hasta el volumen establecido previamente, para resuspender después el botón celular.

En otro tubo cónico graduado, estéril, se vierte la misma cantidad de crioprotector que la que se ha obtenido de muestra, se va vertiendo mediante pipeta automática sobre la muestra de manera progresiva (aproximadamente cada 2 min). Una vez terminado este paso, se dispensa en crioviales y se preparan para la congelación. En este momento, se debe obtener muestra para cultivo microbiológico como control de esterilidad, que se enviará mediante torunda estéril.

Dentro del proceso de congelación, en los últimos años ha existido controversia sobre el empleo de ciclos de congelación lenta y rápida, o el empleo de diferentes sustancias crioprotectoras; diversas publicaciones han encontrado que el comportamiento criobiológico de los espermatozoides es peculiar en este sentido, tanto es así que modelos informáticos centrados en el comportamiento osmótico del semen durante la congelación sugieren que el espermatozoide es capaz de soportar congelaciones de hasta 10.000 °C/min, lo cual amplía el debate sobre ciclos lentos o rápidos de congelación. En la práctica, no hay una estandarización en este sentido, y cada centro decide en función de sus capacidades y necesidades.

Biopsia testicular. Variantes en la criopreservación

El procedimiento en caso de biopsias testiculares es similar al descrito anteriormente para semen, con algunas diferencias. En primer lugar, la muestra de biopsia testicular se obtiene en quirófano. Clásicamente hay dos modalidades (**Tabla 7-3**); en segundo lugar, y debido a las características de la muestra (pulpa testicular), no se practica espermiograma previo a la criopreservación, sino estudio microscópico de la muestra, informando el número de espermatozoides móviles/campo; y por último, la cantidad de crioprotector que se adiciona a la muestra varía respecto a la de semen (siendo en biopsias de 2 partes de crioprotector por cada parte de muestra).

Una vez criopreservadas las muestras, quedan en custodia indefinidamente para un eventual futuro uso por parte del paciente en un proceso de reproducción asistida. La ley establece que se permite la conservación de las muestras durante la vida del paciente, y una vez que se produce su fallecimiento, si no ha previsto el destino del material (p. ej., su uso en un proceso de reproducción asistida con su pareja para fecundación *post mortem*, dentro de lo que marca la legislación para estos casos), el material pasa a disposición del centro conservador. La legislación en materia de tejido reproductivo obliga a que los pacientes en programa de criopreservación deben renovar personalmente y presencialmente el almacenamiento de manera periódica. Esta renovación puede ser de forma telemática mediante firma digital de la documen-

tación para aquellos pacientes que lo precisen y lo soliciten por escrito. Se revisará cada solicitud en cuanto a pertinencia y se les remitirá dicha documentación de forma telemática para su cumplimentación, firma digital y envío también de forma telemática al centro; en estos casos, al menos una vez cada 5 años la renovación debe ser de manera presencial. En el caso de que durante dos renovaciones consecutivas no se pueda obtener el pronunciamiento, y se puedan demostrar de modo fehaciente las actuaciones tendentes a conseguir el consentimiento, el centro podrá destinar ese material a cualquiera de los destinos establecidos en la ley.

BANCO DE SANGRE DE CORDÓN UMBILICAL

En aquellos centros de tejidos que cuentan con banco de SCU, el especialista de laboratorio interviene principalmente en dos procedimientos: la validación de unidades recibidas en el banco para ser potencialmente conservadas e incluidas en el Registro Español de Donantes de Médula Ósea (REDMO) y el envío de sangre de cordón umbilical para trasplante de progenitores hematopoyéticos (TPH).

Validación de unidades de sangre de cordón umbilical

Son criterios de validación de las unidades de SCU los siguientes:

- Historia materna y antecedentes familiares, incluyendo valoración de consentimiento informado: sin incidencias.
- Procesamiento: sin incidencias.
- Serología infecciosa: las pruebas para definir una unidad como elegible son las siguientes: antígeno de superficie de VHB, anticuerpos frente al *core* del VHB, anticuerpos frente al VHC, anticuerpos frente a VIH (1+2), antígeno p24 VIH, prueba de anticuerpos frente a sífilis, NAT (VHB, VHC, VIH), anticuerpos inmunoglobulina G (IgG) e IgM frente a citomegalovirus (CMV), anticuerpos IgG e IgM frente a toxoplasmosis, anticuerpos IgG frente a Chagas y anticuerpos totales frente a HTLV 1/2. Son criterios de elegibilidad la totalidad de marcadores negativos, aunque hay algunas salvedades que permitirían admitir la unidad de SCU:
  - CMV: se admite si IgG positiva con IgM negativa, o si IgM es positiva con carga viral negativa.
  - Toxoplasmosis: se admite si IgG positiva con IgM negativa, o si IgM es positiva con carga viral negativa
  - VHB *core*: se admite si es positivo, siempre que la prueba NAT VHB sea negativa.

Otros marcadores pueden ser necesarios según la legislación internacional (p. ej., serología frente al virus de Epstein-Barr en caso de solicitarlo el registro francés, serología frente a parvovirus B19 para el registro alemán, etc.). Será elegible la unidad, si el marcador es negativo para dicha patología o, en caso de ser positivo para pruebas inmunológicas de infección reciente, sea negativo para carga viral). Toda unidad repetidamente reactiva (según real decreto, como se

Tabla 7-3. Comparativa entre biopsia abierta y biopsia cerrada

Biopsia abierta	Biopsia percutánea
Extracción de espermatozoides testiculares (TESE)	Aspiración testicular de espermatozoides (TESA)
Más agresiva	Menos agresiva
Mayor recuperación espermática	Poca recuperación espermática
Complicaciones menos frecuentes	Mayor posibilidad de complicaciones

TESA: aspiración testicular de espermatozoides; TESE: extracción de espermatozoides testiculares.

ha visto en el apartado de serología) invalida la elegibilidad y será descartada.

- Tipificación de HLA de clase I y II realizados.
- Cultivo microbiológico: negativo. Las unidades emparentadas dirigidas con cultivo positivo, antes de su utilización para trasplante serán sometidas a un nuevo hemocultivo del tubular correspondiente (si hay muestra suficiente) o de la muestra representativa almacenada y se solicitará antibiograma. Se informará al equipo de trasplante de la sensibilidad y de la resistencia a los antibióticos testados.
- Celularidad total inicial entre 15 y 75×10^8 (no aplica en unidades dirigidas).
- Citometría de flujo: subpoblación CD34+ $> 20 \times 10^5$.

Una vez que la unidad es validada, se almacena en nitrógeno líquido y se ingresa administrativamente su informe en el registro nacional. Queda disponible para su consulta y posible reserva para un futuro trasplante (**Fig. 7-5**).

Reserva y distribución de unidades de sangre de cordón umbilical para trasplante de progenitores hematopoyéticos

La selección de la unidad siempre la debe hacer el equipo de trasplante a través del registro nacional de donantes de médula ósea. Una vez que la unidad de SCU se encuentra en situación de reserva para un paciente, quedará establecida en el registro nacional correspondiente la trazabilidad entre la donación y el receptor mediante la identificación del código internacional de la unidad y la codificación internacional del paciente; bajo ningún concepto una unidad puede estar de forma simultánea reservada para más de un paciente.

Una vez reservada la unidad, como máximo se establece 1 mes para confirmar el grado de compatibilidad entre la unidad y el paciente.

Tras la reserva, el banco de SCU iniciará los controles de calidad obligatorios sobre la unidad de SCU, previos a la posible salida de esta:

- Se contactará con la madre y se le realizará un control de su salud, de la del recién nacido y del resto familiares de primera línea.
- Verificación de serología infecciosa en la muestra de plasma materno almacenada (recogida en el momento de la donación): se comprueba que la unidad tenga todos los parámetros correctos desde la validación.
- En la muestra de plasma fetal almacenada (recogida en el momento de la donación): se realizará la determinación de los mismos parámetros de serología infecciosa que se describieron para la validación de la unidad, a saber: antígeno de superficie de VHB, anticuerpos frente al *core* del VHB, anticuerpos frente al VHC, anticuerpos frente a VIH (1+2), antígeno p24 VIH, prueba de anticuerpos frente a sífilis, NAT (VHB, VHC, VIH), anticuerpos IgG e IgM frente a CMV, anticuerpos IgG e IgM frente a toxoplasmosis, anticuerpos IgG frente a Chagas y anticuerpos totales frente a HTLV 1/2. Los criterios de aceptación son los mismos descritos.
- Se localiza la unidad de SCU para separar el tubular adjunto y realizar controles de viabilidad de subpoblaciones CD34+ y CD45+, cultivo de unidades formadoras de colonias (CFU), detección de hemoglobinopatías y confirmación de tipificación de HLA. En caso de donante y receptor completamente compatibles en HLA, se confirmará que son personas diferentes, mediante la comprobación de fecha de nacimiento, nombre y apellidos, etnia y lugar de nacimiento (**Fig. 7-6**).
- Tras la realización de los controles de calidad, se enviará un informe al centro trasplantador en el figuren, al menos, los siguientes parámetros:
  - Tipificación confirmatoria de HLA de la unidad, por alta resolución, incluyendo *loci* A, B, y C (clase I) y DP, DQ y DR (clase II).
  - Número de células nucleadas antes de la criopreservación.
  - Hematocrito o número de hematíes y células nucleadas totales (CNT) corregido total si procede.
  - Número de células CD34+ y viabilidad de estas tanto antes de la criopreservación como posprocesamiento.
  - CFU posdescongelación de la unidad para trasplante en alogénicas no relacionadas.
  - Resultados serológicos correspondientes a la madre y a la unidad (serología fetal).
  - Detección en la historia clínica familiar y notificación, si los hubiera, de transmisibles infecciosos, alérgicos y

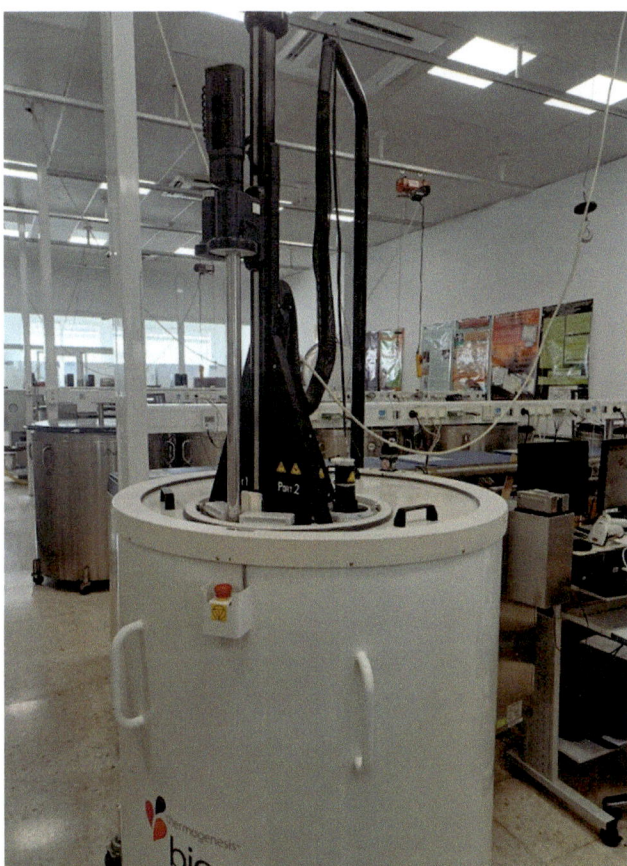

Figura 7-5. Contenedor de nitrógeno líquido para almacenaje de unidades de SCU (sistema *bioarchive*).

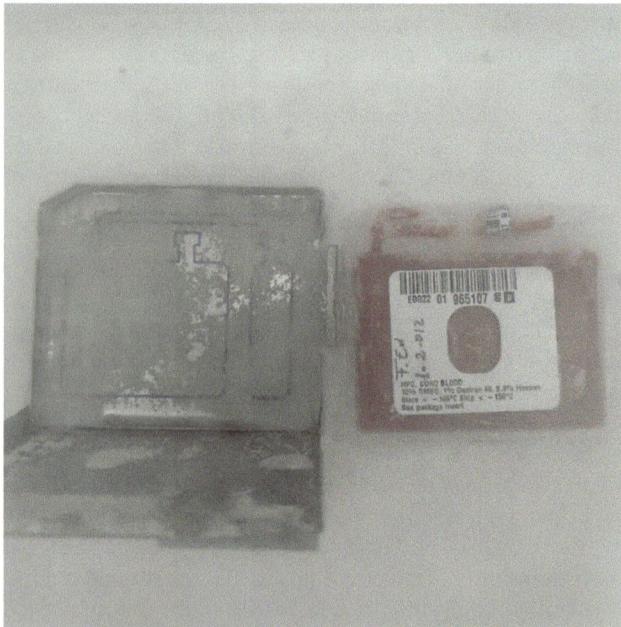

Figura 7-6. Unidad de SCU (derecha) fuera del canister protector abierto (izquierda).

genéticos (en este caso, el médico responsable del trasplante debe autorizar el envío), sexo del recién nacido y su estado de salud actual.
– Tipo de procesamiento: volumen/número de bolsas/sistemática de trabajo.
– Volumen de congelación, número de bolsas criopreservadas.

– Soluciones y aditivos empleados.
– Resultados de cultivos microbiológicos para gérmenes aerobios, anaerobios y hongos.
– Detección de hemoglobinopatías.
– Cualquier incidencia que afecte a la calidad del producto.
– Tipificación de HLA de confirmación a partir del segmento o criovial.
– Elegibilidad de la unidad.
– Hemograma completo.

Una vez recibido el informe con los controles de calidad de la unidad de SCU, el centro trasplantador puede decidir cancelar la reserva de la unidad (con lo que esta quedaría disponible para otro posible futuro paciente receptor) o solicitar su envío para un posible TPH. En caso de confirmar el envío de una unidad de SCU, el registro nacional enviará una petición en documento oficial en el que debe constar la identificación alfanumérica internacional de la unidad, así como la dirección de envío exacta del centro solicitante, incluyendo el facultativo responsable de contacto. Asimismo, se acuerda la fecha de envío de la unidad de SCU, que debe realizarse antes de comenzar el paciente el período de acondicionamiento, o durante este período de manera excepcional siempre que el centro de trasplante acepte esta condición.

Previamente al envío de la unidad de SCU (con 48 horas de antelación como mínimo), se procederá al llenado del contenedor de nitrógeno absorbido para el transporte, que incluirá la documentación necesaria según los estándares internacionales (NetCord- Foundation for the Accreditation of Cellular Therapy [FACT]).

 PUNTOS CLAVE

• La actividad desarrollada en los centros de transfusión y tejidos está profusamente regulada normativamente y legislativamente, a nivel estatal e internacional.
• Dentro de la donación de sangre y tejidos, es esencial un adecuado cribado serológico para garantizar la seguridad transfusional y trasplantadora. Tanto las exigencias mínimas en cuanto a panel de pruebas serológicas como su interpretación y manejo están supeditadas a una estricta normativa.

• Además del soporte sanguíneo, los centros de transfusión, tejidos y células proporcionan otros componentes terapéuticos como los derivados plasmáticos no transfusionales (colirios, PRP), progenitores hematopoyéticos (sangre de cordón umbilical, córneas, hueso, válvulas cardíacas, etc.).
• La labor del especialista de laboratorio es heterogénea y transversal, pues interviene en múltiples facetas en las funciones de un centro de transfusión y tejidos, y es de utilidad una formación adicional en medicina transfusional.

BIBLIOGRAFÍA

BOE-A-2005-15514 Real Decreto 1088/2005, de 16 de septiembre, por el que se establecen los requisitos técnicos y condiciones mínimas de la hemodonación y de los centros y servicios de transfusión [Internet]. Boe.es [consulta el 19 de marzo de 2024]. Disponible en: https://www.boe.es/eli/es/rd/2005/09/16/1088

BOE-A-2014-7065 Real Decreto-ley 9/2014, de 4 de julio, por el que se establecen las normas de calidad y seguridad para la donación, la obtención, la evaluación, el procesamiento, la preservación, el almacenamiento y la distribución de células y tejidos humanos y se aprueban las normas de coordinación y funcionamiento para su uso en humanos [Internet]. Boe.es [consulta el 19 de marzo de 2024]. Disponible en: https://www.boe.es/eli/es/rdl/2014/07/04/9

European Council. Guía del Consejo de Europa sobre la Calidad y la Seguridad de Tejidos y Células para uso en humanos, 5ª edición, 2020 [Internet]. Disponible en: https://www.sets.es/index.php/area-cientifica/guias-y-publicaciones.

La terapia CAR-T desde el punto de vista del laboratorio

8

E. Salvador Rupérez

OBJETIVOS

- Conocer la estructura de una CAR-T.
- Aprender las etapas de producción de una CAR-T.
- Saber cuáles son las principales indicaciones clínicas y los efectos adversos.

INTRODUCCIÓN

Una de las funciones del sistema inmunitario es la lucha contra el desarrollo de tumores malignos. Esto es así mediante el reconocimiento de antígenos tumorales como extraños por parte del sistema inmunitario.

Uno de los componentes más importantes del sistema inmunitario en el reconocimiento y la eliminación tumoral son los linfocitos T. Los linfocitos T citotóxicos reconocen a través de su receptor (receptor de células T [TCR]) antígenos de las células tumorales (antígenos de superficie o intracelulares) que se expresan en la superficie de células presentadoras de antígeno en combinación con moléculas del complejo principal de histocompatibilidad (MHC) y las lisan.

Para la activación completa de los linfocitos T, son necesarias dos señales intracelulares: una de activación, por reconocimiento del complejo péptido tumoral-antígenos de histocompatibilidad (HLA) en la célula presentadora de antígeno por parte del TCR, y una señal coestimuladora debida a la interacción CD80/86 (B7) de las células presentadoras de antígeno (APC) con moléculas coestimuladoras como CD28 en las células T.

Se necesitan ambas señales para la activación y la liberación de citocinas, con la consiguiente proliferación de las células T.

Los tumores tienden a ser poco inmunogénicos y presentan, en general, bajo nivel de moléculas coestimuladoras. La falta de la activación de esta segunda señal coestimuladora es uno de los motivos fundamentales por el que los linfocitos T no desarrollan todo su potencial antitumoral. Este problema es solventado por las células T con receptor de antígeno quimérico (CAR-T).

DEFINICIÓN DE CAR-T

Las células CAR-T son linfocitos T modificados genéticamente *ex vivo* con la introducción de un constructo genético para la expresión de receptores quiméricos modificados (*chimeric antigen receptor* [CAR]). De esta manera, se obtienen linfocitos T citotóxicos o antitumorales al expresar un nuevo receptor que reconoce un determinado antígeno, previamente seleccionado, expresado en la superficie de la célula tumoral.

Estos receptores consisten en una proteína transmembrana sintética (terapia génica), que se expresa en la superficie del linfocito T previamente extraído del paciente (terapia celular).

Contienen un dominio extracelular, compuesto por un fragmento variable de cadena sencilla de inmunoglobulina que reconoce un antígeno tumoral específico y no requiere el sistema HLA para su reconocimiento y activación, y un dominio intracelular para la señalización intracelular al unirse con el antígeno determinado.

En función de la composición de ese dominio intracelular, se puede distinguir CAR de primera generación, en los que el dominio intracelular está compuesto únicamente por la cadena zeta del CD3, componente del receptor TCR, y se observa un efecto *in vitro*, pero con escasa respuesta clínica (*in vivo*).

Posteriormente, se desarrollaron los de segunda generación, con un dominio coestimulador (generalmente formado por CD28 y 4-1BB), que posibilitan la activación completa celular e influyen en la capacidad de expansión y persistencia de las CAR-T tras la infusión al paciente. Actualmente, los productos aprobados para el tratamiento de enfermedades son de este tipo.

En investigación, se encuentran CAR de tercera generación con dos dominios coestimuladores, y los de cuarta generación, que codifican no solo un CAR (generalmente con un solo dominio coestimulador, como en los CAR de segunda generación), sino también una citocina, interleucina, ligando proinflamatorio o quimiocina que potencia el efecto de las CAR-T o, por ejemplo, su grado de penetración en los tejidos.

La región transmembrana une ambos dominios, intracelular y extracelular, y determina la flexibilidad y conformación del CAR con gran importancia en la unión del antígeno tumoral.

Una vez modificados, estos linfocitos son reinfundidos al paciente (**Figs. 8-1** y **8-2**).

PROCESO DE PRODUCCIÓN DE LAS CAR-T

Obtención de linfocitos autólogos, proceso de linfoaféresis

El proceso de fabricación de una CAR-T se inicia con la obtención de células mononucleares de sangre periférica, es decir, no estimuladas o movilizadas desde la médula ósea, del propio paciente (autólogas), mediante leucoaféresis.

Hay estudios para la fabricación de CAR-T a partir de linfocitos alogénicos de pacientes sanos, pero aún están en fase experimental. Esto permitiría un acceso inmediato de los pacientes a este tratamiento previamente preparado.

Antes de la recolección celular, se realizará una visita en las unidades de aféresis una vez el paciente es aceptado, tras ser presentado en un comité específico, para recibir este tipo de tratamiento. En esta visita se deben evaluar los siguientes aspectos:

- La existencia de una infección sistémica. El paciente no debe padecer una infección activa en el momento de la recolección celular, ya que podría suponer la contaminación del producto.
- Accesos venosos periféricos bilaterales correctos para llevar a cabo el procedimiento. Si no es posible, se colocará un acceso venoso central.
- Peso y talla del paciente.
- Realización de hemograma completo con recuento absoluto de leucocitos y diferencial con recuento absoluto de linfocitos CD3+.
- Realización de serologías en los 30 días previos a la recolección, que incluya virus de la hepatitis B, virus de la hepatitis C (VHC), VHC-reacción en cadena de la polimerasa

(PCR), virus de la inmunodeficiencia humana (VIH), sífilis y citomegalovirus. Los resultados han de estar disponibles antes del envío del material recolectado al sitio de producción.
- Realización de un test de embarazo en mujeres en edad fértil dentro de los 7 días previos a la realización de la aféresis.
- Comprobación de medicaciones recibidas que puedan afectar al número y funcionalidad de los linfocitos circulantes y que hayan sido suspendidas en los tiempos recomendados, definidos por el fabricante (p. ej., tratamientos de quimioterapia, inmunosupresión y corticoides).
- Explicación del procedimiento, posibles efectos adversos y firma del consentimiento informado.

Una vez comprobados los requisitos anteriormente descritos, se realizará la recolección de células mononucleares en el área de aféresis. Para la recolección celular se emplea un separador celular, como Spectra Optia®.

La celularidad final deseable viene determinada por cada casa comercial. Para su obtención se procesarán dos o tres volemias del paciente en función del recuento linfocitario previo. Para ello:

- Se canalizan dos vías periféricas, una de extracción y otra de retorno tras la separación celular.
- Se administrará anticoagulante durante todo el procedimiento, generalmente con anticoagulante citrato dextrosa fórmula A (ACD-A).
- Se debe considerar la administración de calcio y magnesio profiláctico o en función de la aparición de síntomas como parestesias peribucales.
- En función del hematócrito, el paciente puede requerir una transfusión durante el procedimiento.

Una vez finalizada la aféresis, se desconectará al paciente del separador celular y permanecerá en la unidad de aféresis durante unos minutos hasta comprobar la ausencia de reacciones adversas inmediatas.

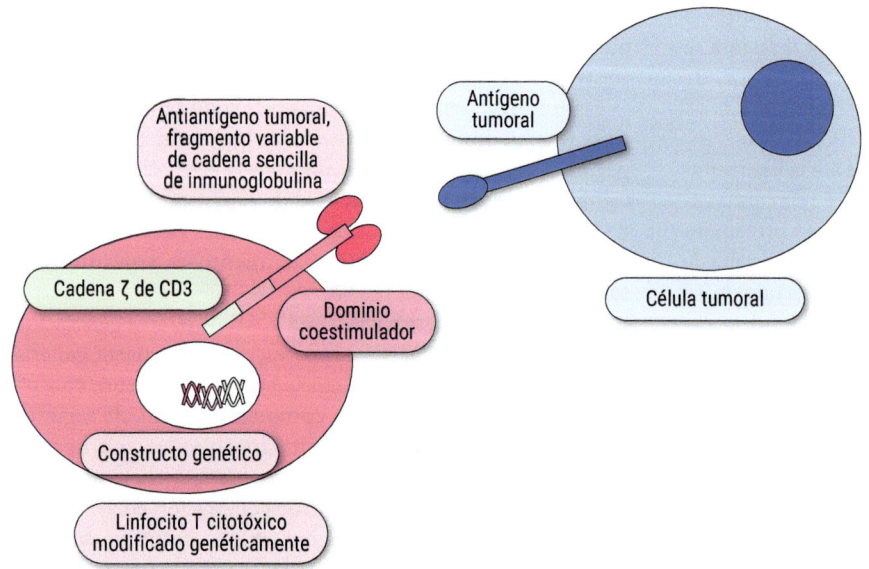

Figura 8-1. Imagen de una CAR-T.

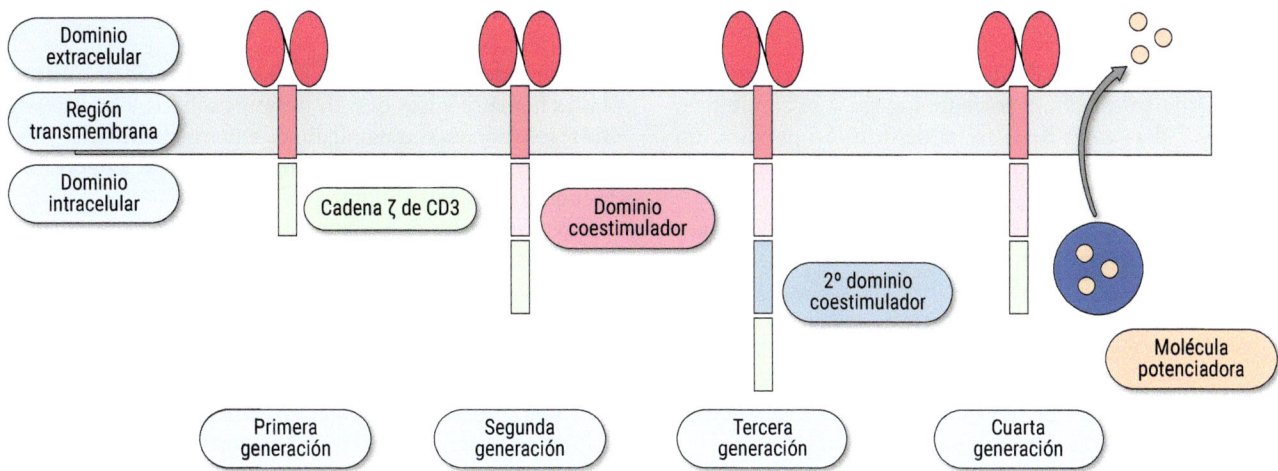

Figura 8-2. CAR-T de primera, segunda, tercera y cuarta generación.

Envío del producto de aféresis

El producto obtenido se almacenará de forma provisional a 4-8 °C antes de su envío. Para este, se puede requerir la congelación previa del producto recolectado (en cuyo caso se realizará antes de las 24 horas siguientes a su obtención) o no (en este caso se enviará inmediatamente) según las instrucciones previas del laboratorio fabricante.

Durante todo el envío, el producto tendrá un control continuo de la temperatura.

La fabricación de las CAR-T debe realizarse bajo condiciones de prácticas correctas de fabricación (PCF), de manera que se consideran productos potentes fabricados de forma segura, según métodos estandarizados y bajo condiciones controladas.

Una vez que el producto se encuentra en la unidad de producción, se seleccionan los linfocitos T CD3+. Posteriormente, se activan con anticuerpos monoclonales solubles, anti-CD3 y anti-CD28.

Mediante vectores virales (en general lentivirus, aunque también retrovirus), se introduce el constructo CAR en el núcleo del linfocito T y, a continuación, se expresa en su membrana.

Cuando se ha introducido el CAR y se ha expresado en la membrana del linfocito, se inicia la expansión de estos en medio de cultivo durante 7-10 días en un biorreactor.

Una vez finalizada la fabricación, los productos CAR-T obtenidos deben cumplir con una serie de requisitos de calidad y unas características de producto final teniendo en cuenta características inmunofenotípicas, de esterilidad y funcionales.

La cantidad celular debe ser suficiente para su uso clínico y suele oscilar entre 1 y 5 × 10^6 CAR-T/kg del paciente.

En este momento, las CAR-T adquieren el estatus de medicamentos de terapia avanzada, ya que, a pesar de su naturaleza de terapia celular, han sido manipuladas genéticamente, de manera que se «han modificado sus características biológicas, funciones fisiológicas o propiedades estructurales pertinentes para el uso clínico previsto y se presentan con propiedades para ser usados por seres humanos, o administrados a ellos, con objeto de tratar, prevenir o diagnosticar una enfermedad mediante la acción farmacológica, inmunológica o metabólica de sus células o tejidos», como se define en el Reglamento

CE N°1394/2007 del Parlamento Europeo y en la Directiva 2009/120/CE del Consejo del 13 de noviembre de 2007 sobre medicamentos de terapias avanzadas.

El proceso desde la recolección de células mononucleares hasta la obtención del producto final tiene una duración aproximada de 14 días.

Recepción del producto final

El tiempo entre la realización del pedido y la recepción del producto final oscila entre 4 y 6 semanas.

Una vez obtenido el producto final y asegurado el cumplimiento de los requerimientos previamente establecidos, el fabricante se coordina con el centro receptor para el envío y la recepción del producto. Al ser un medicamento, en la recepción debe estar presente un responsable del servicio de Farmacia Hospitalaria.

Las CAR-T se reciben en una bolsa contenidas en un contenedor seco (*dry-shipper*) con nitrógeno en fase de vapor a -160 °C. A continuación, con doble control que involucra generalmente a un miembro de la unidad de farmacia y otro de la unidad de terapia celular, se debe:

- Comprobar que la temperatura del producto desde la salida del centro de producción hasta la llegada al centro receptor ha sido siempre < 150 °C.
- Verificar la identidad del producto final mediante la comprobación de datos en la etiqueta presente en el recipiente.
- Realizar una comprobación externa del criotransportador, que no haya fugas ni daños visibles.
- Abrir la tapa del recipiente.
- Abrir el casete metálico para inspeccionar completamente el producto celular congelado.
- Comprobar la integridad y la exactitud de la información impresa en la etiqueta de CAR-T: identidad del paciente e identidad del fármaco.
- Verificar la integridad de la bolsa.
- Transferir las CAR-T a un congelador en fase de vapor a una temperatura ≤150 °C.

Infusión del producto al paciente

Una vez que se han recibido las CAR-T en el centro y se ha verificado su estado, el paciente ingresa y se administra, entre 5 y 7 días antes de la fecha de infusión prevista, un tratamiento linfodeplectivo con quimioterapia durante unos 3 días.

Este tratamiento tiene la finalidad de reducir la carga tumoral, por un lado, y, por otro, inmunosuprimir al paciente para evitar el rechazo de las CAR-T.

Una vez que se ha asegurado el correcto estado del paciente para recibir la infusión (lo que requiere la coordinación entre los facultativos del banco de sangre y los del área clínica), se procede a la descongelación del producto. Para ello se han de seguir los siguientes pasos:

- Realizar una doble verificación del nombre del paciente y del nombre de la etiqueta del medicamento.
- Descongelar el producto en baño seco a 37 °C. La descongelación debe durar, aproximadamente, 5 minutos. La estabilidad del producto a temperatura ambiente (20-25 °C) es de 3 horas, aunque se recomienda iniciar la infusión en los 30 minutos siguientes a la descongelación.
- Las células se administran por vía intravenosa a una velocidad de infusión de 10 a 20 mL/min, sin filtro de leucorreducción, a través de un catéter periférico o central.
- Debe registrarse la hora de inicio y de finalización de la infusión.
- La infusión de todo el contenido de la bolsa debe realizarse en 30 minutos para asegurar la máxima viabilidad del producto.
- Deben monitorizarse las constantes vitales del paciente, incluyendo presión arterial, frecuencia cardíaca, frecuencia respiratoria, saturación de oxígeno y temperatura al iniciar y al finalizar la infusión y cada 15 minutos durante el proceso.

Durante la infusión del medicamento puede haber algunos efectos adversos como hipotensión o hipertensión arterial, hipotermia o hipertermia, naúseas, vómitos, dolor abdominal o reacción alérgica. Si aparecen, puede ser necesario parar temporalmente la infusión (**Fig. 8-3**).

APLICACIÓN CLÍNICA ACTUAL DE LAS CAR-T

La eficacia de la terapia CAR-T ha sido más evidente en neoplasias hematológicas que en tumores sólidos y ha supuesto una revolución en el tratamiento de enfermedades resistentes a líneas de tratamiento previas y, por tanto, con escasas opciones de tratamiento hasta ahora.

Las principales aplicaciones clínicas de esta terapia son neoplasias hematológicas de células B:

- Leucemia linfoblástica aguda que no ha respondido a tratamientos previos o en recaída tras haber alcanzado respuesta. El porcentaje de remisión es del 30-50 % tras la primera recaída y es mucho menor en terceras y cuartas líneas de tratamiento. La terapia con CAR-T ha supuesto un porcentaje de remisión mayor en estos pacientes. Se utilizan CAR contra el antígeno CD1.
- Linfoma no hodgkiniano de células grandes B sin respuesta o en recaída tras dos o más líneas de tratamiento. Los pacientes que no responden o recaen a los tratamientos de quimioterapia convencionales durante el primer año postratamiento tienen un pronóstico desfavorable con un porcentaje de respuestas completas menor del 10 % con tratamientos convencionales. Sin embargo, esta terapia consigue respuesta completa de la enfermedad en el 40-50 %. Se utilizan CAR contra el antígeno CD1.
- Linfoma no hodgkiniano de células del manto resistente o en recidiva después de dos o más líneas de tratamiento sistémico, incluido un inhibidor de la tirosina-cinasa de Bruton. Se utilizan CAR contra el antígeno CD1.
- Mieloma múltiple resistente o en recidiva. En este caso, el antígeno diana es antígeno de maduración de los linfocitos B (BCMA). Los resultados son buenos; se alcanza un porcentaje de remisión completa de entre el 40 % y el 70 %, sobre todo teniendo en cuenta que la mayoría de los pacientes son multirresistentes y han recibido más de tres líneas de tratamiento previas, incluyendo las mejores opciones.
- Sin embargo, a diferencia de la leucemia linfoblástica y los linfomas, no son respuestas duraderas en el tiempo, sino que la mayoría de los pacientes recaen al año.

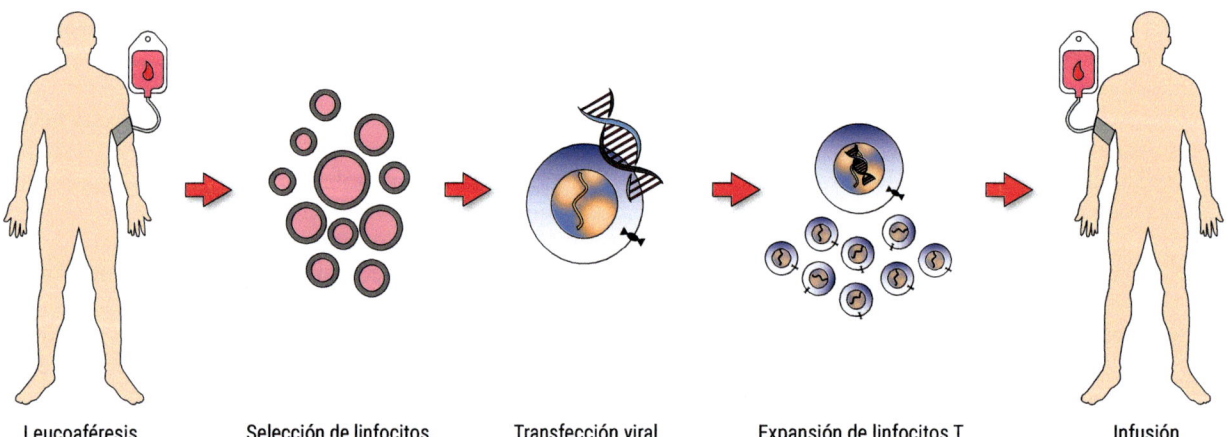

Leucoaféresis Selección de linfocitos Transfección viral Expansión de linfocitos T Infusión

Figura 8-3. Proceso de producción de las CAR-T.

MEDICAMENTOS APROBADOS EN ESPAÑA

En España hay actualmente dos fármacos con CAR-T aprobados para su uso y financiados por el Sistema Nacional de Salud (SNS):

- **Axicabtagene ciloleucel (Yescarta®):** está indicado para el tratamiento de pacientes adultos con:
  - Linfoma B difuso de células grandes (LBDCG) resistente o en recidiva, después de dos o más líneas de tratamiento sistémico.
  - Linfoma B primario mediastínico de células grandes (LBPM), después de dos o más líneas de tratamiento sistémico.
- **Tisagenlecleucel (Kymriah®):** está indicado en el tratamiento de:
  - Leucemia linfoblástica aguda (LLA) de células B resistente, en recidiva postrasplante o en segunda o posterior recidiva en pacientes pediátricos y adultos jóvenes de hasta 25 años.
  - Linfoma B difuso de célula grande (LBDCG) en recidiva o resistente tras dos o más líneas de tratamiento sistémico en pacientes adultos.

Ambos están dirigidos contra el antígeno CD19 y utilizan como dominio coestimulador 4-1BB (tisagenlecleucel) o CD28 (axicabtagene ciloleucel).

Han sido valorados para financiación por el Sistema Nacional de Salud, en la Comisión Interministerial de Precios de los Medicamentos del 13 de diciembre de 2023 otros dos medicamentos con CAR-T, pendientes de resolución y, de momento, sin financiación:

- Idecabtagén vicleucel (Abecma®): está indicado para el tratamiento de pacientes adultos con mieloma múltiple en recidiva y resistente que han recibido, al menos, tres tratamientos previos, incluidos un agente inmunomodulador, un inhibidor del proteosoma y un anticuerpo anti-CD38 y han presentado progresión de la enfermedad al último tratamiento.
- Brexucabtagén autoleucel (Tecartus®): tratamiento de pacientes adultos con linfoma de células del manto (LCM) resistente o en recidiva después de dos o más líneas de tratamiento sistémico, incluido un inhibidor de la tirosina-cinasa de Bruton (BTK).

CENTROS ESPAÑOLES DESIGNADOS PARA EL USO DE MEDICAMENTOS CON CAR-T

A continuación se resume la red de centros designados para el uso de medicamentos con CAR-T en el SNS. Se trata de una actualización de 2022.

- Centros en > 18 años:
  - Complejo Asistencial Universitario de Salamanca.
  - Hospital Clínic de Barcelona.
  - Hospital Clínico Universitario de Valencia.
  - Hospital de la Santa Creu i Sant Pau, Barcelona.
  - Hospital General Universitario Gregorio Marañón.
  - Hospital Universitario y Politécnico La Fe, Valencia.
  - Hospital Universitario Virgen del Rocío, Sevilla.
  - Hospital Universitario Valle de Hebrón, Barcelona.
  - Instituto Catalán de Oncología, Hospital Duran i Reynals, L´Hospitalet de Llobregat, Barcelona.
  - Instituto Catalán de Oncología Badalona, Barcelona.
  - Hospital Universitario Puerta de Hierro Majadahonda, Madrid.
  - Hospital Universitario Ramón y Cajal, Madrid.
  - Hospital Universitario 12 de Octubre, Madrid.
  - Hospital Universitario La Paz, Madrid.
  - Hospital Universitario Marqués de Valdecilla, Santander.
  - Hospital Clínico Universitario Virgen de la Arrixaca, Murcia.
  - Hospital Universitario de La Princesa, Madrid.
  - Hospital Universitario Reina Sofía, Córdoba.
  - Hospital Regional Universitario de Málaga.
  - Hospital Clínico Universitario Morales Meseguer, Murcia.
- Centros en < 18 años:
  - Hospital Universitario Infantil Niño Jesús, Madrid.
  - Hospital Maternoinfantil Sant Joan de Déu, Barcelona.
  - Hospital Universitario Valle de Hebrón, Barcelona.
  - Hospital Universitario La Paz, Madrid.
  - Hospital Universitario Virgen del Rocío, Sevilla.
  - Hospital Universitario Reina Sofía, Córdoba.
  - Hospital Universitario Virgen de la Arrixaca, Murcia.
  - Hospital Regional Universitario de Málaga.
  - Hospital Universitario Son Espases, Palma de Mallorca.
  - Hospital Clínico Universitario de Santiago, A coruña.
  - Centros asistenciales adicionales:
    - Hospital Universitario Son Espases, Palma de Mallorca.
    - Hospital Universitario Donostia, Gipuzkoa.
    - Hospital Universitario de A Coruña.
    - Hospital Universitario Central de Asturias, Oviedo.
  - Centro con carácter excepcional:
    - Hospital Universitario de Gran Canaria Doctor Negrín, Las Palmas de Gran Canaria.

PRINCIPALES EFECTOS ADVERSOS

Complicaciones a corto plazo ocurren en los siguientes 30 días de la infusión de los linfocitos CAR-T. Las principales son:

- **Síndrome de liberación de citocinas (SLC):** es la complicación más frecuente. Aquellos pacientes que presentan elevada carga tumoral tienen más posibilidades de presentar SLC; también influye el tipo de producto y la cantidad infundida.
  El SLC se debe a la liberación rápida de citocinas (de leve a masiva) como interleucina (IL)-6, IL-1, IL-10, interferón (IFN)-gamma, TNF-alfa, por parte de los linfocitos T activados tras su unión al antígeno tumoral (efecto *on-target on-tumor*), así como su unión a otras células no tumorales que compartan este antígeno (efecto *on-target off-tumor*; p. ej., linfocitos B no tumorales) y de otras células del sistema inmunitario que intervienen en la respuesta inmunitaria. El SLC suele iniciarse entre los días 1 y 10 posteriores a la

infusión de CAR-T (mediana de inicio entre el segundo y tercer día), típicamente en la primera semana, y suele tener una duración mediana de 7 a 8 días, dependiendo del producto utilizado y la indicación.

Por ello, la vigilancia clínica para una detección precoz es especialmente importante durante los 10 días posteriores a la infusión. Requiere la toma regular de las constantes del paciente, principalmente temperatura, presión arterial y saturación de oxígeno.

El SLC suele manifestarse con fiebre como primer síntoma y se acompaña de síntomas generales como malestar, cefalea, artralgias, anorexia, escalofríos y fatiga, y pueden progresar rápidamente a hipoxia, taquipnea, taquicardia, hipotensión con evolución a *shock* y disfunción orgánica, por lo que puede requerir el ingreso del paciente en una unidad de cuidados intensivos.

El diagnóstico es clínico, por lo que requiere la realización de un correcto diagnóstico diferencial con una infección subyacente, así como con el síndrome de lisis tumoral y la progresión del tumor.

Para su diagnóstico y gradación se recomienda utilizar los criterios propuestos por la American Society for Transplantation and Cellular Therapy, que incluyen temperatura, hipotensión e hipoxia, gravedad y duración de estos (**Tabla 8-1**).

En cuanto al manejo, los principales fármacos utilizados son tocilizumab (anti-IL6) y corticoides, en función de la gradación del SLC.

Al principio, se consideraba que la administración de corticoides influía en la expansión de las CAR-T; sin embargo, se ha visto que tratamientos cortos no son perjudiciales y pueden prevenir un SLC grave.

Además de realizar cribado de infección (cultivos, radiografía de tórax, etc.), en la mayoría de los centros se opta por iniciar tratamiento antibiótico de amplio espectro al ser ambos cuadros difíciles de diferenciar.

Durante las primeras semanas sí que se recomienda restringir el uso de factores de crecimiento.

• **Síndrome de neurotoxicidad asociado a células inmunitarias efectoras (ICANS)**: es la segunda complicación más frecuente. Ocurre hasta en el 20-40 % de los pacientes. Se desconoce el mecanismo exacto por el que se produce, aunque parece que no se relaciona con la propia CAR-T, sino con la secreción de citocinas por macrófagos y monocitos, especialmente IL-6, que aumentan la permeabilidad vascular y producen la activación del endotelio y produce una disfunción de la barrera hematoencefálica.

Su aparición parece relacionada con la carga tumoral, las comorbilidades del paciente y el tipo de producto infundido.

La mediana de aparición es en los 5 días siguientes a la infusión. A veces, puede ocurrir de forma concomitante con el SLC, aunque es más frecuente poco tiempo después. No obstante, algunos pacientes (aproximadamente, el 10 %) pueden tener una presentación más tardía, hasta 3 semanas después de la infusión.

La expresión clínica es muy variable y al inicio puede ser bastante inespecífica. Suele comenzar con alteraciones en el habla y la escritura, que puede progresar a afasia mixta, tanto motora como sensitiva, con alteración del grado de consciencia y acompañada o no de otros síntomas como temblor fino, trastornos del sueño, etc. que pueden tener un curso fluctuante.

Algunos pacientes pueden presentar sintomatología grave (10-30 %) y puede provocar edema cerebral, estado epiléptico, hemorragia intraparenquimatosa y coma. Parece que los factores de riesgo para el desarrollo de ICANS grave se relacionan con mayor carga tumoral, recuento bajo de plaquetas y el desarrollo de SLC precoz y grave.

ICANS es un diagnóstico clínico de exclusión, por lo que es necesario realizar un diagnóstico diferencial exhaustivo con otras posibles causas infecciosas, hemorrágicas y tóxicas. Para ello, se realizarán estudios de imagen (tomografía computarizada, resonancia magnética cerebral), microbiológicos (análisis del líquido cefalorraquídeo) y funcionales (electroencefalograma, fondo de ojo). Es importante la colaboración con el servicio de Neurología para una anamnesis y una exploración física exhaustivas.

Para la valoración del paciente se utiliza la escala ICE (*Immune Effector Cell Encephalopathy Score*), que incluye

Tabla 8-1. Protocolo clínico para el manejo de los efectos adversos graves en pacientes tratados con medicamentos que contienen células CAR-T (*chimeric antigen receptor*) anti-CD 19 (CAR-T 19) publicada el 8 mayo 2019

Parámetro	Grado 1	Grado 2	Grado 3	Grado 4
Fiebre* Con/sin hipotensión	≥ 38 °C No	≥ 38 °C Sí. No requiere vasopresores	≥ 38 °C Sí. Requiere vasopresor con o sin vasopresina	≥ 38 °C Sí. Requiere múltiples vasopresores (excluyendo vasopresina)
Y/o hipoxia	No	Requiere cánula nasal de bajo flujo	Requiere cánula nasal con alto flujo, mascarilla reservorio o mascarilla tipo Venturi con fracción inspiratoria de oxígeno elevada	Requiere presión positiva (p. ej., CPAP, BiPAP, intubación o ventilación mecánica)

La toxicidad orgánica asociada al SLC puede ser categorizada de acuerdo con el CTCAE v5.0, pero no influye en la clasificación.
*Temperatura ≥ 38 °C no atribuible a ninguna otra causa. En el SLC, la gradación obedece a la presencia de hipotensión e hipoxia. El grado viene determinado por cualquiera de los dos hallazgos clínicos que presenta mayor gravedad.

Disponible en: https://www.sanidad.gob.es/areas/farmacia/infoMedicamentos/terapiasAvanzadas/docs/20190508_Protocolo_manejo_efectos_adversos_CAR_T.pdf
BiPAP: bipresión positiva; CPAP: presión positiva continua; CTCAE: Common Terminology Criteria for Adverse Events; SLC: síndrome de liberación de citocinas.

evaluación de la orientación, nominación, seguimiento de órdenes sencillas, escritura y atención. Esta escala se emplea dos veces al día desde el momento de la infusión. Para establecer la gravedad de ICANS, se emplea la gradación de consenso de ICANS para adultos de American Society for Transplantation and Cellular Therapy. Hay cuatro grados teniendo en cuenta la puntuación de ICE, el grado de consciencia, la presencia de convulsiones, hallazgos motores y elevación de la presión intracraneal (o presencia de edema cerebral).

El tratamiento fundamental se basa en medidas de soporte y corticoides. Los pacientes con ICANS grave requerirán ingreso en unidad de cuidados intensivos.

No se recomienda el uso de fármacos antiepilépticos profilácticos; en caso de aparición de convulsiones se emplearán benzodiacepinas y levetiracetam.

Otras medidas en casos graves (grados 3 y 4) y resistente a tratamiento con corticoides incluyen tratamiento con anakinra (anti-IL1) y siltuximab (anti-IL-6). E, incluso, en resistentes a estos tratamientos puede ser necesario el uso de quimioterapia para eliminar las CAR-T.

En general, es una complicación reversible y los pacientes en los que se resuelve el cuadro no presentan deterioro cognitivo residual.

- **Linfohistiocitosis hemofagocítica o síndrome de activación macrofágica (SAM) asociado a tratamiento con CAR-T**: se debe a la activación macrofágica y linfocitaria descontrolada que provoca una liberación importante de citocinas proinflamatorias que producen un daño orgánico inmunomediado. Puede ocurrir en el contexto del SLC, precoz y de buen pronóstico, o fuera de él, tardío y de peor pronóstico.

El SAM suele producir fiebre, hiperferritinemia, hipertrigliceridemia, coagulopatía con hipofibrinogenemia y pancitopenia. Está asociado a toxicidad orgánica de grado ≥ 3 (hepática, renal o pulmonar).

Las complicaciones a largo plazo ocurren después de los 30 días postinfusión de los linfocitos CAR-T. Las principales son:

- Hipogammaglobulinemia: se debe a la aplasia de células B normales (no tumorales) que presentan el antígeno contra el que están dirigidos los CAR-T (CD19). Se define como una concentración de IgG < 400 mg/dL e implica un riesgo aumentado de infección.

Se recomienda la administración de inmunoglobulinas intravenosas cada 3-4 semanas, en pacientes con concentraciones < 400 mg/dL y que, además, presenten infecciones de repetición. Hay que monitorizar mensualmente las concentraciones.

- Citopenias prolongadas: se han descrito citopenias de las tres series (blanca, roja y plaquetaria) sin un mecanismo bien establecido. Suelen tener un curso bifásico con una recuperación inicial a las 2 semanas postinfusión y posterior desarrollo de citopenias en las semanas sucesivas que pueden ser prolongadas, de hasta 22 meses después del tratamiento con CAR-T.

Los factores de riesgo incluyen el desarrollo de SLC/ICANS grave, citopenias antes del inicio de la quimioterapia linfodeplectiva y trasplante alogénico de células madre previo.

Las citopenias predisponen al paciente a infecciones graves, que son la primera causa de mortalidad sin relación con la recidiva.

El tratamiento se realizará con transfusión de hemoderivados y factor estimulante de las colonias de granulocitos. En pacientes no respondedores en los que las citopenias persisten más allá de los 3 meses y requieren elevado número de transfusiones, deben excluirse otras causas:
   - Infecciones concomitantes: citomegalovirus, virus de Epstein-Barr, hepatitis B y C, y parvovirus B19.
   - Fármacos inmunosupresores concomitantes.
   - Linfohistiocitosis hemofagocítica.
   - Enfermedad de la médula ósea, por lo que hay que realizar un estudio de médula ósea para excluirla.

Una vez descartadas otras causas, puede ser necesario el empleo de eritropoyetina, agonistas del receptor de trombopoyetina e, incluso, se puede considerar el rescate con células madre hematopoyéticas.

- Infecciones: son la consecuencia de neutropenias prolongadas, linfopenia de linfocitos T CD4 y aplasia de linfocitos B, con la consiguiente hipogammaglobulinemia ya explicada, y también el desarrollo de SLC y la utilización de tocilizumab. Las más frecuentes son las infecciones bacterianas, seguidas de las virales y las fúngicas.

 PUNTOS CLAVE

- Un CAR es un receptor que consiste en una molécula transmembrana sintética codificada en una secuencia de ADN con un dominio extracelular formada por un fragmento de inmunoglobulina y un dominio intracelular.
- Un CAR-T es un linfocito T modificado genéticamente mediante la introducción de un constructo genético a través de un vector, que expresa el CAR en su membrana.
- En función de la composición del dominio intracelular se pueden distinguir CAR-T de primera, segunda, tercera y cuarta generación.

- Las CAR-T actualmente aprobadas para uso clínico son de segunda generación.
- El proceso de fabricación de CAR-T se inicia con la obtención mediante linfoaféresis de células mononucleares autólogas.
- Antes del inicio de la recolección es necesario comprobar una serie de datos, así como la explicación al paciente del procedimiento y la firma del consentimiento informado.
- El producto obtenido mediante aféresis es enviado a la unidad de producción correspondiente. Puede requerir la congelación previa o no, según las instrucciones del fabricante.

(Continúa)

PUNTOS CLAVE (*Cont.*)

- La fabricación de CAR-T debe realizarse bajo condiciones PCF.
- El constructo CAR se introduce en el núcleo del linfocito T mediante vectores virales.
- Una vez que se expresa el receptor sintético en el linfocito, se inicia la expansión celular en medio de cultivo durante 7-10 días en un biorreactor para conseguir una cantidad suficiente para su uso clínico, que oscila entre 1 y 5 × 10⁶ CAR-T/kg del paciente.
- El proceso desde la linfoaféresis hasta la obtención del producto final tiene una duración aproximada de 14 días.
- El tiempo desde la recogida de células hasta la recepción del producto en el centro realizador es de 4 a 6 semanas.
- Al ser un medicamento, la recepción del producto requiere una coordinación con el servicio de Farmacia Hospitalaria y debe estar presente el responsable de dicho servicio en el momento de la recepción del producto.
- El paciente ingresa y recibe quimioterapia linfodeplectiva una vez que el medicamento se ha recibido en el centro y se ha verificado su estado.
- El tratamiento linfodeplectivo con quimioterapia tiene una doble función: reducir la carga tumoral e inmunosuprimir al paciente.

- Se procede a la descongelación del producto una vez que se comprueba que el estado clínico del paciente es bueno y permite su infusión. Requiere la coordinación entre los facultativos del banco de sangre y los del área clínica.
- La infusión del producto se debe realizar en los 30 minutos siguientes a la descongelación del producto.
- Durante la infusión se deben monitorizar las constantes del paciente.
- La eficacia de las CAR-T ha sido más evidente en neoplasias hematológicas que en tumores sólidos.
- Su aparición ha supuesto una revolución para pacientes con enfermedades resistentes a líneas previas de tratamiento y con escasas opciones terapéuticas hasta el momento.
- Actualmente, en España hay dos fármacos con CAR-T aprobados para su uso y financiados por el SNS: axicabtagene ciloleucel (Yescarta®) y tisagenlecleucel (Kymriah®).
- Las complicaciones a corto plazo ocurren en los primeros 30 días tras la infusión de CAR-T. Las más importantes son el síndrome de liberación de citocinas, el síndrome de neurotoxicidad asociado a células inmunitarias efectoras y el síndrome de activación macrofágica.
- El SLC es la complicación más frecuente y ocurre típicamente la primera semana postinfusión.

BIBLIOGRAFÍA

Carreras E, Rovira M, Valcárcel D. Manual de Trasplante Hematopoyético y Terapia Celular. 6ª ed. Fundación Josep Carreras contra la Leucemia; 2022.

Cordeiro A, Bezerra ED, Hirayama AV, et al. Late Events after Treatment with CD19-Targeted Chimeric Antigen Receptor Modified T Cells. Biol Blood Marrow Transplant. 2020 Jan;26(1):26-33.

Estándares de Acreditación en Transfusión Sanguínea. Comité de Acreditación en Transfusión (CAT). 5ª ed.; 2022.

Estándares internacionales para la obtención, procesamiento y administración de productos de terapia celular. FACT-JACIE. 8ª ed.; 2021.

Jain T, Knezevic A, Pennisi M, et al. Hematopoietic recovery in patients receiving chimeric antigen receptor T-cell therapy for hematologic malignancies. Blood Adv. 2020;4(15):3776-87.

Kröger N, Gribben J, Chabannon C, Yakoub-Agha I, Einsele H. The EBMT/EHA CAR-T Cell Handbook. Springer; 2022.

Nastoupil LJ, Jain MD, Feng L, et al. Standard-of-care Axicabtagene Ciloleucel for relapsed or refractory large B-cell lymphoma: results from the US lymphoma CAR-T consortium. J Clin Oncol. 2020;38(27):3119-28.

Plan de Abordaje Terapias Avanzadas en el SNS: Medicamentos CAR [Internet]. Ministerio de Sanidad, Consumo y Bienestar Social; 2018. Disponible en: https://www.sanidad.gob.es/areas/farmacia/infoMedicamentos/terapiasAvanzadas/docs/Plan_Abordaje_Terapias_Avanzadas_SNS_15112018.pdf.

Procedimientos técnicos para la obtención de la muestra para la fabricación de medicamentos que contienen células t car (chimeric antigen receptor) anti-cd 19 (cart-19) y para su utilización. Aprobado por el Consejo Interterritorial del Sistema Nacional de Salud (8 de mayo de 2019). Ministerio de Sanidad, Consumo y Bienestar Social.

Rejeski K, Kunz WG, Rudelius M, et al. Severe *Candida glabrata* pancolitis and fatal *Aspergillus fumigatus* pulmonary infection in the setting of bone marrow aplasia after CD19-directed CAR-T cell therapy- a case report. BMC Infect Dis. 2021b;21(1):121.

Valdespino-Gómez VM, Rocha-Zavaleta L. Inmunoterapia mediada por linfocitos T en pacientes con cáncer [T lymphocyte immunotherapy in patients with cancer]. Cir Cir. 2003 May-Jun;71(3):235-44.

Monitorización de fármacos inmunosupresores mediante cromatografía líquida acoplada a la espectrometría de masas en tándem

9

A. Dayaldasani Khialani y M. R. Jiménez Machado

OBJETIVOS

- Conocer la importancia de la monitorización de fármacos.
- Profundizar en los distintos tipos de fármacos inmunosupresores.
- Estudiar las técnicas de laboratorio utilizadas para la monitorización de fármacos inmunosupresores, sobre todo la cromatografía líquida acoplada a la espectrometría de masas en tándem (LC/MS-MS).

INTRODUCCIÓN

La monitorización de fármacos inmunosupresores es un requisito esencial para la prevención de reacciones adversas y rechazos en los trasplantes. Para la monitorización de estos fármacos las prioridades más importantes son la precisión y la sensibilidad analítica, así como el tiempo de respuesta. En la actualidad, los laboratorios clínicos disponen de dos tipos de metodologías: los inmunoensayos y la espectrometría de masas en tándem. La principal ventaja de los inmunoensayos es su total automatización y la facilidad de integración en los flujos de trabajo del laboratorio. Su principal inconveniente son las reacciones cruzadas con los metabolitos de los fármacos u otros medicamentos (falta de especificidad). Para la espectrometría de masas en tándem, su mayor especificidad y la capacidad de medir varios analitos de forma simultánea hacen que esta sea la metodología de referencia, y sus principales inconvenientes son la falta de automatización total y la gran preparación y el conocimiento técnico que se precisan.

FÁRMACOS INMUNOSUPRESORES

Los inmunosupresores son fármacos que se utilizan para controlar la respuesta inmunitaria en trasplantes de órganos, enfermedades autoinmunitarias y algunos tipos de cáncer. En las enfermedades autoinmunitarias, el sistema inmunitario (SI) pierde la capacidad de reconocer antígenos propios, por lo cual reacciona contra ellos. En el contexto del trasplante, el objetivo fundamental del tratamiento es evitar el rechazo, mediante la supresión de la respuesta inmunitaria frente al aloinjerto cuando el SI lo reconoce como un componente extraño.

Los fármacos inmunosupresores fueron inicialmente muy inespecíficos, como la azatioprina y los esteroides, y sus efectos adversos motivaron la búsqueda de fármacos más selectivos. Actualmente, al ir conociendo mejor el funcionamiento del SI, se han ido desarrollando fármacos cada vez más específicos que actúan inhibiendo uno o más pasos en la vía de activación de los linfocitos T. En este grupo se encuentran la ciclosporina A, el tacrólimus, el ácido micofenólico el sirólimus y el everólimus (**Fig. 9-1**).

Inhibidores de la calcineurina: ciclosporina A y tacrólimus

La ciclosporina A se introdujo en el ámbito del trasplante en la década de 1980 y supuso un gran avance en su farmacología, pues redujo notablemente el porcentaje de rechazo agudo y duplicó la supervivencia conocida hasta entonces de los pacientes que habían sufrido un trasplante. Es un péptido cíclico se obtiene del hongo *Tolypocladium inflatum gams*, consta de 11 aminoácidos y es neutro y muy lipofílico.

El tacrólimus se empezó a comercializar a principios de la década de 1990 y es un macrólido prácticamente insoluble en agua que se obtiene de *Streptomyces tsukubaensis*.

La ciclosporina se une a su receptor citoplasmático (ciclofilina) y el tacrólimus al suyo (proteína de unión al FK, FKBP-12). Estos complejos fármaco-inmunofilina inhiben la actividad fosfatasa de la calcineurina, enzima responsable de la activación de la transcripción de la interleucina 2. El bloqueo de la síntesis de esta citocina hace que no se activen los linfocitos T, los linfocitos B ni los macrófagos. De esta manera, al evitar el paso de la fase G0 a la G1 del ciclo celular en los linfocitos T cooperadores, impiden la proliferación de linfocitos T citotóxicos necesarios para que se produzca el rechazo del injerto.

Ambos fármacos se pueden administrar por vía oral o intravenosa. De forma oral, la ciclosporina A se absorbe en el tramo

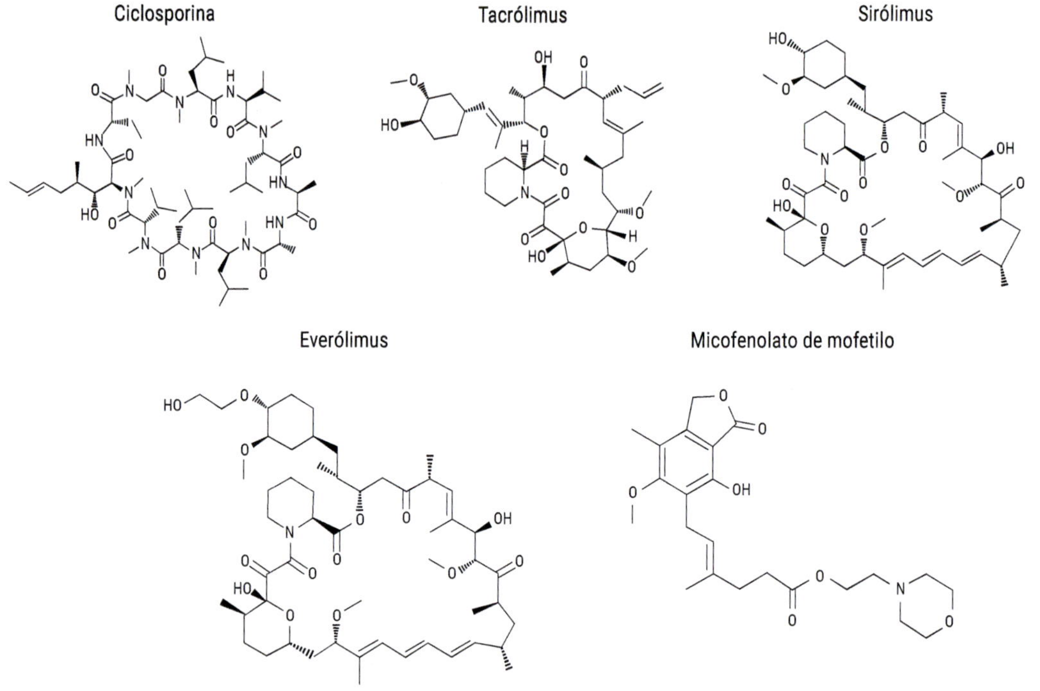

Ciclosporina   Tacrólimus   Sirólimus

Everólimus   Micofenolato de mofetilo

Figura 9-1. Estructuras de los fármacos inmunosupresores.

proximal del intestino delgado, mientras que el tacrólimus lo hace a lo largo de todo el tracto gastrointestinal. Al ser fármacos muy lipofílicos que sufren un efecto de primer paso, tanto a nivel hepático como en la mucosa intestinal mediado por enzimas del citocromo P450 3A4 (CYP3A4) y por la glicoproteína P de membrana, su biodisponibilidad oral es baja y presentan gran variabilidad interindividual e intraindividual. Los alimentos reducen su absorción, especialmente los ricos en grasas, por lo que se aconseja separar la ingesta al menos 1 hora de la administración del fármaco.

Para aumentar la biodisponibilidad de la ciclosporina y reducir la variabilidad farmacocinética y los inconvenientes derivados de su administración oral, a mediados de la década de 1990 se introdujo una modificación en su formulación y se presentó en forma de microgotas (ciclosporina neoral, Sandimmun Neoral®). Desde entonces, es la formulación habitual de uso de ciclosporina. A lo largo de los años también se han desarrollado diferentes formulaciones de tacrólimus. En este caso, la biodisponibilidad y la velocidad de absorción se ven afectadas por la formulación administrada (liberación inmediata como Prograf® y Modigraf®, liberación prolongada [Advagraf®] y liberación sostenida [Envarsus®]).

Ambos fármacos circulan en la sangre unidos en gran proporción a las células sanguíneas (70-85 %), principalmente los eritrocitos. El resto se fija mayoritariamente a las lipoproteínas, en el caso de la ciclosporina, y tacrólimus a proteínas plasmáticas, principalmente albúmina y α-1 glucoproteína ácida, con una pequeña cantidad que permanece como fármaco libre.

Debido a su liposolubilidad, ambos fármacos se distribuyen ampliamente por el organismo y pueden atravesar las barreras hematoencefálica y placentaria. Presentan una elevada difusión a los tejidos y se pueden concentrar en diversos órganos. Se metabolizan casi por completo en el hígado mediante oxidación por el citocromo P-450 3A4 y,

en menor medida, en el riñón y la mucosa gastrointestinal. Los metabolitos, que pueden tener cierta actividad inmunosupresora, son eliminados principalmente por vía biliar. Las semividas de eliminación (t1/2) pueden variar de forma significativa entre pacientes, sobre todo con la formulación original de la ciclosporina, pero son de, aproximadamente, 19 horas para la formulación modificada y 12 horas para el tacrólimus.

Ambos fármacos son nefrotóxicos, neurotóxicos y pueden producir hipertensión arterial. Además de estas complicaciones, se puede producir intolerancia a la glucosa y diabetes debido al efecto negativo que tienen sobre las células β de los islotes pancreáticos, hiperlipemia, hiperuricemia y gota, hiperpotasemia e hipomagnesemia. Se han observado también un mayor número de infecciones y más riesgo de malignidad (cáncer escamoso de la piel y trastornos linfoproliferativos). Otros efectos secundarios incluyen molestias gastrointestinales, sobre todo con tacrólimus, e hiperplasia gingival e hirsutismo con la ciclosporina.

Inhibidores de la mTOR: sirólimus y everólimus

Tanto sirólimus (rapamicina) como everólimus son macrólidos de estructura similar a la del tacrólimus. El primero se obtiene de la bacteria *Streptomyces hygroscopicus*, mientras que el everólimus es un análogo.

Ambas moléculas se unen al mismo receptor intracelular que el tacrólimus (FKBP12) en los linfocitos T cooperadores e inhiben mTOR (proteína diana de rapamicina en células de mamífero). Esto produce un bloqueo de la transducción mediada por interleucina 2, que impide la progresión del ciclo celular desde la fase G1 a la S, por lo que se evita la proliferación de los linfocitos T y se inhibe la respuesta mediada por linfocitos B.

Sirólimus también parece inhibir la proliferación de células del músculo liso y puede frenar el crecimiento de angiomiolipomas con esclerosis tuberosa dado que hay activación de su diana en estas lesiones. Se ha implicado también en el retraso de la curación de las heridas quirúrgicas después del trasplante y la menor fibrosis del injerto, y se le han atribuido propiedades antineoplásicas que recomiendan su empleo en los pacientes con trasplante por procesos tumorales.

Ambos fármacos se administran por vía oral y presentan una absorción incompleta. Los alimentos también reducen su absorción, por lo que se recomienda que se administren, al menos, 1 o 2 horas tras la ingesta. En sangre se unen en más del 90 % a los eritrocitos. Debido a su elevada liposolubilidad, ambos fármacos se distribuyen ampliamente por el organismo y se concentran en múltiples órganos.

Estos fármacos se metabolizan en el hígado mediante oxidación por el citocromo P-450 3A4 y por la glucoproteína P de membrana en la mucosa intestinal. Se eliminan mayoritariamente a través de las heces y en pequeño porcentaje a través de la orina. Las t1/2 aproximadas del sirólimus y everólimus son de 60 y 30 horas, respectivamente.

El sirólimus no produce nefrotoxicidad ni neurotoxicidad, por lo que se indica como sustituto del anticalcineurínico en monoterapia cuando aparecen estos efectos secundarios. También se usa como medicación concomitante para permitir menores dosis del anticalcineurínico o una retirada precoz de los esteroides y en el manejo del rechazo crónico como tratamiento de rescate.

El uso de sirólimus y everólimus se puede acompañar de hiperlipemia. Además, sirólimus puede presentar como efectos secundarios anemia, leucopenia, trombocitopenia, hipopotasemia, hiperpotasemia, fiebre, estreñimiento y diarrea, mientras que everólimus puede producir pérdida de peso, sequedad de la boca y dificultades para conciliar el sueño.

Ácido micofenólico

El ácido micofenólico (MPA) bloquea la síntesis *de novo* de las purinas al inhibir selectivamente y de forma reversible la inositol monofosfato deshidrogenasa. Con ello, bloquea la proliferación de los linfocitos T y B, las células musculares lisas y los fibroblastos. Los linfocitos son las células más afectadas por no tener, al contrario que otros tipos celulares, vías alternativas para la síntesis de purinas.

El profármaco mofetil micofenolato se administra por vía oral, se absorbe en el 90 % tras la ingesta y presenta una acción muy rápida, al irse formando el MPA ya en el estómago. Su efecto se mantiene durante 12 horas y, por tanto, se administra en dos dosis diarias. Tiene circulación enterohepática, con un segundo pico plasmático a las 6-12 horas.

Sus efectos secundarios son principalmente gastrointestinales (náuseas, vómitos, diarrea, dolor abdominal), toxicidad medular (leucopenia, anemia y, con menos frecuencia, trombocitopenia) y mayor incidencia de infecciones por citomegalovirus. Son efectos dependen de la dosis y se corrigen con el descenso de esta o la supresión del fármaco. Su potencia inmunosupresora es moderada, por lo que, por lo general, se administra junto con el anticalcineurínico para poder rebajar

la dosis. Así, se pueden disminuir los efectos secundarios más graves y minimizar los porcentajes de rechazo. También se utiliza el MPA junto con tacrólimus o ciclosporina para poder rebajar o suspender precozmente el tratamiento esteroideo concomitante.

- **Inhibidores de la calcineurina:** ciclosporina A y tacrólimus se unen a su receptor citoplasmático e inhiben la actividad fosfatasa.
- **Inhibidores de la mTOR:** sirólimus y everólimus se unen al mismo receptor intracelular que tacrólimus (FKBP12) en los linfocitos T cooperadores e inhiben la mTOR.
- El **ácido micofenólico** (MPA) bloquea la síntesis *de novo* de las purinas al inhibir selectivamente y de forma reversible la inositol monofosfato deshidrogenasa.

Se debe tener en cuenta que la administración de inmunosupresores provoca tres consecuencias:

- La supresión de los mecanismos del rechazo (efecto inmunosupresor).
- Las consecuencias no deseadas de la inmunosupresión, como la aparición de infecciones y tumores *de novo* (efectos colaterales).
- La toxicidad no inmunitaria sobre diferentes órganos (efectos secundarios).

MONITORIZACIÓN DE FÁRMACOS

La monitorización terapéutica de fármacos (TDM, *therapeutic drug monitoring*) puede definirse como la cuantificación de las concentraciones de fármacos en una matriz biológica para evaluar si estas se correlacionan con las condiciones clínicas de los pacientes y si es necesario modificar los intervalos de dosificación o la dosis para optimizar el tratamiento de los pacientes que reciben terapia con medicamentos para el alivio o prevención de la enfermedad. Supone una ayuda para valorar la adherencia al tratamiento, la individualización de la terapia farmacológica, y para el control de la dosificación de los medicamentos además de reducir el riesgo de efectos adversos que son dependientes de la concentración.

Los siguientes criterios son necesarios para que los medicamentos sean adecuados para TDM:

- Debe existir una relación entre la dosis y la concentración en sangre y entre la concentración en sangre y el efecto terapéutico del fármaco.
- Debe haber un rango terapéutico estrecho.
- La respuesta farmacológica debería ser difícil de evaluar o de distinguir de los efectos adversos.
- Debe haber variabilidad farmacocinética interindividual o una relación deficiente entre la dosis y la respuesta al fármaco.

Los fármacos inmunosupresores no están exentos de efectos secundarios y muestran un estrecho margen terapéutico y una elevada variabilidad farmacocinética intraindividual e interindividual. Muchas variables se encuentran implicadas en la impredecibilidad de la farmacocinética de los fármacos, pero en el caso específico de los inmunosupresores, estas variables incluyen la edad, interacciones entre fármacos, la raza y el sexo de los pacientes.

La monitorización de estos fármacos mediante medición de concentraciones en la sangre o la determinación directa o indirecta de su acción farmacológica ha resultado crucial en la práctica clínica diaria para optimizar el tratamiento inmunosupresor y mantener el delicado equilibrio entre su acción inmunosupresora y sus efectos adversos. Es esencial para evitar problemas de enfermedad injerto contra huésped, al tiempo que permite al paciente vivir una vida razonablemente normal. Uno de los problemas en las pruebas de inmunosupresores es que la absorción de la medicación depende de una serie de factores como la dieta y otros medicamentos. Por tanto, puede haber una diferencia de hasta ocho veces en la concentración mínima de un fármaco inmunosupresor a pesar de que los pacientes cumplan la pauta posológica.

La TDM implica, entre otras cosas, la extracción de una muestra de sangre del paciente, la cuantificación del inmunosupresor en esa muestra y la interpretación del resultado. Debido a la gran afinidad que estas sustancias tienen por los eritrocitos (inhibidores de la calcineurina y de la mTor), la matriz de elección para cuantificarlas es la sangre entera obtenida por punción venosa. Se recomienda utilizar tubos con ácido edético como anticoagulante. El uso de heparina dificulta la correcta lisis de los eritrocitos en la fase de tratamiento de la muestra. Cada vez va creando más interés otra alternativa que es la sangre seca en papel, ya que es una prueba menos invasiva, más fácil de transportar y hay una buena correlación de las concentraciones del fármaco y su concentración en sangre. Como desventaja, requiere la determinación del hematócrito o volumen de sangre.

El MPA se encuentra casi en exclusiva en la fracción plasmática, principalmente porque se une a las proteínas plasmáticas y debe determinarse en plasma en lugar de en sangre total.

Para la interpretación de los resultados tiene mucha importancia el momento de la recolección de la muestra. Este debe ser cuando los fármacos alcanzan el estado estacionario, es decir, una vez que transcurren entre 4 y 5 t1/2 desde la primera administración (considerando dosis repetidas) y se alcanza el equilibro entre la cantidad que entra al organismo y la que se elimina. En ese momento la concentración en circulación es proporcional a la concentración en el sitio de acción farmacológica (**Fig. 9-2**).

Una vez alcanzado el estado estacionario, se realizará la extracción para analizar la concentración de la mayoría de los inmunosupresores en el momento valle, justo antes de la siguiente administración. Esto es por la excelente correlación que presenta con el área bajo la curva del gráfico concentración frente al tiempo. La concentración medida en este momento se denomina C0 y es la más ampliamente aceptada en la monitorización de concentración de tacrólimus, sirólimus y everólimus.

Sin embargo, para la ciclosporina A se ha demostrado que la determinación a las 2 horas tras la toma del fármaco (C2) es más representativa del área bajo la curva de exposición al fármaco y muestra mejor correlación con la actividad inmunosupresora, porque es el momento en el que la inhibición de la fosfatasa de la calcineurina es máxima. Pero la utilización de esta estrategia puede resultar difícil de implementar y puede no ser adecuada si no se conoce el perfil de absorción del paciente, por lo que la mayoría de los laboratorios clínicos continúan informando del valor de la concentración C0.

Otro factor que hay que tener en cuenta, además de establecer claramente las condiciones de recolección de las muestras, son los rangos terapéuticos. Para el caso de los inmunosupresores, los rangos terapéuticos son estrechos y, además, varían en función de diversos factores, como pueden ser el tipo de trasplante, el tiempo postrasplante, el tipo de tratamiento, el momento de recolección de las muestras y el método analítico.

Resulta esencial que los métodos de ensayo de laboratorio sean fiables, exactos y precisos, ya que el médico a cargo del seguimiento del paciente con trasplante realiza el ajuste del esquema terapéutico sobre la base del estado clínico y la concentración del inmunosupresor.

Como ya se ha visto, los fármacos inmunosupresores tienen algunos mecanismos de acción complementarios e interactúan sinérgicamente cuando se usan juntos; por tanto, a menudo se

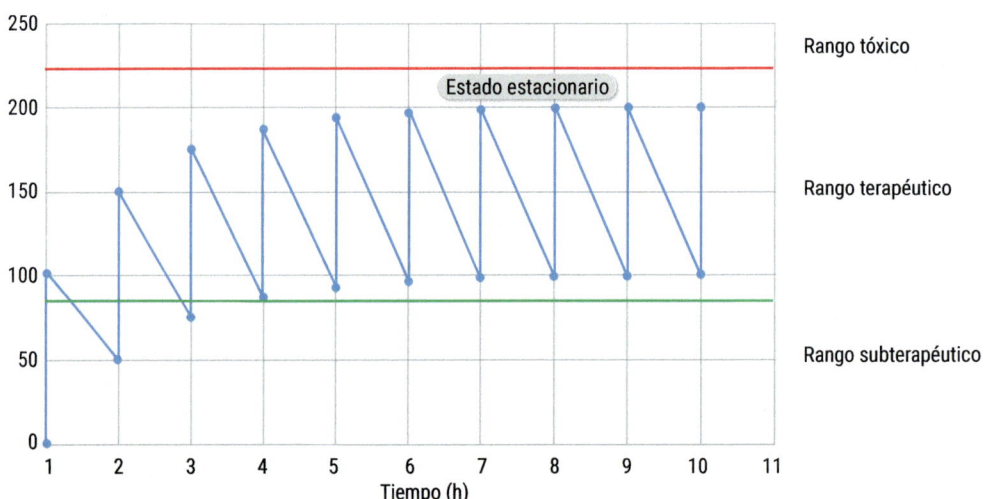

Figura 9-2. Concentración del fármaco en circulación cuando se administra en dosis repetidas y en estado estacionario.

combinan en la práctica clínica. Debido al creciente número de pacientes con trasplante y de fármacos combinados utilizados, se requiere la determinación simultánea de estos fármacos para la TDM habitual.

 Los fármacos inmunosupresores precisan monitorización por su estrecho margen terapéutico, sus efectos secundarios y la gran variabilidad farmacocinética intraindividual e interindividual.

TÉCNICAS ANALÍTICAS

La monitorización terapéutica de fármacos inmunosupresores se comenzó a realizar a principios de la década de 1980, después de la introducción de la ciclosporina A en la práctica clínica, y en los últimos 30 años se ha consolidado como uno de los campos con mayores cambios y desafíos en el ámbito del laboratorio clínico. Esto se debe al aumento en el número de pacientes que requieren trasplantes y a la inclusión de nuevos fármacos inmunosupresores en los arsenales terapéuticos actuales.

Cualquier método de análisis debe ser capaz de detectar y diferenciar con precisión varios fármacos. Hay dos grandes familias de técnicas analíticas para cuantificar inmunosupresores en sangre entera, cada una con sus ventajas y limitaciones.

Inmunoensayos: ventajas e inconvenientes

Los inmunoensayos son métodos analíticos potentes basados en la gran bioafinidad de la interacción antígeno-anticuerpo. En general, se realiza un pretratamiento de la sangre total con una solución extractora del inmunosupresor de los eritrocitos, tras lo cual el sobrenadante es cuantificado en un analizador.

Los exponentes de este grupo que se utilizan con mayor frecuencia en los laboratorios clínicos son el inmunoensayo multiplicado por enzimas (EMIT), el inmunoensayo de donante de enzima clonado (CEDIA), inmunoensayo magnético de anticuerpos conjugados (ACMIA), inmunoanálisis de micropartículas quimioluminiscente (CMIA), inmunoensayo de electroquimioluminiscencia (ECLIA), sistema de microesferas cuantitativas (QMS) y el ensayo por inmunoadsorción ligado a enzimas (ELISA).

Algunas ventajas de estas metodologías son la automatización, la facilidad de uso y los bajos costes iniciales de implementación. Además, son muy sensibles, tienen buena precisión, no requieren personal muy entrenado para su realización y permiten analizar un gran número de muestras y entregar resultados con rapidez (incluso en el contexto de la urgencia).

Las limitaciones de estas técnicas se deben, fundamentalmente, a su falta de especificidad. Esto se debe, sobre todo, al efecto matriz y a la reactividad cruzada entre los anticuerpos del ensayo y otras sustancias, como otros inmunosupresores o sus metabolitos. La consecuencia más importante de este fenómeno es la sobreestimación o subestimación de la concentración del inmunosupresor, que puede conducir a una incorrecta toma de decisiones. La intercomparabilidad entre

laboratorios se puede ver también dificultada por la utilización de anticuerpos distintos dependiendo del fabricante. Algunos autores también consideran una desventaja la imposibilidad para determinar más de un fármaco al mismo tiempo, lo cual cobra especial relevancia al tener en cuenta la prescripción de inmunosupresores en tratamientos combinados. Otras limitaciones son que se ven afectados por el hematócrito y requieren pretratamiento de la muestra.

Cromatografía líquida acoplada a la espectrometría de masas en tándem (LC/MS-MS). Ventajas e inconvenientes. Fundamento

Para la determinación de las concentraciones de fármacos inmunosupresores se pueden utilizar técnicas separativas acopladas a diferentes sistemas de detección. Normalmente, la separación se realiza mediante cromatografía líquida con detección ultravioleta (LC-UV), espectrometría de masas (LC-MS) o espectrometría de masas en tándem (LC-MS/MS). Esta última se considera el método de referencia por las ventajas asociadas a su uso.

La preparación de la muestra consiste en una hemólisis, precipitación de proteínas, seguida de la adición del estándar interno, centrifugación y análisis mediante separación cromatográfica y posterior identificación y cuantificación en el espectrómetro de masas.

En comparación con los métodos inmunoanalíticos, LC-MS/MS presenta mayor sensibilidad, con límites de detección y cuantificación más bajos, lo cual es muy importante para los inmunosupresores modernos. Además, presenta mayor especificidad al detectar la relación masa-carga (m/z) particular para cada analito, y puede discriminar mejor entre el fármaco y sus metabolitos en comparación con los inmunoensayos. Requiere menor volumen de muestra (menos de 500 μL comparado con 2.000 μL o más de los inmunoensayos). Además, permite procesar simultáneamente los cuatro inmunosupresores en un tiempo que no suele superar los 5 minutos de duración por muestra.

Los rangos analíticos de medición son más amplios en LC-MS/MS que con los inmunoensayos. Su capacidad para medir concentraciones muy bajas y muy altas permite relacionar los valores que se obtienen con una potencial adherencia inapropiada al tratamiento inmunosupresor o con los efectos tóxicos que se pueden presentar. Además, la utilización de patrones internos marcados isotópicamente (p. ej., con ^2H o ^{13}C) incrementa la reproducibilidad de la cuantificación al disminuir la variabilidad entre corridas.

Varias empresas ofrecen kits comerciales para cuantificar fármacos inmunosupresores en sangre total, que es otra de las ventajas actuales de la LC-MS/MS. Estos productos están provistos de todos los reactivos, incluyendo los de precipitación, extracción, estándares internos, fases móviles y columnas, así como las recomendaciones metodológicas necesarias para llevar a cabo la medición de la concentración de estos fármacos. Esto permitió que las determinaciones se adaptaran al ritmo que demanda el quehacer diario de un centro hospitalario con un impacto importante a nivel organizativo. También favoreció la comparabilidad entre laboratorios al mejorar los criterios de estandarización y reducir las diferencias de medición.

Entre los inconvenientes de esta metodología, destaca especialmente el elevado coste de los instrumentos, por lo que se requiere una fuerte inversión inicial. Además, se trata de una técnica de elevada complejidad analítica, por lo que es necesario disponer de personal adecuadamente entrenado tanto en la operación del equipo como en el desarrollo, la validación y la implementación del método. La falta de automatización y la mayor variabilidad interlaboratorio por la falta de estandarización también son inconvenientes de este método.

> Actualmente, la monitorización de los fármacos inmunosupresores se realiza mediante inmunoensayos y espectrometría de masas en tándem.
>
> - Los **inmunoensayos** son totalmente automatizados y fácilmente integrables en el trabajo sistemático del laboratorio, pero presentan muchas reacciones cruzadas con los metabolitos de los fármacos y otros medicamentos (falta de especificidad).
> - La **espectrometría de masas en tándem** es la metodología de referencia por su mayor especificidad y la capacidad de medir varios analitos de forma simultánea, pero es costosa y requiere gran preparación y conocimiento técnico.

Fundamentos de cromatografía líquida acoplada a espectrometría de masas en tándem

La espectrometría de masas se empezó a describir entre finales del siglo XIX y principios del XX por parte de Thomson, quien creó el primer instrumento capaz de separar rayos positivos en función de su relación de masa-carga (m/z) mediante la aplicación de un campo eléctrico y un campo magnético. Aunque los instrumentos que hay en la actualidad ya son muy diferentes, la técnica sigue basada en los mismos fundamentos. Se trata de una técnica separativa en la que los átomos o moléculas de una muestra son ionizados, con mayor frecuencia positivamente, separados por su relación m/z y, con posterioridad, detectados y registrados.

La técnica consta básicamente de cuatro etapas en función de los componentes del equipo (**Fig. 9-3**).

Separación de la muestra por técnica cromatográfica e introducción en la espectrometría de masas

La cromatografía comprende un conjunto importante y diverso de técnicas analíticas. Se fundamenta en la separación de mezclas basándose en la diferente capacidad de interacción de cada componente con dos fases inmiscibles; una móvil constituida por una mezcla que contiene el compuesto deseado en el disolvente que fluye constantemente en

el sistema y otra estacionaria, fija en una superficie sólida o en una columna. Cuando la fase móvil es un líquido, la técnica se denomina cromatografía líquida. La fase estacionaria retrasa el paso de los componentes de la muestra, separando en el tiempo los compuestos que la atraviesan a diferentes velocidades. Aquellos componentes que se retienen más en la fase estacionaria se mueven más lentamente y los que se unen débilmente se desplazan a mayor velocidad. El tiempo característico que tarda cada componente en su paso por el sistema se denomina «tiempo de retención».

Ionización de la muestra

En la ionización de la muestra se produce la pérdida de la electroneutralidad de la sustancia por la pérdida de electrones o protones y se realiza en la fuente de iones.

Hay varios modos dependiendo del método de formación de iones: impacto de electrones (IE), ionización química (IQ), fotoionización (FI), ionización química a presión atmosférica (*Atmospheric Pressure Chemical Ionization* [APCI]), fotoionización a presión atmosférica (*Atmospheric Pressure Photo-Ionization* [APPI]), bombardeo con átomos acelerados (FAB), ionización/desorción de la matriz (MALDI), ionización/desorción con láser inducida en superficie (SELDI), ionización por análisis directo en tiempo real (DART) e ionización por electrospray (*electrospray source ionization* [ESI]). La fuente de iones más comúnmente utilizada en el contexto de la monitorización terapéutica de fármacos es este último. La muestra se disuelve en un solvente adecuado y pasa a través de un capilar metálico en cuya punta se aplica un alto potencial eléctrico; al salir forma un aerosol de pequeñas gotas con elevada carga eléctrica (**Fig. 9-4**).

Ajustando la temperatura y la corriente del gas de desolvatación (normalmente nitrógeno), el solvente se evapora y se generan gotas de menor tamaño que entran al espectrómetro de masas en fase gaseosa.

Análisis de masas previa separación de iones moleculares o fragmentos cargados producidos según su relación m/z

En el analizador de masas se produce la aceleración de los iones generados en la fuente por acción de campos eléctricos y magnéticos en un sistema que utiliza bombas de alto rendimiento para aplicar vacío. Así, se separan y analizan estos iones moleculares o fragmentos cargados producidos en función de su relación m/z. El analizador de masas más comúnmente utilizado se denomina cuadrupolo, ya que consta de cuatro barras cilíndricas metálicas paralelas que actúan como electrodos, separadas en forma equidistantes a un eje central. Las barras opuestas se conectan eléctricamente, un par unido al polo positivo y el otro par al terminal negativo de una fuente variable de corriente continua sobre el que se superpone un

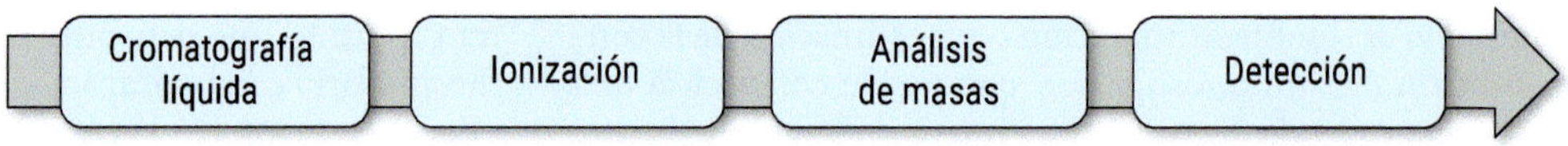

Figura 9-3. Etapas generales de la espectrometría de masas.

Cromatografía líquida → Ionización → Análisis de masas → Detección

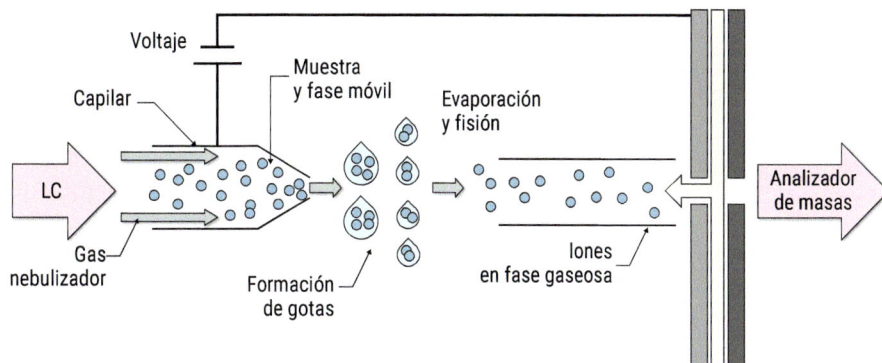

Figura 9-4. Esquema del mecanismo de ionización por electrospray. LC: cromatografía líquida.

potencial de radiofrecuencia. Los iones son acelerados a través del cuadrupolo y el campo creado en ellas actúa a modo de filtro. Las tensiones de corriente continua y alterna se incrementan simultáneamente manteniendo constante su relación, solo aquellos iones que tienen una adecuada relación m/z consiguen tener una trayectoria estable y pasan al detector (**Fig. 9-5**).

En la espectrometría de masas en tándem (MS/MS) se utiliza una configuración de tres cuadrupolos situados de forma secuencial: dos analizadores, el primero y último (Q1 y Q3) que actúan como cuadrupolos normales y que están conectados en serie por medio del segundo (Q2), que tiene unas características especiales y se denomina «celda de colisión». El primero selecciona una especie iónica de interés (ion precursor) entre el resto de los iones generados en la fuente, basado en la radiofrecuencia aplicada y el voltaje de corriente directa, y permite su acceso hacia la celda. En esta celda se introduce una pequeña cantidad de gas inerte (helio, argón o nitrógeno), de forma que los iones que entran, colisionan con ellos y generan fragmentos estructuralmente específicos (iones producto). Estos se aceleran hacia el segundo cuadrupolo (Q3), donde se separan y luego se analizan de forma independiente en el detector. La transformación de iones precursores en iones productos normalmente se denomina transición (**Fig. 9-6**).

Los Q1 y Q3 funcionan como filtros de masas y pueden trabajar en modo SIM o SCAN de forma independiente:

- Modo SIM: se fijan las condiciones para la monitorización selectiva de iones con una determinada m/z presentes en la muestra.
- Modo SCAN: se hace un barrido entre dos masas (intervalo determinado de m/z) para tener una información total del contenido de la muestra a analizar.

La combinación de ambos cuadrupolos permite trabajar en cuatro modos diferentes:

- *Product Ion Scan*: en el que Q1 está en modo SIM y Q3 en modo SCAN. Esta modalidad se suele utilizar para la puesta a punto de los métodos, en la que se eligen los «iones producto» que se quieren detectar para la cuantificación de los analitos de interés.
- *Precursor Ion Scan*: en este caso es el Q1 el que trabaja en modo SCAN y el Q3, en modo SIM. Se utiliza para la detección de analitos que rinden un mismo «ion producto» o fragmento, tras su paso por la celda de colisión.
- *Multiple Reaction Monitoring*: tanto Q1 como Q3 trabajan en modo SIM, por lo que se monitorizan de forma específica cada uno de los analitos de interés eligiendo correctamente el ion en Q1 y en Q3.
- *Neutral Lost Scan*: los dos cuadrupolos trabajan en modo SCAN para la detección de compuestos que al fragmentarse en la celda de colisión generan una o más moléculas neutras, las cuales no pasan al Q3 y se quedan en dicha celda.

Hay otros analizadores de masas que son: analizador de tiempo de vuelo, analizador de trampa de iones, analizador Orbitrap, analizador de resonancia iónica en ciclotrón con transformada de Fourier.

Detección para la obtención del espectro de masas

Finalmente, el haz de iones impacta en el detector y produce una señal eléctrica, que, posteriormente, es amplificada y procesada mediante un sistema de tratamiento de datos adecuado para obtener así el espectro de masas, en el que se presenta

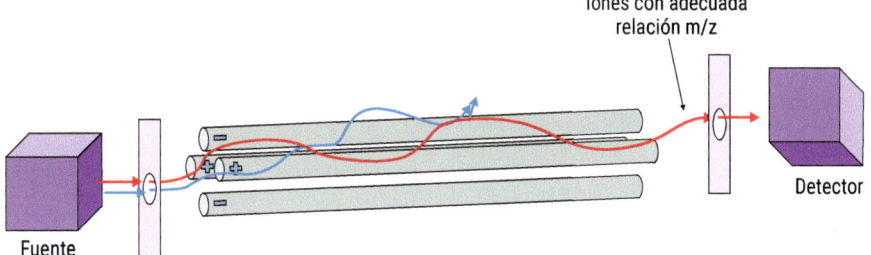

Tabla 9-5. Representación esquemática de un cuadrupolo.

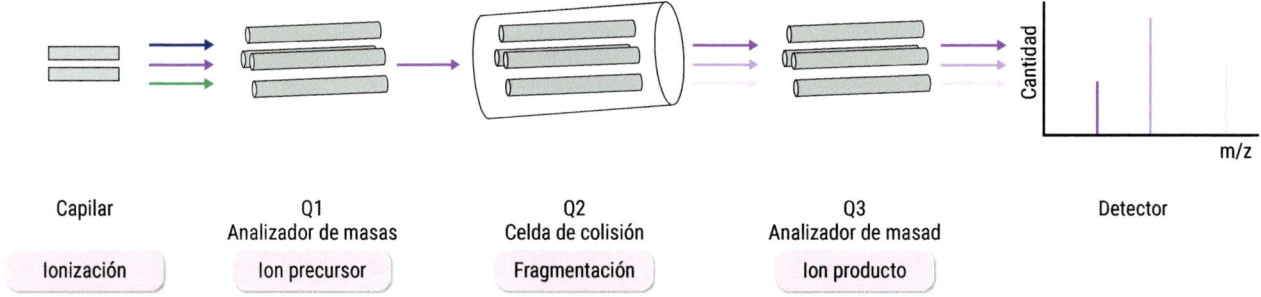

Figura 9-6. Espectrometría de masas en tándem.

la abundancia relativa de los iones y fragmentos separados respecto a la relación m/z. Se utilizan detectores del tipo de fotomultiplicadores, copa de Faraday y otros.

El espectro se representa por un gráfico de barras de los distintos iones en los que se fragmenta el compuesto en función de su m/z, y la altura de estas corresponde a la intensidad relativa de los iones detectados. Se denomina «pico base» el ion que da la señal más intensa (100 %) de forma que la altura del resto de picos es un porcentaje de la altura del pico

base. Dependiendo del tipo de ionización, los espectros de una molécula determinada serán también diferentes. El ion de mayor masa, denominado «ion molecular», se corresponde con la molécula de analito ionizada y sin fragmentar y es equivalente al peso molecular de dicho analito.

Debido a la gran cantidad de información que se genera, se necesitan sistemas informáticos con un *software* potente para el control, adquisición, presentación de los espectros y su análisis cuantitativo.

 PUNTOS CLAVE

- Los fármacos inmunosupresores son clave para la supervivencia de los trasplantes y evitar el rechazo. También se utilizan en el tratamiento de otras enfermedades.
- Ciclosporina y tacrólimus se unen a las inmunofilinas y estos complejos inhiben la actividad fosfatasa de la calcineurina. Como consecuencia, no se produce activación de los linfocitos T ni del resto de factores implicados.
- Sirólimus y everólimus inhiben la mTOR al producir un bloqueo de la transducción mediada por interleucina 2. Esto impide la progresión del ciclo celular y evita la proliferación de las células T, además de inhibir la respuesta mediada por linfocitos B.
- El ácido micofenólico bloquea la proliferación de los linfocitos T y B al bloquear la síntesis *de novo* de las purinas por inhibición selectiva y reversible de la inositol monofosfato deshidrogenasa.

- La monitorización terapéutica de estos fármacos es obligatoria por su margen terapéutico estrecho y su gran variabilidad intraindividual e interindividual.
- Los dos tipos de metodologías utilizados son los inmunoensayos y la espectrometría de masas en tándem, cada uno con sus ventajas e inconvenientes.
- La técnica de la espectrometría de masas en tándem consta básicamente de cuatro etapas:

  1. Separación de la muestra por técnica cromatográfica e introducción en el MS.
  2. Ionización de la muestra.
  3. Análisis de masas previa separación de iones moleculares o fragmentos cargados producidos según su relación m/z.
  4. Detección para la obtención del espectro de masas.

BIBLIOGRAFÍA

Fernández AM, Agüera Morales M, Muñoz Cepeda MA, et al. Monitorización farmacológica de inmunosupresores. Nefrologia Sup Ext. 2016;7(2):51-62.

Fraga Rivas E, Barrera Baena P, De la Mata García M. Inmunosupresión en el trasplante hepático Gastroenterol Hepatol. 2007;30(Supl 1):70-7.

Hutchinson IV, Bagnall W, Bryce P, Pufong B, Geraghty P, Brogan I. Differences in the mode of action of cyclosporine and FK 506. Transplant Proc. 1998 Jun;30(4):959-60.

Karapirli M, Kizilgun M, Yesilyurt O, et al. Simultaneous determination of cyclosporine A, tacrolimus, sirolimus, and everolimus in whole-blood samples by LC-MS/MS. ScientificWorldJournal. 2012;2012:571201.

McShane AJ, Bunch DR, Wang S. Therapeutic drug monitoring of immunosuppressants by liquid chromatography-mass spectrometry. Clin Chim Acta. 2016;454:1-5.

Sádaba B. Monitorización y efectos secundarios de los inmunosupresores en el trasplante. An Sist Sanit Navar. 2006;29(Supl. 2):207-18.

Seger C, Shipkova M, Christians U, et al. Assuring the Proper Analytical Performance of Measurement Procedures for Immunosuppressive Drug Concentrations in Clinical Practice: Recommendations of the International Association of Therapeutic Drug Monitoring and Clinical Toxicology Immunosuppressive Drug Scientific Committee. Ther Drug Monit. 2016 Apr;38(2):170-89.

Thomas SN, French D, Jannetto PJ, Rappold BA, Clarke WA. Liquid chromatography-tandem mass spectrometry for clinical diagnostics. Nat Rev Methods Primers. 2022;2(1):96.

Udomkarnjananun S, Francke MI, De Winter BCM, et al. Therapeutic drug monitoring of immunosuppressive drugs in hepatology and gastroenterology. Best Pract Res Clin Gastroenterol. 2021 Oct-Dec;54-55:101756.

Zhang Y, Zhang R. Recent advances in analytical methods for the therapeutic drug monitoring of immunosuppressive drugs. Drug Test Anal. 2018 Jan;10(1):81-94.

La citometría de flujo en el análisis de los fluidos corporales

10

F. J. Mérida de la Torre

OBJETIVOS

- Identificar los elementos principales de un citómetro de flujo.
- Saber cuál es la utilidad de los diferentes elementos que lo componen.
- Conocer los canales principales de trabajo de un citómetro.
- Describir los elementos de un diagrama de dispersión.
- Saber interpretar un diagrama de dispersión.

INTRODUCCIÓN

Aunque la técnica se descubrió a mediados de la década de 1970, su uso se orientó principalmente al estudio de los elementos formes de la sangre. No es hasta hace relativamente poco tiempo cuando esta tecnología se ha aplicado al estudio de las orinas. A continuación, se describe el fundamento teórico de la citometría de flujo, así como sus componentes principales al objeto de poder entender el rendimiento de la técnica y sus limitaciones.

CITOMETRÍA DE FLUJO. ELEMENTOS QUE LA COMPONEN

Antes de pasar a comentar los diferentes elementos que componen un citómetro de flujo, se ha de considerar que se trata de un conjunto de elementos altamente sofisticados y que de su uso combinado se obtendrá un mejor resultado.

 Básicamente, la citometría de flujo es un capilar de calibre muy reducido por el que se hace pasar el fluido y las partículas que lo forman de manera laminar, a la vez que es sometido a la acción de una luz láser y cuya acción al interaccionar con los distintos elementos es recogida por diferentes fotomultiplicadores y detectores.

Entrando en detalles, la citometría con fluorescencia emplea dos sustancias que presentan apetencias por estructuras diferentes, lo que contribuirá a la mejor caracterización de estas. Por un lado, la fenantridina presenta una apetencia especial por los ácidos nucleicos, lo que la hace de elección para marcar los núcleos de los elementos celulares de la orina, leucocitos, bacterias, etc. Por otro lado, la carbocianina muestra especial apetencia por los fosfolípidos de las membranas celulares. Estos elementos responderán de manera diferente a la acción de una luz láser y según la luz dispersa, la fluorescencia y la impedancia detectada permitirán caracterizar los elementos formes, ya sean celulares o no.

A continuación, se describen los diferentes elementos que forman un citómetro. Para una mejor comprensión, se hace referencia a los elementos descritos según la **figura 10-1**.

El elemento principal es el capilar (*flow cell*) por el que va a discurrir el fluido, la orina en este caso, previamente teñida con las dos sustancias referidas anteriormente. Sobre ese capilar va a incidir una luz láser (*laser diode*) que proyectará su luz sobre el capilar. Para evitar que la luz se pueda dispersar en varias direcciones, se disponen dos elementos que van a ayudar a concentrar la luz: por un lado una lente colimadora (*colimator lens*) que evita la dispersión proyectando una luz donde todos los rayos tienen las mismas características y, por otro, una lente condensadora (*condenser lens*) cuya misión será reunir en un punto concreto ese haz de luz sobre el capilar. La luz que excita las partículas y células que discurren por ese flujo laminar y el efecto de la luz sobre los elementos hacen que se obtengan tres tipos de lecturas derivadas de la luz frontal, la luz lateral y la luz fluorescente. La luz frontal es de alta intensidad, informa sobre el volumen celular. Su intensidad en modulada por un dispositivo de detención (*beam stopper*) y corregida por una lente condensadora, y es registrada en un detector. Este sería el sistema de luz frontal (*front scattered light system*). La luz dispersa lateral y la fluorescente son analizadas de dos formas diferentes. La lateral se proyecta sobre un espejo dicroico cuya finalidad es dejar pasar la luz fluorescente y no la luz lateral, que es detectada por un fotodiodo. Ofrece información sobre la complejidad celular, como son los orgánulos y el núcleo. Esto es lo que se denominaría sistema de luz lateral (*side scattered light system*). Por último, la luz fluorescente, filtrada previamente por el espejo dicroico, es modulada por un

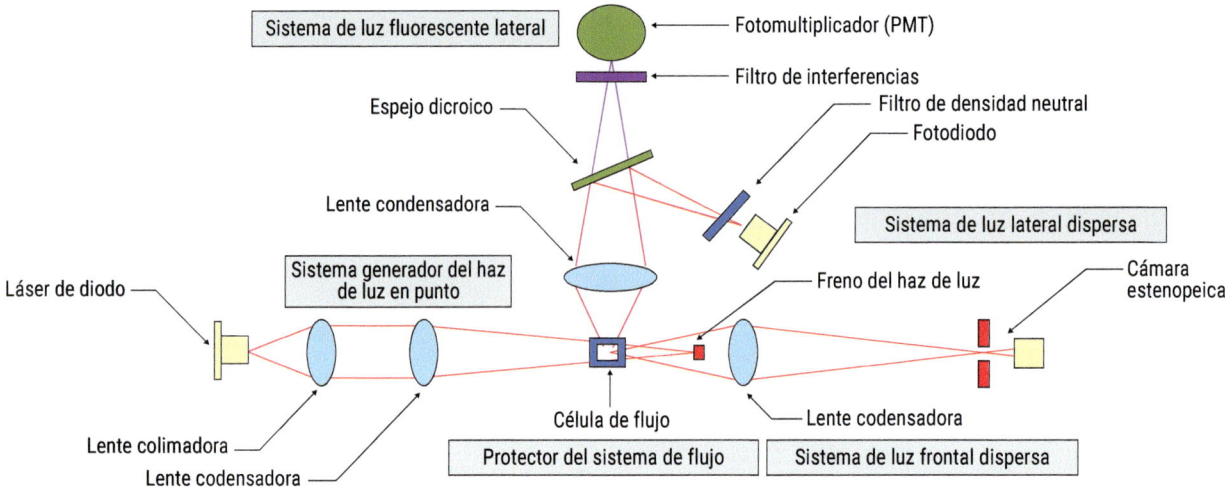

Figura 10-1. Esquema de un citómetro de flujo.

filtro de interferencias y analizada en un fotomultiplicador necesario para intensificar la luz recibida, ya que es de muy baja intensidad. Sería el sistema de luz fluorescente lateral (*side scattered light system*).

Este esquema puede adquirir un mayor grado de complejidad si se añaden más detectores que operen en diferentes longitudes de onda como ocurre en analizadores actualmente disponibles. El uso de un detector que trabaje en la longitud de onda de 488 nm va a permitir una mejor detección de la intensidad de la birrefringencia de los elementos formes. Por el contrario, el detector que trabaja en la longitud de onda de 635 nm permitirá analizar de forma más exhaustiva la complejidad interna de los elementos formes (**Fig. 10-2**).

Como se ha visto, en la citometría de flujo se pueden combinar diferentes lectores que van a permitir una amplia variedad de resultados según lo que se desee medir. Es muy importante conocer la utilidad de cada una de las fuentes de luz para poder, así, sacar mayor partido a los resultados.

De este modo, mediante la luz dispersa frontal (FSC) se obtiene información del tamaño y permeabilidad de la partícula, a través de la medición de la intensidad y del ancho de señal de la misma.

La luz fluorescente lateral (FLL) permite obtener información de la capacidad de tinción de la partícula a través de la intensidad de la luz, el ancho de la señal y el área que forma la onda.

Esta información se vehiculiza a través de dos canales, el canal de superficie (SFch) y el canal *core* (*core*Ch). El primero mide los componentes de la membrana, la matriz, los cilindros, etc., mientras que el segundo mide específicamente los componentes de los ácidos nucleicos.

Mediante la luz dispersa lateral (SSC) se obtiene información de la estructura interna y del espesor de la partícula a través de la intensidad y del área que forma la onda.

Con el uso de la luz polarizada (DSS) se detecta la birrefringencia a través de su intensidad.

Además de todo lo anterior, el citómetro puede medir la conductividad y la osmolalidad del fluido.

Con independencia del efecto del láser, también se puede obtener información de las partículas según su capacidad de ser teñidas.

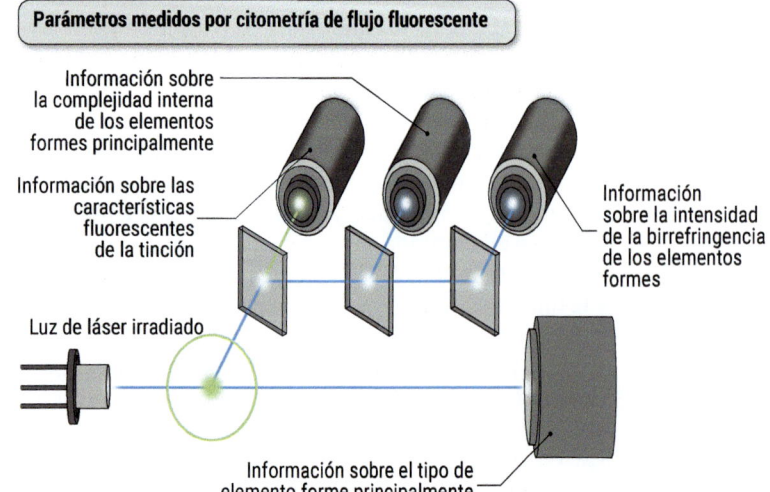

Figura 10-2. Representación esquemática de un citómetro de flujo de láser verde y dos detectores.

! En relación con la tinción de partículas hay dos tipos de tinciones que se pueden emplear en el estudio de la orina; uno es para el canal de superficie (SFch*) y el otro es para el canal *core* (CRch**).

Ambos tienen un colorante de polimetina como componente principal. Un rayo láser azul, al incidir sobre las partículas teñidas provoca una dispersión de la luz y ésta se clasifica en función de los tipos de señales enumerados a continuación:

- *canal que analiza partículas que no contienen ácidos nucleicos como cilindros, hematíes y cristales.
- **: canal que analiza partículas que contienen ácidos nucleicos como leucocitos, bacterias y células epiteliales.

RELACIÓN ENTRE LAS FORMAS DE ONDA Y CADA PARÁMETRO

A continuación, se indica la relación entre las formas de las diferentes ondas y los parámetros a los que hace referencia.

- FSC: información principalmente sobre el tamaño y la permeabilidad de las partículas.
- SSC: información principalmente sobre el grosor y la estructura interna de las partículas.
- FLL: información sobre la capacidad de tinción de las partículas.
- Luz difusa lateral despolarizada (*depolarized side scattegram*): información sobre la intensidad de la birrefringencia de las partículas.

Para una mejor compresión gráfica de cómo se obtienen los datos de los elementos formes analizados, se representa un esquema de funcionamiento (**Fig. 10-3**). Dependiendo del tipo de elemento y de la respuesta a la acción de la luz láser, esta será diferente si incide sobre el citoplasma o bien sobre el núcleo. Mediante el análisis de la intensidad de la señal se podrá inferir el tipo de estructura o partícula detectada.

! La base de la citometría de flujo consiste en traducir las señales que se reciben de las diferentes fuentes de luz y de sus características al interaccionar con las partículas y, a partir de ahí, se obtienen datos que permiten identificar dichas partículas de una manera lo más exacta posible.

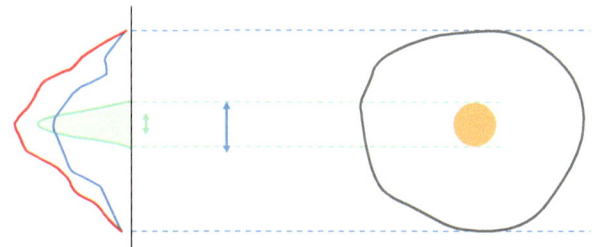

Intensidad de la señal

Figura 10-3. Representación del mecanismo de detección de la señal tras incidir en un elemento forme.

En las **figuras 10-4** y **10-5** se muestran de una manera más detallada los diferentes tipos de información que se pueden obtener de los distintos tipos de luz, ya sea la altura de la onda, su anchura o el área bajo la onda y los diferentes canales.

Dado que la información que proporciona el citómetro es muy variada, merece la pena dedicarle un tiempo a la nomenclatura que se puede encontrar y que favorece una mejor comprensión de los diagramas de dispersión.

A continuación, se muestran los símbolos más frecuentemente empleados:

- SF: canal de superficie.
- CW: canal *core* para leucocitos.
- CB: canal *core* para bacterias.
- P: pico; intensidad de la señal (altura de la forma de onda).
- W: anchura; anchura de la señal (anchura de la forma de onda).
- A: área; área de la forma de onda de la señal (área bajo la forma de onda).
- H: alta; alta sensibilidad.
- L: baja; baja sensibilidad.
- <Designación> Canal de análisis_Tipo de parámetro óptico_Intensidad o anchura de la señal.

Se muestran algunos ejemplos:

- SF_FSC_P = canal SF luz frontal dispersa_Intensidad.
- CW_FLH_P = canal CR para leucoitos_Fluorescencia lateral a alta sensibilidad_Intensidad.

Como se ha comentado anteriormente, se pueden emplear dos tipos de canales y dentro de cada uno de ellos se pueden emplear diferentes tipos de fuentes de luz. La combinación de todos estos elementos va a permitir la correcta caracterización de las partículas.

A continuación, se detallan los análisis del canal/parámetros ópticos/descripción:

En el canal de superficie se pueden emplear los elementos siguientes:

- SF_FSC_P (intensidad de la luz dispersa frontal). Permite medir el tamaño y el espesor de las partículas.
- SF_FSC_W (anchura de la señal de luz dispersa frontal). Permite medir la longitud de las partículas.
- SF_FLH_P (intensidad de fluorescencia lateral [alta sensibilidad]). Mide la capacidad de tinción de las partículas.
- SF_FLL_P (intensidad de fluorescencia lateral [baja sensibilidad]). Mide la capacidad de tinción de las partículas
- SF_FLL_W (anchura de la señal de fluorescencia lateral [baja sensibilidad]).
- Mide la longitud de las partículas.
- SF_FLL_A (área de la onda de la señal de fluorescencia lateral [baja sensibilidad]). Mide la capacidad de tinción de los componentes de la membrana, cilindros, etcétera.
- SF_SSH_P (intensidad de la luz dispersa lateral [alta sensibilidad]). Mide la complejidad de la estructura interna y el espesor de las partículas.

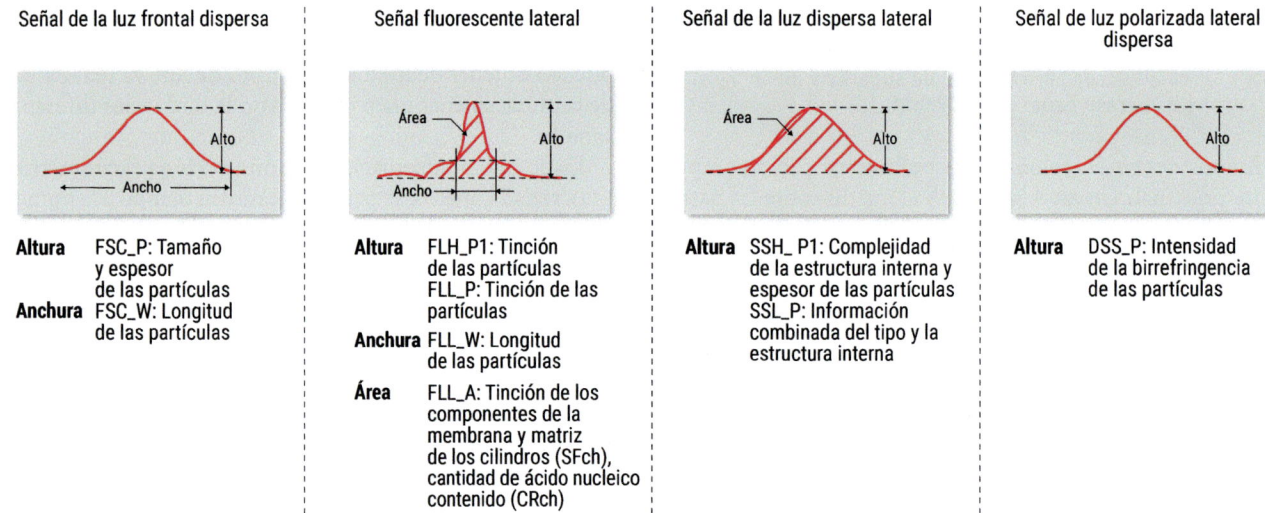

Señal de la luz frontal dispersa
Alto
Ancho
Altura FSC_P: Tamaño y espesor de las partículas
Anchura FSC_W: Longitud de las partículas
Señal fluorescente lateral
Área
Alto
Ancho
Altura FLH_P1: Tinción de las partículas
FLL_P: Tinción de las partículas
Anchura FLL_W: Longitud de las partículas
Área FLL_A: Tinción de los componentes de la membrana y matriz de los cilindros (SFch), cantidad de ácido nucleico contenido (CRch)
Señal de la luz dispersa lateral
Área
Alto
Altura SSH_ P1: Complejidad de la estructura interna y espesor de las partículas
SSL_P: Información combinada del tipo y la estructura interna
Señal de luz polarizada lateral dispersa
Alto
Altura DSS_P: Intensidad de la birrefringencia de las partículas

Figura 10-4. Información sobre las partículas proporcionada por los diferentes tipos de luz empleada.

Forma de la onda de la luz frontal dispersa
Forma de la onda de la señal fluorescente lateral
Forma de la onda de la luz dispersa lateral
Forma de la onda de la luz polarizada lateral dispersa
Canal de superficie
Hematíes
Alto
Ancho de la señal
Cristales
Alto
Ancho de la señal
Cilindros con inclusiones
Área
Área
Cilindros sin inclusiones
Canal CORE
Leucocitos
Células epiteliales
Bacterias

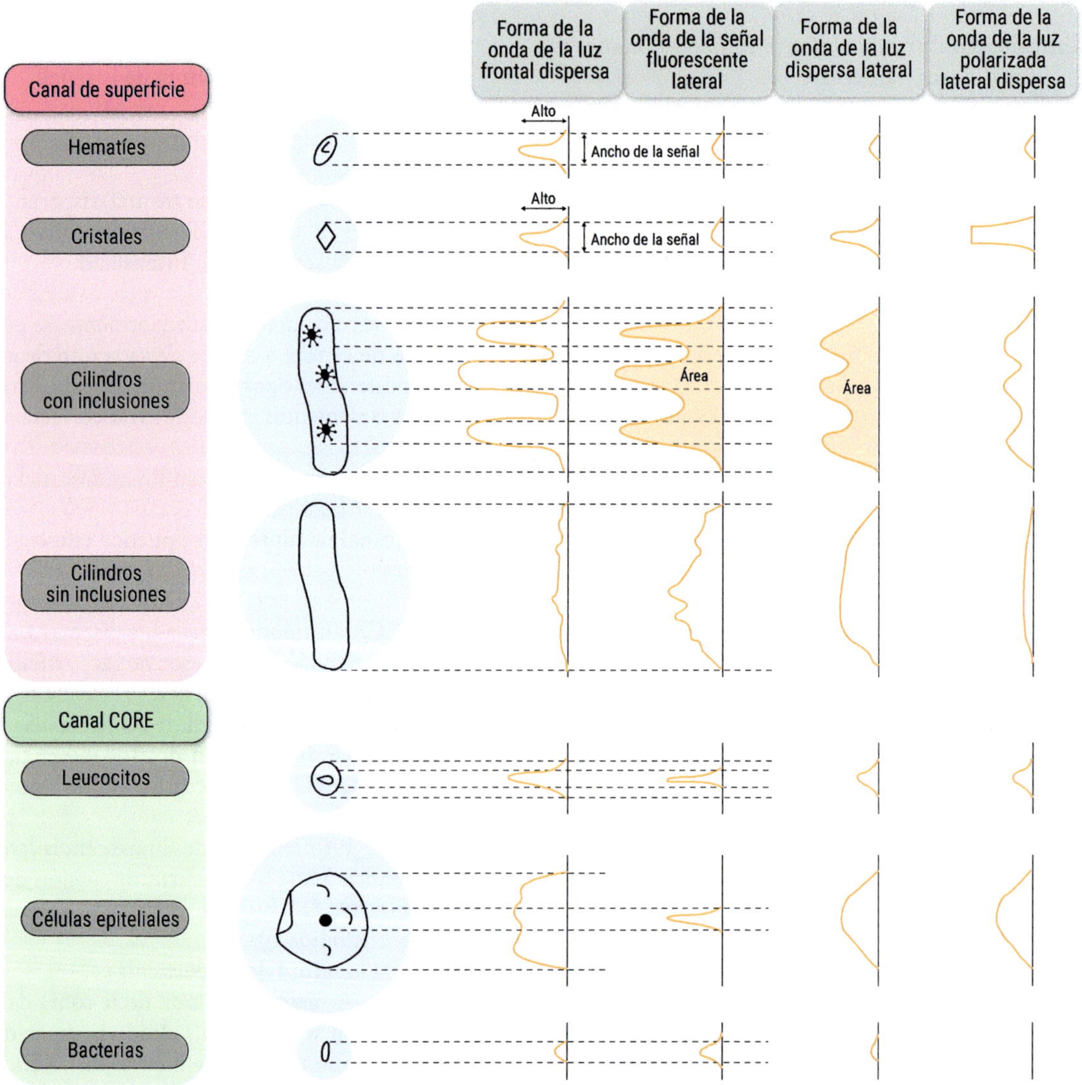

Figura 10-5. Información sobre las partículas proporcionada por los diferentes tipos de luz empleada por canales.

- SF_SSL_P (intensidad de luz dispersa lateral [baja sensibilidad]). Mide la complejidad de la estructura interna y el espesor de las partículas.
- SF_SSH_A (área de onda de la señal de luz dispersa lateral [alta sensibilidad]).
- Proporciona información sobre el tamaño y la complejidad de la estructura interna.
- SF_DSS_P (intensidad de la luz dispersa lateral polarizada). Informa de la intensidad de la birrefringencia de las partículas.

En el canal *core* se pueden emplear los siguientes elementos:

- CW_FSC_P (intensidad de la luz dispersa frontal). Mide el tamaño y el espesor de las partículas.
- CW_FSC_W (anchura de la señal de luz dispersa frontal). Mide la longitud de las partículas.
- CW_FLH_P (intensidad de fluorescencia lateral [alta sensibilidad]).
- CW_FLL_P (intensidad de fluorescencia lateral [baja sensibilidad]). Mide la capacidad de tinción de los ácidos nucleicos.
- CW_FLL_A (área de la onda de la señal de fluorescencia lateral [baja sensibilidad]). Mide la cantidad del contenido de ácidos nucleicos.
- CW_SSH_P (intensidad de luz dispersa lateral [alta sensibilidad]).
- CW_SSL_P (intensidad de luz dispersa lateral [baja sensibilidad]).
- Mide la complejidad de la estructura interna y el espesor de las partículas.
- CW_SSH_A (área de onda de la señal de luz dispersa lateral [alta sensibilidad]).
- Proporciona información sobre el tamaño y la complejidad de la estructura interna.
- CW_DSS_P (intensidad de la luz lateral dispersa polarizada) intensidad de la birrefringencia de las partículas.

En el canal *core* adaptado a la sensibilidad para análisis bacteriano hay los siguientes elementos:

- CB_FSC_P (intensidad de luz dispersa frontal). Mide el tamaño y el espesor de las partículas.
- CB_FLH_P (intensidad de fluorescencia lateral [alta sensibilidad]).
- CB_FLL_P (intensidad de fluorescencia lateral (baja sensibilidad)). Mide la capacidad de tinción de los ácidos nucleicos.
- CB_SSH_P (intensidad de la luz dispersa lateral [alta sensibilidad]). Mide la complejidad de la estructura interna y el espesor de las partículas.

CANAL *CORE*

A continuación, se describe el canal *core*.

> **!** El canal *core* analiza partículas que contienen ácido nucleico, como leucocitos, bacterias y células epiteliales.

Las células que contienen ácido nucleico se detectan y se clasifican mediante el uso de un reactivo de tinción de ácido nucleico. Las partículas que contienen ácido nucleico se clasifican, además, en función del área bajo la forma de onda de la señal de fluorescencia, que refleja las cantidades de contenido de ácido nucleico, y la diferencia conocida en el contenido de ácido nucleico de los distintos tipos de partículas. Se utiliza un láser semiconductor azul de longitud de onda corta para detectar partículas pequeñas, como bacterias, con mayor precisión. En este canal, los hematíes son lisados y eliminados por un diluyente y los cristales son eliminados por un agente quelante, etc., contenido en el diluyente.

A continuación, se describen las partículas que se pueden detectar con este canal, sus características y dónde pueden ser localizados en el diagrama de dispersión:

- WBC (leucocitos). Los leucocitos aparecen como puntos azules en los diagramas de dispersión WBC/EC1 y WBC/EC2. Se concentran en la parte inferior izquierda de estos diagramas de dispersión en forma de nube azul.
- WBC *clumps* (agregados de leucocitos). Los agregados de leucocitos aparecen como puntos de color azul pálido en los diagramas de dispersión de WBC/EC1 y WBC/EC2. Presentan un área más grande en la onda provocada por la señal de fluorescencia que los leucocitos en sí porque el agregado tiene mayor cantidad de ácido nucleico. Cuanto más grandes sean los agregados, mayores serán las cantidades de ácido nucleico y su tamaño. Por tanto, la distribución de los puntos en el diagrama de dispersión se extenderá hacia arriba y hacia la derecha.
- CE (células epiteliales). Las células epiteliales aparecen como puntos de color naranja, naranja pálido o marrón rojizo en los diagramas de dispersión WBC/EC1 y WBC/EC2. Representan el recuento total de todo tipo de células epiteliales medidas por el analizador.
- Squa.EC (células epiteliales escamosas). Las células epiteliales escamosas aparecen como puntos naranjas en los diagramas de dispersión WBC/EC1 y WBC/EC2. Las células epiteliales escamosas contadas por este analizador consisten, principalmente, en células epiteliales escamosas de la capa superficial con un tamaño en un rango de alrededor de 60-100 µm. Las cantidades de ácido nucleico son bajas y la información sobre el tamaño y la complejidad de la estructura interna es escasa en relación con la longitud de las partículas (dimensión a lo largo del eje longitudinal de la celda). Por tanto, en comparación con otros tipos de células epiteliales, el área formada por la onda procedente de la señal de fluorescencia lateral y el área formada por la onda de la señal de luz dispersa lateral son relativamente más pequeñas con respecto a su ancho de señal de luz dispersada hacia delante que refleja la longitud de las partículas.
- No SEC (células epiteliales no escamosas). Las células epiteliales no escamosas aparecen como puntos de color marrón rojizo o naranja pálido en los diagramas de dispersión WBC/EC1 y WBC/EC2. Las células epiteliales no escamosas se clasifican, además, en células epiteliales de transición y células tubulares renales. El estudio se realiza mediante un análisis compuesto utilizando tres paráme-

tros ópticos: *a)* señal de luz dispersada frontal cuyo ancho refleja la longitud de las partículas, *b)* área formada por la onda de la señal de fluorescencia lateral que refleja las cantidades de contenido de ácido nucleico y *c)* área formada por la onda de la señal de luz dispersa lateral que refleja la información de tamaño junto con la complejidad de la estructura interna. De esta manera, se pueden diferenciar las células epiteliales de transición y las células tubulares renales.

- Tran.EC (células epiteliales de transición). Las células epiteliales de transición aparecen como puntos de color naranja pálido en los diagramas de dispersión WBC/EC1 y WBC/EC2. En comparación con las células tubulares renales que se describen a continuación, las células epiteliales de transición suelen tener una señal de fluorescencia lateral más grande (refleja las cantidades de contenido de ácido nucleico) en relación con la señal de luz dispersa lateral (refleja la información de tamaño junto con la complejidad de la estructura interna).
- RTEC (células epiteliales tubulares renales). Las células epiteliales tubulares renales aparecen como puntos de color marrón rojizo en los diagramas de dispersión WBC/EC1 y WBC/EC2. En comparación con las células epiteliales de transición, descritas anteriormente, estas suelen tener una señal de fluorescencia lateral más pequeña (refleja la cantidad de contenido de ácido nucleico) en relación con la señal de luz dispersa lateral (refleja la información del tamaño junto con la complejidad de la estructura interna).
- SRC (células pequeñas redondas). Las células pequeñas redondas son lo mismo que las células epiteliales tubulares renales. Esto se incluye como parámetro de investigación.
- Atyp.C (células atípicas). Las células atípicas se muestran como puntos negros en el área donde la señal de fluorescencia es más grande en el diagrama de dispersión WBC/EC2. Las células atípicas tienen señal de fluorescencia lateral más grande (las cantidades de contenido de ácido nucleico) que las células epiteliales no escamosas, debido al aumento anormal de cantidades de ácidos nucleicos. Por otro lado, el ancho de la señal de la luz dispersa frontal (la longitud de las partículas) y la señal luminosa dispersa lateral (la información del tamaño acoplada con complejidad de estructura interna) de las células atípicas son, aproximadamente, equivalentes a las células epiteliales no escamosas.
- BACT (bacterias). Las bacterias se miden utilizando una mezcla de muestra en el canal CR. La detección de FCM se realiza con mayor sensibilidad de detección, comparando con el de WBC/EC.
- YLC (células similares a las levaduras). Las levaduras y similares aparecen como puntos de color verde pálido en el diagrama de dispersión YLC/SPERM. Las levaduras pueden tener varios núcleos dependiendo del estado de crecimiento. El tamaño de la célula y su cantidad de contenido de ácido nucleico aumentan con el avance del proceso de gemación. Tanto la intensidad de la luz dispersa frontal como la intensidad de la fluorescencia lateral aumentan a medida que la gemación avanza, y esto conduce a que la distribución de los puntos se extienda diagonalmente hacia la derecha en el diagrama de dispersión.

- SPERM (espermatozoides). Los espermatozoides aparecen como puntos de color amarillo pálido en el diagrama de dispersión YLC/ESPERMA. Las cabezas de los espermatozoides son de tamaño uniforme. Por tanto, la intensidad de la luz dispersa frontal y la intensidad de la tinción son constantes. (La extensión horizontal de la distribución de los espermatozoides en el diagrama de dispersión se debe a las características del diagrama de dispersión YLC/SPERM.)
- DEBRIS (restos). Los restos son componentes finos como fragmentos de células. Se cuentan como restos para separarlos de las bacterias y así fortalecer la precisión analítica de este parámetro. Los desechos aparecen como puntos grises en el diagrama de dispersión BACT.

CANAL DE SUPERFICIE

A continuación, se describe el canal de superficie.

 El SFch analiza partículas que no contienen ácido nucleico como cilindros, hematíes y cristales.

Para diferenciar cilindros de elementos similares (mocos hilos, sales amorfas, grumos bacterianos, etc.), esas partículas son dispersadas por distintos reactivos y luego el analizador utiliza diferentes formas de onda que proporcionan información sobre la tinción de las partículas para un análisis más preciso. Para evitar la interferencia de sales amorfas, estas se eliminan mediante la acción quelante de un reactivo y un proceso de calentamiento posterior.

La diferenciación de los hematíes y los cristales se ha mejorado significativamente mediante la detección de la birrefringencia, que es una característica de los cristales mediante el uso de luz dispersada lateral despolarizada (DSS). El plano de polarización se tuerce o gira cuando el láser azul golpea los cristales, que tienen birrefringencia (el láser es una luz polarizada con un plano uniforme). Los cristales se diferencian específicamente al detectar este cambio.

A continuación, se van a describir las partículas que se pueden detectar con este canal, sus características y dónde pueden ser localizados en el diagrama de dispersión:

- RBC (hematíes). Los hematíes aparecen como puntos rojos en el diagrama de dispersión RBC/X'TAL en la zona de baja intensidad de la luz de dispersión lateral despolarizada.
- XTAL (cristales). Los cristales aparecen como puntos azul pálido en el diagrama de dispersión RBC/X'TAL. Se detecta su birrefringencia, ausente en los hematíes. La intensidad de la luz dispersa lateral polarizada (DSS_P) refleja la intensidad de la birrefringencia de los cristales. Los hematíes que tienen una DSS_P extremadamente pequeña se distribuyen en el lado izquierdo y los cristales que tienen una DSS_P más grande se distribuyen en el lado derecho de esta nube de dispersión, distribuidos en el lado derecho de este diagrama de dispersión, más a la derecha en proporción a su DSS_P.
- *Large* RBC (hematíes grandes). Los hematíes grandes indican hematíes que tienen una intensidad relativamente alta

de luz dispersa frontal y se consideran de gran tamaño entre las partículas clasificadas como RBC.

- *Small* RBC (hematíes pequeños). Los hematíes pequeños indican hematíes que tienen una intensidad relativamente baja de luz dispersa frontal y se consideran de tamaño pequeño entre las partículas clasificadas como RBC.
- NL RBC (hematíes no lisados). Son los que muestran una intensidad relativamente alta de luz dispersa frontal delante y se consideran morfológicamente estables entre los elementos clasificados como hematíes. Se considera que los hematíes glomerulares y no glomerulares están incluidos en este apartado.
- *Lysed* RBC (hematíes lisados). Son los que muestran baja intensidad de luz dispersa frontal y se consideran morfológicamente inestables entre los elementos clasificados como hematíes. Los hematíes glomerulares o degenerados cuyo origen se desconoce se incluyen en este apartado.
- *Casts* (cilindros). Los cilindros aparecen como puntos verde oscuro, Hy.CAST (cilindros hialinos), o verde amarillento Path.CAST (cilindros no hialinos). El área que forma la onda de la señal de fluorescencia lateral refleja la capacidad de tinción de la matriz del cilindro y la anchura de la señal de fluorescencia lateral refleja la capacidad de tinción de la matriz del cilindro, mientras que la intensidad de fluorescencia lateral refleja la longitud del cilindro.
- Hy.CAST (cilindros hialinos). Los cilindros hialinos aparecen como puntos de color verde oscuro en el diagrama de dispersión CAST. Como la suma total de tinción de cada cilindro es menor que la de un cilindro no hialino, el área que forma la onda de la señal de fluorescencia lateral es intermedia entre MUCUS (moco) y el cilindro no hialino.
- Path.CAST (cilindro no hialino). Los cilindros no hialinos aparecen como puntos de color verde amarillento en el diagrama de dispersión CAST. Como la suma total de la tinción es grande, ya que contiene un gran número de inclusiones, el área formada por la onda de señal de fluorescencia lateral es mayor que la de un cilindro hialino.
- Atyp.C (células atípicas). Las células atípicas se clasifican según el ancho de la señal de luz dispersa frontal (la longitud de las partículas) y la fluorescencia lateral, área formada por la onda de la señal (cantidades de contenido de ácido nucleico). Las células atípicas tienen un área de señal de fluorescencia lateral más grande (cantidades de contenido de ácido nucleico) que las células epiteliales no escamosas debido al aumento anormal de cantidades de ácidos nucleicos. Por otro lado, la señal de luz dispersa (la longitud de las partículas) y área de la señal de luz dispersa lateral de las células atípicas son aproximadamente equivalentes a las células epiteliales no escamosas. Las células atípicas incluyen todas las partículas que tienen una señal de fluorescencia lateral grande, como células atípicas, células con inclusiones citoplasmáticas y células infectadas por virus.
- Moco. Los MUCUS aparecen como puntos marrones en el diagrama de dispersión CAST. Por tanto, el área formada por la onda de la señal de fluorescencia lateral que refleja la tinción total en el SFch es menor que en un cilindro hialino.
- Conductividad de la osmolaridad. Representa las cantidades de electrólitos ionizados en la orina. Por tanto, la conductividad se utiliza como referencia para el grado de concentración de la orina. La gravedad específica de la orina medida por refractometría sería superior a la que corresponde a la concentración urinaria real, si la muestra de orina contuviera concentraciones elevadas de proteínas o glucosa. Sin embargo, la conductividad no se ve afectada por estos componentes no electrolíticos. El valor correspondiente de osmolalidad se obtiene a partir de la conductividad utilizando una fórmula de conversión.
- Información sobre los hematíes. Si son isomórficos, el histograma sugiere que la morfología de los hematíes es normal. Si son dismórficos, el histograma sugiere que la morfología de los hematíes es anormal o microcítica. En caso de mezcla, el histograma muestra un patrón diferente de los dos anteriores.

El uso de los diagramas de dispersión obtenidos tras el análisis de una muestra requiere cierto grado de adiestramiento. Para ello, se detallan a continuación varios esquemas teóricos de los posibles hallazgos y su localización según los diferentes sistemas de luz comentados.

En la **figura 10-6**, se analiza el canal de sedimentos empleando el sistema de luz frontal (S_FSC: *Sediment channel_Forward scattered light signal*) y la fluorescencia de alta intensidad (S_FLH: *Sediment channel fluorescence signal high*). El primero informa sobre el tamaño, el grosor y la longitud de las partículas, mientras que el segundo se basa en la tinción de estas.

Al analizar el diagrama, se observa cómo con muy escasa fluorescencia y con tamaño variable se pueden localizar los diferentes cristales en la orina. A continuación, y también con fluorescencia baja, se situarían los hematíes que pueden presentar distintos tamaños. Con intensidad fluorescente baja y tamaño bajo estarían localizadas las bacterias. Con tamaño e intensidad fluorescente intermedia las levaduras y también próximos los espermatozoides y con un tamaño mayor y con alta intensidad fluorescente, los leucocitos.

Los leucocitos son elementos celulares que presentan un tamaño grande y una fluorescencia elevada tanto por la acción de la fenantridina como por la de la carbocianina.

Si se cambia uno de los sistemas de medida, empleando el sistema de luz frontal (S_FSC: *Sediment channel_Forward scattered light signal*) como antes y la fluorescencia de baja intensidad (S_FLL: *Sediment channel fluorescence signal low*) (**Fig. 10-7**), se observa que aparecen nuevos elementos. El primero informa sobre el tamaño, el grosor y la longitud de las partículas, como ya se ha visto, mientras que el segundo se basa en su tinción, pero con una señal menos intensa.

Si se compara este diagrama con el anterior, se puede observar que prácticamente son iguales a excepción de que han desaparecido los cristales y en el rango de fluorescencia alta aparecen las células epiteliales.

A continuación, se analiza exclusivamente la fluorescencia. Para ello, se combinan dos canales de sedimento de luz fluorescente de baja amplitud (S_FLLW y S_FLLW2). Informa de la longitud de las partículas (**Fig. 10-8**).

En este diagrama se analizan, por un lado, la tinción de las partículas y, por otro, la tinción de las inclusiones de estas. En esta representación gráfica, los leucocitos se sitúan en el

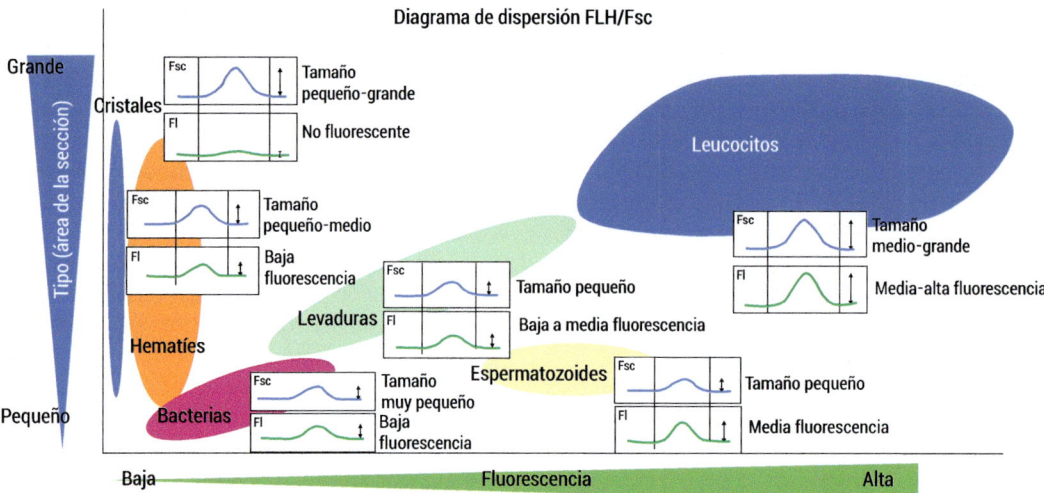

Figura 10-6. Diagrama de dispersión que emplea luz frontal y fluorescencia alta.

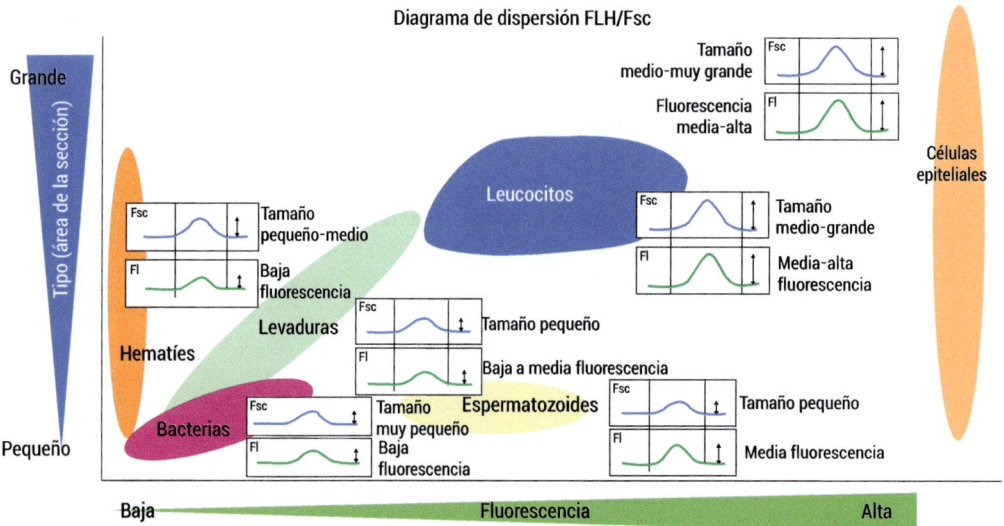

Figura 10-7. Diagrama de dispersión que emplea luz frontal y fluorescencia baja.

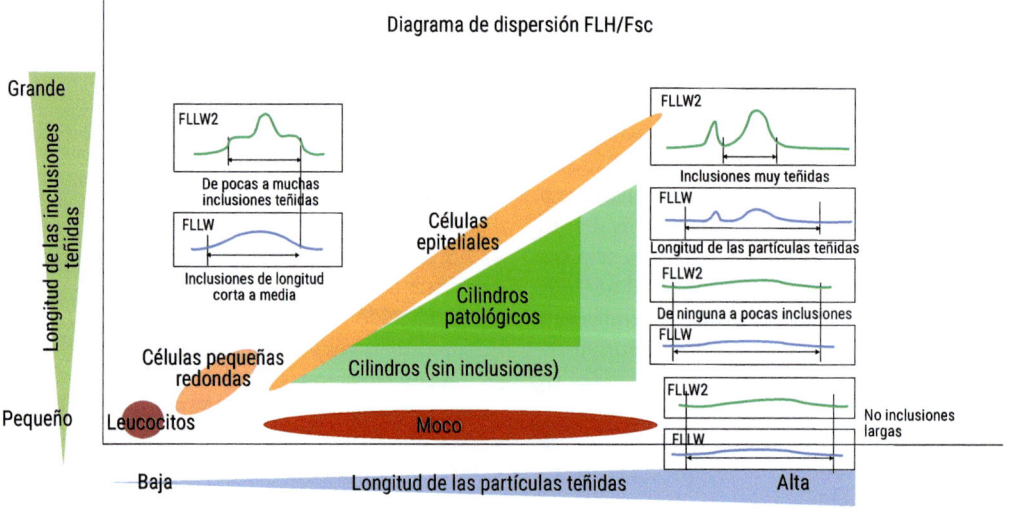

Figura 10-8. Diagrama de dispersión que emplea luz fluorescente de baja amplitud.

margen inferior y corresponden a escasa tinción celular y escasa tinción de las inclusiones. A continuación, aparecen las células redondas pequeñas que han resultado ser muy útiles en los casos de fallo renal. Aunque su rendimiento es rutina, aún está en estudio. Las células epiteliales que antes se localizaban en el margen derecho, con esta nueva medición se sitúan en el centro. Por debajo de estas, se sitúan los cilindros hialinos.

Por último, se emplea el canal de bacterias, muy útil para el cribado de urocultivos y para el que esta técnica es de referencia. Se combina la señal de la luz frontal (B_FSC: *Bacterium channel_Forward scattered light signal)* junto con la fluorescencia de baja intensidad (B_FLL_*Fluorescence signal low*). La primera informa sobre el tamaño, el grosor y la longitud de las partículas, mientras que la segunda lo hace sobre la tinción de las mismas (**Fig. 10-9**).

Se puede observar que el grueso del diagrama es ocupado por las bacterias, mientras que en la zona de baja tinción se localizan los restos celulares. Este es el canal específico para bacterias que incluso de manera orientativa puede informar sobre el tipo bacteriano y facilitar, así, una primera impresión diagnóstica.

La representación gráfica de estos elementos en los diferentes canales se aprecia en la **figura 10-10**.

En el análisis de fluidos corporales (líquido cefalorraquídeo, pleural, ascítico, sinovial y peritoneal).

> ! Dado que la citometría de flujo permite caracterizar partículas en un fluido, se puede emplear para cualquier tipo de fluido. Inicialmente se empleó para la sangre, luego para la orina y, posteriormente, es aplicable a cualquier fluido corporal.

A continuación se explican los parámetros que se pueden detectar:

- RBC (hematíes). Los hematíes aparecen como puntos rojos en el diagrama de dispersión RBC/X'TAL en la zona de baja intensidad de la luz polarizada dispersa lateral. Como los hematíes no tienen birrefringencia, la intensidad de la luz dispersa lateral polarizada es baja.
- WBC (leucocitos). Los leucocitos aparecen como puntos azules en el diagrama de dispersión WBC/EC1 y WBC/EC2. Se concentran en la zona izquierda baja del diagrama.
- MN#, MN% (cantidad de células mononucleares y ratio). Las células mononucleares aparecen como puntos verdes claros en el diagrama MN/PMN. MN contiene linfocitos y monocitos y se disponen como una línea diagonal desde la parte baja izquierda del diagrama a la parte superior derecha. El método de cálculo del MN% es: MN%: MN#/WBC × 100.
- PMN#, PMN% (cantidad de polimorfonucleares y ratio). Las células polimorfonucleares aparecen como puntos azules en el diagrama MN/PMN. La intensidad de la luz dispersa lateral es mayor y la intensidad de la fluorescencia lateral es menor debido a la presencia de gránulos y segmentos nucleicos.
- EC (células epiteliales). Las células epiteliales aparecen como puntos naranjas en el diagrama WBC/EC1 y WBC/EC2.
- TNC (células nucleadas totales). Son la cantidad total de células nucleadas cuantificadas en el fluido corporal. TNC = EC + WBC.
- BACT (bacterias). Las bacterias se miden usando una muestra en el canal *core*.
- DEBRIS (restos). Los restos están formados por pequeños fragmentos como restos celulares. Se contabilizan por separado de las bacterias debido a la mejor señal de estas. Los restos aparecen como puntos grises en el diagrama de BACT.

La representación gráfica de estos elementos en los diferentes canales se aprecia en la **figura 10-11**.

Para concluir el capítulo, se analizan diferentes ejemplos reales de cómo se pueden ver algunas partículas en la orina (**Figs. 10-12, 10-13** y **10-14**).

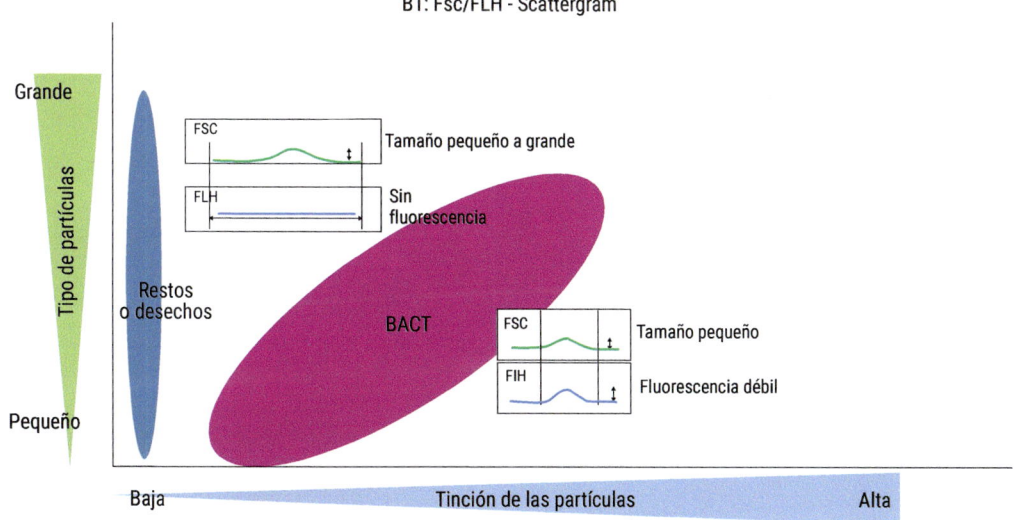

Figura 10-9. Diagrama de dispersión que emplea luz frontal y luz fluorescente de baja amplitud.

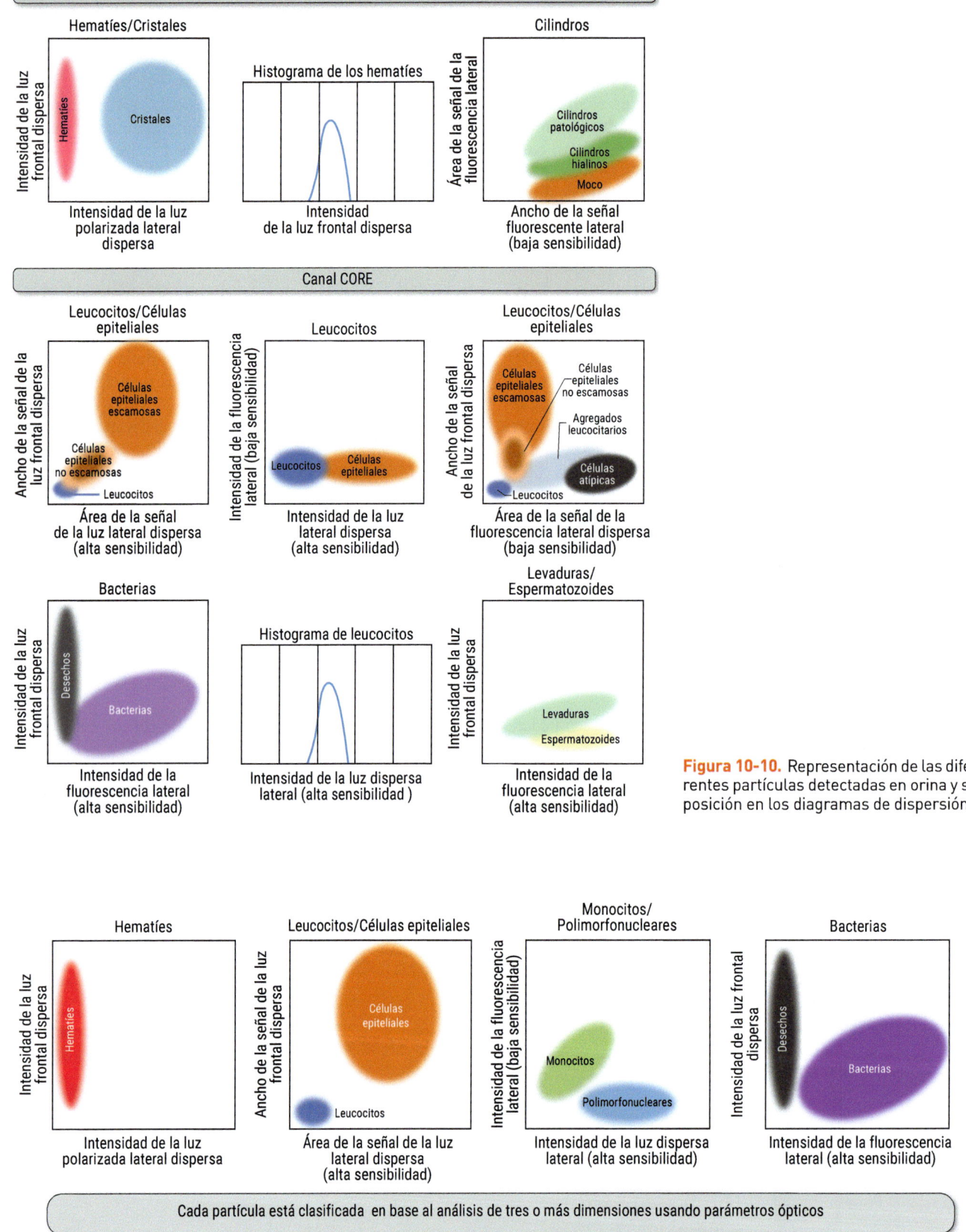

Figura 10-10. Representación de las diferentes partículas detectadas en orina y su posición en los diagramas de dispersión.

Figura 10-11. Representación de las diferentes partículas detectadas en líquidos biológicos y su posición en los diferentes diagramas de dispersión.

CB_FLH_PxCB_FSC_P

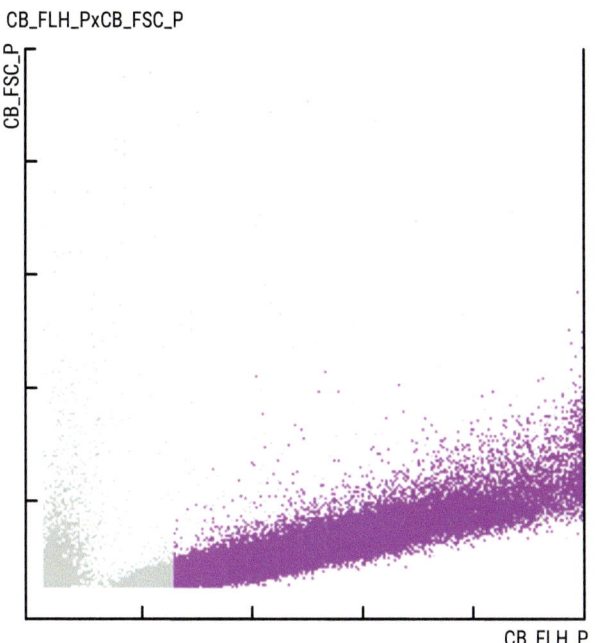

Figura 10-12. Diagrama de dispersión para bacterias mediante las señales CB_FSC_P y CB_FLH_P.

SF_DSS_PxSF_FSC_P

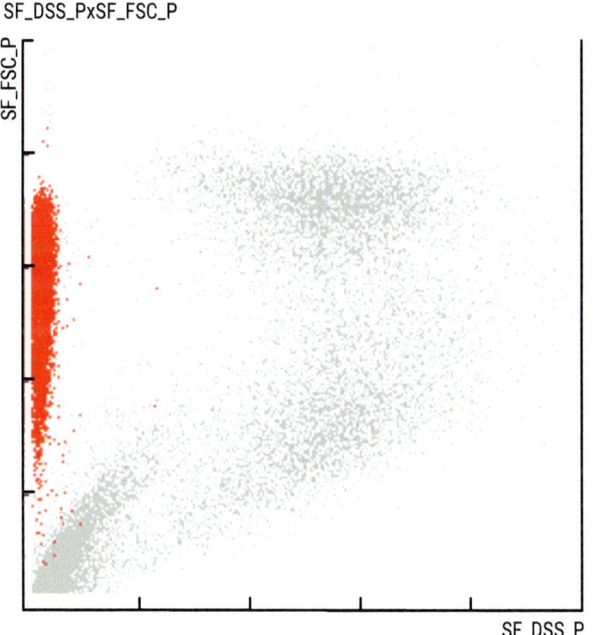

Figura 10-13. Diagrama de dispersión para hematíes mediante las señales SF_DSS_P y SF_FSC_P.

En primer lugar (v. **Fig. 10-12**), hay que identificar qué fuentes de luz y, por tanto, qué señal se están usando.

CW_FLL_AxCW_FSC_W

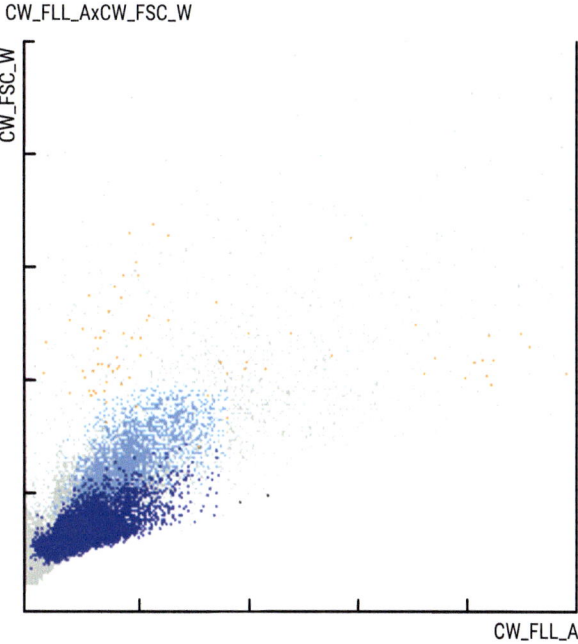

Figura 10-14. Diagrama de dispersión para leucocitos mediante las señales CW_FLL_A y CW_FSC_W.

Como se aprecia en el diagrama, se está empleando la señal CB_FSC_P (intensidad de luz dispersa frontal), que permite detectar el tamaño y el espesor de las partículas, y en el otro eje CB_FLH_P (intensidad de fluorescencia lateral [alta sensibilidad]), que permite medir la capacidad de tinción de los ácidos nucleicos. Un tamaño grande y una señal intensa por la presencia de núcleos informarían de la presencia de bacterias.

A continuación, las **figuras 10-13** y **10-14** muestran algunos ejemplos de detección de hematíes:

En la **figura 10-13** se emplean las señales correspondientes a SF_DSS_P (intensidad de la luz dispersa lateral polarizada), que informa de la intensidad de la birrefringencia de las partículas, y SF_FSC_P (intensidad de la luz dispersa frontal). Esto permite medir el tamaño y el espesor de las partículas. Se observa que hay una nube de puntos rojos que representarían los hematíes con poca refringencia y pequeño tamaño.

Por último, la **figura 10-14** es un ejemplo de detección de leucocitos. Para ello, se emplean las señales CW_FLL_A (área de la onda de la señal de fluorescencia lateral [baja sensibilidad]), que mide la cantidad del contenido de ácidos nucleicos, y CW_FSC_W (anchura de la señal de luz dispersa frontal), que mide la longitud de las partículas. Se observa que se concentra en la esquina inferior izquierda una nube de puntos azul que refleja los leucocitos.

PUNTOS CLAVE

- La citometría de flujo es un sistema complejo que permite caracterizar las partículas en un fluido atendiendo a diferentes características suyas.
- Hay diferentes tipos de señales procedentes de fuentes de luz que, combinadas, proporcionan información sobre las diferentes partículas.
- En el estudio de la orina se dispone de dos canales, uno de superficie y otro *core* o central.

- Atendiendo a las diferentes señales, se puede detectar la presencia de partículas en un fluido.
- La caracterización de las partículas se hace atendiendo al contenido de ácidos nucleicos, la longitud, la complejidad de la célula y la refringencia, entre otros.

BIBLIOGRAFÍA

Alenkaer LK, Pedersen L, Szecsi PB, Bjerrum PJ. Evaluation of the sysmex UF-5000 fluorescence flow cytometer as a screening platform for ruling out urinary tract infections in elderly patients presenting at the Emergency Department. Scand J Clin Lab Invest. 2021 Sep;81(5):379-84.

Andersen ES, Brasen CL, Christensen AF, Østergaard C, Brandslund I. Carryover issues with UF-5000 urine flow cytometry - how did we miss it? Clin Chem Lab Med. 2020 Mar 26;58(4):e120-e122.

Boonen KJ, Koldewijn EL, Arents NL, Raaymakers PA, Scharnhorst V. Urine flow cytometry as a primary screening method to exclude urinary tract infections. World J Urol. 2013 Jun;31(3):547-51.

Broeren MA, Bahçeci S, Vader HL, Arents NL. Screening for urinary tract infection with the Sysmex UF-1000i urine flow cytometer. J Clin Microbiol. 2011 Mar;49(3):1025-9.

Chen Y, Zhang Z, Lin Z, et al. Sysmex UF-5000 Automatic Urine Sediment Analyzer Can Improve the Accuracy of Epithelial Cell Detection. Ann Clin Lab Sci. 2021 Jul;51(4):562-9.

Cho H, Yoo J, Kim H, Jang H, Kim Y, Chae H. Diagnostic Characteristics of Urinary Red Blood Cell Distribution Incorporated in UF-5000 for Differentiation of Glomerular and Non-Glomerular Hematuria. Ann Lab Med. 2022 Mar 1;42(2):160-8.

Christy P, Sidjabat HE, Lumban Toruan AA, et al. Comparison of Laboratory Diagnosis of Urinary Tract Infections Based on Leukocyte and Bacterial Parameters Using Standardized Microscopic and Flow Cytometry Methods. Int J Nephrol. 2022 May 27;2022:9555121.

Fritzenwanker M, Grabitz MO, Arneth B, et al. Comparison of Urine Flow Cytometry on the UF-1000i System and Urine Culture of Urine Samples from Urological Patients. Urol Int. 2022;106(8):858-68.

García-Coca M, Gadea I, Esteban J. Relationship between conventional culture and flow cytometry for the diagnosis of urinary tract infection. J Microbiol Methods. 2017 Jun;137:14-8.

Gehringer C, Regeniter A, Rentsch K, Tschudin-Sutter S, Bassetti S, Egli A. Accuracy of urine flow cytometry and urine test strip in predicting relevant bacteriuria in different patient populations. BMC Infect Dis. 2021 Feb 25;21(1):209.

Haugum K, Haugan MS, Skage J, et al. Use of Sysmex UF-5000 flow cytometry in rapid diagnosis of urinary tract infection and the importance of validating carryover rates against bacterial count cut-off. J Med Microbiol. 2021 Dec;70(12):001472.

Hertz MA, Johansen IS, Rosenvinge FS, et al. Urine Flow Cytometry and Dipstick Analysis in Diagnosing Bacteriuria and Urinary Tract Infections among Adults in the Emergency Department-A Diagnostic Accuracy Trial. Diagnostics (Basel). 2024 Feb 13;14(4):412.

Kim SH, Kim GR, Kim EY, Song SA, Yang J, Shin JH. Clinical Usefulness of BACT Count and BACT-Info Flag of UF-5000 for Screening for Urinary Tract Infection and Prediction of Gram-Negative Bacteria. Clin Lab. 2022 Dec 1;68(12).

Korsten K, De Gier A, Leenders A, Wever PC, Kolwijck E. Using the Sysmex UF-4000 urine flow cytometer for rapid diagnosis of urinary tract infection in the clinical microbiological laboratory. J Clin Lab Anal. 2024 Mar 7:e25004.

Monsen T, Rydén P. Flow cytometry analysis using sysmex UF-1000i classifies uropathogens based on bacterial, leukocyte, and erythrocyte counts in urine specimens among patients with urinary tract infections. J Clin Microbiol. 2015 Feb;53(2):539-45.

Murray BO, Flores C, Williams C, et al. Recurrent Urinary Tract Infection: A Mystery in Search of Better Model Systems. Front Cell Infect Microbiol. 2021 May 26;11:691210.

Wang H, Han FF, Wen JX, et al. Accuracy of the Sysmex UF-5000 analyzer for urinary tract infection screening and pathogen classification. PLoS One. 2023 Feb 1;18(2):e0281118.

Yang WS. Automated urine sediment analyzers underestimate the severity of hematuria in glomerular diseases. Sci Rep. 2021 Oct 25;11(1):20981.

Yoo DW, Lee SM, Moon SY, Kim IS, Chang CL. Evaluation of conductivity-based osmolality measurement in urine using the Sysmex UF5000. J Clin Lab Anal. 2021 Jan;35(1):e23586.

Zhang G, Dai Z, Yao Y, et al. Analysis of factors with low positive predictive value in the diagnosis of urinary tract infection by flow cytometry. World J Urol. 2023 Dec;41(12):3611-8.

Avances en gastroenterología pediátrica. Metabolopatías

11

V. M. Navas López

OBJETIVOS

- Identificar los avances más recientes en las técnicas de laboratorio aplicadas en gastroenterología pediátrica y en enfermedades metabólicas.
- Reconocer y describir los escenarios clínicos en los que las diferentes pruebas diagnósticas explicadas a lo largo del texto son aplicables.
- Aplicar los criterios adecuados para interpretar correctamente los resultados de pruebas diagnósticas, teniendo en cuenta el contexto clínico específico en el que se aplican.
- Analizar y diferenciar entre las necesidades clínicas de los pacientes con enfermedad celíaca para planificar un esquema de seguimiento individualizado.
- Evaluar y criticar la eficacia de un protocolo de seguimiento para pacientes con enfermedad celíaca, proponiendo mejoras cuando sea necesario.

INTRODUCCIÓN

El diagnóstico y el seguimiento de las enfermedades gastrointestinales en la población pediátrica ha avanzado de manera considerable en las últimas décadas, impulsado por el desarrollo de pruebas de laboratorio cada vez más sofisticadas y específicas. Estos avances han proporcionado a los médicos herramientas precisas y no invasivas para detectar de manera temprana alteraciones en el tracto gastrointestinal, mejorar la precisión diagnóstica y optimizar la monitorización del tratamiento en niños.

La creciente integración de la biotecnología y las ciencias ómicas ha sido clave en esta evolución, permitiendo no solo una mejor comprensión de las enfermedades digestivas en su fase inicial, sino también la capacidad de seguir su evolución y respuesta a intervenciones terapéuticas con gran detalle.

Las enfermedades gastrointestinales pediátricas comprenden un amplio espectro de condiciones, desde trastornos inflamatorios como la enfermedad inflamatoria intestinal (EII), hasta enfermedades autoinmunitarias como la enfermedad celíaca, así como disfunciones metabólicas hepáticas y pancreáticas. Para abordar adecuadamente estos desafíos clínicos, las pruebas de laboratorio han evolucionado hacia técnicas más precisas y especializadas, y abarcan desde biomarcadores inflamatorios y enzimáticos hasta análisis moleculares y genéticos. Este avance ha permitido a los profesionales de la salud identificar de manera rápida y efectiva alteraciones subyacentes, por lo que han mejorado los porcentajes de diagnóstico precoz y, con ello, se han favorecido intervenciones terapéuticas más oportunas y dirigidas.

Uno de los hitos clave en este proceso ha sido el uso de biomarcadores específicos para detectar la inflamación, el daño celular y trastornos inmunológicos en el tracto digestivo. Pruebas como la calprotectina fecal y la lactoferrina fecal han demostrado ser de gran valor para diferenciar entre enfermedades inflamatorias y funcionales, como el síndrome de intestino irritable (SII). Estas pruebas permiten una evaluación no invasiva de la inflamación en el intestino, lo cual es crucial en pediatría, especialidad en la que minimizar los procedimientos invasivos es una prioridad. Además, estas herramientas no solo ayudan en el diagnóstico inicial, sino que también se emplean para monitorizar la eficacia de los tratamientos y el curso de la enfermedad y permiten ajustes terapéuticos en tiempo real.

El impacto de las pruebas genéticas y moleculares también ha sido revolucionario en el campo de la gastroenterología pediátrica. La capacidad de realizar análisis de genes específicos ha permitido diagnosticar trastornos hereditarios complejos como la fibrosis quística y la enfermedad de Wilson al identificar mutaciones asociadas a estas enfermedades. Además, la secuenciación del exoma completo (WES) y otras técnicas de análisis genético han permitido diagnosticar con mayor precisión enfermedades metabólicas y digestivas raras y proporcionar no solo un diagnóstico definitivo, sino también información valiosa para el diseño de tratamientos personalizados. Este enfoque genómico ha abierto la puerta a la medicina de precisión, en la que el tratamiento se adapta a las características genéticas y moleculares de cada paciente y mejora sustancialmente los resultados clínicos.

Finalmente, la integración de tecnologías emergentes como la inteligencia artificial (IA) y el análisis de los *big data* en las pruebas de laboratorio han permitido analizar grandes cantidades de datos clínicos, genéticos y de imagen de manera eficiente e identificar patrones que mejoran la precisión diagnóstica. Los modelos predictivos basados en IA pueden ayudar a los clínicos a predecir la progresión de enfermedades como la EII y la celiaquía y permitir intervenciones preventivas más tempranas.

ENFERMEDAD INFLAMATORIA INTESTINAL

En el campo de la EII, dos son las determinaciones de laboratorio que, sin duda, han cambiado el tratamiento de los pacientes pediátricos: la calprotectina fecal y la determinación de concentraciones de fármacos biológicos.

Calprotectina fecal: hacia un manejo no invasivo en pacientes con enfermedad inflamatoria intestinal pediátrica

La calprotectina fecal es una proteína heterodimérica que pertenece a la familia de las proteínas ligadoras de calcio S100 y se encuentra, principalmente, en el citoplasma de los neutrófilos, así como en menor medida en monocitos y macrófagos. Su liberación en el tracto gastrointestinal se produce en respuesta a la migración de neutrófilos hacia sitios de inflamación activa, lo que convierte a la calprotectina en un marcador fiable y específico de inflamación intestinal. Esta proteína es resistente a la degradación enzimática dentro del intestino, lo que permite su cuantificación precisa en muestras de heces y la convierte en un biomarcador no invasivo ampliamente utilizado en la práctica clínica.

Los valores de calprotectina fecal se expresan en microgramos por gramo de heces (µg/g) y pueden variar ligeramente entre laboratorios. Los rangos generales son los siguientes:

- < 50 µg/g: valor normal. No se observa inflamación significativa.
- 50-250 µg/g: elevación leve o moderada, lo que puede estar relacionado con inflamación leve, infecciones transitorias o uso de fármacos antiinflamatorios no esteroideos (AINE).
- > 250 µg/g: elevación significativa, indicativa de inflamación activa asociada a patologías como la EII, infecciones intestinales graves o neoplasias.

Estos valores de referencia deben interpretarse con cautela en niños menores de 1 año, ya que en esta población las concentraciones basales de calprotectina fecal pueden ser más elevadas y no indican *per se* presencia de enfermedad digestiva.

La medición de calprotectina fecal tiene un amplio rango de aplicaciones clínicas, particularmente en el campo de la gastroenterología, en el que se utiliza como biomarcador no invasivo para la evaluación de la inflamación intestinal. Sus principales utilidades clínicas y aplicabilidad se detallan a continuación.

Diferenciación entre enfermedades inflamatorias intestinales y trastornos funcionales

Una de las principales aplicaciones de la calprotectina fecal es su capacidad para diferenciar entre trastornos funcionales del intestino, como el SII, y las EII, como la enfermedad de Crohn y la colitis ulcerosa.

En pacientes con EII, las concentraciones de calprotectina fecal están significativamente elevadas debido a la inflamación activa y a la infiltración de neutrófilos en la mucosa intestinal. Por el contrario, en trastornos funcionales como el SII, las concentraciones de calprotectina suelen estar dentro del rango normal o solo levemente elevadas, ya que no hay inflamación subyacente. Esta capacidad para discriminar entre ambas condiciones es crucial para evitar el uso innecesario de pruebas invasivas, como la colonoscopia, y optimizar el tratamiento clínico.

Monitorización de la actividad inflamatoria

En pacientes con EII, la calprotectina fecal es un marcador muy sensible para monitorizar la actividad de la enfermedad. Hay una correlación directa entre las concentraciones de calprotectina y la inflamación intestinal activa, lo que permite a los clínicos evaluar con precisión el estado de la enfermedad y ajustar el tratamiento en función de los cambios en los niveles del biomarcador. Esto es particularmente útil para evitar recidivas o identificar exacerbaciones en curso, ya que un aumento de las concentraciones de calprotectina suele preceder la aparición de síntomas clínicos, como diarrea o dolor abdominal, en los pacientes con EII. La **figura 11-1** muestra las cuatro fases de la monitorización de la EII. La fase I («pretratamiento) es la de sospecha de EII. En la fase II («tratamiento inicial») comienza la inducción y se evalúa la respuesta al tratamiento. La fase III («control total») comienza cuando el paciente se encuentra en *target range* (rango meta). Esta fase consiste en la medición regular de las concentraciones de calprotectina fecal y en establecer una estrategia cuando una secuencia de mediciones salen fuera del rango meta. El objetivo de la fase IV («restablecer el control») es disminuir las concentraciones de calprotectina hasta alcanzar el rango deseado.

El *Pediatric Ulcerative Colitis Activity Index* (PUCAI) es un índice clínico validado que se utiliza para evaluar la actividad de la colitis ulcerosa en pacientes pediátricos. Este índice se basa en parámetros clínicos no invasivos, como la frecuencia de deposiciones, la presencia de sangre en las heces, el dolor abdominal y el bienestar general del paciente, entre otros.

> ! El PUCAI es una herramienta útil para determinar la gravedad de la enfermedad y guiar el tratamiento terapéutico sin recurrir inicialmente a pruebas invasivas como la endoscopia.

En los últimos años, se ha demostrado que hay una correlación significativa entre las concentraciones de calprotectina fecal y el PUCAI, lo que ha llevado a una mayor confianza en

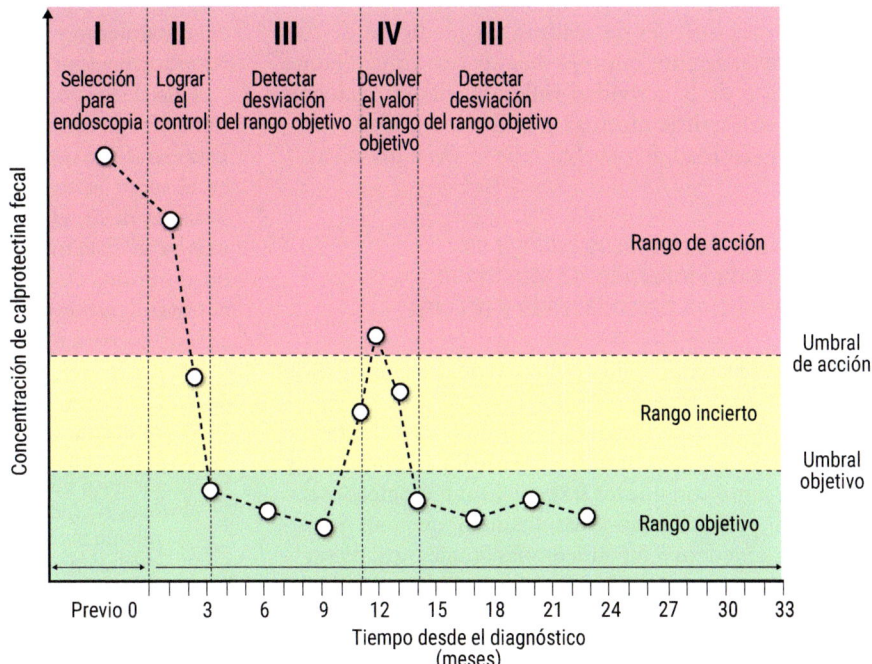

Figura 11-1. Fases de la monitorización de la enfermedad inflamatoria intestinal.

el uso combinado de ambos métodos para evaluar la actividad inflamatoria en pacientes pediátricos con colitis ulcerosa.

Los estudios han mostrado que las concentraciones elevadas de calprotectina fecal tienden a correlacionarse con puntuaciones más altas en el PUCAI, lo que refleja un aumento en la actividad de la enfermedad. De manera inversa, las concentraciones bajas o normales de calprotectina fecal se asocian a puntuaciones más bajas en el PUCAI, lo que indica una enfermedad en remisión o con actividad mínima. Esta correlación ha permitido a los clínicos confiar en la calprotectina fecal como un marcador complementario al PUCAI para la evaluación del estado de la colitis ulcerosa, particularmente en la población pediátrica.

Este hallazgo es crucial porque permite que, en pacientes con valores normales o cercanos a lo normal de calprotectina fecal y puntuaciones bajas en el PUCAI, se pueda prescindir de la realización de endoscopias de control, lo que reduce la necesidad de procedimientos invasivos y el uso de anestesia general en pacientes pediátricos. La endoscopia sigue siendo el método de referencia para evaluar la actividad mucosa de la colitis ulcerosa, pero la normalización de la calprotectina fecal puede ser un marcador fiable de remisión mucosa, lo que hace que en muchos casos no sea necesario recurrir a la endoscopia si los resultados clínicos y de laboratorio son concordantes.

 Uno de los mayores beneficios de la correlación entre las concentraciones de calprotectina fecal y el PUCAI es la reducción de la necesidad de endoscopias de seguimiento en pacientes con colitis ulcerosa. Tradicionalmente, la evaluación de la actividad de la enfermedad y el estado de la mucosa intestinal se realizaba mediante colonoscopias periódicas, un procedimiento invasivo que puede causar malestar, ansiedad y riesgos asociados al uso de anestesia, especialmente en niños.

Predicción de recaídas en enfermedad inflamatoria intestinal

Diversos estudios han demostrado que las concentraciones elevadas de calprotectina fecal en pacientes en remisión clínica de EII son predictivos de recidivas inminentes. La inflamación subclínica, detectada por el aumento de calprotectina, permite a los médicos realizar ajustes terapéuticos de forma anticipada y evitar la progresión hacia una recidiva clínica. Esta capacidad predictiva es una de las utilidades más valiosas de la calprotectina fecal en el seguimiento a largo plazo de pacientes con EII y mejora el manejo preventivo y reduce la necesidad de intervenciones invasivas.

Evaluación de la respuesta al tratamiento

La calprotectina fecal es una herramienta eficaz para evaluar la respuesta terapéutica en pacientes con EII que están recibiendo tratamiento para inducir o mantener la remisión clínica. Una disminución significativa en las concentraciones de calprotectina tras el inicio de un tratamiento es un indicador fiable de que la inflamación intestinal está disminuyendo. Esta medición puede complementar la evaluación clínica y evitar la necesidad de procedimientos más invasivos, como la colonoscopia, para confirmar la eficacia del tratamiento.

Uso en la población pediátrica

En el ámbito pediátrico, la calprotectina fecal ha demostrado ser un marcador muy valioso para el diagnóstico y el seguimiento de enfermedades inflamatorias intestinales en niños. Su utilidad no invasiva es especialmente beneficiosa en esta población, en la que los procedimientos invasivos pueden ser más difíciles de realizar. La medición de calprotectina fecal facilita tanto el diagnóstico inicial como el seguimiento de la actividad inflamatoria en pacientes pediátricos con colitis ulcerosa o enfermedad de Crohn, y reduce la necesidad de pruebas repetitivas e invasivas.

Monitorización de fármacos biológicos en la enfermedad inflamatoria intestinal: hacia una medicina personalizada y precisa

El tratamiento de la EII ha sido profundamente transformado con el desarrollo de fármacos biológicos.

Estos incluyen agentes como los inhibidores del factor de necrosis tumoral (anti-TNF), infliximab, adalimumab y golimumab, junto con nuevos tratamientos biológicos como ustekinumab, risankizumab y vedolizumab, que han permitido alcanzar objetivos terapéuticos más ambiciosos, como la curación mucosa y la remisión clínica sostenida, más allá del simple control de los síntomas.

Personalización del tratamiento basada en la monitorización de las concentraciones de fármaco

La personalización del tratamiento es uno de los mayores beneficios de la monitorización de terapéutica de fármacos (TDM, *therapeutic drug monitoring*) en la EII. En pacientes pediátricos, en quienes las características farmacocinéticas pueden variar considerablemente en comparación con los adultos, la TDM permite adaptar las dosis de fármacos biológicos a las necesidades individuales del paciente. Esto es especialmente relevante en niños con obesidad o concentraciones bajas de albúmina, factores que pueden influir en la farmacocinética del fármaco y requerir ajustes en las dosis para evitar la subdosificación o la aparición de efectos secundarios.

En la práctica clínica, la monitorización de las concentraciones de fármacos biológicos se realiza en varios puntos clave del tratamiento, como tras la inducción, durante la fase de mantenimiento o cuando se sospecha una pérdida de respuesta secundaria. Este enfoque ha demostrado ser eficaz en la

mejora de los resultados clínicos, al permitir la optimización del tratamiento y la reducción de complicaciones graves como las exacerbaciones y las intervenciones quirúrgicas.

Uno de los enfoques más comunes en la TDM es la determinación de concentraciones de fármacos en valle (**Fig. 11-2**). Esta estrategia consiste en medir la concentración del fármaco en el suero justo antes de la administración de la siguiente dosis, es decir, cuando las concentraciones del fármaco son más bajas. Esta medición es esencial para evaluar la disponibilidad mínima efectiva del fármaco en el cuerpo y asegurar que el tratamiento esté alcanzando concentraciones terapéuticas adecuadas para mantener la actividad antiinflamatoria.

> **!** El objetivo de la medición de concentraciones en valle es ajustar las dosis de manera precisa, asegurando que los pacientes mantengan concentraciones óptimas del fármaco durante todo el ciclo de tratamiento. Además, esta técnica es clave para detectar casos de aclaramiento aumentado, en los que el fármaco se elimina del organismo más rápidamente de lo esperado, o la aparición de anticuerpos antifármaco (ADA), que pueden neutralizar la acción del biológico y reducir su efectividad.

La determinación en valle es particularmente útil para personalizar el tratamiento, pues permite modificaciones en la dosificación o el intervalo de administración en función de las necesidades específicas de cada paciente. Esto optimiza la terapia, minimiza el riesgo de pérdida de respuesta y ayuda a prevenir efectos secundarios asociados a concentraciones supraterapéuticas.

Importancia de la monitorización de fármacos biológicos

La TDM permite una personalización precisa del tratamiento y ofrece la posibilidad de prevenir complicaciones derivadas del tratamiento, como la formación de anticuerpos neutralizantes, que son una causa frecuente de fallo terapéutico.

La TDM puede implementarse en tres enfoques principales:

- **Monitorización reactiva:** se lleva a cabo en respuesta a un episodio clínico adverso, como la pérdida de respuesta, exacerbaciones de la enfermedad o la aparición de efectos secun-

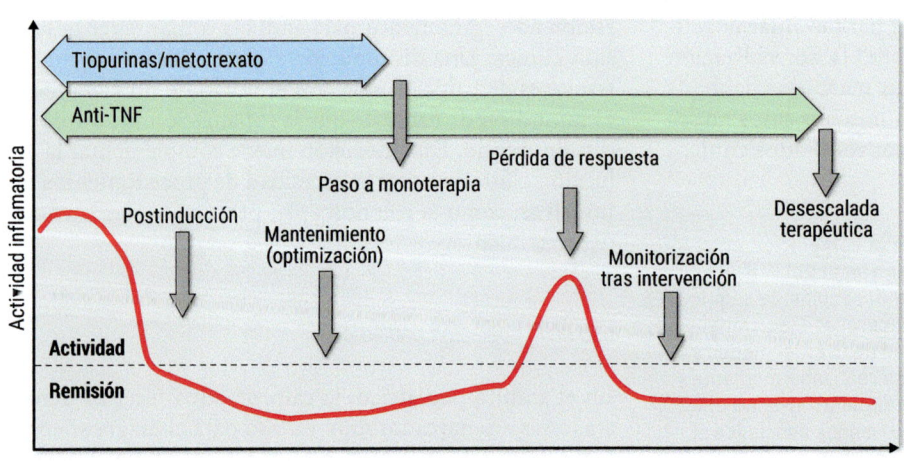

Figura 11-2. Puntos clave para la monitorización terapéutica de fármacos biológicos. Anti-TNF: inhibidores del factor de necrosis tumoral.

darios importantes. Este enfoque se utiliza para ajustar el tratamiento una vez que se ha identificado el problema.

- **Monitorización proactiva:** en este caso, la TDM se utiliza de manera regular para asegurarse de que las concentraciones del fármaco se mantengan dentro de un rango terapéutico predeterminado, lo que permite una optimización continua del tratamiento y la prevención de problemas como la pérdida de respuesta secundaria o el desarrollo de ADA. Este enfoque ha demostrado mejorar significativamente los resultados a largo plazo.
- **Monitorización predictiva:** este enfoque se utiliza para anticiparse a episodios clínicos futuros, como la pérdida de respuesta secundaria o el desarrollo de ADA. La monitorización predictiva se basa en la medición de parámetros como

las concentraciones de fármaco en relación con los factores clínicos y biomarcadores, como la proteína C reactiva (PCR), la albúmina y otros factores de riesgo identificados.

En las **tablas 11-1** y **11-2** queda reflejado el manejo de los pacientes en función de si la monitorización se hace proactiva o reactiva.

Impacto de la monitorización proactiva en el manejo de la enfermedad inflamatoria intestinal

La monitorización proactiva de los fármacos biológicos ha mostrado ser particularmente eficaz para optimizar el tratamiento

Tabla 11-1. Abordaje reactivo

Concentraciones de fármaco	Presencia de anticuerpos antifármaco (ADA)	
	No	**Sí**
Subterapéutico (con cumplimiento completo)	**Escenario 1: problema** Baja biodisponibilidad del fármaco o aumento de la depuración no mediada por ADA. Problemas técnicos (doble negativo) **Tratamiento** Intensificar el tratamiento	**Escenario 3: problema** Insuficiente biodisponibilidad causada por ADA, incluyendo la IgG antimurina (Fab) preexistente contra infliximab **Tratamiento** Cambiar a otro antagonista del TNF en caso de estar empleando anti-TNF. Recuperar respuesta. Añadir inmunomoduladores
Terapéuticos o supraterapéuticos	**Escenario 2: problema** • Inflamación • No hay inflamación **Tratamiento** • Confirmar la actividad inflamatoria: • Si hay inflamación: el fármaco biológico es ineficaz, cambiar de diana terapéutica o cirugía • Si no hay inflamación: tratar la causa subyacente	**Escenario 4: problema** **Farmacodinámico:** ADA no funcionales **Metodológico:** test de falsos positivos **Tratamiento** • Considerar pruebas para determinar si los ADA son funcionales, es decir, si están neutralizando el fármaco • Tratar como en el escenario 2

Tabla de decisión para pacientes en tratamiento con biofármacos anti-TNF y pérdida de respuesta. Es obligatorio comprobar que existe EII activa. Anti-TNF: inhibidor del factor de necrosis tumoral; EII: enfermedad inflamatoria intestinal.

Tabla 11-2. Abordaje proactivo

Concentración en valle del fármaco biológico	Concentraciones supraterapéuticas	**Acción: desescalar** • Disminuir la dosis • Si es terapia combinada en caso de inhibidores del factor de necrosis tumoral (anti-TNF), suspender inmunomoduladores y continuar solo con monoterapia		
	Concentraciones infraterapéuticas	**Acción: continuar con la misma dosis** • Mantener el mismo intervalo de dosis • Revisar periódicamente		
	Indetectables o subterapéuticos	Anticuerpos antifármaco (ADA) (-)	• Acción: escalar • Acortar el intervalo • Aumentar la dosis • Añadir inmunomoduladores en caso de anti-TNF	
		ADA (+)	ADA bajos	• Acción: escalar • Acortar el intervalo • Aumentar la dosis • Añadir inmunomoduladores en caso de anti-TNF
			ADA altos	• ADA altos • Acción: detener el fármacoCambiar a otro anti-TNF. Cambiar a un fármaco que no sea anti-TNF

Tabla de decisión para pacientes en remisión clínica sostenida bajo tratamiento con fármacos biológicos.

de la EII, ya que permite ajustar las dosis antes de que se produzcan recidivas o complicaciones. En estudios como el ensayo PAILOT, que incluyó a pacientes pediátricos con enfermedad de Crohn tratados con adalimumab, se observó que la monitorización proactiva daba lugar a una mayor tasa de remisión clínica libre de corticosteroides en las semanas 8 y 72, en comparación con la monitorización reactiva. Esto subraya la importancia de mantener concentraciones terapéuticas adecuadas durante el tratamiento para prevenir la aparición de ADA y evitar la pérdida de eficacia.

Además, la monitorización proactiva permite ajustar de manera precisa la dosificación, especialmente en la fase de inducción, cuando las concentraciones séricas de fármacos biológicos pueden variar significativamente entre pacientes debido a diferencias individuales en la farmacocinética y la farmacodinámica. La fase de mantenimiento también se beneficia de la monitorización proactiva, ya que se puede prevenir la aparición de complicaciones relacionadas con la inmunogenicidad, como la formación de ADA, ajustando las dosis en función de las concentraciones detectadas.

Detección temprana de anticuerpos antifármaco

Una de las principales causas de pérdida de respuesta secundaria a los fármacos biológicos en la EII es la formación de ADA, que pueden neutralizar la acción del fármaco o acelerar su eliminación del organismo. La aparición de anticuerpos antifármaco (ADA) puede estar relacionada con varios factores, como concentraciones subterapéuticas prolongadas, variabilidad en la dosis o intervalos inadecuados entre administraciones.

> ❗ La monitorización proactiva permite detectar de manera temprana la presencia de estos anticuerpos y aplicar estrategias para evitar la pérdida de respuesta, como el ajuste de la dosis, la introducción de inmunomoduladores o el cambio a otro agente biológico, como infliximab, adalimumab, ustekinumab, golimumab o risankizumab.

Optimización del tratamiento y la rentabilidad de la monitorización de fármacos biológicos

La optimización del tratamiento mediante la TDM no solo mejora los resultados clínicos, sino que también es rentable. La monitorización proactiva reduce la necesidad de intervenciones adicionales y el uso innecesario de combinaciones de tratamientos inmunomoduladores, lo que minimiza el riesgo de toxicidad y disminuye el coste general del tratamiento a largo plazo.

> La monitorización proactiva permite planificar estrategias para abordar la pérdida de respuesta secundaria, lo que puede incluir ajustes en la dosis, cambios a otros agentes biológicos como ustekinumab, risankizumab o golimumab o la introducción de tratamientos combinados con inmunomoduladores en casos seleccionados. La detección precoz de problemas relacionados con el tratamiento permite a los clínicos intervenir de manera temprana para mejorar la calidad de vida de los pacientes y evitar la progresión de la enfermedad hacia complicaciones más graves.

Biomarcadores y herramientas complementarias en la monitorización de la enfermedad inflamatoria intestinal

La TDM no se realiza de forma aislada; se complementa con la evaluación clínica y el uso de biomarcadores inflamatorios, como la PCR, la calprotectina fecal y la velocidad de sedimentación globular (VSG). Estos biomarcadores permiten una valoración global de la actividad inflamatoria y la respuesta al tratamiento, lo que ayuda a guiar las decisiones terapéuticas.

Asimismo, los índices de actividad clínica, como el *weighted Pediatric Crohn's Disease Activity Index* (wPCDAI) para la enfermedad de Crohn y el PUCAI para la colitis ulcerosa, son herramientas valiosas para evaluar la actividad de la enfermedad en combinación con los resultados de la TDM y los biomarcadores inflamatorios. Estos índices clínicos proporcionan información adicional sobre el estado de los pacientes y permiten una mejor toma de decisiones.

Recientemente, se ha desarrollado el *MINI index*, capaz de predecir la curación mucosa en la enfermedad de Crohn. El *MINI index* combina las características de las heces con los valores de calprotectina fecal, la VSG y la PCR.

ENFERMEDAD CELÍACA

El gluten es una mezcla compleja de proteínas de almacenamiento denominadas prolaminas, presentes en ciertos cereales como el trigo, la cebada, el centeno y la avena, así como en sus derivados. Estas proteínas desempeñan un papel crucial en la industria alimentaria al conferir elasticidad y viscosidad a la masa durante la elaboración de productos horneados, lo que influye directamente en la textura y estructura final de dichos productos. Debido a sus propiedades, el gluten es un ingrediente fundamental en más del 80 % de los productos alimenticios manufacturados, y es el segundo ingrediente más común después del azúcar en la dieta occidental.

Además de su importancia industrial, el gluten tiene un impacto relevante en el ámbito médico debido a las reacciones adversas que puede provocar en algunas personas.

> ❗ Las enfermedades relacionadas con la ingesta de gluten incluyen varias entidades con características epidemiológicas, clínicas y fisiopatológicas diferenciadas, como la alergia al trigo, la ataxia por gluten, la dermatitis herpetiforme, la sensibilidad al gluten no celíaca (SGNC) y la enfermedad celíaca.

Entre estas, la más reconocida es la enfermedad celíaca, un trastorno sistémico que afecta principalmente al intestino delgado y que provoca una enteropatía crónica como resultado de una respuesta inmunológica inapropiada al gluten en individuos genéticamente predispuestos.

Hasta el momento, el único tratamiento disponible para la enfermedad celíaca es la dieta sin gluten (DSG). La evidencia científica ha demostrado que una adherencia estricta a esta dieta es esencial para eliminar los síntomas, prevenir deficiencias nutricionales y mejorar la calidad de vida de los pacientes. Además, la DSG ayuda a prevenir complicaciones a corto y medio plazo, y reduce el coste sociosanitario asociado a la enfermedad. Sin embargo, diversos estudios sugieren que las transgresiones en la dieta, tanto voluntarias como involuntarias, son comunes. Las principales razones incluyen las limitaciones sociales, el elevado coste de los productos sin gluten y las dificultades tecnológicas para garantizar la ausencia total de gluten en los alimentos manufacturados.

 La ausencia de tratamientos alternativos para la enfermedad celíaca subraya la importancia de desarrollar métodos analíticos precisos y de bajo coste para medir el contenido de gluten en alimentos, bebidas, cosméticos y medicamentos.

En Europa, el Codex Alimentarius regula el etiquetado de productos sin gluten. Establece un límite de ≤ 20 mg/kg (20 ppm) para que los alimentos puedan ser etiquetados como libres de gluten. Por otro lado, organizaciones como la Gluten-Free Certification Organization (GFCO) en Norteamérica y la Celiac Support Association (CSA) de Estados Unidos imponen límites más estrictos, pues exigen ≤ 10 ppm y ≤ 5 ppm, respectivamente. Por tanto, es fundamental disponer de técnicas analíticas que sean suficientemente sensibles y específicas para asegurar el cumplimiento de estas normativas.

Hoy en día, los métodos inmunológicos son los más utilizados para analizar la presencia de gluten. Sin embargo, aún hay desafíos, especialmente en la detección de gluten en matrices alimentarias hidrolizadas. Además, no hay un marcador universalmente fiable para controlar el cumplimiento de la DSG, ya que se ha comprobado que los síntomas clínicos, las pruebas serológicas y los cuestionarios de adherencia no son eficaces para este propósito. Recientemente, se ha identificado el análisis de los péptidos inmunogénicos del gluten (GIP) en muestras de heces y de orina como un método no invasivo y preciso para evaluar directamente la ingesta de gluten.

El único tratamiento eficaz y seguro para los pacientes con enfermedad celíaca es la exclusión permanente del gluten en la dieta (DSG), como han demostrado estudios recientes. La adherencia estricta a la DSG permite revertir el daño de la mucosa intestinal, reducir la inflamación, disminuir las concentraciones de anticuerpos y mejorar significativamente los síntomas propios de la enfermedad. Además, la DSG previene el desarrollo de complicaciones a largo plazo, como el riesgo aumentado de linfoma, osteoporosis y otras manifestaciones extraintestinales.

No obstante, la duración de la recuperación varía considerablemente dependiendo de la edad del paciente y de la gravedad de la enfermedad en el momento del diagnóstico. En pacientes pediátricos, la curación mucosa suele ser más rápida y completa en comparación con los adultos. Sin embargo, estudios en pacientes adultos con enfermedad celíaca han mostrado que la regeneración de las vellosidades intestinales puede requerir más tiempo. En un estudio longitudinal, se observó que la recuperación de las vellosidades estaba presente solo en el 34 % y el 66 % de los pacientes tras 2 y 5 años de DSG, respectivamente. Estos datos subrayan la importancia de un seguimiento continuo en pacientes adultos, ya que la respuesta a la DSG puede ser más lenta y los efectos del gluten residual, más pronunciados.

Para garantizar una DSG efectiva, se recomienda consumir alimentos naturalmente libres de gluten, como frutas, verduras, legumbres, tubérculos, carnes, pescados, frutos secos, lácteos y cereales sin gluten, tales como arroz, maíz, mijo, sorgo, trigo sarraceno, amaranto y quinoa. Estos alimentos pueden complementarse con productos certificados sin gluten, que reemplazan alimentos tradicionales como pan, pasta y bollería. La industria alimentaria ha respondido al aumento de la demanda con una amplia variedad de productos etiquetados como sin gluten, y, así, se ha facilitado el cumplimiento de la DSG y se ha mejorado la calidad de vida de los pacientes.

A pesar de que la legislación, como la del Codex Alimentarius, establece límites claros para el contenido de gluten en los alimentos (≤ 20 ppm en Europa), no hay consenso sobre la cantidad segura de gluten que los pacientes con enfermedad celíaca pueden ingerir sin desencadenar una respuesta inmunitaria. Esta falta de acuerdo se debe a la variabilidad individual en la sensibilidad al gluten. Mientras que la mayoría de los pacientes pueden tolerar pequeñas cantidades diarias (30-50 mg), ciertos estudios indican que en algunos casos, incluso exposiciones mínimas pueden causar lesiones histológicas en el intestino. Esto subraya la importancia de controlar estrictamente la dieta, ya que incluso trazas de gluten pueden ser suficientes para causar daño en ciertos individuos muy sensibles.

 Aunque la industria alimentaria ha facilitado el acceso a productos sin gluten, los pacientes se enfrentan a desafíos constantes relacionados con la dieta, como el elevado coste de los productos sin gluten y las dificultades tecnológicas para garantizar la ausencia total de gluten en alimentos manufacturados. Las transgresiones dietéticas, tanto voluntarias como involuntarias, siguen siendo frecuentes y representan un desafío importante en la adherencia a largo plazo.

Enfermedad celíaca: tratamiento y métodos de monitorización de la dieta sin gluten

La exclusión estricta y permanente del gluten de la dieta es crucial para revertir el daño de la mucosa intestinal, reducir la inflamación y las concentraciones de anticuerpos, mejorar la sintomatología y prevenir complicaciones a largo plazo.

 El tratamiento más efectivo y seguro para los pacientes con enfermedad celíaca es la exclusión estricta y permanente del gluten de la dieta.

Sin embargo, la adherencia a la DSG puede ser un desafío para los pacientes, debido a factores como las limitaciones sociales, el elevado coste de los productos sin gluten y la contaminación cruzada en alimentos manufacturados. Además, no todos los pacientes responden de igual forma a la DSG, y la recuperación completa de la mucosa intestinal puede variar en función de la edad y otros factores. En algunos adultos, la regeneración de las vellosidades intestinales solo se consigue en el 34 % de los casos tras 2 años y en el 66 % después de 5 años.

Para garantizar la adherencia adecuada a la DSG y evitar complicaciones, es necesario monitorizar de forma eficaz la ingesta de gluten y la recuperación de la mucosa intestinal. A continuación, se describen los principales métodos de monitorización de la DSG.

Métodos de monitorización de la dieta sin gluten

A continuación se detallan algunos métodos de monitorización de la dieta sin gluten.

Sintomatología

El control de la sintomatología ha sido uno de los primeros enfoques utilizados para evaluar la adherencia a la DSG. Sin embargo, varios estudios han demostrado que la mejora de los síntomas no siempre refleja la curación de la mucosa intestinal, ya que algunos pacientes pueden seguir presentando daño mucoso a pesar de sentirse mejor clínicamente. Además, en pacientes que eran asintomáticos al diagnóstico o que presentan síntomas leves, el seguimiento basado en los síntomas puede no ser fiable. Por ello, aunque la evaluación clínica es fundamental, no constituye un método suficientemente preciso para garantizar el cumplimiento de la DSG, ya que carece de la objetividad necesaria.

Test serológicos

El análisis serológico de anticuerpos específicos, como los anticuerpos antitransglutaminasa tisular (anti-tTG) y los anticuerpos antiendomisio (anti-EMA), ha sido una herramienta clave para el diagnóstico de la enfermedad celíaca y el seguimiento de la DSG. Sin embargo, la normalización de las concentraciones de anticuerpos puede tardar meses o incluso años tras el inicio de la DSG, y no hay una correlación directa entre la normalización de la serología y la recuperación completa de la mucosa intestinal. Esto da lugar a falsos negativos en pacientes con daño intestinal persistente, lo que limita la utilidad de la serología para la monitorización a largo plazo.

Cuestionarios y entrevistas dietéticas

Las entrevistas dietéticas y los cuestionarios son herramientas complementarias que permiten evaluar la adherencia de los pacientes a la DSG de manera rápida y económica. Los nutricionistas desempeñan un papel crucial al proporcionar asesoramiento sobre dietas personalizadas para evitar déficits nutricionales y reducir el riesgo de exposición involuntaria al gluten. Sin embargo, la principal limitación de estos métodos es su subjetividad, ya que dependen de la memoria y de sinceridad del paciente.

Entre los cuestionarios más utilizados se encuentra la *Gluten Free Score*, que evalúa la adherencia a la DSG en cuatro ítems, y el *Celiac Dietary Adherence Test* (CDAT), que consta de siete preguntas y permite una evaluación estandarizada de la adherencia. No obstante, ciertos estudios han demostrado que estos métodos no siempre reflejan de manera precisa la ingesta real de gluten, lo que subraya la necesidad de métodos más objetivos para la evaluación de la DSG.

Biopsia intestinal

La biopsia duodenal sigue siendo el método de referencia para evaluar la recuperación de la mucosa intestinal en pacientes con enfermedad celíaca. Aunque es un procedimiento invasivo, la biopsia puede confirmar si persiste daño en las vellosidades intestinales a pesar de la DSG. La Organización Mundial de la Salud no recomienda su uso sistemático, pero se puede emplear en casos de respuesta clínica insuficiente o síntomas recidivantes. Varios estudios indican que la recuperación mucosa es más rápida en niños, mientras que en adultos puede tardar varios años o, en algunos casos, no lograrse por completo.

Péptidos inmunogénicos del gluten en heces y orina: una herramienta clave en la monitorización de la adherencia a la dieta sin gluten

La detección de GIP en muestras biológicas, como heces y orina, ha surgido como una herramienta fundamental para monitorizar la adherencia a la DSG en pacientes con enfermedad celíaca. Estos péptidos, que son fragmentos de gluten que resisten el proceso de digestión gastrointestinal, son los principales responsables de activar la respuesta inmunológica en personas con celiaquía. Su presencia en las heces o en la orina ofrece una confirmación directa y no invasiva del consumo de gluten, ya sea intencional o accidental, lo que permite una monitorización precisa con sensibilidad y especificidad elevadas.

Los GIP se eliminan principalmente a través de las heces, aunque una porción puede atravesar la membrana basolateral de los enterocitos y llegar a la circulación portal. Una vez en la sangre, estos péptidos pueden ser filtrados por los riñones y excretados, de manera parcial o total, en la orina. Las técnicas más utilizadas para la detección de GIP en heces incluyen enzimoinmunoanálisis de adsorción (ELISA) e inmunoensayo de flujo lateral (LFIA), mientras que en orina, se emplea, sobre todo, el LFIA. Ambas técnicas permiten evaluar de manera precisa la exposición al gluten en el organismo.

> **!** El intervalo de tiempo entre el consumo de gluten y la detección de GIP en heces varía según el individuo, generalmente entre 1 y 3 días, con una capacidad máxima de detección de hasta 7 días. En el caso de la orina, las concentraciones más elevadas de GIP se detectan entre las primeras 3 y 9 horas tras la ingesta de gluten, aunque, en algunos casos, se ha reportado su presencia hasta 36 horas después.

Este patrón temporal refleja la rápida absorción y eliminación de los GIP, lo que convierte la orina en una muestra ideal para detectar exposiciones recientes al gluten, mientras que las heces proporcionan información más retrospectiva, con un período de detección más prolongado.

Numerosos estudios han comparado la eficacia de la detección de GIP con otras herramientas de evaluación de la adherencia a la DSG, como los cuestionarios de adherencia, las manifestaciones clínicas y las pruebas serológicas. Los resultados han mostrado consistentemente que los GIP ofrecen mayor capacidad para identificar exposiciones al gluten. En un estudio se siguió durante 2 años a 72 pacientes adultos con enfermedad celíaca recién diagnosticada, utilizando una combinación de evaluaciones clínicas, serológicas y la medición de GIP en heces. A pesar de que el 68,4 % de los pacientes reportó una buena adherencia a la DSG según los cuestionarios, el 53 % todavía presentaba atrofia vellositaria tras 2 años de seguimiento. De estos pacientes, el 72,5 % no presentaba síntomas y el 75 % tenía serología negativa, lo que subraya la importancia de utilizar GIP como un indicador adicional para evaluar la exposición al gluten, ya que en el 77 % de estos pacientes se detectaron GIP en, al menos, una muestra de heces.

Un estudio paralelo evaluó la utilidad clínica de medir los GIP en orina para monitorizar la adherencia a la DSG y como un predictor del daño histológico en el intestino delgado. La correlación entre las concentraciones de GIP y el grado de lesión histológica mostró que la medición de GIP en tres muestras de orina en un período de 7 días, incluyendo el fin de semana, era la estrategia más efectiva, pues lograba una sensibilidad del 94,4 % y un valor predictivo negativo (VPN) del 96,8 % en relación con los resultados de la biopsia duodenal.

Seguimiento a largo plazo mediante la detección seriada de péptidos inmunogénicos del gluten

Un enfoque innovador en la monitorización a largo plazo de los pacientes con enfermedad celíaca es la detección seriada de GIP, tanto en heces como en orina. Un grupo de investigación estudió la relación entre la evolución histológica y la detección seriada de GIP en orina (seis muestras a lo largo de 1 año). Se observó que, en pacientes con recuperación de la mucosa intestinal, la detección de GIP en orina disminuía progresivamente durante el seguimiento. En contraste, en aquellos con persistencia de atrofia vellositaria, la detección de GIP se mantuvo constante. Este hallazgo indica que la detección frecuente de GIP, incluso en pequeñas concentraciones, puede estar asociada a un impacto histológico significativo.

Además, se demostró que la presencia de GIP en más de cuatro muestras de orina a lo largo de 1 año se correlaciona con la presencia de lesión histológica, mientras que la ausencia reiterada de GIP en dos o más visitas a lo largo del año se asocia a la ausencia de daño histológico. Estos resultados sugieren que la determinación seriada de GIP es un método robusto para evaluar la adherencia a la DSG y predecir el grado de lesión histológica en el duodeno.

Protocolo para la recolección de muestras: manejo operativo de los péptidos inmunogénicos del gluten

Para optimizar la monitorización mediante la detección de GIP, se han desarrollado protocolos específicos para la recolección de muestras:

- **Muestras de heces:** se recomienda la recolección de dos muestras de heces, separadas por 2-3 días, en la semana previa a la revisión médica. Es preferible recolectar una muestra entre una semana y otra que refleje la ingesta del fin de semana, debido a la mayor probabilidad de exposición al gluten en actividades sociales. Las muestras deben ser almacenadas a -20 °C y pueden conservarse hasta 24 meses. Si no se detecta GIP en ninguna de las muestras, se considera que el paciente no ha estado expuesto al gluten durante esa semana.
- **Muestras de orina:** se aconseja recolectar tres muestras de orina durante la semana previa a la revisión médica, con al menos una muestra correspondiente al fin de semana. Se recomienda recoger la primera orina de la mañana, ya que es la más concentrada, o bien una muestra después de la cena, y se ha de evitar la ingesta de líquidos en las 6 horas previas. Las muestras deben almacenarse congeladas a -20 °C, con un período máximo de conservación de 12 meses. La exposición al gluten se confirmará si se detecta GIP en, al menos, una de las muestras.

Monitorización a largo plazo y consideraciones finales

La medición de GIP es crucial, no solo para detectar exposiciones al gluten en pacientes recién diagnosticados, sino también para guiar su tratamiento a lo largo del tiempo. En pacientes asintomáticos con normalización serológica y recuperación de la mucosa intestinal, se recomienda realizar determinaciones semestrales de GIP. Si no se detectan GIP y los marcadores serológicos continúan siendo negativos durante 24 meses, el seguimiento puede espaciarse a evaluaciones anuales, siempre ajustando el protocolo en función de cualquier cambio clínico (**Fig. 11-3**).

 La determinación seriada de GIP en heces y orina se ha consolidado como una de las estrategias más efectivas y no invasivas para monitorizar la adherencia a la DSG y evaluar la evolución histológica en pacientes con enfermedad celíaca. Este enfoque proporciona una valiosa herramienta tanto para los médicos como para los pacientes, pues asegura un seguimiento más preciso y personalizado de la enfermedad.

Metabolopatías: cribado neonatal

El cribado neonatal es una intervención clave en salud pública que ha permitido detectar precozmente enfermedades metabólicas hereditarias y otras patologías tratables en recién nacidos, antes de la aparición de síntomas. Esta estrategia, que en España cumplió recientemente 5 décadas, ha experimentado una evolución sustancial, tanto en términos de cobertura como de precisión diagnóstica, gracias a los avances tecnológicos y científicos.

Historia del cribado neonatal en España: primeros pasos y expansión

El cribado neonatal en España se inició en 1968, con la detección de la fenilcetonuria (PKU). Esta enfermedad es

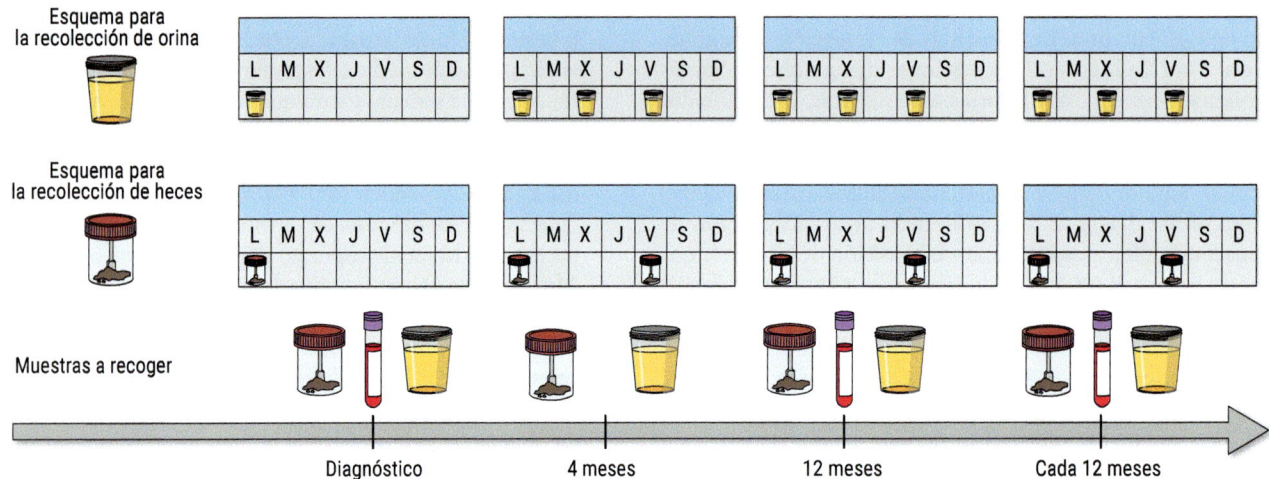

Figura 11-3. Estrategia de determinación de péptidos inmunogénicos del gluten en el diagnóstico y seguimiento del paciente con enfermedad celíaca.

causada por un defecto en la enzima fenilalanina hidroxilasa, que impide la conversión de fenilalanina a tirosina y lleva a la acumulación tóxica de fenilalanina en el cerebro. El descubrimiento de la PKU y el desarrollo de una dieta terapéutica específica por el bioquímico noruego Asbjørn Følling sentaron las bases para el cribado neonatal en todo el mundo. En España, este programa pionero comenzó en Granada, gracias a los esfuerzos del profesor Federico Mayor Zaragoza y la profesora Magdalena Ugarte, quienes introdujeron el primer programa nacional para la detección de esta enfermedad.

El cribado de PKU se realizaba utilizando el método de Guthrie, que consistía en un sencillo ensayo bioquímico para detectar concentraciones elevadas de fenilalanina en gotas de sangre recogidas en papel filtro. Este método permitió la identificación temprana de la enfermedad y la introducción de una dieta pobre en fenilalanina desde los primeros días de vida, con lo que se evitaba el daño neurológico irreversible característico de la enfermedad no tratada.

Posteriormente, el cribado neonatal se amplió para incluir el hipotiroidismo congénito en la década de 1980, un trastorno en el que el déficit de hormonas tiroideas conduce a un retraso mental y del desarrollo si no se detecta a tiempo. Este hito marcó el inicio de la expansión del cribado neonatal hacia otras enfermedades metabólicas y endocrinas.

Cribado neonatal ampliado: avances tecnológicos

El cribado neonatal ha evolucionado de la detección de una sola enfermedad a la detección de múltiples enfermedades metabólicas y hereditarias gracias a la introducción de nuevas tecnologías, de entre las que la más significativa es la espectrometría de masas en tándem (MS/MS) en la década de 1990. Esta técnica permite el análisis simultáneo de numerosos metabolitos a partir de una sola muestra de sangre seca. Así, el enfoque inicial de «una enfermedad-un análisis» fue reemplazado por el concepto «una muestra-un análisis-múltiples enfermedades».

La MS/MS ha revolucionado el cribado neonatal al permitir la detección simultánea de más de 30 enfermedades metabólicas, incluyendo defectos en la oxidación de ácidos grasos, trastornos del ciclo de la urea y acidemias orgánicas. En España, la comunidad autónoma de Galicia fue una de las primeras en adoptar el cribado neonatal ampliado en el año 2000, lo que permitió la identificación de enfermedades como la aciduria glutárica de tipo I, la homocistinuria y los defectos en la β-oxidación de ácidos grasos.

Este avance tecnológico no solo ha permitido aumentar el número de enfermedades cribadas, sino también mejorar los resultados clínicos mediante la detección temprana, antes de que se manifiesten los síntomas clínicos. Un claro ejemplo es la enfermedad de la orina con olor a jarabe de arce, un trastorno en el que la detección precoz puede prevenir la aparición de crisis metabólicas graves y potencialmente mortales en el recién nacido. Del mismo modo, la tirosinemia de tipo 1, que afecta principalmente al hígado y puede causar hepatocarcinoma si no se trata, puede detectarse y tratarse precozmente con la introducción de nitisinona, un inhibidor de la ruta metabólica afectada.

Impacto del cribado neonatal ampliado

El cribado neonatal ampliado ha tenido un impacto notable tanto en la salud pública como en la calidad de vida de los pacientes. Los estudios han demostrado que la detección precoz de enfermedades metabólicas hereditarias mediante cribado permite iniciar intervenciones terapéuticas antes de la aparición de síntomas, lo que reduce significativamente la morbimortalidad y mejora los resultados a largo plazo. Esto se observa claramente en el caso de la fenilcetonuria, en la cual los pacientes diagnosticados a través del cribado neonatal y tratados desde el nacimiento tienen un desarrollo cognitivo normal, en contraste con los pacientes no tratados que sufren retraso mental grave. Desde un punto de vista económico, el cribado neonatal también ha demostrado ser una intervención rentable.

El coste del cribado y del tratamiento temprano es significativamente menor que el coste de tratar a un paciente con discapacidades graves o con complicaciones crónicas derivadas de una enfermedad no diagnosticada a tiempo.

Se ha estimado que en España, el coste medio de una persona con discapacidad grave es de, aproximadamente, 50.000 euros por año. En cambio, el cribado neonatal previene muchos de estos casos y ahorra recursos al sistema de salud y mejora la calidad de vida de los pacientes y de sus familias.

Para comentar algunos aspectos de la medicina genómica y el futuro del cribado neonatal, destacar que uno de los avances más prometedores en el cribado neonatal es la integración de la medicina genómica en los programas de cribado. La secuenciación de próxima generación (NGS) permite la identificación directa de mutaciones genéticas responsables de enfermedades hereditarias, lo que ofrece la posibilidad de un cribado aún más preciso y exhaustivo.

!
La secuenciación de próxima generación tiene el potencial de detectar no solo enfermedades metabólicas, sino también una gama mucho más amplia de enfermedades genéticas, incluidas las que podrían no manifestarse hasta la edad adulta o aquellas para las cuales aún no hay un tratamiento claro.

A pesar de su promesa, el cribado genómico plantea nuevos desafíos. En primer lugar, la cantidad de información genética que se obtiene puede ser abrumadora, tanto para los médicos como para los padres. La interpretación de las variantes genéticas de significado incierto sigue siendo un reto, ya que muchas mutaciones detectadas pueden no estar claramente asociadas con una enfermedad o pueden tener penetrancia variable. Esto genera preguntas sobre cómo comunicar estos resultados a las familias, especialmente cuando no hay un tratamiento disponible o la enfermedad podría no manifestarse hasta más adelante en la vida.

Además, la inclusión de pruebas genéticas plantea cuestiones éticas, particularmente en lo que respecta a la privacidad de los datos genéticos y al consentimiento informado. La detección de predisposiciones genéticas a enfermedades adultas plantea un dilema sobre si se debe informar a los padres de estos resultados, dado que no hay un beneficio terapéutico inmediato para el recién nacido. Estas preocupaciones deben abordarse cuidadosamente en la expansión del cribado neonatal hacia el ámbito genómico.

Criterios de inclusión y desafíos éticos

Uno de los desafíos clave en la expansión del cribado neonatal es determinar qué enfermedades deben incluirse en el panel de cribado.

!
Tradicionalmente, las enfermedades incluidas en los programas de cribado neonatal cumplen con ciertos criterios, como ser relativamente comunes, tener un tratamiento efectivo disponible y causar discapacidad grave si no se detectan a tiempo.

Sin embargo, con la tecnología actual, es posible detectar muchas más enfermedades, incluidas algunas que son extremadamente raras o para las cuales el tratamiento es experimental o inexistente.

El Comité Asesor de Salud y Servicios Humanos de Estados Unidos ha desarrollado una lista de criterios para la inclusión de enfermedades en los programas de cribado neonatal, pero aún hay discrepancias significativas entre los diferentes países y, en algunos casos, entre las diferentes regiones de un mismo país. En España, esta variabilidad es evidente entre las diferentes comunidades autónomas, lo que ha generado inequidades en el acceso al cribado neonatal.

Desde una perspectiva ética, la ampliación del cribado neonatal a enfermedades genéticas plantea preguntas difíciles sobre el consentimiento informado y la capacidad de los padres para comprender la complejidad de los resultados genéticos. Además, los programas de cribado neonatal genómico deberán abordar cómo manejar los hallazgos incidentales, es decir, las mutaciones detectadas que no están relacionadas con el propósito original del cribado, pero que podrían tener implicaciones para la salud futura del niño o incluso de sus familiares.

El futuro del cribado neonatal: retos y oportunidades

El futuro del cribado neonatal parece estar estrechamente vinculado a los avances en la medicina genómica y a la capacidad de los sistemas de salud para integrar estas tecnologías de manera equitativa y ética. Los programas de cribado neonatales del futuro podrían incluir la secuenciación completa del exoma o incluso del genoma, lo que permitiría la detección de miles de enfermedades genéticas.

Sin embargo, esta expansión debe ir acompañada de una infraestructura adecuada que garantice la correcta interpretación de los datos genéticos, así como de una sólida red de apoyo para las familias que reciban un diagnóstico.

A medida que el cribado neonatal se expande, será esencial garantizar que todos los recién nacidos tengan acceso a estas pruebas, independientemente de la región en la que nazcan. Esto requerirá mayor coordinación entre las comunidades autónomas y los sistemas de salud nacionales, así como un enfoque coherente sobre qué enfermedades deben incluirse en el perfil de cribado.

Finalmente, la educación y el apoyo a los padres serán fundamentales para el éxito de los programas de cribado neonatal ampliado y genómico.

Los padres deben recibir información clara y comprensible sobre los beneficios y las limitaciones del cribado, y deben estar preparados para afrontar los resultados, ya sean positivos, negativos o inciertos.

El cribado neonatal ha sido uno de los logros más significativos en la historia de la salud pública, pues salva vidas y mejora la calidad de vida de miles de niños en España.

Con los avances en la tecnología y la medicina genómica, el cribado neonatal está entrando en una nueva era en la que será posible detectar un número aún mayor de enfermedades genéticas antes de que se manifiesten los síntomas. Sin embargo, esta expansión trae consigo nuevos desafíos, tanto en términos de equidad en el acceso a las pruebas como en la interpretación de los resultados genéticos. Además, las cuestiones éticas relacionadas con el cribado genómico, como el manejo de los hallazgos incidentales y la privacidad de los datos genéticos, deberán abordarse cuidadosamente para garantizar que los beneficios de estas pruebas superen los posibles riesgos.

En última instancia, el éxito del cribado neonatal en el futuro dependerá de la capacidad de los expertos para integrar la tecnología de manera eficaz y ética, asegurando que todos los niños tengan la oportunidad de recibir un diagnóstico temprano y un tratamiento adecuado, independientemente de su lugar de nacimiento.

PUNTOS CLAVE

- La calprotectina fecal se correlaciona con el PUCAI. Uno de los mayores beneficios de la correlación entre las concentraciones de calprotectina fecal y el PUCAI es la reducción de la necesidad de endoscopias de seguimiento en pacientes con colitis ulcerosa.
- La monitorización proactiva permite planificar estrategias para abordar la pérdida de respuesta secundaria, lo que puede incluir ajustes en la dosis, cambios a otros agentes biológicos o la introducción de tratamientos combinados con inmunomoduladores en casos seleccionados.
- Aunque la industria alimentaria ha facilitado el acceso a productos sin gluten, los pacientes afrontan desafíos constantes relacionados con la dieta, como el elevado coste de los productos sin gluten y las dificultades tecnológicas para garantizar la ausencia total de gluten en alimentos manufacturados.
- La determinación seriada de GIP en heces y orina se ha consolidado como una de las estrategias más efectivas y no invasivas para monitorizar la adherencia a la DSG y evaluar la evolución histológica en pacientes con enfermedad celíaca.
- El cribado neonatal ha sido uno de los logros más significativos en la historia de la salud pública, pues salva vidas y mejora la calidad de vida de miles de niños en España.

BIBLIOGRAFÍA

Aljada B, Zohni A, El-Matary W. The Gluten-Free Diet for Celiac Disease and Beyond. Nutrients. 2021 Nov 9;13(11):3993.

Assa A, Matar M, Turner D, Broide E, Weiss B, Ledder O, et al. Proactive Monitoring of Adalimumab Trough Concentration Associated With Increased Clinical Remission in Children With Crohn's Disease Compared With Reactive Monitoring. Gastroenterology. 2019 Oct;157(4):985-996.e2.

Cebolla Á, Moreno M de L, Coto L, Sousa C. Gluten Immunogenic Peptides as Standard for the Evaluation of Potential Harmful Prolamin Content in Food and Human Specimen. Nutrients. 2018 Dec 5;10(12):1927.

Comino I, Fernández-Bañares F, Esteve M, Ortigosa L, Castillejo G, Fambuena B, et al. Fecal Gluten Peptides Reveal Limitations of Serological Tests and Food Questionnaires for Monitoring Gluten-Free Diet in Celiac Disease Patients. Am J Gastroenterol. 2016 Oct;111(10):1456-65.

Coto L, Sousa C, Cebolla A. Dynamics and Considerations in the Determination of the Excretion of Gluten Immunogenic Peptides in Urine: Individual Variability at Low Gluten Intake. Nutrients. 2021 Jul 29;13(8):2624.

Coto L, Sousa C, Cebolla A. Individual variability in patterns and dynamics of fecal gluten immunogenic peptides excretion after low gluten intake. Eur J Nutr. 2022 Jun;61(4):2033-49.

Cozijnsen MA, Ben Shoham A, Kang B, et al. Development and Validation of the Mucosal Inflammation Noninvasive Index For Pediatric Crohn's Disease. Clin Gastroenterol Hepatol. 2020 Jan;18(1):133-140.e1.

DeMeester TR, Johnson LF. Evaluation of the Nissen antireflux procedure by esophageal manometry and twenty-four hour pH monitoring. Am J Surg. 1975 Jan;129(1):94-100.

Frymoyer A, Piester TL, Park KT. Infliximab Dosing Strategies and Predicted Trough Exposure in Children With Crohn Disease. J pediatr gastroenterol nutr. 2016 May;62(5):723-7.

Husby S, Bai JC. Follow-up of Celiac Disease. Gastroenterol Clin North Am. 2019 Mar;48(1):127-136.

Husby S, Koletzko S, Korponay-Szabó I, et al. European Society Paediatric Gastroenterology, Hepatology and Nutrition Guidelines for Diagnosing Coeliac Disease 2020. J Pediatr Gastroenterol Nutr. 2020 Jan;70(1):141-56.

Kivelä L, Caminero A, Leffler DA, Pinto-Sanchez MI, Tye-Din JA, Lindfors K. Current and emerging therapies for coeliac disease. Nat Rev Gastroenterol Hepatol. 2021 Mar;18(3):181-95.

Martín-Masot R, Herrador-López M, Navas-López VM, Carmona FD, Nestares T, Bossini-Castillo L. Celiac Disease Is a Risk Factor for Mature T and NK Cell Lymphoma: A Mendelian Randomization Study. Int J Mol Sci. 2023 Apr 13;24(8):7216.

Martín-Masot R, Jiménez-Muñoz M, Herrador-López M, Flor-Alemany M, Navas-López VM, Nestares T. The Importance of an Early Evaluation after Establishing a Gluten-Free Diet in Children with Celiac Disease. Nutrients. 2023 Apr 4;15(7):1761.

Papamichael K, Cheifetz AS. Use of anti-TNF drug levels to optimise patient management. Frontline Gastroenterol. 2016 Oct;7(4):289-300.

Pérez González B. 50 años de cribado neonatal: cómo afrontamos el futuro. Editorial Centro de Estudios Ramón Areces, S.A.; 2021.

Rodríguez Azor B, Martín-Masot R, Dayaldasani Khialani A, Fernández-Martín JM, Gallego Fernández C, Navas-López VM. La monitorización proactiva de niveles de anti-TNF mejora el seguimiento de los pacientes pediátricos con enfermedad de Crohn. Anales de Pediatría. 2023 Mar;98(3):165-74.

Rubio-Tapia A, Hill ID, Semrad C, et al. American College of Gastroenterology Guidelines Update: Diagnosis and Management of Celiac Disease. Am J Gastroenterol. 2023 Jan;118(1):59-76.

Sierra Salinas C, Blasco Alonso J, Navas López VM, et al. [Prediction of intestinal histological lesions in paediatric patients with coeliac disease]. An Pediatr (Barc). 2011 Apr;74(4):226-31.

Sociedad Española de Enfermedad Celíaca. Evaluación de la adherencia a la dieta sin gluten en pacientes adolescentes y adultos con enfermedad celiaca: estrategia de manejo de los péptidos inmunogénicos del gluten. Ergón; 2024.

Steenholdt C, Brynskov J, Thomsen OØ, et al. Individualized Therapy Is a Long-Term Cost-Effective Method Compared to Dose Intensification in Crohn's Disease Patients Failing Infliximab. Dig Dis Sci. 2015 Sep;60(9):2762-70.

Steenholdt C, Brynskov J, Thomsen OØ, et al. Individualised therapy is more cost-effective than dose intensification in patients with Crohn's disease who lose response to anti-TNF treatment: a randomised, controlled trial. Gut. 2014 Jun;63(6):919-27.

Therrien A, Kelly CP, Silvester JA. Celiac Disease: Extraintestinal Manifestations and Associated Conditions. J Clin Gastroenterol. 2020 Jan;54(1):8-21.

Turner D, Otley AR, Mack D, et al. Development, Validation, and Evaluation of a Pediatric Ulcerative Colitis Activity Index: A Prospective Multicenter Study. Gastroenterology. 2007 Aug;133(2):423-32.

Turner D, Ricciuto A, Lewis A, et al. STRIDE-II: An Update on the Selecting Therapeutic Targets in Inflammatory Bowel Disease (STRIDE) Initiative of the International Organization for the Study of IBD (IOIBD): Determining Therapeutic Goals for Treat-to-Target strategies in IBD. Gastroenterology. 2021 Apr;160(5):1570-83.

Turner D, Ruemmele FM, Orlanski-Meyer E, et al. Management of Paediatric Ulcerative Colitis, Part 1: Ambulatory Care-An Evidence-based Guideline From European Crohn's and Colitis Organization and European Society of Paediatric Gastroenterology, Hepatology and Nutrition. J Pediatr Gastroenterol Nutr. 2018 Aug;67(2):257-91.

Turner D, Ruemmele FM, Orlanski-Meyer E, et al. Management of Paediatric Ulcerative Colitis, Part 2: Acute Severe Colitis-An Evidence-based Consensus Guideline From the European Crohn's and Colitis Organization and the European Society of Paediatric Gastroenterology, Hepatology and Nutrition. J Pediatr Gastroenterol Nutr. 2018 Aug;67(2):292-310.

Ungar B, Anafy A, Yanai H, et al. Significance of low level infliximab in the absence of anti-infliximab antibodies. World J Gastroenterol. 2015 Feb 14;21(6):1907-14.

Van Rheenen P. Do Not Read Single Calprotectin Measurements in Isolation When Monitoring Your Patients with Inflammatory Bowel Disease: Inflammatory Bowel Diseases. 2014 Aug;20(8):1416-7.

Van Rheenen PF, Aloi M, Assa A, et al. The Medical Management of Paediatric Crohn's Disease: an ECCO-ESPGHAN Guideline Update. J Crohns Colitis. 2020 Oct 7;jjaa161.

Wieser H, Ruiz-Carnicer Á, Segura V, Comino I, Sousa C. Challenges of Monitoring the Gluten-Free Diet Adherence in the Management and Follow-Up of Patients with Celiac Disease. Nutrients. 2021 Jun 30;13(7):2274.

Farmacogenética. Fundamentos y utilidad clínica

12

L. Ramudo Cela

OBJETIVOS

- Conocer los fundamentos de la farmacogenética y su utilidad clínica asistencial: principales tratamientos farmacológicos, genes y variantes genéticas de interés.
- Comprender los estándares de interpretación de resultados farmacogenéticos a través de la nomenclatura *star-allele* y relación genotipo-fenotipo metabólico.
- Relacionar los resultados de un estudio farmacogenético con intervenciones en la prescripción y dosificación de medicamentos para los pacientes.
- Planificar un abordaje terapéutico basado en el genotipo teniendo en cuenta información complementaria necesaria desde un punto de vista integrador.

INTRODUCCIÓN

La variabilidad interindividual en la respuesta a los fármacos ya sea por su eficacia o seguridad, es frecuente en la población general y es una cuestión cada vez más importante en los sistemas sanitarios por el aumento de la esperanza de vida y el uso creciente de los medicamentos. Esta variabilidad acarrea una gran morbimortalidad, especialmente en las poblaciones de pacientes más frágiles, como ancianos y pacientes pluripatológicos.

Las razones de esta variabilidad interindividual incluyen numerosos factores entre los que se encuentran los factores genómicos. El aumento de disponibilidad y la reducción en los costes que han experimentado las tecnologías de genotipado y secuenciación durante las últimas décadas están consiguiendo que la implantación de la farmacogenética en la práctica sea un objetivo en muchos países de todo el mundo.

El objeto de los estudios de farmacogenética clínica es identificar las variantes genéticas asociadas a la variabilidad interindividual en aspectos relacionados con la farmacología. Particularmente, las variantes farmacogenéticas pueden explicar algunos fenotipos de respuesta a fármacos, como el fracaso terapéutico, los efectos secundarios o adversos y la dosificación no convencional. Los genes analizados habitualmente suelen estar implicados en rutas farmacocinéticas o farmacodinámicas. Los genes de relevancia farmacogenómica suelen denominarse farmacogenes en la bibliografía científica. Algunos ejemplos habituales de biomarcadores farmacogenómicos son las enzimas, los receptores, los canales iónicos, las proteínas transportadoras y los mediadores inmunitarios.

Farmacocinética y farmacodinamia son dos ramas importantes de la farmacología.
La **farmacocinética** analiza los procesos de absorción, distribución, metabolismo y eliminación (ADME) de fármacos.
La **farmacodinamia** analiza la variabilidad en la acción farmacológica no atribuible a las concentraciones en el sitio de acción tales como interacción con la molécula diana y mecanismos relacionados con la enfermedad.

La correlación de los resultados de un estudio farmacogenético con un fenotipo de respuesta farmacológico puede orientar, previo al inicio de la terapia, la selección del fármaco o la dosis que administrar. Así mismo, la identificación de determinadas variantes farmacogenómicas puede indicar la necesidad de evitar la prescripción de un medicamento específico por motivos de eficacia o riesgo de sufrir efectos secundarios o adversos graves. Además, la identificación de determinadas variantes farmacogenéticas podría sugerir que un paciente puede beneficiarse de dosis no convencionales de un medicamento. Así pues, el empleo de la información procedente de los estudios farmacogenéticos puede contribuir a lo que suele denominarse medicina personalizada o de precisión o a realizar un tratamiento farmacológico individualizado.

Antecedentes históricos de la farmacogenética y evolución

La búsqueda de una terapia farmacológica personalizada es una práctica habitual en medicina para la que se utilizan diferentes variables clínicas y analíticas como la edad, el peso, la talla, la función renal, el estado del paciente, etc. En este contexto los estudios farmacogenéticos aportan un conjunto muy amplio de nuevos biomarcadores para incorporar en el contexto de la individualización del tratamiento farmacológico. El desarrollo de la disciplina científica de la farmacogenética se sustenta en un conjunto muy amplio de conocimiento, estándares de interpretación y tecnologías que han alcanzado un grado de madurez científica y clínica suficiente para su implementación en contexto asistencial.

El reconocimiento de la variabilidad interindividual en la toxicidad de las sustancias con actividad biológica debido a aspectos genómicos se remonta a Pitágoras (c. 580-500 a.C.), que desaconsejó la ingesta de habas, posiblemente en relación con casos identificados de síndrome hemolítico provocado por la ingesta de habas poco cocinadas. En la actualidad, se sabe que la causa subyacente de este síndrome es una mutación en el gen que codifica la glucosa-6-fosfato deshidrogenasa (*G6PD*).

En la década de 1950 y 1960, con el desarrollo de métodos más sólidos para medir las concentraciones de fármacos y sus metabolitos en la sangre, orina y en otros tejidos, se pudieron definir valores atípicos farmacocinéticos e identificar pacientes en los que concentraciones plasmáticas son anormalmente altas o bajas. Con respecto a esto, la relación de concentraciones de ciertos fármacos y/o metabolitos guarda una relación estrecha con la actividad de rutas metabólicas específicas. Estos ensayos, conocidos como pruebas de fenotipado, permitieron evaluar cuantitativamente la actividad de rutas de metabolismo de fármacos e identificar subpoblaciones de individuos con actividades anormalmente altas o bajas. Algunos ejemplos de ensayos de fenotipado metabólico incluyen la evaluación de la *N*-acetilación de isoniazida para definir la actividad de la *N*-acetiltransferasa (enzima de fase II) o hidroxilación de la debrisoquina para definir la actividad de la enzima citocromo P450 de fase I (CYP2D6) (**Fig. 12-1**).

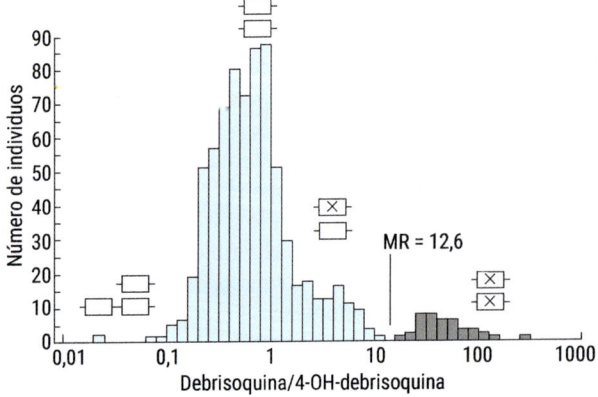

Figura 12-1. Histograma de frecuencias poblaciones de relación metabólica debrisoquina/OH-debrisoquina como marcador de la actividad metabólica de CYP2D6.
Distribución de la relación metabólica de la debrisoquina urinaria en 757 sujetos sanos y representación esquemática de genotipos CYP2D6, en los que una cruz en un alelo indica una mutación perjudicial.

 El término farmacogenética fue acuñado por **Friederich Vogel** en 1959 para definir una nueva ciencia que aplicaba la genética y la farmacología al estudio de la influencia de la herencia en la respuesta a los fármacos.

Definición de la farmacogenética y su distinción de la farmacogenómica

La **farmacogenética** es la ciencia que estudia cómo las variaciones en los genes individuales influyen en la respuesta a los medicamentos. Se centra en el papel específico de determinados genes y variantes genéticas a la hora de determinar cómo el organismo de un individuo metaboliza, transporta y responde a los medicamentos.

La **farmacogenómica**, por su parte, es un campo más amplio que explora la influencia de todo el genoma en la respuesta a los fármacos. Va más allá del estudio de genes individuales y analiza los efectos combinados de múltiples genes, así como la interacción entre factores genéticos y ambientales. La farmacogenómica pretende desarrollar una comprensión más completa de cómo la composición genética de un individuo puede influir en su respuesta a diversos fármacos.

Para ilustrar la diferencia, se puede considerar el ejemplo de un paciente que toma clozapina, un fármaco antipsicótico. La farmacogenética podría estudiar cómo las variaciones en el gen de la enzima CYP1A2 afectan al metabolismo de la clozapina, lo que da lugar a posibles interacciones farmacológicas o a una menor eficacia. La farmacogenómica, por su parte, tendría en cuenta la influencia combinada de múltiples genes, factores ambientales como la dieta y el tabaquismo y el estado de salud general del paciente para predecir la respuesta individual a la clozapina.

ESTÁNDARES DE INTERPRETACIÓN MOLECULAR

En la década de 1970, los avances posteriores en genética molecular condujeron a la identificación y caracterización de los defectos subyacentes al polimorfismo de la debrisoquina hidroxilasa o *CYP2D6*. Este conjunto de defectos incluía no solo variantes concretas, sino también la duplicación de genes, con individuos que tenían varias copias del gen.

La investigación en el campo se aceleró enormemente con los desarrollos tecnológicos y de conocimiento científico realizados después del proyecto del genoma humano, especialmente los estudios de asociación basados en genes candidatos o del genoma completo o GWAS (*Genome Wide Association Study*).

Con la identificación y caracterización de un número creciente de variantes alélicas diferentes asociadas a defectos en el metabolismo de fármacos y otros procesos farmacocinéticos, se hizo necesario establecer un sistema de nomenclatura para disponer de un «lenguaje común» en comunidad científica para referirse a cada una de estas variantes alélicas. A mediados de la década de 1990, un grupo de expertos desarrolló unas reglas generales de nomenclatura utilizadas para *CYP2D6* que, posteriormente, se extendieron a los demás genes polimórficos del CYP y de otros procesos farmacocinéticos. Este sistema, conocido como nomenclatura de alelos estrella (*) o *star-allele*, constituye el sistema de nomenclatura más empleado en la actualidad y sirve como base para realizar la interpretación molecular de los resultados genéticos y para establecimiento de correlaciones genotipo-fenotipo metabólico. Actualmente, es el sistema de nomenclatura de resultados farmacogenéticos recomendado por el American College of Medical Genetics and Genomics (ACMG). El repositorio Pharmacogene Variation (PharmVar) Consortium (https://www.pharmvar.org/) recopila y mantiene diferentes recursos de información para la determinación de los alelos farmacogenéticos en muestras de pacientes.

En el sistema *star-allele*, el nombre de cada alelo se construye mediante la unión del nombre del gen y el símbolo «*» seguido de un número o una combinación de números y letras (p.ej., *CYP2D6*1*). En la mayoría de los casos, *1 denota el alelo de referencia (salvaje o *wild-type*). Los diferentes alelos farmacogenéticos suelen tener números correlativos de acuerdo con el orden por el cual fueron incluidos en el repositorio de nomenclatura PharmVar (p. ej., «*2» o «*3») (**Fig. 12-2**).

Desde el punto de vista molecular, los alelos farmacogenéticos se definen como combinaciones de variantes (haplotipos) formados por una o más variantes de nucleótido único (SNV) o pequeñas inserciones/deleciones, normalmente de menos de 50 nucleótidos. El alelo *1 se asigna por defecto si no se detecta ninguna de las variantes analizadas (una excepción es *NAT2*, para el que la asignación por defecto es el alelo*4). Aunque puede haber multitud de variantes en un alelo farmacogenético determinado, aquellas que causan un cambio de aminoácido o un desplazamiento de marco de lectura (*frameshift*) o que afectan al *splicing* se denominan variantes principales o core. Estas variantes principales suelen ser aquellas que se analizan en los ensayos de farmacogenética clínica. Un alelo farmacogenético puede tener dos o más subalelos. Por ejemplo, *CYP2D6*4* se define por la variante *splicing* c.506-1G > A (rs3892097, NC_000022.11:g.42128945C > T), que causa una pérdida de función del alelo. Esta variante tiene una frecuencia relativamente elevada en la población general (p. ej., aproximadamente el 20 % en europeos y el 8 % en afroamericanos) y se ha encontrado en numerosos haplotipos en combinación con SNV adicionales. Estos haplotipos se denominan subalelos de *CYP2D6*4*. El alelo principal se define como

CYP2D6*4 y los subalelos se diferencian por una extensión numérica (p. ej., *CYP2D6*4.001, *4.002*, etc.). Se asume que todos los subalelos incluidos bajo un mismo alelo principal son funcionalmente equivalentes.

Para ilustrar algunas cuestiones adicionales sobre esta nomenclatura, a modo de ejemplo, destaca que otra variante común, c.100C > T (p.Pro34Ser, rs1065852, NC_000022.11:g.42130692G > A), que se clasifica como la variante principal del alelo *CYP2D6*10*, forma parte de todos los subalelos *CYP2D6*4* salvo uno, *CYP2D6*4.012* (tradicionalmente nombrado *CYP2D6*4M*). Como tal, la detección de las variantes c.506-1G > A y c.100C > T en heterocigosis sugiere que el diplotipo del paciente es *CYP2D6*4/*10* o *CYP2D6*1/*4*, dependiendo de si las variantes están en el mismo cromosoma (en *cis*) o en cromosomas opuestos (en *trans*). Las tecnologías de análisis genómico más habituales empleadas en farmacogenética no permiten obtener información sobre la fase cromosómica para determinar si están en *cis* o en *trans*; sin embargo, los datos de frecuencia alélica procedentes de bases de datos poblacionales sugieren que estas dos variantes están más a menudo en *cis*. En estos casos, los estándares de nomenclatura farmacogenética ACMG, recomiendan informar del resultado *CYP2D6*1/*4* en lugar de *CYP2D6*4/*10* cuando las dos variantes se detectan en heterocigosis. Por tanto, cuando la fase cromosómica es ambigua, se emplean datos poblacionales para seleccionar el genotipo más probable (**Fig. 12-3**).

Además, algunos genes se ven afectados por variantes en el número de copias (CNV), incluyendo deleciones, duplicaciones, multiplicaciones y reordenamientos génicos. Las duplicaciones y las multiplicaciones se nombran con un signo de multiplicación y el número de copias del gen después del alelo afectado. Por ejemplo, *CYP2D6*1/*2×2* indica que hay dos copias del alelo *2 en el mismo cromosoma para un total de tres copias génicas. Se han caracterizado otras estructuras en las que los alelos identificados en la misma fase tienen una secuencia diferente. Por ejemplo, *CYP2D6*1/*36+*10* indica que un cromosoma tiene una copia del alelo *CYP2D6*36* en tándem con un alelo *CYP2D6*10* para un total de tres copias génicas.

Es importante destacar que, dado que *1 suele ser el alelo asignado por defecto para los ensayos de genotipado (es decir, no se ha detectado ninguna de las variantes analizadas), hay un riesgo residual de que el individuo tenga un

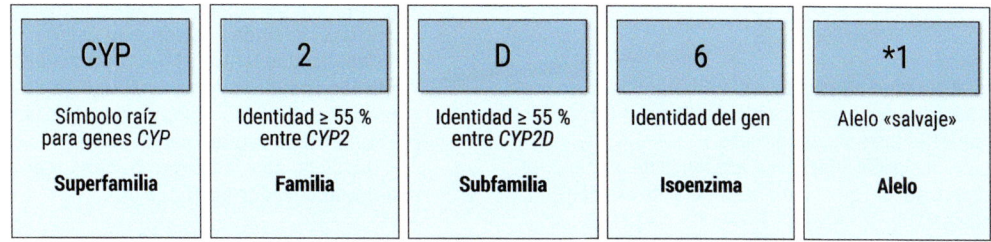

Figura 12-2. Esquema de la nomenclatura *star-allele* de enzimas del complejo citocromo P-450.
Las enzimas del complejo citocromo P-450 conforman una superfamilia que se identifica por la raíz CYP. A continuación, cada una de las familias se distingue a través de un número correlativo. Las isoenzimas que pertenecen a una misma familia tienen una identidad superior al 40 %. Las subfamilias se identifican añadiendo una letra correlativa. La identidad dentro de una subfamilia es superior al 55 %. Cada uno de los genes se identifican añadiendo un número a la raíz anterior. Cada uno de los alelos se nombran añadiendo el símbolo «*» seguido de un número correlativo. El *1 indica el alelo salvaje.

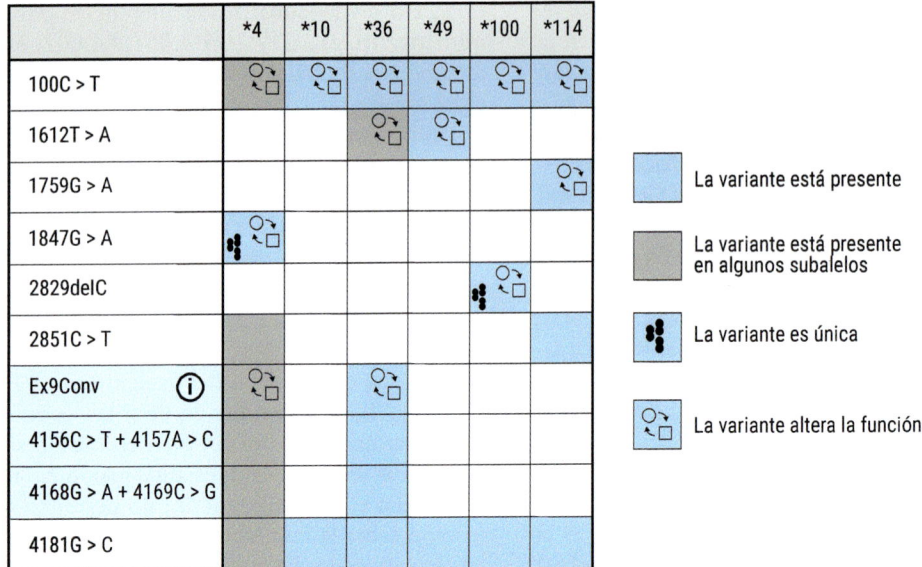

Figura 12-3. Relación entre la nomenclatura *star-allele* y la nomenclatura de variantes.
Las filas de la tabla representan variantes y las columnas representan alelos farmacogenéticos. A modo de ejemplo se muestran los alelos de *CYP2D6* que contienen la variante 100C>T. Esta variante se muestra en azul para *10, *36, *49, *100, y *114, lo que indica que es parte de su definición a nivel de alelo principal o core. Esta variante de nucleótido único (SNV) se muestra en gris para *4 para indicar que no forma parte de la definición del alelo principal, porque no se encuentra en todos los alelos *4 de este grupo. Dado que 100C>T no es exclusivo de *10, este alelo no puede identificarse inequívocamente mediante genotipado para 100C>T; la presencia de otros alelos portadores de 100C>T debe descartarse mediante análisis para sus respectivos SNV principales.

genotipo raro no *1, dependiendo de lo exhaustivo que sea el análisis genómico realizado. El riesgo residual de tener un alelo no *1, a pesar de dar negativo en las pruebas de las variantes analizadas, depende del número de alelos analizados y de sus frecuencias alélicas en la población de estudio. Por ejemplo, las variantes que definen el alelo *CYP2D6**10 son 100C>T y 4181G>C. Sin embargo, estas dos variantes también se encuentran en otros alelos como *CYP2D6**4, *36, *49, *100 y *114, además de los SNV de núcleo únicos en cada alelo. Si no se capturan estos SNV principales adicionales, puede producirse una asignación de *CYP2D6**10 y una clasificación errónea de un alelo no funcional como alelo de función normal o viceversa (v. **Fig.12-3**). Este resultado inexacto en el genotipo puede trasladarse a una predicción de fenotipo también inexacta. Es una cuestión importante tanto para los laboratorios clínicos, a la hora de diseñar un estudio o seleccionar una plataforma de análisis, como para los profesionales clínicos prescriptores, a la hora de evaluar los resultados de un estudio farmacogenético.

> **!** La nomenclatura **star-allele** es un sistema utilizado en farmacogenética para identificar variantes genéticas como marcadores farmacogenómicos.
> Se utiliza para describir diferentes versiones de un gen, conocidas como alelos, que contienen diferentes variantes genómicas.
> El alelo normal o de referencia *wild-type* recibe la designación de *1. Un alelo diferente del alelo de referencia se designa con un «*» seguido de un número distinto de 1.
> Los resultados de un estudio se informan como diplotipos, que son una combinación de dos alelos identificados. Se informa de un diplotipo para cada uno de los genes analizados.

ESTÁNDARES DE INTERPRETACIÓN CLÍNICA

Tras el gran desarrollo científico de la farmacogenética a nivel molecular, su implementación en la práctica clínica asistencial comenzó de manera lenta en ciertos centros muy especializados. Una de las principales barreras para esta implementación asistencial generalizada que se consideró abordable fue el desarrollo de guías de práctica clínica, basadas en la evidencia, revisadas por pares con recomendaciones claras de prescripción de medicamentos en función del genotipo del paciente. De este modo, durante la primera década del siglo XXI se crearon diversos consorcios y grupos de trabajo elaboradores de guías y estándares de interpretación clínica (**Tabla 12-1**).

> **!** La asignación de fenotipo en función del genotipo se realiza a través de la nomenclatura *star-allele*, de la clasificación de actividad y, en su caso, los valores de actividad de cada alelo.
> De manera general, las combinaciones de alelos de actividad reducida o ausente se asignan a los fenotipos metabolizador lento (PM) o metabolizador intermedio (IM); las combinaciones de alelos de actividad aumentada dan lugar a fenotipos de metabolizador rápido (RM) y metabolizador ultrarrápido (UM) y las combinaciones de alelos de actividad normal dan lugar a los fenotipos de metabolizador normal (NM).

Para implementar los resultados de los estudios farmacogenéticos en la práctica clínica asistencial, estos consorcios y grupos de trabajo han desarrollado una metodología para establecer correlaciones genotipo-fenotipo, esto es, relacionar los resultados genéticos con los fenotipos de metabolismo. Esta

Tabla 12-1. Consorcios y grupos de trabajo de sociedades científicas y grupos gubernamentales elaboradores de guías de práctica clínica y documentos técnicos con recomendaciones de prescripción en función del genotipo

Siglas	Nombre completo	URL
CPIC	Clinical Pharmacogenetics Implementation Consortium	https://cpicpgx.org/
DPWG	Dutch Pharmacogenetics Working Group	https://www.knmp.nl/dossiers/farmacogenetica
SEFF	Sociedad Española de Farmacogenética y Farmacogenómica	https://seff.es/
CPNDS	Canadian Pharmacogenetics Network for Drug Safety	https://cpnds.ubc.ca/
FDA	Food and Drug Administration	https://www.fda.gov/medical-devices/precision-medicine/table-pharmacogenetic-associations
RNPGX	Réseau National de Pharmacogénétique	https://anpgm.fr/

Cada uno de los consorcios y grupos de trabajo tienen un ámbito de aplicación y una metodología de desarrollo de guías de práctica clínica. Estas diferencias tienen un impacto en las recomendaciones que elabora cada una de ellas. CPIC: su objetivo principal es el de trasladar los resultados farmacogenéticos moleculares a la práctica clínica asistencial. Se trata de un grupo multidisciplinar internacional que publica sus guías de práctica clínica en la revista revisada por pares *Clinical Pharmacology and Therapeutics*. DPWG: su objetivo principal es el desarrollo y mantenimiento de bases de datos sobre medicamentos integradas en los sistemas de información sanitarios de los Países Bajos. Es un grupo de trabajo dependiente de Royal Dutch Pharmacists Association (KNMP). Las estrategias de dosificación se basan en estimaciones farmacocinéticas. CPNDS: su objetivo es la identificación de factores de riesgo relacionados con reacciones adversas graves y desarrollo de estrategias de prevención de estas. Mantienen programas de detección de reacciones adversas y realizan estudios (p. ej., caso-control) para identificar factores de riesgo. RNPGX: su objetivo es identificar los biomarcadores farmacogenéticos con utilidad para implementar en la práctica clínica diaria y los criterios de selección de pacientes candidatos a estudio. Está constituida por una red de países francófonos (Francia, Suiza y Canadá). SEFF: su objetivo es la traslación del conocimiento científico en medicina personalizada para mejorar la seguridad y eficacia de los medicamentos. Dispone de varios grupos de trabajo enfocados en la elaboración de diferentes guías clínicas, estándares analíticos, ensayos intercomparativos, formación y regulación legal.
FDA: se trata de la agencia regulatoria nacional de Estados Unidos sobre el medicamento; por tanto, su objetivo es establecer las bases legales de la utilización de los biomarcadores farmacogenéticos en ese país.

metodología se basa en el sistema de nomenclatura de alelos farmacogenéticos *star-allele* y la definición de los fenotipos metabolizadores a través la clasificación de subpoblaciones de individuos en función de su capacidad metabólica analizada mediante perfiles farmacocinéticos.

Con este sistema de correlación genotipo-fenotipo, los resultados de los estudios farmacogenéticos (genotipos) se usan para deducir el fenotipo del paciente o su estado de metabolizador. El Clinical Pharmacogenetics Implementation Consortium (CPIC) recomienda emplear cinco fenotipos para los genes de metabolismo de fármacos, que incluyen, en orden de menor a mayor actividad metabólica: metabolizador lento (PM), metabolizador intermedio (IM), metabolizador normal (NM), metabolizador rápido (RM) y metabolizador ultrarrápido (UM). El fenotipo predicho que se asigna al paciente depende del diplotipo identificado: por ejemplo, dos alelos no funcionales dan lugar a un fenotipo de metabolizador lento, mientras que dos alelos de función normal o uno de función normal y uno de función disminuida dan lugar a un fenotipo metabolizador normal. Los pacientes con un fenotipo metabolizador intermedio pueden tener un alelo de función normal en combinación con un alelo no funcional o tener dos alelos de función reducida. Además, tres copias de un alelo de función normal, independientemente del otro alelo, dan lugar a un fenotipo metabolizador ultrarrápido. Por ejemplo, *CYP2D6**1/*2×2 indica la presencia de un total de tres copias del gen, y dado que el alelo *CYP2D6**2 tiene una función normal, esta duplicación en combinación con un alelo *CYP2D6**1 se traduce en un fenotipo metabolizador ultrarrápido. Otro ejemplo de genotipo que contiene una CNV es *CYP2D6**1/*36+*10. Aunque este genotipo presenta tres copias del gen, los sujetos con este resultado se clasifican como metabolizadores normales porque el alelo *36

es no funcional y el *10 es de función reducida. Por tanto, para asignar el fenotipo a partir del resultado de un estudio farmacogenético, se hace necesario conocer la actividad funcional de los alelos farmacogenéticos identificables en el ensayo. PharmVar mantiene también un repositorio común de actividades funcionales de los alelos farmacogenéticos disponibles en la base. Para facilitar la traducción de genotipo a fenotipo para ciertos genes (en concreto, *DPYD*, *CYP2D6* y *CYP2C9*) CPIC y otros consorcios farmacogenéticos utilizan un sistema semicuantitativo para la asignación del fenotipo conocido como sistema de puntuación de actividad (AS, del inglés, *activity score*). En este sistema, a cada alelo se le asigna un valor de actividad, y la suma de los valores de actividad es el AS para el genotipo específico (**Fig. 12-4**)

Los primeros estándares datan del año 2017 y fueron desarrollados por CPIC. Posteriormente, se generaron nuevos estándares enfocados en diferentes genes. Así mismo, otros grupos de trabajo como el Dutch Pharmacogenetics Working Group (DPWG) se incorporaron al desarrollo de estos estándares. De esta forma se ha conseguido un alto grado de homogeneidad en los mismos. En el año 2022 ACMG (American College of Medical Genetics and Genomics) publicó una serie de estándares técnicos para el análisis y el informe de resultados farmacogenéticos. Además, la Association for Molecular Pathology (AMP) publica iterativamente estándares técnicos complementarios a los del ACMG con el objeto de homogeneizar las variantes alélicas analizadas entre los diferentes laboratorios. Para determinar qué alelos constituyen el conjunto mínimo de pruebas (nivel 1) y cuáles son opcionales para un panel ampliado (nivel 2), la AMP tiene en cuenta información que incluye la función clínica de los alelos (normalmente derivada de las tablas de función alélica del CPIC), la frecuencia alélica (normalmente derivada de

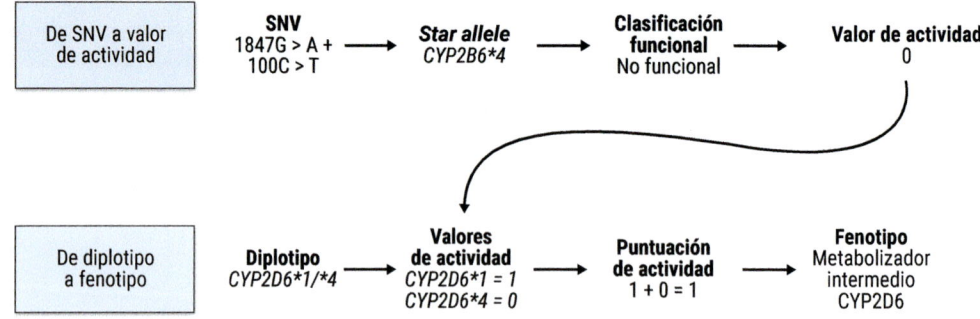

Figura 12-4. Etapas en la evaluación molecular de los resultados de un estudio farmacogenético.
En primer lugar, el estudio genético proporciona un conjunto de variantes genéticas con su zigosidad. El conjunto de variantes identificadas se traduce a la nomenclatura *star-allele*. A través de las bases de datos y repositorios de información como PharmVar se obtiene la clasificación funcional del alelo y su valor de actividad. Una vez determinado el diplotipo (par de haplotipos o alelos) de la muestra y conocidos su actividad funcional y valor de actividad, se podrá obtener el fenotipo mediante la suma de los valores de actividad.

las tablas de frecuencia alélica de PharmGKB/CPIC) y la disponibilidad de materiales de referencia. Todos estos recursos constituyen actualmente el conjunto básico para el diseño de pruebas, análisis e interpretación de resultados.

PRINCIPALES GENES Y VARIANTES DE INTERÉS CLÍNICO

Los principales genes y variantes de interés clínico en farmacogenética generalmente se agrupan desde un punto de vista farmacológico en dos grupos. Primero, genes relacionados con la farmacocinética, que incluyen genes de metabolismo de medicamentos y genes relacionados con procesos de disposición. Segundo, genes relacionados con procesos farmacodinámicos.

Genes de metabolismo de medicamentos

Los genes relacionados con el metabolismo de medicamentos codifican distintos tipos de enzimas que catalizan los procesos bioquímicos que transforman los fármacos en otras sustancias conocidas como metabolitos con el objeto de facilitar su eliminación. El conjunto de enzimas de metabolismo de medicamentos es muy amplio y heterogéneo. Para su estudio se agrupan según su similitud molecular siendo la superfamilia del complejo citocromo P450 la más importante desde el punto de vista de la farmacología clínica.

 El **hígado** es el principal órgano encargado de metabolizar los fármacos, mientras que el **intestino delgado** también desempeña un papel crucial, pues contribuye a la inactivación de los fármacos administrados por vía oral.
Las **reacciones de fase I** incluyen reacciones de oxidación, reducción e hidrólisis que suelen conducir a la pérdida de actividad farmacológica de los fármacos, aunque algunos pueden presentar una actividad aumentada o alterada.
Los metabolitos de fase I resultantes pueden sufrir **reacciones de fase II**, que implican reacciones de conjugación tales como la glucuronidación, la sulfatación, la acetilación y la metilación para aumentar la solubilidad en agua. Los metabolitos de fase II suelen ser inactivos.

Enzimas del citocromo P-450 (CYP450)

Citocromo P-450 (CYP450) es un término genérico que agrupa una serie de enzimas que son responsables de la mayoría de las reacciones de oxidación del metabolismo de fármacos. Aproximadamente, el 75 % de los fármacos de uso común son sustratos del CYP450, y la oxidación mediada por el CYP450 representa el 80 % del metabolismo oxidativo de los fármacos. La actividad del CYP450 en humanos muestra una variabilidad influida por polimorfismos genéticos, interacciones farmacológicas y exposición a xenobióticos. Se han descrito al menos 60 genes relacionados con el CYP450, pero solamente un pequeño conjunto de enzimas (las familias CYP1, CYP2 y CYP3) parecen contribuir al metabolismo de los fármacos. En particular, CYP2D6, CYP2C9, CYP2C19, CYP2B6 y CYP3A4/5 son enzimas metabólicas cruciales y ampliamente estudiadas en el ámbito de la farmacología, la farmacocinética y la farmacogenética (**Tabla 12-2**).

Las variaciones genéticas en las isoformas CYP450 contribuyen significativamente a la variabilidad en el metabolismo de los fármacos, influyendo en las respuestas individuales y en las posibles interacciones farmacocinéticas. La información farmacogenética relacionada con el CYP450 se incluye, a menudo, en las fichas técnicas de las agencias reguladoras del medicamento, lo que subraya la importancia de tener en cuenta los factores genéticos en el tratamiento farmacológico.

CYP2D6

El gen *CYP2D6* es muy polimórfico, con más de 120 alelos caracterizados. Es responsable del metabolismo de un gran número de fármacos importantes y representa casi el 25 % de los medicamentos metabolizados por el CYP450. Es uno de los genes más estudiados en el ámbito de la farmacogenética y sus variantes son las mejor caracterizadas entre todas las variantes del CYP450.

El Grupo de Trabajo de Farmacogenética de la Asociación de Patología Molecular (AMP), con el objeto de promover la estandarización de análisis entre los distintos laboratorios clínicos, elabora y publica recomendaciones sobre qué alelos

Tabla 12-2. Isoenzimas CYP450 importantes en farmacogenética y características principales

Enzima CYP	Porcentaje de citocromo hepático	Porcentaje de fármacos metabolizados	Porcentaje de individuos con variantes alélicas que modifican la función	AMP tier 1
CYP2D6	2 %	20-30 %	35-55 %	*2, *3, *4, *5, *6, *9, *10, *17, *29, *41 y xN
CYP2C19	3 %	10 %	10-40 %	*2, *3, *17
CYP2C9	30 %	10 %	40-70 %	*2, *3, *5, *6, *8, *11
CYP2B6	6-10 %	8 %	15-85 %	–
CYP3A4/5	30 %	50 %	7-70 %	*CYP3A4*22, CYP3A5*3, *6, *7*

La proporción de individuos con variantes alélicas que modifican la función muestra una elevada variabilidad entre las diferentes poblaciones y etnias. Entre individuos de una misma etnia la variabilidad se reduce.
AMP tier 1 indica el conjunto de variantes alélicas que la Association for Molecular Pathology considera esenciales para determinar un estudio farmacogenético. Actualmente, no se han publicado estándares AMP para CYP2B6, pero se consideran importantes las variantes alélicas *5, *6 y *18.

y variantes farmacogenéticas deben analizarse. Estas recomendaciones incluyen un conjunto mínimo de variantes alélicas (nivel 1) y un conjunto de variantes opcionales para un panel ampliado (nivel 2).

Entre las variantes alélicas de nivel 1 AMP se incluyen variantes del tipo CNV como *CYP2D6*5*, que se define por una deleción completa del gen y como xN, que indica la presencia de duplicaciones del gen «×2» o multiplicaciones. Las distribuciones de estos alelos muestran diferencias interétnicas notables. Aproximadamente, el 7-10 % de los caucásicos y el 1 % de los asiáticos son metabolizadores lentos de CYP2D6. *CYP2D6*3, *4 y *5* son las variantes habitualmente implicadas en el fenotipo de metabolizador lento. De estos, *CYP2D6*4* es la variante alélica más común en caucásicos (con una frecuencia alélica ~21 %), pero está prácticamente ausente en asiáticos, aunque la actividad general de *CYP2D6* es menor en asiáticos que en caucásicos como resultado de la elevada frecuencia alélica de *CYP2D6*10* (~50 %). Las duplicaciones del gen, que permiten identificar metabolizadores ultrarrápidos, se han descrito en ~1-7 % de los caucásicos y en ~29 % de africanos.

> **! Fármacos incluidos en guías del CPIC y del DPWG relacionados con *CYP2D6***
>
> - **Antidepresivos de primera línea:** paroxetina, venlafaxina, vortioxetina, fluvoxamina.
> - **Antidepresivos tricíclicos:** amitriptilina, clomipramina, desipramina, doxepina, ilmipramina, trimipramina, nortriptilina.
> - **Antipsicóticos:** haloperidol, aripiprazol, brexpiprazol, risperidona, pimozida, zuclopentixol.
> - **Trastorno por déficit de atención con hiperactividad (TDAH):** atomoxetina.
> - **Analgésicos opioides:** codeína, hidrocodona, tramadol.
> - **Antieméticos:** ondansetrón, tropisetrón.
> - **Antitumorales:** tamoxifeno.
> - **Betabloqueantes:** metoprolol.
> - **Antiarrítmicos:** flecainida, propafenona.
> - **Enfermedad de Gaucher:** eliglustat.

CYP2C9

CYP2C9 desempeña un papel importante en el metabolismo de, aproximadamente, el 10 % de los fármacos disponibles en el mercado que incluyen los antiinflamatorios no esteroideos (p. ej., ibuprofeno), los antiepilépticos (p. ej., fenitoína), los anticoagulantes orales (como ercaptop) y los antihipertensivos (p. ej., losartán).

Las variantes genéticas de CYP2C9 se asocian, generalmente, a una reducción funcional, cuyo grado suele depender del sustrato. *CYP2C9*3* y, en menor medida, *2 constituyen las variantes alélicas de mayor relevancia clínica. Los estudios *in vitro* muestran que *3 se asocia a una reducción del aclaramiento intrínseco de mayor magnitud que *2. Además, los efectos de *CYP2C9*2* son más específicos del sustrato. La frecuencia alélica de *CYP2C9*2* o *3 en caucásicos es de ~20 % y del 12 %, respectivamente, con el ~2,5 % homocigotos o heterocigotos compuestos.

CYP2C19

CYP2C19 representa alrededor del 3 % del total de CYP hepáticos. El CYP2C19 cataliza el metabolismo de varios fármacos, como los inhibidores de la bomba de protones (IBP) (p. ej., omeprazol, lansoprazol, pantoprazol), antidepresivos (como citalopram y amitriptilina), antiagregantes plaquetarios (p. ej., clopidogrel) o antifúngicos (como voriconazol).

Tradicionalmente, se ha empleado el análisis del metabolismo de mefenitoína para identificar los metabolizadores lentos de CYP2C19. Este fenotipo es común en poblaciones asiáticas (~20 %) y es infrecuente en poblaciones europeas (3-5 %). Los alelos *2 y *3 incluyen la variante c.681G > A (rs4986893), que produce un defecto de *splicing*, y la variante c.636G > A (rs4986893), que produce un codón de parada prematuro. *CYP2C19*2 y *3 representan los dos alelos nulos más predominantes. *CYP2C19*17 incluye la variante c.-806C > T (rs12248560), asociada con una mayor expresión y con fenotipo de metabolizador ultrarrápido. Este alelo es frecuente en poblaciones europeas y africanas ~20 %.

Fármacos incluidos en las guías CPIC y DPWG relacionados con CYP2C19

- **Antidepresivos primera línea:** citalopram, escitalopram, sertralina.
- **Antidepresivos tricíclicos:** amitriptilina, clomipramina, Imipramina, trimipramina, doxepina.
- **Protectores gástricos:** omeprazol, pantoprazol, lansoprazol, dexlansoprazol.
- **Antiagregantes plaquetarios:** clopidogrel.
- **Antifúngicos:** voriconazol.

CYP2B6

CYP2B6 representa el 6-10 % del contenido total de CYP hepático, con una variación sustancial (> 100 veces) en la expresión entre individuos. Está implicado en el metabolismo el ~8 % de los comercializados entre los que se incluyen bupropión, efavirenz y metadona. También algunas drogas de abuso (p. ej., N-metil3,4-metilendioxianfetamina, «éxtasis»).

No se han publicado recomendaciones AMP para CYP2B6. Entre los laboratorios clínicos es común el análisis de las variantes alélicas *CYP2B6**5, *6 y *18 para la caracterización del perfil farmacogenético. Estas variantes alélicas contienen variantes de tipo cambio de sentido que se asocian con una reducción de la actividad enzimática *5 (c.1459C > T, Arg487Cys, rs3211371), *6 (c.516G > T, Gln172His, rs3745274) y *18 (c.983T > C, Ile-328Thr, rs28399499). De ellas, *CYP2B6**6 es la más común en la mayoría de las poblaciones con frecuencias de ~25 % en caucásicos, ~40 % en africanos y ~20 % en asiáticos. *CYP2B6**18 es más común en africanos ~10 %.

 Fármacos incluidos en guías CPIC y DPWG relacionados con CYP2B6

- **Antivirales:** efavirenz.
- **Antidepresivos primera línea:** sertralina.

CYP3A4/5

El locus *CYP3A* comprende cuatro genes que codifican las enzimas funcionales *CYP3A4*, *CYP3A5*, *CYP3A7* y *CYP3A43*. De estos, *CYP3A7* es principalmente fetal y *CYP3A43* tiene una expresión y actividad funcional baja, por lo que no se consideran importantes clínicamente. *CYP3A4/5* es responsable de metabolizar el mayor número de fármacos prescritos (más del 50 %). Estos genes suelen considerarse conjuntamente *CYP3A* debido que su especificidad de sustrato es solapante ente las diferentes isoformas y a la dificultad para discernir el papel relativo de cada isoforma en el metabolismo de los fármacos. La actividad global del *CYP3A* se distribuye de forma unimodal, presenta una amplia variabilidad interindividual (> 10 veces) y es muy susceptible a los efectos de los inhibidores e inductores enzimáticos.

Entre las variantes de interés, destaca el alelo *CYP3A5**3, que se define por la variante c.219-237ª>G (rs776746) localizada en el intrón 3 que produce un truncamiento no funcional en la proteína. En contraposición a la distribución unimodal del *CYP3A* en su conjunto, *CYP3A5* presenta una

distribución bimodal que puede predecirse por la presencia o ausencia de este alelo. Los individuos homocigotos para *CYP3A5**3 tienen una expresión baja (producen poca enzima) de CYP3A5, mientras que el resto tienen, al menos, un alelo de tipo salvaje (*CYP3A5**1) y expresan una gran cantidad de *CYP3A5*. Alrededor del 90 % de los caucásicos y del 75 % de los asiáticos son homocigotos para *CYP3A5**3.

 Fármacos incluidos en guías CPIC y DPWG relacionados con *CYP3A4/5*

- **Inmunosupresores:** tacrólimus.
- **Antipsicóticos:** quetiapina.

Enzimas de metabolismo diferentes del CYP450

Las enzimas más importantes desde el punto de vista de la farmacogenética clínica, no incluidas en el complejo CYP450 incluyen DPYD, UGT1A1, TPMT y NUDT15 (**Tabla 12-3**).

UDP glucuronosiltransferasas

Las UDP glucuronosiltransferasas (UGT) contribuyen a cerca del 35 % del metabolismo de fármacos de fase II y participan en la glucuronidación de muchos compuestos endógenos y xenobióticos. Su mayor concentración se encuentra en el tracto gastrointestinal y en el hígado. Se trata de una superfamilia de enzimas codificadas por, al menos, 19 genes que se agrupan en las familias UGT1 y UGT2 y en las subfamilias UGT1A, UGT2A y UGT2B. Toda la familia UGT1 deriva de un mismo gen. En el ámbito de la farmacogenética destaca UGT1A1 por su papel en el metabolismo de fármacos y de la bilirrubina.

No se han publicado recomendaciones AMP para *UGT1A1*. Entre los laboratorios clínicos es común el análisis de las variantes alélicas *UGT1A1**28 *36 y *37 (rs3064744) y *6 (rs4148323) para la caracterización del perfil farmacogenético. Las variantes alélicas *UGT1A1**28 *36 y *37 corresponden con polimorfismos de la caja TATA del gen y se asocian a variaciones en la expresión. El alelo salvaje, en su secuencia normal, contiene seis repeticiones de TA, mientras que las variantes alélicas contienen 5 (*36), 7 (*28) y 8 (*37) repeticiones. La variante *UGT1A1**28 es muy frecuente, el genotipo homocigótico se encuentra en el 5-15% de los europeos, el 10-25 % de los africanos y sudasiáticos, y el 1-5 % de los asiáticos del sudeste y los isleños del Pacífico. Esta variante es la causa principal de síndrome de Gilbert.

UGT1A1 está implicado en el metabolismo del 7-etil-10-hidroxicamptotecina (SN38) que es el metabolito activo del antineoplásico irinotecán. Además, la inhibición de *UGT1A1* que producen determinados fármacos o la competencia por su metabolismo con la bilirrubina puede generar en algunos pacientes una marcada hiperbilirrubinemia e ictericia que puede ser causa de retirada del tratamiento.

Tiopurina S-metiltransferasa y nudix hidrolasa 15

La tiopurina S-metiltransferasa (*TPMT*) cataliza la S-metilación de 6-mercaptopurina (6-MP), la azatioprina (AZA)

Tabla 12-3. Enzimas de metabolismo no CYP450 importantes en farmacogenética y sus características principales

Enzima	Tipo de enzima	Fármacos asociados	Porcentaje de individuos con alteración genética funcional	AMP tier 1
DPYD	Fase 1: deshidrogenasa	Fluoropirimidinas: 5-FU, capecitabina	3-5 %	–
UGT1A1	Fase 2: glucuronidasa	Irinotecán atazanavir	5-25 %	–
TPMT	Fase 2: metiltransferasa	Tiopurinas: azatioprina, 6-mercaptopurina tioguanina	2-15 %	*2, *3A, *3B, *3C
NUDT15	Fase 1: fosfatasa		1-12 %	*3

La proporción de individuos con variantes alélicas que modifican la función muestra una elevada variabilidad entre las diferentes poblaciones y etnias. Entre individuos de una misma etnia la variabilidad se reduce.
AMP tier 1 indica el conjunto de variantes alélicas que la Association for Molecular Pathology considera esenciales para determinar un estudio farmacogenético. Actualmente, no se han publicado estándares AMP para DPYD y UGT1A1, pero se consideran importantes las variantes alélicas de UGT1A1 28 *36 y *37 (rs3064744) y *6 (rs4148323) y DPYD*2A (rs3918290, c.1905+1G>A), and c.2846A >T (rs67376798, D949V), c.1236G>A/HapB3.

y la tioguanina. Se trata de una enzima citosólica que se encuentra en muchos tejidos y cuya actividad a través de ensayos enzimáticos se realiza habitualmente en los hematíes. La nudix hidrolasa 15 (*NUDT15*) cataliza la conversión de los metabolitos citotóxicos del trifosfato de tioguanina (TGTP) en el monofosfato de tioguanina, menos tóxico. Por tanto, ambas enzimas están muy relacionadas en cuanto a su papel en el metabolismo de los fármacos tiopurínicos y las guías de práctica clínica farmacogenéticas las abordan conjuntamente.

En los caucásicos, hay una distribución trimodal, con el 0,3-0,6 % de actividad baja o indetectable, el 10 % de actividad intermedia y el 90 % restante de actividad alta (normal). Las variantes alélicas de TPMT suponen el 80-95 % de los metabolizadores intermedios y lentos. *3ª es la variante más común en caucásicos y *3C es la más común en africanos y asiáticos del sudeste. El alelo *3A está compuesto por dos variantes no funcionales, p.Ala154Thr (rs1800460) y p.Tyr240Cys (rs1142345), que, a su vez, están presentes en el alelo *3B y *3C, respectivamente. Esto hace imposible distinguir entre el *1/*3ª (dos variantes en un alelo) y el *3B/*3C (dos variantes en dos alelos) utilizando técnicas estándar de reacción en cadena de la polimerasa (PCR)). *NUDT15*3 definida por la variante cambio de sentido c.415C>T (rs116855232) tiene una frecuencia del 6-7 % en asiáticos.

Dihidropirimidina deshidrogenasa (DPYD)

La dihidropirimidina deshidrogenasa (DPD), una enzima codificada por el gen *DPYD*, metaboliza dos pirimidinas endógenas (timina y uracilo) y facilita el metabolismo del antineoplásico análogo de la pirimidina 5-fluorouracilo (5-FU). Se ha utilizado la prueba de actividad de la DPD en las células mononucleares de sangre periférica (PBMC) para la determinación de la actividad de DPD. La actividad DPD se distribuye de manera normal con variaciones interindividuales de hasta 20 veces.

No se han publicado recomendaciones AMP para *DPYD*. Sin embargo, hay un posicionamiento de la Agencia Española de Medicamentos y Productos sanitarios (AEMPS) y de la Agencia Europea del Medicamento (EMA) que recomienda el cribado genético del déficit de DPD a través de la genotipificación de los alesos *DPYD*13 (rs55886062, 1679T > G), *DPYD*2A (rs3918290, c.1905+1G > A) y c.2846A > T (rs67376798, D949V), c.1236G > A + c.1129-5923C > G /HapB3 para la caracterización del perfil farmacogenético. Los polimorfismos de DPD dan lugar a fenotipos deficientes de DPD con una frecuencia total de alrededor del 3-5 %. Por ejemplo, los pacientes homocigotos *DPYD*2A tienen una ausencia completa de actividad normal de DPD, mientras que los portadores heterocigotos tienen una ausencia del 50 % de la actividad enzimática. La variante alélica HapB3 está compuesta por la variante c.1129-5923C > G (rs75017182), que se considera que provoca la reducción de actividad del gen y la variante c.1236G > A (rs56038477) que está en desequilibrio de ligamiento. Los laboratorios suelen analizar la variante c.1236G > A. Sin embargo, puesto que se ha descrito recientemente que el desequilibrio de ligamiento es incompleto, se recomienda preferentemente la detección de c.1129-5923C > G.

Genes relacionados con los procesos de disposición

Los transportadores de fármacos son proteínas de membrana que se localizan en diversas barreras endoteliales y epiteliales, como la barrera hematoencefálica (BHE), las células epiteliales intestinales, los hepatocitos y las células tubulares renales. Estos transportadores pueden afectar significativamente a la disposición de los fármacos. Por ejemplo, la afluencia de un fármaco de la sangre al hígado, donde posteriormente se metaboliza y excreta, puede aumentar su porcentaje de eliminación.

Las variaciones genéticas en los genes que codifican estos transportadores pueden dar lugar a niveles de expresión y eficiencia de transporte variables, lo que puede repercutir en la farmacocinética de los fármacos y en la respuesta al tratamiento. Más de 300 genes humanos codifican transportadores o proteínas relacionadas con transportadores, la mayoría de los cuales funcionan con sustratos endógenos, aunque algunos también transportan xenobióticos. En general, los transportadores de fármacos pueden clasificarse en dos grupos: los transportadores de eflujo (*efflux adenosine triphosphate-binding cassette* [ABC]), conocidos como la familia de transportadores de resistencia a múltiples fármacos (MDR), y los transportadores de absorción (*uptake solute carrier single-level cell* [SLC]). Los SLC median el movimiento pasivo de solutos por su gradiente electroquímico, mientras que los ABC son bombas activas alimentadas por adenosina trifosfato (ATP).

Transportadores de eflujo ABC

Se han caracterizado alrededor de 50 miembros de la familia de transportadores ABC y se agrupan en siete subclases o familias (de ABCA a ABCG). Se expresan en los enterocitos, el colon, el epitelio intestinal, la membrana plasmática canalicular de los hepatocitos, el túbulo renal proximal, las células madre hematopoyéticas, la barrera hematoencefálica, el corazón, los nervios, los testículos y la placenta. Se considera que el papel evolutivo de los transportadores ABC es limitar la penetración de moléculas tóxicas en órganos críticos, protegiendo así las barreras sangre-tejido. De todos los transportadores ABC, los más conocidos son *ABCB1* (glicoproteína P, Pgp, o MDR1), *ABCC1/2* (proteínas relacionadas con la resistencia a múltiples fármacos 1/2, MRP1/2), *ABBC2* (resistencia a múltiples fármacos, MRP2) y ABCG2 (proteína de resistencia al cáncer de mama, BCR).

Desde el punto de vista de la farmacogenética clínica e implementación asistencial, destaca *ABCG2*. La variante no sinónima, 421C > A SNP (rs2231142), afecta a la farmacocinética de muchos fármacos, como es el caso de la rosuvastatina o alopurinol, que han sido objeto de la publicación de guías de práctica clínica CPIC y DPWG, respectivamente. Esta variante tiene una frecuencia de ~10 % en poblaciones de Europa y América Latina, un ~30 % en poblaciones asiáticas y es menos frecuente en africanos ~2 %.

Transportadores SLC

Los transportadores SLC más conocidos son los polipéptidos transportadores de aniones orgánicos (OATP) y los transportadores de cationes orgánicos (OCT).

El gen *SLCO1B1* codifica la proteína transportadora OATP1B1, también conocida como OATP-C, y se expresa principalmente en la membrana basolateral de los hepatocitos del hígado humano. Interviene en la captación hepática de fármacos sustratos, como las estatinas. Se considera que la función fisiológica de la OATP1B1 es la eliminación de sustratos de la sangre al hígado para su posterior eliminación.

La variante más estudiada en este gen es el polimorfismo c.521T > C (rs4149056). Se trata de una variante más común entre caucásicos (8-20 %) y asiáticos (9-16 %) que entre africanos. Esta variante se asocia a una reducción de la captación hepática de fármacos como las estatinas y un aumento concomitante en sus concentraciones plasmáticas.

> **Fármacos incluidos en guías CPIC y DPWG relacionados con SLCO1B1 y ABCG2**
>
> - **SLCO1B1:** atorvastatina, fluvastatina, lovastatina, pitavastatina, pravastatina, rosuvastatina y simvastatina.
> - **ABCG2:** rosuvastatina.

Genes relacionados con procesos farmacodinámicos

Los genes relacionados con los procesos farmacodinámicos incluyen aquellos que codifican las proteínas dianas terapéuticas de los fármacos, así como en otras proteínas que intervienen en los mecanismos de acción de las respuestas terapéuticas y tóxicas. Las variantes genéticas en estos genes modifican los perfiles de eficacia y seguridad de los fármacos sin modificar las concentraciones plasmáticas de estos.

Las variantes genéticas relacionadas con la farmacodinamia que se han estudiado más ampliamente se asocian a reacciones adversas a medicamentos (RAM). Las RAM son una causa importante de morbilidad y mortalidad en todo el mundo, suponen una importante carga económica para los sistemas sanitarios y conllevan estancias hospitalarias más prolongadas. Aproximadamente, el 40 % de los pacientes en un entorno comunitario experimentan RAM, mientras que el 6,5 % de los ingresos hospitalarios de adultos y el 2,1 % de los de niños están relacionados con RAM. De los pacientes hospitalizados, el 6,7 % sufre RAM graves. Hay muchos ejemplos de RAM relacionadas con polimorfismos genéticos conocidos, algunas de ellas están bien caracterizadas y han sido objeto de desarrollo de guías de práctica clínica con recomendaciones de prescripción según el genotipo; algunas de estas se describen a continuación.

Glucosa-6-fosfato deshidrogenasa (G6PD) y anemia hemolítica

La deficiencia de glucosa-6-fosfato deshidrogenasa (G6PD) es el defecto enzimático más común en humanos y afecta, aproximadamente, a 400 millones de personas en todo el mundo. Hay marcadas diferencias étnicas y geográficas en la prevalencia de la G6PD, desde <1 a 1.000 en los europeos del norte hasta uno de cada dos judíos kurdos. La deficiencia de G6PD es un trastorno ligado al cromosoma X.

La forma activa de G6PD cataliza el primer paso en la vía de las pentosas fosfato (PPP). En esta reacción se produce la reducción de fosfato de dinucleótido de adenina y nicotinamida (NAPD) a NAPD reducido (NADPH), que es esencial en la protección de los eritrocitos contra el daño oxidativo al mantener una elevada concentración de glutatión reducido (GSH) en la célula. El GSH evita la oxidación de los grupos sulfhidrilo de la hemoglobina y de la membrana eritrocitaria. G6PD es la única enzima productora de NADPH que puede activarse en respuesta al estrés oxidativo y, por tanto, en pacientes con deficiencia de G6PD, las concentraciones de NADPH son bajas, lo que conduce a concentraciones bajas de GSH que provocan daño oxidativo y hemólisis. La anemia hemolítica inducida por fármacos es una consecuencia común de la deficiencia de G6PD. Se han identificado muchos fármacos causantes o potencialmente causantes de hemólisis en pacientes con ella. Algunos fármacos están contraindicados en la deficiencia de G6PD, las guías clínicas CPIC recomiendan evitar: rasburicasa, pegloticasa, dapsona, azul de metileno, azul de toluidina, primaquina y tafenoquina.

La Organización Mundial de la Salud (OMS) ha publicado un listado de alelos de G6PD clasificados en cinco categorías según su impacto funcional en la enzima. Las categorías IV y V se consideran completamente funcionales, mientras que las categorías I, II y III se consideran de función reducida o no funcionales. Al tratarse de una enfermedad ligada al cromosoma X, la interpretación clínica de los resultados de un estudio será diferente en función del sexo del paciente. En individuos heterocigotos (principalmente mujeres) para un alelo de función reducida, se produce una inactivación aleatoria del cromosoma X. Esta inactivación se produce en un porcentaje variable de células somáticas, inactivando el alelo de función normal o el de función disminuida, y hace que las personas heterocigotas tengan un mosaico de eritrocitos con G6PD normal y con G6PD deficiente. En estos casos, las guías clínicas CPIC recomiendan clasificar a los individuos con «actividad enzimática variable» e indican que la administración de fármacos de riesgo no suele conllevar el desarrollo de anemia hemolítica.

Fármacos incluidos en guías CPIC relacionados con G6PD

Dapsona, azul de metileno, nitrofurantoína, pecloticasa, primaquina, rasburicasa, tafenoquina y azul de toluidina.

Factor V y trombosis venosa profunda

La trombina convierte el factor V en su forma activa, el factor Va, que es esencial para la cascada de la coagulación y actúa como cofactor para la conversión de protrombina en trombina por el factor Xa. La proteína C activada (APC) es un potente anticoagulante que limita la coagulación mediante la inactivación proteolítica del factor Va. La variante c.1691G > A (rs6025) conocida como factor V de Leiden, produce la sustitución de la Arg en posición 534 por una Gln y da lugar a una molécula de factor V que no es inactivada completamente por la APC. Esta variante es frecuente en poblaciones europeas (1-3 %), especialmente en regiones de Suecia y del Mediterráneo, donde la frecuencia puede alcanzar el 15 %. Es una variante rara en poblaciones no europeas.

La resistencia a la APC se asocia a un riesgo siete veces mayor de trombosis venosa profunda (TVP). El tratamiento con anticonceptivos orales (ACO) que contienen estrógenos induce cambios en las concentraciones de proteínas procoagulantes y en los anticoagulantes naturales, lo que conduce a un estado de hipercoagulabilidad con aumento de la producción de fibrina. El uso de ACO por mujeres con factor V de Leiden se asocia a un riesgo 17 veces mayor de tromboembolia venosa en comparación con las mujeres sin factor V de Leiden que no utilizan anticonceptivos.

Fármacos incluidos en guías del DPWG relacionados con F5

Anticonceptivos orales (ACO) que contienen estrógenos

Antígeno leucocitario humano (HLA) y reacciones adversas inmunomediadas

Los genes del antígeno leucocitario humano (HLA) constituyen un gran grupo de genes también conocido como complejo principal de histocompatibilidad (CMH) humano. Estos genes codifican proteínas de la superficie celular que presentan antígenos intracelulares al sistema inmunitario. Los antígenos intracelulares presentados provienen habitualmente de los productos normales de descomposición de las proteínas intracelulares y se reconocen como «propios». Sin embargo, si el antígeno presentado procede de un patógeno o, en algunos casos, de un tejido trasplantado, puede ser reconocido como «no propio» y desencadenar una respuesta inmunitaria. Este grupo de genes se clasifica en tres subgrupos: clases I, II y III. Los más importantes en el ámbito de la farmacogenética clínica son *HLA-B* y *HLA-A*, que forman parte del complejo de clase I, junto con el *HLA-C*.

Dado que las proteínas HLA presentan una amplia variedad de péptidos para el reconocimiento inmunológico, los genes HLA se encuentran entre los genes más polimórficos del genoma humano. Por ejemplo, según el Comité de Nomenclatura de Factores del Sistema HLA de la OMS (http://hla.alleles.org), hay más de 4.000 alelos *HLA-B* y más de 3.000 alelos *HLA-A* identificados, muchos de los cuales difieren entre sí en más de un nucleótido. Cada alelo se designa por el nombre del gen seguido de un asterisco y un identificador de cuatro o seis dígitos que proporciona información sobre el tipo de alelo (designado por los dos primeros dígitos) y el subtipo específico de proteína (segundo grupo de dígitos).

Determinados alelos de *HLA-A* y *HLA-B* se han asociado al desarrollo de reacciones adversas inmunomediadas a ciertos medicamentos. El mecanismo más aceptado por el que se producen estas reacciones se debe a interacciones específicas de un fármaco con ciertos aminoácidos de la molécula HLA que aparecerían en un determinado alelo y no en otros. Esta interacción provocaría la formación de un complejo inmunogénico que desencadenaría la reacción adversa (Tabla 12-4).

Rianodina 1 (RYR1), subunidad α-1S del canal de calcio activado por voltaje (CACNA1S) e hipertermia maligna

El gen *RYR1* codifica la isoforma 1 del receptor de rianodina que se localiza en la membrana del retículo sarcoplásmico e interviene en la liberación de calcio en las fibras musculares esqueléticas, donde desempeña un papel crucial en el acoplamiento excitación-contracción. Se ha descrito que hasta ~70 % de los individuos con susceptibilidad a la hipertermia maligna (SHM) son portadores de una variante de ganancia de función de *RYR1*. El segundo locus para el SHM es el gen *CACNA1S*, que codifica la subunidad α-1S del receptor de dihidropiridina, localizado en el sarcolema, que funciona como el sensor de voltaje que se acopla mecánicamente a los canales *RYR1* y los activa cuando el sarcolema se despolariza. A diferencia de *RYR1*, las variantes de *CACNA1S* son una causa poco común de SHM, ya que solo alrededor del 1 % de los pacientes con MHS tienen variantes patogénicas en *CACNA1S*.

La hipertermia maligna consiste en una reacción hipermetabólica desencadenada por fármacos como los anestésicos

Tabla 12-4. Variantes alélicas HLA clínicamente relevantes. Fármacos y reacciones adversas a medicamentos (RAM) asociadas

Alelo de riesgo	Fármaco	RAM
HLA-A*31:01	Carbamazepina, oxcarbazepina, fenitoína y otros antiepilépticos de estructura aromática	SJS/NET, DRESS y EMP
HLA-B *15:02		
HLA-B*57:01	Abacavir	Hipersensibilidad (fiebre, exantema, síntomas gastrointestinales, fatiga, tos o disnea)
HLA-B *57:01	Flucloxacilina	Hepatitis autoinmunitaria
HLA-B *58:01	Alopurinol	SCAR y EMP

DRESS: reacción al fármaco con eosinofilia y síntomas sistémicos; EMP: exantema maculopapular; SCAR: reacciones adversas cutáneas graves; SJS/NET: síndrome de Stevens-Johnson/necrólisis epidérmica tóxica.

volátiles halogenados, el relajante muscular despolarizante succinilcolina. Los síntomas característicos de la hipertermia maligna incluyen taquicardia, rigidez del músculo esquelético, acidosis metabólica y respiratoria, hiperpotasemia, hipertermia y arritmia. Si no se trata, una reacción de hipertermia maligna puede provocar una parada cardíaca y la muerte.

Los anestésicos volátiles potentes y la succinilcolina están contraindicados en individuos con SHM. Los episodios de hipertermia maligna tienen una incidencia estimada de entre 1/10.000 y 1/250.000 anestesias. La prevalencia del rasgo genético del SHM se ha estimado entre 1/2.000 y 1/3.000. La verdadera incidencia del SHM es difícil de establecer, ya que el cribado de la susceptibilidad es complejo y la mayoría de los individuos susceptibles son fenotípicamente normales salvo que se expongan a un agente desencadenante de SHM. Además, no todas las exposiciones a un agente desencadenante en un individuo con SHM darán lugar a una reacción de hipertermia maligna.

El SHM se hereda con un patrón autosómico dominante, y un genotipo heterocigoto de una variante patogénica en RYR1 o CACNA1S puede considerarse diagnóstico. Las variantes de RYR1 asociadas al SHM perturban la función del canal RYR1 en un mecanismo dominante de ganancia de función, haciendo que los canales RYR1 mutantes sean más sensibles a la activación. El EMHG, un consorcio de investigadores europeos de la hipertermia maligna, mantiene una lista de variantes en RYR1 y CACNA1S (https://www.emhg.org/diagnostic-mutations) que se clasifican como «mutaciones diagnósticas de la hipertermia maligna».

 Fármacos incluidos en las guías CPIC relacionados con RYR1 y CACNA1S
Desflurano, enflurano, halotano, isoflurano, metoxiflurano, sevoflurano y succinilcolina.

VKORC1 y la variabilidad en el efecto de los anticoagulantes orales antagonistas de la vitamina K

VKORC1 codifica la proteína epóxido reductasa de la vitamina K, la enzima diana de los anticoagulantes orales antagonistas de la vitamina K, warfarina y acenocumarol. VKORC1 cataliza la conversión de epóxido de vitamina K en vitamina K, que es el paso que limita el reciclado de la vitamina K.

El nivel 1 AMP incluye la variante alélica c.-1639 G > A (rs9923231). c.-1639 G > A es un polimorfismo en la región promotora de VKORC1 que altera un sitio de unión del factor de transcripción VKORC1. La actividad del alelo G es el 40-50 % superior a la actividad del alelo A.

Se estima que el genotipo VKORC1 es responsable del 15-30 % de la variabilidad en la respuesta a la warfarina y al acenocumarol, lo que convierte al genotipo VKORC1 en el principal factor predictivo de la dosis de los anticoagulantes orales antivitamina K.

Además de VKORC1, hay otras variables genéticas y no genéticas que modifican las necesidades de dosis de warfarina o acenocumarol tales como variantes en CYP2C9, CYP4F2, edad, peso, altura, tratamientos concomitantes, etc. Por ello, para el cálculo de la dosis de un paciente en contexto asistencial, se han desarrollado algoritmos que combinan diferentes variables que permiten ajustar las dosis iniciales con mayor precisión. Por ejemplo, para warfarina, los algoritmos más empleados incluyen en algoritmo de Gage et al. y el algoritmo del IWPC (International Warfarin Pharmacogenetics Consortuim). Ambos están disponibles en la web (http://www.warfarindosing.org/). Se han desarrollado algoritmos similares para acenocumarol y para poblaciones pediátricas.

 Fármacos incluidos en las guías CPIC y DPWG relacionados con VKORC1
Acenocumarol y warfarina.

ABORDAJES TERAPÉUTICOS EN FUNCIÓN DEL GENOTIPO

Como ya se ha expuesto, se dispone en la actualidad de un *corpus* de información para la implementación asistencial de la farmacogenética constituido por diferentes documentos técnicos y guías de práctica clínica elaboradas por consorcios y grupos de trabajo de farmacogenética. A través de este *corpus* de información los clínicos prescriptores pueden diseñar estrategias de prescripción en función del genotipo y realizar un abordaje terapéutico más informado. Las recomendaciones de prescripción según el genotipo que contienen estos documentos incluyen recomendaciones sobre la dosificación, el seguimiento y opciones de medicación alternativa. Estas recomendaciones se relacionan con pares gen-fármaco individuales, seleccionados de acuerdo con la evidencia disponible y el impacto clínico de las variantes genéticas en los resultados en salud obtenidos con el tratamiento.

Cabe destacar que las estrategias de prescripción actuales tienen unas limitaciones intrínsecas debido a su abordaje a través de pares fármaco-gen individuales y el abordaje desde un punto de vista únicamente genético. La farmacocinética y la farmacodinamia de un medicamento dependen de un sistema complejo de interacciones entre diferentes enzimas y mediadores. Un abordaje oligogénico o poligénico podría ser más adecuado desde un punto de vista farmacológico. Sin embargo, a nivel asistencial, no se ha llegado hasta ese punto de desarrollo y se dispone únicamente de pruebas de concepto. Además, la politerapia, y no la monoterapia, constituye el escenario clínico habitual. Las consecuencias de esta politerapia son interacciones entre fármaco-fármaco y fármaco-gen-fármaco que pueden provocar alteraciones en la respuesta a los fármacos, así como modificaciones en la actividad de rutas metabólicas debido a la inducción, inhibición, competición entre sustratos, etcétera.

> **!** La **fenoconversión** es el desajuste entre la predicción del metabolismo de un fármaco basada en el genotipo del individuo y la capacidad real de metabolizar fármacos debido a factores no genéticos.

> **!** La fenoconversión en enzimas de metabolismo de medicamentos en un fenómeno muy frecuente debido a la prevalencia de la politerapia.
> Por ello, se hace necesario una evaluación integral de todos los factores que afectan al tratamiento y no solo del genotipo del paciente.

A continuación, se indican algunos de los pares fármaco-gen más destacados junto con su recomendación. Esta información se presenta resumida en forma de tablas organizada en grupos farmacológicos:

- Antineoplásicos (**Tabla 12-5**).
- Analgésicos (**Tabla 12-6**).
- Antiinfecciosos (**Tabla 12-7**).
- Inmunosupresores (**Tabla 12-8**).
- Sistema cardiovascular (**Tabla 12-9**).
- Sistema digestivo (**Tabla 12-10**).
- Sistema nervioso central (**Tabla 12-11**).

Se recomienda una lectura detallada de los documentos técnicos que contienen estas estrategias antes de su aplicación clínica y del desarrollo de un proceso asistencial.

Tabla 12-5. Fármacos antineoplásicos. Recomendaciones de dosificación en función del genotipo

Fármaco	Gen	Descripción
		Fluoropirimidinas
Capecitabina Fluorouracilo	*DPYD*	• IM: 50 % dosis inicial • PM: evitar. Si AS 0,5 y no se dispone de alternativa equivalente, emplear dosis muy reducidas y determinar concentraciones o determinar actividad enzimática
Tegafur		• IM: evitar. En ausencia de alternativa, usar dosis más bajas • PM: evitar
		Inhibidores de la topoisomerasa
Irinotecán	*UGT1A1*	PM: 70 % de la dosis. Escalado al alza según tolerancia y recuento de neutrófilos
		Terapia hormonal
Tamoxifeno	*CYP2D6*	• *CYP2D6* metaboliza a endoxifeno (metabolito activo) • PM: evitar • IM: evitar o usar dosis de 40 mg/día

AS: *activity score*; IM: metabolizador intermedio; PM: metabolizador lento.
Fluoropirimidinas: considerar escalado de dosis al alza a partir del segundo ciclo según la tolerancia del paciente. La monitorización de concentraciones plasmáticas puede ayudar a ajustar la dosis. Irinotecán: las guías RNPGx recomiendan diferentes abordajes dependiendo de la intensidad de dosis. Considerar escalado de dosis al alza según tolerancia. Tamoxifeno: CPNDS recomienda concentraciones de endoxifeno > 6 ng/mL y realizar determinación a los 3 meses tras el inicio del tratamiento.

Tabla 12-6. Fármacos analgésicos. Recomendaciones de dosificación en función del genotipo

Fármaco	Gen	Descripción
		Analgésicos opioides intermedios
Codeína Tramadol	*CYP2D6*	• *CYP2D6* produce la formación de morfina y O-desmetiltramadol (metabolitos activos) • UM: tratamiento alternativo por aumento de toxicidad • PM: tratamiento alternativo por pérdida de eficacia
Hidrocodona		• *CYP2D6* produce la formación de hidromorfona (metabolito activo) • Variación en las concentraciones de hidromorfona (metabolito activo) • UM: monitorización por aumento de toxicidad • PM: monitorización por pérdida de eficacia

(Continúa)

Tabla 12-6. Fármacos analgésicos. Recomendaciones de dosificación en función del genotipo (*Cont.*)

Fármaco	Gen	Descripción
		Antiinflamatorios no esteroideos (AINE)
Celecoxib Flurbiprofeno Ibuprofeno Lornoxicam Meloxicam Piroxicam	*CYP2C9*	AINE de semivida intermedia: • PM: dosis inicial del 25-50 % más baja recomendada • IM AS 1: dosis inicial más baja recomendada AINE de semivida larga: • PM: tratamiento alternativo • IM AS 1: 50 % de la dosis inicial más baja recomendada AINE de semivida muy larga • PM y IM AS 1: tratamiento alternativo

AS: *activity score*; IM: metabolizador intermedio; PM: metabolizador lento; UM: metabolizador ultrarrápido.
Analgésicos opioides intermedios: los pacientes candidatos a realizar una prueba genética incluyen niños, mujeres lactantes y pacientes con dolor persistente a pesar de dosis altas. Oxicodona es un profármaco que se activa a través de CYP2D6. Sin embargo, el impacto de la variación genética en la eficacia se considera menor. Tapentadol no requiere activación a través de CYP2D6. Antiinflamatorios no esteroideos (AINE): los pacientes candidatos a realizar una prueba genética incluyen utilización crónica o utilización de dosis elevadas, p. ej., terapias de erradicación de *H. pylori* o hemorragias digestivas altas.

Tabla 12-7. Fármacos antiinfecciosos. Recomendaciones de dosificación en función del genotipo

Fármaco	Gen	Descripción
		Antifúngicos
Voriconazol	*CYP2C19*	• PM: 50 % de la dosis estándar • UM: aumento 1,5 x dosis inicial • Monitorización de concentraciones plasmáticas en PM, IM y UM

IM: metabolizador intermedio; PM: metabolizador lento; UM: metabolizador ultrarrápido.
Voriconazol: en pacientes CYP2C19 UM que no alcanzan concentraciones terapéuticas de voriconazol se pueden plantear estrategias como aumentar la frecuencia de administración o añadir omeprazol o pantoprazol como inhibidores de CYP2C19. Alternativas sugeridas por el CPIC son isavuconazol, posaconazol y anfotericina B.

Tabla 12-8. Fármacos inmunosupresores. Recomendaciones de dosificación en función del genotipo

Fármaco	Gen	Descripción
		Inhibidores de la calcineurina
Tacrólimus	*CYP3A4*	*22: aumento de la exposición
	CYP3A5	• IM aumento de dosis 1,5 veces • NM: aumento dosis 2,5 veces
		Tiopurinas
Azatioprina Mercaptopurina	*NUDT15*	• IM: 50-75 % de la dosis inicial • PM: evitar. En ausencia de alternativa, dosis inicial del 10 %
Tioguanina	TPMT	• IM: 50 % de la dosis inicial • PM: evitar. En ausencia de alternativa, dosis inicial de 10 %

IM: metabolizador intermedio; PM: metabolizador lento.
Tiopurinas: en indicaciones oncológicas y oncohematológicas como leucemia linfoblástica aguda (LLA), se ha de considerar beneficio/riesgo del empleo de dosis inferiores. Escalado de dosis al alza según tolerancia para obtener máximo beneficio. El aumento de la semivida de eliminación y el tiempo necesario para alcanzar el equilibrio estacionario deben tenerse en cuenta para programar muestreo de concentraciones plasmáticas y ajustes de dosis.

Tabla 12-9. Fármacos que actúan en el sistema cardiovascular y hemostasia. Recomendaciones de dosificación en función del genotipo

Fármaco	Gen	Descripción
		Antiagregantes plaquetarios
Clopidogrel	*CYP2C19*	• CYP2C19 interviene en la formación de metabolitos activos • PM: evitar • IM: evitar. Considerar empleo de dosis doble (600 mg de carga y 150 mg/día de mantenimiento)

(*Continúa*)

Tabla 12-9. Fármacos que actúan en el sistema cardiovascular y hemostasia. Recomendaciones de dosificación en función del genotipo (*Cont.*)

Fármaco	Gen	Descripción
Hipolipemiantes		
Estatinas	*SLCO1B*	• IF: dosis máxima más baja • PF: evitar simvastatina y lovastatina, resto de estatinas dosis máxima más baja
Rosuvastatina	*ABCG2*	PF: dosis ≤ 20 mg/día
Fluvastatina	*CYP2C19*	• PM: dosis ≤ 20 mg/día • IM: dosis ≤ 40 mg/día

IF: función intermedia; IM: metabolizador intermedio; PF: función lenta; PM: metabolizador lento.
Clopidogrel: la mayoría de la evidencia se ha generado en pacientes con revascularización coronaria tras infarto de miocardio. Estatinas: riesgo de miopatía dependiente de la estatina, dosis y tratamientos concomitantes. Para rosuvastatina y fluvastatina, además de SLCO1B1, aplican recomendaciones de ajuste de dosis según el genotipo de ABCG2 y CYP2C19, respectivamente. El aumento de la exposición por efecto de las variantes genéticas en SLCO1B1 es diferente para cada estatina: exposición de simvastatina > pitavastatina > atorvastatina > pravastatina > rosuvastatina > fluvastatina. Las guías del CPIC especifican las dosis máximas para cada estatina y genotipo y proponen un algoritmo de selección de estatina de acuerdo con potencia de efecto deseada (v. https://pubmed.ncbi.nlm.nih.gov/35152405/)

Tabla 12-10. Fármacos que actúan en el sistema digestivo. Recomendaciones de dosificación en función del genotipo

Fármaco	Gen	Descripción
Antieméticos antagonistas 5HT3		
Ondansetrón Tropisetrón	*CYP2D6*	UM: evitar
Protectores gástricos (Inhibidores de la bomba de protones)		
IBP	*CYP2C19*	• UM: aumento dosis 300-400 % para *Helicobacter pylori* o esofagitis erosiva • NM, RM: aumento dosis 50-100 % para *H. pylori* o esofagitis erosiva • PM: 50 % dosis para terapia crónica (> 12 semanas)

NM: metabolizador normal; PM: metabolizador lento; RM: metabolizador rápido; UM: metabolizador ultrarrápido.
Antieméticos: pacientes candidatos a determinación del genotipo: pacientes que reciben quimioterapia emetógena. Granisetrón es una alternativa con metabolismo bajo a través de CYP2D6. Inhibidores de la bomba de protones (IBP): dexlansoprazol, esomeprazol, lansoprazol, omeprazol, pantoprazol, rabeprazol). El DPWG propone ajustes de dosis específicos de acuerdo con el perfil farmacocinético de cada fármaco.

Tabla 12-11. Fármacos que actúan en el sistema nervioso central. Recomendaciones de dosificación en función del genotipo

Fármaco	Gen	Descripción
Antidepresivos		
Citalopram Escitalopram	*CYP2C19*	• UM y RM: evitar. Si no se dispone de alternativa adecuada, iniciar dosis estándar y titular a dosis de mantenimiento superiores • IM: titulación más lenta y dosis de mantenimiento inferiores • PM: evitar. Si no se dispone de alternativa adecuada, titulación lenta en dosis de mantenimiento del 50 %
Fluvoxamina	*CYP2D6*	• PM: dosis iniciales 25-50 % inferiores. Titulación lenta
Paroxetina	*CYP2D6*	• UM: evitar • IM: titulación más lenta y dosis de mantenimiento inferiores • PM: 50 % de la dosis de inicio y titulación lenta en dosis de mantenimiento del 50 %
Sertralina	*CYP2C19*	• IM: titulación más lenta y dosis de mantenimiento inferiores • PM: dosis de inicio inferiores y titulación lenta en dosis de mantenimiento del 50 %
	CYP2B6	• IM: titulación más lenta y dosis de mantenimiento inferiores • PM: dosis de inicio inferiores y titulación lenta en dosis de mantenimiento del 25 % inferiores
Vortioxetina	*CYP2D6*	• UM: evitar. Si se prescribe, puede ser necesario aumentar la dosis de mantenimiento al menos el 50 % • PM: 50 % de la dosis de inicio y titulación lenta en dosis máximas de 10 mg
Venlafaxina	*CYP2D6*	• UM: monitorizar concentraciones de fármaco y metabolito. Aumento de dosis al 150 % si es necesario • PM: evitar
Antidepresivos tricíclicos	*CYP2C19*	• UM y RM: evitar. Si se prescribe, monitorizar concentraciones plasmáticas • PM: evitar. Si se prescribe, reducir el 50 % la dosis inicial y monitorizar concentraciones

(*Continúa*)

Tabla 12-11. Fármacos que actúan en el sistema nervioso central. Recomendaciones de dosificación en función del genotipo (*Cont.*)

Fármaco	Gen	Descripción
Antidepresivos		
Antidepresivos tricíclicos	*CYP2D6*	• UM: aumento de dosis, entre 1,4 y 2 veces la dosis estándar según el fármaco. Precaución en cardiópatas • IM: 75 % de la dosis estándar • PM: 70 % de la dosis estándar
Antipsicóticos		
Haloperidol	*CYP2D6*	• UM: dosis 1,5 veces superiores • PM: 60 % dosis convencional
Pimozida	*CYP2D6*	• IM: 80 % de la dosis • PM: 50 % de la dosis
Zuclopentixol	*CYP2D6*	• UM: aumento de la dosis si es ineficaz. No sobrepasar 1,5 veces las dosis habituales • IM: 75 % de la dosis • PM: 50 % de la dosis
Aripiprazol	*CYP2D6*	• PM: no sobrepasar dosis de 10 mg/24 h o 300 mg/mes (75 % de la dosis estándar)
Quetiapina	*CYP3A4*	• PM: 30 % de la dosis estándar. Evitar en trastornos depresivos
Risperidona	*CYP2D6*	• UM: evitar. En ausencia de alternativa titular en dosis máximas. • PM: usar 2/3 dosis estándar. Si hay efectos adversos, reducir al 50 %
Fármacos indicados en TDAH		
Atomoxetina	*CYP2D6*	Adultos: • NM y UM: inicio 40 mg/día y aumentar a 80 mg/día después de 3 días. Si no hay respuesta en 2 semanas, considerar aumento a 100 mg/día • IM y PM: inicio 40 mg/día. Si no hay respuesta en 2 semanas, considerar aumento a 80 mg/día Pediatría: • NM y UM: inicio 0,5 mg/kg/día y aumentar a 1,2 mg/kg/día después de 3 días. Si no hay respuesta en 2 semanas, determinar $C_{máx}$ • IM y PM: inicio 0,5 mg/kg/día. Si no hay respuesta en 2 semanas, determinar $C_{máx}$

IM: metabolizador intermedio; NM: metabolizador normal; PM: metabolizador lento; RM: metabolizador rápido; UM: metabolizador ultrarrápido.
Antidepresivos: utilidad en ajuste de dosis inicial; requiere titulación de dosis según respuesta clínica. Antidepresivos tricíclicos (amitriptilina, clomipramina, desipramina, doxepina, Imipramina, trimipramina, nortriptilina): las guías del DPWG proponen un ajuste de dosis específico para cada fármaco según su perfil farmacocinético. Los antidepresivos tricíclicos de tipo amina secundaria (nortriptilina, desipramina) no tienen un metabolismo importante a través de CYP2C19. El uso de dosis bajas no requiere reducción de dosis en metabolizadores intermedios o lentos (p. ej., dolor neuropático). Los metabolitos de ciertos antidepresivos tricíclicos tienen un perfil de eficacia diferente (p. ej., clomipramina es más eficaz en trastornos de ansiedad y trastorno obsesivo compulsivo que su metabolito desmetilclomipramina. Se puede emplear fluvoxamina como inhibidor de CYP2C19 para evitar la conversión. Se recomienda monitorizar concentraciones plasmáticas de fármacos y metabolitos activos. El uso de dosis supraterapéuticas en CYP2D6 UM puede generar concentraciones altas de hidroximetabolitos cardiotóxicos, vigilancia en cardiópatas. Quetiapina: la actividad antidepresiva se debe al metabolito N-desalquilquetiapina producido por CYP3A4. Fenitoína: ajuste de dosis mediante monitorización de las concentraciones. El aumento de la semivida de eliminación y el tiempo necesario para alcanzar el equilibrio estacionario debe tenerse en cuenta para programar muestreo de concentraciones plasmáticas y ajustes de dosis. Atomoxetina: determinación de $C_{máx}$ (2-4 h posdosis). Ajuste de dosis si $C_{máx}$ < 200 ng/mL ng/mL, $C_{máx}$ objetivo 400 ng/mL.

 PUNTOS CLAVE

• La farmacogenética es la ciencia que estudia cómo las variaciones genéticas influyen en la respuesta a los fármacos, con el objetivo de optimizar el tratamiento farmacológico y personalizarlo según el perfil genético de cada individuo.

• El sistema de nomenclatura de alelos de farmacogenética *star-allele* se emplea para informar de los resultados de un estudio farmacogenético y para asignar el fenotipo a partir del genotipo. Las combinaciones de variantes genéticas en un gen definen alelos (haplotipos) farmacogenéticos, que, a su vez, se traducen en fenotipos de metabolismo a través de su clasificación funcional o puntuación de actividad.

• Los genes más importantes en farmacogenética desde el punto de vista de su implementación asistencial incluyen genes que codifican en enzimas del citocromo P450 como *CYP2D6*, *CYP2C9*, *CYP2C19*, *CYP2B6* y *CYP3A4/5*, otras enzimas de metabolismo como DPYD, UGT1A1, TPMT, NUDT15 y UGT1A1, proteínas transportadoras de medicamentos como SLCO1B1, ABCG2 y otras proteínas implicadas en procesos farmacodinámicos como G6PD, F5, HLA-A, HLA-B, RYR1, CACNA1S, VKORC1.

• Se dispone de un *corpus* de información para la implementación asistencial basado en documentos técnicos y guías clínicas elaborados por consorcios y grupos de trabajo. Estas recomendaciones de prescripción y dosificación según el genotipo del paciente deben evaluarse junto con el resto de información clínica, con un enfoque integrador, especialmente en aquellos pacientes polimedicados y pluripatológicos en los que el metabolismo y la respuesta al tratamiento puede estar alterada por causas no genéticas.

BIBLIOGRAFÍA

Abdullah-Koolmees H, Van Keulen AM, Nijenhuis M, Deneer VHM. Pharmacogenetics Guidelines: Overview and Comparison of the DPWG, CPIC, CPNDS, and RNPGx Guidelines. Front Pharmacol. 2021 Jan 25;11:595219.

Bank PCD, Caudle KE, Swen JJ, et al. Comparison of the Guidelines of the Clinical Pharmacogenetics Implementation Consortium and the Dutch Pharmacogenetics Working Group. Clin Pharmacol Ther. 2018;103(4):599-618.

Barker DJ, Maccari G, Georgiou X, et al. The IPD-IMGT/HLA Database. Nucleic Acids Research. 2023;51:D1053-60.

Caudle KE, Dunnenberger HM, Freimuth RR, et al. Standardizing terms for clinical pharmacogenetic test results: consensus terms from the Clinical Pharmacogenetics Implementation Consortium (CPIC). Genet Med. 2017 Feb;19(2):215-23.

Caudle KE, Sangkuhl K, Whirl-Carrillo M, et al. Standardizing CYP2D6 Genotype to Phenotype Translation: Consensus Recommendations from the Clinical Pharmacogenetics Implementation Consortium and Dutch Pharmacogenetics Working Group. Clin Transl Sci. 2020 Jan;13(1):116-24.

Gaedigk A, Ingelman-Sundberg M, Miller NA, et al. The Pharmacogene Variation (PharmVar) Consortium: Incorporation of the Human Cytochrome P450 (CYP) Allele Nomenclature Database. Clin Pharmacol Ther. 2018;103(3):399-401.

Johnston JJ, Dirksen RT, Girard T, et al. Updated variant curation expert panel criteria and pathogenicity classifications for 251 variants for RYR1-related malignant hyperthermia susceptibility. Hum Mol Genet. 2022;31(23):4087-93. doi:10.

Klomp SD, Manson ML, Guchelaar HJ, Swen JJ. Phenoconversion of Cytochrome P450 Metabolism: A Systematic Review. J Clin Med. 2020 Sep 7;9(9):2890.

Krebs K, Milani L. Translating pharmacogenomics into clinical decisions: do not let the perfect be the enemy of the good. Hum Genomics. 2019 Aug 27;13(1):39.

Minucci A, Moradkhani K, Hwang MJ, Zuppi C, Giardina B, Capoluongo E. Glucose-6-phosphate dehydrogenase (G6PD) mutations database: review of the "old" and update of the new mutations. Blood Cells Mol Dis. 2012;48(3):154-65.

Padmanabhan S. Handbook of Pharmacogenomics and Stratified Medicine. Academic Press; 2014.

Pirmohamed M. Pharmacogenomics: current status and future perspectives. Nat Rev Genet. 2023 Jun;24(6):350-62.

Pratt VM, Cavallari LH, Del Tredici AL, et al. Recommendations for Clinical CYP2D6 Genotyping Allele Selection: A Joint Consensus Recommendation of the Association for Molecular Pathology, College of American Pathologists, Dutch Pharmacogenetics Working Group of the Royal Dutch Pharmacists Association, and the European Society for Pharmacogenomics and Personalized Therapy. J Mol Diagn. 2021;23(9):1047-64.

Pratt VM, Cavallari LH, Del Tredici AL, et al. Recommendations for Clinical CYP2C9 Genotyping Allele Selection: A Joint Recommendation of the Association for Molecular Pathology and College of American Pathologists. J Mol Diagn. 2019;21(5):746-55.

Pratt VM, Cavallari LH, Del Tredici AL, et al. Recommendations for Clinical Warfarin Genotyping Allele Selection: A Report of the Association for Molecular Pathology and the College of American Pathologists. J Mol Diagn. 2020;22(7):847-59.

Pratt VM, Cavallari LH, Fulmer ML, et al. CYP3A4 and CYP3A5 Genotyping Recommendations: A Joint Consensus Recommendation of the Association for Molecular Pathology, Clinical Pharmacogenetics Implementation Consortium, College of American Pathologists, Dutch Pharmacogenetics Working Group of the Royal Dutch Pharmacists Association, European Society for Pharmacogenomics and Personalized Therapy, and Pharmacogenomics Knowledgebase. J Mol Diagn. 2023;25(9):619-29.

Pratt VM, Cavallari LH, Fulmer ML, et al. TPMT and NUDT15 Genotyping Recommendations: A Joint Consensus Recommendation of the Association for Molecular Pathology, Clinical Pharmacogenetics Implementation Consortium, College of American Pathologists, Dutch Pharmacogenetics Working Group of the Royal Dutch Pharmacists Association, European Society for Pharmacogenomics and Personalized Therapy, and Pharmacogenomics Knowledgebase. J Mol Diagn. 2022;24(10):1051-63.

Pratt VM, Del Tredici AL, Hachad H, et al. Recommendations for Clinical CYP2C19 Genotyping Allele Selection: A Report of the Association for Molecular Pathology. J Mol Diagn. 2018;20(3):269-76.

Relling MV, Klein TE, Gammal RS, Whirl-Carrillo M, Hoffman JM, Caudle KE. The Clinical Pharmacogenetics Implementation Consortium: 10 Years Later. Clin Pharmacol Ther. 2020;107(1):171-5.

Roden DM, McLeod HL, Relling MV, Williams MS, Mensah GA, Peterson JF, Van Driest SL. Pharmacogenomics. Lancet. 2019 Aug 10;394(10197):521-532.

Table of pharmacogenetic associations [Internet]. U.S. Food and Drug Administration. FDA; 2022 [consulta el 18 de abril de 2024]. Disponible en: https://www.fda.gov/medical-devices/precision-medicine/table-pharmacogenetic-associations

Tayeh MK, Gaedigk A, Goetz MP, et al. Clinical pharmacogenomic testing and reporting: A technical standard of the American College of Medical Genetics and Genomics (ACMG). Genet Med. 2022 Apr;24(4):759-68.

Whirl-Carrillo M, Huddart R, Gong L, et al. An evidence-based framework for evaluating pharmacogenomics knowledge for personalized medicine. Clin Pharmacol Ther. 2021;110(3):563-72.

Estrategia para la implantación de un laboratorio de autoinmunidad

13

R. Zambrana Moral

OBJETIVOS

- Conocer las principales pruebas solicitadas a un laboratorio de autoinmunidad y las técnicas disponibles para su realización.
- Ser conscientes de la importancia de la inmunofluorescencia indirecta (IFI) como método de referencia en cualquier laboratorio de autoinmunidad.
- Introducirse en la clasificación de patrones IFI de anticuerpos anticelulares sobre células HEp-2 del Consenso Internacional sobre patrones ANA (ICAP). Aprender a identificar aquellos que son de nivel competente.
- Conocer los anticuerpos específicos que tienen implicación clínica en las diversas enfermedades autoinmunitarias sistémicas, vasculares y digestivas, y su correlación con los distintos patrones que aparecen en la IFI.

ENFERMEDADES AUTOINMUNITARIAS Y MÉTODOS DE ESTUDIO

Las enfermedades autoinmunitarias son un grupo de trastornos en los cuales el sistema inmunológico del cuerpo ataca por error a sus propias células y tejidos. Normalmente, el sistema inmunitario está diseñado para proteger al cuerpo contra sustancias extrañas, como virus y bacterias, pero en las enfermedades autoinmunitarias, se produce una respuesta inmunitaria anormal que afecta a los tejidos sanos. Esta respuesta se caracteriza por una pérdida de tolerancia inmunitaria que termina desencadenando un daño en los tejidos que ya no se reconocen como propios. A menudo, la causa exacta de las enfermedades autoinmunitarias no se comprende completamente. Se cree que hay factores genéticos y ambientales que pueden contribuir al desarrollo de estas enfermedades.

De forma general, se pueden clasificar en:

- **Enfermedades autoinmunitarias sistémicas** como el lupus eritematoso sistémico (LES), la esclerodermia y la artritis reumatoide, que se caracterizan por afectar a múltiples órganos ya que los antígenos propios están ampliamente distribuidos por el organismo.
- **Enfermedades autoinmunitarias específicas de órganos** como la tiroiditis de Hashimoto, la anemia perniciosa y la miastenia grave.

En la enfermedad autoinmunitaria sistémica suele existir una superposición de perfiles de autoanticuerpos y características clínicas en un mismo paciente. Por tanto, un paciente puede presentar varias características de LES y algunas características de esclerodermia. También es posible y no es infre-cuente que el mismo paciente tenga dos enfermedades autoinmunitarias diferentes a la vez (p. ej., enfermedad tiroidea y artritis reumatoide).

Las pruebas de laboratorio son una parte crucial del proceso de diagnóstico de las enfermedades autoinmunitarias. Estas pruebas se centran en detectar marcadores específicos, como anticuerpos, que pueden indicar la presencia de una respuesta inmunitaria anormal. La importancia de estas determinaciones radica en que algunos de estos anticuerpos forman parte de los criterios diagnósticos y, además, pueden contribuir en el pronóstico y el control evolutivo.

El laboratorio de autoinmunidad es un área de conocimiento que ha incrementado su demanda en los últimos años. La detección de autoanticuerpos como prueba diagnóstica se ha generalizado en la práctica clínica y se utiliza como un parámetro inicial e inespecífico para el diagnóstico de enfermedades autoinmunitarias, especialmente en las sistémicas. Cabe destacar que las nuevas técnicas de laboratorio que se utilizan para el apoyo en el diagnóstico de las enfermedades autoinmunitarias ya no son exclusivas de laboratorios de investigación, sino que por su automatización, facilidad de estandarización y reproductibilidad, pueden usarse en laboratorios clínicos medianos y pequeños.

En el laboratorio de autoinmunidad se analiza y mide un número cada vez más elevado de autoanticuerpos diferentes, para lo cual se emplean un abanico amplio de técnicas y métodos. Las dos técnicas más relevantes son la inmunofluorescencia indirecta (IFI) y el inmunoensayo de fase sólida.

- **Inmunofluorescencia indirecta (IFI):** esta técnica se basa en la detección de autoanticuerpos utilizando células o tejidos fijados a un portaobjetos que expresan antígenos específicos. Se añade la muestra del paciente y, si hay autoanticuerpos presentes, se unirán a los antígenos. Posteriormente, se añade un anticuerpo marcado con un fluoróforo que se unirá a los anticuerpos que se hayan fijado inicialmente al antígeno. La presencia de fluorescencia, ya sea por visualización en un microscopio de fluorescencia o un equipo automatizado, revelará la presencia de autoanticuerpos en la muestra.

- **Inmunoensayos de fase sólida:** en los últimos años la creciente demanda de estas pruebas ha llevado a la evolución de nuevas plataformas automatizadas para su detección, ya sea como métodos de cribado o para la detección de autoanticuerpos específicos. Entre ellos destaca el enzimoinmunoanálisis de adsorción (ELISA), fluoroenzimoinmunoanálisis (FEIA), el inmunoensayo multiparamétrico (MPIA), el inmunoanálisis quimioluminiscente (CLIA) y el inmunoblot. En los inmunoensayos FEIA y ELISA se emplea un antígeno sintético o purificado unido a micropocillos y, en el caso de CLIA y MPIA, el antígeno se une partículas magnéticas. El conjugado en general permite la detección de anticuerpos de clase inmunoglobulinas G (IgG), aunque en determinados casos también se puede detectar IgA o IgM.

ANTICUERPOS EN ENFERMEDADES AUTOINMUNITARIAS SISTÉMICAS

En este apartado se exponen los anticuerpos más relevantes en el estudio de las enfermedades autoinmunitarias sistémicas.

Anticuerpos antinucleares

El término anticuerpo antinuclear (ANA) es muy utilizado en la práctica clínica y en el laboratorio desde hace más de 50 años como un indicador de una respuesta autoinmunitaria en el organismo. Pero el término «antinuclear» no es técnicamente correcto, ya que no solamente se detectan anticuerpos contra estructuras del interior del núcleo, sino también contra otros elementos de la célula como la membrana nuclear, estructuras y organelas citoplasmáticas, huso mitótico y elementos de la membrana celular. Otra incorrección es el uso del término anticuerpos extraíbles del núcleo (ENA), pues se han identificado más de 100 antígenos y muchos de ellos no se localizan en el núcleo. Los primeros ENA que se identificaron se podían extraer del núcleo por medios físicos. Se llamaban así para diferenciarlos de aquellos que no se podían extraer.

 Por ello, diversas sociedades científicas, entre ellas el consenso internacional sobre patrones ANA (ICAP), recomiendan el uso de «anticuerpos anticelulares (AC)» para los ANA y «anticuerpos específicos» para los ENA.

Aun así, son términos que están firmemente establecidos y son universalmente utilizados, por lo que el cambio de nomenclatura no será fácil y requerirá un largo período de adaptación.

El estudio de los ANA forma parte de los criterios diagnósticos de algunas enfermedades autoinmunitarias sistémicas.

 Los ANA fueron originalmente detectados por IFI y actualmente sigue siendo la técnica de referencia.

Para ello, se usa como sustrato antigénico una línea celular denominada HEp-2 (una línea celular epitelial obtenida de un carcinoma de laringe humano). Esta línea celular presenta una amplia expresión antigénica, núcleos y nucléolos de gran tamaño y un elevado porcentaje de división celular. El método IFI tiene la ventaja de ofrecer información sobre los patrones de fluorescencia que pueden tener un valor clínico añadido. La introducción la línea HEp-2 como sustrato en la IFI permite observar patrones nucleares además de reconocer patrones citoplasmáticos y mitóticos. En definitiva, con esta técnica se proporciona un título, que se define en función de la intensidad de la fluorescencia y un patrón. Los diferentes patrones y su intensidad deberán ser cuidadosamente evaluados para pasar a un segundo nivel de caracterización mediante inmunoensayos y así confirmar el antígeno reconocido por los ANA presentes en la muestra. Los ANA no caracterizan a una enfermedad autoinmunitaria en particular, pero grupos de autoanticuerpos se encuentran presentes con mayor frecuencia en determinadas enfermedades autoinmunitarias.

Se han hecho muchos esfuerzos en la estandarización de los ANA mediante IFI y es un logro significativo la utilización de controles de referencia. Aun así, sigue existiendo la necesidad de mejorar la estandarización, tanto en la nomenclatura de los patrones como en la redacción de los informes. En el año 2014, durante el XII Taller Internacional sobre Autoanticuerpos y Autoinmunidad (IWAA) un grupo de expertos, miembros del Comité de Estandarización de Autoanticuerpos (CEA), estableció el primer consenso internacional sobre descripción de patrones ANA (ICAP). Su principal objetivo era discutir en profundidad para promover el consenso en cuanto a la riqueza de matices de patrones morfológicos observados en el estudio por IFI en células HEp-2. A su vez, se estableció que se crearía una web (www.anapatterns.org) con los resultados de este primer taller y, posteriormente, se iría añadiendo toda la información de interés que fuera surgiendo en talleres posteriores. En esta primera reunión se establecieron 28 patrones de tinción: 14 nucleares, nueve citoplasmáticos y cinco mitóticos, organizados en un árbol de clasificación que diferencia estas tres categorías mayores. En sucesivos talleres se han añadido dos patrones más, y actualmente hay un total de 30 patrones (**Fig. 13-1**).

 Los patrones se designan con un código AC (anticelulares) desde AC-0 a AC-29; el AC-0 es el negativo. Además, se representan en dos colores o niveles: en ámbar el nivel competente y en verde, el nivel experto (equivalentes a nivel básico y nivel avanzado).

Esta clasificación en niveles se basa fundamentalmente en dos consideraciones:

1. La importancia clínica; es la principal y asegura que se reconocen aquellos patrones que pueden tener implicaciones clínicas.

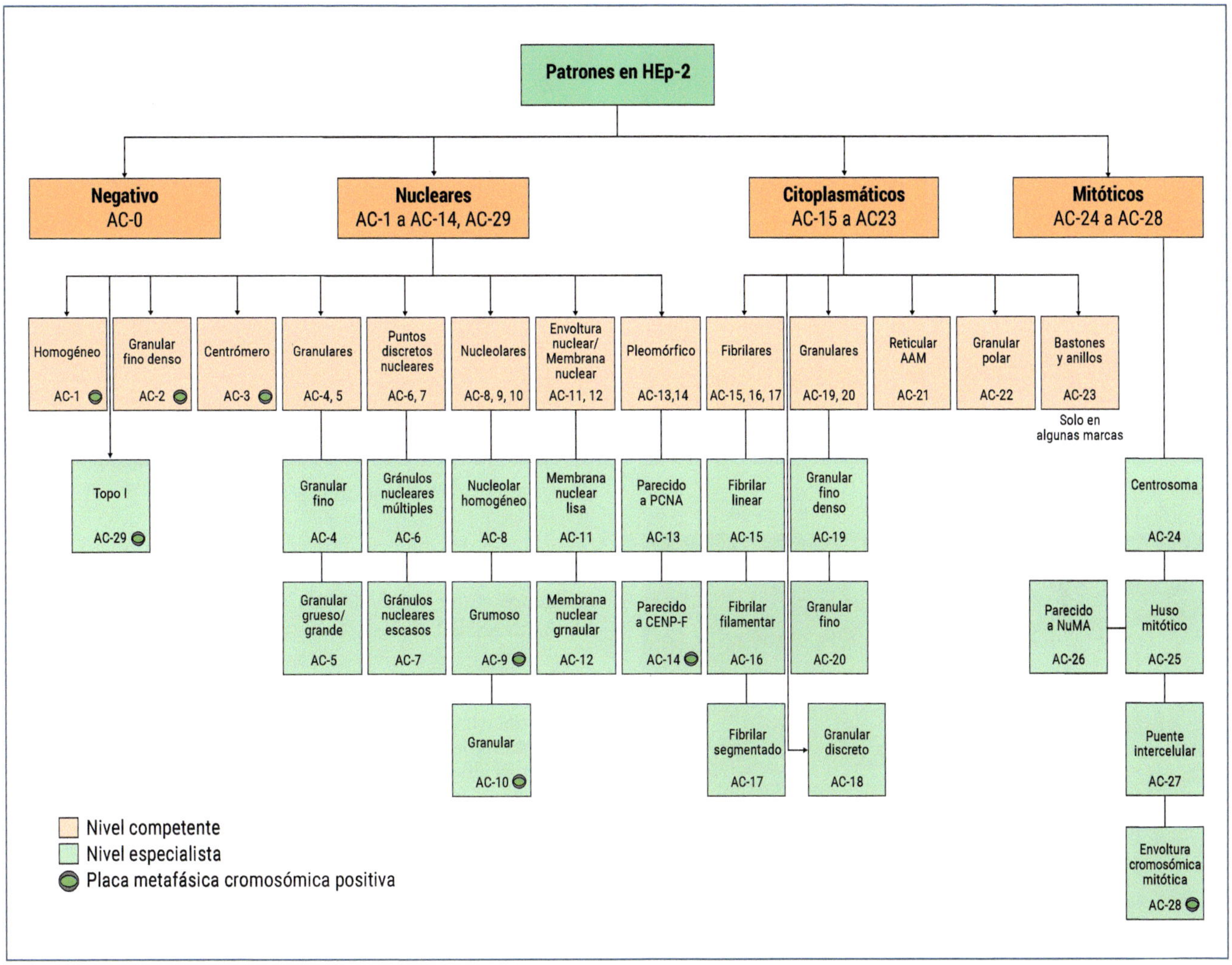

Figura 13-1. Árbol de clasificación de los distintos patrones en HEp-2 con los distintos niveles de competencia. AC: anticuerpos anticelulares; AAM: anticuerpos antimitocondriales; CNP-F: proteína del centrómero F; PCNA: antígeno nuclear de proliferación celular; NuMa: proteína nuclear del huso mitótico; Topo I: topoisomerasa I.

2. Facilidad de reconocimiento; incluyen patrones claramente reconocibles, aunque su importancia clínica no esté claramente establecida.

Cada laboratorio deberá establecer su grado de competencia en función de su experiencia en el manejo de imágenes de IFI, y es recomendable que en el informe de laboratorio se indiquen, como mínimo, aquellos patrones de nivel competente.

Patrones nucleares más relevantes (nivel competente)

A continuación, se repasan algunos de los patrones de nivel competente más comunes.

> ❗ Es importante en este punto familiarizarse con el manejo de la web www.anapatterns.org, en la que se pueden encontrar multitud de imágenes de cada uno de los patrones establecidos.

Homogéneo (AC-1)

Fluorescencia homogénea y regular a través de todo el nucleoplasma. Las células en mitosis (metafase, anafase y telofase) tienen la cromatina intensamente fluorescente de manera homogénea (**Figs. 13-2** y **13-3**). Los antígenos asociados a este patrón son componentes de la cromatina como el ADN de doble cadena (dsDNA), nucleosomas y las histonas. Este patrón se suele encontrar en pacientes con LES, hepatitis autoinmunitaria o artritis idiopática juvenil.

> ❗ Ante una sospecha clínica de LES, se recomienda determinar, ya sea por IFI o por inmunoensayo de fase sólida, los anticuerpos específicos anti-dsDNA.

Los anticuerpos anti-dsDNA se encuentran incluidos en los criterios diagnósticos del LES. En el caso de sospecha de hepatitis autoinmunitaria o artritis reumatoide juvenil, no se recomienda realizar más pruebas, ya que los autoantígenos involucrados en estos casos no están bien definidos.

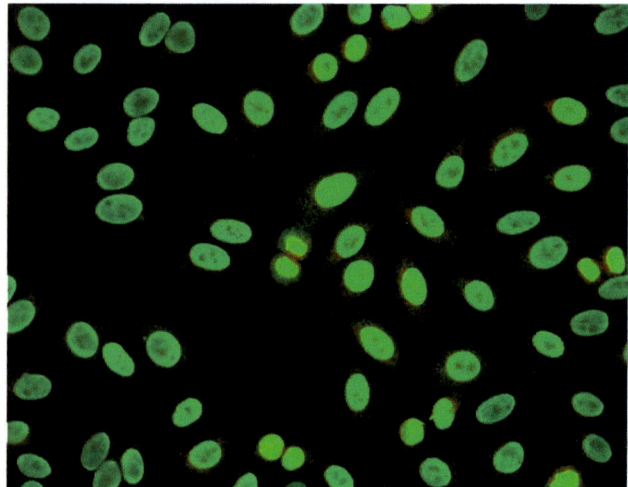

Figura 13-2. Patrón homogéneo (AC-1).

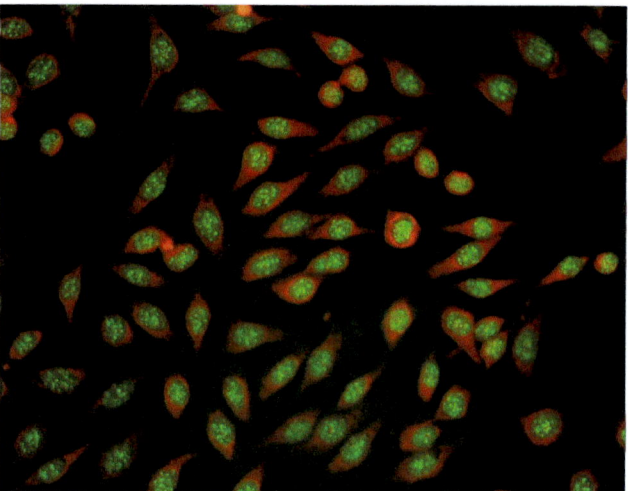

Figura 13-4. Patrón centrómero (AC-3).

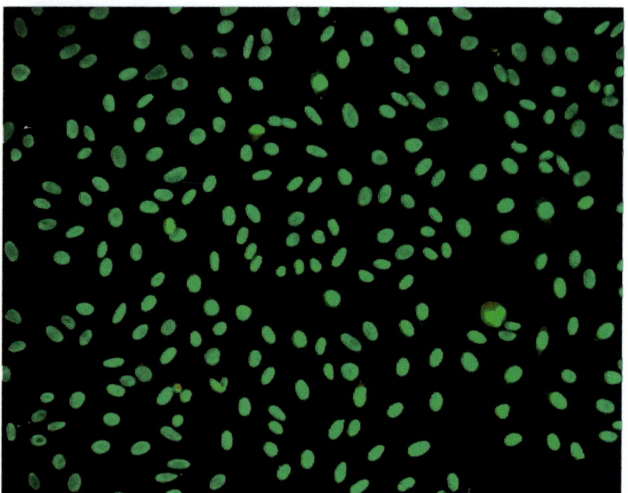

Figura 13-3. Patrón homogéneo (AC-1)

Centrómero (AC-3)

El centrómero es un patrón punteado discreto (de 40 a 80 puntos por célula), disperso en los núcleos de las células en interfaces y alineados en la cromatina de las células en metafase (**Fig. 13-4**). Los antígenos asociados son tres proteínas constituyentes del centrómero: CENP-A, CENP-B y CENP-C. Los autoanticuerpos específicos contra CENP-A y CENP-B pueden ser detectados mediante inmunoensayos de fase sólida y se recomienda su detección mediante esta metodología en caso de títulos bajos

 Se encuentran comúnmente en pacientes con esclerosis sistémica cutánea limitada (están incluidos en los criterios diagnósticos) y en algunos pacientes con cirrosis biliar primaria (CBP).

Granulares (AC-4 y AC-5)

Los granulares son también conocidos como patrones moteados. Presentan gránulos finos o gruesos a través de todo el nucleoplasma (**Fig. 13-5**). La placa metafásica de las células

mitóticas no se tiñe. Estos patrones se asocian a numerosos antígenos como hnRNP, U1RNP, Sm, ARN polimerasa III, SS-A/ro, SS-B/la, Mi-2, TIF-1, Ku etc.

 Aparecen en diferentes enfermedades autoinmunitarias sistémicas en diverso grado como el LES, la dermatomiositis (DM), la esclerosis sistémica (ES), miopatías inflamatorias autoinmunitarias (MIA), enfermedad mixta del tejido conectivo (EMTC) y el síndrome de Sjögren (SS).

Los anti-SSA se encuentran en los criterios diagnósticos de SS, los anti-Sm en los de LES y los anti-ARN polimerasa III en los de ES. Ante la sospecha clínica de LES o SS en presencia de este patrón de IFI, se recomienda determinar anti-Sm, anti SSA/Ro y SSB/La. En el caso de sospecha de EMTC, la recomendación es determinar los anti-U1RNP. Todos estos autoanticuerpos se pueden realizar por inmunoensayo en la mayoría de perfiles ENA. Por su asociación, en el caso de sospecha de MIA o DM, se recomienda realizar un perfil (inmunoblot) de miopatías inflamatorias para la determinación de anti-Mi-2, TIF-1 y Ku. La disponibilidad

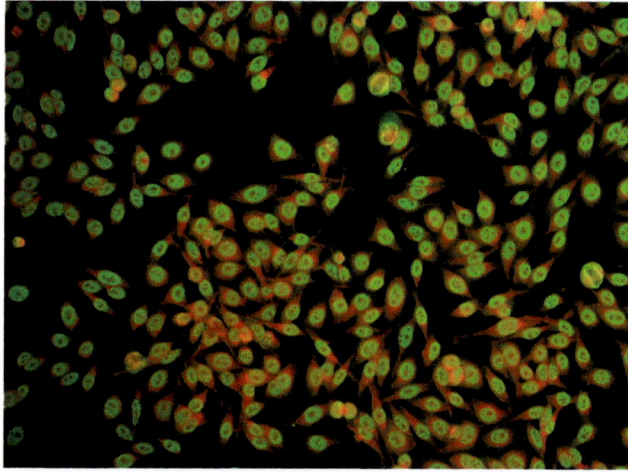

Figura 13-5. Patrón granular (AC-4).

de estos perfiles puede estar limitada a laboratorios más especializados.

El patrón granular con punteado más grueso (AC-5) puede estar presente en individuos de la población general sin diagnóstico o sospecha de enfermedad autoinmunitaria sistémica, generalmente a títulos bajos y sin asociación a los ENA anteriormente citados.

Puntos discretos nucleares (AC-6 Y AC-7)

Los puntos discretos nucleares se caracterizan por la presencia de puntos en el núcleo contables, de 6 a 20 en el caso del patrón AC-6 y menos de 6 en el caso del AC-7 (**Fig. 13-6**). El patrón AC-7 tiene un valor predictivo positivo (VPP) bajo para cualquier enfermedad. En el caso del AC-6 se asocia a los antígenos Sp100, proteínas PML (proteína de la leucemia promielocítica) y MJ/NXP-2. Este patrón se puede detectar en pacientes con CBP o DM. En el caso de que haya sospecha clínica de CBP la recomendación es continuar con la determinación de Sp100 y de anti-MJ/NXP-2 cuando la sospecha clínica sea de DM (estos anticuerpos pueden aparecer hasta en un tercio de los pacientes con DM juvenil).

Nucleolar (AC-8, AC-9, AC-10)

Los patrones nucleolares presentan una fluorescencia difusa o granular en todo el nucléolo (**Fig. 13-7**). En el caso del AC-8, la placa metafásica no presenta tinción, mientras que en los patrones AC-9 y AC-10 presenta tinción pericromosomal o punteada, respectivamente. Se asocia a antígenos como el PM/Scl-75, PM/Scl-100, Th/To, B23/nucleofosmina, C23/nucleolina, No55/SC65, fibrilarina (AC-9), NOR90 y ARN polimerasa I (AC-10). Se puede encontrar en pacientes con sospecha de ES o síndrome de superposición ES-MIA.

 En caso de sospecha clínica, se recomienda determinar por inmunoensayo anticuerpos anti-PM/SCL que puede estar incluido en el perfil de ENA junto con el Th/To.

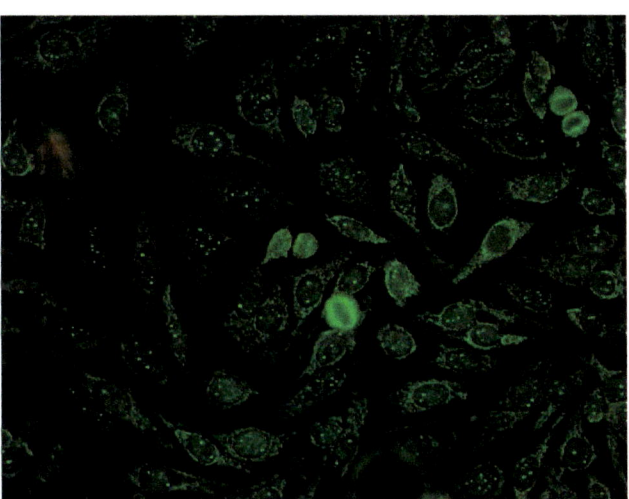

Figura 13-6. Patrón de puntos discretos nucleares (AC-7).

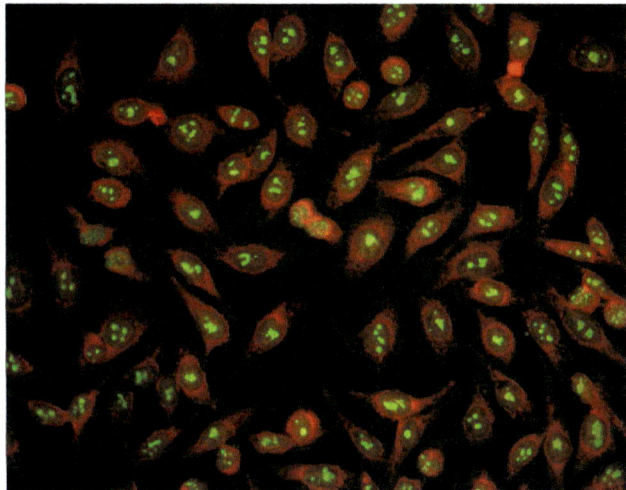

Figura 13-7. Patrón nucleolar.

Aunque el patrón AC-10 se asocia a anticuerpos (Ac.) anti-ARN polimerasa I, estos coexisten con los anti-ARN polimerasa III, que aparecen en el patrón AC-5. Por tanto, si hay sospecha clínica se recomienda la realización de Ac. Anti-ARN polimerasa III.

 Existen inmunoblots específicos de ES que incluyen, además de estos antígenos, la fibrilarina y el NOR 90.

La importancia clínica de los ac. antinucleofosmina, nucleolina y No55 no está bien establecida y, actualmente, no hay inmunoensayos específicos disponibles comercialmente.

Patrones citoplasmáticos más relevantes

Los patrones citoplasmáticos han sido considerados de poca importancia en la práctica clínica y han sido poco estudiados. Esta tendencia está cambiando en la actualidad, pues está cobrando cada vez mayor importancia.

 Se ha demostrado la importancia de estudiar e informar estos patrones, ya que pueden aportar una valiosa información en el diagnóstico y el pronóstico de las enfermedades autoinmunitarias sistémicas.

En estos patrones se encuentran anticuerpos dirigidos contra diversas estructuras citoplasmáticas como lisosomas, aparato de golgi, ribosomas, mitocondrias y elementos del citoesqueleto.

Fibrilares (AC-15, AC-16 Y AC-17)

Los patrones fibrilares se caracterizan por mostrar fibras del citoesqueleto que se extienden por todo el citoplasma desde la membrana nuclear, ya sea de forma lineal o de forma segmentada (**Fig. 13-8**). Entre los antígenos asociados a este

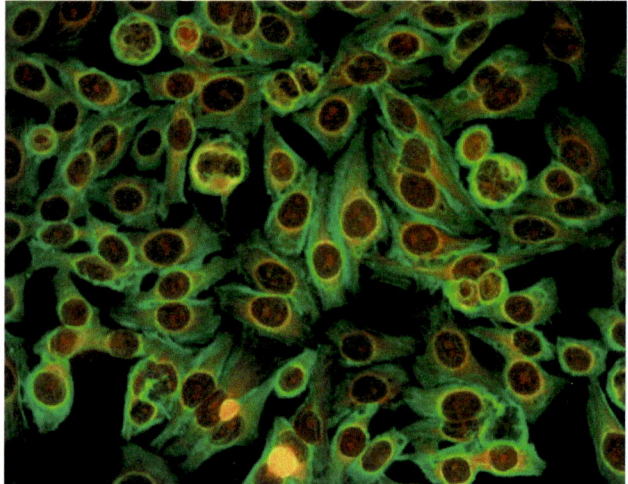

Figura 13-8. Patrón citoplasmático fibrilar.

patrón, se encuentran la actina, la vinculina, la vimentina, la citoqueratina, la tropomiosina y la miosina. Se pueden encontrar en pacientes con hepatitis autoinmunitaria de tipo 1, infecciones crónicas por virus de la hepatitis C (VHC) y enfermedad celíaca. Es recomendable cuando hay una gran sospecha de HAI de tipo 1 la determinación de anticuerpo antimúsculo liso por IFI, para lo que se emplean portas de triple tejido (hígado, estómago y riñón) procedente de roedores. La presencia de anticuerpos antimúsculo liso forma parte de los criterios diagnósticos de HAI de tipo 1.

Granulares (AC-19 y AC-20)

Los granulares presentan un patrón de tinción homogéneo (como nebuloso) en el caso del AC-19 o como pequeños gránulos dispersos por todo el citoplasma en el AC-20 (**Fig. 13-9**). Los antígenos asociados son PL-7, PL-12, Jo-1 y la proteína P ribosomal. Este patrón puede aparecer en pacientes con LES, en algunos subtipos de MIA (síndrome antisintetasa y miopatía necrotizante) y

en pacientes con enfermedad pulmonar intersticial (EPI). En caso de sospecha clínica de LES, se recomienda realizar inmunoensayos para anticuerpos antirribosomal P (anti-RibP) que pueden estar incluidos en algunos perfiles ENA.

 En el caso de que la sospecha sea una MIA o más específicamente un síndrome antisintetasa, se buscaría específicamente anti-ARNt sintetasa (PL-7, PL-12 y Jo1). Si se sospecha específicamente una miopatía necrotizante, se recomienda realizar pruebas de seguimiento para anticuerpos anti-SRP.

Todos estos antígenos suelen estar incluidos en perfiles de inmunoensayo específicos de miopatías inflamatorias (inmunoblot) que pueden estar limitados a laboratorios más especializados.

Reticulares AMA (AC-21)

El patrón de reticulares AMA, de fácil reconocimiento, presenta tinción de filamentos granulares que se extienden a través del citoplasma a modo de red (**Fig. 13-10**). Se debe a anticuerpos dirigidos contra proteínas presentes en las mitocondrias (anticuerpos antimitocondriales o AMA). Los antígenos asociados se encuentran en el complejo enzimático piruvato deshidrogenasa (PDC), que consta de distintas subunidades: subunidad E2 (PDC-E2 o M2), cadena ramificada del complejo E2 óxido-ácido deshidrogenasa (BCOADC-E2), componente E2 del 2-oxo-glutarato deshidrogenasa (OGDC-E2), subunidad E1 (PDC-E1) y proteína de unión (E3BP o proteína X). Comúnmente, se encuentra asociado a la CBP, aunque también se ha detectado en síndromes de sobreexposición CBP-ES y CBP-SS. El antígeno más importante relacionado con la patogénesis de la CBP es el PDC-E2/M2. En la CBP se produce una inflamación granulomatosa crónica que afecta a los conductos biliares intrahepáticos, y predomina en mujeres mayores de 45 años. Más del 95 % de estos pacientes tienen AMA circulantes.

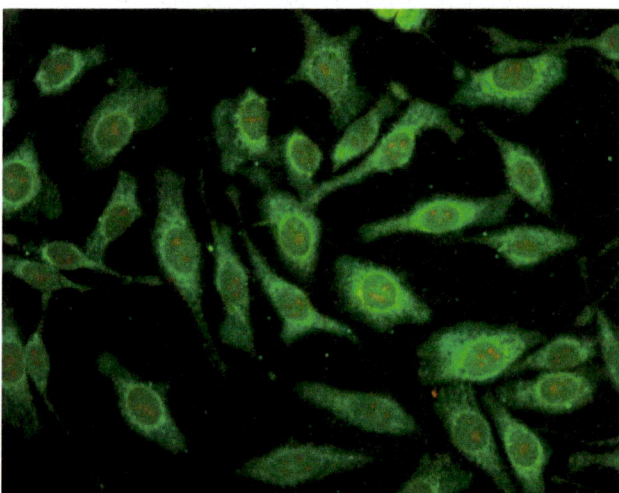

Figura 13-9. Patrón citoplasmático granular.

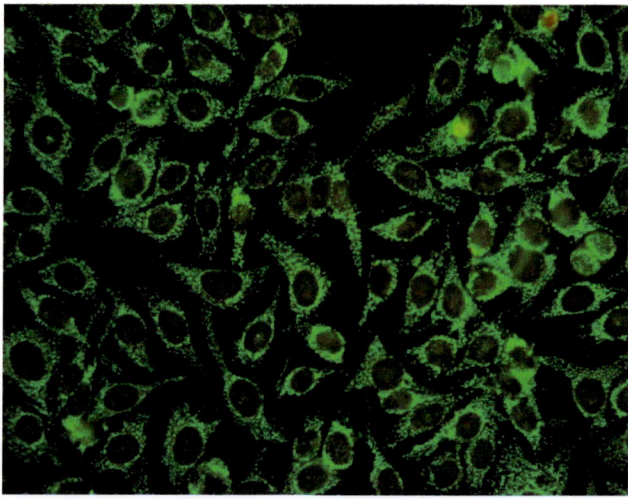

Figura 13-10. Patrón citoplasmático reticular (AC-21).

Si hay sospecha clínica de CBP, se recomienda realizar IFI en triple tejido o determinación mediante inmunoensayo de anticuerpos específicos contra estos antígenos.

Patrones mitóticos (de AC-24 a AC-28)

Los patrones mitóticos son mucho menos frecuentes que los anteriores. Aparece tinción en diferentes estructuras que se hacen presentes durante la mitosis como centrosoma/centriolos (**Fig. 13-11**) o el huso mitótico (aparato mitótico). Son muchos los antígenos asociados a estos patrones, de los cuales no hay comercialmente inmunoensayos específicos disponibles y, en general, su identificación presenta un bajo valor predictivo para cualquier enfermedad salvo el AC-26, también llamado NuMa *like* (parecido a proteína nuclear del aparato mitótico), que se ha asociado tanto a enfermedades autoinmunitarias sistémicas como órgano específicas.

Antígenos extraíbles del núcleo

Los antígenos extraíbles del núcleo son comúnmente conocidos como ENA (del inglés *extractable nuclear antigens)* aunque, como se ya ha mencionado, actualmente es preferible llamarlos anticuerpos específicos. Ya se ha hablado de muchos de ellos y se han relacionado con algunos patrones de ANA. Hay más de 100 y cada vez se identifican más. Los más estudiados y mejor caracterizados son SS-A/Ro, SS-B/La, U1RNP, Sm, Scl-70, CENP-B y Jo-1. También hay inmunoensayos comerciales de otros ENA como proteína P ribosomal, fibrilarina, ARN polimerasa III, histonas, PCNA (antígeno nuclear de proliferación celular) y PM-Scl. Dentro de este grupo se podría incluir la determinación de anticuerpos antidsDNA (ADN de doble cadena), para los cuales también hay inmunoensayos de fase sólida (ELISA, FEIA, QLIA o inmunoblot), aunque el método de referencia es la IFI.

Anticuerpos anti dsDNA

Para la detección de los anticuerpos anti dsDNA por IFI se utiliza un protozoo unicelular hemoflagelado llamado *Crithidia luciliae*. Se caracteriza por presentar una mitocondria de gran tamaño llamada cinetoplasto, la cual contiene una red de moléculas circulares de ADN de doble cadena (dsDNA) no asociada a histonas. El cinetoplasto se observa como un orgánulo de aspecto redondeado, de tamaño inferior al núcleo y situado entre este y el corpúsculo basal (**Fig. 13-12**).

 La presencia de anticuerpos contra el dsDNA es muy específica del LES y forma parte de sus criterios diagnósticos.

Las concentraciones de anti dsDNA, así como los componentes C3 y C4 del complemento, actúan como marcadores serológicos de actividad en el LES y podrían tener interés en la monitorización del tratamiento. El interés clínico de los anti dsDNA se incrementa cuando se detectan anticuerpos de afinidad y avidez elevadas. Por eso para el diagnóstico de LES se recomiende la detección por IFI, lo que confiere mayor especificidad. La IFI también puede utilizarse como técnica de segunda línea después de una técnica cuantitativa por inmunoensayo positiva. En caso de no disponer de IFI, se deben considerar positivos resultados superiores a dos veces el límite superior de referencia del grupo control. El clínico debe conocer cuál es el método utilizado por el laboratorio y los rangos de referencia, así como saber interpretar los resultados en función del contexto clínico. Un resultado positivo en un paciente con clínica compatible sugiere LES como primera opción diagnóstica; sin embargo, un resultado negativo no descarta LES, dados su pobre sensibilidad y valor predictivo negativo. Para el diagnóstico y ante la sospecha clínica se utilizará la determinación de anti dsDNA en pacientes positivos a ANA. Excepcionalmente, ante una sospecha clínica elevada, podrían determinarse directamente, ya que hay casos

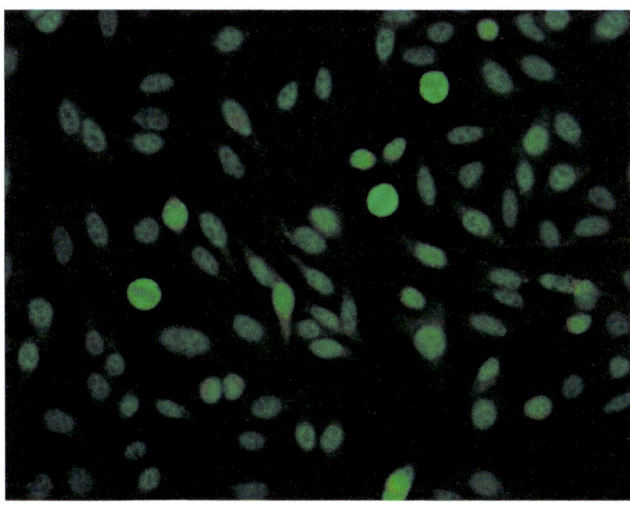

Figura 13-11. Patrón mitótico centrosoma (AC-24).

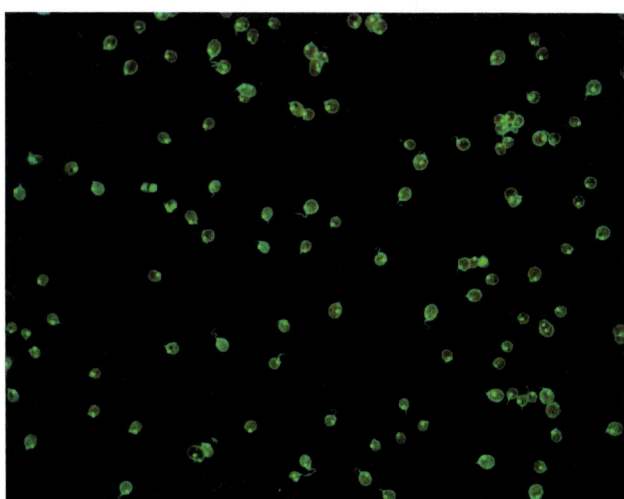

Figura 13-12. IFI sobre el protozoo *Crithidia luciliae* donde se observa tinción intensa en el cinetocoro de este protozoo en un paciente con anti dsDNA positivo.

de pacientes con anti dsDNA positivos y negativos a ANA (por las diferencias técnicas en su determinación y puntos de corte utilizados). Para el seguimiento de estos pacientes se puede emplear la determinación de anti dsDNA cuantitativa; se recomienda emplear el mismo método en el seguimiento.

Anticuerpos antipéptido C citrulinado

Los anticuerpos antipéptido C citrulinado son detectados en el 80 % de pacientes con artritis reumatoide (AR), con una especificidad superior al 98 %. La AR es una de las enfermedades autoinmunitarias sistémicas más frecuentes, con una prevalencia del 1-2 % de la población mundial y con mayor incidencia en mujeres que en hombres. Esta enfermedad se caracteriza por la destrucción y la inflamación simétrica de varias articulaciones con eventuales manifestaciones extraarticulares, tales como nódulos reumatoides, vasculitis y serositis. El determinante antigénico principal contra el que van dirigidos estos anticuerpos es un aminoácido inusual llamado citrulina, resultante de la desaminación de los residuos de arginina por la peptidil-arginina-deaminasa. Los péptidos citrulinados son proteínas que contienen residuos de citrulina y algunas como el fibrinógeno, la vimentina, proteínas colágenas de tipo I y II o la enolasa-α parecen ser los blancos más específicos en la AR.

 Estos anticuerpos están incluidos en los criterios diagnósticos de la enfermedad y son capaces de diferenciar pacientes con AR en estadios tempranos de pacientes con otras artropatías.

Además, podrían tener implicaciones pronósticas y distinguen subgrupos de pacientes con peor respuesta clínica o mayor agresividad erosiva. Habitualmente, se usan métodos de inmunoensayos para su detección y cuantificación. Estos inmunoensayos usan como antígenos péptidos citrulinados cíclicos en lugar de lineales, hecho que ha aumentado enormemente su sensibilidad diagnóstica.

AUTOANTICUERPOS EN ENFERMEDADES AUTOINMUNITARIAS DIGESTIVAS

Las enfermedades autoinmunitarias digestivas son un grupo de patologías de gran importancia por sus manifestaciones clínicas y posibles complicaciones y, en ocasiones, plantean gran dificultad diagnóstica. La diversidad de autoanticuerpos es mucho más reducida que en las enfermedades autoinmunitarias sistémicas, ya que los anticuerpos suelen ir dirigidos a un órgano específico e, incluso, a antígenos concretos de algún tipo celular de dicho órgano.

Para la detección de estos anticuerpos se suelen emplear tanto métodos de IFI como inmunoensayos de fase sólida. En la IFI se utilizan portas de esófago de mono para la detección de anticuerpos antiendomisio y portas de triple tejido de roedor (estomago, riñón e hígado) para la detección de anticuerpos anticélula parietal (ACPA), antimúsculo liso

(ASMA), antimitocondriales (AMA) y anti-LKM (antígeno microsomal renal y hepático).

Anticuerpos antimúsculo liso

Los anticuerpos antimúsculo liso (ASMA) son anticuerpos que van dirigidos fundamentalmente contra la F-actina, presente en el músculo liso y en otros tejidos, especialmente el hígado, aunque también van dirigidos contra otros componentes del citoesqueleto como la troponina y la tropomiosina.

 Su presencia forma parte de los criterios diagnósticos de hepatitis autoinmunitaria de tipo 1 (HAI de tipo 1), generalmente asociados a la presencia de ANA, en los que suele aparecer un patrón homogéneo en la IFI.

Las HAI son enfermedades autoinmunitarias específicas de los órganos en las que el ataque se produce contra los hepatocitos y producen inflamación y necrosis que conducen de forma progresiva a cirrosis. La HAI de tipo 1 es la más frecuente y afecta principalmente a mujeres de entre 20 y 40 años. La relación con otras enfermedades autoinmunitarias se observa en, aproximadamente, el 50 % de los casos (síndrome de solapamiento). Los ASMA también se pueden encontrar a títulos bajos en pacientes con colangitis esclerosante primaria (CEP) o en infecciones por virus de la hepatitis C. Para su detección se recomienda la IFI sobre triple tejido de roedor (**Figs. 13-13** y **13-14**). Tienen una sensibilidad y una especificidad de alrededor del 75 %. El título de ASMA no se correlaciona con el pronóstico y suelen desaparecer con el tratamiento inmunosupresor.

Anticuerpos anti-F-actina

Los anticuerpos anti-F-actina reconocen la actina filamentosa, principal antígeno de la positividad ASMA. Su presencia en

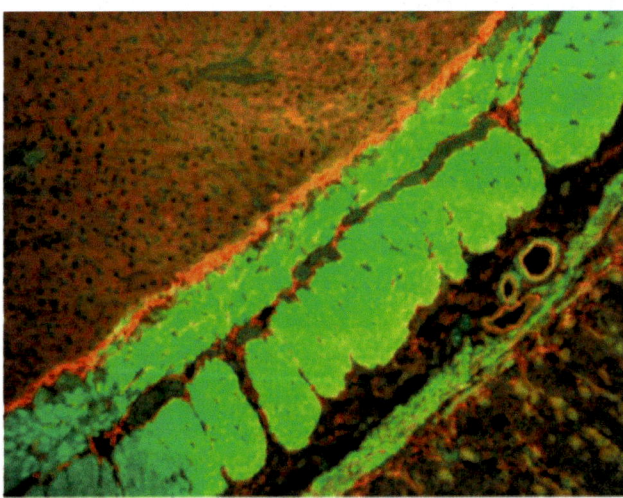

Figura 13-13. En esta imagen de IFI sobre triple tejido de roedor se muestra fluorescencia en la capa muscular en un paciente con ASMA positivo.

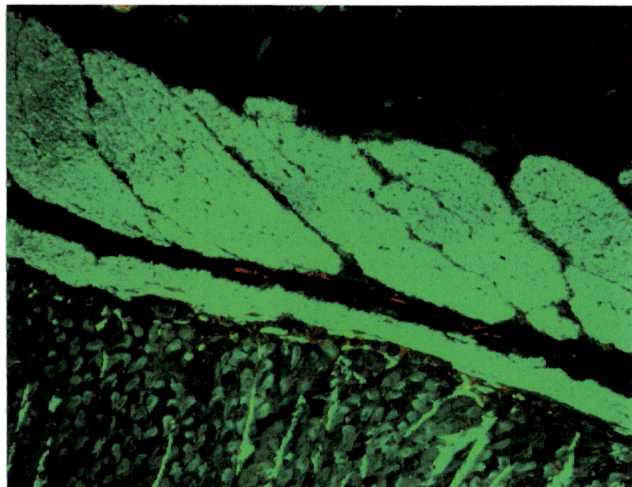

Figura 13-14. Imagen de IFI sobre triple tejido de roedor con tinción positiva en la capa muscular.

HAI de tipo 1 es similar a la de los ASMA, al igual que su sensibilidad, pero tienen mayor especificidad. El método recomendado de detección se basa en inmunoensayos con antígeno purificado o IFI con sustratos celulares específicos. En la actualidad, su determinación no sustituye a la de ASMA y no suele realizarse de manera sistemática en los laboratorios. Títulos elevados de ASMA reflejan indirectamente la presencia de anti-F-actina.

Anticuerpos antimicrosomas de hígado y riñón

 Los anticuerpos antimicrosomas de hígado y riñón (LKM) están asociados a la hepatitis autoinmunitaria de tipo 2, y están incluidos entre sus criterios diagnósticos.

Tienen una especificidad y VPP elevados. La HAI de tipo 2 afecta fundamentalmente a niños de entre 2 y 14 años, es más grave y su progresión a cirrosis es más frecuente. Hasta el momento, se han identificado cuatro tipos de anticuerpos anti-LKM. Sin embargo, los LKM-1 que van dirigidos contra el citocromo P-450 2D6 son los más relevantes en la HAI. Pueden aparecer en el 3-5 % de pacientes con hepatitis por VHC. Para su detección se recomienda la IFI sobre triple tejido de roedor, aunque tiene una capacidad limitada para discriminar los distintos tipos de anti-LKM. Ante un IFI positivo (Fig. 13-15) Se recomiendan métodos de confirmación mediante inmunoensayo.

Anticuerpos anticitosol hepático de tipo 1 (LC1)

Los anticuerpos anticitosol hepático de tipo 1 (LC1) son marcadores de HAI de tipo 2 y, junto con los LKM, están incluidos en sus criterios diagnósticos. Tienen una elevada especificidad y VPP. Van dirigidos contra la enzima formiminotransferasa ciclodesaminasa. En la mitad de los casos van asociados a anti-LKM-1. Para su detección, el método

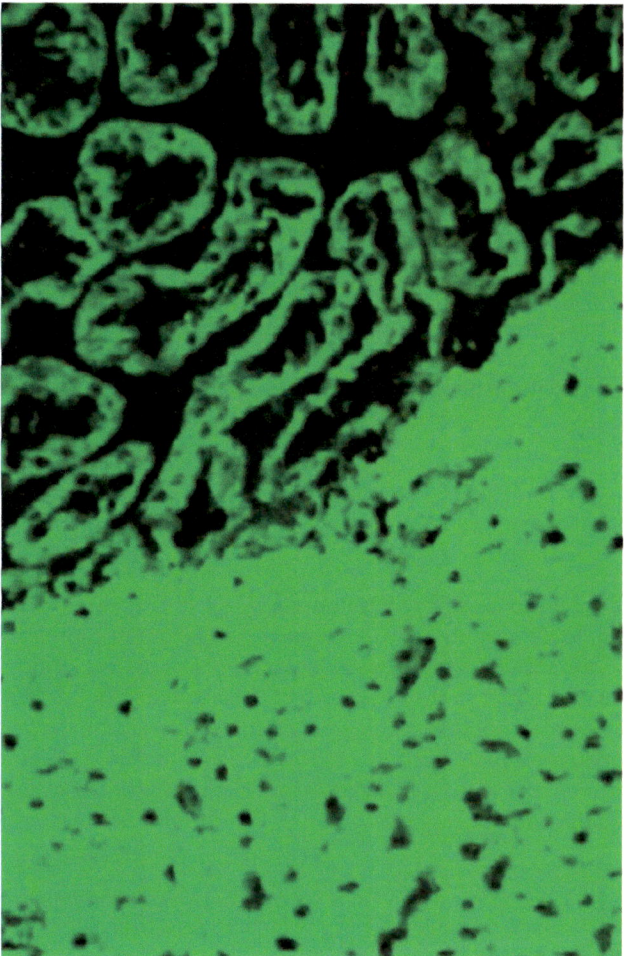

Figura 13-15. Imagen de IFI sobre triple tejido de roedor donde se observa tinción tanto en tejido hepático (parte inferior de la imagen) como en tejido renal (parte superior) en un paciente con anti-LKM positivo.

de elección es el inmunoensayo con antígenos purificados o recombinantes.

Anticuerpos antiantígenos solubles del hígado-páncreas

Los anticuerpos antiantígenos solubles del hígado-páncreas (SLA/LP) se pueden detectar en la HAI de tipo 1 asociados a ASMA, aunque también pueden encontrarse en la HAI de tipo 2, en la que puede ser el único anticuerpo detectado. Tienen una elevada especificidad y se relaciona con las formas más graves de la enfermedad. El método de elección para su detección es el inmunoensayo.

Anticuerpos antirreceptor de la asialoglucoproteína

Los anticuerpos antirreceptor de la asialoglucoproteína (ASGP-R) aparecen tanto en la HAI de tipo 1 como en la de tipo 2, por lo que pueden coexistir con el resto de anticuerpos vistos previamente. Ofrecen una buena correlación con la clínica disminuyendo como respuesta a la inmunodepresión. De hecho, tienen importancia pronóstica, ya que su desaparición refleja una buena respuesta al tratamiento. También pueden aparecer en otras hepatopatías como la alcohólica, hepatitis por virus B y la CBP, por lo que son poco específicos de HAI.

Anticuerpos antimitocondriales

Los anticuerpos antimitocondriales (AMA) se dirigen, fundamentalmente, contra distintos antígenos del complejo piruvato deshidrogenasa (PDC), localizado en la membrana mitocondrial interna. Los anticuerpos más frecuentes son los que se dirigen contra la subunidad E2 (PDC-e2/M2).

 Comúnmente, se asocian a CBP y están incluidos en sus criterios diagnósticos.

El método de cribado recomendado es la IFI sobre triple tejido de roedor, en la que aparece una tinción punteada localizada en los citoplasmas de las células de los tres tejidos: hígado, riñón y células parietales del estómago (**Fig. 13-16**). Se pueden utilizar otros métodos basados en inmunoensayo, que emplean antígenos purificados del complejo M2, que poseen una sensibilidad y una especificidad similar a la IFI y que se podrían emplear con un uso confirmatorio.

 Los AMA pueden aparecer con bastante antelación al inicio del cuadro clínico y su título no tiene valor pronóstico, por lo que no está indicado determinarlos periódicamente tras el diagnóstico.

Los títulos de AMA bajan inicialmente tras un trasplante hepático, aunque después se recuperan, por lo que no son útiles como marcadores de recidiva de la CBP.

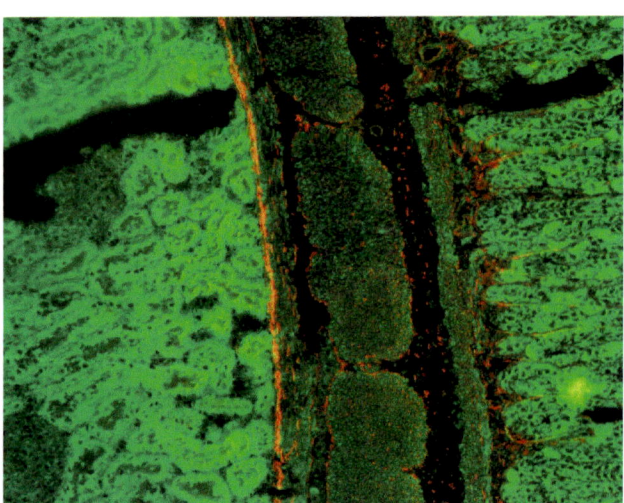

Figura 13-16. En esta imagen de IFI sobre triple tejido de roedor se visualiza tinción positiva citoplasmática en la capa parietal y en tejido renal en un paciente con anticuerpos antimitocondriales positivos.

Anticuerpos antigp210 y sp100

La gp210 es una glucoproteína de 210 kDa localizada en los poros de la membrana nuclear. Los anticuerpos contra esta glucoproteína generan un patrón IFI característico en células Hep2 (patrón de membrana nuclear granular o AC12). Se encuentra, fundamentalmente, en pacientes con CBP, aunque no son específicos de esta. Si hay sospecha clínica y se identifica el patrón en IFI es recomendable realizar un inmunoensayo específico. Parecen tener importancia pronóstica, ya que se asocian con mayor grado de progresión a cirrosis.

Los anticuerpos antisp100 van dirigidos contra una proteína nuclear de 100kDa y su presencia genera sobre células Hep2 un patrón IFI característico que ya se ha comentado, el de puntos discretos nucleares o AC 6-7. También se asocian a CBP y la actitud frente a su sospecha es la de su confirmación mediante un inmunoensayo específico. El valor pronóstico de los antisp100 es más controvertido.

Ambos pueden ser de utilidad en pacientes con elevada sospecha de CBP y AMA negativos.

Anticuerpos anticélulas parietales y antifactor intrínseco

Los anticuerpos anticélulas parietales (PCA) y antifactor intrínseco (FI) aparecen en pacientes con gastritis autoinmunitaria (GA), enfermedad específica de los órganos que afecta al estómago, también conocida como gastritis atrófica tipo A. Se caracteriza por una pérdida progresiva de células parietales gástricas, productoras de ácido clorhídrico y factor intrínseco, lo que implica una malabsorción de vitamina B_{12} y anemia perniciosa. Aproximadamente, el 85 % de pacientes presentan exclusivamente anticuerpos PCA y el 15 % presentan ambos. La presencia exclusiva de anti-FI es más excepcional. El método de elección para la detección de anticuerpos PCA es la IFI sobre triple tejido de roedor mediante una tinción citoplasmática característica localizada en la capa de células parietales (**Fig. 13-17**). En el caso de los anticuerpos anti-FI el método de elección es el inmunoensayo, y dentro de un contexto clínico, su positividad tiene una especificidad elevada.

 La titulación o concentración de estos anticuerpos no parece tener valor para predecir el desarrollo de anemia perniciosa, de hecho, los anticuerpos PCA pueden aparecer en pacientes sanos.

Se recomienda determinar ambos anticuerpos en pacientes con sospecha clínica y déficit de B_{12}. Una vez confirmada su positividad, no es precisa su monitorización.

Anticuerpos antitransglutaminasa tisular (TTG), antipéptidos de gliadina desaminados (DGP) y antiendomisio (EMA)

Los anticuerpos antitransglutaminasa tisular (TTG), antipéptidos de gliadina desaminados (DGP) y antiendomisio (EMA) se

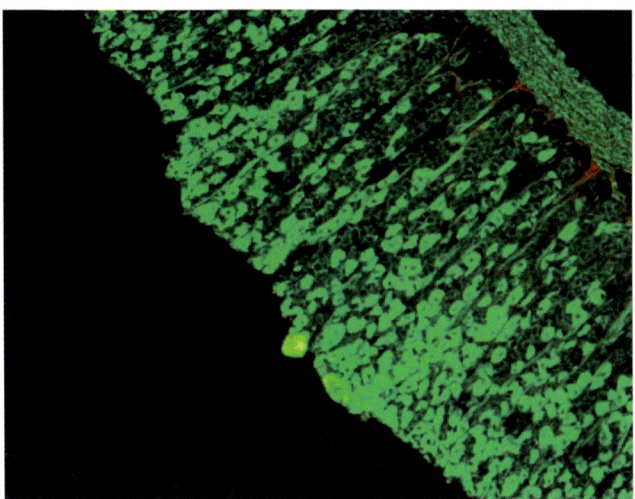

Figura 13-17. Imagen IFI sobre triple tejido de roedor donde aparece tinción citoplasmática en las células de la capa parietal en un paciente con anticuerpos anticélulas parietales positivos.

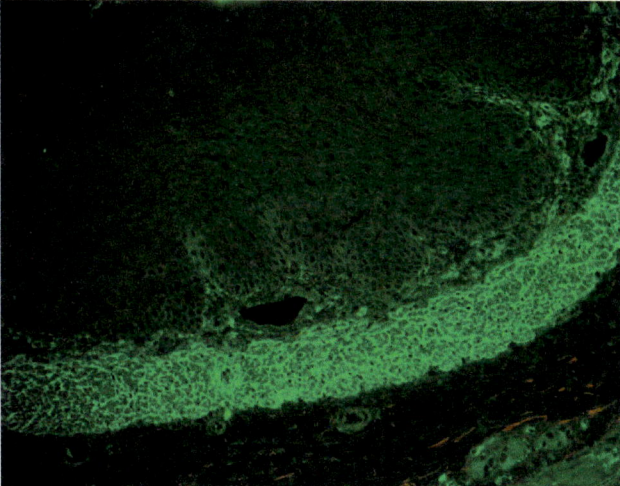

Figura 13-18. Imagen IFI sobre corte de esófago de mono donde se aprecia fluorescencia positiva intersticial en la capa muscular en paciente con EMA positivo.

usan como marcadores serológicos en el diagnóstico de enfermedad celíaca (EC). Todos ellos pueden ser de clase IgA o IgG, y los primeros son generalmente los más sensibles y específicos.

 Para detección de la EC se recomienda utilizar como test de primera elección los TTG IgA mediante inmunoensayo.

La determinación de EMA no debe formar parte del cribado inicial de la EC. Presentan una elevada especificidad, cercana al 100 % y se debe reservar para aquellos pacientes que planteen dudas (anti-TTG negativos con alta sospecha clínica) o en casos en los que se plantee un abordaje diagnóstico sin biopsia en niños. La principal diana antigénica de los EMA es la TTG. Sin embargo, pueden estar dirigidos contra otros antígenos menores presentes en el tejido conectivo. Por eso, puede existir discordancia entre EMA y anti-TTG. La determinación de EMA se realiza mediante IFI usando como sustrato cortes de esófago de mono (**Fig. 13-18**). La determinación de anticuerpos DGP muestra valores de sensibilidad y especificidad menores a los obtenidos con los anti-TTG. En el caso de que haya un déficit de IgA, se debe realizar la determinación de las clases IgG de estos. En este caso, la recomendación es la realización conjunta de anti-TTG IgG y anti-DGP IgG debido a que hay una pequeña proporción de pacientes que presentan elevaciones aisladas de este último.

ANTICUERPOS ASOCIADOS A VASCULITIS SISTÉMICAS

El término vasculitis indica inflamación de los vasos sanguíneos. Esta condición inflamatoria ocasiona infiltración por leucocitos de la pared de los mismos y causa su deterioro. A menudo, se produce, además, compromiso de la luz de los vasos e isquemia, lo que puede conducir a necrosis tisular. Hay un grupo de vasculitis que se caracteriza por la presencia de anticuerpos anticitoplasma de neutrófilos (ANCA) y por la afectación de vasos de pequeño calibre. Estas son la granulomatosis con poliangeítis (GPA), anteriormente conocida

como granulomatosis de Wegener, la poliangeítis microscópica (PAM) y la granulomatosis eosinofílica con poliangeítis (GEP), anteriormente síndrome de Churg-Strauss.

Anticuerpos anticitoplasma de neutrófilos

Los ANCA son autoanticuerpos dirigidos contra diferentes estructuras antigénicas localizadas en los gránulos del citoplasma de los neutrófilos y monocitos. La metodología usada tradicionalmente para la determinación de ANCA es la IFI sobre neutrófilos fijados en etanol y confirmados mediante la fijación con formalina. Se pueden identificar principalmente dos patrones:

1. Perinuclear (p-ANCA): se puede observar un patrón de fluorescencia que rodea al núcleo en los granulocitos fijados con etanol y que cambia a un patrón citoplasmático cuando los granulocitos son fijados con formalina (**Fig. 13-19**). Son provocados por anticuerpos dirigidos contra la mieloperoxidasa (MPO).
2. Citoplasmático (c-ANCA): se trata de un patrón difuso y granular localizado en el citoplasma, tanto en la fijación con etanol como en formalina, y está provocado por anticuerpos dirigidos contra la proteinasa-3 (PR3) (**Fig. 13-20**).

Ambos anticuerpos, anti-MPO y anti-PR3, pueden ser detectados mediante inmunoensayo, lo que aumenta la sensibilidad de la técnica y presenta una gran concordancia con la IFI. La recomendación más aceptada es la combinación de ambas técnicas.

 El patrón p-ANCA y los anticuerpos anti-MPO se asocian a la PAM y a la GEP, mientras que el c-ANCA y los anticuerpos anti PR3 lo hacen a la GPA.

Cuando la sospecha clínica es elevada su determinación permite apoyar el diagnóstico con un VPP del 95 %. No solo son útiles en el diagnóstico, sino también en la evolución, ya

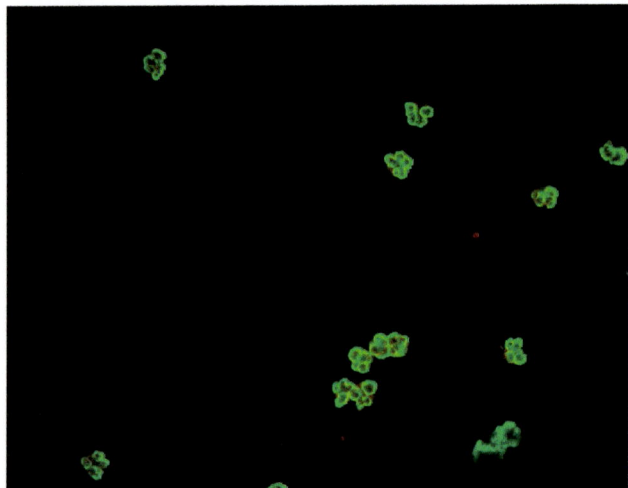

Figura 13-19. Tinción perinuclear positiva en una imagen IFI sobre neutrófilos fijados con etanol en un paciente con anticuerpos p-ANCA positivos.

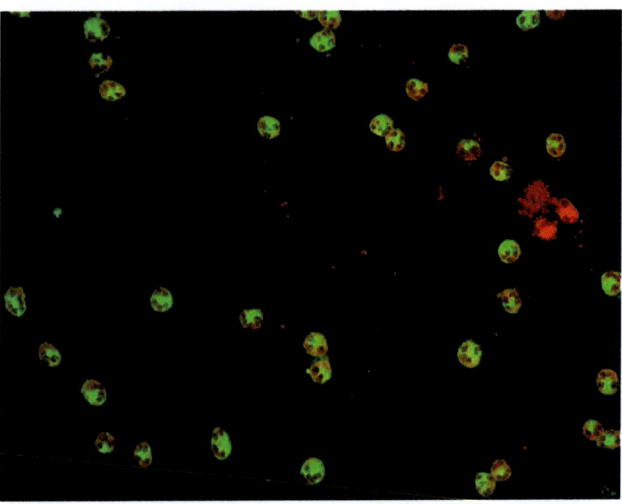

Figura 13-20. Tinción citoplásmatica positiva en una imagen IFI sobre neutrófilos fijados con etanol en un paciente con anticuerpos c-ANCA positivos.

que su título o concentración presenta correlación con el curso de la enfermedad, pues desciende o se negativiza durante el tratamiento o se eleva en las recidivas.

Los ANCA también pueden estar dirigidos contra otros antígenos como la catepsina G, la elastasa, la lisozima, la catalasa, la lactoferrina y la β-glucuronidasa. Estos se asocian a diferentes patologías y dan lugar en la IFI a un patrón perinuclear atípico (x-ANCA), puesto que son negativos en los portas de neutrófilos fijados con formalina. Algunas de las patologías asociadas a x-ANCA son la colitis ulcerosa, HAI de tipo 1, la colangitis esclerosante primaria, el LES, la artritis reumatoide y las vasculitis inducidas por fármacos.

Anticuerpos antimembrana basal glomerular (MBG)

Los anticuerpos antimembrana basal glomerular (MBG) son anticuerpos dirigidos contra la cadena α3 del colágeno tipo IV.

 Su identificación supone un dato fundamental para el diagnóstico del síndrome de Goodpasture (SGP).

Se manifiesta clínicamente como un síndrome riñón-pulmón caracterizado por glomerulonefritis rápidamente progresiva y hemorragia alveolar. El SGP tiene dos picos de prevalencia, en la tercera y sexta décadas de la vida, con una cierta predisposición en el sexo masculino. El método más empleado para la identificación de los anticuerpos anti-MBG es el inmunoensayo, aunque existe la opción, menos usada actualmente, de su identificación mediante IFI sobre riñón de mono. Puesto que la progresión de esta enfermedad suele ser muy rápida, la determinación de estos anticuerpos se hace imprescindible para una instauración precoz del tratamiento previo a la biopsia.

Anticuerpos antirreceptor de la fosfolipasa A2

Los anticuerpos antirreceptor de la fosfolipasa A2 (PLA-2R) son anticuerpos del tipo IgG dirigidos contra el receptor de tipo M de la fosfolipasa A2.

 La presencia de estos autoanticuerpos circulantes ha sido identificada como la principal causa fisiopatológica en la nefropatía membranosa primaria o idiopática (NMp).

La NMp supone una de las causas más frecuentes de síndrome nefrótico en el adulto que no padece diabetes. Dada la elevada especificidad de este marcador, se ha propuesto que pacientes con un cuadro compatible y anticuerpo positivo en sangre pueden no requerir biopsia renal, procedimiento invasivo y de elevado coste, por lo que se transforma en una herramienta clave para el diagnóstico de esta enfermedad. Además, la determinación cuantitativa tiene un elevado valor predictivo para el pronóstico de una remisión clínica o una recidiva. La eficacia del tratamiento puede evaluarse mediante la evolución del título de anticuerpos contra PLA-2R. Se pueden determinar tanto por inmunoensayo (ELISA) como por IFI, usando como sustrato células transfectadas específicamente con este antígeno. La presencia de anticuerpos en la muestra genera una fluorescencia citoplasmática granular fina con un resalte de la membrana celular y escasa coloración del núcleo celular.

ANTICUERPOS EN MIOPATÍAS INFLAMATORIAS AUTOINMUNITARIAS (MIA)

Las miopatías inflamatorias autoinmunitarias (MIA) son un grupo de enfermedades heterogéneas que afectan al músculo esquelético. La etiología es habitualmente desconocida. Se consideran autoinmunitarias por la presencia de anticuerpos circulantes en suero en muchas de ellas y la presencia de infiltrados de linfocitos T en los músculos afectados. Es característica la presencia de anticuerpos contra determinados antígenos individuales. En ocasiones, estas miopatías pueden aparecer en el contexto de otras enfermedades autoinmunitarias como el LES, la ES y la EMTC. Desde el punto de vista del laboratorio, ante la sospecha clínica, lo indicado sería determinar ANA mediante IFI como metodología de cribado y, en función del patrón obtenido, dirigir el estudio a la búsqueda de los anticuerpos involucrados; para su determinación se pueden realizar inmunoensayos específicos (ELISA, FEIA), con los que se obtienen resultados cuantitativos, o perfiles (inmunoblot) con los que se pueden detectar muchos de estos anticuerpos de forma simultánea.

Los anticuerpos involucrados en miopatías se pueden clasificar en anticuerpos específicos de miositis (AEM) y anticuerpos asociados a miositis (AAM).

Anticuerpos específicos de miositis

Los anticuerpos específicos de miositis se dirigen contra ribonucleoproteínas citoplasmáticas y nucleares que participan en procesos como la transcripción genética, la síntesis y la traslocación de proteínas y la respuesta inmunitaria antiviral innata.

Anticuerpos antisintetasa

El antígeno diana de los anticuerpos antisintetasa es un grupo de proteínas citoplasmáticas que catalizan la unión de cada aminoácido a su ARNt correspondiente durante la síntesis proteica. Estas enzimas son llamadas de forma genérica aminoacil-ARNt-sintetasas (AAS). Están asociadas al conocido como síndrome antisintetasa (SAS), entidad definida por la presencia de uno de estos anticuerpos y una serie de características clínicas como pueden ser miositis, enfermedad pulmonar intersticial (EPI), artritis, fenómeno de raynaud y fiebre. La presencia de estos anticuerpos genera en la IFI sobre HEp-2 un patrón citoplasmático granular fino (AC-19, AC-20), aunque algunas veces no son detectables en la IFI, por lo que ante la sospecha clínica se recomienda realizar la determinación específica (mediante perfiles o inmunoblot) de forma paralela. Hasta ahora se han identificado ocho anticuerpos antisintetasa:

1. Antihistidil-ARNt sintetasa (Jo1): 25-55 %.
2. Antitreonil-ARNt sintetasa (PL-7): con una prevalencia del 3-5 % en pacientes con MIA.
3. Antialanil-ARNt sintetasa (PL-12): 3 %.
4. Antiglicil-ARNt sintetasa (EJ): 1-3 %.
5. Antiisoleucil-ARNt sintetasa (OJ): 3 %.
6. Antiasparaginil-ARNt sintetasa (KS).
7. Antifenilalanil-ARNt sintetasa (ZO).
8. Antitirosil-ARNt sintetasa (YRS).

El primero descrito fue el anti-Jo1 y es el más frecuente de ellos con una prevalencia del 25 % al 55 % en pacientes con MIA. EL resto de AAS tienen prevalencias inferiores al 5 %.

 La afectación muscular es más grave en pacientes anti-Jo-1 y la EPI es más frecuente en pacientes con anticuerpos anti-PL-12 y anti-PL-7.

Anticuerpos anti MI-2

El antígeno diana es una proteína helicasa nuclear que forma parte del complejo núcleo-desacetilasa de remodelación o NuRD. Este complejo participa en la transcripción génica. Estos anticuerpos están asociados a DM, aunque pueden estar presentes en otras formas de MIA. Al parecer, la proteína Mi-2 es esencial en los procesos de reparación de la dermis basal, por lo que estaría relacionada con la afectación cutánea de esta enfermedad. Las DM con Mi-2 positivo tienen mejor pronóstico, ya que la afectación muscular o pulmonar es leve. En IFI sobre HEp-2 se puede observar un patrón nuclear granular fino (AC-4).

Anticuerpos anti-SRP

Los anticuerpos anti-SRP van dirigidos contra una ribonucleoproteína citoplasmática que participa en la translocación de polipéptidos en el retículo endoplasmático.

 Aparece con una prevalencia variable del 5 % al 15 % en pacientes con MIA y son muy específicos de un subtipo llamado miopatía necrotizante, que se caracteriza por debilidad muscular grave y de rápida progresión, con afectación de la musculatura axial y proximal.

Puede aparecer también disfagia, afectación cardíaca y tiene una mala respuesta al tratamiento inmunosupresor. En HEp-2 pueden generar, al igual que los AAS, un patrón citoplasmático granular fino (AC-19).

Anticuerpos anti-SAE

Los anticuerpos anti-SAE tienen como diana la enzima de activación SUMO, un heterodímero de dos subunidades (SAE-1 y SAE-2) que participa en la modificación postranscripcional de las proteínas. Están asociados a un fenotipo de DM, con una prevalencia del 8 % y presenta afectación cutánea grave que evoluciona a miopatía y disfagia.

Anticuerpos anti-MDA-5

Los anticuerpos anti-MDA-5 van dirigidos contra una proteína helicasa específica de ARN que está involucrada en la respuesta inmunitaria antiviral. Son detectados en el 13-26 % de pacientes con DM y presenta escasa o nula inflamación muscular, afectación cutánea grave, pápulas palmares, alopecia, paniculitis y EPI rápidamente progresiva.

Anticuerpos anti-TIF1-gamma

TIF1 es una proteína supresora de tumores (represor transcripcional) de tres subunidades (α, β y γ). Se detectan en alrededor del 15 % de pacientes con DM. En el 58 % de pacientes con anti-TIF1-gamma positivo la DM se asocia a la presencia de tumores sólidos como cáncer de ovario, pulmón y mama.

Anticuerpos anti-NXP2

NXP2 es una proteína involucrada en la regulación de la transcripción y el metabolismo del ARN. Se asocian a DM juvenil (DMJ), aunque también se pueden encontrar en la DM del adulto con una prevalencia muy variable. La DMJ con positividad anti-NXP2 se caracteriza por la presencia de calcinosis y miopatía grave, lo que implica un mal pronóstico y un manejo más agresivo.

Anticuerpos asociados a miositis

Entre los AAM están: anti-RO/SSA, anti-PM/Scl, anti-Ku y anti-U1-RNP. Se pueden encontrar frecuentemente cuando la miopatía aparece en el contexto de otra enfermedad del tejido conectivo.

Anticuerpos anti-Ro/SSA

Los anticuerpos anti-Ro/SSA están dirigidos contra dos proteínas de 52 y 60 kD asociadas al ARN y cuya función celular no está claramente establecida.

 No son específicos de ninguna enfermedad, ya que pueden estar presentes tanto en enfermedades autoinmunitarias sistémicas como en infecciones virales o neoplasias.

Se pueden encontrar en más del 30 % de pacientes con MIA, y es el anticuerpo más frecuente de los AAM. En IFI sobre HEp-2 pueden generar un patrón nuclear granular fino (AC-4), aunque en ocasiones, como ocurre con los AAS, pueden no ser detectados.

Anticuerpos anti-PM/Scl

La diana de los anticuerpos anti-PM/Scl es un complejo nucleolar compuesto por varias proteínas encargadas de la degradación del ARN mensajero. Las principales son PM/Scl-75 y PM/Scl-100. Aparecen con frecuencia en el síndrome de superposición ES-MIA. En IFI sobre HEp-2 presentan un patrón nucleolar (AC-8).ia.

 En IFI sobre HEP-2 presentan un patrón nucleolar (AC-8).

Anticuerpos anti-Ku

Los anticuerpos anti-Ku están dirigidos contra un heterodímero de dos subunidades de 70 y 80 KDa que se une al ADN y participa en su reparación. Al igual que el anterior, aparecen en el contexto de un síndrome de superposición. Pueden detectarse con patrón nuclear granular fino en HEp-2 (AC-4).

Anticuerpos anti-u1-RNP

U1-RNP es una pequeña ribonucleoproteína nuclear que participa en el procesamiento del ARN mensajero. Asociados a un síndrome de superposición y a EMTC, se presentan en HEp-2 como un patrón nuclear granular grueso (AC-5).

 PUNTOS CLAVE

- El laboratorio de autoinmunidad ha sufrido un *boom* en el número de solicitudes y determinaciones que realiza en los últimos años.
- Cada vez se identifican más anticuerpos específicos de ciertas enfermedades autoinmunitarias, y llegan a formar parte de los criterios diagnósticos de estas.
- Uno de los campos de expansión es el de las enfermedades autoinmunitarias neurológicas. Este campo no ha sido tratado en este capítulo por su extensión, complejidad y por el hecho de que se está empezando a implementar en laboratorios más especializados.
- Destaca la importancia de la inmunofluorescencia indirecta y la identificación de los patrones más frecuen-

tes. Es una técnica que debe estar al alcance de cualquier laboratorio, previo entrenamiento de su personal. No es difícil la interpretación de los patrones más básicos gracias al consenso de la ICAP y al uso de las herramientas que proporciona en su web (https://www.ana-patterns.org/).
- La disponibilidad de inmunoensayos para anticuerpos específicos, muchos de ellos en equipos automatizados, también ha aumentado considerablemente.
- El conocimiento de la asociación de estos anticuerpos con los patrones que se visualizan en la IFI se hace fundamental para el desarrollo de algoritmos diagnósticos eficientes.

BIBLIOGRAFÍA

Agmon-Levi N, Damoiseaux J, Kallemberg CA, et al. International recommendations for the assessment of autoantibodies to cellular antigens referred to as anti-nuclear antibodies. Ann Rheum Dis. 2013;0:1-7.

Bonroy C, Vercammen M, Fierz W, et al; European Federation of Laboratory Medicine (EFLM) Working Group «Autoimmunity Testing», the European Autoimmune

Standardization Initiative (EASI) and International Consensus on Antinuclear Antibody Patterns (ICAP). Detection of antinuclear antibodies: recommendations from EFLM, EASI and ICAP. Clin Chem Lab Med. 2023 Mar 29;61(7):1167-98.

Chan EKL, De Melo Cruvinel W, Andrade LEC. (2015) The International Consensus on Standardized Nomenclature of Antinuclear Antibody HEp-2

Cell Patterns (ICAP) initiative - Current state and perspectives. In: Conrad K, Chan EKL, Andrade LEC, Steiner G, Pruijn GJM, Shoenfeld Y (eds). From Autoantibody Research to Standardized Diagnostic Assays in the Management of Human Diseases series. Report on the 12th Dresden Symposium on Autoantibodies. Germany, 2015; p. 282-8.

Dalakas MC. Inflammatory Muscle Diseases. N Engl J Med. 2015;372(18):1734-47.

EASL Clinical Practice Guidelines: Autoimmune hepatitis. European Association for the Study of the Liver. J Hepatol. 2015;63:971-1004.

Lundberg IE, Miller FW, Tjarnlund A, et al. Diagnosis and classification of idiopathic inflammatory myopathies. J Intern Med. 2016;280:39-51.

Genética, aspectos clínicos y organizativos en la práctica asistencial

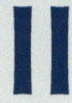

14 • *Arrays*: ventajas y limitaciones. ¿Cuándo pedir esta prueba y qué se puede esperar de ella?

15 • Secuenciación masiva. Fundamentos y aplicación práctica. Claves para la organización de una preanalítica

16 • Interpretación de los elementos de un informe genético

17 • Actualizaciones en el asesoramiento genético familiar y reproductivo

18 • Diabetes MODY. Paradigma de la enfermedad genética hereditaria

19 • Abordaje de las enfermedades neurodegenerativas hereditarias en el laboratorio de genética

20 • Cardiopatía y genética

Arrays: ventajas y limitaciones. ¿Cuándo pedir esta prueba y qué se puede esperar de ella?

14

C. Garrido Fusté

 OBJETIVOS

- Cómo y por qué se ha llegado técnicamente al *array*.
- Describir los diferentes tipos de *arrays* existentes y su aplicación.
- Entender la metodología de la técnica básica.
- Saber cuándo y para qué aplicar un *array*.
- Interpretar correctamente un informe genético de un *array*.

INTRODUCCIÓN

En genética se han descubierto y se han aplicado desde la década de 1960 varias técnicas para poder diagnosticar enfermedades. La primera de ellas, y la más habitual en el laboratorio todavía hoy en día, fue y es el estudio citogenético con el cariotipo como resultado en el que se pudo observar por primera vez los cromosomas teñidos con bandas G y agruparlos por parejas dentro de grupos. De este modo, se podía ver si alguno de ellos no tenía la «forma» que tocaba, por lo que se podía sugerir algún cambio estructural en ellos, como inversiones, translocaciones, deleciones, duplicaciones, etc. En la década de 1970 se pudo empezar a secuenciar el ADN mediante la secuenciación de Sanger, en la que una ADN polimerasa se une a una cadena de ADN y puede ir añadiendo nucleótidos y, así, complementar la doble cadena, replicación del ADN. La década de 1980 dio diversas técnicas, una de ellas la técnica de hibridación fluorescente *in situ* (FISH), en la que se marca con fluorescencia una zona del genoma conocida con la sonda adecuada, para poder ver cómo hibrida en la muestra en estudio y poder saber qué alteración puede existir. También en esa década, y con una repercusión en el diagnóstico en diferentes áreas analíticas, inmensa, se descubrió la técnica de la reacción en cadena de la polimerasa (PCR). Su objetivo es obtener muchas copias de un fragmento conocido del genoma a partir de muy poca muestra, de muy pocas copias, y así poder identificar más fácilmente esa zona que pueda dar la información que se necesita en ese momento. De ella han surgido diversas variantes como la retrotranscripción seguida de PCR (RT-PCR), básica en el diagnóstico molecular, y la PCR en tiempo real, también ampliamente usada en molecular. Las técnicas que revolucionan la investigación y el diagnóstico molecular surgieron

ya en el siglo XXI, técnicas como la amplificación múltiple de sondas ligadas (MLPA), similar a la PCR y que se basa en amplificar múltiples secuencias diana de ADN y poder cuantificarlo. También el *array* se descubre en estos años, y es en general un cribado de todo el genoma humano para poder ver variaciones cuantificables. De hecho, debido a que se han descubierto muchos trastornos específicos del desarrollo asociados a anomalías cromosómicas, se ha convertido en una herramienta de diagnóstico genético en este tipo de pacientes. Y la que tiene más elevada potencialidad de uso es, seguramente, la secuenciación de nueva generación (NGS). Cada vez se ha intentado ver con más detalle la información genética humana, por lo que se ha ido ganando en resolución, desde los cromosomas de la década de 1960 hasta la base única del ADN en la NGS.

Todas las técnicas de laboratorio en genética y que diagnostiquen alteraciones que puedan concluir en un diagnóstico son complementarias entre ellas. Se debería aplicar la técnica adecuada para buscar la sospecha clínica en cada caso en concreto y así indicar qué sería procedente para seguir con el estudio, si no se ha llegado a una conclusión definitiva.

TÉCNICAS Y APLICACIONES

Las técnicas en genética principalmente se diferencian en el rango de resolución, la cobertura y las aplicaciones de cada una de ellas, de menos resolución, estudio citogenético o cariotipo, a la máxima resolución, NGS. Normalmente, cuando hay más resolución, hay también más cobertura, pero esa cobertura no se traduce en que también tenga más aplicaciones, ya que cada una de ellas puede servir para una u otra aplicación que sea necesaria para cada caso en estudio (**Tabla 14-1**).

Tabla 14-1. Principales técnicas genéticas y sus características

Técnica	Resolución	Cobertura	Aplicaciones
Cariotipo	5-10 Mb	23 pares de cromosomas	Cariotipo: • Infertilidad • Síndromes cromosómicos reconocibles (-3% de positivos)
FISH	200-300 Kb	Locus esp.	FISH: • Cribado de aneuploidías en DP y PGD array CGH • Síndrome de microdeleción y estudio de regiones subteloméricas
MLPA	Según diseño	45 loci/exp.	MLPA: • Pacientes con retraso mental • Estudio de regiones subteloméricas • Patrones de metilación • Diseños específicos
QF-PCR		13, 18, 21, X y Y	QF-PCR: • Cribado de aneuploidías en DP y PGD
Array CGH	25-75 Kb	Genoma completo	*Array* CGH: • Posible técnica de elección en DP y en posnatal • Aumento de hasta el -15% en cromosomopatías • Importante: aplicar la resolución correcta
NGS	Máxima resolución	Exoma paneles	• Secuenciación completa del genoma • Secuenciación del exoma • Secuenciación de regiones específicas con un panel previamente diseñado

Array CGH: hibridación genómica comparada; DP: diagnóstico prenatal; FISH: técnica de hibridación fluorescente *in situ*; PGD: diagnóstico genético preimplantacional; MLPA: amplificación múltiple de sondas ligadas; NGS: *next generation sequencing*; QF-PCR: reacción en cadena de la polimerasa cuantitativa y fluorescente.

La técnica del *array* es una de ellas, y es una herramienta muy potente hoy en día para poder diagnosticar, principalmente, ganancias o pérdidas de ADN en el genoma que puedan tener causalidad patogénica en el caso en estudio.

ARRAY

El *microarray* o *chromosome microarray* (CMA), «cariotipo molecular» o «*microarray* cromosómico» es una colección de bioelementos ordenados ortogonalmente en filas y columnas en un soporte sólido. Dependiendo de estos bioelementos, el *microarray* puede ser de expresión, genómico, de tejidos, de proteínas y hasta de células.

La base es el *array* genómico, que es el que trabaja con ADN humano para poder detectar alteraciones en pacientes o muestras (prenatales) en las que una alteración de este ADN se corresponda a una clínica patogénica. El *array* ha mejorado las limitaciones que tenía el estudio citogenético con el cariotipo y aumenta significativamente el diagnóstico sobre pacientes con retraso del desarrollo, discapacidad intelectual, anomalías congénitas múltiples o autismo. También se aplican los *arrays* para estudios de cáncer, y ya se utilizan en estudios preimplantacionales aplicándolo sobre una sola célula para saber su dotación cromosómica.

El *array* es un experimento que básicamente estudia, mediante un cribado, todo el genoma para poder ver si hay variaciones en la cantidad del ADN que lo compone, para observar el nivel de ploidía de este ADN, de pérdidas de dichas deleciones o ganancias de dichas duplicaciones. Principalmente, hay dos técnicas de *array* genómico, el *array*

CGH (hibridación genómica comparada) y el *array* SNP (polimorfismo mononucleotídico), que son comercializadas principalmente por Agilent y Affymetrix, respectivamente. Son las compañías líderes en estos tipos de *arrays*.

- *Array* CGH: *array* de hibridación por genómica comparada en el que se compara un ADN control con el ADN problema que se quiere estudiar, en un solo experimento. Hay *arrays* de BAC (cromosoma bacteriano artificial) o de oligonucleótidos, que son los que se comercializan hoy en día.
- *Array* SNP: variante del array CGH porque también contienen SNP en la que se hibridan por separado la muestra control y la muestra problema, para después compararlas.

Con el *microarray* se pretende trabajar bajo condiciones controladas, las cuales minimizarán la variabilidad intrínseca de la técnica. Se estudian varios miles de genes simultáneamente y estos se analizan de forma cuidadosa y sólida, garantizando la fiabilidad y la reproductibilidad de los resultados.

Array CGH

El CGH es el *array* que permite detectar variantes de copia en el ADN en un único experimento;, se detectan pérdidas o deleciones o ganancias o duplicaciones de ADN. Se produce mediante una hibridación competitiva de un ADN control y un ADN problema sobre un soporte sólido con sondas de ADN. Pueden ser sondas de BAC, las cuales tienen un tamaño mayor (entre 200 y 300 Kb), por tanto, menor resolución, o las sondas de oligonucleótidos con secuencias de 60-80 pb, con mayor resolución. Hoy en día los más comercializados son los de oligonucleótidos, los cuales dan mayor resolución y no son tan exigentes en cuanto a calidad y cantidad de ADN como los basados en BAC. La resolución tiene la ventaja de que cuanta más resolución hay, más pequeñas pueden ser las alteraciones que se encuentren, pero tiene la desventaja, no menor, de que se aumenta la variación en el número de copias (CNV) benignas o de significado incierto.

Técnicamente, se marcan con cianinas fluorescentes el ADN control, que es una muestra conocida (p. ej., verde), y el ADN problema (p. ej., rojo). Estos dos ADN se aplican sobre el soporte sólido con los oligonucleótidos o chip, donde compiten para hibridar con estos oligonucleótidos. Hay miles o millones de sondas en el chip para tener una buena cobertura del genoma. Los ADN, tanto el control como el problema, que han hibridado emiten una intensidad de señal debido a la fluorescencia, y esta intensidad será cuantificada y medida mediante un escáner. El escáner proporcionará un archivo *.txt* que se cargará en el *software* correspondiente para que el profesional del laboratorio pueda analizarlo y obtener un informe final.

Técnica de array CGH

La base de la técnica de *array* CGH es suponer que si los dos ADN están al 50 %, en la misma proporción, hibridarán igual

(**Fig. 14-1**). En definitiva, se observará la misma intensidad de un ADN que del otro. Pero cuando el ADN problema tiene variación en el número de copias, las intensidades de señal variarán. Puede haber dos supuestos:

- Deleción en el ADN problema: en una falta o pérdida de ADN en la muestra problema, la proporción de ADN será mayor del ADN control, habrá más copias, por lo que este ADN control hibridará más que el problema y habrá más intensidad de la fluorescencia del ADN control.
- Duplicación en el ADN problema: en una ganancia o amplificación de ADN en la muestra problema, este ADN tendrá más copias de esa zona, por lo que estará en más proporción que el ADN control. Por esa razón, hibridará más que el control y se obtendrá más intensidad de la fluorescencia del ADN problema.

Es cuando el archivo proporcionado por el escáner, el cual lee la intensidad de la fluorescencia, se puede introducir en el *software* que es lo que permitirá cuantificar al analista esta intensidad, y así obtener un resultado final gracias a las imágenes obtenidas por el *software* (**Fig. 14-2**).

El archivo proporcionado por el *software* que será analizado por el analista debe tener una validación analítica, la cual se basa en la determinación de la especificidad y la sensibilidad. Todo laboratorio necesita determinar los parámetros que ofrecen el mejor rendimiento para sus plataformas y tipo de muestra.

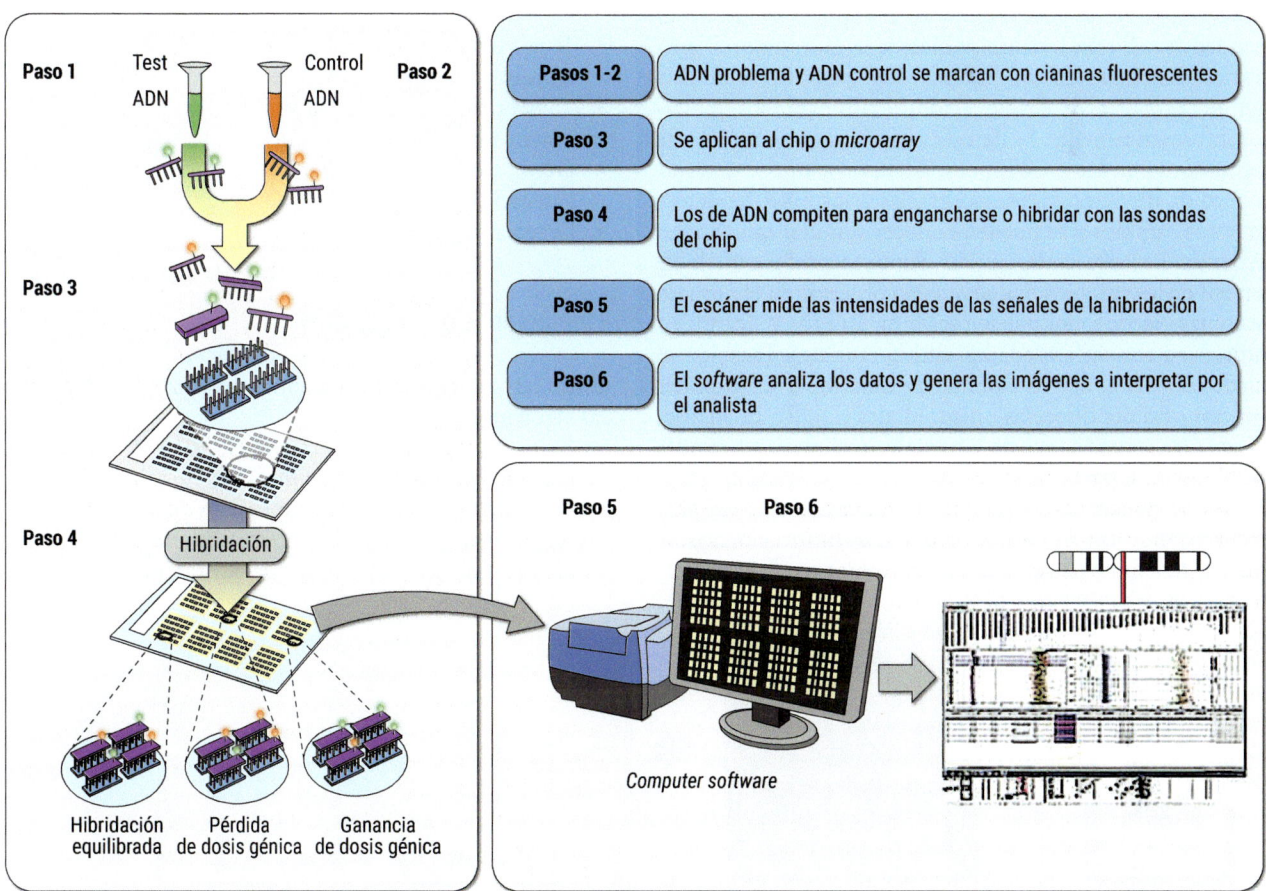

Figura 14-1. Pasos básicos técnicos para cursar un *array* CGH.

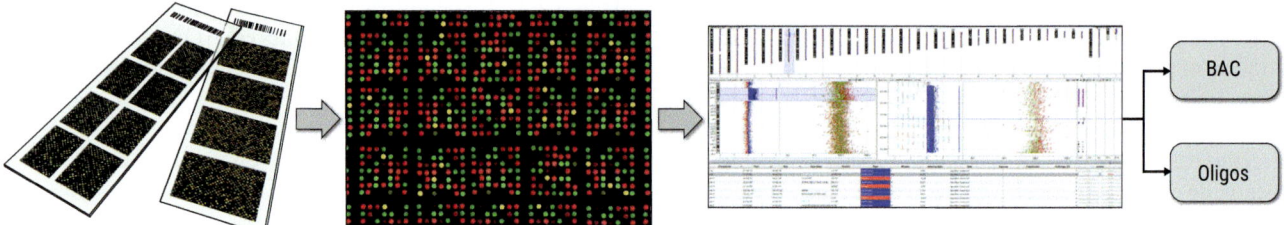

Figura 14-2. Imagen soporte sólido *array* CGH y *software*. BAC

Problemas técnicos en el array

Se pueden observar diferentes tipos de problemas técnicos en el *array* una vez finalizados los pasos técnicos. El escáner proporciona un *quality report* en el que hay diferentes parámetros que indican si el experimento es correcto y se puede analizar para obtener un resultado creíble. El índice principal que indica si el experimento es correcto para su interpretación es el *derivative log ratio spread* (DLRS), indicado en todos los informes en el apartado de información técnica. No debe superar el 0,3. Hay otros índices más específicos que pueden dar pistas sobre qué ha fallado en la técnica del *array*.

Array SNP

En el *array* SNP la hibridación en el soporte sólido no es competitiva. En un biochip se hibrida la muestra problema previamente marcada con fluorescencia y en otro se hibrida la muestra control. A continuación, se comparan los resultados informáticamente. Se detectan cambios en el número de copia, como en los CGH, pero, además, se puede detectar la pérdida de heterocigosidad gracias a los SNP. Se detectan estos cambios y se pueden conocer simultáneamente las secuencias de las variantes génicas. Suponen también un doble control de los cambios que se puedan observar en el número de copias. Sobre todo, pueden ser muy útiles al aplicarlos en individuos con enfermedades multifactoriales. También se puede conocer el origen parental de cada copia y, así, poder detectar posibles disomías uniparentales (DUP). El analista observa las intensidades de las señales que serán analizadas mediante un *software* (**Fig. 14-3**).

Una vez presentados los dos tipos principales de *array* para poder diagnosticar las posibles patologías constitucionales, se procede a definir sus ventajas e inconvenientes.

Ventajas del *array* CGH

Las principales ventajas del *array* CGH son:

- Técnicamente más delicado, pero con mayor rendimiento por técnica.
- Mayor sensibilidad (mínimo de sondas alteradas para diagnóstico, tres).
- Diseño flexible (con gran cantidad de formatos y transformables).
- Confirmaciones a coste cero (opcional).
- No dependen de SNP.

Ventajas del *array* SNP

Las principales ventajas del *array* SNP son:

- Técnicamente es más sólido, pero más largo y tiene menor rendimiento por técnica.
- Tolera peores calidades de ADN.
- Mayor sensibilidad de mosaicos de bajo grado.
- Detecta pérdidas de heterocigosidad e isocigosidad (no heterocigosidad) y DUP.
- Detecta triploidías.

Limitaciones del *array* CGH

Entre las principales limitaciones del *array* CGH destacan las siguientes:

- Exige mayor calidad de ADN.
- Tiene menor sensibilidad a mosaicos de bajo grado (¿desventaja real? Variabilidad del porcentaje de mosaico dependiendo del tejido en estudio) a partir del 20-30 %.

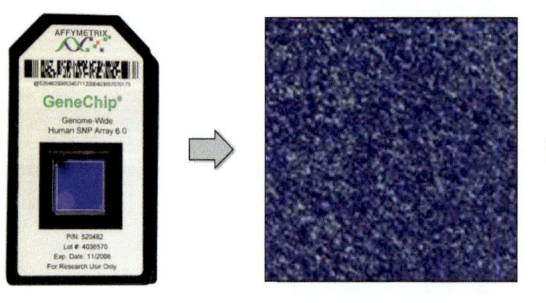
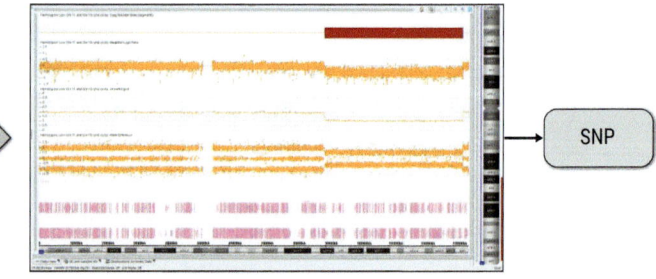

Figura 14-3. Imagen soporte sólido SNP *array* y *software*.

- No detecta pérdidas de heterocigosidad ni DUP.
- No se detectan triploidías (¿desventaja real?) Antes reacción en cadena de la polimerasa cuantitativa y fluorescente (QF-PCR) la cual ahorra *arrays* en trisomías y el resultado es más rápido). Un feto triploide no llega a término tampoco.
- No detecta alteraciones equilibradas (translocaciones equilibradas, inversiones, etc.).
- No se detectan marcadores cromosómicos extranumerarios con contenido de heterocromatina (ADN no codificante).

Limitaciones del *array* SNP

Respecto a las limitaciones del *array* SNP, las más destacadas son las siguientes:

- Menor sensibilidad (mínimo de sondas alteradas para diagnóstico: 5-10).
- Diseño fijo, inalterable.
- Confirmaciones a costa de nuevo *array*.
- No detecta alteraciones equilibradas (translocaciones equilibradas, inversiones, etcétera).
- Depende de SNP.
- No se detectan marcadores cromosómicos extranumerarios con contenido de heterocromatina (ADN no codificante).
- Debido a las diferentes ventajas y limitaciones de los dos tipos de *arrays*, es básico aplicar la técnica apropiada dependiendo de la sospecha clínica que haya, aunque como cribado para descartar patologías de pérdidas o deleciones más frecuentes, cualquiera de las dos técnicas es una buena herramienta. Si no se llega a ninguna alteración compatible con la sospecha clínica, hay que seguir con las pruebas que haga falta para poder llegar a un diagnóstico.

Aplicaciones prenatales y posnatales

Aplicaciones prenatales

Claramente, en prenatal, el *array* está indicado cuando hay ecografías anómalas. De hecho, el American College of Obstetricians and Gynecologists (ACOG) indica que el *array* solo debería cursarse con ecografías anómalas, debido a las variantes de significado incierto que puedan aparecer y que pueden potenciar la ansiedad que de por sí ya pueda tener la paciente o la pareja.

Otras situaciones para indicar un *array* serían:

- Cariotipo normal con ecografía anómala. Sería para ampliación de estudio si no se ha cursado. Identificación de un defecto congénito mayor o hallazgos ecográficos sugerentes de defectos congénitos menores. En caso de cualquier malformación, la probabilidad de un hallazgo relacionado con el fenotipo es de entre el 6 % y el 9%, superior en el *microarray* que en el cariotipo. En caso de cardiopatía, este aumenta hasta el 12 % .

- Restricción del crecimiento intrauterino (RCIU/CIR) precoz (< 24 semanas) y grave (< percentil 3).
- Translucencia nucal aumentada (> 3,5 mm o percentil 99). Presenta una probabilidad del 5 % de hallazgos adicionales al cariotipo. En general, en estos casos de ecografías anómalas, se aumenta el 15 % en alteraciones genéticas con patología por *array*.
- Cariotipo anómalo, sin saber por resolución de la propia técnica qué puede haber de más o de menos en cuanto a ADN en este estudio citogenético: una ganancia, una posible translocación desequilibrada, un cromosoma marcador con eucromatina, etcétera.
- Cuando hay una alteración cromosómica en el historial familiar, como una translocación equilibrada o críptica, para poder observar con mayor antelación (comparado con el estudio citogenético que necesita días de cultivo) si hay desequilibrio en el feto, por ejemplo.
- No hay crecimiento en el cultivo celular, pero se puede extraer ADN para poder cursar el *array* y tener un resultado.

Otras indicaciones menos aconsejables y que pueden aumentar la ansiedad en la pareja podrían ser la edad materna y la propia ansiedad, entre otras.

Aplicaciones posnatales

La realización de *microarrays* cromosómicos como prueba genética de primera línea en pacientes con diferentes anomalías, tanto de desarrollo global como malformaciones fenotípicas, fue propuesta en un consenso internacional publicado en el año 2010. En España, se refrendó en un consenso nacional publicado en el año 2012.

En ambos documentos se insiste en el cambio exponencial en el umbral diagnóstico de los *microarrays* (cercano al 15 %) frente al abordaje clásico con cariotipo (3-4 %).

En ciertos países, como Estados Unidos, ya es el primer test cromosómico recomendado, antes que el estudio citogenético (cariotipo). Este test está indicado en:

- Retraso del desarrollo global.
- Trastornos del espectro autista.
- Múltiples anomalías congénitas.
- Retraso intelectual idiopático con fenotipos alterados.

Estos supuestos pueden ser estudiados con el *array* CGH, pero también con el *array* SNP, si se sospechan enfermedades recesivas por posible consanguinidad o disomías uniparentales, por lo que se puede optar también por el *array* SNP.

Un aspecto importante de los *arrays* es su resolución, que es el tamaño mínimo (teórico y real) de una alteración para ser detectada, identificada y mapeada con la mayor precisión posible. Esta resolución depende del tipo de *array* y de su diseño, ya que las sondas utilizadas pueden cubrir diferentes zonas del genoma, están colocadas en el diseño cada X pares de bases en el genoma, cada 20 pares de bases (pb) o cada 100 pb, por ejemplo. En consecuencia, se pueden tener *arrays* dirigidos para enfermedades concretas, de genoma completo (a lo largo de todo el genoma) o mixtos (zonas de interés cubiertas con suficientes sondas y en menor número sondas a lo largo de todo el genoma para cubrirlo también). Hay *arrays* de 60 K (60.000 sondas), 180 K (180.000 sondas), 750 K (750.000 sondas con SNP) y HD (*high density*) (tres millones de sondas con SNP); con más sondas se pueden cubrir mejor las diferentes zonas genómicas que se quieran estudiar, aunque también aparecerán más variantes de significado incierto.

Para reducir el número de variante de significado incierto (VSI) detectadas en muestras pediátricas principalmente, algunos autores sugieren una resolución mínima global de 180 Kb, tamaño mínimo para detectar variantes patológicas relacionadas con la clínica del estudio.

INTERPRETACIÓN DE UN INFORME DE *ARRAY*

Informe de *array* CGH

Niña de 13 años en seguimiento por trastorno por déficit de atención con hiperactividad (TDAH) y coeficiente intelectual (CI) bajo. Solo estudio de *array* de 180 K:

Hibridación genómica comparada mediante *array* 180 K (aCGH).

Nº de petición ———	Código de cliente ———
Nombre del paciente———	Cliente ———
Fecha de nacimiento ———	Ref. del paciente———
Tipo de muestra———	Servicio ———
Orientación diagnóstica———	Fecha de extracción———
Código de análisis———	Fecha del resultado———
Fecha de recepción———	

Fórmula

arr[GRCh38] 22q11.21(18894835_21464119 ×1——— **Patogénica**

Resultado e interpretación

- arr[GRCh38] 22q11.21(18894835_21464119) × 1. Deleción intersticial de aproximadamente ~2,5 Mb en el brazo largo del cromosoma 22 que afecta a la región del genoma 22q11.21, que altera la estructura o la dosis de varios genes de referencia RefSeq, principalmente el TBX1, implicados en enfermedades con número OMIM. Esta deleción está asociada principalmente al CATCH 22 (síndrome de DiGeorge/síndrome velocardiofacial).
- Revisión bibliográfica: hay diversos casos publicados de la deleción intersticial del brazo largo del cromosoma 22 relacionados con el síndrome de DiGeorge, aunque cabe destacar diversos trabajos:
  - Cleft palate, retrognathia and congenital heart disease in Velo-Cardia-Facial Syndrome: A phenotipe correlation study. Int J Pediatr Otorhinolaryngol. 2011 Sept; 75(9):1167-72.
  - The 22q11 deletion: DiGeorge and velocardiofacial syndromes and the role of TBX1. Wiley Interdiscip Rev Dev Biol. 2013 May-Jun;2(3):393-403.
  - Obstructive sleep apnea syndrome in children with 22q11.2 deletion syndrome after operative intervention for velopharyngeal insufficiency. Frontiers in pediatrics Aug 2014.
  - Max Appeal!: Documento de consenso sobre el síndrome de deleción 22q11 (SD22q11).
  - 22q11 deletion syndrome: current perspective. The Application of Clinical Genetics, May 2015.
- Dosis normal en los cromosomas sexuales correspondiente con una muestra de sexo femenino.

Conclusiones

Se ha identificado una deleción intersticial de ~2,5 Mb en el brazo largo del cromosoma 22 que no solapa con CNV polimórficas y altera la estructura o la dosis de varios genes de referencia. En las bases de datos de DECIPHER y dbVAR se han descrito varios pacientes con deleción, parcial o totalmente solapantes, asociadas a fenotipos diversos. También en la bibliografía consultada se han publicado diversos casos asociados a esta deleción. La deleción en esta zona del genoma está asociada a un fenotipo característico conocido (GeneReviews, Orphanet, Unique).

Se ha revisado la implicación clínica de la deleción 22q11.21 (CATCH 22): se trata de una entidad descrita en 1980. CATCH es un acrónimo («C»: defectos cardíacos, «A»: anomalías faciales, «T»: hipoplasia de timo, «C»: fisuras y «H»: hipocalcemia).

La incidencia en población general es de 1/1.500-2.000 recién nacidos vivos. Existe variabilidad de expresión clínica y penetrancia del 100%.

La deleción más frecuente (3 Mb) la presentan el 90% de los pacientes. El 10% presentan una deleción de menor tamaño (1,5 Mb). No se han observado diferencias clínicas entre ambos grupos, al menos en la actualidad. En el 90% de los casos la deleción es *de novo*; los padres no presentan ninguna alteración en la región 22q11.2.

El 70% de los pacientes presentan cardiopatía congénita, debida a la pérdida del gen *TBX1* localizado en la región de la deleción. La comunicación interventricular (CIV) es la dolencia más frecuente y el 15% presentan tetralogía de Fallot. También se han descrito cardiopatías conotruncales e interrupción del arco aórtico. La afectación cardíaca es un elemento importante en el pronóstico y la calidad de vida. La cirugía suele dar muy buenos resultados.

Pueden aparecer problemas en el desarrollo psicomotor. Suelen iniciar la marcha sobre los 18 meses y, en ocasiones, hay problemas de equilibrio.

La mayoría de los pacientes presenta dificultades de aprendizaje, más evidentes en el área del lenguaje. Las dificultades del lenguaje están presentes en el 75% de los casos diagnosticados, y pueden tener voz nasal y defectos de vocalización. La logopedia da excelentes resultados. Las ayudas escolares son importantes y mejoran la calidad de vida del niño o niña.

Los problemas inmunológicos son relativamente frecuentes. Las infecciones respiratorias pueden ser leves (sinusitis, otitis y trastorno de vías superiores) y puede aparecer neumonía y bronquitis en los casos más graves. Puede haber problemas de alimentación debidos a la hipotonía y a la afectación cardíaca, sobre todo en el período neonatal. Hay que controlar la existencia de trastornos endocrinológicos y asegurar que no hay obstrucción de las vías respiratorias. Estos problemas suelen mejorar con la edad. La utilización de botón gástrico es poco frecuente. La velocidad de crecimiento es inferior a la de la población general; sin embargo, la talla en adultos es casi siempre normal.

Suelen tener un comportamiento característico: timidez y dificultades sociales que contrastan con la hiperactividad y la desinhibición. Las ayudas psicológicas son esenciales para mejorar estos aspectos.

En el caso del paciente, la probabilidad de transmitir la deleción 22q11 a sus descendientes es del 50 % en cada gestación. Se aconseja que el paciente realice una consulta a un servicio de genética clínica antes de tener descendencia.

Sería recomendable el estudio de las muestras parentales mediante *array* CGH u otras técnicas cuantitativas, para determinar si esta deleción es heredada o *de novo*. También se recomienda asesoramiento genético.

Guía para el informe

Para la nomenclatura de las fórmulas cromosómicas de los *microarrays* se utilizan las recomendaciones del *International System for Chromosome Nomenclature* (ISCN).

La fórmula sin alteraciones, normal, de un *array* de una muestra de sexo masculino será arr(X,Y)x1,(1-22)x2 y de una de sexo femenino será arr(X,1-22)x2. En el caso de que se aprecie una ganancia de un cromosoma completo, por ejemplo, en una trisomía 21, la fórmula cromosómica sería arr(21)x3.

Para describir variaciones de número de copias de regiones cromosómicas concretas habrá que especificar frente a qué versión del genoma Genome Reference Consortium (GRC) están referenciadas (GRCh37, GRCh38 –ejemplo en concreto–), pero no serán válidas las referencias equivalentes UCSC (hg18, hg19, etc.). La descripción deberá continuar con la citobanda afectada seguida de las coordenadas cromosómicas entre paréntesis (en esta última versión, ISCN sin comas y separadas por un guion bajo) y del número de copias presente (x1,x3, etc.).

Clasificación de alteraciones en *array*

Ante el hallazgo de un cambio de número de copias (deleción/pérdida o duplicación/amplificación), debe clasificarse, y hay una clasificación basada en las siguientes premisas:

- **CNV patogénica** (si está relacionada con patología) y se asocia la alteración a un fenotipo claro e identificativo.
- **CNV benigna** (si está claro que no supone una influencia sobre el fenotipo). Normalmente son variantes polimórficas en poblaciones sanas y descritas en las diferentes bases de datos existentes.

- **CNV de significado incierto** (si no está descrita como patológica ni como benigna), también llamadas VSI, las cuales no tienen o no se identifican claramente como benignas o patogénicas en el momento del análisis. A su vez, las VSI pueden ser:
  - **Probablemente patogénicas:** incluyen genes cuya función puede justificar el fenotipo, pero no hay una clara asociación.
  - **Probablemente benignas:** por el contenido en genes y el modo de herencia, no parecen tener repercusión, también si están heredadas de un progenitor sano.
  - **De significado incierto:** si no hay evidencia médica que indique alguno de los dos tipos anteriores.

En el ejemplo, al final de la fórmula, se indica claramente cómo se ha catalogado esta alteración, en este caso como patogénica. La clasificación de la alteración es básica en el informe del *array*.

Con estas premisas se puede llegar a cursar un algoritmo para pacientes con discapacidad intelectual idiopática, retraso mental y múltiples anomalías congénitas.

Siempre se recomienda que un asesoramiento genético sea proporcionado por un profesional, tanto si el resultado es normal, para poder guiar al o a la paciente sobre cómo proseguir los estudios, como si hay patología, para poder explicar en qué repercute el resultado de la prueba (**Fig. 14-4**).

Resultado e interpretación

En este apartado se explica la fórmula, principalmente, y se indica si esta alteración puede estar implicada en alguna enfermedad y si hay algún gen importante en su zona genómica. Puede haber, si son pertinentes, enlaces a las enfermedades con número OMIM y a los genes que puedan estar implicados. También puede haber artículos que tengan relevancia para catalogar la alteración. Si la alteración no es en los cromosomas sexuales, en este apartado se indica el sexo del o de la paciente.

Conclusiones

En las conclusiones se cataloga la alteración hallada. Se describe si en las bases de datos consultadas (como son Decipher, dbVAR y ClinVar) hay pacientes con alteraciones compatibles con la hallada en el estudio. Y si la aberración está claramente relacionada con algún fenotipo descrito, se pueden consultar algunas páginas profesionales en las que hay información importante relacionada, como son GeneReviews, Orphanet y Unique.

También en este apartado se describe una pequeña clínica como resumen de todo lo encontrado en la bibliografía y en las bases de datos.

Finalmente, hay un consejo genético resumido de lo que puede sugerir la alteración descrita.

El informe se complementa con imágenes para ayudar con lo explicado en los apartados anteriores, como el genoma, la tabla en la que se indican los genes incluidos en la alteración o alteraciones, y el detalle del cromosoma con la alteración informada.

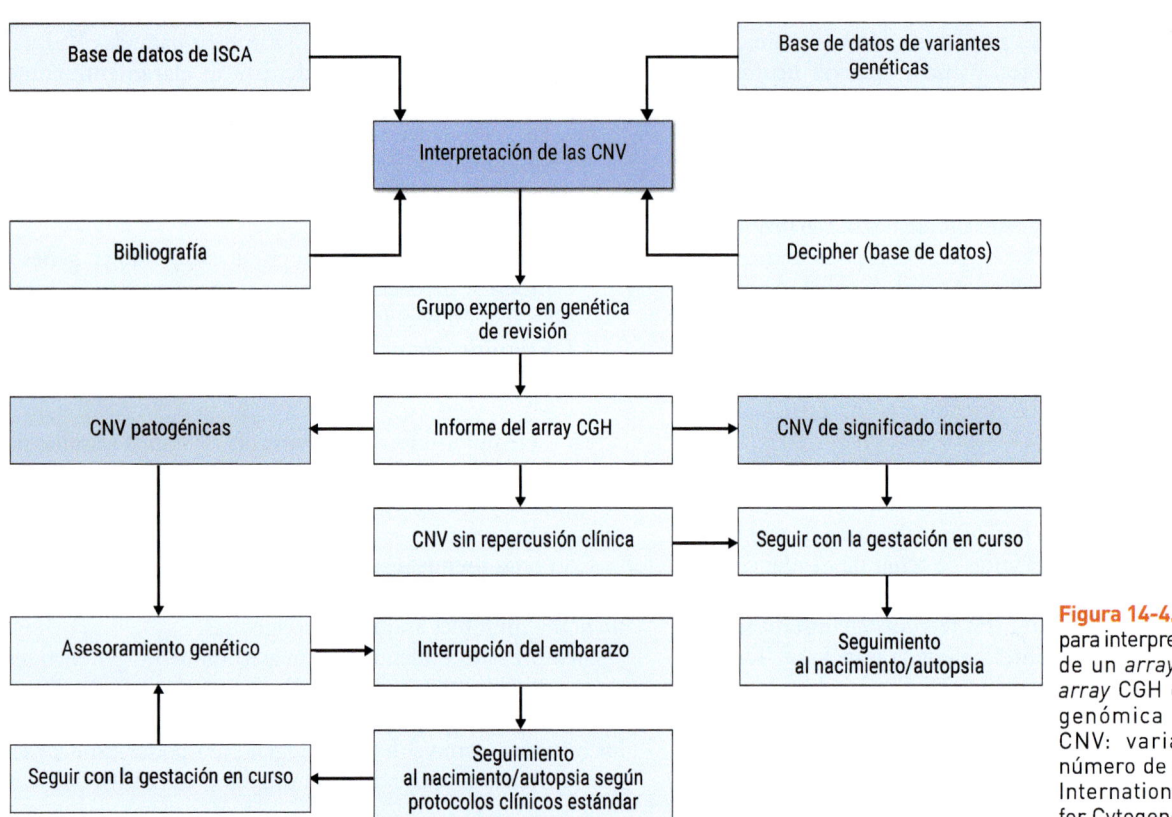

Figura 14-4. Algoritmo para interpretar el informe de un *array*, ejemplo de *array* CGH o hibridación genómica comparada. CNV: variación en el número de copias; ISCA: International Standards for Cytogenomic Arrays.

A continuación, están las diferentes informaciones técnicas con las que se han efectuado el análisis, donde el DLRS es el número que indica si el experimento está dentro de los intervalos correctos para que sea real la alteración hallada, el cual tiene que estar por debajo de 0,3. Se describen las limitaciones técnicas que pueda tener el *array*, los criterios de informe para reportar las alteraciones y, a continuación, las cláusulas de exención de responsabilidad.

Por último y no menos importante, se describen en la bibliografía todos los artículos relacionados y revisados para poder hacer el informe genético descrito para profesionales.

 PUNTOS CLAVE

- Aunque hay limitaciones para los *microarrays*, se han convertido en una poderosa técnica de diagnóstico genético gracias a las conclusiones a las que se puede llegar mediante la interpretación de sus resultados. Dadas las muchas variables que afectan a la validez analítica, todos los laboratorios deben validar el *array* y tener unos controles tanto internos como externos, para poder así ofrecer este servicio con fines de diagnóstico.
- Los *microarrays* o *arrays* pueden beneficiar a muchas familias proporcionando un diagnóstico preciso de los trastornos idiopáticos o del desarrollo graves de sus descendientes. Los ejemplos de este capítulo han podido demostrar el gran beneficio obtenido cuando se ha llegado a un diagnóstico final.
- Cuando no se obtiene una conclusión final para el diagnóstico mediante el *array*, hoy en día hay otras técnicas diagnósticas como la NGS, que es una herramienta muy potente ya que tiene una resolución mucho mayor que el *array*. El pro-

blema que puede aflorar, principalmente, es que si ya hay VSI con los *arrays*, con esta técnica se prevé que la frecuencia relativa será aún mayor en el 99 % del genoma que no contiene exones, por lo que las estimaciones sugieren que con la secuenciación completa del genoma pueden surgir unas 100.000 variantes de secuencia por persona. La interpretación de tal magnitud de datos de variación genómica requiere una gran inversión en bioinformática y sus flujos de trabajo.
- La secuenciación del genoma completo también planteará numerosas cuestiones éticas con respecto a la confidencialidad de la información genética, las implicaciones de los seguros de salud, la detección de portadores y el estado de sus condiciones recesivas, de inicio tardío o penetrancia variable. Por estas razones, es probable que el *array* siga siendo el método preferido y de elección para la detección de cambios en el número de copias del genoma completo durante unos cuantos años.

BIBLIOGRAFÍA

Committe Opinion nº 581, dec 2013.
Del Campo M, Plaja A, Casals E, Figueras F, De la Chica R, Armengol L. Re-

comendaciones para el uso clínico del microarray genómico en diagnóstico prenatal. Progresos de obstetricia y ginecología. 2015;58(10):470-3.

Gresham D, Dunham MJ, Botstein D. Comparing whole genomes using DNA microarrays. Nat Rev Genet. 2008 Apr;9(4):291-302.

Hanemaaijer NM, Sikkema-Raddatz B, van der Vries G, et al. Practical guidelines for interpreting copy number gains detected by high-resolution array in routine diagnostics. Eur J Hum Genet. 2012 Feb;20(2):161-5.

Manning M, Hudgins L; Professional Practice and Guidelines Committee. Array-based technology and recommendations for utilization in medical genetics practice for detection of chromosomal abnormalities. Genet Med. 2010 Nov;12(11):742-5.

McGowan-Jordan J, Hastings R, Moore S. ISCN 2020 An International System for Human Cytogenomic Nomenclature. Karger; 2020.

Miller DT, Adam MP, Aradhya S, et al. Consensus statement: chromosomal microarray is a first-tier clinical diagnostic test for individuals with developmental disabilities or congenital anomalies. Am J Hum Genet. 2010 May 14;86(5):749-64.

Nevado J, Mergener R, Palomares-Bralo M, et al. New microdeletion and microduplication syndromes: A comprehensive review. Genet Mol Biol. 2014 Mar;37(1 Suppl):210-9.

Palmer EE, Peters GB, Mowat D. Chromosome microarray in Australia: a guide for paediatricians. J Paediatr Child Health. 2012 Feb;48(2):E59-67.

Richards S, Aziz N, Bale S, Bick D, Das S, Castier-Foster J. Standards and Guidelines for the Interpretation of Sequence Variants: A Joint Consensus Recommendation of the American College of Medical Genetics and Genomics and the Association for Molecular Pathology. Genet Med. 2015 May;17(5):405-24.

Riggs ER, Andersen EF, Cherry AM, Kantarci S, Kearney H, Patel A. Technical standards for the interpretation and reporting of constitutional copy number variants: a joint consensus recommendation of the American College of Medical Genetics and Genomics (ACMG) and the Clinical Genome Resource (ClinGen). Genet Med. 2020 February;22(2):245-57.

Shaffer LG, Rosenfeld JA. Microarray-based prenatal diagnosis for the identification of fetal chromosome abnormalities. Expert Rev Mol Diagn. 2013 Jul;13(6):601-11.

Silva M, de Leeuw N, Mann K, Schuring-Blom H, Morgan S, Giardino D, Rack K, Hastings R. European guidelines for constitutional cytogenomic analysis. Eur J Hum Genet. 2019 Jan;27(1):1-16.

South ST, Lee C, Lamb AN, Higgins AW, Kearney HM; Working Group for the American College of Medical Genetics and Genomics Laboratory Quality Assurance Committee. ACMG Standards and Guidelines for constitutional cytogenomic microarray analysis, including postnatal and prenatal applications: revision 2013. Genet Med. 2013 Nov;15(11):901-9.

Suela J, López-Expósito I, Querejeta ME, Martorell R, Cuatrecasas E, Armengol L. Recomendaciones para el uso de microarrays en el diagnóstico prenatal. Med Clin. 2017;148(7):328.e1-328.e8.

The American College of Obstetricians and Gynecologist Committee on Genetics Society for Materna-Fetal Medicin. The use of chromosomal microarray analysis in prenatal diagnosis.

The Royal College of Obstetricians and Gynecologists. The British Society of Genetics Medicine. Recomendations for the use of chromosome microarray in pregnancy (2018). Pub: 290615.

Vermeesch J, Brady PD, Sanlaville D, Kok K, Hastings RJ. Genome-Wide Arrays: Quality Criteria and Platforms to be Used in Routine Diagnostics. Hum Mutat. 2012;33:906-15.

Wapner RJ, Driscoll DA, Simpson JL. Integration of microarray technology into prenatal diagnosis: counselling issues generated during the NICHD clinical trial. Prenat Diagn. 2012;32:396-400.

Secuenciación masiva. Fundamentos y aplicación práctica. Claves para la organización de una preanalítica

15

A. Altisent Huguet, A. Subirats Barrera y C. Camprubí Sánchez

OBJETIVOS

- Conocer el origen y la evolución de las técnicas de secuenciación.
- Examinar la relevancia y las contribuciones de proyectos relacionados con la secuenciación del ácido desoxirribonucleico (ADN) en humanos como el Proyecto Genoma Humano y el Proyecto de los 1.000 Genomas.
- Comprender el concepto de genoma de referencia y su utilidad.
- Entender los conceptos de cobertura y profundidad en la secuenciación mediante la secuenciación masiva en paralelo o de nueva generación (NGS).
- Evaluar las diferencias y las similitudes entre las distintas metodologías de NGS.
- Comprender la importancia de la secuenciación en la genética y sus aplicaciones.

INTRODUCCIÓN A LA SECUENCIACIÓN

La secuenciación del ácido desoxirribonucleico (ADN), un avance revolucionario en el campo de la genética, permite ir más allá de la estructura y la función del ADN, ya que con ella se puede decodificar el orden preciso de las bases nitrogenadas en una cadena de ADN, lo que permite leer y entender el lenguaje genético. Esta tecnología, que ha evolucionado significativamente a lo largo de los años, ofrece la capacidad de analizar el genoma de los seres vivos para desvelar valiosa información sobre su composición genética, así como la variabilidad que subyace en ellos.

La secuenciación del ADN no es más que una réplica *in vitro* del proceso de replicación *in vivo*. Para comprender los métodos de secuenciación tanto básicos como más avanzados, es necesario repasar conceptos básicos de la estructura del ADN, síntesis o replicación y de expresión génica (transcripción y traducción).

Secuenciación de primera generación

A mediados de la década de 1970 fueron descubiertos casi simultáneamente los dos primeros métodos de secuenciación de ADN, conocidos como secuenciación de primera generación. El primero es un método químico desarrollado por Walter Gilbert en la Universidad de Harvard (Estados Unidos). El segundo, desarrollado por Frederick Sanger en la Universidad de Cambridge (Reino Unido), se basa en un proceso enzimático de replicación del ADN y el uso de unos nucleótidos conocidos como didesoxinucleótidos (ddNTP). Los ddNTP son terminadores de cadena marcados que se agregan a las cadenas de ADN en crecimiento y terminan la síntesis en diferentes puntos. En 1980, Sanger y Gilbert fueron reconocidos con el premio Nobel de Química por sus contribuciones en la determinación de la secuencia de las bases nitrogenadas en los ácidos nucleicos.

No obstante, estos procesos de secuenciación fueron costosos y largos, hasta la década de 1990. En 1990, el científico Kary Mullis publica un artículo en el que describe uno de los inventos más revolucionarios del siglo xx, la técnica de la reacción en cadena de polimerasa (PCR). Como reconocimiento, fue galardonado con el Premio Nobel de Química en 1993.

Técnica de la reacción en cadena de la polimerasa y sus aplicaciones en la secuenciación

La PCR es una técnica que permite amplificar múltiples veces un fragmento de ADN de interés partiendo de una cadena molde. Para llevar a cabo la reacción son necesarios tres elementos básicos: *a)* una enzima ADN polimerasa termoestable, encargada de sintetizar las moléculas nuevas de ADN, *b)* pequeñas secuencias de ADN de cadena sencilla complementarias a la región que se quiere amplificar denominadas cebadores (o *primers*) y *c)* nucleótidos de ADN. Todos los componentes se someten a unos ciclos de cambios de temperatura que constan de tres fases: *a)* desnaturalización, *b)* templado y *c)* extensión, mediante los cuales se van generando las nuevas moléculas de ADN.

El resultado de la PCR se puede leer mediante electroforesis en gel. La electroforesis en gel permite la separación de moléculas de ADN de diferente tamaño mediante la migración a través de una matriz de gel aplicando una corriente eléctrica. Todas las moléculas de ADN del mismo tamaño migran de la misma manera y forman una banda en el gel y se separan de las de tamaño diferente. Si se comparan con un marcador de peso molecular, se puede determinar el tamaño de los fragmentos amplificados (**Fig. 15-1**).

La técnica de la PCR es clave en la secuenciación, con la particularidad de que, en ella, además de los nucleótidos habituales, también se añaden, en menor cantidad, cuatro nucleótidos ddNTP. Cada uno de estos tipos está marcado con un fluorocromo diferente según la base a la que se asocie: adenina (A), citosina (C), guanina (G) y timina (T). La enzima ADN polimerasa añade nucleótidos a la cadena hasta que, aleatoriamente, se agrega un ddNTP en lugar de un nucleótido normal. A partir de ese momento, no es posible agregar más nucleótidos y la cadena termina con el ddNTP marcado. Cuando los ciclos terminan, está prácticamente garantizado que se habrá incorporado un ddNTP en cada una de las posiciones del ADN molde en al menos una reacción. Por ello, se obtendrán fragmentos de todas las longitudes posibles con su correspondiente ddNTP final marcado.

Cuando termina la reacción, los fragmentos de diferentes tamaños son introducidos en un tubo que contiene una matriz de gel, método que se conoce como electroforesis capilar en gel. Los fragmentos se desplazan a diferentes velocidades según su longitud, y se mueven a menor velocidad cuanto más largos son. Al llegar al final del capilar hay un láser que es el encargado de leer la señal fluorescente del fluorocromo ddNTP. Esta señal es procesada mediante un *software* informático que da lugar al cromatograma, que, a su vez, genera la secuencia genética.

Proyectos relevantes en la secuenciación genómica

A continuación se describen algunos de los proyectos en los que la secuenciación masiva ha tenido un papel clave.

Proyecto Genoma Humano

Con el avance de la tecnología, se empiezan a conocer los primeros genomas completos de organismos pequeños y surgen nuevos retos. En 1990 nace el Proyecto del Genoma Humano, una iniciativa de colaboración internacional que tiene como objetivo obtener un conocimiento exhaustivo de la información genética que conforma a los seres humanos. El Proyecto del Genoma Humano pretende conocer la secuencia completa del ADN humano, sus genes, su localización en el genoma y comprender su función. Además, pretende entender la organización del genoma humano, incluyendo la identificación de regiones reguladoras, secuencias no codificantes y el porcentaje de ADN codificante y no codificante. En 2001 se publicó un primer boceto con el 85 % de la información genética y el trabajo culminó en 2003 con la publicación de la secuencia completa. Este proyecto fue de vital importancia en el campo de la genética, pero también puso de manifiesto la necesidad de nuevos métodos de secuenciación más rápidos y económicos que impulsaron la creación de la secuenciación de nueva generación (*next generation sequencing* [NGS]).

Genomas de referencia

La secuencia de referencia es la representación aceptada del ADN de un genoma que usan los investigadores y analistas clínicos como estándar para comparar con las secuencias de ADN obtenidas en sus estudios. Sin embargo, se debe tener en cuenta que la secuencia de referencia no es idéntica al ADN de un solo organismo individual; más bien es una representación construida a partir de múltiples genomas diferentes.

El Genome Reference Consortium (GRC) ha desarrollado dos representaciones estándar (o ensamblajes) del genoma humano: GRCh37 y GRCh38. El GRCh37 se publicó en 2009 y 4 años más tarde (a finales de 2013) salió la versión GRCh38 con información más completa y mejorada que la anterior. Incorporaba parte del genoma correspondiente a regiones complejas, como regiones repe-

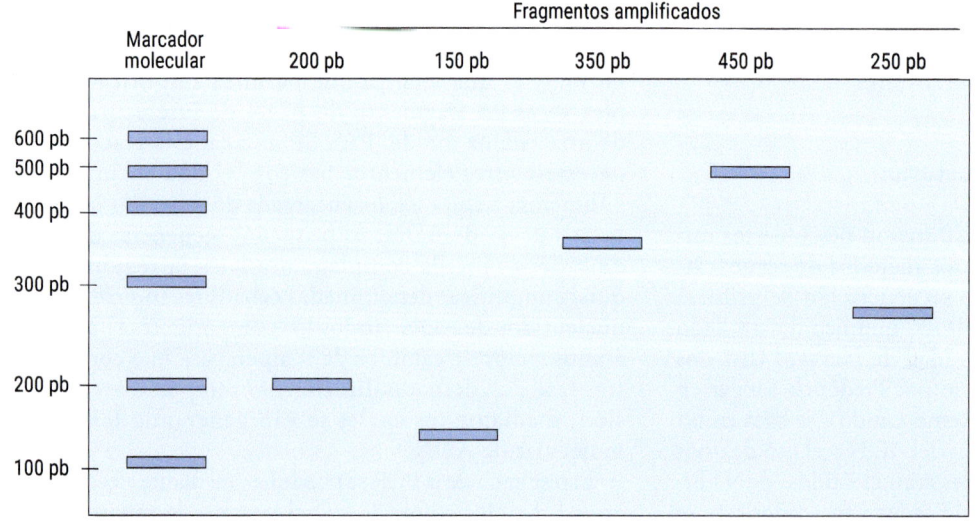

Figura 15-1. Representación esquemática del resultado de un gel de PCR. En la primera columna se observan las bandas del marcador molecular, con su peso indicado en el lado izquierdo. Las cinco columnas siguientes representan muestras de ADN amplificadas con diferentes tamaños. pb: pares de bases.

titivas antes incompletas. Por eso las coordenadas genómicas varían en función de la secuencia de referencia que se esté utilizando. Sin embargo, aunque la versión GRCh38 es la más actual, hay herramientas *in silico* y bases de datos que aún trabajan con la GRCh37. Es relevante mencionar que, aunque GRCh37 y hg19 son esencialmente idénticos, reciben nombres diferentes según la institución. Fueron el GRC y la Universidad de California en Santa Cruz (UCSC) (Estados Unidos) los que lo nombraron, respectivamente. Lo mismo ocurre con GRCh38 y hg38.

El objetivo de los científicos es reunir y actualizar esas secuencias de referencia para proporcionar las mejores representaciones en consenso posibles, de máxima calidad y diversidad estructural, halladas en el genoma humano entre las diferentes poblaciones.

Proyecto de los 1.000 Genomas

Otra de las iniciativas nacidas después de conocer el genoma humano fue el Proyecto de los 1.000 Genomas, surgido en 2008 con el objetivo de conseguir un catálogo detallado de la variación genética en humanos de diferentes grupos étnicos. Este proyecto está impulsado por un consorcio internacional en el que participan instituciones de gran prestigio mundial, como el Centro de Genética Humana Welcome Trust (Reino Unido), la Universidad de Oxford (Reino Unido), la Universidad de Harvard (Estados Unidos), el Instituto Broad de MIT y Harvard (Estados Unidos), la Universidad de Washington (Estados Unidos) y el Instituto Max Planck de Genética Molecular (Alemania).

En un inicio, el proyecto planteó secuenciar el genoma de 1.000 personas de diferentes partes del mundo, con la finalidad de obtener una base de datos que permitiera estudiar la variabilidad genética humana a gran escala y utilizar la información para localizar regiones asociadas a enfermedades de forma precisa. Sin embargo, finalmente el proyecto amplió la secuenciación a 2.504 individuos de 26 poblaciones de África, Asia, Europa y América.

La primera fase del proyecto incluyó estudios de pequeños grupos familiares (madre, padre e hijo) mediante los que se pudo determinar el número aproximado de variantes *de novo* (cambios que aparecen por primera vez en un individuo y que no están presentes en ninguno de sus progenitores) que surgen en cada generación. El análisis de los datos mostró que cada persona presenta alrededor de 60 cambios de este tipo.

La segunda fase analizó la secuencia genética de un conjunto de 1.000 individuos previamente seleccionados que se amplió a 2.504 en la tercera fase.

El proyecto ha secuenciado los genomas completos de los 2.504 participantes una media de entre siete y ocho veces, y su exoma (parte codificante), una media de 75 veces. Esta resolución permite estimar que más del 99 % de las variantes que se presentan con una frecuencia del 1 % o superior han sido identificadas.

En el artículo principal, los investigadores encontraron que el genoma de una persona es diferente en, aproximadamente, 4,1-5 millones de posiciones en comparación con el genoma de referencia. Estas diferencias contienen cerca de 200 cambios que dan lugar a proteínas incompletas, entre 10.000 y 12.000 variantes que modifican la secuencia aminoacídica y unas 500.000 que se localizan en regiones reguladoras, es decir, regiones que controlan la actividad de los genes.

Aunque la mayoría de variantes identificadas en el genoma de cada individuo son comunes en las personas (frecuencia superior al 5 %) y no están asociadas a enfermedades, cada individuo porta alrededor de 250 a 300 alteraciones genéticas que pueden impedir que un gen funcione correctamente. Además, hasta 100 de estas variaciones genéticas pueden estar asociadas a una enfermedad hereditaria. No obstante, las personas tienen, al menos, dos copias de cada gen, lo cual significa que si la segunda copia del gen funciona correctamente, suelen permanecer sanos.

TÉCNICAS DE SECUENCIACIÓN DE SEGUNDA GENERACIÓN

Las técnicas de secuenciación de segunda generación (*Next Generation Sequencing;* [NGS]) se empezaron a comercializar el año 2005 y revolucionaron el campo de la secuenciación, ya que esta tecnología permite secuenciar gran cantidad de segmentos de ADN de forma masiva y en paralelo, con menor cantidad de tiempo y recursos. No obstante, el análisis de sus resultados es muy complejo y requiere de procesos bioinformáticos sofisticados para su correcta interpretación.

Los conceptos «cobertura» y «profundidad» son fundamentales para el entendimiento del proceso y la interpretación de los resultados obtenidos de la secuenciación NGS, ya que se utilizan para evaluar la calidad y la cantidad de datos generados durante el proceso. La cobertura (*coverage* en inglés) se refiere a la cantidad de veces que un nucleótido específico es secuenciado durante el proceso, es decir, a cuántas lecturas (secuencias cortas de ADN) se superponen en una posición particular en el genoma. Por lo general, se expresa como un valor promedio, como por ejemplo «20×», lo que significa que cada posición se ha secuenciado 20 veces. En contraste, la profundidad (*depth* en inglés) representa la cantidad total de datos generados para una muestra y se expresa en términos de porcentaje, lo que refleja cuán completa es la secuenciación en relación con la totalidad del genoma o región de interés (**Fig. 15-2**).

Metodologías de la secuenciación de nueva generación

Varias plataformas se basan en NGS, pero todas ellas comparten la secuenciación masivamente paralela de moléculas de ADN que las diferencia de la secuenciación de primera generación, es decir, permiten la secuenciación de múltiples fragmentos de ADN de manera simultánea. Para conseguirlo siguen seis pasos: *1)* extracción de ADN, *2)* fragmentación de ADN, *3)* preparación de la librería, *4)* amplificación de los fragmentos de ADN, *5)* secuenciación de los fragmentos de ADN y *6)* obtención de la secuencia completa (a partir de genomas de referencia o ensamblaje *de novo*).

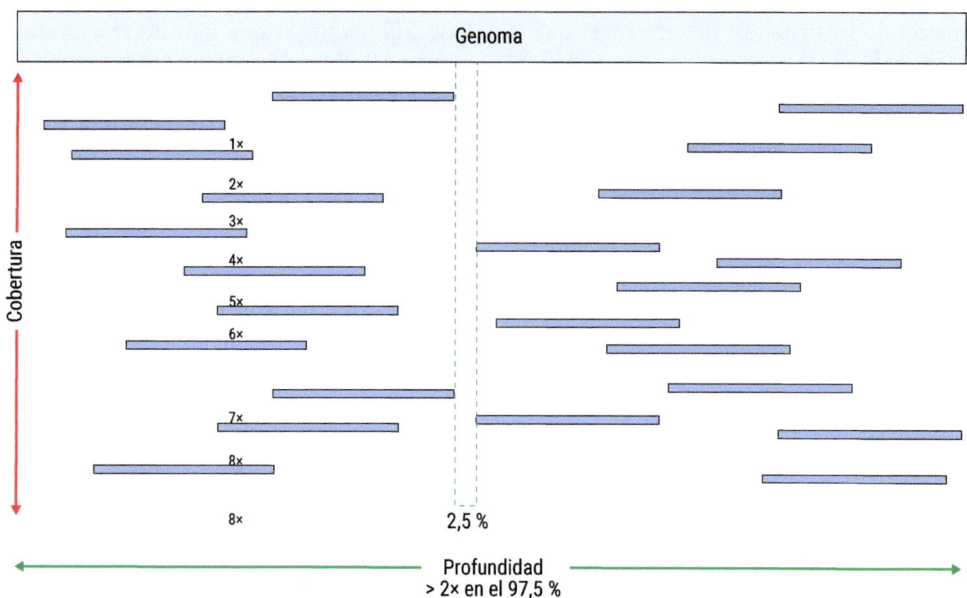

Figura 15-2. Representación de la cobertura y la profundidad de un genoma. En la parte superior, se muestra la longitud del genoma de un individuo en una barra de azul claro, mientras que las líneas azul oscuro representan múltiples lecturas secuenciadas en este genoma. El área enmarcada en rojo muestra la cobertura de una posición concreta, con ocho lecturas en este caso, por lo que la cobertura es de 8×. La región enmarcada en verde corresponde a una parte del genoma que no ha sido secuenciada por ninguna lectura, lo que constituye el 2,5 % del genoma total. Por tanto, la profundidad de secuenciación es superior a 2× (en cada posición hay más de dos lecturas) en el 97,5 % del genoma, calculada restando el porcentaje de fragmento no secuenciado (2,5 %) del 100 %.

Extracción de ADN

En la etapa de extracción se lleva a cabo la obtención del ADN a partir de una muestra biológica. Las muestras pueden variar y abarcan desde sangre, mucosa bucal, saliva, líquido amniótico y células cultivadas hasta biopsias de tejido.

Una vez extraído el ADN, este será la base para el resto de procesos en la secuenciación.

Fragmentación de ADN

Es necesario romper las moléculas de ADN en fragmentos más pequeños para que se pueda dar la secuenciación de segunda generación. Este proceso puede llevarse a cabo de diferentes formas.

La fragmentación física implica el uso de ondas sonoras de alta frecuencia o fuerzas físicas para romper el ADN en fragmentos aleatorios de distintos tamaños. Por ello, este tipo de fragmentación es útil para generar fragmentos de ADN de tamaño variable.

Por otro lado, la fragmentación química utiliza una combinación de cationes metálicos divalentes como el magnesio y el zinc y calor para romper los ácidos nucleicos. En este caso, se generan fragmentos de ADN de tamaño específico y uniforme.

Otro método alternativo es la fragmentación enzimática que emplea enzimas, principalmente enzimas de restricción, para cortar el ADN en lugares específicos y generar fragmentos con extremos cohesivos. Esta fragmentación permite obtener fragmentos de ADN con extremos precisos que facilitan la posterior unión de adaptadores y la secuenciación.

Preparación de la librería

Una vez obtenidos los diferentes fragmentos de ADN, se les incorporan adaptadores específicos en sus extremos. Estos adaptadores son secuencias cortas de ADN esenciales para la posterior unión de los fragmentos a la plataforma de secuenciación y necesarios también para la amplificación del ADN. Además, estos adaptadores pueden incluir una secuencia de 4 a 10 pares de bases llamada índice o código de barras, que sirve para identificar muestras particulares y permitir la multiplexación, es decir, distinguir entre las diversas muestras secuenciadas al mismo tiempo.

Amplificación de los fragmentos de ADN

Se utilizan dos tipos de PCR diferentes en función de la plataforma de secuenciación.

En la PCR en puente (utilizada por Illumina®) la amplificación tiene lugar en una superficie sólida denominada celda de flujo (*flow cell*) que contiene *primers* complementarios a los adaptadores de las secuencias preparadas en la librería. Los adaptadores unidos al extremo 5' de la secuencia son distintos de los que se encuentran en el extremo 3', por lo que la superficie sólida también presenta dos tipos de *primers* diferentes, unos complementarios a los adaptadores del extremo 5' y otros complementarios al 3'. Estos *primers* están unidos a la superficie sólida, por lo que, al añadir las secuencias de ADN, estas interaccionan con los *primers* y quedan adheridas a la superficie. A continuación, mediante el *primer* unido a la superficie y una ADN polimerasa, se sintetiza una cadena complementaria a la inicial y se forma una doble cadena. Esta cadena se desnaturaliza y se elimina la secuencia original. Posteriormente, la secuencia que ha permanecido adherida a la superficie se curva, forma un puente y mediante el otro extremo se une a otro *primer* adherido a la superficie, y la polimerasa sintetiza una cadena complementaria para formar una cadena de doble hélice en forma de puente. Esta vuelve a desnaturalizarse y ambas cadenas quedan adheridas a la superficie y generan cadenas complementarias mediante esta amplificación en puente. Como resultado de esta amplificación, se forman grupos de copias de la misma secuencia de ADN, conocidos como *clusters*. Cada *cluster* consiste en múltiples copias de la misma secuencia que están espacialmente agrupadas en la superficie sólida (**Fig. 15-3**).

Por otro lado, está la PCR en emulsión (utilizada en Roche® 454, SoLID® e Ion Torrent®) que se basa en la compartimentalización de fragmentos de ADN en pequeñas gotas o vesículas acuosas en una emulsión de agua en aceite hasta un grado de dilución en el cual solo hay un fragmento de cadena sencilla de ADN por gota. Cada gota contiene nucleótidos, la enzima polimerasa y una esfera que está enriquecida con *primers* complementarios al adaptador y que va ligado al extremo 5' de los fragmentos de ADN. Mediante estos reactivos se produce la primera amplificación. Posteriormente, la doble cadena se desnaturaliza y se libera un fragmento de ADN de cadena sencilla que permite unirse a otro *primer* de la esfera y seguir con el proceso de amplificación. De este modo, cada gota funciona como un microrreactor de PCR aislado, lo que lleva a la generación de múltiples copias del mismo fragmento de ADN inicial unido a una esfera (**Fig. 15-4**).

Secuenciación de los fragmentos de ADN

Entre las principales técnicas de secuenciación de NGS se encuentran la secuenciación por síntesis, la pirosecuenciación, la secuenciación por ligación y la secuenciación mediante un ion semiconductor. Cada una de estas metodologías posee su propio mecanismo distintivo.

En la secuenciación por síntesis (utilizada en Illumina®), los fragmentos de ADN amplificados, que tienen un tamaño de entre 250 y 500 pares de bases, se encuentran inmóviles en una superficie sólida. Para iniciar la secuenciación, se añaden *primers* específicos, la ADN polimerasa y cuatro tipos de ddNTP reversibles. Estos ddNTP marcados con fluorescencia se diferencian de los usados en la secuenciación de Sanger en que estos son terminadores reversibles, lo que significa que la síntesis de ADN puede continuar después de que se emita la señal fluorescente. De ese modo, cuando el *primer* se une al fragmento de ADN, la ADN polimerasa incorpora el *primer* ddNTP, lo que produce una señal fluorescente que es capturada. Seguidamente, se elimina el grupo terminador para permitir la adición del siguiente ddNTP, y así sucesivamente. Cada color de ddNTP está asociado a una base específica, lo que genera una secuencia de colores que permite determinar las bases de ADN de cada fragmento.

Por otro lado, en la pirosecuenciación (utilizada en Roche 454 ®), los fragmentos de ADN amplificados provienen de la PCR en emulsión, por lo que se encuentran unidos a una esfera en cada gota. Estas esferas se transfieren individualmente en pozos dentro de una placa de secuenciación, de modo que cada esfera tiene una ubicación fija en la placa y permite la moni-

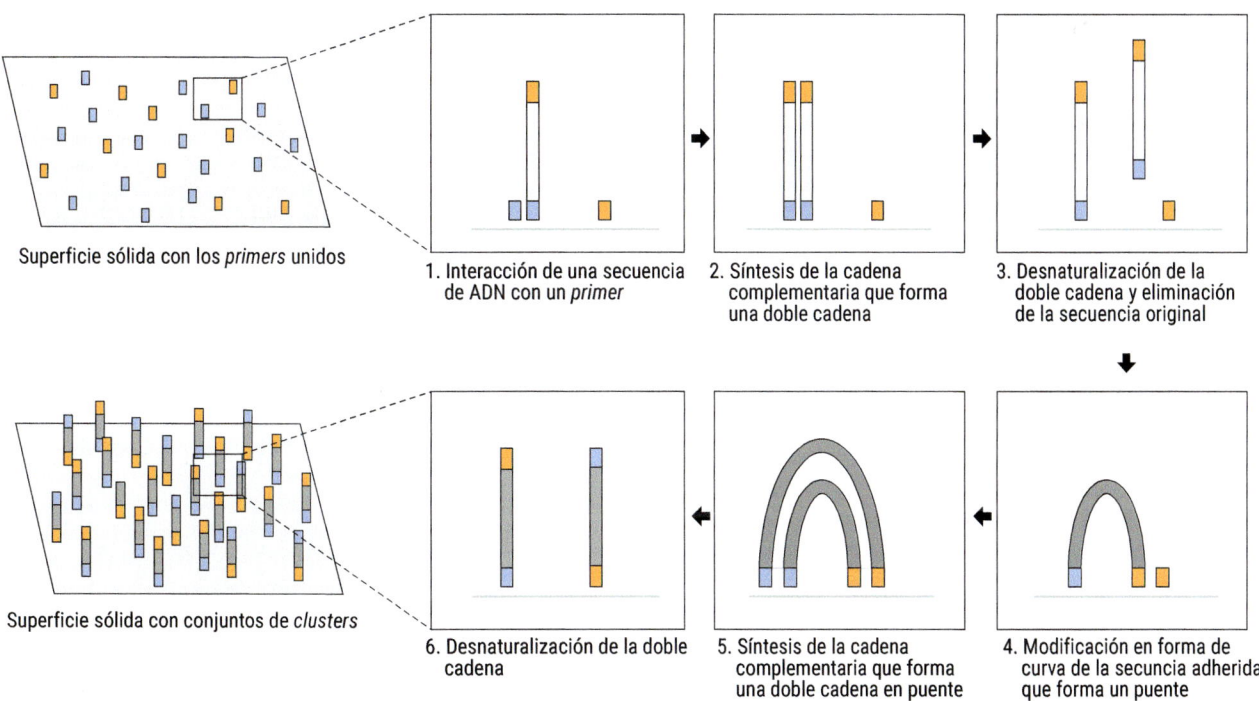

Figura 15-3. Pasos de la PCR en puente. En la parte superior izquierda se representa la superficie sólida con los *primers* que se unen al extremo 5' en azul y los *primers* del extremo 3' en naranja. En la parte inferior izquierda se muestra el resultado de la PCR, consistente en un conjunto de secuencia de ADN que forma *clusters*. Los seis recuadros detallan los pasos del proceso de la PCR en puente. Estos abarcan desde la adición de las secuencias preparadas en la librería a la superficie sólida hasta la obtención de los *clusters* finales.

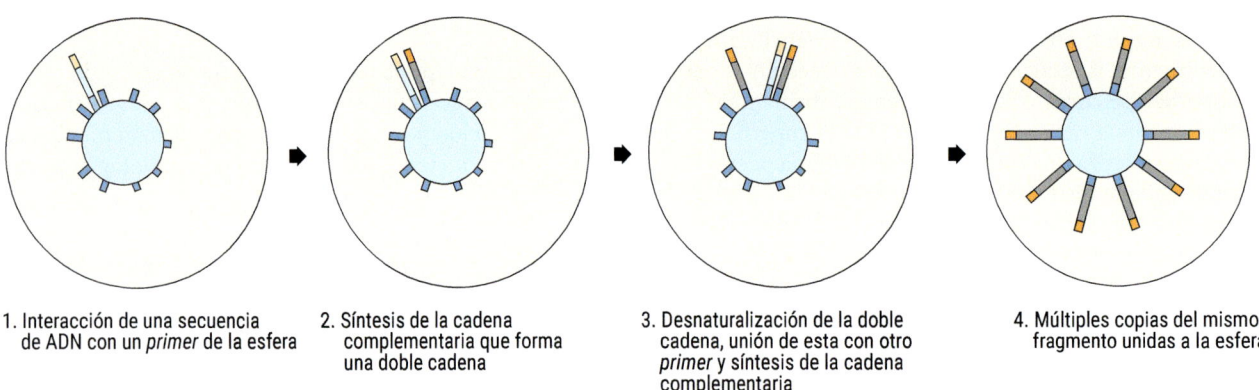

1. Interacción de una secuencia de ADN con un *primer* de la esfera

2. Síntesis de la cadena complementaria que forma una doble cadena

3. Desnaturalización de la doble cadena, unión de esta con otro *primer* y síntesis de la cadena complementaria

4. Múltiples copias del mismo fragmento unidas a la esfera

Figura 15-4. Pasos de la PCR en emulsión. En amarillo hay representada una gota de la PCR en emulsión. En su interior se muestra en azul una esfera con *primers* de color azul unidos a su alrededor. En el primer paso, una secuencia de ADN de cadena sencilla se une a uno de los *primers* de la esfera. En la segunda etapa, se ilustra la síntesis de la cadena complementaria del ADN, que forma una doble cadena. La tercera etapa muestra la desnaturalización de la doble cadena y la unión de otra secuencia de ADN con un nuevo *primer*, seguida de la síntesis de la cadena complementaria. Por último, la cuarta etapa exhibe múltiples copias del mismo fragmento de ADN unidas a la esfera a través del proceso de amplificación, representando así la obtención de múltiples copias del fragmento original.

torización de cada reacción. En estos pozos se añade la ADN polimerasa y los *primers* correspondientes. A continuación, se añaden los nucleótidos de manera secuencial, es decir, uno por uno, de modo que primero se añaden las adeninas (A), seguidas de las citosinas (C), guaninas (G) y timinas (T). Cuando una base se incorpora al ADN, se emite una luz que es registrada por una cámara. La intensidad de la luz está directamente relacionada con los nucleótidos agregados, esto es, si hay cuatro guaninas consecutivas en el fragmento, la intensidad de luz generada será cuatro veces mayor que la producida por una sola guanina. Esta intensidad de luz se detecta como un pico en un pirograma, por lo que la altura de cada pico es proporcional al número de nucleótidos incorporados (**Fig. 15-5**).

En la secuenciación por ligación (utilizada en SoLID®), los fragmentos amplificados también provienen de la PCR en emulsión. Estos fragmentos se transfieren a una superficie sólida de vidrio en la que un *primer* se une al adaptador de los fragmentos de ADN. Seguidamente, se añaden sondas de ocho nucleótidos marcadas con fluorescencia. Los dos primeros nucleótidos de estas sondas son específicos, es decir, de base conocida y llamados nucleótidos de interrogación, mientras que los seis siguientes son degenerados, es decir, de base desconocida. De estos seis, los tres últimos son los que contienen el fluoróforo que da fluorescencia a la sonda. Hay cuatro sondas de ocho nucleótidos marcadas con diferentes fluoróforos que compiten entre sí para unirse a la secuencia y ligarse con el *primer*. Tras la ligación, se captura la fluorescencia correspondiente a la sonda que se ha unido. Seguidamente, se eliminan los tres nucleótidos que contienen el fluoróforo y se deja libre el grupo fosfato para un nuevo episodio de ligación, y así sucesivamente. Después de una serie de ciclos de ligación, el producto secuenciado se elimina y se agrega un nuevo *primer* a la posición n-1 para una segunda ronda de ciclos de ligación. Este proceso se repite cada vez con *primers* de desplazamiento sucesivo (n-1, n-2, n-3, y así de manera sucesiva). La secuencia se identifica según la fluorescencia detectada en cada ciclo.

Finalmente, la secuenciación mediante un ion semiconductor (utilizada en Ion Torrent®), en el que los fragmentos se han

amplificado previamente con la PCR en emulsión, se basa en el registro de los cambios de pH producidos durante la incorporación de bases durante la síntesis de ADN. Las esferas obtenidas de la PCR en emulsión se colocan en un chip semiconductor con múltiples micropocillos, situando una única esfera en cada micropocillo. Los micropocillos están llenos de una solución que contiene un solo tipo de nucleótido (A, T, C o G). Si el nucleótido presente en el micropocillo es complementario al primer nucleótido del fragmento amplificado, este se incorporará en la cadena complementaria y provocará la liberación de un ion de hidrógeno. Esta liberación crea un cambio de pH en el micropocillo que activa un sensor sensible a iones (*Ion-Sensitive Field-Effect Transistor*; [ISFET]) que indica que el

Secuencia de nucleótidos

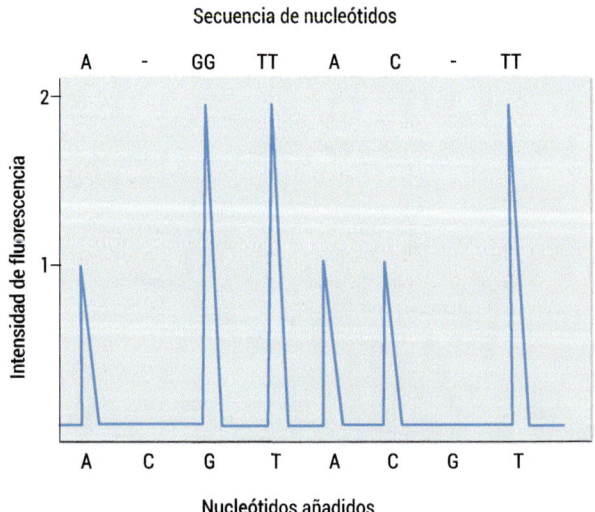

Figura 15-5. Ejemplo de pirograma obtenido de la secuenciación por pirosecuenciación. Se muestra la adición secuencial de nucleótidos (A, C, G, T) en el eje X y la intensidad de fluorescencia en el eje Y, donde los picos representan la proporción de nucleótidos. La secuencia resultante se muestra en la parte superior: AGGTTACTT.

A: adenina; C: citosina; G: guanina; T: timina.

nucleótido ha sido incorporado correctamente. Los nucleótidos no unidos se eliminan antes del siguiente ciclo, es decir, antes de introducir un nucleótido diferente. Este proceso se repite hasta que se ha secuenciado todo el fragmento de ADN.

Obtención de la secuencia completa

Una vez obtenidos los fragmentos de ADN secuenciados, para obtener la secuencia completa del genoma hay dos enfoques principales: el mapeo con el genoma de referencia y el ensamblaje *de novo*.

 Mientras que el mapeo con el genoma de referencia se suele llevar a cabo cuando los fragmentos de ADN provienen de organismos ampliamente estudiados y ya secuenciados con anterioridad del cual se dispone de genoma de referencia, el ensamblaje *de novo* suele utilizarse con datos de seres poco estudiados y de los cuales todavía no se dispone de un genoma de referencia. En este último, se reconstruye la secuencia completa del genoma sin un genoma de referencia previo, mediante la superposición y ensamblaje de los fragmentos secuenciados.

Análisis de los datos

Las tecnologías de NGS generan grandes cantidades de secuencias de ADN o ARN, por lo que se requieren datos computacionales para manejar, analizar e interpretar estos datos.

 El ácido ribonucleico (ARN) es el otro tipo de ácido nucleico que está compuesto por una cadena simple, al contrario del ADN, que está formado por una doble cadena. Hay diferentes tipos de ARN y cada uno ejerce funciones distintas. Los principales son:

- ARN mensajero (ARNm): sirve de pauta a la síntesis de proteínas, dado que lleva el código genético complementario que ha sido copiado del ADN durante el proceso de transcripción.
- ARN de transferencia (ARNt): transporta los aminoácidos durante la síntesis de proteínas es esencial para el proceso de traducción.
- ARN ribosómico (ARNr): forma los complejos llamados ribosomas juntamente con otras proteínas, por lo que es necesario para el ensamblaje de aminoácidos durante la traducción.
- ARN no codificante (ARNnc): regula la expresión génica, ya sea a nivel de transcripción como de traducción.

El análisis de ARN mediante la NGS ha tenido un gran impacto en la transcriptómica, pues permite estudiar el transcriptoma, es decir, el conjunto de moléculas de ARN de un organismo. De este modo, se han obtenido conocimientos sobre la expresión génica, el *splicing*, la regulación del ARN no codificante y varios procesos biológicos y enfermedades.

Análisis primario

Los primeros datos obtenidos de los instrumentos de NGS son los llamados datos crudos. Estos datos contienen lecturas de secuencia en forma de fragmentos cortos de ADN o ARN, así como la información asociada a la calidad de estas lecturas. Esta calidad va asociada a cada base e indica la probabilidad de que una base sea llamada incorrectamente por el secuenciador, es decir, que un nucleótido se haya asignado a una determinada posición por error. Este parámetro se mide mediante los valores de calidad Phred (Q), los cuales están relacionados de manera logarítmica con las probabilidades (P) de error ($Q = -\log_{10} P$). El formato del archivo más usado para almacenar estos datos es el FASTQ (**Fig. 15-6**), aunque otras metodologías como Ion Torrent® almacenan sus datos en otro llamado *unmapped bam* (UBAM), el cual codifica los valores Phred como caracteres ASCII.

Varias herramientas bioinformáticas evalúan la calidad de los datos crudos, y FastQC es una de las más conocidas, ya que ofrece un conjunto de análisis que se pueden utilizar para obtener una impresión de la calidad de los resultados obtenidos, así como un informe que contiene información ilustrada gráficamente.

Estos valores de calidad son esenciales para filtrar y recortar las secuencias, ya que es necesario que estas tengan suficiente calidad para que sea fiable el análisis.

 Si se desea secuenciar varias muestras a la vez, durante la preparación de la librería se realiza la multiplexación, momento en el que se asigna un índice o código de barras a cada muestra para diferenciar los fragmentos secuenciados de cada una de ellas.

Cuando se secuencian múltiples muestras simultáneamente mediante la multiplexación, es necesario dividir los fragmentos secuenciados en archivos separados según los códigos de barras utilizados para cada muestra. Una vez separados, como estos códigos de barras provenientes de la multiplexación y los adaptadores necesarios para la secuenciación también han sido secuenciados, estos deben ser eliminados, ya que no forman parte de la secuencia original y podrían interferir en el análisis. Por ello, se recortan los extremos de los fragmentos secuenciados. Además, en este análisis primario también son eliminadas aquellas secuencias con valores bajos de calidad, de modo que el resultado final de este filtrado son archivos FASTQ procesados con las secuencias con suficiente calidad y sin adaptadores ni códigos de barras.

Identificador de la secuencia	@SIM:1:FCX:1:15:6329:1045 1:N:0:2
Secuencia	TCGCACTCAACGCCCTGCATATGACAAGACAGAATC
Símbolo +	+
Valores de calidad	<>;##=><9=AAAAAAAAA9#:<#<;<<<????#=

Figura 15-6. Formato del archivo FASTQ. Se presenta un ejemplo que ilustra cómo se visualiza la información de un read secuenciado en un archivo FASTQ. La primera línea corresponde al identificador de la secuencia, que contiene información sobre la ejecución de la secuenciación. En la segunda línea se muestra la secuencia del read. La tercera línea, siempre constante, contiene el símbolo «+». La cuarta línea presenta los valores de calidad de la llamada de bases, en la que hay un valor para cada base secuenciada. Estos valores están codificados en Phred +33, utilizando caracteres ASCII para representar las puntuaciones de calidad.

Análisis secundario

En el análisis secundario se alinean las secuencias de los archivos FASTQ obtenidos del análisis primario y se realiza la llamada de variantes.

Para el alineamiento de las secuencias hay dos alternativas, mencionadas anteriormente, que son el mapeo con el genoma de referencia y el ensamblaje *de novo*. Sin embargo, para la mayoría de las aplicaciones de NGS, especialmente las que implican a los seres humanos, la primera opción es la más utilizada. Esto supone la alineación de las secuencias obtenidas con el genoma humano de referencia (GRCh37 o GRCh38) a través de varios *softwares* de computación.

Los formatos de los archivos obtenidos tras el mapeo son los llamados Binary Alignment/Map (BAM) y Sequence Alignment/Map (SAM) (Fig. 15-7). Ambos archivos contienen la misma información, y esta es la secuencia del fragmento, los valores de calidad, la ubicación de la secuencia en el genoma de referencia, las diferencias con respecto al genoma de referencia y los valores de calidad de mapeo (MAPQ). La principal diferencia entre estos dos archivos es que el formato SAM es un archivo de texto, mientras que el formato BAM es un archivo binario que permite realizar un archivo indexado para tener acceso directo a las posiciones genómicas.

El mapeo de las secuencias con el genoma de referencia puede visualizarse con diferentes *softwares* de visualización, de los cuales el Integrative Genomics Viewer (IGV) es uno de los más conocidos.

```
Cabecera        @HD VN:1.6 SO:coordinate
                @SQ SN:ref LN:45

Alineamientos   r001  99  ref   7  30  8M2I4M1D3M   =  37  39  TTAGATAAAGGATACTG  *
                r002   0  ref   9  30  3S6M1P1I4M   *   0   0  AAAAGATAAGGATA     *
                r003   0  ref   9  30  5S6M         *   0   0  GCCTAAGCTAA        *
                r004   0  ref  16  30  6M14N5M      *   0   0  ATAGCTTCAGC        *
```

Figura 15-7. Formato del archivo Sequence Alignment/Map (SAM). Las dos primeras líneas presentan la cabecera del archivo. En la primera línea, se incluye información sobre la versión (VN) y el orden de los alineamientos (SO). La segunda línea proporciona detalles acerca de la secuencia de referencia, en la que SN indica el nombre de la secuencia de referencia y LN la longitud de dicha secuencia. Las líneas siguientes contienen información sobre los alineamientos, con 11 parámetros, por orden de izquierda a derecha: 1) QNAME: nombre de la secuencia a mapear. 2) FLAG: conjunto de indicadores o señales que están representados mediante un valor numérico. Este campo utiliza la representación de bits para indicar diversas propiedades o características asociadas a una lectura específica. 3) RNAME: nombre de la secuencia de referencia. 4) POS: posición inicial de la alineación de la secuencia, donde el primer nucleótido de la secuencia alineada se encuentra en la posición 1 de la secuencia de referencia (si no se encuentra la alineación, el valor es 0). 5) MAPQ: calidad de mapeo. 6) CIGAR: mediante caracteres alfanuméricos representa las diferencias y similitudes entre la secuencia a mapear y la secuencia de referencia. 7) RNEXT: indica el nombre del cromosoma o secuencia de referencia a la que está alineada la siguiente lectura en el par (si el valor es «=» indica que la siguiente lectura en el par está alineada al mismo cromosoma de referencia que la lectura actual, y si el valor es «*» indica que la otra lectura no está mapeada). 8) PNEXT: posición del primer alineamiento de la siguiente lectura en el par (si no hay información, el valor es 0). 9) TLEN: longitud de la secuencia mapeada. 10) SEQ: segmento de la secuencia. 11) QUAL: calidad de la secuencia expresada en caracteres ASCII (si no hay información, el valor es «*»).

En cuanto a la llamada de variantes, la mayoría de las herramientas bioinformáticas utilizan los archivos BAM o SAM para identificar dónde se diferencian las secuencias alineadas del genoma de referencia y guardan los resultados en un archivo Variant Call Format (VCF). El formato VCF se estructura en diferentes columnas que incluyen información sobre la posición cromosómica, la base de referencia y la base o bases alternativas identificadas. De este modo, permite almacenar diferentes cambios, que incluyen variantes de un solo nucleótido (*single nucleotide variants*, [SNV]), inserciones y deleciones (*indels*) y variantes estructurales (*structural variants*, [SV]).

El análisis de la variación en el número de copias (CNV) por NGS se puede realizar mediante diferentes métodos. A continuación, se explican algunos de los más utilizados:

- El método de mapeo de extremos emparejado compara el tamaño promedio de inserción entre los pares de lectura secuenciados con el tamaño esperado según el genoma de referencia. Los mapas de lectura discordantes pueden indicar la presencia de una deleción (si son más pequeños de lo esperado) o de una duplicación o inserción (si son más grandes que en el genoma de referencia). Este método puede identificar duplicaciones en tándem; sin embargo, no es útil para detectar CNV de gran tamaño. BreakDancer y PEMer son dos ejemplos de herramientas que utilizan la estrategia de mapeo de extremos emparejados.
- El método de lectura dividida se deriva del concepto de que, en una variante estructural, solo una de las lecturas del par estará correctamente alineada en el genoma de referencia, mientras que la otra no se mapeará correctamente. Las lecturas parcialmente mapeadas se dividen en múltiples fragmentos que se alinean en el genoma de referencia de forma independiente. Este método es capaz de identificar puntos de corte de manera muy precisa, pero solo puede analizar secuencias únicas en el genoma. Algunos ejemplos de herramientas que utilizan este método son Pindel y SLOPE.
- La detección de CNV mediante la profundidad de cobertura se basa, como su nombre indica, en establecer una correlación entre el número de lecturas obtenidas y la profundidad de cobertura esperada. En términos generales, estos algoritmos presentan pasos principales: mapeo, normalización, estimación del número de copias y segmentación. En primer lugar, las lecturas se alinean y la cobertura se estima en un genoma individual en intervalos predefinidos. A continuación, el algoritmo de llamada CNV debe realizar una normalización en términos del número de lecturas para compensar posibles sesgos, como los derivados del contenido de Guanina-Citosina (GC) o secuencias repetitivas. Esta normalización generalmente se lleva a cabo utilizando muestras control secuenciadas en las mismas condiciones que la muestra en estudio. Las diferencias significativas entre la profundidad de coberturas obtenida y la esperada se interpretan como ganancias o pérdidas en el número de copias. En comparación con los métodos de lectura dividida y de pares, los enfoques de profundidad de lectura tienen la ventaja de estimar el número de copias de la CNV y tienden a obtener mejores rendimientos en CNV

más grandes. Sin embargo, no pueden predecir la localización (en tándem o no) de una duplicación y dependen de las sondas secuenciadas, lo que, a menudo, impide conocer con exactitud los puntos de corte de la CNV identificada. Un ejemplo de programa bioinformático que utiliza esta metodología es VarSeq (GoldenHelix).

En general, el análisis de CNV es complejo y, dependiendo de los parámetros de calidad obtenidos, es necesaria una validación mediante una técnica complementaria de confirmación, como la realización de una amplificación múltiple de sondas ligadas (*multiplex ligation dependent probe amplification*; MLPA®).

Análisis terciario

El objetivo de este punto es interpretar los datos, es decir, establecer el vínculo entre los datos obtenidos del análisis secundario y el fenotipo del paciente, o bien en caso de un estudio de muestras de ARN entender diferencias de expresión génica entre diferentes muestras.

En un análisis terciario dentro del ámbito de la genética humana, como podría ser el estudio de una secuenciación del exoma completo (WES) o secuenciación del genoma completo (WGS), el objetivo mayoritariamente es identificar una o múltiples variantes que puedan explicar el fenotipo del paciente. En estos casos, al inicio del análisis terciario se parte de un archivo VCF que contiene las variantes detectadas en la muestra. Aunque como se ha anotado anteriormente, las muestras pasan unos controles/filtros de calidad en el análisis primario, es necesario durante el análisis terciario otro nivel de control de calidad en el que las variantes que no cumplan los criterios establecidos son descartadas por los analistas expertos.

Además, para distinguir las variantes que podrían tener un impacto en la clínica del paciente de aquellas que, ya sea por su frecuencia dentro de la población o por sus propiedades como variante, se descarta que puedan contribuir al fenotipo del paciente, se realiza la anotación de variantes. Esto implica agregar información a cada variante que ayudará a priorizar aquellas con mayor probabilidad de ser causantes de enfermedades en comparación con aquellas con menor probabilidad.

APLICACIONES DE LA SECUENCIACIÓN MASIVA EN PARALELO

En este apartado se exponen algunas de las principales aplicaciones de la secuenciación masiva en áreas de la biomedicina y biotecnología.

Aplicaciones en genética clínica

La incorporación de las técnicas de NGS a la práctica clínica permite disponer de una gran cantidad de datos en un solo estudio. Esto ofrece la posibilidad de analizar desde un panel reducido de genes hasta el análisis completo del genoma de forma directa o secuencial, reevaluando los datos obtenidos

tantas veces como sea necesario. Tener la representación del exoma/genoma de un individuo permite la identificación de variantes genéticas no detectables con otras técnicas de secuenciación, así como grandes deleciones/duplicaciones (CNV), y otras variantes estructurales en el caso del análisis del genoma completo. Según la bibliografía científica, las técnicas de NGS han aumentado la tasa diagnóstica respecto a otras pruebas genéticas. Así, por ejemplo, el análisis de *microarrays* cromosómicos de gran resolución permite la detección de CNV y tiene un rendimiento diagnóstico de entre el 15 % y el 20 %, mientras que la secuenciación del exoma completo (WES) permite la identificación de SNV, *delins* y CNV, y tiene un rendimiento diagnóstico del 25 % para trastornos mendelianos. La secuenciación del genoma completo tiene un rendimiento diagnóstico ligeramente mayor en pediatría y enfermedades genéticas del adulto (27 %).

Los paneles de genes NGS específicos están diseñados para una enfermedad concreta o grupo de enfermedades, con la capacidad de maximizar la cobertura, la sensibilidad y la especificidad de los genes de interés. Aunque la tendencia actual es secuenciar el exoma o genoma para poder reevaluar los datos en caso de no obtener un resultado concluyente, si se está estudiando una enfermedad concreta, se puede optar por los paneles de genes NGS dirigidos, ya que pueden suponer ventajas económicas y obtención de los resultados con mayor brevedad. Sin embargo, cuando se estudian pacientes con fenotipos muy solapantes o con clínica no muy específica, es mejor optar por métodos más generales, como el exoma o el genoma.

Otra posibilidad que ofrece la NGS es que permite el análisis de datos de forma conjunta (ya sea análisis dúo o trío) en el que se puede comparar el caso índice con la muestra de uno o los dos progenitores, lo que permite descartar la causalidad de las variantes heredadas (en el contexto de herencia autosómica dominante y en ausencia de clínica en los progenitores) o clarificando patrones de segregación para enfermedades autosómicas recesivas cuando se identifica una variante patogénica en heterocigosis en el mismo gen, en ambos progenitores (portadores no afectados). Es decir, permite comparar directamente las variantes identificadas, ahorrando tener que pedir estudios de segregación posteriores y, por tanto, se agiliza el diagnóstico.

> **!** Las variantes genéticas pueden encontrarse en:
>
> - Línea germinal: se transmiten de padres a hijos y están presentes a lo largo de la vida de una persona en todas las células del cuerpo. Siguen diferentes patrones de herencia: autosómica dominante, autosómica recesiva o ligada al cromosoma X, y se pueden encontrar en homocigosis (en las dos cadenas de ADN), heterocigosis (en una de las dos cadenas de ADN), en hemicigosis (cuando solo hay una cadena de ADN y es portadora de la variante).
> - ADN mitocondrial: sigue una herencia materna y las variantes se pueden encontrar en diferentes porcentajes de heteroplasmia o en homoplasmia (todas las mitocondrias en todas las células de la muestra analizada la tienen).
> - Tejido adulto (variante somática): no se heredan y pueden estar en uno o varios tejidos del organismo en porcentajes distintos.

Disponer de tantos datos permite la caracterización de genes *GUS* (*gene of uncertain significance*), así como la asociación de un gen conocido a nuevos fenotipos. Los dos métodos más utilizados para ello son: *a)* el análisis de un grupo de pacientes con las mismas características clínicas utilizando WES o WGS y filtrando variantes raras en un gen común en todos o algunos miembros del grupo y *b)* el análisis de probandos en conjunto con los padres y otros familiares afectados y no afectados e interpretando los resultados en función del patrón de herencia asociado a la enfermedad (autosómica dominante, recesiva, ligada al cromosoma X o *de novo*) y la presencia o ausencia de clínica en los individuos portadores de las determinadas variantes que se están analizando.

Uno de los campos de la medicina en el que las técnicas de NGS se han convertido en esenciales es la oncología, pues ahora suponen una parte integral de la medicina de precisión. Mayoritariamente, se analizan paneles de genes específicos dirigidos a cada tipo de cáncer como la leucemia mieloide aguda y el cáncer de mama. Estos paneles garantizan una calidad de secuenciación óptima (profundidad y cobertura de lectura, caracterización de variantes, informes), así como rentabilidad y tiempo de respuesta. También es posible el análisis genético en tejido tumoral, cuando lo que se está buscando son variantes somáticas. El análisis de estos datos es ligeramente diferente (requiere un enriquecimiento específico), ya que el porcentaje de heteroplasmia de las variantes identificadas puede ser inferior al de las variantes germinales. También es muy útil para monitorizar enfermedad residual mínima (ERM). La ERM se refiere a la pequeña cantidad de células cancerosas que permanecen en el cuerpo durante o después del tratamiento del cáncer. La ERM se puede utilizar para medir la efectividad del tratamiento, predecir el riesgo de recidiva, confirmar o monitorizar la remisión y, potencialmente, identificar de forma temprana una recidiva.

Otra de las aplicaciones clínicas de la NGS es la detección de enfermedades infecciosas. Para ello, se usan tres métodos principales:

- NGS dirigido, el cual utiliza paneles pequeños con el objetivo de detectar patógenos ya conocidos. Los paneles pueden ser específicos o apuntar a múltiples tipos de patógenos, incluidas bacterias, virus e, incluso, organismos eucariotas. Estos paneles tienen como objetivo la detección de patógenos que causan enfermedades particulares, como gastrointestinales o enfermedades respiratorias, y se

han optimizado para uso con tipos de muestras específicas, como el líquido cefalorraquídeo. Son rápidos y ofrecen especificidad y sensibilidad elevadas. Sin embargo, tienen un alcance limitado y no pueden identificar nuevos patógenos ni marcadores de resistencia a antibióticos.
- WGS. A través de las técnicas de secuenciación del genoma completo, se puede obtener el genoma de un patógeno, incluidos bacterias y plásmidos. Esto permite la identificación de perfiles de resistencia a los antibióticos. Estos datos son muy importantes en la decisión del tratamiento a aplicar. El principal inconveniente de WGS para muestras bacterianas es que requiere de cultivo previo (para eliminar bacterias contaminantes) o de un enriquecimiento dirigido.
- La NGS metagenómica (mNGS) puede utilizar muestras obtenidas directamente de un paciente y amplificar las secuencias de todos los organismos de la muestra, incluidas las secuencias del huésped. Esta aplicación es muy compleja y costosa y, en la actualidad, no se usa en diagnóstico. Una forma fácil de entender lo importante que es este campo en la actualidad es que días después del brote de neumonía asociada al nuevo coronavirus en Wuhan, China, se determinó mediante mNGS la secuencia del nuevo SARS-CoV-2. Este hecho facilitó el rápido desarrollo de métodos diagnósticos y su monitorización, así como, el desarrollo de medicamentos para su tratamiento y vacunas preventivas.

Otras aplicaciones de la secuenciación masiva en paralelo

No solo la genética clínica utiliza las nuevas tecnologías de secuenciación, sino que son muchos otros los campos que se benefician de ellas. Ejemplo de ello es la agricultura, que mediante el análisis genético de plantas y animales por NGS facilita el desarrollo de variedades resistentes a enfermedades y la mejora de la producción agrícola. La biología evolutiva también utiliza los datos proporcionados por la NGS para estudiar los cambios genéticos a lo largo del tiempo y con el objetivo de comprender mejor la diversidad biológica y la evolución de las especies. Otros campos en los que se aplican estas técnicas es en biotecnología industrial para optimizar procesos biotecnológicos, como la producción de enzimas y biocombustibles, y la ingeniería de organismos para aplicaciones industriales.

 PUNTOS CLAVE

- Es importante conocer las diferentes estructuras y localizaciones del ADN en la célula y los procesos que permiten la transmisión de la información genética de generación en generación, incluyendo la replicación, la transcripción y la traducción.
- El descubrimiento de la secuenciación de ADN supuso una revolución en el campo de la genética. Los métodos han ido

evolucionando a lo largo de las décadas hasta llegar a las técnicas de NGS utilizadas hoy en día tanto en el diagnóstico clínico como en el campo de la investigación.
- Hay varias plataformas de NGS, pero todas ellas comparten la secuenciación masivamente paralela de moléculas de ADN.
- Las tecnologías de NGS generan grandes cantidades de secuencias de ADN o ARN, por lo que se requieren pro-

(Continúa)

PUNTOS CLAVE *(Cont.)*

cesos bioinformáticos complejos para manejar, analizar e interpretar estos datos. Los primeros datos obtenidos de los instrumentos de NGS son los llamados datos crudos. Contienen lecturas de secuencia en forma de fragmentos cortos de ADN o ARN, así como la información asociada a la calidad de estas lecturas. En el análisis secundario se alinean las secuencias de los archivos FASTQ obtenidos del análisis primario y se realiza la llamada de variantes. Es durante el análisis terciario cuando tiene lugar la interpretación de los datos, es decir, es en este punto cuando se establece el vínculo entre los datos obtenidos y el fenotipo del paciente.

• La incorporación de las técnicas de secuenciación masiva a la práctica clínica permite disponer de una gran cantidad de datos en un solo estudio. Esto ofrece la posibilidad de analizar desde un panel reducido de genes hasta el análisis completo del genoma de forma directa o secuencial, y se revalúan los datos obtenidos tantas veces como sea necesario. Tener la representación del exoma/genoma de un individuo permite la identificación de variantes genéticas no detectables con otras técnicas de secuenciación, así como grandes deleciones/duplicaciones (CNV) y otras variantes estructurales en el caso del análisis del genoma completo.

BIBLIOGRAFÍA

1000 Genomes Project Consortium; Auton A, Brooks LD, Durbin RM, et al. A global reference for human genetic variation. Nature. 2015;526(7571):68-74.

Birney E, Soranzo N. Human genomics: The end of the start for population sequencing. Nature. 2015;526(7571):52-3.

Goodwin S, McPherson JD, McCombie WR. Coming of age: ten years of next-generation sequencing technologies. Nat Rev Genet. 2016;17(6): 333-51.

Gupta AK, Gupta UD. Chapter 19 - Next Generation Sequencing and Its Applications. Anim Biotechnol. 2014;345-67.

Gupta N, Verma VK. Next-Generation Sequencing and Its Application: Empowering in Public Health Beyond Reality. Microbial Technology for the Welfare of Society. 2019;17:313-41.

Horner DS, Pavesi G, Castrignanò T, et al. Bioinformatics approaches for genomics and post genomics applications of next-generation sequencing. Brief Bioinform. 2010 Mar;11(2):181-97.

Li H, Dawood M, Khayat MM, et al. Exome variant discrepancies due to reference-genome differences. Am J Hum Genet. 2021;108(7):1239-50.

Liu L, Li Y, Li S, et al. Comparison of next-generation sequencing systems. J Biomed Biotechnol. 2012;2012:251364.

Metzker ML. Sequencing technologies - the next generation. Nat Rev Genet. 2010;11(1):31-46.

Morozova O, Marra MA. Applications of next-generation sequencing technologies in functional genomics. Genomics. 2008;92(5):255-64.

Novroski N. Chapter 16 - Emerging technologies for DNA analysis of challenged samples. Ambers A. Forensic Genetic Approaches for Identification of Human Skeletal Remains. 2023;351-75.

Oliver GR, Hart SN, Klee EW. Bioinformatics for clinical next generation sequencing. Clin Chem. 2015;61(1):124-35.

Palladino M. Understanding the Human Genome Project. 1st ed. Benjamin Cummings; 2002.

Reuter JA, Spacek DV, Snyder MP. High-throughput sequencing technologies. Mol Cell. 2015;58(4):586-97.

Schuster SC. Next-generation sequencing transforms today's biology. Nat Methods. 2008;5(1):16-8.

Siqueira JF Jr, Fouad AF, Rôças IN. Pyrosequencing as a tool for better understanding of human microbiomes. J Oral Microbiol. 2012;4.

Su Z, Ning B, Fang H, et al. Next-generation sequencing and its applications in molecular diagnostics. Expert Rev Mol Diagn. 2011;11(3):333-43.

Sudmant PH, Rausch T, Gardner EJ, et al. An integrated map of structural variation in 2,504 human genomes. Nature. 2015;526(7571):75-81.

Zhong Y, Xu F, Wu J, Schubert J, Li MM. Application of Next Generation Sequencing in Laboratory Medicine. Ann Lab Med. 202;41(1):25-43.

Interpretación de los elementos de un informe genético

16

A. Subirats Barrera, A. Altisent Huguet y C. Camprubí Sánchez

OBJETIVOS

- Revisar conceptos de genética humana generales que condicionan y forman parte de la información que se recoge en un informe genético.
- Actualizarse en las metodologías de análisis de causas genéticas de enfermedades principalmente monogénicas.
- Comprender la estructura y el contenido de un informe genético.

INTRODUCCIÓN

Los informes de resultados de estudios genéticos o genómicos son complejos, puesto que su contenido no tiene únicamente un valor diagnóstico para el paciente o caso índice. A diferencia otros estudios analíticos en los que el resultado es particular del paciente, un resultado de un estudio genético o genómico es importante para el diagnóstico de una enfermedad genética o hereditaria, por lo cual su implicación y relevancia va más allá del caso índice, pues se extiende a su descendencia y al resto de la familia y a la planificación familiar. Además, según la enfermedad, los resultados son accionables en cuanto a tratamiento y pronóstico.

Los informes de resultados de estudios genéticos o genómicos deben ser claros y concisos para los pacientes, a la vez que deben contener la información precisa y necesaria para su correcta interpretación por parte de diferentes especialistas o facultativos, con diferente grado de formación y conocimientos en genética humana.

Adicionalmente, hay que incidir en que un informe de resultados de estudios genéticos o genómicos forma parte de un proceso clínico-diagnóstico particular de cada caso, por lo cual el intercambio de información o la fluidez en la comunicación entre el laboratorio facilitador y los especialistas prescriptores es indispensable.

Por todo el expuesto, los informes de resultados de estudios genéticos o genómicos deben ser tratados con la más estricta profesionalidad y de la forma lo más personalizada al caso posible. Con el objetivo de preservar los principios bioéticos y la legislación que regula el derecho de los pacientes, hay diferentes grupos de expertos y de trabajo en las sociedades científicas que publican regularmente recomen-

daciones de la información que deben contener los informes, así como de su estructura. En consecuencia, los informes de estudios genéticos o genómicos deben cumplir con las recomendaciones de los principales grupos de trabajo de las asociaciones europea y americana de genética humana, la European Society of Human Genetics (ESHG), la American Society of Human Genetics (ASHG) y el American College of Medical Genetics and Genomics (ACMG). Asimismo, pueden regirse adicionalmente por recomendaciones de grupos de trabajo nacionales.

CONSENTIMIENTO INFORMADO Y ASESORAMIENTO GENÉTICO

Como especifica la Ley de Investigación Biomédica 14/2007 del 3 de julio, todo análisis genético o genómico debe precederse de una consulta de asesoramiento genético y otra posterior a la obtención de resultados y del informe. En la consulta que precede a la realización del estudio, el paciente o tutor legal debe ser informado del estudio que se va a realizar, de su finalidad, del lugar de realización del análisis y del destino de la muestra biológica (incluyendo su conservación o destrucción), de los posibles resultados obtenidos y de sus implicaciones y del compromiso de proporcionar el asesoramiento genético personal y familiar a partir de los mismos.

 Debe explicarse claramente los posibles resultados del estudio dado que la o las variantes genéticas identificadas pueden corresponder a un resultado claramente concluyente o bien pueden corresponder a variantes de significado clínico incierto o benignas. Las variantes benignas no serán incluidas en el informe. En el caso del resto de variantes, es decir, de las patogénicas, probablemente patogénicas o inciertas, debe indicarse que pueden ser recomendados o necesarios estudios familiares, ya sea para poder ofrecer un asesoramiento genético reproductivo personal o familiar, o bien para investigar la posible relevancia de la o las variantes inciertas identificadas con un estudio de segregación familiar.

Es muy importante prevenir de estos posibles resultados tanto en el contexto diagnóstico personal/posnatal, como en estudios predictivos y especialmente importante en el contexto del diagnóstico prenatal, en que se deberán tomar decisiones de interrupción voluntaria/legal de la gestación en función del resultado atendiendo a la Ley 2/2010 del 3 de marzo de Salud Sexual y Reproductiva y de Interrupción Voluntaria del Embarazo.

Esta información proporcionada debe facilitarse también por escrito en forma de documentación del consentimiento expreso y específico firmado por el paciente o tutor legal para la realización del estudio genético que proceda, términos de conservación de la muestra y los posibles datos genómicos derivados del estudio, así como específicamente del tratamiento de la posible información incidental o accionable que del estudio se derive. Esto último aplica a estudios genómicos en los que se procede mediante técnicas de análisis masivo al estudio de exomas o genomas.

Los estudios genómicos mediante secuenciación masiva en paralelo (NGS) se aplican para analizar múltiples genes relacionados con una patología o enfermedad, ya sea de forma acotada a un listado concreto de genes del genoma, o bien que admiten el estudio de lo que se denomina exoma completo. Ya sea de ciertos genes del genoma o bien de todos ellos, el análisis se limita a las regiones codificantes, los exones, que dan lugar a proteína (v. **Cap. 14**).

En casos excepcionales o muy concretos, el análisis de interés es de las regiones codificantes y no codificantes. En estos casos el estudio que se realiza es del genoma.

Los análisis, principalmente de exoma o genoma, pueden revelar lo que se denomina hallazgos incidentales, es decir, variantes genéticas causales de una enfermedad o patología que no tiene relación con aquella que es el motivo del estudio. Es, por tanto, imprescindible que en este tipo de estudios genómicos el consentimiento informado recoja el deseo expreso del paciente o tutor legal de ser informado o no de dichos hallazgos.

Además, los estudios genómicos admiten que en el propio estudio y de forma intencionada se analicen genes concretos con el objetivo de identificar posibles patologías/enfermedades que, en caso de estar presentes en el paciente, su identificación presente una ventaja en pro de activar protocolos de tratamiento o prevención. Son los denominados hallazgos accionables o secundarios. La concreción de los genes que van a ser estudiados viene determinada por recomendaciones específicas de sociedades científicas, y hoy el listado de genes que proporciona el ACMG es el más comúnmente aceptado y en uso.

Esta información relativa a los hallazgos incidentales y secundarios debe ser explícitamente explicada en la consulta de asesoramiento genético previo al análisis y ha de estar incluida específicamente en el consentimiento informado.

Una vez obtenidos los resultados y el informe de estos, el paciente debe nuevamente ser atendido en consulta de asesoramiento genético. En ella se informará de dichos resultados, su repercusión para el paciente y posibles familiares recogidos en el árbol genealógico.

TIPOS DE VARIANTES GENÉTICAS Y TÉCNICAS EMPLEADAS PARA SU IDENTIFICACIÓN

Para comprender el contenido de un informe de resultados de estudios genéticos o genómicos, es relevante conocer mínimamente el tipo de análisis genético que se ha realizado y su utilidad.

A su vez, es importante tener presentes los siguientes aspectos:

- Las enfermedades genéticas pueden estar causadas por diferentes etiologías o anomalías, por lo que los estudios realizados y el informe derivado de estos estará orientado en función de la técnica necesaria para su identificación. Al margen de anomalías cromosómicas numéricas (aneuploidías) o estructurales que se identifican mediante el estudio del cariotipo, y de la variación en el número de copias (CNV) dentro del límite de detección de 25-75 Kb de la técnica de *array* de hibridación genómica comparada (CGH) (v. **Cap. 14**), o bien, de análisis con mapeo óptico genómico (OGM), las anomalías en las que se centrarán los siguientes puntos o secciones de este capítulo dedicado a la interpretación de informes de estudios genéticos son las que se comentan a continuación dentro de esta sección, principalmente consideradas causales de enfermedades monogénicas.
- La identificación de la causa genética de determinadas enfermedades puede depender de realizar más de un estudio genético dentro de un algoritmo diagnóstico en el caso índice y, en consecuencia, la información que aportan unas u otras técnicas de análisis puede ser necesario interpretarlas en conjunto.
- La conclusión de la causa genética de la enfermedad del caso índice puede depender de realizar un estudio de segregación familiar. Además, estudios familiares son necesarios para poder ofrecer asesoramiento genético familiar.

Una enfermedad de origen genético se manifiesta cuando hay una determinada disfunción celular, ya sea de forma ubicua o bien específica de tejido. Esta disfunción está causada por la ausencia o inactividad de una proteína (o varias proteínas en el caso de una enfermedad poligénica), consecuencia de una anomalía que afecta al gen en la que dicha proteína está codificada. Como se ha revisado en el capítulo anterior, las proteínas se obtienen a través de los mecanismos de transcripción y traducción. En consecuencia, la obtención de una secuencia anómala de los aminoácidos que conforman una proteína, o bien anomalías que condicionen la expresión génica o que comporten la ausencia total de la misma, implican alguna disfunción que correlacionará con una enfermedad de mayor o menor gravedad. Además, debe tenerse presente que las proteínas u otras moléculas como el ácido ribonucleico (ARN) no codificantes de proteína pueden tener un efecto negativo en cascada, puesto que principalmente diferentes moléculas interactúan entre ellas o se regulan unas a otras en la correcta fisiología celular.

En este contexto, es relevante recordar los diferentes tipos de anomalías que implican estos efectos y comentar las técnicas para su análisis.

VARIANTES O MUTACIONES DINÁMICAS/EXPANSIÓN DE TRIPLETES

La integridad y la correcta función/actividad de las regiones promotoras de los genes es imprescindible para que estos puedan transcribirse y, por tanto, expresarse. Estas regiones reguladoras suelen localizarse al inicio del gen y próximas o justo precediendo el inicio de la secuencia que da lugar al transcrito. No obstante, también pueden localizarse en regiones intragénicas ubicadas en algún intrón del gen. Suelen corresponder a secuencias de ADN que contienen bases repetidas múltiples veces, como dinucleótidos CpG (bases de citosina seguidas de una guanina), si bien también pueden contener diferentes combinaciones de trinucleótidos, tetranucleótidos e, incluso, pentanucleótidos repetidas «N» veces en tándem. Lo más habitual son las combinaciones de trinucleótidos. Esta característica es relevante en algunos genes y en las enfermedades con las que correlacionan, puesto que la anomalía causal corresponde a variaciones en el número de repeticiones. Es una situación fisiológica normal que haya variación. No obstante, en caso de que se exceda el rango de repeticiones habitual (o en algún caso concreto se contraiga), condiciona la expresión del gen el cual no puede expresarse y conlleva el desarrollo de una enfermedad. En el caso de que su situación sea intragénica y que no corresponda a una región reguladora de la expresión, el cambio en el número de repeticiones podría alterar el correcto mecanismo de *splicing* o maduración del ARN mensajero.

Estas son las enfermedades conocidas causadas por lo que comúnmente se denomina expansión de tripletes o mutaciones dinámicas.

Este tipo de anomalía no puede identificarse mediante secuenciación del ADN y requiere de una metodología específica basada en la reacción en cadena de la polimerasa (PCR) utilizando cebadores para la amplificación de la región de interés en combinación con un cebador interno que permite cuantificar el número de repeticiones del trinucleótido concreto (o combinación en estudio). Los amplicones obtenidos se resuelven en electroforesis capilar, con la que es posible diferenciar amplicones con diferencia de longitud de una sola base. De ahí se obtiene un perfil de fragmentos o amplicones que permiten extrapolar el número de repeticiones del ADN en estudio en la región específica analizada.

VARIANTES UNINUCLEOTÍDICAS E *INDELS*

Las variantes uninucleotídicas (SNV) y las variantes de tipo *indel* (deleción e inserción de unos pocos nucleótidos) son las más comunes en cualquier gen, ya sea en su región codificante o en la no codificante (intrones, regiones 5'-UTR (región no traducida), regiones 3'-UTR).

 En el caso de genes codificantes de proteína, a partir del ADN se transcribe un ARN mensajero (ARNm) inmaduro el cual presenta tanto los exones como los intrones correspondientes a las partes del gen que no se corresponden con los aminoácidos de la proteína y que son eliminados durante la maduración del mensajero inmaduro o pre-ARNm. Adicionalmente a los intrones que se eliminan, hay otras regiones del gen que se preservan en el ARNm ya maduro que no son codificantes: una inicial denominada 5'-UTR en la que se ensambla la maquinaria de traducción y una al final de la molécula de ARNm denominada 3'-UTR que no corresponde a codones codificantes de aminoácidos, sino a una prolongación a partir del último codón de parada donde se incluye la denominada cola de poliadeninas (poli[A]), que forma parte de la maduración del mensajero y es necesaria para la exportación del ARNm del núcleo al citoplasma donde será traducido a proteína, así como importante en la regulación de dicha traducción.

Cuando estos cambios se presentan en al menos el 1 % de la población, se denominan polimorfismos de un solo nucleótido (*single nucleotide polymorphism* o SNP).

Si una SNV ocurre dentro de una región codificante del ADN, el resultado puede ser:

- Variante sinónima: una sustitución de nucleótidos que no produce un cambio en la secuencia de aminoácidos. Esto ocurre debido a la redundancia del código genético.
- Variante de cambio de sentido (*missense*): una sustitución de nucleótidos que conduce a un cambio de aminoácido.
- Variante sin sentido (*nonsense*): una sustitución que resulta en un codón de parada y, consecuentemente, en una proteína truncada.

Las variantes *indels* son pequeñas deleciones o inserciones, generalmente de menos de 50 pares de bases, que se han eliminado o insertado en el genoma. El efecto de estos cambios a nivel proteico está estrechamente relacionado con la longitud de la *indel*. Durante la traducción, el ARN mensajero se lee en grupos de tres bases, por lo que si la longitud de la *indel* no es un múltiplo de tres, puede causar un cambio en el marco de lectura (*frameshift*).

La identificación de SNV e *indels* se realiza mediante las técnicas de secuenciación. Como se sabe, los análisis de la secuencia se centran en los exones y unos pocos nucleótidos colindantes a los exones ya pertenecientes al intrón. Por tanto, ya sea mediante la secuenciación de un gen único o de varios genes mediante la metodología de secuenciación masiva o *next generation sequencing* (NGS), de forma general los análisis de las regiones codificantes de los genes y de la región se llevan a cabo en el límite exón-intrón con el fin de identificar las denominadas variantes de *splicing* (variantes en estos pocos nucleótidos en los límites exón-intrón que pueden afectar al correcto procesamiento o maduración del ARN mensajero). Estos análisis son los que se conocen como la secuenciación del exoma, ya sea de un gen, ya sea de algunos, conocido como exoma dirigido, cuando se analiza un listado concreto de genes de interés, o bien exoma clínico, cuando se analizan todos los genes con asociación fenotípica conocida y recogida en la base electrónica de datos del proyecto Herencia Mendeliana en el Hombre (OMIM), o ya sea de todos los genes codificantes conocidos del genoma humano mediante lo que se conoce como exoma completo.

El análisis de las regiones codificantes y no codificantes de los genes requiere una secuenciación del genoma completo, lo cual es más costoso tanto económicamente como a nivel de análisis e interpretación, y solo se aplica en casos concretos en los que procede. Como ejemplos de situaciones en que se aplica la secuenciación completa del genoma, se pueden mencionar aquellos en que es relevante el análisis de las regiones no codificantes de un gen, y casos en que es relevante identificar una posible anomalía que trunca un gen en una persona en la que se ha identificado mediante su estudio del cariotipo una reorganización cromosómica aparentemente equilibrada.

Variación en el número de copias

Las variantes estructurales (*structural variant* [SV]) son reorganizaciones grandes, de más de 50 pares de bases, que abarcan deleciones, duplicaciones, inserciones, inversiones, translocaciones o una combinación de estas. Las grandes duplicaciones o deleciones, también llamadas variaciones de copia (CNV) alteran el número de copias de un segmento del genoma, ya sean parciales de uno o unos exones de un gen o bien de un gen completo, único o de mayor extensión y que abarca una serie de genes contiguos.

Hay diversos métodos para el análisis de CNV, y hoy es de los más utilizados en la práctica clínica:

- La propia NGS con la que se analizan tanto SNV como CNV (v. **Cap. 15**).
- la técnica de MLPA® (amplificación múltiple de sondas ligadas) basada en la utilización de dos oligonucleótidos o cebadores enfrentados y específicos para la región o regiones a estudio, marcados con fluorocromos. Estos cebadores son lo que en esta técnica corresponde a lo que se denominan sondas de MLPA®. Una vez hibridan en su región homóloga y específica, se realiza una ligación de los dos extremos enfrentados y amplificación mediante un método cuantitativo del marcaje que permite extrapolar presencia o ausencia de la región de interés, así como posibles ganancias (principalmente duplicaciones). Se trabaja con diversas sondas para múltiples regiones a analizar como pueden ser todos los exones de un gen.

Considerando que para la mayoría de enfermedades genéticas la etiología más frecuente son variantes de tipo SNV o *indels*, el método de referencia en la mayoría de estudios es la utilización de la NGS, la cual admite y ya incluye el análisis de CNV. Esta cuestión está reforzada por el hecho de que para muchas enfermedades no hay un único gen causal, por lo que el análisis aplicado y de balance positivo coste-beneficio es la NGS. Cierto es que en el estudio de enfermedades monogénicas sigue aplicándose la secuenciación de amplico-

nes obtenidos mediante PCR de cada uno de los exones del gen en estudio. Es en estos casos en los que aún se emplea el análisis de CNV complementario y mediante MLPA® cuando no se ha identificado previamente una SNV causal.

Anomalías genéticas o epigenéticas asociadas a síndromes de impronta genómica

También en relación directa con la regulación de la expresión génica, hay en el genoma de especies de gestación intrauterina, y por tanto en humanos, unos pocos genes en el genoma regulados mediante impronta genómica (*imprinting*). La impronta genómica regula mediante modificaciones epigenéticas la expresión de estos genes concretos a partir de solo un alelo. Por tanto, cualquier anomalía, ya sea genética en el alelo único que se expresa o que es funcional, o epigenética que altere este patrón de expresión, se asocia al desarrollo de un síndrome, conocidos en conjunto como enfermedades o síndromes de impronta genómica.

En estos síndromes en particular en que se conocen diversas etiologías causales se aplica una metodología que permite identificar cualquiera de estas etiologías y concluir un resultado. Sin embargo, técnicamente puede ser necesario completar algoritmos diagnósticos empleando diversas técnicas.

Actualmente la técnica de referencia para el diagnóstico de enfermedades de impronta genómica es la MLPA® específica de metilación o MS-MLPA®. La base técnica es exactamente la misma que la de la MLPA® convencional, salvo que la ligación y la amplificación de sondas específicas enfrentadas depende no solo de la presencia o ausencia de la región objetivo, sino también de su estado de metilación. Previo al protocolo convencional, el ADN es digerido con enzimas de restricción específicas de secuencias que contienen CpG meti-ladas/no metiladas y que, además, son sensibles a la metilación, de manera que estas enzimas pueden realizar su actividad de cortar el ADN según sea el estado de metilación. En aquellas regiones en estudio en las que la enzima empleada puede cortar el ADN, no es posible la ligación y posterior amplificación y, en consecuencia, se identifica como una región ausente. En paralelo se realiza la metodología convencional sin digestión previa y con digestión previa de la misma muestra de ADN en estudio, por lo que se puede analizar en paralelo la cuantificación de ADN a partir de ambos protocolos y en un único análisis y resultados valorar ganancias/pérdidas, así como el estado de metilación.

ESTRUCTURA Y CONTENIDO DE LOS INFORMES DE RESULTADOS DE ESTUDIOS GENÉTICOS O GENÓMICOS

Los informes de resultados de estudios genéticos o genómicos deben estructurarse en diferentes apartados muy diferenciados cuidando el contenido, pero también el formato para que este sea uniforme y contribuya a localizar información de interés. Las páginas deben numerarse con el formato «1 de X» para confirmar que se dispone del informe completo y todas las páginas deben tener encabezamiento. En el encabezamiento de la primera página debe constar la información de contacto del laboratorio, y en las sucesivas, los datos identificativos del paciente, que, junto a los datos identificativos de la muestra, constan también en la primera página de todo informe de resultados. Además, se recomienda que en la primera página se resuma lo máximo posible la información de las conclusiones del estudio.

La estructura y el contenido de los informes es como se detalla a continuación:

- Identificación del estudio realizado y método.
- Datos de identificación, demográficos, de tipo de muestra en análisis, y fechas de recepción y emisión del resultado.
- Información clínica/motivo de indicación del estudio: resumen de la información clínica recibida de relevancia para la interpretación del resultado en el contexto clínico del paciente. Los estudios genéticos tanto se pueden aplicar en el contexto diagnóstico como en el contexto de la realización de estudios predictivos o familiares. En función de dicho contexto pueden elaborarse correctamente los informes, así como aportar información relevante, como puede ser la recomendación de estudios adicionales si procede en casos de diagnóstico u otras anotaciones que pueden ser informativas para la familia y para el especialista o facultativo peticionario.
- Resumen de resultados de estudios previos: en aquellos casos en que se está realizando un algoritmo de pruebas diagnósticas es importante incluir este apartado. En él se anota el estudio o los estudios realizados con anterioridad, su resultado y fecha de emisión del resultado.
- Resultado principal/conclusión del estudio: en la primera página debe constar el resultado obtenido y la conclusión de la que de este se deriva en aquellos casos en que el estudio es concluyente y se puede indicar un diagnóstico claro y preciso. Este apartado es recomendable que se presente en formato destacado. Lógicamente, cada metodología tiene su interpretación, por lo que la correcta interpretación de un resultado depende del conocimiento y de la comprensión de la aplicación y limitaciones de la metodología empleada. Por ello, es relevante remarcar que la correcta comprensión e interpretación del resultado genético debe apoyarse en completar la lectura del informe con los apar-

tados de «Interpretación» o «Recomendaciones», así como posibles notas adicionales que apuntan información relevante a considerar que puede, incluso, condicionar la conclusión final.

> **!** Dependiendo del resultado obtenido, es frecuente que se incluyan notas explicativas seguidamente del resultado y se referencie la información del resultado a la que se hace mención.
> Ejemplos:
>
> - En el caso de estudios de secuenciación en los que se identifica una variante en homocigosis, se remarca específicamente que la homocigosis debe considerarse aparente con una anotación explicativa y puntualizar que, especialmente en casos en que los progenitores no son consanguíneos, el resultado debe interpretarse con precaución, puesto que una homocigosis puede ser verdadera o ser reflejo de la ausencia del otro alelo, ya sea por un fallo de amplificación o pérdida alélica (ADO) (en casos de análisis de secuenciación por amplicones), por la presencia de una CNV o por una posible disomía uniparental del cromosoma en el que se encuentra la variante identificada. Para alcanzar una conclusión definitiva en relación con la cigosidad, se debe completar el análisis según proceda (del caso índice o mediante estudios de segregación familiar).
> - En un análisis de expansión/mutaciones dinámicas, puede identificarse también un resultado en aparente homocigosis que, en realidad, corresponda a la presencia de un alelo identificable dentro del límite de detección de la técnica, mientras que el otro alelo presenta un tamaño de expansión fuera del límite de detección. En cualquier caso que presente como resultado la presencia de un tamaño de alelo único, es necesario completar la metodología básica de análisis con una técnica alternativa que estará indicada en el informe.

- Tablas de resultados: los resultados concretos del paciente, es decir, las variantes identificadas, se suelen detallar en tabla de resultados (**Tablas 16-1** y **16-2**).
  - Estudios de secuenciación: en estas tablas se anota toda la información relevante en referencia a las variantes anotadas en acuerdo al número de referencia tanto del ADN complementario (ADNc) como de la proteína, la cigo-

Tabla 16-1. Ejemplo de tabla de resultados de un estudio genético de secuenciación

Gen	Variante[a]	Cigosidad	Herencia	Clasificación[b]
SCN1A	NM_001165963.4:c.1363C>T p.(Gln455Ter)	Heterocigosis	Autosómica dominante	Probablemente patogénica

[a] Nomenclatura según HGVS v15.11.
[b] Basada en las recomendaciones del American College of Medical Genetics and Genomics (ACMG).

Tabla 16-2. Ejemplo de tabla de resultados de un estudio genético de expansión de tripletes

Gen	STR[a]	Nº de repeticiones del alelo 1	Nº de repeticiones del alelo 2	Valores de referencia[b]
FXN	GAA	22	>65	Normal: 5-33 repeticiones Premutación: 34-65 repeticiones Mutación: >65 repeticiones

[a] STR: *short tandem repeat*; secuencia de 2 a 9 nucleótidos repetida en tándem.
[b] Valores de referencia según GeneReviews (Friedreich Ataxia-GeneReviews®-NCBI Bookshelf [nih.gov]).

sidad, el tipo de herencia y la conclusión en referencia a la clasificación de la variante, como patogénica, probablemente patogénica o bien variante de significado clínico incierto.

- Estudios de expansiones de repeticiones cortas en tándem (*Short Tandem Repeat* [STR]): en estas tablas se anota toda la información relevante referente a la secuencia de las STR estudiadas, el número de repeticiones de cada alelo y los rangos de referencia que clasifican las repeticiones en las diferentes categorías posibles de significación clínica.

- Interpretación: en los informes de estudios genéticos o genómicos es imprescindible que el resultado (genotipo) se acompañe de una interpretación. Los resultados de un estudio genético van más allá de ser un dato. Así, como en una analítica clínica se referencian valores de referencia, de forma similar, aunque más compleja, en los estudios genéticos se aporta la información que conduce a las conclusiones de la correlación del genotipo con su interés clínico.

En los estudios de variantes de tipo SNV o CNV, en este apartado se indica la información disponible en cuanto a las variantes identificadas en las diferentes bases de datos consultadas y bibliografía científica y la conclusión en cuanto a la clasificación de las variantes según la información detallada. La clasificación de variantes las enmarca en un rango de causalidad probable basado en diversos criterios que principalmente incluyen el propio cambio que conlleva en la proteína resultante y la información bibliográfica disponible.

Además de la información relativa a la variante, en este apartado de interpretación se hace referencia a los fenotipos y sus tipos de herencia, para que el peticionario/especialista pueda establecer sus criterios de correlación del genotipo con el fenotipo.

Finalmente, en el caso de, por ejemplo, estudios familiares o de segregación, también en este apartado del informe se anotan breves razonamientos que conducen a las conclusiones finales o importantes para la familia.

En estudios de expansiones o de MS-MLPA® la interpretación es más directa, puesto que en el caso de las expansiones están definidos los rangos de significancia clínica, y en el caso de los estudios de síndromes de impronta, también se conocen las diferentes etiologías que dan lugar a cada uno de ellos. En todos los casos suponen una ganancia o pérdida de metilación. No obstante, la conclusión final de la etiología en concreto puede quedar definida por el propio método, o bien es necesario completar un algoritmo para alcanzar una conclusión definitiva que permita orientar el asesoramiento genético familiar. En tal caso, estará indicado en el informe cómo proceder, ya sea en este mismo apartado interpretativo o bien un sucesivo apartado de recomendaciones.

- Recomendaciones: en el apartado de recomendaciones se anotan posibles estudios necesarios para completar el proceso con el objetivo de llegar a un posible diagnóstico final o a tener los resultados familiares que permitan un correcto asesoramiento genético. También en este apartado se incide en la necesidad de dar los resultados en el contexto de una consulta que incluya asesoramiento genético. Puesto que

esto último se asume, es política del laboratorio emisor completar en mayor o menor medida las consideraciones oportunas que derivan del resultado obtenido, tanto para el caso índice como sus familiares.

> **!** Al margen de las recomendaciones de técnicas adicionales con las que es necesario completar un algoritmo en casos en que así procede, en este apartado es conveniente que los facultativos con conocimientos especializados en genética humana y asesoramiento genético aporten anotaciones que pueden ser relevantes en el caso de estudios más delicados en pro de los principios de bioética. Un ejemplo es que es muy importante remarcar determinadas cuestiones eticolegales en referencia a los estudios de segregación o familiares, así como en referencia al asesoramiento genético, de enfermedades cuyas características implican complejidad en uno u otro contexto. Destaca que, en oncología, cardiología, así como en el caso de enfermedades de penetrancia incompleta, expresividad variable o de aparición tardía debe considerarse el árbol familiar para valorar la posible informatividad, y con ello beneficio, de realizar estudios de segregación o familiares. Asimismo, en el contexto del asesoramiento genético de enfermedades graves, sin tratamiento y de aparición tardía (como la enfermedad de Huntington, la arteriopatía cerebral autosómica dominante con infartos subcorticales y leucoencefalopatía [CADASIL] y determinadas enfermedades neurológicas) son muy importantes los siguientes aspectos:
>
> - Que no se realicen estudios en menores para evitar su estigmatización y preservar su derecho de autonomía.
> - Se advierte de que los estudios en familiares pueden revelar un diagnóstico no deseado.
> - La importancia de conservar muestra del paciente estudiado. Este hecho es especialmente relevante en el caso de la planificación familiar de la descendencia con riesgo de afectación de un afectado de una enfermedad no tratable y de aparición tardía. Se debe preservar el derecho a no saber, la descendencia del afectado puede tener opciones reproductivas de descendencia no afectada, y evitar conocer su propio estado de afectado o no afectado.

- Metodología: en todos los informes de resultados se indica la metodología empleada y se proporciona la información necesaria que avala el resultado obtenido y con el grado de detalle necesario para su reproducibilidad y correcta y completa interpretación por parte de facultativos con conocimientos especializados. Es en este apartado en el que se remarcan las limitaciones del método empleado, que es aconsejable considerar siempre, en todos los casos, pero especialmente en aquellos con un resultado negativo.

- Hallazgos secundarios e incidentales: en los estudios masivos de los que se tiene conocimiento expreso del consentimiento informado del deseo de ser informado de hallazgos secundarios o incidentales (v. apartado «*Consentimiento informado y asesoramiento genético*»), se incluirá esta información en una sección del informe concreta. Estos resultados se interpretan y se informan del mismo modo que cualquier variante de interés clínico para el motivo del estudio, aunque no se realizan observaciones ni recomendaciones en relación con estas.

ASPECTOS LEGALES

La información genética o genómica de una persona son datos sobre la salud que se consideran especialmente sensibles. Están expresamente regulados como tales en la actual regulación de Protección de Datos Personales y Garantía de los Derechos Digitales (Ley Orgánica 3/2018, de 5 de diciembre).

Un informe genético o genómico revela información no solo del estado presente de salud de la persona que se estudia, sino que revela el sexo genético de la persona, puede revelar el estado de salud futuro personal, información de parentesco y el estado de salud presente o futuro de familiares. Además, los estudios genéticos o genómicos, a menudo, requieren la realización de análisis genéticos familiares para poder alcanzar conclusiones diagnósticas en la persona afectada de una enfermedad de origen genético. Los informes deben restringir la información que recogen a los resultados obtenidos de la muestra analizada y, por ende, de la persona en estudios posnatales, o muestra fetal en el caso de estudios prenatales, y evitar, en la medida de lo posible, la alusión específica a otros familiares que también han sido estudiados y de los que se dispone de información. Salvo en los casos en que hay una solicitud expresa de análisis de progenitores u otros familiares en contextos de análisis de segregación o de riesgo (la información es facilitada en la historia clínica proporcionada), no debe informarse de conclusiones alcanzadas como resultado de la valoración conjunta de los resultados familiares proporcionando los datos personales de dichos familiares.

Estas cuestiones, así como la información de conservación de la muestra de ADN y de los datos personales y genómicos de la persona, están recogidas en los consentimientos informados. Es, por tanto, imprescindible que antes de la realización de cualquier análisis genético o genómico, la persona sea atendida en consulta de asesoramiento genético pretest, como recoge la Ley de Investigación Biomédica 14/2007 del 3 de julio, que se acompaña de la comprensión de todos los puntos que debe recoger el consentimiento.

PUNTOS CLAVE

- Los informes de resultados de estudios genéticos o genómicos son complejos, puesto que su contenido no tiene únicamente un valor diagnóstico para el paciente o caso índice.
- Varios grupos de expertos y de trabajo en las diferentes sociedades científicas publican regularmente recomendaciones de la información que deben contener los informes.
- Como especifica la Ley de Investigación Biomédica 14/2007 del 3 de julio, todo análisis genético o genómico debe precederse de una consulta de asesoramiento genético y otra posterior a la obtención de resultados e informe.
- El paciente o tutor legal debe ser informado del estudio que se va a realizar, de su finalidad, del lugar de realización del análisis y del destino de la muestra biológica (incluyendo su conservación o destrucción), de los posibles resultados obtenidos y sus implicaciones, y del compromiso de proporcionar el asesoramiento genético personal y familiar a partir de los mismos. Esta información proporcionada debe facilitarse también por escrito en forma de documentación del consentimiento expreso y específico firmado por el paciente o tutor legal para la realización del estudio genético que proceda.
- Para comprender el contenido de un informe de resultados de estudios genéticos o genómicos es relevante conocer mínimamente el tipo de análisis genético que se ha realizado y su utilidad. En este contexto, es relevante conocer los diferentes tipos de anomalías que suponen estos efectos y las técnicas para su análisis.
- La información genética o genómica de una persona son datos sobre la salud que se consideran especialmente sensibles.

BIBLIOGRAFÍA

De Wert G, Dondorp W, Clarke A, et al. Opportunistic genomic screening. Recommendations of the European Society of Human Genetics. Eur J Hum Genet. 2021 Mar;29(3):365-77.

Ley 14/2007, de 3 de julio, de Investigación biomédica. Boletín Oficial del Estado, número 159 (4 de julio de 2007).

Ley Orgánica 3/2018, de 5 de diciembre, de Protección de Datos Personales y garantía de los derechos digitales. Boletín Oficial del Estado, número 294 (7 de diciembre de 2018).

Miller DT, Lee K, Abul-Husn NS, et al. ACMG SF v3.2 list for reporting of secondary findings in clinical exome and genome sequencing: A policy statement of the American College of Medical Genetics and Genomics (ACMG). Genet Med. 2023 Aug;25(8):100866.

Oriola J, Carrasco P, Díez O, Ezquieta B; en representación de la Comisión de Genética de la SEQC; Artículo revisado y aprobado por Cristina González e Ignacio Blanco (en representación de la AEGH). Miembros adicionales de la Comisión de Genética de la SEQC. Recommendations for the elaboration of diagnostic genetic reports in the clinical setting. Med Clin (Barc). 2019 Oct 11;153(7):293-7.

Stenson PD, Mort M, Ball EV, et al. The Human Gene Mutation Database (HGMD®): optimizing its use in a clinical diagnostic or research setting. Hum Genet. 2020 Oct;139(10):1197-207.

Vears DF, Sénécal K, Clarke AJ, et al. Points to consider for laboratories reporting results from diagnostic genomic sequencing. Eur J Hum Genet. 2018 Jan;26(1):36-43.

Actualizaciones en el asesoramiento genético familiar y reproductivo

17

R. González Tarancón

OBJETIVOS

- Conocer los aspectos fundamentales para realizar un adecuado de asesoramiento genético.
- Adaptar el asesoramiento genético según las necesidades clínicas que se planteen.
- Aplicar técnicas de asesoramiento y habilidades comunicativas.
- Conocer la legislación actual en materia de asesoramiento genético.

INTRODUCCIÓN

El diagnóstico genético se define como el proceso mediante el cual se estudian las posibles causas moleculares que determinan una enfermedad genética o establecen un alto riesgo de desarrollarla en pacientes con antecedentes familiares o ante la presencia de manifestaciones clínicas compatibles.

 El asesoramiento genético es un proceso comunicativo mediante el cual un profesional especializado realiza información, educación y apoyo a los pacientes y familiares que tienen una enfermedad genética o están en riesgo de padecerla.

Para llevar a cabo un asesoramiento genético es fundamental tener una adecuada formación en el campo de la genética. Para ello, hay que dominar conocimientos técnicos de las áreas de genética molecular y citogenética, modos de herencia, fundamento y utilidad de las técnicas de diagnóstico genético, mecanismos de expresión y terminología genética. En el dominio de estos conceptos está una adecuada interpretación de los resultados.

No obstante, para ofrecer un asesoramiento genético en un contexto clínico, además de conocimientos técnicos, se requiere de conocimientos clínicos de las enfermedades a estudio y los circuitos sanitarios disponibles, habilidades comunicativas, aplicación de técnicas de asesoramiento y conocimiento de la legislación vigente.

Todo ello garantizará un asesoramiento genético completo y adecuado.

 Para realizar un adecuado asesoramiento genético en el ámbito clínico es necesario dominar tanto los conceptos técnicos como los clínicos.

DEFINICIÓN DE ASESORAMIENTO GENÉTICO

El término asesoramiento genético (*genetic counselling*) fue acuñado por Sheldon Reed en el año 1947.

 Para Reed, la función principal de un asesor genético debía consistir en proporcionar a las personas una comprensión de los problemas genéticos de su familia.

Desde entonces, el concepto de asesoramiento genético y sus objetivos se han ido modificando y adaptando conforme a los nuevos avances tecnológicos en el campo de la genética médica. Actualmente, las definiciones más aceptadas son las propuestas por los organismos europeos y americanos especializados en esta materia (EuroGenetest y National Society of Genetic Counselors [NSGC], respectivamente).

Según la NSGC estadounidense, el asesoramiento genético es el proceso de comprensión y adaptación a las implicaciones médicas, psicológicas y familiares de las contribuciones genéticas de las enfermedades. Este proceso debe incluir cuatro aspectos fundamentales (Tabla 17-1).

Para EuroGentest Network of Excellence, el asesoramiento genético es el proceso de información mediante el cual los

Tabla 17-1. Aspectos claves del proceso de asesoramiento genético según la National Society of Genetic Counselors
Interpretación de la historia médica y familiar
Evaluación del riesgo de ocurrencia o recurrencia de una enfermedad
Educación sobre el patrón de herencia, pruebas, manejo, prevención y recursos disponibles
Asesoramiento que facilite la toma de decisiones y adaptación al riesgo o enfermedad

pacientes afectados de una enfermedad genética (o familiares con riesgo de padecerla) son informados de las consecuencias y de la naturaleza de la enfermedad, la probabilidad de desarrollarla o transmitirla y de las opciones disponibles para el tratamiento y la planificación familiar. Este proceso complejo incluye aspectos clínicos y de soporte emocional.

Teniendo en cuenta estas definiciones:

> ! El asesoramiento genético se debe entender como un proceso asistencial que debe ofrecerse a todos los pacientes (y familiares de riesgo) que hayan realizado o vayan a realizar un estudio genético.

Así, desde el año 2008, tanto la Organización para la Cooperación y el Desarrollo Económicos (OCDE) como el Consejo Europeo (CE) recomiendan que se debe ofrecer un asesoramiento genético a todos aquellos pacientes que estén considerando realizar un estudio genético, aportando en él toda la información relevante que les permita dar su consentimiento informado. Respecto al papel del asesor, únicamente indican que aquellas personas que brinden asesoramiento genético deberán contar con la preparación y la formación adecuadas.

> El asesoramiento genético es el proceso de información de las implicaciones médicas y familiares que representan las características genéticas en las enfermedades.

CARACTERÍSTICAS DE UN ASESOR GENÉTICO

El asesor genético se define como el profesional capaz de ofrecer un asesoramiento genético completo a un paciente (o familiar) al que se va a realizar (o ya se le ha realizado) un estudio genético. Esta persona debidamente capacitada suele ser un profesional sanitario especializado en el área de genética y con formación específica en materia de asesoramiento genético.

Actualmente, en España, no hay una regulación clara y específica con relación a esta actividad, y puede estar desempeñada por diferentes profesionales, siempre que se respete la legislación de más alto nivel que hace referencia a esta materia, en este caso, la Ley 14/2007, de 3 de julio, de Investigación Biomédica que, en sus artículos 55 y 56 referentes al consejo genético y requisitos de calidad, establece lo siguiente:

- 55.1. Cuando se lleve a cabo un análisis genético con fines sanitarios será preciso garantizar al interesado un asesoramiento genético apropiado, en la forma en que reglamentariamente se determine, respetando en todo caso el criterio de la persona interesada.
- 55.2. El profesional que realice o coordine el consejo genético deberá ofrecer una información y un asesoramiento adecuados, relativos tanto a la trascendencia del diagnóstico genético resultante, como a las posibles alternativas por las que podrá optar el sujeto a la vista de aquel.
- 56. Todo el proceso de consejo genético y de práctica de análisis genéticos con fines sanitarios deberá ser realizado

por personal cualificado y deberá llevarse a cabo en centros acreditados que reúnan los requisitos de calidad que reglamentariamente se establezcan al efecto.

Con el objetivo de estandarizar la formación específica en materia de asesoramiento genético y garantizar en un futuro una acreditación de profesionales capacitados, EuroGentest ha definido una serie de competencias que debería demostrar todo asesor genético cualificado (**Tabla 17-2**).

A estas competencias deberían añadirse los valores contemplados en el código de ética profesional creado por la NSGC en el año 2017. En este código se definen los comportamientos más adecuados que deben guiar la conducta profesional de todo asesor genético en relación consigo mismo, con los pacientes, con los compañeros y con la sociedad (**Tabla 17-3**). Estos valores no son más que una adaptación a la actividad específica de asesoramiento genético de los principios éticos universales de autonomía, beneficencia, no maleficencia y justicia, a los que se suman los principios profesionales de fidelidad, veracidad, integridad, dignidad y responsabilidad.

> ! Además de las competencias profesionales y el cumplimiento del código de ética y las reglamentaciones vigentes, el asesor genético ideal debería tener habilidades comunicativas que le permitieran ofrecer un asesoramiento genético completo y efectivo en cualquier situación y ante cualquier tipo de paciente.

Estas habilidades comunicativas incluyen la comunicación fluida, la escucha física, la escucha psicológica, el manejo del silencio y la empatía.

La **comunicación fluida** hace referencia a la capacidad de una persona para expresar un mensaje de forma continua (no entrecortada) y con una velocidad y volumen apropiados. Se aconseja el uso de inflexiones que permitan incidir sobre determinados conceptos clave. Se debe trasmitir el mensaje con seguridad, pero con un lenguaje entendible que podrá ser adaptado en función de la formación académica o grado

Tabla 17-2. Competencias que debe demostrar un asesor genético según Eurogentest
Identificar inequívocamente los antecedentes familiares relevantes de la enfermedad a estudio
Elaboración de un árbol genealógico completo y detallado mediante entrevista clínica
Evaluación de posibles riesgos y conflictos de interés relacionados con el estudio
Documentación que permita la información detallada sobre la enfermedad
Evaluación del impacto psicosocial del diagnóstico y ofrecer apoyo en caso necesario
Discusión sobre pros y contras, ofrecer opciones disponibles y abordar cuestiones éticas
Ofrecer y fomentar la educación en genética a pacientes u profesionales

Tabla 17-3. Código de ética propuesto por la National Society of Genetic Counselors para asesores genéticos

Código de conducta del asesor genético consigo mismo
Valores: profesionalidad, competencia, integridad, objetividad, veracidad, dignidad y responsabilidad
- Buscar información equilibrada, precisa y relevante para una situación dada
- Continuar su educación y formación para mantenerse al día de las directrices, regulaciones, declaraciones de posición y estándares de la práctica del asesoramiento genético
- Trabajar dentro de su ámbito de ejercicio profesional y reconocer los límites de su propio conocimiento, experiencia y competencia
- Demostrar su experiencia y competencia mediante credenciales objetivas que le acrediten (títulos académicos, certificaciones, licencias, formación pertinente, etc.)
- Identificar posibles conflictos de intereses, institucionales o profesionales y desarrollar mecanismos para evitar o gestionar estos conflictos cuando se perciban
- Evitar que el privilegio institucional o profesional sea utilizado para beneficio personal
- Ser responsable de su propia salud física y emocional, ya que afecta a su juicio y desempeño profesional, incluida la búsqueda de apoyo profesional, según sea necesario

Código de conducta del asesor genético con sus pacientes
Valores: cuidado, respeto por la autonomía, individualidad, bienestar y libertad
- Proporcionar servicios de asesoramiento genético a sus clientes o derivarlos a centros adecuadamente cualificados cuando sea necesario
- Aclarar y definir el alcance de su actividad y competencias a los pacientes
- Proporcionar servicios de asesoramiento genético a sus clientes independientemente de sus capacidades, edad, cultura, religión, etnia, lengua, orientación sexual e identidad de género
- Permitir al paciente la toma de decisiones informadas, libres de coerción, proporcionando para ello la información necesaria y aclarando las alternativas y las consecuencias previstas
- Respetar las creencias, inclinaciones, circunstancias, sentimientos, relaciones familiares, orientación sexual, religión, identidad de género y tradiciones culturales. En caso de no poder garantizarse, el asesor genético debe remitir a los clientes a un asesor genético alternativo u otro profesional cualificado
- Mantener en todo momento la privacidad del paciente
- Evitar la explotación de sus clientes con fines personales, profesionales o interés institucional

Código de conducta del asesor genético con la sociedad
Valores: veracidad, objetividad e integridad
- Promover políticas que tengan como objetivo prevenir la discriminación genética
- Servir como fuente de información confiable (opinión de expertos)
- Participar en la educación de la ciudadanía sobre el desarrollo y la aplicación de conocimientos tecnológicos y científicos y el potencial impacto social de estos avances
- Promover políticas que aseguren una investigación ética
- Cumplir con las leyes y regulaciones aplicables

Adaptada de: National Society of Genetic Counselors Code of Ethics. J Genet Couns. 2018 Feb;27(1):6-8.

de entendimiento de la persona (se puede recurrir al uso de palabras informales o símiles, pero sin abusar de ellos).

Las habilidades de **escucha física** indican que la atención eficaz en una comunicación requiere mirar a la otra persona a la cara, centrando la atención en los ojos (evitando una mirada fija), con asentimientos ocasionales para dar la seguridad de comprensión del mensaje o sonriendo en los momentos adecuados. Esto debe acompañarse del uso efectivo del cuerpo, manteniendo una postura relajada, utilizando gestos con los brazos o las manos para enfatizar, pero manteniendo las piernas quietas. La posición respecto al paciente es fundamental. Debe ser lo más frontal posible, a una distancia que sea cómoda para el paciente (al menos un metro de distancia) y, a poder ser, con elementos materiales entre medias (mesa) que eviten la sensación de invasión de espacio. Asimismo, para transmitir confianza al paciente es necesario evitar posibles distracciones, como el uso del ordenador, tomar notas o apuntes sin mirar, jugar con el bolígrafo o una hoja, tener el móvil encendido en la mesa, etcétera.

La habilidad de **escucha psicológica** hace referencia a la capacidad del profesional de observar y responder ante comportamientos no verbales del paciente (movimientos faciales o corporales) que permitan identificar señales sobre su estado anímico (ansiedad, tristeza, emoción, culpabilidad,

rabia, enfado, ira, entre otros) y modificar la actitud de asesoramiento en consecuencia. A modo de ejemplo: un paciente que está agarrando los brazos de la silla puede indicar que está ansioso, de esta forma el asesor deberá hacer una pausa y permitir al paciente que exprese o canalice el motivo de su ansiedad. Otro ejemplo es observar que un paciente realiza incongruencias entre su expresión verbal (decir *sí*) y no verbal (negar con la cabeza). En este caso, el asesor deberá preguntar al paciente si está comprendiendo la información.

El **silencio** es una parte fundamental de la comunicación; sin embargo, en ocasiones es difícil desarrollar y dominar. Los silencios pueden ser debidos a pausas emocionales (el paciente se adentra más profundamente en sus sentimientos específicos), pausas expresivas (el paciente busca palabras para expresar sus ideas o sentimientos) y pausas reflexivas (los pacientes adquieren conciencia sobre un problema y obtienen conocimiento).

Finalmente, la **empatía** se define como la identificación mental y afectiva de un sujeto con el estado de ánimo de otro. Hace referencia a la capacidad que tiene el asesor genético de ponerse en el lugar del paciente y sentir y pensar con ellos (en lugar de para ellos o sobre ellos). La empatía es, generalmente, una habilidad empleada por los asesores más experimentados con más frecuencia que por los asesores novatos e inexpertos. Una de las claves para ser empático es usar paráfrasis y resúmenes que ayuden al paciente a sentirse comprendido.

 Un asesor genético debe tener habilidades comunicativas, competencia técnica y demostrar cumplimiento de los códigos de ética profesional y de las reglamentaciones vigentes.

MODELOS DE ASESORAMIENTO

Hay dos modelos de asesoramiento genético que se expondrán a continuación: el modelo de enseñanza (o modelo docente) y el modelo de asesoramiento (o modelo terapéutico).

El **modelo de enseñanza** o **modelo docente** se basa, principalmente, en el suministro de información para apoyar la toma de decisiones, sin exploración de las necesidades emocionales y sociales del paciente. El objetivo principal es educar al paciente, ya que se asume que un paciente informado es capaz de tomar decisiones de forma autónoma. La relación asesor-paciente se basa en la autoridad y superioridad del asesor, porque es la persona con más información. Este modelo define un asesoramiento centrado en el contenido.

El **modelo de asesoramiento** o **modelo terapéutico** explora el contexto de decisiones que tomar y apoyar la adaptación al riesgo o diagnóstico. Los principales objetivos son entender al paciente, aumentar su autoestima, aliviar el estrés psicosocial, dar apoyo y ayudarle a resolver problemas y tomar el sentido de control. La premisa es que el paciente acude a una consulta de asesoramiento genético por razones complejas, como necesidad de información, deseo de valoración, pidiendo apoyo y buscando una forma de reducir la ansiedad. Este modelo define un asesoramiento centrado en la persona.

Los estudios realizados en materia de asesoramiento genético indican que el modelo docente predomina sobre el modelo terapéutico, ya que los asesores suelen pasar mucho más tiempo hablando durante la consulta que los pacientes. Sin embargo, los resultados más satisfactorios percibidos por los pacientes se obtienen en aquellas consultas en las que disponen de más oportunidades para hablar y el asesor es menos dominante. Por tanto, parece que se requiere tanto del suministro de información como una escucha activa para maximizar el beneficio para los pacientes.

A la vista de estas conclusiones, parece evidente que el modelo preferido es el asesoramiento centrado en la persona. No cabe duda de que la información es la razón principal por la que los pacientes buscan o son derivados a una consulta de asesoramiento genético.

 La información únicamente constituye una parte del asesoramiento, ya que es un medio para comprender y afrontar una condición y tomar decisiones informadas.

La relación paciente-asesor es parte integral del proceso, ya que promueve la capacidad del paciente para comprender la información y usarla en su beneficio. Los pacientes que mejor comprenden sus situaciones son los que están en mejor posición para la toma de decisiones personales. Además, las personas tienen la capacidad de aprender y afrontar su situa-

ción cuando se les proporciona el apoyo psicológico adecuado y la información pertinente.

 En el asesoramiento genético se precisa un equilibrio entre la información ofrecida y las habilidades de escucha para ayudar al paciente a empoderarse y utilizar esa información para tomar decisiones. El reto es encontrar este equilibrio, que será distinto para cada paciente.

FASES EN EL PROCESO DE ASESORAMIENTO GENÉTICO

El asesoramiento genético es el proceso de inicio y fin de cualquier estudio genético. Se define como el proceso de comunicación que trata acerca del riesgo de la aparición (ocurrencia) o de repetición (recurrencia) de una (posible) enfermedad genética en la familia.

 El asesoramiento genético es un proceso dual que debe realizarse antes de iniciar un estudio (asesoramiento pretest) y tras la finalización del mismo (asesoramiento postest).

Como ya se ha comentado, el asesoramiento genético debe incluir, además de la información técnica correspondiente a los estudios realizados y de la enfermedad objeto de estudio, una adecuada interacción asesor-paciente.

Asesoramiento genético pretest

El asesoramiento genético pretest tiene como objetivo proporcionar al paciente información detallada sobre el propósito de la prueba, una descripción actualizada de la sintomatología y de la evolución natural de la enfermedad, perspectivas de prevención o tratamiento tempranos (si están disponibles), patrón de herencia, riesgo en familiares, posibles opciones reproductivas, limitaciones de la prueba, beneficios, desventajas y posibles escenarios de resultados. Además, debe incluir información sobre la privacidad y confidencialidad de los resultados.

Esta información ha de realizarse de manera objetiva, imparcial y no coercitiva, de forma que el paciente utiliza esta información para decidir de forma libre si quiere o no realizar los estudios genéticos propuestos.

En esta fase del asesoramiento, también se tiene que preparar al paciente acerca de la complejidad de las pruebas genéticas y de los posibles resultados, así como el impacto que estos pueden tener a medio y largo plazo, tanto en el paciente como en sus familiares. Para esto, es importante conocer las expectativas de los pacientes (o familiares) respecto al estudio genético. Se debe escuchar y entender qué es lo que esperan en cada caso, ya que, en ocasiones, pueden tener ideas preconcebidas incorrectas que el asesor deberá aclarar. Esto ayudará a la tarea de asesoramiento genético final.

A continuación, se presenta, a modo didáctico, una secuencia de una consulta de asesoramiento genético pretest con los principales ítems que tratar:

- Paso 1. Confirmación de la identidad del paciente: independientemente de que haya sido llamado previamente por

su nombre, el asesor debe preguntar al paciente su nombre completo y apellidos a fin de garantizar su identidad.
- Paso 2. Presentación: el asesor debe indicar al paciente su nombre, cargo y actividad profesional dentro del sistema sanitario.
- Paso 3. Explicar el objetivo de la consulta: con frecuencia, los pacientes no conocen los motivos por los que han sido derivado a una consulta de asesoramiento genético, por lo que es preciso aclararlo.
- Paso 4. Elaboración del árbol genealógico: debe realizarse con la colaboración del paciente, explicándole el objetivo de recabar esta información. Se debe recoger toda la información clínica imprescindible, de forma ordenada, indagando en posibles antecedentes de hasta cuatro generaciones. El asesor debe guiar la conversación, realizando preguntas abiertas (ya que permiten obtener más información, pero obviando los datos innecesarios).
- Paso 5. Explicar el tipo de estudio a realizar: a partir de los datos recogidos en la entrevista clínica, la solicitud recibida y la información del árbol genealógico, se decide el tipo de estudio que se va a realizar (si afecta a una única variante, un único gen, varios genes, exoma o genoma completo, etc.). No se debería explicar con gran detalle técnico el tipo de estudio a no ser que el paciente preguntase expresamente por ello. Sí que se debe informar sobre el tipo de muestra biológica necesaria y el procedimiento para su obtención.
- Paso 6. Explicar posibles escenarios de resultados: resultado informativo (variantes patogénicas o probablemente patogénicas), resultado no informativo (ausencia de variantes patogénicas) o resultados no concluyentes (variantes de significado clínico incierto). Además, debe informarse de que, en ocasiones, pueden ser necesarios estudios genéticos adicionales o estudios de segregación en familiares.
- Paso 7. Informar de la aparición de posibles hallazgos incidentales (en los casos que proceda): en estudios de exoma o genoma completo se debe informar de la posibilidad de que se identifiquen hallazgos secundarios, esto es, variantes patogénicas en genes recomendados como potencialmente accionables que aumentan el riesgo de una enfermedad que no era el objeto de estudio inicial. En este punto, es muy importante ayudar al paciente a tomar una decisión en cuanto a los resultados que desea conocer.
- Paso 8. Ofrecer y firmar el consentimiento informado: como en cualquier prueba médica, debe haber una información previa a su realización, mediante la cual, el paciente otorga su consentimiento libre e informado que será ratificado por escrito por informante (asesor) e informado (paciente). La firma del consentimiento es obligatoria en cualquier estudio genético. Nota: debe tenerse en cuenta aquí la reglamentación respecto a la obtención del consentimiento en el menor o en pacientes no capaces de otorgarlo.
- Paso 9. Informar de plazos y mecanismos de comunicación de resultados: al finalizar la consulta, se debe informar al paciente de los plazos de entrega aproximados, así como de los posibles estudios adicionales o confirmatorios si fuesen necesarios. Igualmente, se le informará sobre las vías para la comunicación de los resultados y asesoramiento

postest. Explicar los plazos y pactar el método acordado para transmitir los resultados alivia, en parte, la ansiedad generada por el estudio.
- Paso 10. Informe de consulta: en todos los casos se deberá preparar un informe de la consulta realizada que debe almacenarse en la historia clínica del paciente, para que en caso de que lo solicitase, se pueda poner a su disposición.

En la **tabla 17-4** se presenta un ejemplo ficticio que recoge ordenadamente estos ítems.

Asesoramiento genético postest

Uno de los principales objetivos del asesoramiento genético postest es ayudar al paciente a comprender y adaptarse a los resultados, minimizando el impacto psicológico de los resultados en el paciente y sus familiares. Es fundamental contrastar las expectativas creadas por el paciente durante el asesoramiento pretest, con las emociones (verbales o no verbales) mostradas tras la exposición de los resultados.

Una comunicación calmada y empática de los resultados positivos o inciertos ayuda al paciente a procesar la información y a expresar sus emociones. Esto permite trazar un plan en la toma de futuras decisiones. Por ello, tanto el resultado como las opciones disponibles deben quedar suficientemente claras. Para ello, se ofrece al paciente espacio y tiempo para que se pueda expresar sin avergonzarse.

Hay que valorar la necesidad de un seguimiento posterior con el asesor, con otros profesionales médicos, facilitar el contacto con asociaciones de pacientes o proporcionar el apoyo psicológico necesario.

Otro aspecto importante es trabajar la comunicación familiar. Cuando se identifica una mutación, se abre la posibilidad a los estudios genéticos directos o predictivos, hay que identificar primero a los familiares a los que se les puede ofrecer el estudio y, después, explorar cómo es la situación en cuanto a la comunicación familiar.

 Un asesor no puede contactar directamente con los familiares que están en riesgo, pero sí puede explicar e incidir en la importancia de transmitir esta información.

A continuación, se presenta, a modo didáctico, una secuencia de una consulta de asesoramiento genético postest con los principales ítems a tratar:

- Paso 1. Explicar el motivo por el que se realizó el estudio y el tipo de test: aunque parezca redundante, toda consulta de asesoramiento genético postest debe comenzar con un repaso de la historia clínica y familiar, así como el tipo de estudio realizado.
- Paso 2. Resultados del estudio: constituye la parte fundamental del asesoramiento y consta de dos pasos: primero notificar y después explicar los resultados. Si el resultado es informativo (que no es lo mismo que positivo), se deberá indicar al paciente. En caso de que el resultado sea no informativo (no concluyente), deberá informarse en estos términos y, además, se deberá explicar las limitaciones del

Tabla 17-4. Ejemplo ficticio de una consulta de asesoramiento genético pretest. Se indica en cada punto las acciones a realizar por parte del asesor genético

Paso 1. Confirmación de la identidad del paciente. *Buenos días, ¿me puede confirmar su nombre completo y apellidos por favor?*

Paso 2. Presentación. *Me presento, soy el Dr. González, facultativo especialista de área y asesor genético de este servicio.*

Paso 3. Explicar el objetivo de la consulta. *Según nos consta en la solicitud recibida por su neurólogo, sospecha que usted pueda presentar una enfermedad de Parkinson de origen genético y nos solicita realizar un estudio genético* (en este momento se puede aprovechar para hacer una pausa y dejar que el paciente exprese conformidad con la consulta y conocimiento de su diagnóstico en curso. Si es así, se puede preguntar sobre antecedentes personales y clínicos que justifiquen la sospecha clínica; si no, se podría recopilar información de otras fuentes como informes clínicos que estén disponibles)

Paso 4. Elaboración del árbol genealógico. *Para poder orientar mejor el estudio a realizar y establecer un posible patrón de herencia, es necesario realizar un árbol genealógico de su familia. Para comenzar, ¿me puede decir cuántos hermanos/as son o han sido por orden de edad?* (Las preguntas abiertas, a menudo, permiten ofrecer más información, pero también más ruido o datos no fundamentales que el asesor debe obviar)

Paso 5. Explicar el tipo de estudio a realizar. *Según la información recogida, la prueba más indicada a realizar en su caso es un exoma dirigido a enfermedad de Parkinson o síndromes parkinsonianos, en el que se analizarán todos los genes que a día de hoy se conocen asociados a esta enfermedad. Para ello, vamos a necesitar una muestra de su sangre periférica, que será obtenida por venopunción, de la cual extraemos posteriormente el ADN para ser analizado*

Paso 6. Explicar posibles escenarios de resultados. *Como resultado del estudio, pueden identificarse variantes de significado clínico incierto que no permitan confirmar un diagnóstico, por lo que pueden ser necesarios estudios de segregación en sus familiares*

Paso 7. Informar de la aparición de posibles hallazgos incidentales. *Debo comunicarle que como parte de estos estos estudios pueden identificarse hallazgos incidentales en ciertos genes sobre los cuales es posible actuar y prevenir o anticiparse a la aparición de algunas patologías como cáncer o enfermedades cardíacas. ¿Desea usted conocer estos resultados?*

Paso 8. Ofrecer y firmar el consentimiento informado. *Dado que los estudios genéticos son voluntarios y la información obtenida confidencial, es necesario que después de recibir toda la información, y si no tiene ninguna duda al respecto, nos autorice por escrito a su realización*

Paso 9. Informar de plazos y mecanismos de comunicación de resultados. *La duración del estudio es de aproximadamente 2 meses. En cuanto tengamos los resultados, le citaremos en la consulta de asesoramiento postest para explicárselos, informarle de ellos y realizar un asesoramiento genético familiar*

Paso 10. Informe de consulta. (Entregar si el paciente lo solicita o guardar en su historia clínica)

estudio realizado indicando que la falta de hallazgos concluyentes no significa que el estudio sea negativo.

• Paso 3. Interpretación actual de las variantes identificadas: se debe indicar a los pacientes que los resultados del estudio, correspondientes a la interpretación de las variantes identificadas, se realiza conforme a la evidencia científica actual. Por tanto, es posible que, en un futuro, puedan surgir nuevos hallazgos o reclasificarse los existentes en función de la bibliografía disponible en ese momento.

• Paso 4. Evaluación de una primera correlación genotipo/fenotipo: aunque la correlación clínica definitiva requerirá una exhaustiva exploración médica, se puede hacer una primera asociación en la consulta de asesoramiento, revisando junto con el paciente el solapamiento o no, de los síntomas descritos y percibidos con los referenciados en la bibliografía científica en referencia con la variante/gen identificado.

• Paso 5. Limitaciones de la técnica: este apartado (técnico) es muy importante, especialmente ante resultados no informativos. Con frecuencia, los pacientes tienen elevadas expectativas en cuanto al estudio genético y consideran que es la solución a un cuadro clínico complejo no resuelto. Aquí se debe tener en cuenta las limitaciones inherentes a la técnica realizada, para lo cual es fundamental entender los fundamentos de todas ellas.

• Paso 6. Posibles hallazgos inesperados: la información o no dependerá de la decisión y autorización previa reali-

zada en el pretest. En caso de identificarse, se deberá informar y comunicar al paciente la necesidad de seguimiento por parte de otros especialistas, así como realizar estudios en familiares de primer grado que puedan beneficiarse de ellos. En caso de no identificarse, si el paciente solicitó su información, se deberá indicar que no se han identificado.

• Paso 7. Estudios familiares/asesoramiento familiar: la información a otros familiares dependerá de la decisión del paciente. Se debe discutir con él la estrategia de información a los familiares (o, si es necesario, una decisión para discutir esto más adelante, después de un tiempo de reflexión). En ningún caso el asesor genético podrá contactar directamente con los familiares de un paciente.

• Paso 8. Asesoramiento reproductivo: en los casos en los que se precise, debe ofrecerse un asesoramiento genético reproductivo tras la realización de un estudio genético. Este asesoramiento debe incluir la probabilidad de recidiva en su descendencia, así como las técnicas de diagnóstico prenatal o preconcepcional disponibles.

• Paso 9. Seguimiento clínico: se debe informar de las implicaciones que tienen los resultados del estudio para el individuo (incluido un plan de seguimiento, cuando sea relevante) y sus familiares cercanos. En los casos en que sea necesario, se debe recomendar seguimiento y control clínico por parte de los especialistas indicados.

• Paso 10. Informe de consulta. A fin de dar validez clínica a la consulta de asesoramiento, se debe elaborar un informe final que contenga un resumen escrito del resultado de la prueba y de todas aquellas cuestiones discutidas durante el asesoramiento. Se deberá entregar al paciente si lo solicita expresamente

En la **tabla 17-5** se presenta un ejemplo ficticio que recoge ordenadamente estos ítems.

DIFERENCIAS EN EL ASESORAMIENTO GENÉTICO SEGÚN SITUACIONES CONCRETAS

A nivel asistencial, hay numerosas situaciones que requieren de un correcto asesoramiento genético. Dependiendo del contexto, la indicación, el manejo clínico, el tipo de enfermedad a estudio, el tipo de test genético, etc. hay diferentes necesidades de información y el asesoramiento genético que se debe ofrecer puede variar sustancialmente. A continuación, se exponen algunas de las condiciones clínicas más frecuentes y las necesidades de asesoría que deberían ofrecerse.

Prueba de diagnóstico

La prueba de diagnóstico hace referencia a las pruebas genéticas que han sido realizadas en un individuo sintomático (probando) para confirmar o descartar una condición genética que se sospecha por su cuadro clínico. Estos estudios, por lo general, no son muy diferentes de otras pruebas médicas realizadas para alcanzar un diagnóstico, con la única diferencia de que los resultados derivados de los estudios genéticos tienen implicaciones familiares. Como en cualquier prueba médica, debe haber una información previa a su realización que será ratificada por escrito. Se debe advertir de la posibilidad de resultados patológicos que puedan afectar a sus familiares, resultados no informativos o resultados con significado clínico desconocido. Independientemente del resultado final (informativo o no informativo), se debe ofrecer asesoramiento genético al paciente y a sus familiares si lo precisan (**Tabla 17-6**).

Prueba predictiva

La prueba predictiva se refiere a los estudios genéticos que se realizan en un familiar sano con elevado riesgo de sufrir un trastorno monogénico específico de aparición posterior como consecuencia de la identificación de una mutación en la familia, en un gen con modo de herencia autosómico dominante. En estos estudios es fundamental el asesoramiento pretest, que ha de incluir, lo más detallada y documentadamente posible, datos sobre la penetrancia y expresividad de la enfermedad. La

---

Tabla 17-5. Ejemplo ficticio de una consulta de asesoramiento genético postest. Se indica en cada punto las acciones a realizar por parte del asesor genético

Paso 1. Explicar el motivo por el que se realizó el estudio y el tipo de test. Si usted recuerda, en la anterior consulta acordamos realizar un estudio de exoma dirigido a Parkinson y síndromes parkinsonianos por sospecha elevada de esta enfermedad a la vista de su cuadro clínico y de sus antecedentes familiares

Paso 2. Resultados del estudio. En el estudio realizado se ha identificado, en heterocigosis, una variante patogénica en el gen SNCA. Este hallazgo es compatible con un diagnóstico genético de enfermedad de Parkinson de tipo I, con un modo de herencia autosómico dominante (AD)

Paso 3. Interpretación actual de las variantes identificadas. Estos resultados hacen referencia a este estudio y la clasificación actual de las variantes indicadas

Paso 4. Evaluación de una primera correlación genotipo/fenotipo. Este tipo de Parkinson se caracteriza por aparecer a mediana edad, es de origen insidioso y tiene un comportamiento progresivo. Pueden asociarse dificultades en el habla, disfagia, movimientos incontrolados, rigidez, urgencia urinaria y depresión. ¿Es así en su caso? (esperar confirmación del paciente). Además, por tener un modo de herencia AD, hay antecedentes familiares en varias generaciones (comprobar con el árbol o completar la información que aporte el paciente si previamente no se disponía)

Paso 5. Limitaciones de la técnica. En este estudio solo se han analizado un grupo de genes, por lo que puede haber otras mutaciones en genes no estudiados (esto es esencial indicarlo en el caso de estudios no informativos)

Paso 6. Posibles hallazgos inesperados. Como resultado de este estudio se ha identificado una variante patogénica en el gen MYH7, que está asociado a miocardiopatía hipertrófica. Por tanto, le recomendamos que acuda a una consulta de cardiología para que valoren realizar pruebas adicionales (aquí se debe explorar y completar el árbol familiar con antecedentes relacionados con el hallazgo incidental)

Paso 7. Estudios familiares/asesoramiento familiar. Dado que usted presenta esta variante en heterocigosis y la enfermedad tiene un modo de herencia AD, el riesgo en su descendencia es del 50 % independiente en cada hijo e independiente del sexo

Paso 8. Asesoramiento reproductivo. (Explorar las opciones, serán diferentes en función de la variante identificada, clasificación, penetrancia de la enfermedad, antecedentes familiares, estudios en el ámbito público o privado, acceso a técnicas de reproducción asistida, etc.)

Paso 9. Seguimiento clínico. Le recomiendo continuar el control y el seguimiento clínico con su neurólogo y, debido al hallazgo incidental en el gen MYH7, le recomiendo una cita con su cardiólogo para que valore realizar una primera revisión y, si lo considera, pruebas adicionales

Paso 10. Informe de consulta. (Entregar si el paciente lo solicita o guardar en su historia clínica)

Tabla 17-6. Posibles resultados y asesoramiento en pruebas de diagnóstico

Posible resultado	Asesoramiento genético
Variante patogénica o probablemente patogénica	Una variante patogénica o probablemente patogénica en un gen con asociación genotipo/fenotipo en un paciente con clínica compatible, y siempre que el modo de herencia de ese gen/enfermedad lo apoye, refuerza fuertemente el diagnóstico de enfermedad genética. Se recomienda estudio en familiares de primer grado (si procede): en progenitores para establecer el modo de herencia (heredada o *de novo*), en hermanos (si es heredada de un progenitor) y se recomienda, en los casos que se contemple, estudio en descendencia y ofrecer un asesoramiento reproductivo completo
Variante de significado clínico incierto (VSI)	Una VSI en un gen con asociación genotipo/fenotipo en un paciente con clínica compatible, y siempre que el modo de herencia de ese gen/enfermedad lo apoye, podría reforzar el diagnóstico. Para completar la informatividad del estudio se requieren estudios de cosegregación de la variante en la familia (apoyaría el diagnóstico que estuviera presente en todos los afectados y ausente en los no afectados). No obstante, una VSI no sería diagnóstica de enfermedad genética
Variante benigna o probablemente benigna	Coloquialmente, podría definirse como un resultado (normal o negativo). Se debe informar de las limitaciones del estudio, regiones no cubiertas, genes no estudiados, regiones de baja cobertura, VSI no informadas, etc. Pueden recomendarse otros estudios genéticos adicionales en el paciente, pero no se recomienda estudio en familiares
Hallazgos incidentales	Se trata de variantes patogénicas o probablemente patogénicas que predisponen al desarrollo de una enfermedad que inicialmente no constituía el motivo de estudio principal. Dentro de estos hallazgos pueden identificarse en ocasiones (p. ej., en estudios de exoma o genoma trío) no paternidad, en cuyo caso la comunicación a los familiares debería realizarse siempre que previamente lo hubieran autorizado por escrito en el consentimiento informado

probabilidad, *a priori*, es del 50 %. En ocasiones, se requiere más de un asesoramiento pretest antes de iniciar el estudio, y para algunas enfermedades (como las neurodegenerativas), se requiere, además de un informe psicosocial, evaluación previa y apoyo en caso de ser necesario, ya que la realización de estos estudios conlleva una elevada carga emocional que, en ocasiones, puede desencadenar en ideas suicidas en función del resultado. Estudios realizados mediante encuestas a pacientes indican que el 6,6-11,6 % de individuos sometidos a pruebas presintomáticas considerarían seriamente el suicidio ante un resultado de riesgo.

Idealmente, las pruebas predictivas no deberían demorarse más allá de 15 días (puesto que generan una ansiedad elevada al paciente) y los resultados deberían entregarse en persona al paciente, a poder ser, acompañado por algún familiar o persona de su entorno (Tabla 17-7).

Estudios de portador

Los estudios de portador son estudios genéticos dirigidos a identificar una variante familiar en enfermedades con modo de herencia autosómico recesivo. Se deben informar como portador/no portador. En caso de ser portador, generalmente, tendrá efectos limitados (o nulos) sobre la salud del individuo. Sin embargo, debe informarse al paciente de que este resultado puede conferir un riesgo de enfermedad en la descendencia (Tabla 17-8). En estos estudios es fundamental ofrecer un asesoramiento genético reproductivo completo, explicar el modo de herencia de la enfermedad, ofrecer estudio a la pareja (en caso de ser necesario) y explicar las probabilidades de herencia finales según el genotipo de la pareja. Se debe informar de las técnicas de reproducción asistida disponibles o estudios prenatales, con sus beneficios y riesgos, de forma no directiva.

Prueba de susceptibilidad (o de riesgo)

La prueba de susceptibilidad o de riesgo se refiere a estudios genéticos de un marcador (o pruebas simultáneas de varios marcadores genéticos) con el objetivo de detectar un aumento o disminución del riesgo de una condición en un individuo sano. Cuando la prueba puede detectar un elevado riesgo

Tabla 17-7. Posibles resultados y asesoramiento en pruebas predictivas

Posible resultado	Asesoramiento genético
Portador - AD	El individuo tiene probabilidad de desarrollar la patología en estudio. Esta probabilidad dependerá de la penetrancia descrita para la enfermedad, así como de la edad de aparición, que dependerá de la existencia o no de mecanismos de anticipación génica. Se debe recomendar o derivar a los especialistas correspondientes para realizar el seguimiento de la enfermedad, así como, en los casos que se contemple, estudio en descendencia* y ofrecer un asesoramiento reproductivo completo
No portador - AD	El individuo no tiene probabilidad de desarrollar la patología en estudio por esta causa familiar. No tiene implicaciones sobre su descendencia

*Los estudios predictivos en menores requieren consideraciones muy especiales, que deberán valorarse en función de variables clínicas, tratamientos disponibles, penetrancia, historial familiar, etc. Si la aparición de la enfermedad es en edad adulta, se debe recomendar realizar a la mayoría de edad del paciente.
AD: autosómico dominante.

Tabla 17-8. Posibles resultados y asesoramiento en estudios de portador

Posible resultado	Asesoramiento genético
Portador - AR	El individuo no desarrollará la enfermedad familiar (o la presentará de forma leve). Hay riesgo de desarrollo en la descendencia, por lo que se debe ofrecer un asesoramiento reproductivo completo que incluya estudio completo del gen en la pareja reproductiva
No portador - AR	Ni el individuo ni su descendencia tienen probabilidad de desarrollar la patología en estudio por esta causa familiar

AR: autosómico recesivo.

de sufrir una afección grave (p. ej., cáncer o enfermedades cardíacas), se requiere un seguimiento clínico estrecho y otras posibles pruebas diagnósticas (analíticas, de imagen, biopsias, invasivas, etc.). Por ello, es fundamental un asesoramiento genético pretest y postest (**Tabla 17-9**). Actualmente, los estudios multifactoriales únicamente se realizan en entorno de investigación y son muy difíciles de aplicar en entornos clínicos.

Pruebas farmacogenéticas

Las pruebas farmacogenéticas se definen como estudios de susceptibilidad genética frente a diferentes fármacos. Los resultados derivados de estas pruebas pueden identificar individuos metabolizadores lentos (susceptibles de desarrollar reacciones adversas, para los cuales el tratamiento no estaría indicado o debería reducirse la dosis habitual) e individuos metabolizadores rápidos (para los cuales las dosis habituales muy probablemente no alcancen la dosis mínima requerida de efectividad y, por tanto, fracase el tratamiento). Estos estudios los solicitan principalmente especialistas distintos de los genetistas clínicos, y la necesidad de un asesoramiento genético adecuado dependerá de si los resultados tienen otras implicaciones además de las

decisiones terapéuticas de la persona examinada y de sus familiares más cercanos (**Tabla 17-10**).

Pruebas genéticas en programas de cribado poblacional

Cuando se ofrece una prueba genética dentro de un programa de cribado genético a la población general, la consideración más importante que debe contemplar el asesoramiento genético es que las personas seleccionadas en el programa no han solicitado personalmente la prueba y es posible que no estén informadas adecuadamente sobre su realización. Por esta razón, es muy importante informar adecuadamente a la población sobre la condición de ser evaluados y las cuestiones relacionadas con el programa de detección, incluidos los métodos de prueba y su confiabilidad, las implicaciones de los resultados de las pruebas tanto «positivos» como «negativos» para el individuo y sus familiares cercanos, la necesidad de una prueba confirmatoria, así como la libertad de elegir participar. Esto se puede lograr utilizando diferentes métodos, incluidos medios de comunicación, folletos y programas.

Aunque no es posible organizar un asesoramiento genético individual previo a la prueba, sí que debería estar a disposición de quienes lo soliciten.

Tabla 17-9. Posibles resultados y asesoramiento en estudios de portador de factor de riesgo

Posible resultado	Asesoramiento genético
Presencia de factor de riesgo	El individuo tiene probabilidad de desarrollar la patología en estudio, con una probabilidad muy variante que dependerá de la penetrancia descrita para la enfermedad, así como la coexistencia con otros factores de riesgo o protectores. Se debe recomendar o derivar a los especialistas correspondientes para realizar estudios adicionales. Se debe ofrecer estudio en descendencia* y ofrecer un asesoramiento reproductivo completo
No hay presencia de factores de riesgo	El individuo no tiene un riesgo incrementado, por causa genética, de desarrollo de la patología en estudio

*Los estudios predictivos en menores requieren consideraciones muy especiales, que deberán valorarse en función de variables clínicas, tratamientos disponibles, penetrancia, historial familiar, etc. Si la aparición de la enfermedad es en edad adulta, se debe recomendar realizar a la mayoría de edad del paciente.

Tabla 17-10. Posibles resultados y asesoramiento en estudios de farmacogenética

Metabolizador lento	El paciente es susceptible de desarrollar reacciones adversas en las condiciones estándar de aplicación del fármaco. Se debe recomendar reducir la dosis habitual e, incluso, la no indicación de administración
Metabolizador rápido	El paciente es susceptible de sufrir un fracaso terapéutico en las condiciones estándar de aplicación del fármaco. Se debe recomendar un aumento de la dosis habitual e, incluso, la no indicación de uso
Metabolizador normal	El tratamiento con las dosis habituales no está contraindicado por causa de polimorfismos genéticos que influyan en la farmacodinámica del fármaco

Son numerosas las situaciones clínicas que requieren diferentes necesidades de información y el asesoramiento genético puede variar sustancialmente.

LEGISLACIÓN EN MATERIA DE ASESORAMIENTO GENÉTICO

Los avances en el área de la genómica han provocado un fuerte aumento de las solicitudes de consultas de asesoramiento genético, lo que, a su vez, ha contribuido a la incorporación progresiva de nuevos asesores en los servicios médicos en el ámbito hospitalario.

! No obstante, la profesión de asesor genético aún no está reconocida mundialmente, y la práctica del asesoramiento genético es muy heterogénea, así como la regulación y la acreditación de los profesionales especializados en este ámbito.

Así, en países como Estados Unidos, Canadá, Japón, Australia y Reino Unido el asesoramiento genético es una profesión establecida, reglada y reconocida. En dichos países hay un organismo encargado de la acreditación de los profesionales para el ejercicio, así como programas de formación específicos. En la mayoría de los casos, los requisitos para acceder a esta certificación incluyen una formación universitaria en Ciencias (Biología, Medicina, Enfermería y Farmacia, entre otras) o Psicología, un máster en asesoramiento genético en centros acreditados y experiencia profesional demostrada como asesor (generalmente, se exige un mínimo de 2 años).

En Europa la situación es dispar tanto en lo referente a la educación y la capacitación requeridas como al ejercicio profesional y al reconocimiento de la profesión. La gran mayoría de los países europeos no cuentan con disposiciones legales específicas en materia de asesoramiento genético; únicamente hay en Austria, Francia, Alemania, Noruega, Portugal y Suiza.

En lo referente a la legislación europea, en materia de asesoramiento genético, la disposición de mayor nivel legislativo es el artículo 12 de la Convención Europea sobre Derechos Humanos y Biomedicina (*ETS nº 164 Convention on Human Rights and Biomedicine, Council of Europe, 1997*), en el cual se establece la necesidad de un adecuado asesoramiento genético para todos aquellos pacientes que vayan a someterse a un estudio genético con fines médicos o científicos:

- *ETS nº 164. Article 12 – Predictive genetic tests. Tests which are predictive of genetic diseases or which serve either to identify the subject as a carrier of a gene responsible for a disease or to detect a genetic predisposition or susceptibility to a disease may be performed only for health purposes or for scientific research linked to health purposes, and subject to appropriate genetic counselling.*

Años más tarde, se realizó una modificación al protocolo (*CETS nº 203 Additional Protocol to the Convention on Human Rights and Biomedicine, concerning Genetic Testing for Health Purposes Human Rights and Biomedicine, Council of Europe, 2008*) que hacía referencia de forma más específica a los estudios genéticos que se realizan con fines de salud. Este nuevo protocolo establece como principales puntos en referencia al tema tratado que las personas que prestan servicios genéticos deben tener las cualificaciones adecuadas que les permitan desempeñar su función de conformidad con las obligaciones y normas profesionales (artículo 5), así como la necesidad de información y asesoramiento genético previos a la aceptación por parte del paciente (artículos 8 y 9).

- *CETS nº 203. Article 5 – Quality of genetic services. Parties shall take the necessary measures to ensure that genetic services are of appropriate quality. In particular... c) persons providing genetic services have appropriate qualifications to enable them to perform their role in accordance with professional obligations and standards.*
- *CETS nº 203. Article 8 – Information and genetic counselling. When a genetic test is envisaged, the person concerned shall be provided with prior appropriate information in particular on the purpose and the nature of the test, as well as the implications of its results... Genetic counselling shall be given in a non-directive manner.*
- *CETS nº 203. Article 9 – Consent. A genetic test may only be carried out after the person concerned has given free and informed consent to it. Consent shall be documented.*

En España la disposición legislativa de mayor nivel actualmente es la Ley de Investigación Biomédica (Ley 14/2007), que, en su título V, expone las directrices en lo referente a estudios genéticos y, más específicamente, en referencia al asesoramiento genético en el artículo 55:

- *Ley 14/2007 artículo 46. Indicación de los análisis genéticos.* [...]. Los análisis genéticos se realizarán para la identificación del estado de afectado, de no afectado o de portador de una variante genética que pueda predisponer al desarrollo de una enfermedad específica de un individuo o condicionar su respuesta a un tratamiento concreto.
- *Ley 14/2007 artículo 47. Información previa a la realización de análisis genéticos con fines de investigación en el ámbito sanitario.* [...]. Antes de que el sujeto preste el consentimiento... deberá recibir la siguiente información por escrito: 1º, finalidad del análisis genético para el cual consiente. 2º, lugar de realización del análisis y destino de la muestra biológica al término del mismo,... 3º, personas que tendrán acceso a los resultados de los análisis... 4º, advertencia sobre la posibilidad de descubrimientos inesperados y su posible trascendencia... 5º, advertencia de la implicación que puede tener para sus familiares... 6º, compromiso de suministrar consejo genético, una vez obtenidos y evaluados los resultados del análisis.
- *Ley 14/2007 artículo 48. Consentimiento.* Será preciso el consentimiento expreso y específico por escrito para la realización de un análisis genético.
- *Ley 14/2007 artículo 55. Consejo genético.* 1. Cuando se lleve a cabo un análisis genético con fines sanitarios, será preciso garantizar al interesado un asesoramiento genético apropiado, en la forma en que reglamentariamente se determine, respetando en todo caso el criterio de la

persona interesada. 2. El profesional que realice o coordine el consejo genético deberá ofrecer una información y un asesoramiento adecuados, relativos tanto a la trascendencia del diagnóstico genético resultante como a las posibles alternativas por las que podrá optar el sujeto a la vista de aquel.

- *Ley 14/2007 artículo 56. Requisitos de calidad.* Todo el proceso de consejo genético y de práctica de análisis genéticos con fines sanitarios deberá ser realizado por personal cualificado y deberá llevarse a cabo en centros acreditados que reúnan los requisitos de calidad que reglamentariamente se establezcan al efecto.
- *Ley 14/2007 artículo 57. Acreditación de centros de análisis genéticos.* La autoridad autonómica o estatal competente acreditará los centros, públicos o privados, que puedan realizar análisis genéticos y que, en todo caso, habrán de cumplir lo dispuesto en los artículos 46 a 57 de esta ley.

La cartera de servicios del Sistema Nacional de salud (SNS) proporciona cobertura a todas las personas tanto en el diagnóstico como en el consejo genético, el tratamiento y la prevención de todo aquello que se haya diagnosticado genéticamente y que se prevé que pueda afectar al paciente.

Por otro lado, el Real Decreto 1030/2006, de 15 de septiembre, por el que se establece la cartera de servicios comunes del SNS y el procedimiento para su actualización, establece que, en el marco del sistema nacional de salud, debe prestarse atención a los pacientes y familiares que padecen enfermedades de base genética. Esta atención comprenderá el consejo genético y los análisis genéticos:

- *RD 1030/2006 5.3.10.2* El proceso de consejo genético y de realización de análisis genéticos con fines sanitarios deberá ser efectuado por personal cualificado y deberá llevarse a cabo en centros acreditados que reúnan los requisitos de calidad que reglamentariamente se establezcan al efecto.
- *RD 1030/2006 5.3.10.3* El consejo genético es el procedimiento destinado a informar a una persona sobre las posibles consecuencias para él o su descendencia de los resultados de un análisis o cribado genéticos y sus ventajas y riesgos y, en su caso, para asesorarla en relación con las posibles alternativas derivadas del análisis. Este procedimiento tendrá lugar tanto antes como después de una prueba o cribados genéticos e, incluso, en ausencia de estos.

Tanto el protocolo ETS nº164 como la Ley 14/2007 y el RD 1030/2006 exigen la existencia de un asesoramiento genético en todo paciente y familiar que se someta a un estudio genético. No obstante, ninguna de las normas mencionadas especifica qué profesionales deben proveer el asesoramiento genético, y solo establecen que deberían ser profesionales adecuadamente cualificados.

EL DERECHO A NO SABER

Los modelos actuales de asesoramiento genético inciden mucho en la necesidad de informar al paciente de la forma más completa posible para ayudarle en el proceso de toma de decisiones futuras. En este proceso es muy importante incluir discusión sobre los pros y los contras de someterse a pruebas genéticas.

Un porcentaje elevado de los pacientes autoriza la realización de sus estudios genéticos, así como a ser informado de sus resultados. Sin embargo, algunos pacientes aceptan la realización del estudio, pero no desean conocer los resultados, y solicitan expresamente que la información de estos recaiga sobre otra persona (un miembro de la familia o el médico solicitante) e, incluso, que los resultados no se divulguen en absoluto. Esta situación suele ser frecuente en pacientes oncológicos, que no desean conocer los resultados para ellos mismos, pero solicitan que se informe a sus hijos, ya que esta información podría ser útil para su familia.

Aunque estas solicitudes ocurren en la práctica clínica (es cierto que con poca frecuencia), la investigación es limitada en cuanto a cómo los asesores genéticos responden a ellas y qué factores consideran en su respuesta.

Al enfrentarse a estas solicitudes, el asesor genético debe referenciarse al principio de autonomía del paciente (Presidential Commission for the Study of Bioethical Issues, 2013). El respeto a la autonomía del paciente es un aspecto fundamental en todos los códigos de ética y de buenas prácticas en la profesión de asesoramiento genético.

En ocasiones, el cumplimiento de los cuatro principios éticos puede entrar en conflicto entre sí, debido a cuestiones morales. Un ejemplo de ello es el derecho a no saber, en el que los principios de autonomía y beneficencia pueden verse confrontados particularmente para obtener información genética que puede salvar vidas.

Es importante tener en cuenta que la bibliografía científica actual sugiere la recepción de información genética. La información no suele causar efectos negativos grandes y duraderos, ni efectos psicosociales. Sin embargo, si se piensa que una opción proporciona más beneficio o menos daño que otra, el asesor genético puede priorizar beneficencia sobre la autonomía y ser más directivos en sus asesoramiento.

Para garantizar este derecho a no saber, se debe prestar especial atención a los sistemas de información y a los mecanismos de difusión de los resultados de las pruebas genéticas. Muchos centros cargan los resultados de las pruebas genéticas directamente en la historia clínica electrónica, ya sea antes o después de que el asesor genético revele los resultados al paciente. Esto hace que estos sean visibles para cualquier persona que acceda al registro del paciente, incluidos varios miembros del equipo de atención médica, atención especializada e incluso según el diseño de estos sistemas de información, el propio paciente.

A pesar de que ofrecer a los pacientes un acceso más fácil a sus registros médicos tiene muchas ventajas, el proceso de asesoramiento genético puede verse comprometido, ya que puede ser un grave problema (incluso de entidad legal) que cualquier proveedor pueda revelar accidentalmente resultados de pruebas genéticas a su paciente, o el paciente puede inadvertidamente ver los resultados de sus pruebas al acceder a su historial médico.

PUNTOS CLAVE

- Para realizar un adecuado asesoramiento genético en el ámbito clínico, es preciso dominar tanto conceptos técnicos como clínicos.
- El asesoramiento genético es el proceso de información de las implicaciones médicas y familiares de las contribuciones genéticas en las enfermedades. Este proceso incluye aspectos clínicos y de soporte emocional.
- La información únicamente constituye una parte del asesoramiento, ya que es un medio para comprender y afrontar una condición y tomar decisiones informadas.
- En el asesoramiento genético se precisa un equilibrio entre la información ofrecida y las habilidades de escucha para ayudar al paciente a empoderarse y utilizar esa información para tomar decisiones.

- El asesoramiento genético es un proceso dual que debe realizarse antes de iniciar un estudio (asesoramiento pretest) y tras su finalización (asesoramiento postest).
- Numerosas situaciones clínicas requieren diferentes necesidades de información y el asesoramiento genético puede variar sustancialmente.
- La legislación europea establece la necesidad de un adecuado asesoramiento genético para todos aquellos pacientes que vayan a someterse a un estudio genético.
- El respeto a la autonomía del paciente es un aspecto fundamental en todos los códigos de ética y de buenas prácticas en la profesión de asesoramiento genético; por ello, debe respetarse el derecho a no saber si se solicita expresamente.

BIBLIOGRAFÍA

Andorno R. The right not to know: an autonomy based approach. J Med Ethics. 2004 Oct;30(5):435-9; discussion 439-40.

Berkman BE. Refuting the right not to know. J Health Care Law Policy. 2017;19(1):1-72.

CETS 164. Convention for the Protection of Human Rights and Dignity of the Human Being with regard to the Application of Biology and Medicine. Convention on Human Rights and Biomedicine, 4.IV.1997.

CETS 203. Additional Protocol to the Convention on Human Rights and Biomedicine, concerning Genetic Testing for Health Purposes Human Rights and Biomedicine (Protocol), 27.XI.2008.

Cohen SA, Gustafson SL, Marvin ML, et al. Report from the National Society of Genetic Counselors service delivery model task force: a proposal to define models, components, and modes of referral. J Genet Couns. 2012 Oct;21(5):645-51.

Council of Europe: Additional Protocol to the Convention on Human Rights and Biomedicine concerning Genetic Testing for Health Purposes 2008. Council of Europe Treaty Series 203 (consulta el 27 de noviembre de 2008).

DesRoches CM, Leveille S, Bell SK, et al. The Views and Experiences of Clinicians Sharing Medical Record Notes With Patients. JAMA Netw Open. 2020 Mar 2;3(3):e201753.

Jamal L, Schupmann W, Berkman BE. An ethical framework for genetic counseling in the genomic era. J Genet Couns. 2020 Oct;29(5):718-27.

Meiser B, Irle J, Lobb E, Barlow-Stewart K. Assessment of the content and process of genetic counseling: a critical review of empirical studies. J Genet Couns. 2008 Oct;17(5):434-51.

Murphy C, Sturm S, McKenna MJ, Ormond KE. The right not to know: Non-disclosure of primary genetic test results and genetic counselors' response. J Genet Couns. 2023 Sep 26.

Ng KP, Richard-Devantoy S, Bertrand JA, et al; Dominantly Inherited Alzheimer Network. Suicidal ideation is common in autosomal dominant Alzheimer's disease at-risk persons. Int J Geriatr Psychiatry. 2020 Jan;35(1):60-8.

Organisation of Economic Co-operation and Development: OECD Guidelines for Quality Assurance in Molecular Genetic Testing 2007. Disponible en: http://www.oecd.org/science/biotech/38839788.pdf (consulta el 7 de abril de 2014).

Paneque M, Guimarães L, Bengoa J, et al. An European overview of genetic counselling supervision provision. Eur J Med Genet. 2023 Apr;66(4):104710.

Presidential Commission for the Study of Bioethical Issues, 2013.

Rantanen E, Hietala M, Kristoffersson U, et al. What is ideal genetic counselling? A survey of current international guidelines. Eur J Hum Genet. 2008 Apr;16(4):445-52.

Real Decreto 1030/2006, de 15 de septiembre, por el que se establece la cartera de servicios comunes del Sistema Nacional de Salud y el procedimiento para su actualización.

Resnicow K, Delacroix E, Chen G, Austin S, Stoffel E, Hanson EN, Gerido LH, Kaphingst KA, Yashar BM, Marvin M, Griggs JJ, Cragun D. Motivational interviewing for genetic counseling: A unified framework for persuasive and equipoise conversations. J Genet Couns. 2022 Oct;31(5):1020-31.

Resta RG. Defining and redefining the scope and goals of genetic counseling. Am J Med Genet Part C Semin Med Genet. 2006;142C:269-75.

Reed SC. A short history of genetic counseling. Soc Biol. 1974;21:332-9.

Resta RG, Biesecker B, Bennett RL, et al. A new definition of genetic counseling: National Society of Genetic Counselor's Task Force report. J Genet Couns. 2006;15:77-83.

Skirton H, Cordier C, Ingvoldstad C, Taris N, Benjamin C. The role of the genetic counsellor: a systematic review of research evidence. Eur J Hum Genet. 2015 Apr;23(4):452-8.

Zakaria WNA, Yoon SY, Wijaya A, Ahmad AH, Zakaria R, Othman Z. Global trends and themes in genetic counseling research. Eur J Hum Genet. 2023 Oct;31(10):1181-4.

18

Diabetes MODY. Paradigma de la enfermedad genética hereditaria

R. González Tarancón

OBJETIVOS

- Describir las características clínicas de la diabetes MODY.
- Revisar las causas moleculares de la diabetes monogénica.
- Establecer una estrategia de diagnóstico en pacientes con sospecha de MODY.
- Proporcionar directrices para un correcto asesoramiento en diabetes MODY.

INTRODUCCIÓN

La diabetes MODY (*maturity-onset diabetes of the young*) se ha propuesto como el ejemplo de enfermedad sobre la que realizar un diagnóstico genético. Esta afirmación se fundamenta en que se trata de una patología que presenta una serie de características que la hacen idónea para el diagnóstico genético como son: edad de aparición, presencia de antecedentes familiares, marcadores bioquímicos sugestivos, gran heterogeneidad clínica, dificultad para establecer un diagnóstico diferencial a partir solo de criterios clínicos y una respuesta diferencial al tratamiento según el genotipo del paciente. Por todo ello, el estudio genético resulta esencial para establecer el diagnóstico definitivo en esta patología.

Además, hay un consenso científico muy bien establecido en cuanto a las bases moleculares de la enfermedad, por lo que hay elevada evidencia sobre el tipo de estudios que realizar y los genes que analizar.

Con todo ello, se consigue que el rendimiento de los estudios genéticos sea muy elevado si se aplican los protocolos clínicos y criterios de selección de pacientes adecuados.

Además, el desarrollo de protocolos clínicos para el diagnóstico de diabetes MODY permite la homogeneización de criterios para la solicitud y realización de los estudios genéticos, tratando de optimizar el proceso de atención al paciente, así como estandarizar la actitud medicoasistencial para toda la población asistida. En estos protocolos se deben incluir vías para la información de resultados y realización de un adecuado asesoramiento genético familiar por parte de un equipo multidisciplinar (endocrinólogo, genetista y pediatra).

La aplicación de estos protocolos va a permitir un diagnóstico integral que disminuye los tiempos de respuesta, evitando prue-

bas complementarias innecesarias, reduciendo costes del sistema sanitario y mejorando la atención del paciente y familiares.

Los estudios genéticos en pacientes con sospecha de diabetes monogénica tienen un elevado rendimiento diagnóstico si se aplican los protocolos clínicos y criterios de selección de pacientes adecuados.

DIABETES MONOGÉNICA

Se definen como diabetes monogénicas un conjunto de formas raras de diabetes causadas por defectos en un único gen que originan una disfunción de las células β pancreáticas y afectan a la síntesis o secreción de insulina.

Clásicamente, se han catalogado como enfermedades raras, ya que representan menos del 5 % del total de pacientes con diagnóstico de diabetes y su diagnóstico se establece, por lo general, por exclusión de las causas más frecuentes de diabetes. Según la clasificación de la guía de la American Diabetes Association (ADA), estas patologías se incluyen dentro del grupo 3 (Tabla 18-1), en el que se incluyen los tipos específicos de diabetes debido a otras causas (no diabetes *mellitus* de tipo 1 [DM1], ni diabetes *mellitus* de tipo 2 [DM2] ni diabetes gestacional).

La diabetes monogénica se subclasifica en tres tipos principales que se definen como diabetes neonatal (DN), diabetes MODY y síndromes asociados a diabetes (o diabetes sindrómicas).

La diabetes tipo MODY es una forma de diabetes clínicamente y genéticamente heterogénea, con modo de herencia mendeliano y, por tanto, con carácter familiar hereditario. Es la forma más común de diabetes monogénica, con una

Tabla 18-1. Clasificación de los distintos tipos de diabetes según la guía ADA

Grupo 1: diabetes de tipo 1 (debida a la destrucción autoinmunitaria de las células β, que generalmente conduce a una deficiencia absoluta de insulina, incluida la diabetes autoinmunitaria latente en la edad adulta o tipo LADA)

Grupo 2: diabetes de tipo 2 (debida a una pérdida progresiva de la secreción adecuada de insulina de las células β, frecuentemente en un contexto de resistencia a la insulina)

Grupo 3: tipos específicos de diabetes debidos a otras causas. Se incluyen síndromes de diabetes monogénica (como la diabetes neonatal y la diabetes MODY), enfermedades del páncreas exocrino (como la fibrosis quística y la pancreatitis), diabetes inducidas por fármacos o sustancias químicas (p. ej., con el uso de glucocorticoides, en el tratamiento del VIH/sida o después de un trasplante de órganos)

Grupo 4: diabetes gestacional (diabetes diagnosticada en el segundo o tercer trimestre del embarazo que no era claramente manifiesta antes de la gestación)

Adaptada de: The American Diabetes Association (ADA), 2023.
MODY: *maturity-onset diabetes of the young*; VIH: virus de la inmunodeficiencia humana.

Tabla 18-2. Características clínicas y bioquímicas típicas de la diabetes MODY

Edad	Diagnóstico en pubertad o adultos jóvenes (< 35 años)
Peso	No obesidad (IMC normal). La obesidad descrita para los pacientes MODY es similar a la identificada en la población general. La existencia de obesidad no es una característica excluyente de la existencia de MODY
Antecedentes familiares	• Varios antecedentes familiares de diabetes con un patrón de herencia AD • Antecedentes personales o familiares de diabetes o hipoglucemia neonatal
Parámetros de laboratorio	• Glucosa basal: 100-150 mg/dL, mantenida en el tiempo • HbA$_{1c}$: 5,6-7,6 % • Autoanticuerpos frente a islotes pancreáticos = negativos* • Péptido C: ≥0,6 ng/mL (detectable incluso tras años del diagnóstico)
Características clínicas	• Diagnóstico de diabetes sin las características clínicas de DM1 o DM2 • Ausencia de acantosis *nigricans* • Ausencia de alteraciones en el metabolismo lipídico • Ausencia de cetoacidosis • Manifestaciones extrapancreáticas (renales, hepáticas y gastrointestinales)
Tratamiento	Sin necesidad de tratamiento con insulina (o con bajas necesidades <0,5 U/kg/día) tras, al menos, 5 años del diagnóstico

*Incluye los autoanticuerpos anti-GAD, antiinsulina, anti-IA2, anti-ZnT8, anticuerpos de Langerhans.
AD: autosómica dominante; DM1: diabetes *mellitus* de tipo 1; DM2: diabetes *mellitus* de tipo 2; HbA$_{1c}$: hemoglobina glucosilada; IMC: índice de masa corporal; MODY: *maturity-onset diabetes of the young*.

prevalencia estimada en 1/10.000 en adultos y 1/23.000 en niños. Estas cifras de prevalencia probablemente están infraestimadas, en especial en muchos países debido al limitado acceso a pruebas genéticas. En un futuro, podrían variar, ya que alrededor del 80 % de los casos de diabetes MODY se han diagnosticado erróneamente como DM1 o DM2, lo que complica las estimaciones de prevalencia e incidencia.

Las características clínicas de la enfermedad varían ampliamente según la etiología genética, pero, en el momento actual, se establecen 14 subtipos en función del gen implicado.

Los estudios genéticos se convierten en una herramienta fundamental en el diagnóstico de la diabetes monogénica, ya que permiten alcanzar el diagnóstico definitivo o establecer el diagnóstico diferencial con otras entidades clínicas con signos y síntomas solapantes.

CARACTERÍSTICAS CLÍNICAS DE LA DIABETES MODY

Se define como diabetes MODY un grupo de trastornos hereditarios que se manifiestan como una hiperglucemia en una persona joven (habitualmente en la segunda o tercera década de vida). Se caracteriza por defectos en la secreción de insulina, pero sin defectos en su acción periférica, en ausencia de obesidad.

El diagnóstico de DM MODY se debe considerar en niños, adolescentes y adultos jóvenes que presenten las características clínicas y bioquímicas de la **tabla 18-2**.

En adolescentes y adultos jóvenes con hiperglucemia basal persistente, se recomienda comenzar el proceso diagnóstico con un estudio bioquímico básico (perfil lipídico, hepático, renal y hormonal), seguido de un estudio de autoinmunidad (autoanticuerpos pancreáticos) y péptido C (para evaluar la producción de insulina endógena). Siguiendo este enfoque, los estudios de coste-efectividad realizados aconsejan solicitar

estudio genético solo en aquellos pacientes con anticuerpos negativos y péptido C normal.

La presencia de características clínicas adicionales de peso normal, ausencia de acantosis *nigricans* y la falta de evidencia de síndrome metabólico pueden ayudar a definir la sospecha diagnóstica, pero no son marcadores específicos.

Igualmente, la presencia de antecedentes familiares no es una característica exclusiva de MODY, ya que suelen estar presentes en todos los tipos de diabetes, por lo que es necesario realizar un árbol familiar muy detallado que permita identificar esta asociación. La MODY se caracteriza por exhibir un patrón de herencia mendeliana autosómica dominante, demostrada por la presencia de un progenitor afectado y varios antecedentes familiares de diabetes en todas las generaciones, que exhiben un patrón de enfermedad parecido.

Aunque los principales estudios en diabetes monogénica sugieren que solo sería rentable evaluar a aquellos pacientes con una elevada probabilidad previa a la prueba genética, la superposición clínica entre las diferentes formas de diabetes puede dificultar la clasificación y el estudio genético puede ayudar a conseguir el diagnóstico definitivo. Para el cálculo de esta probabilidad previa hay un modelo de predicción conocido como calculadora MODY (disponible en https://www.diabetesgenes.org/exeter-diabetes-app/), que permite realizar esta estimación, aunque tiene limitaciones que aconsejan ser cautelosos en su uso.

BASE GENÉTICA DE LA DIABETES MODY

La diabetes MODY es una enfermedad que típicamente presenta heterogeneidad de *locus*, es decir, que la presencia de variantes patogénicas en diferentes genes puede dar origen a la misma enfermedad. Las causas moleculares que ocasionan el desarrollo de diabetes MODY están perfectamente definidas y establecidas. Según la base de datos Online Mendelian Inheritance in Man (OMIM), la diabetes MODY se clasifica actualmente en 14 subtipos, cada uno de ellos definido por variantes patogénicas en diferentes genes (**Tabla 18-3**).

Tradicionalmente, los distintos subtipos de MODY se han denominado como MODY-X (donde «X» denota el valor numérico correspondiente del 1 al 14). Los sistemas de numeración son objeto de controversia y no se recomienda su uso, sino que se prefiere nombrar los subtipos de MODY con el nombre del gen causante para mayor claridad (es decir, GCK-MODY en lugar de MODY-2).

Las formas más frecuentes de MODY son GCK-MODY, HNF1A-MODY y HNF4A-MODY, que en su conjunto representan más del 90 % de los casos confirmados mediante estudio genético en varios países del Reino Unido, Europa y Estados Unidos. Sin embargo, en Asia representan el 15-50 % de los casos, lo que confirma la heterogeneidad genética, así como las diferencias entre grupos poblacionales.

Según los datos de evidencia científica de los últimos años, los subtipos de MODY se pueden clasificar en tres categorías:

- MODY comunes o bien establecidas (*HNF4A, GCK, HNF1A* y *HNF1B*).
- Formas más raras de MODY que se han descrito en pocas familias, pero hay evidencia genética razonable para considerarlas MODY (*ABCC8, KCNJ11, INS, NEUROD1, IPF1/PDX1* y *CEL*).
- Genes reportados como causales de MODY, pero cuya evidencia actual no es convincente (*BLK, PAX4, KLF11* y *APPL1*) (v. **Tabla 18-3**).

A continuación, se describen las principales características clínicas, epidemiológicas, las bases moleculares, las complicaciones y los tratamientos de los diferentes subtipos de MODY (**Tabla 18-4**).

HNF4A-MODY (MODY 1)

HNF4A-MODY representa la tercera forma más frecuente de MODY. Está causada por variantes patogénicas en el gen *HNF1A*, que codifica un factor de transcripción (factor nuclear de hepatocitos 4-α) implicado en la regulación

Tabla 18-3. Subtipos de diabetes MODY

Gen	Subtipo	Grupo	OMIM#	Herencia	%^
HNF4A	MODY1	I	125850	AD	5-10 %
GCK	MODY2	I	125851	AD	30-50 %
HNF1A	MODY3	I	600496	AD	30-65 %
PDX1	MODY4	II	606392	nd	< 1 %
HNF1B	MODY5	I	137920	AD	< 5 %
NEUROD1	MODY6	II	606394	nd	< 1 %
KLF11	MODY7	III	610508	nd	< 1 %
CEL	MODY8	II	609812	AD	< 1 %
PAX4	MODY9	III	612225	nd	< 1 %
INS	MODY10	II*	613370	AD	< 1 %
BLK	MODY11	III	613375	AD	< 1 %
ABCC8	MODY12	II*	618857	AD/AR	< 1 %
KCNJ11	MODY13	II*	618856	AD	< 1 %
APPL1	MODY14	III	616511	AD	< 1 %

#Código OMIM de la enfermedad; ^se indica porcentaje (%) sobre el total de casos de MODY con diagnóstico genético; *recientemente se están reclasificando dentro del grupo I.
AD: autosómica dominante; AR: autosómica recesiva; MODY: *maturity-onset diabetes of the young*; nd: no definido en OMIM, no establecido; OMIM: Online Mendelian Inheritance in Man.

Tabla 18-4. Subtipos de MODY. Características clínicas y tratamiento

Subtipo	Características clínicas	C. micro	Tratamiento de primera línea	Tratamiento de segunda línea
HNF4A	Peso al nacer > 800 g por encima de lo normal. Hipoglucemia hiperinsulinémica transitoria neonatal. Defecto secretor de insulina progresivo	Presentes	Sulfonilureas	GLP-1 RA, insulina
GCK	Asintomáticos. Hiperglucemia leve y estable al nacimiento. Diagnóstico a menudo incidental	Raras	No necesario (excepto en gestación)	--
HNF1A	Hipoglucemia hiperinsulinémica neonatal transitoria (DNT). Defecto secretor de insulina progresivo. Glucosuria renal	Presentes	Sulfonilureas	GLP-1 RA, insulina
PDX1	En algunos pacientes sobrepeso/obesidad	Raras	ADO/sulfonilureas	Insulina
HNF1B	Síndrome de quistes renales y diabetes. Anomalías renales y del tracto urogenital. Hipoplasia pancreática. Glucosuria, proteinuria e hiperuricemia. Sin sobrepeso	Presentes	Insulina	–
NEUROD1	En algunos pacientes sobrepeso	Presentes	ADO/sulfonilureas	Insulina
KLF11	Diabetes de inicio temprano	nd	Insulina	–
CEL	Insuficiencia pancreática exocrina, fibrosis y lipomatosis	nd	ADO/sulfonilureas	Insulina
PAX4	–	Presentes	ADO/sulfonilureas	Insulina
INS	Hiperglucemia y diabetes gestacional	Presentes	ADO/sulfonilureas	Insulina
BLK	En algunos pacientes sobrepeso	Raras	ADO/sulfonilureas	Insulina
ABCC8	Similar a HNF1A/HNF4A-MODY	nd	Sulfonilureas	Inhibidores SGLT-2, insulina
KCNJ11	Similar a HNF1A/HNF4A-MODY	nd	ADO/sulfonilureas	Insulina
APPL1	En algunos pacientes sobrepeso	nd	ADO/sulfonilureas	Insulina

ADO, antidiabéticos orales; C. micro: complicaciones microvasculares; DPP-4: dipeptidil peptidasa-4; GLP-1 RA: antagonistas del receptor péptido glucagonoide de tipo 1; nd: no disponible; SGLT-2: cotransportador de sodio y glucosa de tipo 2.

de genes asociados al metabolismo gluconeogénico y lipídico hepático. Su presentación clínica es similar a HNF1A-MODY, pero se diferencia de esta en que, en casi el 15 % de los pacientes, se observa un fenotipo dual consistente en hipoglucemia hiperinsulinémica transitoria neonatal, seguida de diabetes al final de la adolescencia o en la edad adulta. Las complicaciones macrovasculares y microvasculares son frecuentes y se recomiendan estudios para la detección precoz de dislipemia, neuropatía, insuficiencia renal y retinopatía. Las sulfonilureas son el tratamiento de primera línea en estos pacientes.

GCK-MODY (MODY 2)

GCK-MODY es la forma más común de MODY en España, y en la región Sur-Europa. No obstante, los datos de prevalencia publicados sobre GCK MODY indican que, en la mayoría de países dónde se han realizado estos estudios, la GCK MODY es la más prevalente. Se caracteriza por una hiperglucemia leve y no progresiva presente al nacer. Está causada por variantes patogénicas en el gen *GCK*, que codifica la enzima glucocinasa. La función anómala de esta enzima hace que el punto de ajuste para la secreción pancreática de

insulina sea ligeramente más elevado, lo que se traduce en un defecto secretor de insulina para las concentraciones de glucosa plasmática consideradas normales. La falta de progresividad de la enfermedad se debe a que la función de las células β muestra un deterioro mínimo con la edad (similar al de la población general). Los individuos afectados generalmente son asintomáticos y la hiperglucemia, a menudo, se descubre durante exámenes de salud habituales (embarazo, analíticas de empresa, estudios en familiares, preoperatorios, etc.). Los valores de glucosa basal oscilan entre 99 y 144 mg/dL. Las complicaciones relacionadas con la diabetes son extremadamente infrecuentes, a pesar de la persistencia de una hiperglucemia leve, por lo que este tipo de diabetes no requiere tratamiento excepto en circunstancias especiales como en el embarazo.

HNF1A-MODY (MODY 3)

HNF1A-MODY es la forma más común de MODY que se traduce en diabetes familiar sintomática de aparición en la adolescencia o al inicio de la edad adulta. Se caracteriza por hiperglucemia posprandial inicial seguida de hiperglucemia en ayunas. Está causada por variantes patogénicas en el gen *HNF1A*, que codifica un factor de transcripción (factor nuclear de hepatocitos 1-α) fundamental en la diferenciación y la función pancreática. Normalmente, durante la infancia la tolerancia a la glucosa es normal; sin embargo, se va produciendo una disfunción progresiva de las células β, con aumento de la sensibilidad a la insulina, glucosuria e intolerancia a la glucosa en pruebas de sobrecarga oral. La penetrancia de HNF1A-MODY se estima en el 63 % a los 25 años, en el 78,6 % a los 35 años y en el 95,5 % a los 55 años.

La frecuencia de complicaciones microvasculares depende en gran medida del control glucémico y pueden equipararse a las ocurridas en la DM1 y en la DM2. Las estrategias de tratamiento incluyen principalmente dieta y sulfonilureas, ya que este tipo de MODY es muy sensible a estos fármacos. Para algunos pacientes, en situaciones concretas, puede considerarse el empleo de insulina como tratamiento de segunda línea.

HNF1B-MODY (MODY 5)

HNF1B-MODY también se denomina síndrome de quistes renales y diabetes (RCAD). Es un trastorno multisistémico en el que la afectación renal es más común que la diabetes. Representa la causa más frecuente de MODY sindrómica. Está causado por variantes patogénicas o deleción completa del gen *HNF1B*, que codifica un factor de transcripción (factor nuclear de hepatocitos 1-β), también conocido como factor de transcripción 2 (TCF2) y que se expresa de forma temprana en el desarrollo embrionario en riñón, hígado, conductos biliares, timo, tracto genital, páncreas, pulmones e intestino, de ahí que la función anómala de este factor desencadene problemas en el desarrollo de varios órganos.

La principal manifestación clínica, y la primera en evidenciarse, es la presencia de defectos (prenatales o posnatales) renales, seguidos de diabetes en la adolescencia o edad adulta. Adicionalmente, puede producirse hipoplasia pancreática, anomalías genitourinarias e hiperparatiroidismo primario.

Las manifestaciones renales pueden incluir defectos estructurales evidentes al nacer y defectos funcionales de aparición posterior. Los defectos estructurales renales más comunes son los quistes renales (que pueden ser observables prenatalmente como riñones hiperecogénicos). Otras anomalías estructurales pueden incluir ausencia de riñón e hipoplasia renal. Los defectos funcionales incluyen la pérdida de magnesio, que puede provocar hipomagnesemia e hiperuricemia que puede manifestarse como gota de aparición temprana. Más de la mitad de estos pacientes desarrollan insuficiencia renal terminal antes de los 45 años de edad, lo que puede requerir un trasplante renal.

Debido al defecto funcional pancreático, el tratamiento de elección es la administración de insulina exógena como primera línea.

MODY minoritarias

Respecto a los subtipos minoritarios de MODY, alguno de los genes causantes propuestos aún a día de hoy están en duda, en especial los relacionados con variantes en *BLK, KLF11,*

NEUROD1, PAX4 y *APPL1.* La presencia de variantes en estos genes debería revisarse cuidadosamente por genetistas expertos en el campo, antes de llegar a la conclusión de clasificarlas como patogénicas, ya que la mayoría de estas variantes están presentes en bases de datos poblacionales (ExAC y gnomAD) con una frecuencia poblacional que no son consistentes con su potencial significado clínico.

PDX1-MODY (MODY4)

PDX1-MODY se caracteriza por diabetes leve, en ocasiones asociada a obesidad. Está causada por variantes patogénicas en el factor de transcripción necesario para regular la función y el desarrollo pancreático, por lo que puede acompañarse de agenesia parcial del páncreas. El tratamiento de elección es insulina, aunque las últimas guías recomiendan iniciar el tratamiento con un inhibidor de dipeptidil peptidasa-4 (DPP-4), y pasar a insulina como tratamiento de segunda línea. Las complicaciones asociadas a este subtipo son raras.

NEUROD1-MODY (MODY6)

De NEUROD1-MODY destaca que en los casos informados se identifica una distribución desigual por sexo, con mayor frecuencia entre mujeres. En algunos pacientes se han descrito episodios de cetoacidosis diabética, que rara vez está presente en el resto de pacientes con MODY. Está causada por variantes patogénicas en el factor de transcripción necesario para la síntesis y secreción de insulina, que, además, desempeña un papel importante en la formación y la función del cerebro, el hipocampo, el oído interno y la retina, por lo que en algunos pacientes se puede asociar a retraso mental e hipoplasia del hipocampo, pérdida de audición y convulsiones.

El tratamiento de elección es insulina y las complicaciones microvasculares descritas incluyen retinopatía, neuropatía y nefropatía.

KLF11-MODY (MODY7)

KLF11-MODY se caracteriza por diabetes de inicio temprano. Está causada por variantes patogénicas en el factor de transcripción *Kruppel-like,* que regula la expresión del gen de la insulina inducible por la glucosa. Apenas hay casos descritos confirmados, por lo que su papel en el desarrollo de enfermedad no es del todo claro.

CEL-MODY (MODY8)

CEL-MODY se caracteriza por diabetes y disfunción del páncreas exocrino y, en algunos pacientes, se ha descrito asociado a enfermedad renal. Está causada por mutaciones en el gen *CEL,* que codifica para la enzima lipolítica carbixil-esterasa hepática. El único tratamiento disponible es la administración de insulina exógena.

PAX4-MODY (MODY9)

La edad de aparición de PAX4-MODY es muy variable y es más común en hombres. Los casos descritos se asocian a complicaciones graves, retinopatía y nefropatía de aparición temprana. Hay muy pocos casos descritos, por lo que su papel como agente causal de MODY debe ser considerado con cautela.

INS-MODY (MODY10)

INS-MODY debuta como una hiperglucemia leve o diabetes gestacional. La edad media de aparición son los 14 años, y es una de las formas de MODY de aparición más precoz. Está causada por variantes patogénicas en el gen *INS*, que codifica la proinsulina (forma precursora de la insulina). En algunas familias se ha informado de complicaciones como la retinopatía diabética y el síndrome de ovario poliquístico.

BLK-MODY (MODY11)

En BLK-MODY, el gen *BLK* es necesario para la síntesis y secreción de insulina. Apenas se han descrito mutaciones en este gen. Alrededor del 60% los pacientes descritos han sido tratados con insulina y no se ha informado de complicaciones en ellos.

ABCC8-MODY (MODY12)

La presencia de variantes patogénicas en *ABCC8* está relacionada tanto con el desarrollo de diabetes neonatal como con diabetes MODY. La edad media en el momento del diagnóstico es de 17,3 años, sin diferencias entre sexos. El tratamiento de la ABCC8-MODY debe realizarse con sulfonilureas.

KCNJ11-MODY (MODY13)

Hasta la fecha, se ha informado de muy pocas familias con mutaciones en *KCNJ11*, por lo que los datos respecto a KCNJ11-MODY son muy limitados. Su principal forma de presentación es la diabetes permanente neonatal con o sin manifestaciones neurológicas. Está causada por mutaciones en los canales de K⁺ sensibles a ATP (KATP) que acoplan el metabolismo celular a la excitabilidad de la membrana en varios tipos de células, incluidas las células β pancreáticas, las neuronas, las células endocrinas y las células musculares.

APPL1-MODY (MODY14)

Apenas se ha informado de casos de pacientes afectados con variantes patogénicas en el gen *APPL1*, que codifica para una proteína implicada en la vía de señalización de la insulina. El tratamiento de elección propuesto son antidiabéticos orales y,

en caso de mal control, pasar a insulina. No se han descrito complicaciones asociadas en los estudios publicados.

OTRAS DIABETES MONOGÉNICAS: DIABETES NEONATAL

La diabetes neonatal se define como aquella que debuta antes de los 6 meses de la edad. Puede clasificarse como transitoria (DNT) o permanente (DNP). De manera excepcional, se puede presentar entre los 6 y los 12 meses de vida, como una diabetes *mellitus* con autoinmunidad negativa y anomalías congénitas asociadas (gastrointestinales o cardíacas) o desarrollo de otros procesos autoinmunitarios (síndrome IPEX).

Los principales signos clínicos incluyen retraso del crecimiento grave debido al déficit prenatal de insulina, hiperglucemia (que comienza en el período neonatal y se suele resolver a los 18 meses de edad) y deshidratación. La cetoacidosis generalmente está ausente (excepto en pacientes con mutaciones en *KCNJ11* y *ABCC8*) (Tabla 18-5).

 Según la guía ADA (recomendación 2.23, nivel de evidencia A), independientemente de la edad actual del paciente, todas las personas con diagnóstico de diabetes en los primeros 6 meses de vida deben someterse a un estudio genético para la detección de diabetes monogénica neonatal.

La **DNT** está causada, en el 50-60% de los casos, por alteraciones en la región cromosómica 6q24 (disomía uniparental paterna, duplicación parcial de origen paterno o defecto de metilación materno). Estas alteraciones inducen la sobreexpresión de los genes *PLAGL1* y *HYMAI*, ubicados en el *locus* 6q24. Puede asociarse, como características clínicas destacadas, a macroglosia y hernia umbilical. Las mutaciones en *KCNJ11* y *ABCC8* constituyen la segunda causa genética identificable (el 26% de los casos).

La **DNP** se debe con mayor frecuencia (33-50%) a mutaciones heterocigotas en los genes que codifica la subunidad Kir6.2 (*KCNJ11*) y subunidad SUR1 (*ABCC8*) del canal KATP de la célula β. Las mutaciones del gen de la insulina (*INS*) son la segunda causa más común de DNP y se presenta más tarde que los anteriores (a las 11 semanas de vida). La tercera causa más común son mutaciones en homocigosis o heterocigosis compuesta del gen *GCK*.

Un tercer tipo, que puede manifestarse como transitoria o permanente, pero que se manifiesta al nacer, es el grupo de las denominadas **diabetes neonatales sindrómicas (DNS).** Se definen así porque, además de la diabetes, suelen acompañarse de otras manifestaciones extrapancreáticas. Se deben a hipoplasia pancreática congénita (*GATA6*), destrucción autoinmunitaria de las células β (síndrome IPEX, causado por mutaciones en *FOXP3*). Recientemente se ha identificado que las mutaciones en *EIF2B1* están asociadas a diabetes neonatal permanente y disfunción hepática similar al síndrome de Wolcott-Rallison (causado por mutaciones en *EIF2AK3*), pero con pocas comorbilidades graves.

El diagnóstico precoz y el tratamiento adecuado son cruciales. El tratamiento inicial consiste principalmente en

Tabla 18-5. Genes implicados en el desarrollo de diabetes neonatal

Gen	Herencia	Tipo DN	Características clínicas
6q24*	AD	T	CIR, macroglosia, hernia umbilical. Tratable con medicamentos distintos a la insulina
KCNJ11	AD	T/P	CIR, posible TND, convulsiones. Sensible a sulfonilureas
ABCC8	AD	T/P	CIR, rara vez TND. Sensible a las sulfonilureas
INS	AD	P	Requiere insulina
GCK([)	AR	P	CIR grave. Presentación al nacimiento. Requiere insulina
GATA6	AD	S	Hipoplasia pancreática, malformaciones cardíacas, insuficiencia pancreática exocrina. Requiere insulina y enzimas pancreáticas
FOXP3	XLR	S	Síndrome de enteropatía ligada al cromosoma X (IPEX): diabetes autoinmunitaria, enfermedad tiroidea autoinmunitaria, dermatitis exfoliativa, poliendocrinopatía. Requiere insulina
EIF2B1	AR	S	Síndrome de Wolcott-Rallison: displasia epifisaria, insuficiencia pancreática exocrina. Requiere insulina
EIF2AK3			
NEUROD1	AD	S	Diabetes neonatal, sordera neurosensorial, deficiencia visual

Genes implicados en el desarrollo de la diabetes neonatal. *Mecanismos que incluyen UPD6, duplicación paterna o defecto de metilación materna (en homocigosis genera DNP, en heterocigosis MODY).

AD: autosómica dominante; AR: autosómica recesiva; CIR: crecimiento intrauterino retardado; DN: diabetes neonatal; DNP: diabetes neonatal permanente; MODY: *maturity-onset diabetes of the young*; P: permanente; S: sindrómica; T: transitoria; TND: trastorno del neurodesarrollo.

rehidratación e insulina intravenosa (no todos los pacientes la requieren). Esta necesidad disminuye gradualmente con el tiempo y puede llegar a suspenderse una vez que las concentraciones de glucosa en sangre se estabilizan al cabo de 12-14 semanas. Muchos son controlados únicamente con dieta, pero en algunos casos se requerirá tratamiento con sulfonilureas o insulina.

En los casos de diabetes neonatal permanente debido a mutaciones en los genes que codifican los canales de potasio (*KCNJ11* y *ABCC8*), el tratamiento de elección son las sulfonilureas (glibenclamida), que, además de controlar la hiperglucemia, mejoran las anomalías neuropsicológicas. En la diabetes neonatal permanente debida a mutaciones en el gen de la insulina (*INS*) el tratamiento es insulinoterapia de por vida.

Con un correcto tratamiento, se consigue altura y peso normal en torno a los 2 años de edad. La diabetes puede reaparecer en la niñez, durante la pubertad o más tarde en la edad adulta en alrededor del 85 % de los pacientes. El pronóstico generalmente es bueno, pero depende del control metabólico adecuado y de la prevención de las posibles complicaciones.

ALGORITMO DIAGNÓSTICO

La elaboración de un algoritmo diagnóstico para realizar estudios de diabetes monogénicas dependerá de los circuitos clínicos previamente establecidos, de la naturaleza de la población atendida, de la organización del centro sanitario y, fundamentalmente, de las posibilidades que ofrezca el laboratorio de genética. En cualquier caso, estos circuitos deben realizarse mediante una colaboración estrecha entre los servicios clínicos implicados (en este caso genética, endocrinología y pediatría).

Para conseguir que el rendimiento de los estudios genéticos sea lo más elevado posible, las revisiones realizadas en este campo sugieren que solo sería rentable evaluar a aquellos pacientes con una elevada probabilidad pretest. Por tanto, el estudio genético solo debería realizarse cuando la consideración cuidadosa del cuadro clínico no es consistente con un diagnóstico de DM1 o DM2 y sugiere MODY u otra forma de diabetes monogénica. En consecuencia, idealmente la solicitud de estos estudios debería estar restringida a los servicios de endocrinología y pediatría, ya que garantizarían la mejor selección de pacientes previa a la indicación de realización del estudio genético.

Según recomendaciones actuales de la guía ADA, los estudios genéticos son rentables, y se deben realizar en todos los pacientes con sospecha clínica elevada de diabetes monogénica o MODY (**Tabla 18-6**).

Los estudios genéticos pueden realizarse empleando distintas estrategias y tipos de metodologías. La elección de una estrategia u otra va a depender de las posibilidades técnicas y formativas del laboratorio. Los diferentes enfoques pueden incluir una combinación de pruebas dirigidas a genes concretos (genes individuales o paneles de genes) o pruebas genómicas integrales (*microarrays* cromosómicos o secuenciación del exoma), según el fenotipo.

Debido a la heterogeneidad clínica y genética de la MODY, en un paciente con hallazgos clínicos distintivos podría establecerse el diagnóstico mediante pruebas dirigidas a un solo gen. Por ejemplo, ante un paciente con diabetes y quistes renales es muy rentable estudiar inicialmente el gen *HNF1B*; en otro ejemplo, en pacientes con sordera y herencia materna de diabetes se deben descartar mutaciones en el ADN mitocondrial).

En aquellos pacientes que presenten un fenotipo indistinguible de otras causas genéticas de MODY o si el individuo tiene características clínicas adicionales, es más rentable realizar estudios multigénicos. Actualmente, debido al abarata-

Tabla 18-6. Recomendaciones para estudio genético de MODY según guía ADA		
Nivel de evidencia		**Recomendación**
A	2.23	Independientemente de la edad actual del paciente, todas las personas con diagnóstico de diabetes en los primeros 6 meses de vida deben someterse a un estudio genético para la detección de diabetes monogénica neonatal
A	2.24	Los niños y adultos jóvenes que no tienen las características típicas de DM1 ni DM2 y que, a menudo, tienen antecedentes familiares de diabetes en generaciones sucesivas (lo que sugiere un patrón de herencia autosómica dominante) deben someterse a pruebas genéticas para MODY

ADA: American Diabetes Association; DM1: diabetes *mellitus* de tipo 1; DM2: diabetes *mellitus* de tipo 2; MODY: *maturity-onset diabetes of the young*.

miento y a la optimización de las técnicas de secuenciación de exoma completo, se elige como primera estrategia diagnóstica en el paciente con sospecha de MODY la realización de exomas dirigidos.

La elección de este test como el más idóneo en el abordaje de un paciente con sospecha de MODY se fundamenta en que dada la heterogeneidad clínica de la enfermedad, suele ser necesario el estudio de todos los genes conocidos, ya que el clínico solicitante, con frecuencia, no podrá determinar *a priori* qué gen es el probable causante. Además, mediante esta metodología, es posible almacenar la información genética de un paciente, haciendo posible su uso posterior, en caso de que se requiera un reanálisis, sin que esto suponga un coste extra al no requerir una nueva secuenciación. Otra ventaja asociada, en el caso de que el paciente lo autorice, es que permite analizar genes considerados potencialmente accionables (genes asociados a enfermedades potencialmente graves como cáncer y cardiopatías, que no son el motivo de consulta inicial, pero que, en caso de identificarse, permiten realizar en el paciente, y familiares directos, un diagnóstico precoz de tales enfermedades).

Por el contrario, los estudios de exoma, en ocasiones, pueden generar excesivo «ruido» analítico, y pueden obtenerse con mayor probabilidad variantes consideradas de significado clínico incierto, que pueden generar incertidumbre sobre el diagnóstico.

El hecho de que los genes candidatos estén tan bien definidos y que sea un pequeño grupo (14 genes) hace que los estudios sean muy fáciles de desarrollar por personal debidamente cualificado, con lo que los tiempos de respuesta en el diagnóstico suelen ser muy estrechos.

En el algoritmo ejemplo que aquí se propone, se incluyen estudios o pruebas de primer nivel (que deberán solicitarse a todo probando candidato), y pruebas de segundo nivel (que podrán solicitarse, previa revaluación clínica por parte del endocrinólogo, siempre que las pruebas de primer nivel resultasen negativas y la clínica apoyase fuertemente la existencia de una enfermedad genética).

Ante un paciente con sospecha de diabetes MODY, se plantea como primera estrategia diagnóstica la realización de exoma dirigido a diabetes MODY (14 genes) (*ABCC8, APPL1, BLK, CEL, GCK, HNF1A, HNF1B, HNF4A, INS, KCNJ11, KLF11, NEUROD1, PAX4* y *PDX1*). Mediante esta metodología, se analiza la presencia de mutaciones esporádicas (variante uninucleotídica [SNV]), así como variaciones en el número de copia (CNV) en los genes seleccionados. Como pruebas de segundo nivel, podría plantearse la realización de paneles multigénicos más extensos incluyendo otras causas de hiperglucemia o diabetes sindrómicas y no sindrómicas (**Tablas 18-7** y **18-8**).

FASES EN EL PROCESO DE ASESORAMIENTO GENÉTICO

Como ya se ha comentado en el **capítulo 16**, el asesoramiento genético es el proceso de comunicación mediante el cual se informa de las implicaciones médicas y familiares que repre-

Tabla 18-7. Paneles de genes propuestos para estudios de MODY y diabetes monogénicas			
Enfermedad (motivo de estudio)	**Nombre de la prueba**	**Técnica**	**Gen/es, cromosoma/s, región cromosómica**
Diabetes neonatal	Exoma dirigido a diabetes neonatal (26 genes)	NGS	*ABCC8, APPL1, BLK, CEL, EIF2AK3, FOXP3, GCK, GLIS3, GLUD1, HNF1A, HNF1B, HNF4A, IER3IP1, INS, INSR, KCNJ11, KLF11, NEUROD1, NEUROG3, NKX2-2, PAX4, PDX1, PTF1A, RFX6, SLC2A* y *ZFP57*
Diabetes MODY	Exoma dirigido a diabetes MODY (14 genes)	NGS	*ABCC8, APPL1, BLK, CEL, GCK, HNF1A, HNF1B, HNF4A, INS, KCNJ11, KLF11, NEUROD1, PAX4* y *PDX1*
Diabetes plus	Exoma dirigido a diabetes monogénicas y con susceptibilidad a desarrollo de diabetes (54 genes)	NGS	*GCK, HNF1A, HNF4A, KCNJ11, ABCC8, HNF1B, CEL, NEUROD1, INS, PDX1, RFX6, APPL1, PCBD1, PLAGL1, ZFP57, AKT2, CAV1, CIDEC, LIPE, LMNA, PLIN1, PPARG, AGPAT2, BSCL2, CAVIN1, INSR, PCNT, WRN, FBN1, KCNJ6, MFN2, MTX2, OTULIN, POLD1, PSMB8, ZMPSTE24, PAX6, MAFA, MANF, DUT, GATA4, GATA6, WFS1, CISD2, PPP1R15B, TRMT10A, DUT, DCAF17, ZBTB20, DNAJC3, DYRK1B, PIK3R1, PRKCE* y *SLC29A3*

MODY: *maturity-onset diabetes of the young*; NGS: secuenciación de nueva generación.

Tabla 18-8. Genes propuestos para estudios de MODY y de diabetes monogénicas

Genes	Fenotipo asociado
GCK	Hiperglucemia en ayunas persistente y leve desde el nacimiento
HNF1A, HNF4A	Formas comunes de MODY que pueden tratarse con sulfonilureas
KCNJ11, ABCC8	Formas comunes de MODY que pueden tratarse con sulfonilureas
HNF1B	Anomalías estructurales renales/urogenitales y diabetes
CEL	Diabetes y disfunción exocrina
NEUROD1, INS, PDX1, RFX6, APPL1	Formas raras, no sindrómicas y autosómicas dominantes de MODY
PCBD1, PLAGL1, ZFP57	Formas raras, no sindrómicas y autosómicas recesivas de MODY
AKT2, CAV1, CIDEC, LIPE, LMNA, PLIN1, PPARG	Lipodistrofia parcial, dislipidemia y resistencia a la insulina
AGPAT2, BSCL2, CAVIN1	Lipodistrofia generalizada congénita
INSR	Resistencia severa a la insulina sin lipodistrofia ni dislipidemia
PCNT	Resistencia grave a la insulina y enanismo primordial osteodisplásico microcefálico tipo II (MOPD2)
WRN	Resistencia grave a la insulina, progeria y cataratas
FBN1, KCNJ6, MFN2, MTX2, OTULIN, POLD1, PSMB8, ZMPSTE24	Lipodistrofia como parte de un síndrome monogénico
PAX6	Diabetes y aniridia
MAFA	Diabetes e insulinomatosis
MANF	Diabetes, hipotiroidismo, hipogonadismo, baja estatura, DI, obesidad, sordera, alta miopía, microcefalia y alopecia
DUT	Diabetes e insuficiencia de la médula ósea
GATA4, GATA6	Diabetes y malformaciones cardíacas
WFS1, CISD2	Síndrome de Wolfram (diabetes, atrofia óptica y sordera)
PPP1R15B, TRMT10A, DUT	Diabetes autosómica recesiva de inicio juvenil con microcefalia
DCAF17	Síndrome de Woodhouse Sakati (alopecia, hipogonadismo, discapacidad auditiva, diabetes, problemas de aprendizaje y manifestaciones extrapiramidales)
ZBTB20	Síndrome de Primrose (alta estatura, macrocefalia, discapacidad intelectual, alteración del comportamiento, rasgos faciales inusuales, diabetes, sordera, atrofia muscular progresiva y calcificaciones ectópicas)
DNAJC3	Diabetes autosómica recesiva de inicio juvenil con neurodegeneración central y periférica
DYRK1B	Diabetes y síndrome metabólico
PIK3R1, PRKCE	Diabetes y síndrome SHORT (talla baja, hiperextensibilidad, hernia, depresión ocular, anomalía de Rieger y retraso en la dentición)
SLC29A3	Síndrome H (hiperpigmentación, hipertricosis, hepatoesplenomegalia, anomalías cardíacas, pérdida auditiva, hipogonadismo, baja estatura e hiperglucemia) y síndrome PHID (hipertricosis pigmentada con diabetes insulinodependiente)

MODY: *maturity-onset diabetes of the young*.

sentan las características genéticas en las enfermedades. Se trata de un proceso dual que debe realizarse antes de iniciar un estudio (asesoramiento pretest) y tras la finalización del mismo (asesoramiento postest).

Asesoramiento genético pretest en estudios de diabetes monogénicas

El asesoramiento genético pretest tiene como objetivo proporcionar al paciente información detallada sobre el propósito de la prueba, una descripción actualizada de la sintomatología y de la evolución natural de la enfermedad, perspectivas de prevención o tratamiento tempranos (si están disponibles), patrón de herencia, riesgo en familiares, posibles opciones reproductivas, limitaciones de la prueba, beneficios, desventajas y posibles escenarios de resultados. Además, debe incluir información sobre la privacidad y la

confidencialidad de los resultados. Todos los ítems que debe contener una consulta de asesoramiento genético pretest se describen en la **tabla 18-9**. Esta información ha de realizarse de manera objetiva, imparcial y no coercitiva, de forma que el paciente pueda utilizar esta información para decidir de forma libre si quiere realizar los estudios genéticos propuestos.

Asesoramiento genético pretest en estudios de diabetes monogénicas

Uno de los principales objetivos del asesoramiento genético postest es ayudar al paciente a comprender y adaptarse a los resultados. Por ello, tanto el resultado como las opciones de tratamiento y estudios adicionales deben quedar suficientemente claras. Hay que valorar la necesidad de un seguimiento posterior con el asesor, con otros profesionales médicos, faci-

Tabla 18-9. Ítems que debe contener una consulta de asesoramiento genético pretest en MODY			
Paso	Ítem	Objetivo	Específico para MODY
1	Confirmación de la identidad del paciente	Garantizar la identidad del paciente	
2	Presentación y explicación del objetivo de la consulta	Aclarar los motivos de derivación a una consulta de asesoramiento genético	
3	Elaboración del árbol genealógico	Recogida de información familiar y búsqueda de antecedentes familiares de interés. Predice el modo de herencia y la probabilidad *a priori*	Se debe recoger toda la información clínica relevante (historia de DM, edad de aparición, IMC, pruebas bioquímicas, diagnósticos genéticos si existen...). Recoger al menos 4 generaciones
4	Explicar el tipo de estudio a realizar, tipo de muestra necesaria y procedimiento para su obtención	El paciente debe ser conocedor del tipo de estudio a realizar, su potencia, limitaciones y probabilidades *a priori*, así como la muestra necesaria y las condiciones de obtención (sangre, saliva, pelo, etc.)	El estudio de elección es el exoma dirigido. Generalmente, los protocolos incluyen el estudio por NGS de los 14 genes asociados a MODY, además de un cribado bioinformático que detectaría CNV (incluye el *HNF1B*)
5	Explicar posibles escenarios de resultados	Permite que el paciente sea consciente de los posibles resultados (informativos o no informativos). Permite evaluar las expectativas del paciente sobre el test genético	Los resultados posibles incluyen variantes benignas, probablemente benignas (resultado normal), de significado incierto (resultado no informativo y que requiere estudio en familiares), patogénicas o probablemente patogénicas (confirmarían el diagnóstico)
6	Informar de la aparición de posibles hallazgos incidentales	El paciente debe aceptar o no la información de hallazgos secundarios derivados del estudio	Siempre que se trabaja con exoma o genoma completo se deberían informar
7	Ofrecer y firmar el consentimiento informado	Como en cualquier prueba médica, el paciente debe otorgar su consentimiento libre e informado, que será ratificado por escrito por asesor y paciente	
8	Informar de plazos y mecanismos de comunicación de resultados	Permite conocer al paciente el proceso diagnóstico y alivia en parte su ansiedad por los resultados	Los plazos de respuesta dependerán del laboratorio, que deberá tenerlos perfectamente definidos e informar en caso de incumplimiento
9	Informe de consulta	Refleja la información de la consulta y debe estar disponible en la historia clínica del paciente para su consulta por parte de otros profesionales	

CNV: variación en el número de copias; DM: diabetes *mellitus*; IMC: índice de masa corporal; MODY: *maturity-onset diabetes of the young*; NGS: secuenciación de nueva generación.

litar el contacto con asociaciones de pacientes o proporcionar el apoyo psicológico necesario.

Otro aspecto importante es trabajar la comunicación familiar. Cuando se identifica una mutación, se abre la posibilidad a los estudios genéticos directos o predictivos. Hay que identificar primero a los familiares a los que se les puede ofrecer el estudio y, después, explorar cómo es la situación en cuanto a la comunicación familiar.

Todos los ítems que debe contener una consulta de asesoramiento genético postest se describen en la **tabla 18-10**.

MANEJO CLÍNICO DE LA DIABETES MODY BASADO EN GENOTIPO

La identificación de la causa genética subyacente en un paciente afectado de diabetes MODY tiene un impacto sig-

Tabla 18-10. Ítems que debe contener una consulta de asesoramiento genético postest en MODY			
Paso	**Ítem**	**Objetivo**	**Específico para MODY**
1	Explicar el motivo por el que se realizó el estudio y el tipo de test	Repasar con el paciente los motivos de solicitud del estudio genético	
2	Resultados del estudio	Explicar de forma clara y comprensible los resultados (ya sean informativos o no informativos) del estudio	Se deben explicar las variantes identificadas, su clasificación, cigosidad, así como la asociación de ese gen-enfermedad
3	Interpretación actual de las variantes identificadas	Estos resultados hacen referencia a este estudio y a la clasificación actual de las variantes indicadas	Se debe indicar que la clasificación de las variantes puede ser cambiante en el tiempo (especialmente en los casos de VSI)
4	Evaluación de una primera correlación genotipo/fenotipo	Permite establecer una asociación entre los hallazgos identificados y la enfermedad del paciente	Resultan importantes (si no se han evaluado en el pretest) los datos bioquímicos, IMC, parámetros de autoinmunidad, etc. disponibles
5	Limitaciones de la técnica	Especialmente importante en casos de resultados no informativos	Por ejemplo, en estudios de exoma dirigido, dado que se acota el estudio a un grupo concreto de genes, en caso de no informatividad, debe tenerse en cuenta que puede haber variantes en otros genes no estudiados o no detectables por esta metodología
6	Posibles hallazgos inesperados	Si se detectan y el paciente ha autorizado su información en el pretest, se deben comunicar siempre	
7	Estudios familiares/asesoramiento familiar	Es una parte esencial del asesoramiento. Se deben explicar modos de herencia, probabilidades *a priori* en familiares y riesgos de recidiva	Por lo general, en MODY el modo de herencia es AD y, dado que una identificación precoz puede ayudar a dirigir el tratamiento en caso de aparición de la enfermedad, se recomienda siempre estudios en familiares directos
8	Asesoramiento reproductivo	Se deben explorar las opciones, que serán diferentes en función de la variante identificada, la clasificación, la penetrancia de la enfermedad, los antecedentes familiares, los estudios en el ámbito público o privado, el acceso a técnicas de reproducción asistida, etcétera	El DGP se plantea en casos de diabetes graves de aparición precoz y diabetes sindrómicas. En el caso de diabetes asintomáticas como GCK-MODY, no está indicado
9	Seguimiento clínico	El seguimiento de complicaciones asociadas, tratamiento o manejo de los hallazgos incidentales corresponde a los especialistas correspondientes	En el caso de MODY, se debe recomendar seguimiento de las pautas marcadas por su endocrinólogo, tanto de control de complicaciones como de ajustes de tratamiento
10	Informe de consulta	Refleja la información de la consulta y debe estar disponible en la historia clínica del paciente para su consulta por parte de otros profesionales	

AD: autosómica dominante; DGP: diagnóstico genético preimplantacional; IMC: índice de masa corporal; MODY: *maturity-onset diabetes of the young*; VSI: variante de significado incierto.

nificativo en su manejo clínico y, por tanto, en su calidad de vida. Pueden evitarse tratamientos innecesarios en algunos pacientes (p. ej., los individuos con GCK-MODY) o cambiar el tratamiento en otros (como en individuos con HNF1A-MODY y HNF4A-MODY sustituir el uso de insulina por sulfonilureas orales). Además, aporta un elevado valor pronóstico y ayuda a prevenir y predecir comorbilidades y sirve de guía a los endocrinólogos para ajustar el cronograma y la frecuencia de las pruebas de detección de complicaciones debido al riesgo significativamente diferente de complicaciones entre las diferentes formas de MODY.

 Por tanto, la diabetes MODY se convierte en un excelente ejemplo de medicina de precisión, ya que el tratamiento se debe realizar de forma individualizada en cada paciente según su genotipo identificado (v. **Tabla 18-4**).

A continuación, se muestra un ejemplo de la importancia del genotipo en el manejo de diabetes monogénica.

TRATAMIENTO DE LA GCK-MODY

Los pacientes con GCK-MODY presentan una hiperglucemia leve y estable en el tiempo, con una secreción y regulación de la insulina intacta, por lo que no requieren terapia antihiperglucemiante. Únicamente se recomienda tratar a pacientes con GCK-MODY si hay coexistencia de DM1 o DM2, obesidad o en mujeres gestantes.

La ausencia de tratamiento no produce efectos significativos sobre el control glucémico (valores de hemoglobina glucosilada [HbA$_{1c}$] que oscilan entre el 5,6 y el 7,6 %), ni en el incremento de incidencia de enfermedades microvasculares y macrovasculares a largo plazo, en comparación con aquellos que sí reciben tratamiento. Las complicaciones a largo plazo en GCK-MODY son raras, y solo se ha demostrado un aumento en la prevalencia de retinopatía no proliferativa (también conocida como retinopatía de fondo) en comparación con controles sanos. Por ello, la única recomendación de seguimiento en pacientes con GCK-MODY es una revisión oftalmológica anual para la detección de retinopatía.

Aunque pueda parecer no apropiada la decisión de no tratar o de retirar el tratamiento con resultados de HbA1c superiores al 7 % (cifra por encima de la cual todas las guías de tratamiento de la diabetes considerada límite para evitar la aparición de complicaciones microvasculares), la evidencia actual que demuestra la ausencia de complicaciones microvasculares es muy sólida.

En mujeres gestantes portadoras de una variante patogénica en el gen *GCK*, o parejas de un varón afectado de GCK-MODY, las recomendaciones de tratamiento se basan en el genotipo fetal, conocido o inferido según el crecimiento intrauterino como se describe en la **tabla 18-11**.

No se recomiendan estudios prenatales únicamente con la intención de evaluar o no la presencia de una variante de *GCK* presente en los progenitores. No obstante, si se realizasen estudios genéticos prenatales por otras indicaciones, se considera útil el estudio de la variante patogénica en *GCK*.

Cuando el estudio genético no es posible (en la mayoría de las circunstancias), se recurre al método de inferencia, utilizando mediciones de la circunferencia abdominal en el segundo trimestre. Si la circunferencia abdominal fetal es superior al percentil 75, indica que el feto no ha heredado la variante patogénica materna en *GCK*.

Si el feto ha heredado la variante patógena materna de *GCK*, producirá cantidades normales de insulina y crecerá normalmente, por tanto las recomendaciones actuales no respaldan el uso de insulina en la madre.

Si el feto no ha heredado la variante patogénica materna, responderá a la hiperglucemia materna con una producción excesiva de insulina que dará como resultado un crecimiento excesivo. Si bien las recomendaciones actuales son tratar a la madre con insulina para disminuir el riesgo de macrosomía, los datos que respaldan estas recomendaciones son limitados. El control glucémico adecuado en este caso es un desafío, ya que las gestantes tienen glucemias en ayunas y posprandiales más elevadas, a pesar del tratamiento con insulina, debido a que la insulina exógena suprime la secreción de insulina endógena y se produce una contrarregulación. Como consecuencia, estas pacientes requieren dosis más elevadas de insulina a lo esperable.

Tabla 18-11. Recomendaciones para el manejo de gestaciones con probable GCK-MODY. Crecimiento fetal y manejo recomendado durante el embarazo

	Variante de *GCK* presente en el feto?[1]			
	Sí		No	
Fuente de la variante *GCK*	**Crecimiento fetal**	**Tratamiento**	**Crecimiento fetal[2]**	**Tratamiento**
Materna	Normal	Ninguno	Peso estimado al nacimiento > 700 g respecto a lo esperado	Se recomienda tratamiento con insulina. Se debe considerar el parto a las 38 semanas de gestación o con circunferencia abdominal > P75
Paterna o *de novo*	Peso estimado al nacimiento < 400 g (CIR)	Ninguno	Normal	Ninguno

[1] Cuando se desconoce el genotipo fetal, se puede inferir a partir de la circunferencia abdominal en la ecografía fetal del segundo trimestre.
[2] Evaluado mediante ecografía del segundo trimestre.
CIR: crecimiento intrauterino retardado; MODY: *maturity-onset diabetes of the young.*

Finalmente, si el feto hereda una variante patogénica paterna o tiene una variante patogénica *de novo* en *GCK*, tendrá una secreción reducida de insulina que conducirá a un menor peso al nacer.

Este ejemplo incide en la necesidad de una medicina de precisión en la diabetes, brindando un tratamiento individualizado a los pacientes basado en un diagnóstico preciso. Además, el diagnóstico de MODY en un paciente, a menudo, conlleva pruebas genéticas y diagnóstico de otros miembros de la familia, lo que supone un tratamiento más temprano de la diabetes en el resto de familiares.

En este sentido la ADA y la European Association for the Study of Diabetes (EASD) crearon, en el año 2018, una iniciativa de cooperación internacional llamada Precision Medicine in Diabetes Initiative (PMDI), que tiene como objetivo aprovechar la medicina de precisión para el diagnóstico, la prevención, el tratamiento, el pronóstico y el seguimiento de diabetes utilizando un enfoque basado en la evidencia. Se prevé que, según el cronograma previsto, en el año 2025 se publique la primera guía clínica de medicina de precisión en la diabetes.

PUNTOS CLAVE

- El correcto manejo de la diabetes MODY requiere de un equipo multidisciplinar y de protocolos clínicos establecidos.
- Ante sospecha de diabetes MODY, el diagnóstico genético es fundamental, ya que guiará los pasos de tratamiento y seguimiento de las complicaciones.

- Hay diferentes tipos y subtipos de MODY clasificados en función de la aparición y la evidencia científica disponible.
- Es fundamental realizar un asesoramiento genético completo en los estudios de MODY. Este asesoramiento debe ser pretest y postest.

BIBLIOGRAFÍA

Aarthy R, Aston-Mourney K, Mikocka-Walus A, et al. Clinical features, complications and treatment of rarer forms of maturity-onset diabetes of the young (MODY) - A review. J Diabetes Complications. 2021 Jan;35(1):107640.

Bonnefond A, Unnikrishnan R, Doria A, et al. Monogenic diabetes. Nat Rev Dis Primers. 2023 Mar 9;9(1):12.

Broome DT, Pantalone KM, Kashyap SR, Philipson LH. Approach to the Patient with MODY-Monogenic Diabetes. J Clin Endocrinol Metab. 2021 Jan 1;106(1):237-50.

Carmody D, Naylor RN, Bell CD, Berry S, Montgomery JT, Tadie EC, et al. GCK-MODY in the US National Monogenic Diabetes Registry: frequently misdiagnosed and unnecessarily treated. Acta Diabetol [Internet]. 2016;53(5):703–8. Available from: http://dx.doi.org/10.1007/s00592-016-0859-8

Chung WK, Erion K, Florez JC, et al. Precision Medicine in Diabetes: A Consensus Report From the American Diabetes Association (ADA) and the European Association for the Study of Diabetes (EASD). Diabetes Care. 2020 Jul;43(7):1617-35.

Estalella I, Rica I, Perez de Nanclares G, Bilbao JR, Vazquez JA, San Pedro JI, et al. Mutations in GCK and HNF-1alpha explain the majority of cases with clinical diagnosis of MODY in Spain. Clin Endocrinol (Oxf) [Internet]. 2007;67(4):538–46.

Naylor R, Knight Johnson A, del Gaudio D. Maturity-Onset Diabetes of the Young Overview. 2018 May 24. In: Adam MP, Everman DB, Mirzaa GM, et al., editors. GeneReviews® [Internet]. Seattle (WA): University of Washington, Seattle; 1993-2022. Disponible en: https://www.ncbi.nlm.nih.gov/books/NBK500456/

Nolan JJ, Kahkoska AR, Semnani-Azad Z, et al. ADA/EASD Precision Medicine in Diabetes Initiative: An International Perspective and Future Vision for Precision Medicine in Diabetes. Diabetes Care. 2022 Feb 1;45(2):261-6.

Schober E, Rami B, Grabert M, Thon A, Kapellen T, Reinehr T, et al. Phenotypical aspects of maturity-onset diabetes of the young (MODY diabetes) in comparison with Type 2 diabetes mellitus (T2DM) in children and adolescents: experience from a large multicentre database. Diabet Med [Internet]. 2009;26(5):466–73.

The American Diabetes Association (ADA) «Standards of Care in Diabetes» Classification and Diagnosis of Diabetes. Diabetes Care. 2023;46(Suppl. 1):S19-S40.

Tosur M, Philipson LH. Precision diabetes: Lessons learned from maturity-onset diabetes of the young (MODY). J Diabetes Investig. 2022 Sep;13(9): 1465-71.

Abordaje de las enfermedades neurodegenerativas hereditarias en el laboratorio de genética

19

S. Izquierdo Álvarez

OBJETIVOS

- Conocer los diferentes abordajes para el estudio genético de los pacientes que presentan una enfermedad neurodegenerativa.
- Exponer los aspectos clínicos y genéticos de las enfermedades neurodegenerativas, así como el solapamiento clínico y genético.
- Asociar los principales genes implicados en enfermedades neurodegenerativas y relacionar genotipo y fenotipo.
- Analizar las diferentes técnicas y metodologías disponibles en el laboratorio para el diagnóstico genético de las enfermedades neurodegenerativas hereditarias.
- Diseñar algoritmos y protocolos de actuación con pruebas genéticas de diferentes niveles en el diagnóstico genético de una enfermedad neurodegenerativa.
- Valorar las diferentes opciones de asesoramiento genético según los hallazgos en los estudios genéticos de las enfermedades neurodegenerativas.

INTRODUCCIÓN

Las enfermedades neurodegenerativas suponen un importante problema de salud en España. Se caracterizan por degeneración neuronal progresiva que puede causar la pérdida selectiva de neuronas en el sistema motor, sensitivo o cognitivo y afectar a ambos hemisferios cerebrales. Afectan a muchas personas en todo el mundo, especialmente a medida que se envejece. Es importante detectar y reconocer los síntomas tempranamente. Las enfermedades neurodegenerativas tienen un impacto significativo en pacientes, familias, cuidadores y sistemas de atención médica (**Fig. 19-1**).

Los estudios genéticos se convierten en una herramienta fundamental en el diagnóstico de un subgrupo de las enfer-

medades neurodegenerativas, ya que permiten alcanzar el diagnóstico definitivo y establecer el diagnóstico diferencial con otras entidades clínicas con signos y síntomas solapantes.

En este capítulo se van a tratar aquellas enfermedades neurodegenerativas más habituales abordadas en la práctica asistencial en los laboratorios de diagnóstico genético como son la enfermedad de Alzheimer (EA), la enfermedad de Parkinson (EP), la enfermedad de Huntington (EH), las demencias, en especial la demencia frontotemporal (DFT), la esclerosis lateral amiotrófica (ELA) y las ataxias espinocerebelosas (SCA), ya que son las que presentan cada vez mayor incidencia en España. La frecuencia en el incremento de casos en la población europea y en concreto en España de Alzheimer y Parkinson precoz, así como de ELA lleva a potenciar

Aumento del número de casos	Carga adicional para los sistemas de salud	Impacto económico sustancial
Con el aumento de la esperanza de vida, el número de personas afectadas por enfermedades neurodegenerativas también está en aumento	El aumento del número de casos representa una carga adicional para los sistemas de salud	Los costes asociados con el cuidado a largo plazo, el tratamiento médico y la pérdida de productividad laboral son significativos

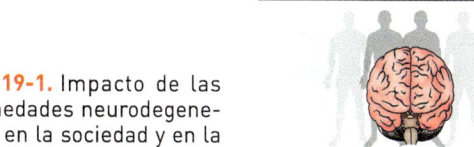 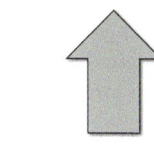 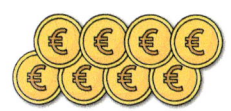

Figura 19-1. Impacto de las enfermedades neurodegenerativas en la sociedad y en la salud pública.

el papel de los laboratorios de genética para la confirmación del diagnóstico clínico, así como poder poner el «nombre y los apellidos» de la enfermedad que padece el paciente, lo que permitirá un adecuado asesoramiento genético no solo al paciente afectado de la enfermedad, sino también a sus familiares directos y ofrecer un tratamiento terapéutico más personalizado.

A lo largo de este capítulo se van a ir desglosando las diferentes enfermedades neurodegenerativas y su abordaje exponiendo las diferentes estrategias y metodologías a aplicar para el diagnóstico genético.

Enfermedad de Alzheimer

La EA es una enfermedad de origen neurodegenerativo crónico, progresivo y, hasta hoy, irreversible. Sus signos clínicos son compartidos con otras enfermedades como la demencia vascular, la demencia por EP, la demencia con cuerpos de Lewy (DCL) y la DFT, entre otras.

 El diagnóstico de la EA se realiza según criterios clínicos. Este diagnóstico debe ser confirmado por el estudio anatomopatológico del tejido cerebral realizado *post mortem*.

A día de hoy, el diagnóstico se realiza según criterios clínicos y las pruebas complementarias se solicitan con el objeto poder hacer un diagnóstico diferencial por descarte. De ahí deriva el problema del elevado porcentaje de diagnósticos de EA erróneos, en torno al 20 %, pues otras enfermedades comparten los síntomas.

Debería sospecharse de EA cuando se está ante un paciente de elevada edad con un inicio de los síntomas insidiosos que presente pérdidas de memoria progresivas, además de otro signo más de deterioro cognitivo. Hay un porcentaje de pacientes mal diagnosticados por solapamiento con otras enfermedades neurodegenerativas e, incluso, otras patologías.

El laboratorio clínico en el diagnóstico diferencial de la EA entra en juego desde los primeros estudios realizados por parte de atención primaria, como con las pruebas complementarias en las que se apoyan los neurólogos. Desde el inicio del proceso asistencial, ante un caso de deterioro cognitivo o demencia, hay que descartar escalonadamente las posibles etiologías. El laboratorio es capaz de detectar alteraciones metabólicas responsables de los síntomas de demencia, además de posible etiología infecciosa, por ingesta de tóxicos, demencia carencial, neoplásica, englobadas en el término de seudodemencias. Este término es empleado para nombrar todos esos casos de demencia con carácter reversible.

En las últimas décadas se han evaluado nuevos biomarcadores que permiten realizar un diagnóstico temprano y diferencial de la EA. Entre ellos han destacado los biomarcadores del líquido cefalorraquídeo (LCR), proteína β-amiloide 42, proteína tau total y proteína tau hiperfosforilada.

La EA de inicio juvenil es poco frecuente. Sin embargo, hay que considerarla en el diagnóstico diferencial del deterioro cognitivo progresivo en edades tempranas; los biomarcadores de imagen y LCR son decisivos y el estudio genético, confirmatorio.

 En torno al 20 % de diagnósticos de EA son erróneos.

En los últimos años se ha estudiado intensamente la implicación de la genética en la EA. Algunos estudios atribuyen a la genética hasta el 70 % del riesgo a padecer EA. Se han descubierto tres genes implicados en la forma de EA minoritaria, monogénica, hereditaria y de inicio precoz. Estos genes son la proteína precursora de amiloide (*APP*; MIM *104760), presenilina 1 (*PSEN1*; MIM *104311) y presenilina 2 (*PSEN2*; MIM *600759), implicados en la producción, agregación y aclaramiento aberrante de la proteína amiloide β. Esta forma familiar aparece en un porcentaje muy reducido, en torno al 1 % de los casos con EA y sigue un patrón de herencia autosómica dominante (AD). La forma más prevalente de la EA es la forma esporádica, de inicio tardío (en mayores de 65 años), en la que los estudios de asociación genética han implicado a distintos genes, con una penetrancia incompleta, como *APOE* (MIM *104760). Este gen codifica para una proteína, la apolipoproteína E, que participa en el aclaramiento de la proteína amiloide β. Hay tres polimorfismos: el alelo más frecuente entre la población caucásica es el E3. El alelo E4 presenta mayor riesgo asociado a la EA, al contrario que el alelo E2, que se ha establecido como factor protector. De cualquier modo, la forma esporádica de la EA se considera una enfermedad compleja en la que se da la interacción de factores de riesgo genéticos y ambientales que desencadenan una alteración de ciertos procesos biológicos que terminan produciendo la enfermedad.

La EA, en más del 99 % de los pacientes, aparece en inicio tardío, de forma esporádica y con un curso lento y progresivo. Este tipo de EA *late-onset* tiene un carácter poligénico y multifactorial. De forma minoritaria (< 1 %), hay formas de EA genéticas (monogénicas) caracterizadas por un inicio temprano (*early-onset*), normalmente antes de los 60 años, y que se transmiten con un modo de herencia AD. Se han identificado numerosos genes relacionados con la EA monogénica que intervienen en el procesamiento de la proteína precursora amiloide (PPA) (*NCST, APH1, PEN2, ADAM10* y *NEP*), limpieza de Aβ (*APOE, CR1* y *CLU*), endocitosis (*PICALM, BIN1, SORL1, CD2AP, EPHA1* y *CD33*), procesamiento lipídico (*CLU, SORL1* y *ABCA7*), respuesta inmunológica (*TREM2, CR1, CLU, ABCA7, CD33* y *EPHA1*) y fosforilación de la proteína tau (*GSKβ, CDK5* y *TTBK1*).

Habitualmente, la metodología de elección para los estudios genéticos de la enfermedad de Alzheimer es la secuenciación masiva (*next generation sequencing* [NGS]) mediante los *targeted panels* y exomas clínicos dirigidos (filtrando por los genes asociados a EA), como primera prueba diagnóstica que permite la detección de variantes patogénicas (VP) y variantes probablemente patogénicas (VPP), así como cribado de variaciones en el número de copias (CNV). Además, se usa la técnica *Multiplex Ligation Dependent Probe Amplification*, amplificación de sondas dependientes de ligandos múltiples (MLPA), para detectar deleciones/duplicaciones en dichos genes asociados y también se detectan CNV mediante el *array* de hibridación genómica comparada (aCGH).

Otras demencias neurodegenerativas diferentes de la enfermedad de Alzheimer: demencia frontotemporal, demencia con cuerpos de Lewy y demencia vascular (CADASIL)

La demencia está fuertemente asociada con la edad y, en los individuos más jóvenes, suele estar vinculada a trastornos genéticos. La incidencia y la prevalencia de la demencia aumentan exponencialmente a partir de los 75 años en los países desarrollados. Aunque la demencia es una entidad sindrómica, hay distintos subtipos de demencia que difieren en su etiología, forma de presentación, curso clínico y trastornos asociados. La EA es el subtipo más frecuente y representa el 60-80 % de todos los casos, seguida de la demencia vascular y de otras demencias neurodegenerativas como la demencia con cuerpos de Lewy, el complejo demencia-Parkinson y la demencia frontotemporal (DFT) con unas frecuencias relativas superiores al 5 %.

Demencia frontotemporal

La DFT engloba un conjunto de trastornos neurodegenerativos heterogéneos caracterizados por la degeneración progresiva de los lóbulos frontales o temporales del cerebro. Estas regiones desempeñan un papel fundamental en la modulación de la personalidad y la conducta, la toma de decisiones, el procesamiento de las emociones y el lenguaje. Los síntomas asociados varían en función del grado de afectación de estas dos áreas cerebrales, y se puede diferenciar entre una variante comportamental de la DFT (afectación principal de los lóbulos frontales) y las variantes del lenguaje (afectación principal de los lóbulos temporales), denominadas afasia progresiva primaria variante no fluida/agramática y afasia progresiva primaria variante semántica. Es la causa de demencia más frecuente en menores de 65 años. Se estima que constituye, aproximadamente, el 15 % del total de demencias degenerativas primarias, lo que la sitúa como la tercera causa de demencia. Afecta por igual a ambos sexos y, aunque los casos son principalmente esporádicos, alrededor del 40 % de los pacientes tienen familiares afectados y se detecta en el 15 % de ellos la implicación de genes asociados a un patrón de herencia AD.

En general, la DFT afecta a la personalidad, a la conducta y al lenguaje (sintaxis y fluencia) y menos a la memoria que la EA. Por lo general, las habilidades motoras están conservadas, aunque algunos pacientes desarrollan enfermedad de las neuronas motoras con atrofia muscular generalizada, debilidad, fasciculaciones, síntomas bulbares (p. ej., disfagia, distonía y dificultad para masticar) y aumento del riesgo de neumonía aspirativa y muerte temprana.

El primer objetivo en el diagnóstico de la DFT será descartar causas secundarias de deterioro cognitivo y alteraciones del comportamiento. Se recomienda para ello realizar la determinación de un hemograma, vitamina B$_{12}$, ácido fólico, glucosa, hormonas tiroideas, función hepática y renal y en los pacientes más jóvenes está indicado realizar analíticas que descarten enfermedades autoinmunitarias. También debe descartarse la presencia de tóxicos (metales pesados) y drogas ilícitas o causas infecciosas, como la sífilis y el virus de la inmunodeficiencia humana (VIH). Es posible un diagnóstico diferencial con la EA al presentar en este caso mayores concentraciones de p-tau y de t-tau y concentraciones menores de Aβ1-42 en comparación con los pacientes con DFT.

> **!** La primera prueba de elección para el diagnóstico genético de la DFT es la realización de una *triplet repeat primed*-reacción en cadena de la polimerasa (TP-PCR) para la detección del hexanucleótido GGG-GCC en el gen *C9orf72*. La segunda prueba suele ser un exoma dirigido seleccionando los genes asociados a DFT.

Debido al importante componente genético de la DFT, se recomienda realizar test genéticos tanto a pacientes sintomáticos como a familiares de primer grado de pacientes con la enfermedad, y es necesario un correcto asesoramiento genético y la existencia de sistemas de apoyo para ayudar a afrontar los resultados. La mayoría de las DFT heredables están atribuidas a VP de herencia AD en tres genes: *GRN*, *MAPT* y *C9orf72*. El gen *C9orf72* parece ser la causa genética más frecuente, y se relaciona con el 25 % de los casos familiares de degeneración del lóbulo frontotemporal, seguida de *GRN* y *MAPT*, responsables cada uno de ellos del 5-20 % de todos los casos de DFT heredable. La expansión de un hexanucleótido GGGGCC (guanina-guanina-guanina-guanina-citosina-citosina) no codificante en el gen *C9orf72* (se considera patológico expansiones en un alelo de más de 60 repeticiones) es la causa más común de DFT heredable y ELA en el mundo.

> **!** En los últimos años, se ha relacionado la aparición de DFT con mutaciones con herencia AD en los siguientes genes: *VCP*, *CHMP2B*, *TARDBP*, *FUS*, *SQSTM1*, *CHCHD10*, *TBK1*, *OPTN*, *CCNF* y *TIA1*. Sumados, todos ellos se asociarían al 5 % de todos los casos de DFT.

Las VP en el gen *MAPT* tienen penetrancia completa en la mayoría de los casos, las mutaciones en los genes *GRN* y *C9orf72* tienen una penetrancia asociada a la edad y se han descrito algunos pacientes sin síntomas a edades superiores a los 80 años con variantes patogénicas en estos genes.

El gen *TMEM106B* se ha descrito como un modificador genético de los genes *GRN* y *C9orf72*, y se relaciona la presencia del alelo de riesgo con menor edad de inicio de síntomas.

Demencia con cuerpos de Lewy

La DCL se denomina así por el depósito cerebral anómalo de proteína sináptica α-sinucleína, unas inclusiones proteicas redondas y lisas llamadas cuerpos de Lewy que se observan en las neuronas del cerebro afectado. Los cuerpos de Lewy se distribuyen por toda la corteza cerebral en proceso de degeneración y en la zona profunda del cerebro medio o del tronco encefálico. Se debe sospechar DCL si aparece la tríada de síntomas que define la enfermedad: deterioro cognitivo fluctuante, presencia de parkinsonismo y alucinaciones visuales bien estructuradas y recurrentes.

> El diagnóstico de la DCL se basa en los datos obtenidos en la anamnesis, la exploración neurológica y la valoración neuropsicológica.

Aunque está claro que hay una contribución genética en la aparición de la DCL y que hay diferentes marcadores genéticos, el conocimiento de los genes centrales involucrados sigue siendo limitado. Entre los genes con implicación en el depósito anormal de cuerpos de Lewy y DCL se encuentran *SNCA, SNCB, SNCG, APP, PSEN1, PSEN2* y *MAPT*. Además, se ha descrito susceptibilidad a padecer DCL si se portan mutaciones en los genes *APOE* y *GBA* de la glucocerebrosidasa. También se recomienda el estudio de algunos genes relacionados con la EP, como los genes *PARK1* y *PARK8*, así como *CYP2D6, LRRK2* y *PRNP*.

Demencia vascular (CADASIL)

A diferencia de la EA, que presenta un deterioro gradual y progresivo, en la demencia vascular el curso de la enfermedad puede ser escalonado, con empeoramientos bruscos, como consecuencia de la aparición de nuevos episodios vasculares cerebrales, y en comparación con la primera, la demencia vascular tiende a causar pérdida de memoria más adelante y a afectar a la función ejecutiva en primer lugar.

Además, los síntomas pueden variar dependiendo de la localización de los infartos. La pérdida cognitiva puede ser focal. Por ejemplo, la memoria a corto plazo puede estar menos afectada que en otras demencias y los pacientes pueden retener más aspectos de la función mental. Por tanto, pueden estar más conscientes de su déficit y la depresión puede ser más frecuente que en otras demencias.

Los factores genéticos también pueden tener cierto papel, pero aparte de los trastornos raros como el CADASIL, asociado a mutaciones en el gen *NOTCH3*, se conocen pocos genes de riesgo específicos.

> Mutaciones en el gen *NOTCH3* se han relacionado con otros aspectos clínicos de la demencia vascular como el papel de los modificadores de la enfermedad, los factores de resistencia y la respuesta terapéutica a las intervenciones farmacológicas.

Esclerosis lateral amiotrófica

La ELA es una EN que afecta al sistema nervioso central y se caracteriza por la pérdida progresiva y selectiva de las neuronas motoras de la corteza cerebral (neuronas motoras superiores), tronco encefálico y médula espinal (neuronas motoras inferiores).

En la ELA se observa una importante variabilidad pronóstica atendiendo a diferentes formas de progresión que se relaciona en muchos casos con mutaciones genéticas concretas.

> • Generalmente, afecta a personas con edades comprendidas entre los 40 y los 70 años, de forma similar a hombres y a mujeres, aunque suele haber mayor incidencia masculina entre los pacientes más jóvenes y femenina entre los mayores de 60 años.
> • La prevalencia estimada es de entre dos y cinco casos por 100.000 habitantes.

Mayoritariamente, la ELA se considera una patología de aparición esporádica, ya que el 90-95 % de los casos aparece sin ningún factor de riesgo asociado y no presenta una historia familiar previa de la enfermedad, pero hay un 5-10 % de los casos de ELA que son heredados, ya que se han asociado a mutaciones conocidas para esta patología. El patrón de herencia es, en la mayoría de las variantes, AD, aunque hay casos de herencia autosómica recesiva (AR) que aparecen mayoritariamente en las formas juveniles de ELA. Hay que considerar la dificultad para identificar a los pacientes con ELA familiar y no confundirlos con ELA esporádica, ya que, por una parte, las familias hoy en día tienden a ser de pocos miembros y, además, hay que considerar que la penetrancia de las mutaciones puede no ser total. Hay que tener en cuenta que dentro de los casos heredados hay un porcentaje que también se relaciona con otra patología neurodegenerativa, la DFT.

Respecto a la ELA, se han detectado más de 20 genes implicados en la aparición de esta patología (en la reciente actualización de cartera de servicios genómica, presentada el 23 de enero de 2024 por el Ministerio de Sanidad y Consumo, para el estudio genético de ELA se han indicado 101 genes asociados a esta enfermedad), aunque son las mutaciones de cuatro genes (*SOD1, TARDBP, FUS* y *C9orf72*) las que causan más del 50 % de los casos familiares. En la actualidad siguen los estudios para seguir detectando nuevos vínculos genéticos con la ELA.

Las mutaciones que más frecuentemente se detectan en pacientes con ELA familiar se localizan en:

• El gen *SOD1*, que codifica para la enzima superóxido dismutasa dependiente de cobre y zinc, situada en el citoplasma celular. Hay descritas más de 100 mutaciones distintas en este gen. Sobre el 20 % de los casos de ELA familiar se asocian a estas mutaciones, mientras que solo aparece en el 2 % de las ELA supuestamente esporádicas. Las mutaciones en este gen son, en la mayoría de los casos, esporádicas en la región codificante. La mutación *SOD1 D90A* se asocia a una mayor supervivencia, mientras que la mutación *SOD1 A4V* es responsable de una forma más agresiva de ELA y está asociada a menor supervivencia. El patrón de herencia puede ser tanto AD como AR.

• El gen *C9orf72*: la expansión del hexanucleótido GGG-GCC en el intrón 1 de este gen del cromosoma 9 es la variación que se encuentra con más frecuencia en pacientes con ELA. Está descrita en el 39 % de los casos familiares y en el 7 % de los esporádicos en la población europea. Sin embargo, esta expansión tiene casi nula prevalencia en población de origen japonés y de origen chino, por lo que los porcentajes globales se estiman en el 25 % de pacientes con ELA familiar. Es también la variación más frecuente en pacientes con DFT. El rango normal no supera las 20 repeticiones de este hexanucleótido, mientras que en los pacientes de ELA y DFT se detectan de cientos a miles de repeticiones. En una misma familia, con la misma variante genética, unos individuos pueden desarrollar ELA y otros DFT. El gen *C9orf72* está asociado a un patrón de herencia AD.

- En el gen *TARDBP*, que codifica para la proteína TDP-43 (proteína de unión al ADN de respuesta transactiva de 43 kDa) es una proteína multifuncional de unión a ADN y ARN involucrada en expresión y regulación de genes y en la estabilidad de estos ácidos nucleicos. También está implicada en procesos de regulación de micro-ARN y en procesos de maduración y *splicing* del ARN. Se asocia al 5 % de las formas de ELA familiar, aunque también se han observado mutaciones en menos del 1 % de casos esporádicos. El gen *TARDBP* está asociado a un patrón de herencia AD.

- En el gen *FUS,* que codifica para la proteína fusionada en sarcoma/traducida en liposarcoma, que al igual que la TDP-43 está involucrado en expresión y regulación génica. La afectación es del 5 % en pacientes con ELA familiar y del 1 % en pacientes con ELA esporádicos. Las mutaciones en este gen se asocian a algunas formas más agresivas de ELA, incluyendo aquellos pacientes con un comienzo más temprano de la enfermedad, en los que aparecen los primeros síntomas durante la adolescencia. El gen *FUS* está asociado a un patrón de herencia AD.

En el estudio genético se emplean diversas metodologías como la NGS, exomas-paneles dirigidos a los genes asociados a ELA, secuenciación Sanger o MLPA y aCGH. Hay que tener en cuenta que el 4 % de los pacientes portan variantes en más de un gen, lo que complica la interpretación clínica de los análisis genéticos en estos pacientes.

La presencia de la expansión del hexanucleótido GGG-GCC en el gen *C9orf72* en miembros de una misma familia puede aparecer en forma de dos entidades clínicas diferentes: ELA y DFT.

Enfermedad de Parkinson precoz

La EP es un trastorno neurodegenerativo de carácter progresivo y crónico. Constituye, tras la EA, la segunda EN más frecuente. Los signos más típicos de la enfermedad son la ausencia sustancial de movimiento, rigidez, temblor en reposo, inestabilidad postural, disartria y bradicinesia.

El envejecimiento es el factor de riesgo más importante para desarrollarla, suele manifestarse, por lo general, en torno a los 60 años, aunque hay casos de inicio más temprano, alrededor de los 40 años. La prevalencia en la población general es del 0,3 % y alcanza el 1 % en mayores de 60 años y llega al 3 % en torno a los 80 años, con una incidencia que oscila entre 0,08 y 0,18 por 1.000 personas/año.

La EP es más frecuente en hombres que en mujeres, en una relación de 1,5-2, probablemente debido al efecto protector que ejercen los estrógenos. La etiología de la EP es desconocida, y se trata de una patología compleja y multifactorial en la que factores ambientales y genéticos desempeñan un papel muy importante.

El diagnóstico es fundamentalmente clínico debido a que no hay marcadores bioquímicos ni radiológicos específicos de la enfermedad. Los que más se solicitan son hemograma, bioquímica sérica, función tiroidea y, en ocasiones, vitamina B_{12} y serología de sífilis. En jóvenes o individuos con rasgos atípicos se incluye el cribado de la enfermedad de Wilson mediante el estudio del metabolismo del cobre. El diagnóstico clásico de la enfermedad se basa principalmente en criterios de sospecha clínica, antecedentes familiares y respuesta al tratamiento antiparkinsoniano.

Las causas genéticas constituyen alrededor del 5-10 % de los casos, sobre todo en pacientes jóvenes alrededor de los 40 años. Gracias a los avances en genética molecular, implementación de exomas y genomas se han identificado numerosas mutaciones y polimorfismos en varios genes relacionados con la EP. Muchos han sido implicados como causales o como factores de susceptibilidad para desarrollar la enfermedad.

La EP monogénica puede transmitirse de forma AD, AR o excepcionalmente, ligada al cromosoma X. La EP de inicio temprano se caracteriza por la aparición temprana (< 40 años) de temblor, rigidez y bradicinesia. Se relaciona con una herencia AR y se han descrito variantes patogénicas en los genes *PINK1, PRKN* y *DJ1.*

La EP de inicio tardío debuta a partir de los 50 años y se acompaña de temblor en reposo, bradicinesia, alteración de la marcha y caídas, principalmente. La transmisión es AD y se relaciona con los genes *SNCA, LRRK2, GBA* y *VPS35.*

El Parkinson juvenil es una forma poco frecuente de la enfermedad que aparece en la infancia o adolescencia antes de los 20 años. Presenta una herencia AR y se han descrito alteraciones en los genes *ATP13A2, PLA2G6, DNAJC6, FBX07, SPG11, SPG15* y *SYNJ1.*

En la actualidad, las pruebas genéticas se realizan en un porcentaje limitado de casos en los que haya sospecha de enfermedad con herencia mendeliana basándose en los antecedentes familiares y en criterios clínicos como la edad de aparición. El diagnóstico genético se basa en la detección de VP en los genes asociados. En familias en las que hay un diagnóstico molecular confirmado mediante la identificación de una VP relacionada con la EP en un miembro de la familia se realiza la secuenciación Sanger. La NGS permite detectar mutaciones esporádicas, así como deleciones o duplicaciones en el conjunto de genes analizados relacionados con la enfermedad. La sensibilidad diagnóstica y los genes incluidos en estos paneles pueden variar según el laboratorio. A menudo, se utilizan paneles que incluyen genes relacionados con otras EN y se van actualizando a medida que avanza la investigación científica. En el Parkinson juvenil, los genes *PARK2, PINK1* y *DJ1* son los que se encuentran con mayor frecuencia tanto en la EP familiar como esporádica. En los casos de inicio temprano e inicio tardío, los genes *PARK2, PINK1* y *DJ1* se asocian a casos de EP familiar de herencia AR y los genes

LRRK2 y *SCNA* a EP familiar con herencia AD, mientras que en los casos esporádicos es raro encontrar VP.

Aproximadamente, entre el 3 % y el 10 % de todos los casos de EP presentan VP en los genes *LRRK2* y *GBA*. El gen *GBA* se ha relacionado con la enfermedad de Gaucher. Sin embargo, aunque no es considerado una causa monogénica de EP, pacientes que portan una VP en heterocigosis presentan mayor riesgo de padecer la enfermedad, especialmente en judíos askenazíes.

> ! Solo una pequeña parte de los pacientes son derivados para la realización de pruebas de diagnóstico y asesoramiento genético, ya que solo se realizan en casos en los que haya una clara historia familiar de EP, con varios familiares de primer grado afectados.

Ataxias cerebelosas hereditarias

Las ataxias son un grupo heterogéneo de enfermedades neurológicas caracterizadas por pérdida del equilibrio, progresiva descoordinación de la marcha, disartria y alteraciones de los movimientos oculares. Las ataxias de herencia AD se denominan SCA y ataxias episódicas, con inicio en la edad adulta. Las ataxias de herencia AR engloban un grupo importante de patologías, de entre las cuales la más frecuente es la ataxia de Friedreich, de inicio en la infancia generalmente. Los pacientes con SCA6 presentan una ataxia cerebelosa principalmente pura. Los pacientes con SCA1, SCA2 y SCA3 presentan una afectación variable del sistema piramidal y extrapiramidal y del sistema nervioso periférico. Los pacientes con SCA7 presentan una característica degeneración retiniana. Los estudios moleculares pueden ser enfocados teniendo en cuenta los principales síntomas asociados. Sin embargo, en raras ocasiones la clínica dirige a una determinada SCA. La ataxia cerebelosa y la degeneración del cerebelo están presentes en gran parte de estas patologías, pero hay un gran solapamiento clínico que dificulta su diagnóstico.

Las ataxias cerebelosas hereditarias son un grupo complejo de trastornos neurodegenerativos caracterizados por ataxia progresiva de la marcha y las extremidades, asociada de forma variable a oftalmoplejía, signos piramidales (hipertonía e hiperreflexia) y extrapiramidales (movimientos anormales tipo temblor o corea), demencia, retinopatía pigmentaria y neuropatía periférica. La patogenia de las ataxias cerebelosas se basa en el deterioro funcional del cerebelo y sus vías de comunicación con otras estructuras intracraneales como el tronco encefálico o la médula espinal. Hay distintas causas posibles para las ataxias cerebelosas, pero, si se atiene exclusivamente a aquellas de origen genético, se pueden clasificar en tres grupos:

- Ataxia de herencia AD: actualmente se conocen 47 tipos y se añaden a esta categoría la atrofia dentato-rubro-pálido-luisiana (DRPLA) y las ataxias episódicas asociadas a canalopatías.
- Ataxia de herencia AR: ataxia de Friedreich, ataxia-telangiectasia, ataxia con apraxia oculomotora tipos 1 (AOA1) y 2 (AOA2), ataxia espástica de Charlevoix-Saguenay, el síndrome de Joubert y el síndrome de ataxia cerebelosa con neuropatía y arreflexia vestibular bilateral (CANVAS).
- Ataxia de herencia ligada al cromosoma X: síndrome de temblor/ataxia asociado al X frágil (FXTAS).
- Ataxias asociadas a enfermedades mitocondriales: neuropatía, ataxia y retinitis pigmentosa (NARP), encefalomiopatía mitocondrial, acidosis láctica con ataques episódicos (MELAS) y epilepsia mioclónica con fibras rojas rotas (MERF).

Las VP detectadas en los pacientes con ataxia más frecuentemente son las expansiones de repeticiones de nucleótidos en tándem, pero también variantes esporádicas (cambio de sentido o *missense*, de terminación, pequeñas inserciones o deleciones, *indels* o grandes duplicaciones/deleciones). Las expansiones de nucleótidos en tándem se pueden localizar en la región codificante de diferentes genes con herencia AD, y las más frecuentes son las SCA1, SCA2, SCA3, SCA6 y SCA7, o bien expansiones en la región no codificante con herencia AD o AR como la ataxia de Friedreich de herencia AR. Según el número de repeticiones específicos en cada patología, puede haber:

- Alelos normales (por debajo de un número de repeticiones) en individuos sanos.
- Alelos normales mutables (con un número de repeticiones por encima de alelos normales y por debajo de patológicos) en individuos sin manifestaciones clínicas. En sucesivas generaciones el número de repeticiones puede aumentar por tratarse de alelos inestables.
- Alelos patológicos (superiores a un determinado número de repeticiones) en pacientes con ataxia.

Por tratarse de alelos inestables, en sucesivas generaciones el número de repeticiones puede aumentar y puede haber un inicio de síntomas en edad más temprana y mayor gravedad de la enfermedad. Esto es lo que se denomina fenómeno de anticipación génica. Principalmente, ocurre en los SCA2 y SCA7, que pueden incluso iniciarse, en algunos casos, en la infancia. El enfoque diagnóstico de las ataxias suele iniciarse con el cribado de las principales expansiones de nucleótidos. En el caso de pacientes con ataxia de inicio en edad adulta y herencia AD, se iniciará con el estudio de las ataxias SCA1 con expansiones citosina-adenina-guanina (CAG) en el gen *ATXN1*, SCA2 en *ATXN2*, SCA3 en *ATXN3*, SCA6 en *CACNA1A* y SCA7 en *ATXN7* que codifican para regiones ricas en poliglutaminas.

> ! El fenómeno de anticipación no es igual en todas las SCA producidas por expansiones de repeticiones CAG en regiones codificantes. Así, en SCA7 el fenómeno de anticipación es muy llamativo e incluso produce manifestaciones clínicas en recién nacidos.

Ataxias espinocerebelosas causadas por expansiones citosina-adenina-guanina en regiones codificantes

El triplete CAG codifica para el aminoácido glutamina y su expansión da lugar a una repetición del aminoácido en la proteína para la que codifica. Por eso también reciben el nombre de enfermedades poliglutamina (poliQ). Se producen por este mecanismo la SCA1, SCA2, SCA3/MJD, SCA6, SCA7, SCA17 y DRPLA. Para cada una de estas SCA, el gen causante es diferente. Las SCA causadas por expansión de repeticiones de CAG son las ataxias dominantes más frecuentes y mejor conocidas y suponen casi la mitad de los casos en todo el mundo. Una característica común de las SCA causadas por expansiones de repeticiones CAG es que se ponen de manifiesto cuando el número de tripletes CAG supera un determinado umbral que es diferente en función del gen afectado, pero que habitualmente se encuentra en 37-40 repeticiones CAG a partir de las cuales se expresa la enfermedad. El tamaño de la expansión de las repeticiones influye en la variabilidad fenotípica. Por lo general, las expansiones más grandes causan enfermedades más graves y de aparición temprana y, por el contrario, expansiones más pequeñas causan enfermedades de menor gravedad e inicio más tardío.

Ataxias espinocerebelosas causadas por expansiones citosina-adenina-guanina en regiones no codificantes

En las ataxias espinocerebelosas causadas por expansiones citosina-adenina-guanina en regiones no codificantes se incluyen la SCA8, SCA10, SCA12, SCA31 y SCA36. El mecanismo patogénico de cómo la expansión en una región no codificante provoca la patología no está claro.

Ataxias espinocerebelosas causadas por variantes convencionales

Las variantes convencionales son duplicaciones, deleciones, inserciones, mutaciones de cambio de sentido, etc., que codifican para proteínas del citoesqueleto, proteínas de canales iónicos, proteínas cinasas, factores de crecimiento de fibroblastos, etc. Hoy en día se conocen al menos siete: SCA5, SCA11, SCA13, SCA14, SCA15/16, SCA20, SCA27 y SCA28. En este grupo, los genes implicados participan en diferentes vías celulares y se espera que el número de SCA de este grupo vaya aumentando a medida que las nuevas tecnologías permitan conocer más defectos genéticos causantes de las SCA.

Dado que estas expansiones actualmente no se detectan mediante NGS, el estudio molecular inicial consiste en amplificación por PCR y análisis del tamaño de los fragmentos. Para detectar grandes expansiones se requerirá la técnica TP-PCR, ya que normalmente no se detectan las grandes expansiones por la PCR convencional. La TP-PCR es necesaria en los casos en los que se detecte un solo alelo en la PCR y los análisis de los fragmentos para detectar la presencia de un alelo expandido o bien confirmar la presencia de un alelo en homocigosis. También se pueden utilizar otras técnicas como el *Southern blot* o *long-PCR*. La secuenciación del genoma mediante secuencias largas es posible que en un futuro permita detectar tanto expansiones como variantes esporádicas con una única técnica molecular. En el caso de no detectar la variante causal en un paciente en este primer estudio de expansión de tripletes, se continúa el análisis mediante NGS

(paneles-exomas dirigidos). A pesar de los grandes avances, muchas familias se quedan sin confirmación genética.

Enfermedad de Huntington y coreas hereditarias

Las coreas hereditarias constituyen un grupo variado de enfermedades raras. La causa más frecuente de corea hereditaria es la EH, con una prevalencia agrupada de 4,88 por 100.000 habitantes. Sin embargo, una vez descartada genéticamente esta, hay que enfrentarse a un verdadero reto diagnóstico. Dentro de las coreas hereditarias no huntingtonianas, hay enfermedades muy parecidas a la EH (fenocopias) tanto por sus manifestaciones clínicas (corea, alteraciones psiquiátricas y deterioro cognitivo) como por el patrón de herencia AD. Por otro lado, existe otro grupo de trastornos hereditarios que no se consideran fenocopias de la EH, pero que son típicamente coreicos y, por último, hay otras enfermedades hereditarias que pueden cursar con corea, pero en las que la corea no es la clínica predominante.

 Las coreas hereditarias constituyen un grupo amplio de enfermedades entre las que destaca la EH.

La tríada clásica de síntomas en la EH comprende cambios de personalidad, corea y deterioro cognitivo. Suele iniciarse en la edad adulta (35-50 años), aunque hay casos descritos de inicio en niños y en edades avanzadas, incluso por encima de los 80 años de edad. Esta variabilidad depende básicamente del tamaño de la expansión del defecto genético, de forma que cuanto mayor es el número de repeticiones CAG, más precoz es la edad de inicio. La corea se define como movimientos involuntarios, breves, aleatorios, que pueden afectar a cualquier grupo muscular, fluyendo de forma impredecible de una parte del cuerpo a otra, y es el trastorno de movimiento principal que se encuentra presente en el 90 % de los pacientes. Sin embargo, es muy habitual que las personas con EH asocien otros trastornos del movimiento como parkinsonismo (rigidez y enlentecimiento motor), posturas distónicas, tics y alteración de la marcha y del equilibrio. De hecho, en fases avanzadas de la enfermedad el cuadro motor está dominado por la presencia de parkinsonismo y posturas distónicas generalizadas. Cabe destacar que la EH de inicio infantil suele manifestarse con enlentecimiento y rigidez más que con corea y pueden asociar crisis epilépticas, que son muy raras en los casos de inicio en la edad adulta. Los síntomas psiquiátricos son frecuentes (50-98 %) y pueden presentarse antes del inicio de los síntomas motores. Las personas con EH suelen presentar trastorno afectivo y de conducta (irritabilidad, suspicacia, impulsividad, agresividad, promiscuidad sexual, apatía, desinhibición social y sexual o abuso de tóxicos). La depresión es un problema común y conduce a un elevado porcentaje de suicidio (si se compara con la población general). Los trastornos psicóticos tipo esquizofreniforme suelen ser menos prevalentes (3-5 %). A nivel cognitivo, las personas con EH pueden presentar ya en fases iniciales disfunción ejecutiva que evoluciona hacia un estado de demencia con la evolución de la enfermedad.

La mayoría de los pacientes afectados de EH suelen llegar a tener dependencia en la vida diaria, lo que da lugar a que requieran cuidado a tiempo completo y, finalmente, cuando el cuadro clínico se agrava, la muerte. La causa más común de fallecimiento de estos pacientes es la neumonía, seguida del suicidio. El tiempo medio de supervivencia después del inicio de los primeros síntomas es de 15 a 18 años (rango de 5 a >25 años) y la edad promedio de fallecimiento se sitúa en torno a los 55 años.

El síndrome asociado a mutaciones en el gen *C9orf72* puede ser clínicamente indistinguible de una EH (seudo-Huntington). Sin embargo, la alteración genética puede dar lugar a diversos fenotipos que se manifiestan de forma esporádica o familiar con un patrón de herencia AD con penetrancia incompleta. La presentación clínica más común consiste en una variante conductual de DFT. Además, la mutación representa hasta el 50-60% de los casos de ELA familiar y hasta el 10% de los casos de ELA esporádicos. La expansión en el gen *C9orf72* es la primera causa que debería descartarse en un paciente con clínica sugestiva de EH y estudio genético negativo, especialmente si hay datos sobreañadidos de afectación de motoneurona superior (hiperreflexia, espasticidad y signo de Babinski).

 En relación con la expansión en *C9orf72*, es la primera causa que debería descartarse en un paciente con clínica sugestiva de enfermedad de Huntington y estudio genético negativo.

La SCA17 presenta una variabilidad fenotípica interfamiliar e intrafamiliar que combina ataxia, demencia, alteraciones psiquiátricas, corea, parkinsonismo, distonía, signos piramidales y epilepsia en varios grados, por lo que, en algunos casos, puede manifestarse como una fenocopia de la EH. La DRPLA es otra ataxia espinocerebelosa en la que se han descrito tres fenotipos clínicos. En la edad adulta puede presentarse como un cuadro atáxico (lo más habitual) o una fenocopia de la EH. En cambio, en las formas de inicio infantojuvenil, el fenotipo asocia epilepsia, mioclonías y deterioro cognitivo. Las formas infantojuveniles son las que presentan mayor número de repeticiones CAG, mientras que no hay diferencias significativas en el número de repeticiones ni en la edad de inicio entre las formas atáxicas y las coreicas (**Tabla 19-1**).

Ante un paciente con corea y alteraciones cognitivas o psiquiátricas, la primera enfermedad a descartar será la EH. A pesar de que es una enfermedad con herencia AD, no siempre hay antecedentes familiares y esto puede deberse a diferentes motivos: falsa paternidad, mutación *de novo* (expansión en estado premutado o alelo de baja penetrancia en progenitores) o el fallecimiento del progenitor antes de presentar los síntomas. El diagnóstico definitivo de la EH consiste en la demostración de una expansión de tripletes CAG en el primer exón del gen de la huntingtina (*HTT*), situado en el brazo corto del cromosoma 4p16.3. Cuando la mutación se hereda por vía paterna, el riesgo de amplificación se incrementa de forma notable y puede dar lugar a un fenómeno de anticipación genética. Por ello, las formas juveniles suelen heredarse por vía paterna, debido a la inestabilidad y la amplificación producida durante la espermatogénesis de la repetición CAG, y se caracterizan por la presencia de expansiones de

gran tamaño (media de 65 repeticiones), mientras que en las formas tardías el defecto genético suele estar en el rango de baja penetrancia o en los límites inferiores del rango patológico (40-42 repeticiones). La mayoría de las veces, los niños con enfermedad de inicio juvenil heredan el alelo expandido vía paterna, aunque, en ocasiones, lo pueden heredar por vía materna. Las grandes amplificaciones (amplificación de >7 repeticiones CAG del progenitor a la descendencia) se producen casi exclusivamente a través del padre y >70% de las formas juveniles de EH heredan la enfermedad por vía paterna. Es importante realizar asesoramiento genético previo a la realización del test (**Tabla 19-2**).

- La EH es la corea hereditaria más frecuente.
- La EH se caracteriza por movimientos involuntarios, alteraciones psiquiátricas y de la conducta y deterioro cognitivo.
- Para realizar un diagnóstico de certeza en la mayoría de las coreas genéticas es necesario confirmar la mutación mediante estudio genético.

Los métodos para la detección de la expansión del triplete CAG en la EH son, habitualmente, la PCR fluorescente, la TP-PCR o el *Southern blot*, este último ya en desuso. El método de detección empleado en muchos laboratorios se basa en una amplificación mediante PCR utilizando sondas específicas de la región donde se encuentra la secuencia de repetición de trinucleótidos CAG (exón 1 del gen *HTT*) seguida de detección fluorescente en un analizador de fragmentos de ADN. Se utiliza también un marcador de peso molecular, imprescindible para detectar con exactitud el número de repeticiones del triplete CAG. Una vez que se tiene el tamaño de los productos de PCR, este se transforma a número de repeticiones del triplete CAG utilizando factores de conversión de movilidad y tamaño. La presencia de polimorfismos dentro del propio tracto CAG o su región adyacente puede dar lugar a una cuantificación incorrecta del tamaño de los alelos. El tamaño de la secuencia repetida CCG puede variar entre 7 y 12, y está situada en el extremo 3´ de tracto CAG. Además, un pequeño porcentaje de individuos presenta un polimorfismo (deleción del triplete CAA que se encuentra seguido del tracto CAG) que impediría la hibridación del cebador a la secuencia de interés homóloga, lo que da lugar a un fallo de amplificación y una aparente homocigosidad alélica. Más raramente se ha descrito un polimorfismo por sustitución de A por C en el segmento de 12 pb entre los tractos CAG y CCG que puede dar lugar a una cuantificación errónea de la longitud del segmento CAG.

Para el resto de coreas hereditarias, los estudios genéticos se fundamentan en PCR fluorescente, TP-PCR, *long*-PCR para la detección de expansiones y NGS (paneles-exomas dirigidos a genes asociados) para la detección de variantes concretas.

En los individuos con estudio presintomático/predictivo que ya conocen la EH, es mejor no demorar el resultado del estudio genético, puesto que se crea ansiedad y trastorno emocional ante la necesidad de conocerlo. El abordaje de la información y de los resultados del estudio genético, cuando estos son positivos, es necesario que sea a través de un equipo

Tabla 19-1. Síndromes y enfermedades hereditarias a considerar en el diagnóstico diferencial de la enfermedad de Huntington

Síndrome/enfermedad	Gen	MH	Características clínicas que se superponen con EH	Características clínicas que difieren de EH
Demencia frontotemporal y esclerosis lateral	C9orf72	AD	• Trastornos del movimiento • Demencia • Trastornos psiquiátricos	• Mioclonías • Temblor • Tortícolis
Enfermedad similar a Huntington de tipo 1 (HDL1)	PRNP	AD	Una amplia variedad de características clínicas que se superponen con EH	• Inicio temprano • Progresión lenta
Enfermedad similar a Huntington de tipo 2 (HLD2)	JPH3	AD	Clínicamente indistinguible de EH	Prevalencia más elevada en individuos de ascendencia africana
Corea-acantocitosis	VPS13A	AR	• Trastorno de movimiento progresivo • Cambios progresivos cognitivos y de comportamiento	• Miopatía, CK ↑ en suero • Acantocitosis • Convulsiones • Edad media de aparición ~ 30 años
Síndrome de neuroacantocitosis de McLeod	XK	XLR	• Deterioro cognitivo • Síntomas psiquiátricos	Acantocitosis, hemólisis compensada, fenotipo de McLeod
Ataxia espinocerebelosa de tipo 17 (SCA17)	TBP	AD	• Corea • Demencia • Trastornos psiquiátricos	La ataxia cerebelosa es el trastorno de movimiento prominente
Atrofia dentato-rubro-pálido-luisiana (DRPLA)	ATN1	AD	• Trastornos progresivos del movimiento y demencia • Trastornos psiquiátricos	Las ataxias y las mioclonías son trastornos del movimiento importantes
Corea benigna hereditaria	NKX2-1	AD	Corea	• Corea no progresiva • No asociada a demencia
Ataxia cerebelosa hereditaria	Varios genes	AD AR XLR	Trastorno del movimiento	Signos prominentes del cerebelo y del tracto largo
Enfermedad de Creutzfeldt-Jacob familiar	PRNP	AD	• Habitualmente de inicio tardío • Demencia progresiva • Trastornos del movimiento • Cambios de comportamiento • Síntomas psiquiátricos	• Progresión más rápida • El mioclono es un movimiento involuntario prominente
Enfermedad de Alzheimer familiar de inicio temprano	APP PSEN1 PSEN2	AD	Demencia	No hay trastornos del movimiento
Demencia frontotemporal familiar con parkinsonismo-17	MAPT	AD	Inicio tardío, trastornos progresivos del movimiento, demencia, cambios de comportamiento, trastornos psiquiátricos	Sin corea

AD: autosómica dominante; AR: autosómica recesiva; CK: creatina cinasa; EH: enfermedad de Huntington; MH: modo de herencia; XLR: recesiva ligada al cromosoma X.

multidisciplinar integrado idealmente por neurólogo-psicólogo o psiquiatra-genetista.

Estudios genéticos de enfermedades neurodegenerativas: metodologías

Hay diferentes metodologías para el abordaje de los estudios genéticos de EN. En los últimos años la implementación de la NGS en los laboratorios de genética molecular ha permitido el descubrimiento de nuevos genes y variantes en ellos que apoyan la causalidad del contexto clínico de las EN. El diagnóstico genético mediante secuenciación masiva se puede realizar con diferentes enfoques. Por un lado, mediante la utilización de paneles dirigidos a las patologías que incluyan los genes asociados a ellas. Estos paneles habrá que actualizarlos periódicamente incorporando en la captura los genes recientemente asociados a la patología. Por otro lado, se puede utilizar exoma o exoma clínico y analizar la ventana de genes asociados a la patología. Esta ventana de genes se debe establecer incluyendo los genes con evidencia científica asociados a la EN. Una forma de establecer la ventana de genes es la utilización de los términos *Human Phenotype Ontology* (HPO) que van a proporcionar los genes asociados a la clínica que presenta un paciente. Si este análisis de ventana no permite confirmar el diagnóstico genético, al haber utilizado un exoma

Tabla 19-2. Interpretación de los resultados según el tipo de test predictivo/presintomático, prenatal y preimplantacional o diagnóstico

Número de CAG	Test diagnóstico	Test predictivo/presintomático/ prenatal y preimplantacional	Implicaciones para los miembros de la familia
Normal: 6-26	Diagnóstico no confirmado o diagnóstico de EH excluido	No desarrollará EH	No aumenta el riesgo de sufrir EH
Alelos de la zona intermedia: 27-35	Diagnóstico no confirmado o diagnóstico de EH excluido[1]	No desarrollará EH[2]	Aumenta el riesgo para tener EH (porcentaje bajo, < 10 %)
Alelos de penetrancia incompleta: 36-39	Diagnóstico de EH confirmado	Podrá o no desarrollar EH en rango de penetrancia reducida	Aumenta el riesgo de sufrir EH
Alelos de penetrancia completa: ≥ 40	Diagnóstico de EH confirmado	Desarrollará EH	Aumenta el riesgo de sufrir EH

CAG: citosina-adenina-guanina; EH: enfermedad de Huntington.
[1] En las zonas más próximas al final del intervalo se debería indicar «diagnóstico de EH muy poco probable».
[2] En las zonas más próximas al final del intervalo, se debería indicar «es muy poco probable que el paciente desarrolle EH».

se va a poder ampliar el análisis realizando el análisis de todos los genes incluido en el exoma, bien sean los genes del exoma clínico (solo los genes OMIM, > 6.000) o bien todos los genes en el exoma completo (alrededor de más de 23.000 genes). El análisis genético va a ser más sencillo y el rendimiento diagnóstico mayor con la realización de un exoma en trío (afectado y progenitores), si bien en muchas EN esto no es posible, ya que el individuo empieza a manifestar la clínica a partir de la quinta década de la vida, lo que implica que no siempre es posible disponer de los progenitores para estudio y extracción de sangre.

Y, por último, la utilización de un genoma va a permitir estudiar las regiones codificantes y no codificantes, no solo las regiones codificantes como es el caso del exoma. Actualmente, los genomas no están incorporados en la sistemática asistencial, sino que se emplean principalmente en investigación. Sin embargo, la secuenciación del genoma mediante secuencias largas es posible que en un futuro permita detectar variantes codificantes y no codificantes y en una única técnica molecular se detectarán tanto expansiones, CNV, como variantes concretas. De esta forma, en un futuro no muy lejano el genoma puede que se convierta en una herramienta metodológica «ideal» para el abordaje de las EN.

Actualmente, se recomienda el estudio de exoma en trío (paciente y progenitores), si es posible, ante un contexto clínico «solapante» para varias EN, puesto que aumenta el rendimiento diagnóstico con respecto a los paneles/exomas dirigidos en los que pueden no estar incluidos los últimos genes identificados. La interpretación de variantes es una de las complicaciones del exoma, pero el abordaje en trío facilita su interpretación, aunque va a surgir un mayor número de hallazgos incidentales/secundarios (hallazgos no asociados al objetivo previsto del test genético). El análisis del exoma mediante ventanas virtuales es un enfoque que va a permitir disminuir estos hallazgos incidentales y siempre se puede ampliar la ventana e, incluso, el estudio del exoma completo.

La identificación de la VP causal en un paciente es fundamental para un correcto y definitivo diagnóstico y proporcionar un asesoramiento a la familia. En el caso de estudio de VP en presintomáticos, como en el caso de familiares de afectados de alguna EN (EH, ELA, EA, EP precoz, etc.), se recomienda una

evaluación psicológica del paciente en la que se evaluará si está preparado para recibir la información, y realizar el estudio molecular en dos muestras independientes, para garantizar la fiabilidad del resultado. La secuenciación Sanger se reserva para el estudio de segregación de variantes detectadas en el caso índice familiar o en casos muy dirigidos con una sospecha en un gen concreto.

Es importante realizar asesoramiento genético previo a la realización del test y es recomendable disponer de un equipo multidisciplinar para hacer frente a las implicaciones que tendría un resultado positivo de una EN para el paciente y su entorno.

Para el fenotipado clínico exhaustivo de un paciente es fundamental realizar una descripción detallada de los signos y síntomas observables, el modo de inicio, el curso clínico y la respuesta al tratamiento que caracteriza su enfermedad. La realización de exomas filtrado por términos de la ontología del fenotipo humano (HPO) también es clave en el diagnóstico genético de las EN. La HPO pretende globalizar el uso de una terminología en todo el mundo, para que todos los especialistas clínicos fenotipen a sus pacientes de manera similar. La HPO se ha desarrollado utilizando bibliografía médica, es decir, que obtiene sus datos a partir de fuentes como OrphaNet, DECIPHER y OMIM, y está compuesta de tres elementos básicos: los términos, las anotaciones de fenotipo-enfermedad y los algoritmos que calculan sobre ellos.

Realizar un fenotipado clínico profundo y riguroso de un individuo afectado de una enfermedad neurológica consiste en llevar a cabo una descripción detallada de los signos y síntomas observables, el modo de inicio, el curso clínico y la respuesta al tratamiento que caracteriza su EN. Estandarizar la terminología para definir los fenotipos homogenizará la información recogida en los ensayos clínicos, lo que puede incrementar notablemente su eficiencia.

En la **figura 19-2**, se resumen las principales metodologías, técnicas que se pueden aplicar en los laboratorios de genética clínica para el abordaje de las EN.

> **!** No existe actualmente una técnica única para el diagnóstico de las EN y, en ocasiones, para el diagnóstico de una EN es necesario realizar diferentes metodologías, TP-PCR, NGS, MLPA, aCGH, etcétera.

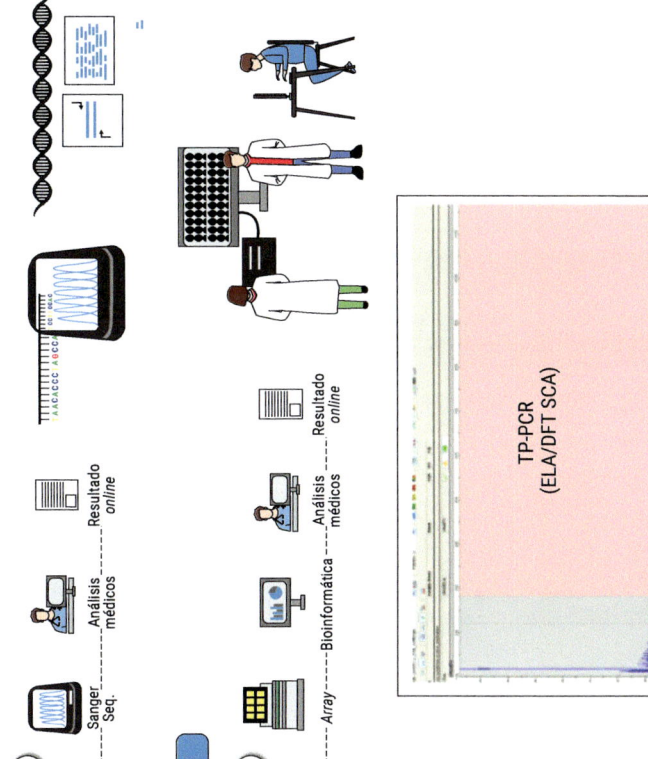

Figura 19-2. Principales técnicas para el abordaje de las enfermedades neurodegenerativas.
DFT: demencia frontotemporal; ELA: esclerosis lateral amiotrófica; MLPA: amplificación de sondas dependientes de ligandos múltiples; NGS: secuenciación de nueva generación; masiva; TP-PCR: *triplet repeat primed*-reacción en cadena de la polimerasa; SCA: ataxias espinocerebelosas; WES: secuenciación del exoma completo; WGS: secuenciación del genoma completo.

Según el tipo de EN y su base genética más frecuente, se aplicará como prueba de primera elección una metodología u otra. Es importante que los laboratorios establezcan sus propios algoritmos para la realización del estudio genético de las EN y que se tengan en cuenta las principales ventajas y limitaciones a la hora de aplicar una técnica u otra (**Tabla 19-3**).

El 23 de enero de 2024 el Ministerio de Sanidad publicó el catálogo de pruebas genéticas en España, en el que están definidos los estudios genéticos que se deben ofrecer a cualquier paciente atendido en los centros del Sistema Nacional de Salud en el abordaje de estas EN.

 La confirmación diagnóstica con el estudio genético es fundamental y va a permitir un adecuado asesoramiento familiar.

Tabla 19-3. Comparación de los diferentes métodos empleados en el estudio genético de enfermedades neurodegenerativas

Método	Mutaciones esporádicas	Mutaciones esporádicas raras	CNV	Expansión de repeticiones	Sensibilidad analítica	Especificidad analítica	Tiempo de respuesta	Coste
aCGH			X		Media	Media	Medio	Medio
PCR dirigida	X	X		X	↑	↑	↓	↓
Secuenciación de Sanger	X	X		X	↑	↑	Medio	Medio
Southern blot o MLPA			X	X	↑	↑	↑	↓
Paneles NGS dirigidos	X	X			Media		Medio	Medio
WES/WGS	X	X	X		↓	↓	↑	↑

aCGH: *array* de hibridación genómica comparada; CNV: variación en el número de copias; MLPA: amplificación múltiple de sondas ligadas; NGS: secuenciación de nueva generación; PCR: reacción en cadena de la polimerasa; WES: secuenciación de exoma completo; WGS: secuenciación del genoma completo.

PUNTOS CLAVE

- **Las enfermedades neurodegenerativas son trastornos que causan un deterioro progresivo del sistema nervioso. Entre las más habituales que se estudian genéticamente se encuentran la enfermedad de Alzheimer, enfermedad de Parkinson, la esclerosis lateral amiotrófica (ELA) y la enfermedad de Huntington.**
- **La implementación de la secuenciación masiva NGS ha supuesto un gran avance en el descubrimiento de nuevos genes y variantes que apoyarían la causalidad de las enfermedades neurodegenerativas.**

- No hay una única técnica que aplicar en el abordaje del estudio genético de las principales enfermedades neurodegenerativas.
- El diagnóstico o la confirmación genética de una enfermedad neurodegenerativa puede ayudar no solo a poner «nombre y apellidos» al contexto clínico del paciente, y ayudar al manejo terapéutico, sino que ayuda a poder detectar otros casos en la familia y erradicar la enfermedad en las siguientes generaciones a través de un adecuado asesoramiento genético y reproductivo.

BIBLIOGRAFÍA

Dewan R, Chia R Ding J, Hickman RA, et al. Pathogenic Huntingtin Repeat Expansions in Patients with Frontotemporal Dementia and Amyotrophic Lateral Sclerosis. Neuron. 2021 Feb 3;109(3):448-460.e4.

Findlay Black H, Wright GEB, Collins JA, et al. Frequency of the loss of CAA interruption in the *HTT* CAG tract and implications for Huntington disease in the reduced penetrance range. Genet Med. 2020;22:2108-13.

Goldman JS, Rademakers R, Huey ED, et al. An algorithm for genetic testing of frontotemporal lobar degeneration. Neurology. 2011;76(5):475-83.

Gorno-Tempini ML, Hillis A, Weintraub S, et al. Classification of primary progressive aphasia and its variants. Neurology. 2011;76:1006-14.

Gupta AS. Digital Phenotyping in Clinical Neurology. Semin Neurol. 2022;42(1):48-59.

Höglinger GU, Respondek G, Starnelou M, et al. Diagnosis of Supranuclear Palsy: The Movement Disorder Society Criteria. Mov Disord. 2017;32(6):853-64.

Hoogmartens J, Cacace R, Van Broeckhoven C. Insight into the genetic etiology of Alzheimer's disease: A comprehensive review of the role of rare variants. Alzheimer's Dement. 2021;13(1):e12155.

Kasten M, Hartmann C, Hampf J, et al. Mov Disord. Genotype-Phenotype Relations for the Parkinson's Disease Genes Parkin, PINK1, DJ1: MDSGene Systematic Review. 2018;33(5):730-41.

Lee A, Gilbert RM. Epidemiology of Parkinson Disease. Neurologic Clinics. 2016;34(4):955-65.

Losekoot M, Van Belzen MJ, Seneca S, et al. EMQN/CMGS best practice guidelines for the molecular genetic testing of Huntinton disease. Eur J Hum Genet. 2013;21:480-6.

Migliore S, Jankovic J, Squitieri F. Genetic counselling in Huntington's disease: potential new challenges on horizon? Front Neurol. 2019 Apr 30;10:453.

Ng KP, Richard-Devantoy S, Bertrand JA, et al. Dominantly Inherited Alzheimer Network. Suicidal ideation is common in autosomal dominant Alzheimer's disease at-risk persons. Int J Geriatr Psychiatry. 2020;35(1):60-8.

Niemann N, Jankovic J. Juveline Parkinsonism: Differential diagnosis, genetics, and treatment. Parkinsonism Relat Disord. 2019;67:74-89.

Puschmann A. New Genes Causing Hereditary Parkinson's Disease or Parkinsonism. Curr Neurol Neurosci Rep. 2017;17(9):66.

Rascovsky K, Hodges JR, Knopman D, et al. Sensitivity of revised diagnostic criteria for the behavioural variant of frontotemporal dementia. Brain. 2011;134(Pt 9):2456-77.

Savitt D, Jankovic J. Clinical phenotype in carriers of intermediate alleles in the Huntington gene. J Neurol Sci. 2019;402:57-61.

Serrano-Pozo A, Das S, Hyman BT. APOE and Alzheimer's disease: advances in genetics, pathophysiology, and therapeutic approaches. Lancet Neurol. 2021;20(1):68-80.

Shefner, J M, Al-Chalabi A, Baker MR, et al. A Proposal for New Diagnostic Criteria for ALS. Clin. Neurophysiol. Off J Int Fed Clin Neurophysiol. 2020;131:1975-8.

Sienes Bailo P, Lahoz R, Sánchez Marín JP, et al. Incidence of Huntington disease in a northeastern Spanish region: a 13-year retrospective study at tertiary care centre. BMC Med Genet. 2020;21:233.

Sociedad Española de Neurología. Guía oficial de práctica clínica en demencias. Guías diagnósticas y terapéuticas de la Sociedad Española de Neurología 2018. Ediciones SEN; 2018.

Thoma Q, Coarelli G, Heinzmann A, et al. Questioning the causality of HTT CAG- repeat expansions in FTG/ALS. Neuron. 2021;109(12): 1945-6.

Turner, MR. Diagnosing ALS: The Gold Coast Criteria and the Role of EMG. Pract Neurol. 2022;22, 176-8.

Wilczewski CM, Obasohan J, Paschall JE, et al. Genotype first: Clinical genomics research through a reverse phenotyping approach. Am J Hum Gen. 2023;110(1):3-12.

Zhang PL, Chen Y, Zhang CH, et al. Genetics of Parkinson's disease and related disorders. J Med Genet. 2018;55(2):73-80.

Cardiopatía y genética

20

A. Amor Salamanca y J. P. Ochoa Folmer

OBJETIVOS

- Definir qué son las cardiopatías hereditarias.
- Conocer cuáles son las principales enfermedades englobadas en este término y explicar sus características comunes.
- Enumerar los tipos de patrones de herencia principales en cardiopatías familiares, conceptos de penetrancia y expresividad.
- Explicar la utilidad del estudio genético en las cardiopatías familiares.
- Conocer las principales técnicas genéticas usadas en cardiopatías familiares y seleccionar el tipo de estudio más apropiado para cada una de ellas.

INTRODUCCIÓN. CARDIOPATÍAS FAMILIARES, DEFINICIÓN Y CARACTERÍSTICAS PRINCIPALES

Es importante conocer a qué se refiere este término:

 Las cardiopatías familiares son un grupo de enfermedades que afectan al corazón y los grandes vasos y que tienen en común estar causadas por alteraciones genéticas. Entre ellas se incluyen las miocardiopatías, las canalopatías y los síndromes vasculares aórticos. Además, también se pueden añadir a este grupo las enfermedades hereditarias que afectan al metabolismo del colesterol por su relación directa con la cardiopatía isquémica, una de las enfermedades cardíacas más prevalentes y causa principal de morbilidad y mortalidad en los países desarrollados.

Dentro de cada subgrupo hay patologías específicas que se enumeran a continuación (Tabla 20-1):

- **Miocardiopatías:**
  - Miocardiopatía hipertrófica (MCH).
  - Miocardiopatía dilatada (MCD).
  - Miocardiopatía arritmogénica (MCA).
  - Miocardiopatía restrictiva (MCR).
  - Miocardiopatía no compactada (MCNC).
- **Canalopatías:**
  - Síndrome de QT largo (SQTL) y síndrome de QT corto (SQTC).
  - Síndrome de Brugada.
  - Taquicardia ventricular polimórfica catecolaminérgica (TVPC).
- **Enfermedades con afectación aórtica/vascular:**
  - Síndrome de Marfan.
  - Síndrome de Loeys-Dietz.
  - Síndrome de Ehlers-Danlos.
  - Aneurisma/disección de la aorta torácica familiar.
- **Dislipemias/aterosclerosis precoz**
  - Hipercolesterolemia familiar.
  - Hiperlipemia combinada e hipertrigliceridemias.
  - Diabetes de tipo 2 de inicio juvenil (MODY).
  - Hipolipemias.
  - Lipodistrofias.

Tabla 20-1. Cardiopatías familiares o enfermedades cardíacas hereditarias

Miocardiopatías	Canalopatías/muerte súbita	Enfermedades aórticas/ cardiopatías congénitas	Dislipemias/aterosclerosis precoz
• Miocardiopatía hipertrófica • Miocardiopatía dilatada • Miocardiopatía restrictiva • Miocardiopatía arritmogénica	• Síndrome de QT largo/corto • Síndrome de Brugada • Taquicardia ventricular polimorfa catecolaminérgica • Muerte súbita en jóvenes/deportistas	• Sindrómicos: síndromes de Marfan, Loeys-Dietz, Ehlers-Danlos, etc. • TAAD • Cardiopatías congénitas (CIV, CIA, tetralogía de Fallot, etc.)	• Hipercolesterolemia familiar • Hiperlipemia combinada, hipertrigliceridemias • MODY • Hipolipemias • Lipodistrofias

La tabla muestra las principales entidades cardiológicas en las que se acepta una etiología genética, es decir, no serían explicadas por condiciones de carga anormales, por enfermedades ambientales (víricas, tóxicos [OH, quimioterapia, etc.]) o fármacos en caso de canalopatías.
CIA: comunicación interauricular; CIV: comunicación interventricular; MODY: *maturity-onset diabetes of the young*; TAAD: disección de la aorta torácica familiar.

Las cardiopatías familiares tienen características comunes que condicionan un abordaje clínico particular:

- Este grupo de patologías explica una proporción importante de los casos de muerte súbita en individuos menores de 35 años.
- Son clínicamente muy heterogéneas, lo que dificulta su diagnóstico, principalmente en etapas incipientes, y representan un desafío para realizar una correcta estratificación de riesgo.
- Tienen una base genética, lo que se traduce en la posibilidad de identificar a otros familiares en riesgo de desarrollar la enfermedad. Esto posiciona al estudio genético como una prueba complementaria relevante y hace necesaria la evaluación clínica familiar. Nunca se debe olvidar que las cardiopatías familiares hereditarias obedecen a una causa genética y, por tanto, transmisible a la descendencia: cuando se evalúa a un paciente con una cardiopatía familiar, no solo le está evaluando a él, sino a toda su familia.

EPIDEMIOLOGÍA DE LAS CARDIOPATÍAS FAMILIARES

En el ámbito de las enfermedades cardíacas hereditarias, la genética desempeña un papel fundamental, con más de 500 genes identificados implicados en su desarrollo. La prevalencia de estas patologías varía ampliamente, y se sitúa entre 1 caso por cada 250 y 1 caso por cada 1.000.000 de personas, según la enfermedad (Tabla 20-2). Aunque es difícil establecer cuál es la prevalencia en conjunto de todas

las cardiopatías familiares, probablemente se encuentre cerca de 1 en 300 en la población general. Cabe destacar que las estimaciones de prevalencia muestran una significativa variabilidad entre diferentes poblaciones, grupos étnicos y rangos de edad.

El continuo avance en la supervivencia y la capacidad diagnóstica de estas enfermedades sugiere un aumento proyectado en su prevalencia en los próximos años. En el contexto de la muerte súbita, una realidad que afecta a aproximadamente 30.000 personas al año en España, se observa que entre el 85 % y el 90 % de los casos en adultos tienen origen cardíaco (si bien no todos tienen origen genético).

Las miocardiopatías y las canalopatías son identificadas como causas relevantes de muertes súbitas cardíacas (MSC), contribuyendo hasta en el 15-20 % de los casos evaluados. En particular, las miocardiopatías solas representan un porcentaje significativo y fluctúan entre el 10 % y el 15 % de las MSC. Cobran mayor importancia en sujetos jóvenes (< 40 años), ya que después de esta edad la patología que predomina como causa es el infarto agudo de miocardio, asociada a la enfermedad coronaria.

Se estima teóricamente que alrededor de 330.000 individuos en España se ven afectados por cardiopatías hereditarias.

En función de la incidencia, se calcula que hay acceso a unas 20.000 pruebas genéticas anuales en el país, tanto a nivel interno como externo. Estas cifras destacan la relevancia y la necesidad de avanzar en el conocimiento y el diagnóstico de estas enfermedades, respaldados por el análisis genético de vanguardia.

Tabla 20-2. Epidemiología de las cardiopatías hereditarias

Enfermedad	Prevalencia*	Número de casos (estimado) en España**
Miocardiopatía hipertrófica	1/350	137.000
Miocardiopatía dilatada	1/1.000***	48.000
Miocardiopatía restrictiva	Muy rara[1]	1.000
Miocardiopatía arritmogénica	1/5.000***	9.400
Miocardiopatía no compactada	Rara[1]	5.000
RASopatías	1-1.000/1-2.500	25.000
Síndrome de Brugada	1/2.000	23.500
Síndrome de QT largo	1/2.500	23.500
Síndrome de QT corto	Excepcional[1]	150
Taquicardia ventricular polimórfica catecolaminérgica	1/10.000	4.700
Trastornos de la conducción cardíaca	Desconocida	
Fibrilación auricular familiar	Desconocida	
Patologías aórticas, vasculares y del tejido conectivo	1/2.000	23.500
Cardiopatías congénitas	3/1.000 (variable)	115.000

*Documentos de consenso específicos. **Datos del INE 47 millones habitantes. ***Posiblemente infraestimada. [1]Se desconoce la prevalencia de la misma.

TÉCNICAS GENÉTICAS USADAS EN CARDIOPATÍAS FAMILIARES

Este capítulo se centra en las formas monogénicas de enfermedad, aquellas que siguen los patrones de herencia mendelianos en las que las mutaciones en un solo gen son suficientes para producirlas. Cabe mencionar que también hay enfermedades que son poligénicas, o sea producidas por la sumatoria de variantes en diferentes genes (un ejemplo clásico son algunos tipos de dislipemias).

En las últimas dos décadas se ha producido una revolución tecnológica en los métodos de secuenciación que ha permitido el acercamiento de los estudios genéticos a la práctica clínica, especialmente con la llegada de la secuenciación masiva en paralelo (*next generation sequencing* o NGS) (**Fig. 20-1**). Por este motivo, este es el método que domina el manejo de estas enfermedades, ya sea mediante la realización de paneles de captura específicos para cada patología o exomas dirigidos focalizando el análisis en paneles virtuales. La realización de tríos de exomas (o el genoma) queda para algunos casos particulares de difícil diagnóstico. Otras técnicas, como la secuenciación Sanger, la amplificación múltiple de sondas ligadas (MLPA) y el *array* han quedado relegadas a confirmaciones de variantes o variación en el número de copias (*copy number variations* o CNV) detectadas en estudios NGS o para el abordaje inicial de algunas patologías concretas (como las cardiopatías congénitas).

La cardiología no ha quedado exenta de este gran avance y la principal utilidad se observa en las cardiopatías familiares. En este capítulo se aborda la utilidad clínica práctica del estudio genético en este grupo de patologías cardiovasculares.

Como se ha comentado, el conocimiento en el campo de la genética avanza a pasos agigantados, y muy especialmente en las enfermedades humanas. No hace falta más que mirar un poco a la historia. En el año 1990 se publicó la primera mutación causal de miocardiopatía hipertrófica en humanos en el gen de la β-miosina (*MYH7*), y para el año 2003 ya se había secuenciado el genoma humano de forma completa. El proyecto Genoma Humano demandó 13 años de colaboración entre varios países y casi 3.000 millones de dólares. Hoy, mediante las nuevas técnicas de secuenciación masiva en paralelo se puede secuenciar el genoma de cualquier persona en 24 horas, por un coste inferior a 1.000 dólares (**Fig. 20-2**).

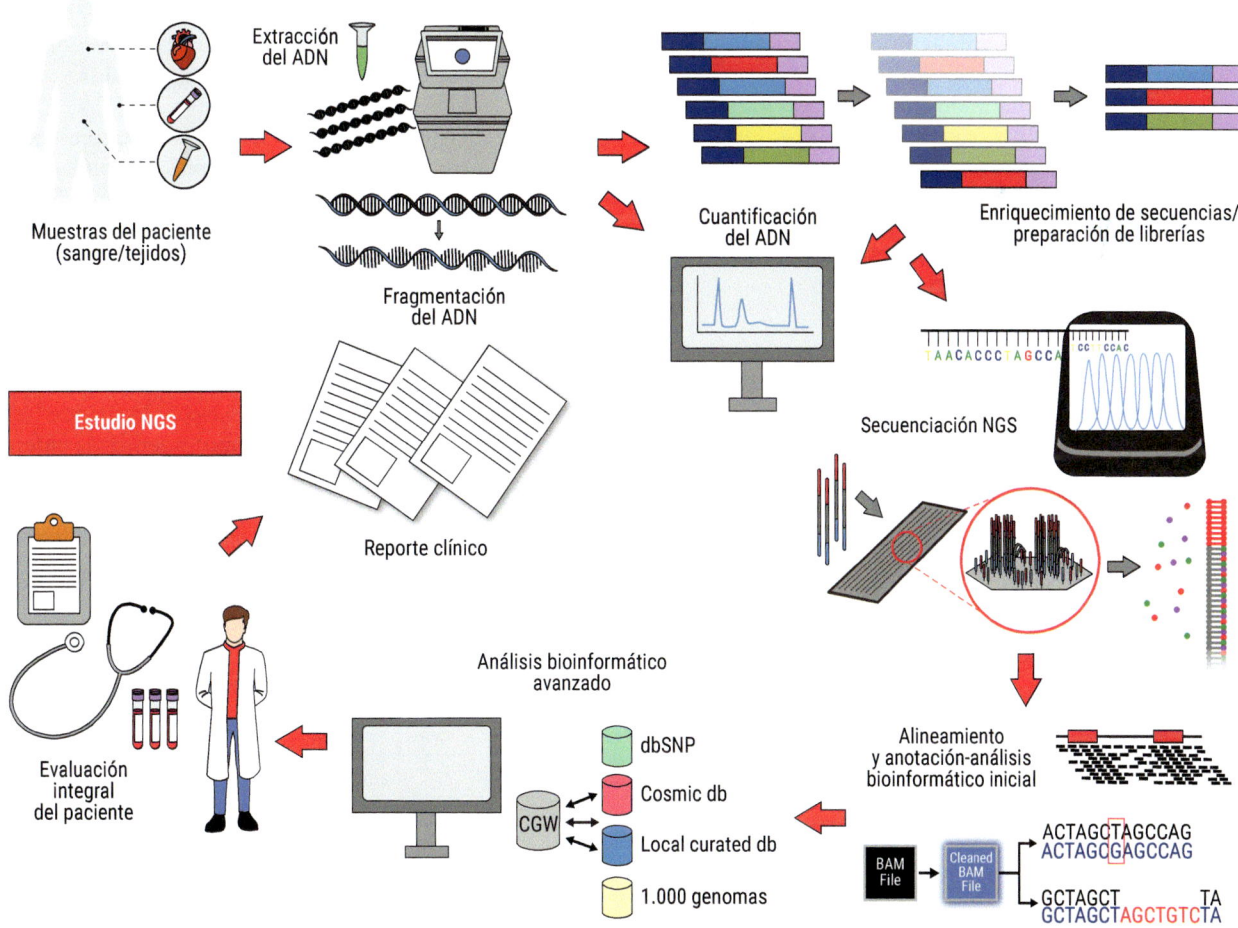

Figura 20-1. Proceso de secuenciación del ADN mediante secuenciación masiva (NGS) y gestión de la información. De una muestra de ADN se puede secuenciar parte o todo el genoma en un mismo ensayo. Este tipo de estudio genera una gran cantidad de información que requiere un análisis exhaustivo por parte de un equipo multidisciplinar con el fin de lograr una adecuada interpretación de los datos. Este último proceso es importante para la elaboración de informes genéticos que sean de utilidad en la práctica clínica.

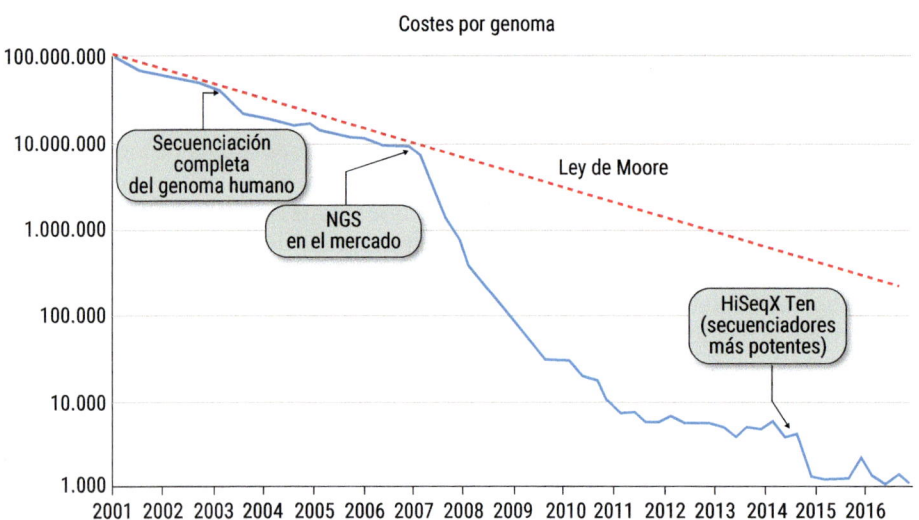

Costes por genoma

Figura 20-2. Evolución de los costes de secuenciación desde el año 2000 en dólares. En el eje de las abscisas se representa el año y en el de las ordenadas, el coste estimado de secuenciar un genoma completo en dólares. Se observan los grandes hitos que cambiaron los costes de la secuenciación, en especial la llegada al mercado de plataformas comerciales de secuenciación masiva en paralelo (*next generation sequencing* o NGS) en el año 2007. Se observa que la línea roja que representa la ley de Moore aplicada a los microprocesadores (en la que la potencia de los mismos se duplica cada 2 años) se ve superada por la tecnología de secuenciación. Adaptada de: Wetterstrand, KA, 2019.

En la nueva era de la información, el desafío no se encuentra en quién puede secuenciar, sino en quién será capaz de interpretar esos datos. La cardiología es una de las áreas dentro de la medicina en la que estos avances no se detienen. Lamentablemente, los cardiólogos apenas pueden mantenerse actualizados en este tema; aunque los profesionales jóvenes están mejor entrenados y familiarizados con las nuevas tecnologías, es un desafío introducir la genética en ámbitos formativos como los programas de formación de las especialidades.

LAS MIOCARDIOPATÍAS FAMILIARES COMO PARADIGMA DE ENFERMEDAD GENÉTICA

Son muchas las clasificaciones que se han propuesto de miocardiopatías, pero aquí se va a utilizar la de la Sociedad Europea de Cardiología (**Fig. 20-3**).

Tipos de patrones de herencia

En las miocardiopatías (como en las cardiopatías familiares en general) el patrón de herencia más frecuente es, muy por encima del resto, el de tipo autosómico dominante. Es decir, la mutación causal se encuentra solo en una de las dos copias que se tiene de cada gen (heterocigosis), y su sola presencia puede ser suficiente para que el fenotipo se exprese. De todas maneras, es importante conocer que hay genes muy relevantes asociados a miocardiopatías cuya forma de transmisión puede ser autosómica recesiva, ligada a X o matrilineal (**Fig. 20-4**):

- **Patrón de tipo autosómico dominante.** La presencia de una mutación en una sola de las copias del gen (+/-) localizado en uno de los 22 autosomas es suficiente para que la enfermedad se exprese. La enfermedad es transmitida por hombres y mujeres indistintamente y cada individuo de la descendencia tiene una probabilidad del 50 % de heredar la mutación causal. Suele haber varias generaciones afectadas. La mayoría de las miocardiopatías siguen este patrón de herencia.

- **Patrón de tipo autosómico recesivo.** Solo cuando las dos copias del gen se encuentran comprometidas la enfermedad se expresa, o sea que la mutación se encuentra presente en homocigosis o heterocigosis compuesta (+/+); los portadores heterocigotos (+/-) no desarrollan el fenotipo. Cada descendiente (los padres son heterocigotos no afectados) tiene una probabilidad del 25 % de desarrollar el fenotipo. La enfermedad suele presentarse solo en una

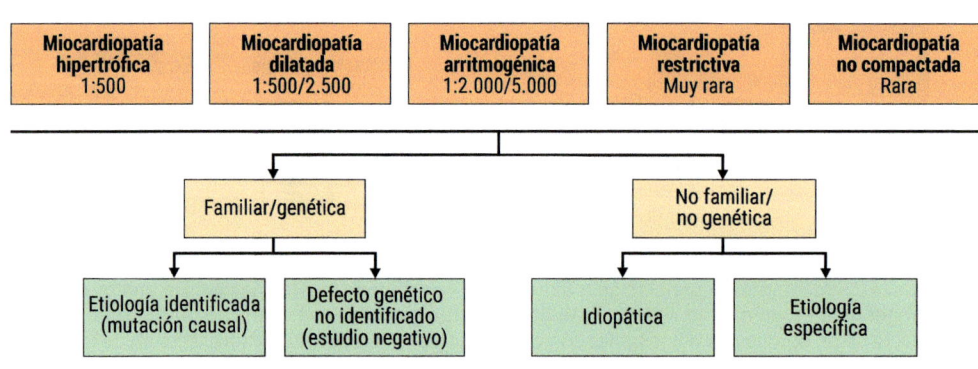

Figura 20-3. Clasificación de las miocardiopatías. Basada en la clasificación de la Sociedad Europea de Cardiología. Según esta clasificación, las miocardiopatías se dividen según su origen familiar/genético o no familiar/no genético.

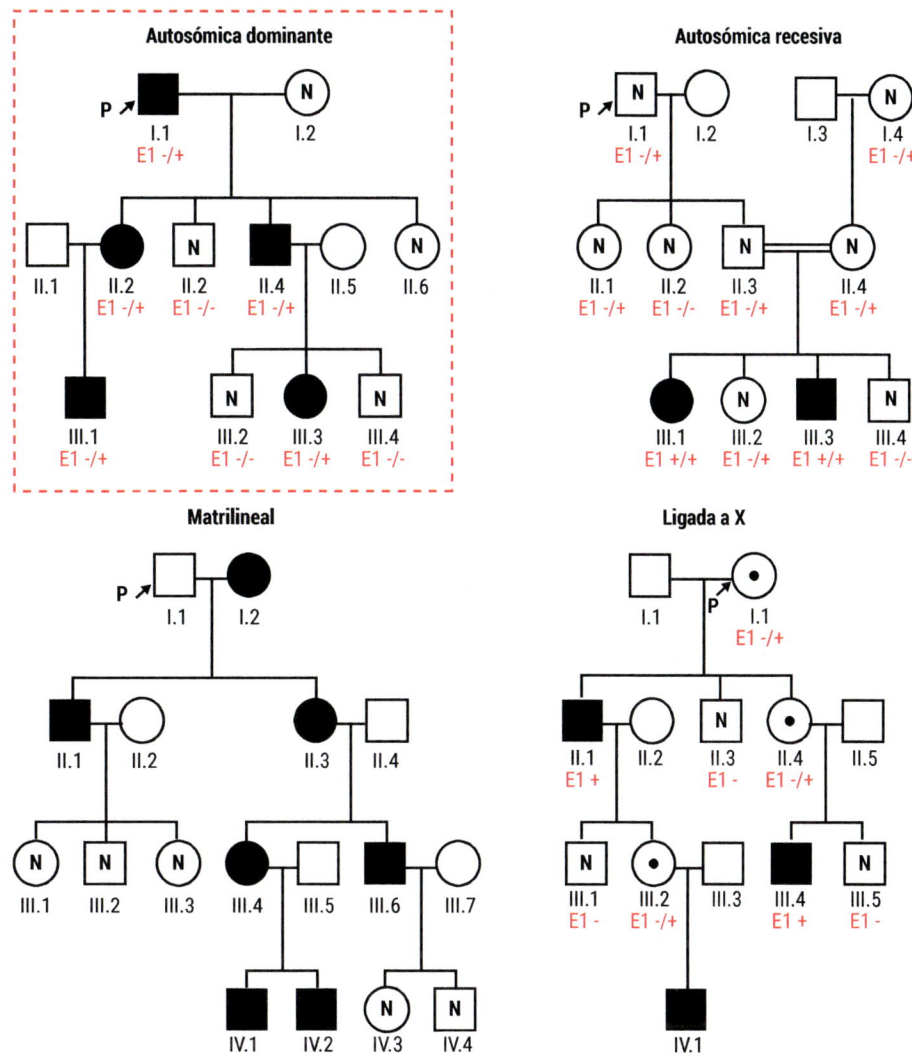

Figura 20-4. Patrones de herencia más comunes en miocardiopatías. En el patrón autosómico dominante (el más frecuente en las miocardiopatías) la presencia de una mutación en uno de los dos alelos es suficiente para producir la enfermedad. Tanto hombres como mujeres padecen y trasmiten la enfermedad por igual, y cada persona tiene una probabilidad del 50 % de heredar la mutación. Otros tipos de herencia son también posibles en estas enfermedades.

generación (salvo que haya mucha consanguinidad en la familia) y hay pocos afectados, ya que en promedio solo uno de cada cuatro hermanos podrá expresar la enfermedad. Este patrón de herencia puede observarse en algunas enfermedades de depósito y metabólicas que pueden asociarse a miocardiopatía hipertrófica o dilatada (enfermedades de la cadena respiratoria mitocondrial, enfermedad de Pompe, etc.).

- **Patrón matrilineal**. Este patrón de herencia es típico de las enfermedades producidas por mutaciones en genes localizados en el ADN mitocondrial. La característica de estas variantes es que se ven afectados tanto hombres como mujeres, pero solamente estas últimas transmiten la enfermedad (el ADN mitocondrial se hereda prácticamente en su totalidad de la madre). No se marca la presencia de heterocigotos u homocigotos, ya que no hay dos copias de cada gen, sino solamente una copia (el ADN mitocondrial es circular y de una sola hebra). En estos casos se habla de grado de heteroplasmia, que es el porcentaje de copias mutadas/copias totales (mutadas + salvajes) en cada tejido, y es responsable de la gran variabilidad en la expresión clínica de estas enfermedades.

- **Patrón de herencia ligado a X**. Este patrón de herencia se observa en aquellas enfermedades que se producen por mutaciones en algunos de los genes localizados en el cromosoma X. Debido a que las mujeres tienen dos copias del mismo, se encuentran no afectadas o presentan un fenotipo más leve o de presentación más tardía que los hombres, que solo tienen una copia del gen (estos son portadores hemicigotos de la variante). Debido a que los hombres heredan el cromosoma Y del padre y el X de la madre (que como se ha dicho, puede encontrarse no afectada), es frecuente observar en estas familias que la mayoría de los afectados son hombres y que la enfermedad «salte» alguna generación en el genograma. Algunos ejemplos típicos son la enfermedad de Fabry (mujeres con afectación más tardía y menos grave) y la enfermedad de Duchenne (mujeres en general no afectadas o con fenotipos leves).

Penetrancia y expresividad

¿Todos los portadores de una mutación desarrollarán el fenotipo? Y si lo hacen, ¿cuándo se expresará y cuál será la gravedad? Estas preguntas llevan a los conceptos de **penetrancia y expresividad** (**Fig. 20-5**).

> ! La penetrancia es la proporción de individuos portadores de una variante genética determinada que desarrolla el fenotipo. Es una variante dicotómica: un individuo tiene expresión fenotípica de la enfermedad o no la tiene. Por otro lado, la expresividad es el grado de expresión morfológica (gravedad, características clínicas) de ese fenotipo. Es una línea continua que va desde las manifestaciones leves (p. ej., mínimas manifestaciones electrocardiográficas) a las graves, y a las diferentes formas de presentación que puede tener el fenotipo.

Teniendo en cuenta estas definiciones, las mutaciones pueden tener:

- **Penetrancia completa y expresividad invariable**. Todos los individuos portadores desarrollan la enfermedad, sin variar la expresión clínica de la misma. Esto es muy infrecuente dentro de las miocardiopatías, ya que siempre suele haber algún grado de variabilidad en la forma de presentación en los portadores.
- **Penetrancia incompleta y expresividad invariable**. Solo algunos de los portadores desarrollan la enfermedad, y no hay ningún grado de variabilidad clínica en aquellos que la desarrollan. Este tipo de fenómeno de «todo o nada» no se observa prácticamente en ninguna de las miocardiopatías.
- **Penetrancia completa y expresividad variable**. Este patrón puede observarse dentro de las miocardiopatías en mutaciones asociadas a fenotipos graves en los que todos los portadores desarrollan la enfermedad, aunque hay variaciones en la expresión clínica. También algunas de las enfermedades ligadas a X y recesivas tienen este patrón de comportamiento.
- **Penetrancia incompleta y expresividad variable**. Este es el patrón más frecuentemente observado en las miocardiopatías. Por ejemplo, la causa genética más frecuente de miocardiopatía hipertrófica son las mutaciones en *MYBPC3*: la penetrancia puede ser incompleta hasta edades avanzadas (más frecuente en mujeres) y la expresividad clínica es variable incluso en miembros de una misma familia.

En las miocardiopatías la penetrancia suele ser incompleta y la expresividad variable (**Fig. 20-6**), y dependen de varios factores, de los cuales el más importante es la edad. Las miocardiopatías no suelen tener manifestación clínica desde el nacimiento. En líneas generales, se manifiestan a partir de la adolescencia y su incidencia va aumentando según pasan los años, aunque esto es muy variable y depende de cada miocardiopatía y de la mutación en particular (p. ej., las mutaciones de peor pronóstico o asociadas a fenotipos restrictivos suelen comenzar más precozmente).

Cuando se habla de la penetrancia de una mutación, se debe hacer referencia a la edad: una penetrancia del 60 % a los 50 años significa que a esa edad el 40 % de los portadores aún no han expresado clínicamente el fenotipo. Es frecuente que algunas mutaciones puedan tener una penetrancia incompleta hasta edades avanzadas (> 75 años), lo que implica que no todos los portadores necesariamente expresarán el fenotipo en el transcurso de la vida.

La expresividad de las mutaciones también es variable. Esto se pone de manifiesto incluso en los miembros de una misma familia, en la que la expresión a una misma edad puede ser diferente: algunos desarrollarán un fenotipo más grave y otros más solapado; incluso algunos pueden tener expresión fenotípica diferente (miocardiopatía hipertrófica en un miembro, y no compactada en otro, por ejemplo). La expresión fenotípica está modulada o influenciada por factores genéticos (presencia de otras mutaciones, variantes que pueden modular la enfermedad, regulación de la transcripción, etc.) y no genéticos. Dentro de los factores ambientales, el ejercicio físico (tipo, intensidad y frecuencia semanal) debe ser siempre tenido en cuenta; en algunas de las miocardiopatías, como la miocardiopatía arritmogénica, este factor cobra especial relevancia.

Para bien o para mal, una de las características de estas enfermedades es la gran heterogeneidad. En un mundo ideal, cada fenotipo sería producido por un gen, y cada gen sería capaz de producir solamente un fenotipo; en la realidad, resulta que mutaciones en un mismo gen pueden producir fenotipos diferentes (heterogeneidad fenotípica), mientras que un determinado fenotipo es producido por mutaciones en múltiples genes (heterogeneidad genética) (v. **Fig. 20-6**).

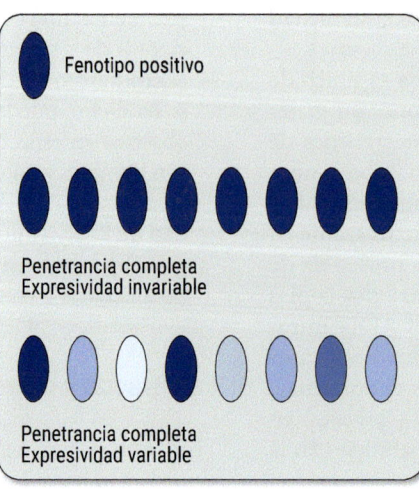
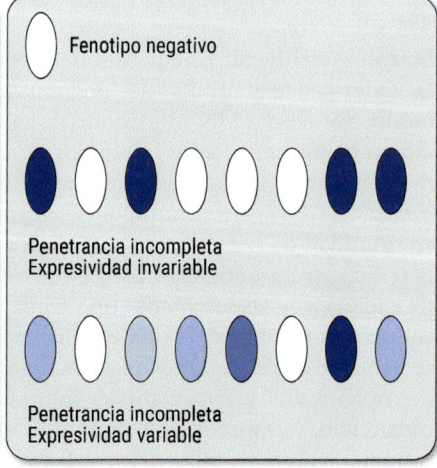

Figura 20-5. Diferentes tipos de penetrancia y expresividad.
En las cardiopatías familiares, la penetrancia y la expresividad suelen ser variables. Esto quiere decir que no todos los portadores llegarán a expresar el fenotipo y que los que lo expresan lo hacen con diferente gravedad.

En la **figura 20-6** se puede observar cómo mutaciones en los genes sarcoméricos principales pueden asociarse tanto a MCH, MCD o MCR, aunque cada uno tiene su característica particular. Por ejemplo, las mutaciones en *MYBPC3* (proteína C ligadora de miosina) solo excepcionalmente se presentan como MCD o MCR, y en esos casos suele haber algún otro elemento que lo justifique (como genotipos complejos en los que hay otras mutaciones en el mismo u otros genes sarcoméricos). Por el contrario, a pesar de que la MCH es el fenotipo predominante en mutaciones en los genes *MYH7* (cadena pesada de miosina; β-miosina) y *TNNI3* (troponina I cardíaca), algunas mutaciones particulares en los mismos se asocian específicamente a MCD o MCR en heterocigosis simple. También hay una gran superposición entre la MCD y la MCA. Así, algunos de los principales genes causantes de miocardiopatía dilatada presentan una elevada carga de arritmias ventriculares, que pueden ser la primera manifestación de la enfermedad y van a determinar el pronóstico del paciente (*FLNC, DSP, LMNA, RBM20,* etc.).

EVALUACIÓN INICIAL DE UNA FAMILIA

La valoración clínica debe ser el primer paso antes de realizar un estudio genético en una familia. La historia clínica debe incluir una buena anamnesis: antecedentes personales y familiares, número de afectados y grado de parentesco, exploración física, con hallazgos positivos e identificación de otras alteraciones físicas que pueden ser cruciales para orientar el diagnóstico. En este punto, realizar en la consulta un árbol genealógico permitirá detallar de forma fácil y sencilla los datos familiares clínicamente relevantes. Estos árboles familiares deben incluir datos de al menos tres o cuatro generaciones, ampliando el árbol en la rama familiar, materna o paterna, donde se identifiquen otros miembros afectados.

Cuando se va a realizar un estudio genético en una cardiopatía familiar, hay que tener en cuenta que los resultados son importantes para toda la familia. Por ello, es imprescindible seleccionar correctamente el individuo más adecuado para lograr el mayor rendimiento.

> **!** El primer individuo que se diagnostica dentro de una familia se denomina **caso índice** o **probando**. A partir de su diagnóstico, se debe realizar una evaluación clínica «en cascada» de los familiares, empezando por los de primer grado (progenitores, hermanos e hijos). Los protocolos de las unidades de cardiopatías familiares sugieren una valoración cardiológica completa desde el punto de vista clínico, incluyendo también electrocardiograma y ecocardiograma.

El estudio genético inicialmente solo está indicado en el caso índice de la familia, salvo que, al realizar el estudio clínico en la familia, se identifique otro familiar con un fenotipo mucho más grave o precoz. En este caso, se opta por comenzar el estudio por este individuo. Comenzar el estudio por aquel familiar más gravemente afectado es una forma de evitar diagnósticos genéticos incompletos (es probable que, si hay más de una mutación en la familia, se identifique en el caso más grave o que se escapa a la norma de presentación en dicha familia) que lleven a errores en la aplicación de los resultados.

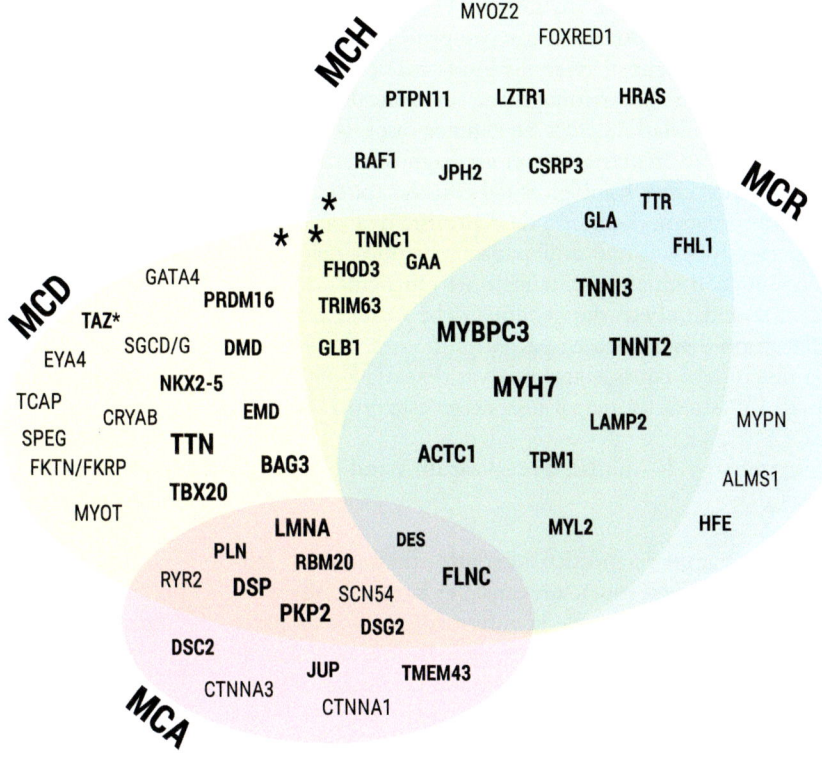

Figura 20-6. Heterogeneidad genotípica. Diagrama que muestra la complejidad de las diferentes miocardiopatías y los genes principales asociados a ellas. Se representan en negrita los genes principales y en un tamaño mayor, aquellos más prevalentes. Los asteriscos hacen referencia a enfermedades recesivas de depósito o que afectan a componentes de la cadena respiratoria mitocondrial y que pueden tener como manifestaciones la miocardiopatía hipertrófica o miocardiopatía dilatada.
MCA: miocardiopatía arritmogénica; MCD: miocardiopatía dilatada; MCH: miocardiopatía hipertrófica; MCR: miocardiopatía restrictiva.

Estas patologías siguen principalmente un patrón monogénico, por lo que, en general, la presencia de una única variante genética (o mutación) es el determinante necesario principal de la patología. Sin embargo, en un porcentaje variable de familias (suele situarse entre el 5 % y el 7 % de los casos, pero puede ascender hasta el 40 % en casos de miocardiopatía arritmogénica) el estudio genético identifica más de una variante relacionada con la enfermedad y justifica distintos tipos de gravedad en la expresión clínica.

Igualmente, será de suma importancia intentar preservar una muestra de material genético de aquellos pacientes que sufran una muerte súbita y cuya autopsia oriente hacia la presencia de una cardiopatía familiar.

INDICACIONES Y UTILIDAD DEL ESTUDIO GENÉTICO EN CARDIOPATÍAS FAMILIARES

Las distintas guías de práctica clínica internacionales han posicionado el estudio genético como una recomendación de clase I en la mayoría de estas enfermedades. En consecuencia, la indicación de un estudio genético se encuentra justificada en cualquier paciente con un diagnóstico clínico confirmado de alguna de estas patologías. De todas formas, a continuación, se enumeran distintas situaciones y matices de la indicación de un estudio genético:

- Paciente con diagnóstico clínico confirmado: el estudio genético permite realizar un diagnóstico etiológico preciso, que repercutirá en un manejo clínico adecuado del paciente y en la estratificación pronóstica. Identificar la mutación causal en la familia permitirá detectar precozmente familiares en riesgo; este aspecto será abordado con detalle más adelante.
- Paciente con sospecha diagnóstica o fenotipo *borderline*: la identificación de una mutación patogénica forma parte de los criterios diagnósticos en distintas cardiopatías familiares (miocardiopatía arritmogénica, síndrome de QT largo, síndrome de Marfan, etc.). En algunos casos, la presencia de una mutación permite hacer un diagnóstico diferencial con adaptaciones fisiológicas del corazón (p. ej., la diferenciación entre el corazón de deportista o la cardiopatía hipertensiva y una miocardiopatía hipertrófica incipiente).
- Paciente con muerte súbita/arritmia ventricular de causa desconocida: el estudio genético debe formar parte del algoritmo diagnóstico en pacientes jóvenes. En mayores también debe considerarse una vez descartada la cardiopatía isquémica (principal sustrato en este grupo etario).

Sin embargo, la utilidad de realizar un estudio genético va más allá:

- Para realizar un diagnóstico etiológico adecuado. La identificación de una mutación causal es la que confirma el diagnóstico etiológico de la enfermedad, y forma parte de los criterios diagnósticos en algunas de ellas, como se comentaba previamente. Un fenotipo particular es la vía final común, pero a nivel molecular puede tener etiologías muy diversas: el cuadro clínico y el pronóstico están deter-

minados genéticamente y no son iguales a pesar de que todas puedan expresar un fenotipo relativamente similar.
- Para facilitar el cribado familiar. Esta es, sin lugar a dudas, la mayor ventaja de realizar un estudio genético. Parte de la base de que, tras detectar la mutación causal de la enfermedad en la familia, se puede realizar una prueba *predictiva* a otros familiares que se encuentran en un estadio presintomático (todavía no han desarrollado la enfermedad) o que presentan signos incipientes.

La realización del estudio genético de la variante dividirá a los otros miembros de la familia en:

- Familiares portadores: son los individuos que se encuentran en riesgo de desarrollar la enfermedad en el futuro (portadores en riesgo), a los que se debe seguir clínicamente. Cuanto más se sepa de la variante genética en cuestión, más se podrá predecir acerca del probable curso clínico de la enfermedad (edad de presentación, gravedad, características clínicas, eventos, comportamiento en hombres frente a mujeres, etc.) y será posible anticiparse a las posibles complicaciones.
- Familiares no portadores: en estos individuos la causa genética de la enfermedad de la familia se encuentra ausente, por lo que se puede interrumpir el seguimiento clínico en relación con la patología que se está estudiando.
- Por razones de rentabilidad. La estrategia del cribado genético es superior a la del cribado clínico aislado. El estudio genético de los familiares es más barato que el del caso índice, ya que no hay que realizar un panel completo de genes porque se busca específicamente la variante causal. Se puede considerar el estudio del caso índice (más caro) una inversión para el futuro, ya que tendrá implicaciones en toda su familia. El sistema de salud se beneficiará de que los recursos se focalicen en los portadores (genotipo positivo) en riesgo, y se pueda dar de alta a los no portadores (genotipo negativo). Si solo se utilizara una estrategia de cribado clínico en los familiares, sin utilizar el estudio genético, todos los familiares deberían tener revisiones periódicas desde etapas precoces de la vida, habitualmente desde la infancia, y repetirse hasta avanzada la edad adulta (60-65 años de edad). Se debe recordar que cada familiar de primer grado solo tendrá una probabilidad del 50 % de ser portador de la variante causal (en los casos de variantes con patrón autosómico dominante, mayoritario en este tipo de enfermedades), lo que implica que con esta estrategia la mitad de los individuos que se siguen durante toda su vida no desarrollarán la enfermedad (es más, nunca estuvieron en riesgo de desarrollarla). Por el contrario, utilizar una estrategia basada en el cribado genético en cascada ha probado ser más rentable que utilizar únicamente la estrategia de cribado clínico en cascada.
- Como herramienta de mejor aproximación pronóstica. Las cardiopatías familiares son clínica y genéticamente heterogéneas, y la estratificación pronóstica es una parte esencial de la evaluación de este grupo de pacientes. No hay dudas de que uno de los valores agregados de la genética es la posibilidad de brindar información pronóstica. A medida que se avanza en la comprensión de las enfermedades cardíacas hereditarias y se reúne más información acerca de las muta-

ciones causales, son más los casos en que es posible establecer un pronóstico con un margen de seguridad razonable. Esto puede ser aplicado a las diferentes miocardiopatías. Como siempre, las primeras descripciones comenzaron con la MCH (al tratarse de la más prevalente de las cardiopatías hereditarias). En un primer momento se comenzó a analizar el pronóstico de todas las mutaciones patogénicas en un gen determinado contra otro en particular. A medida que se fue profundizando, se hizo evidente que el comportamiento de las mutaciones no es homogéneo en cada gen. Por ejemplo, los truncamientos en *MYBPC3*, que son las mutaciones causales más frecuentemente identificadas en MCH, siguen un comportamiento más o menos homogéneo. Por el contrario, no todas las mutaciones *missense* en *MYH7* (el segundo gen más frecuentemente asociado a MCH) en las que hay cambio de un aminoácido por otro, tienen el mismo pronóstico, sino que este depende de la región del gen donde están ubicadas. Profundizando aún más en el análisis, incluso dentro de estas regiones de «mal pronóstico» (como la región conversora o algunas regiones de unión al trifosfato de adenosina [ATP] en *MYH7*) hay mutaciones particulares que tienen un pronóstico diferente del resto. Esta particularidad se repite en algunos de los genes sarcoméricos principales, como *TNNT2* (troponina T cardiaca) y *TNNI3*.

En los últimos tiempos también se ha empezado a comprender mucho mejor el comportamiento de variantes en genes asociados a otras miocardiopatías, como la miocardiopatía arritmogénica y la miocardiopatía dilatada. Este es el caso de algunos genes asociados a la dilatada, pero particularmente arritmogénicos, como los truncamientos en *FLNC* (filamina C) y mutaciones esporádicas en regiones específicas del gen *RBM20*. Junto con *LMNA* (lamina A/C) forman parte de aquellos genes asociados a MCD que presentan un riesgo incrementado de muerte súbita. En el otro extremo quedan los truncamientos en *TTN* (titina, la causa principal de MCD) y que suelen presentar un comportamiento más benigno, mientras que en un rango intermedio se encuentran las mutaciones en *BAG3*. El resultado del estudio genético, por tanto, puede aportar información en algunos casos sobre la decisión de implantar un desfibrilador automático implantable (DAI). Así, en la MCD como grupo general, el punto de corte para decidir el implante de desfibrilador en prevención primaria es una fracción de eyección del ventrículo izquierdo igual o menor del 35 %. Varios trabajos han demostrado que las mutaciones en el gen de la lamina A/C (lamina cardíaca, LMNA) se asocian a un riesgo incrementado de episodios arrítmicos y muerte súbita, que pueden aparecer con deterioros no tan graves de la fracción de eyección del ventrículo izquierdo (FEVI).

- Para identificar casos que se podrían beneficiar de un tratamiento específico. En los últimos años ha aparecido una nueva clase de fármacos que actúan sobre la miosina cardíaca, como inhibidores (mavacamten, aficamten) o activadores de la misma (omecamtiv mecarbil). Estos suponen la primera oleada de una gran cantidad de tratamientos que en el futuro más próximo prometen tratar específicamente este tipo de enfermedades, incluyendo la terapia génica. Para poder usarlos será imprescindible conocer el genotipo del paciente.

Además de este prometedor futuro para tratar la misma por mutaciones en genes sarcoméricos, un subgrupo de enfermedades (fenocopias) asociadas al desarrollo de la miocardiopatía hipertrófica tienen ya un tratamiento específico. En la enfermedad de Fabry, el aporte (oral o parenteral) de análogos de la enzima defectuosa ha demostrado frenar la evolución y disminuir el daño de órgano diana (fundamentalmente renal y cardíaco). En el caso de la amiloidosis cardíaca (en su variedad por depósito de transtiretina se incluye una forma hereditaria por mutaciones en el gen *TTR* que codifica esta proteína) el tratamiento ha experimentado una auténtica revolución en los últimos años. Dos grupos farmacológicos han aparecido hasta ahora: los llamados «estabilizadores» de *TTR*, entre los que se encuentran el diflunisal y tafamidis (ya en el mercado) y acoramidis (en investigación). El segundo grupo es el de los llamados «silenciadores» con varias moléculas en estudios avanzados, como patisirán, vutrisirán e inotersén.

- Para poder dar un mejor consejo genético. El asesoramiento genético comprende el proceso de explicar las consecuencias y la naturaleza de la enfermedad, las probabilidades de desarrollarla y transmitirla, y las opciones de tratamiento y planificación familiar para las parejas con deseo de futura descendencia. Como se ha observado, cuanto mayor es la información de que se dispone acerca de las características clínicas de la enfermedad, con más certeza se podrá brindar un asesoramiento adecuado. Aunque no es imprescindible realizar un estudio genético para brindar el consejo genético (p. ej., a cualquier paciente con MCH se le puede decir que, en general, el riesgo de que se transmita a su descendencia la enfermedad es del 50 %, por lo que se debe seguir a sus hijos clínicamente), cuanta más información se tenga acerca de la causa de la enfermedad, más certera será la información que se le pueda brindar a los pacientes. Y esto solo puede lograrse conociendo exactamente la causa etiológica mediante el diagnóstico genético. Nunca tener más información es malo para los pacientes. El diagnóstico preimplantacional, que es el proceso de realizar una fertilización *in vitro* seleccionando un embrión que no sea portador de la mutación que causa la enfermedad, y la edición génica en el futuro (cada vez más presente) son escenarios en los que el consejo genético cobra especial relevancia (**Tabla 20-3**).

CLASIFICACIÓN DE VARIANTES. POSIBLES RESULTADOS DE LOS ESTUDIOS GENÉTICOS EN CARDIOPATÍAS FAMILIARES Y SUS IMPLICACIONES

Para entender el resultado de un estudio genético es importante conocer cómo se clasifican las variantes en cuanto a su patogenicidad.

Categorización de la patogenicidad de una variante

En cada estudio genético realizado hay de cientos a miles de variantes con respecto al genoma de referencia «normal» que

Tabla 20-3. Utilidad del estudio genético en miocardiopatías

Para el paciente		
	Diagnóstico	En el caso índice, el diagnóstico se realiza principalmente por los rasgos fenotípicos de la enfermedad, sin referencia a la etiología genética. Sin embargo, con un asesoramiento genético adecuado y, teniendo en cuenta que solo las variantes patogénicas o posiblemente patogénicas tienen valor predictivo, las pruebas genéticas pueden ser útiles para aclarar casos dudosos. Además, el estudio genético también puede identificar fenocopias (enfermedades genéticas diferentes que imitan una miocardiopatía concreta)
	Pronóstico	En un número cada vez mayor de enfermedades, el diagnóstico genético puede proporcionar información pronóstica. Así, la miocardiopatía dilatada secundaria a variantes en lamina A (LMNA) tiene un pronóstico adverso que requiere una vigilancia más frecuente, un umbral menor para el implante de un desfibrilador (DAI) en prevención primaria
	Tratamiento	Un diagnóstico genético puede estratificar la elección del tratamiento. Además de la decisión sobre el implante del DAI en función del riesgo arrítmico, cada vez hay más tratamientos establecidos o en fase de ensayo para subtipos moleculares específicos. Además, se prevén nuevos tratamientos destinados a sustituir, alterar o eliminar genes y transcripciones anormales responsables de miocardiopatías, una vez establecida la etiología molecular en el paciente
	Asesoramiento reproductivo	El diagnóstico genético es la base para el asesoramiento y la gestión reproductiva de un adulto afectado o de los padres de un niño afectado que permite un asesoramiento personalizado sobre los patrones hereditarios y el riesgo de transmisión a futuros hijos, y abre la puerta al manejo del riesgo, mediante el diagnóstico prenatal o el diagnóstico preimplantacional
Para los familiares	Un individuo que no es portador de la variante genética que se ha demostrado responsable de la enfermedad en su familia puede ser tranquilizado con confianza y dado de alta sin vigilancia, mientras que un individuo portador de una variante causante de la enfermedad puede ser seguido de cerca, y potencialmente tratado precozmente	

Adaptada de Arbelo E, 2023.

deben ser evaluadas. Más del 99,5 % de las mismas no tendrá ninguna relevancia clínica y únicamente se seleccionarán unas pocas variantes candidatas que requerirán una evaluación exhaustiva. Finalmente (y con suerte) habrá una o dos que serán la causa del fenotipo. Este proceso de establecer la patogenicidad de una variante se basa en una serie de reglas generales:

- Tipo de variante genética y gen afectado. No todos los cambios que se producen en el ADN tienen la misma probabilidad de ser causa de enfermedad. En líneas generales, las variantes que producen un codón de *stop* prematuro (variantes de tipo «truncamiento» o aquellas que afectan al proceso de corte y empalme del ADN) suelen ser consideradas potencialmente más deletéreas (aunque hay muchos genes que las toleran si solo una de las copias del gen o alelo está mutado). Dentro de este grupo de variantes «radicales» también se podrían incluir las grandes deleciones o duplicaciones del ADN. Le siguen las variantes de tipo no sinónimas (*missense* o de sentido erróneo), en las que el cambio de un nucleótido genera el cambio de un aminoácido por otro dentro de la proteína; en el mismo nivel se podrían incluir aquellas deleciones o inserciones de un (o unos pocos) aminoácidos. Por último, las variantes sinónimas (existe cambio de un nucleótido, pero no cambia el aminoácido original) o intrónicas, en las que no hay cambio de la estructura proteica, serían inocuas siempre y cuando no afecten al corte y empalme del ADN (estas últimas, intrónicas en las que el *splicing* se ve afectado son causa de enfermedad demostrada en genes como *MYBPC3*).
- Frecuencia poblacional de la variante. Cuanto más frecuente sea una variante en la población «control» (indi-

viduos no afectados de la población general), menor será la probabilidad de que la variante sea patogénica. Las cardiopatías familiares son enfermedades genéticas raras (la más frecuente es la miocardiopatía hipertrófica, con una prevalencia de 1/350 individuos de la población general); difícilmente una variante genética puede ser patogénica cuando su frecuencia en los controles excede la frecuencia de la propia enfermedad, al menos en forma monogénica.

- Fenotipo del paciente en particular frente a fenotipo descrito para ese tipo de variantes en el gen. Esta es una característica que también debe ser tenida en cuenta. No es lo mismo una variante *missense* no descrita en el gen *GLA* en un paciente que presenta una miocardiopatía hipertrófica de tipo concéntrica, se encuentra en diálisis por una insuficiencia renal crónica, con una historia de dolor neuropático y angioqueratomas (que hace sospechar como primera opción diagnóstica enfermedad de Fabry), que el mismo hallazgo en un paciente con dilatación de aorta y sospecha de síndrome de Marfan. En el primer caso, la probabilidad de que la variante en el gen *GLA* (que codifica la enzima α-galactosidasa) explique el fenotipo (enfermedad de Fabry) pasa a ser muy elevada; por el contrario, la posibilidad de que explique una enfermedad de Marfan es prácticamente nula.
- Descripciones previas de la variante en pacientes; cosegregación con un fenotipo determinado en una familia o presentación *de novo*. La probabilidad de que una variante sea patogénica es mayor cuantas más veces haya sido identificada en pacientes asociada a un fenotipo particular (sería el punto inverso a la presencia de una variante en controles). De la misma manera, la cosegregación de la variante con un fenotipo en una familia con

un número suficientemente grande de individuos evaluados es un criterio de mucho peso en la patogenicidad (la mayoría de los portadores de la variante se encuentran afectados, mientras que los no portadores no desarrollan el fenotipo). La presencia de una mutación *de novo* (ninguno de los progenitores es portador de la variante y se encuentran sanos, mientras que el descendiente afectado es portador) es otro indicador de patogenicidad; la presentación *de novo* suele ser bastante frecuente en algunas RASopatías como el síndrome de Noonan, que puede tener como manifestación cardiovascular la presencia de miocardiopatía hipertrófica y estenosis de la arteria pulmonar.

- Otros criterios de soporte. Dentro de estos se incluyen algunas herramientas bioinformáticas que tienen en cuenta características evolutivas, de conservación y fisicoquímicas particulares de cada variante para predecir si esta es deletérea o tolerada. Si bien son muy utilizadas, especialmente por biólogos, no deben ser la única característica a tener en cuenta a la hora de definir la patogenicidad de una variante.

 La interpretación de un estudio genético es una tarea compleja y un aspecto limitante para la correcta implementación clínica. Depende de múltiples variables y deberá ser realizada por equipos multidisciplinares con experiencia clínica en las patologías y los genes asociados.

Posibles resultados de un estudio genético y manejo de la familia

Cuando se recibe un estudio genético, hay que enfrentarse a tres grandes posibilidades (**Fig. 20-7**):

- Estudio genético positivo. La identificación de una variante patogénica o muy probablemente patogénica tiene importantes implicaciones y valor agregado para el manejo del paciente y la familia. Su hallazgo confirma el diagnóstico etiológico de la enfermedad, la variante puede ser utilizada para la toma de decisiones clínicas y, además, con fines predictivos en individuos asintomáticos o no afectados hasta

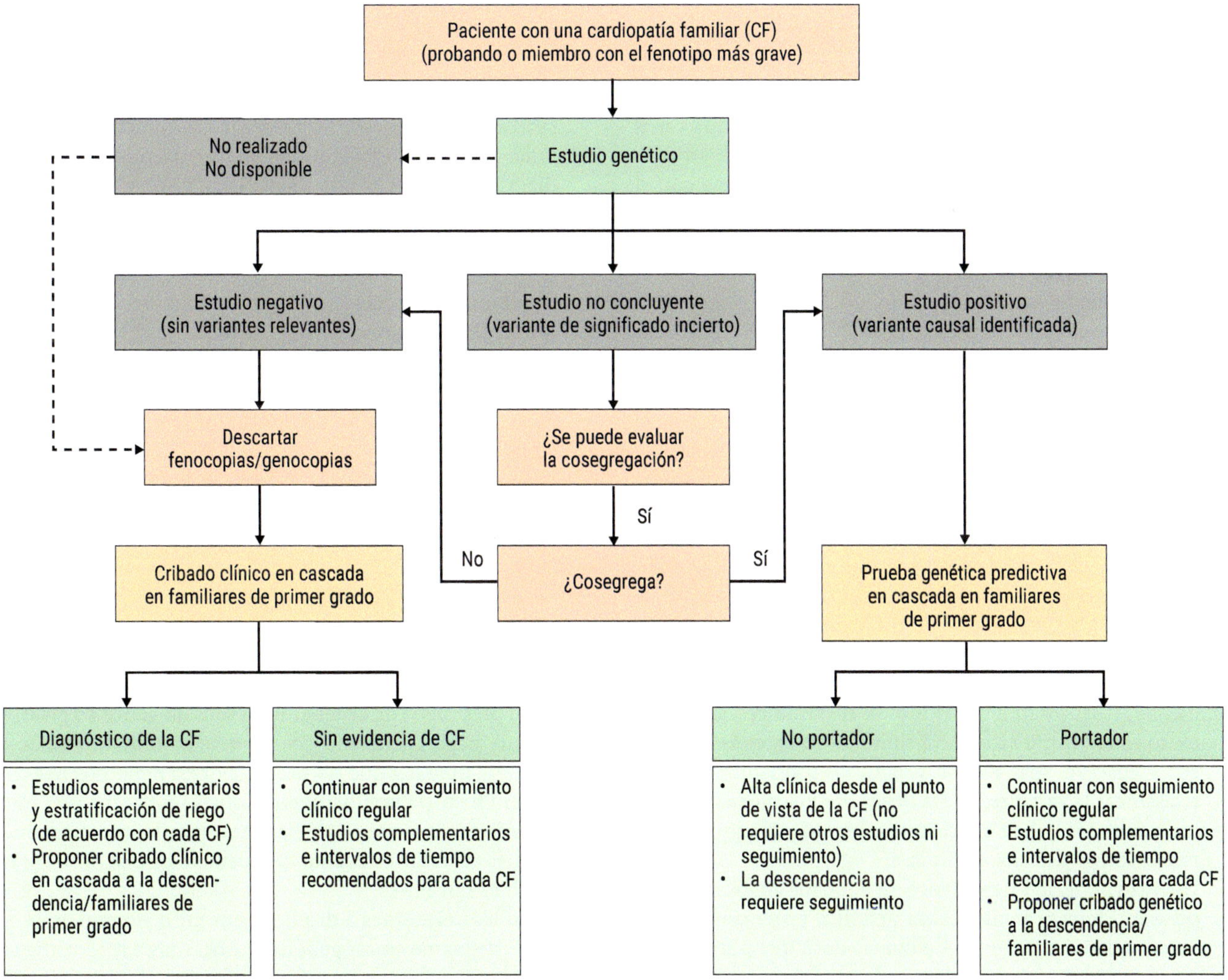

Figura 20-7. Algoritmo diagnóstico y del manejo de los pacientes y sus familiares tras la realización de un estudio genético en un probando con diagnóstico de una cardiopatía familiar. Adaptada de Charron P, 2010.

ese momento. Salvo que la variante tenga una presentación *de novo*, habrá sido heredada de uno de los dos progenitores, y cada uno de los hermanos tendrá una probabilidad del 50% de ser portador y el mismo riesgo de transmitirlo a la descendencia. Estudiar la mutación particular en los familiares determinará cuáles son los portadores que requerirán seguimiento clínico y permitirá dar de alta a los no portadores de la variante causal.

- Estudio genético no concluyente. En algunas ocasiones, el estudio genético identifica variantes de significado incierto o desconocido. Esto ocurre cuando la evidencia disponible no es suficiente para establecer una asociación causal con la variante identificada, ni para descartarla y considerarla una variante benigna. Este resultado no permite una actuación clínica directa sobre el paciente y su familia. En general, estas variantes están ausentes o tienen una frecuencia extremadamente baja en la población general, pero no han sido previamente identificadas en otros pacientes afectados o están descritas en un número muy limitado de casos aislados, no hay datos que demuestren su cosegregación familiar o afectan a genes relacionados con la patología, pero con un grado de evidencia bajo por el momento. Es sumamente importante la experiencia clínica del equipo o centro que realiza el informe genético para intentar reducir al máximo la incertidumbre en este tipo de resultados.
- Evaluar la cosegregación familiar. Esta puede ser una tarea muy importante para definir la patogenicidad de una variante genética de significado incierto. En estos casos no se utiliza la variante con fines predictivos, sino que se trata de definir si la variante en cuestión cosegrega con el fenotipo en la familia, es decir, los portadores de la variante se encuentran afectados y los no portadores, sanos. Para realizarlo correctamente, el primer paso es evaluar clínicamente la mayor cantidad de familiares posibles. Posteriormente, se analizará la presencia de la variante en estudio tanto en familiares sanos como en aquellos clínicamente afectados. Es muy importante incluir a los progenitores y los familiares con más edad dentro de una familia, ya que pueden aportar información muy valiosa en el estudio de cosegregación. Hay que recordar que la penetrancia de las miocardiopatías depende de la edad, por lo que de poco servirá evaluar la variante en los niños o adolescentes: es probable que no estén afectados en ese momento, aunque no se pueda descartar que desarrollen la enfermedad en el futuro. Una situación que es determinante y descarta la asociación directa de una variante con el fenotipo es su ausencia en un familiar claramente afectado por la enfermedad. Cuantos más individuos de distintas generaciones, tanto sanos como enfermos, se incluyan en el estudio de cosegregación, más robustos serán los fundamentos para reclasificar la variante. Hasta llegar a conclusiones válidas, los resultados deben considerarse investigación y no permiten tomar decisiones clínicas.
- **Estudio genético negativo.** Son aquellos análisis que no pueden identificar una causa genética potencial para la enfermedad del paciente. En contra de lo que puede parecer, esta situación es la menos deseable para el paciente y su familia. Con este resultado no es posible resolver la incertidumbre sobre la causa específica de la enfermedad en el caso índice. En consecuencia, todos los familiares de primer grado deberán someterse a evaluaciones clínicas con intervalos de tiempo variables, hasta edades avanzadas.

Puntos a tener en cuenta con un informe clínico negativo

- Rentabilidad del estudio genético en cada una de las cardiopatías familiares. La rentabilidad diagnóstica cuando se realiza un estudio genético nunca llega al 100 %. Es decir, siempre habrá un porcentaje de pacientes que presentan la enfermedad (fenotipo positivo), y no se puede determinar cuál es la mutación causal de la misma a pesar de haber realizado un estudio genético adecuado. En este punto es importante remarcar que un estudio genético negativo no excluye el diagnóstico de la enfermedad en el paciente. El diagnóstico de la enfermedad es clínico y el estudio genético ayuda a confirmar las sospechas diagnósticas, pero no descarta la enfermedad.

  El porcentaje de diagnósticos positivos (rentabilidad de un estudio genético) en las tres miocardiopatías principales (hipertrófica, dilatada familiar y arritmogénica) se encuentra alrededor del 50 % en cada una de ellas; es decir, que en casi la mitad de los casos el estudio genético será negativo o incierto. Es difícil establecer la rentabilidad para el estudio de miocardiopatía no compactada, de la que todavía se siguen discutiendo sus criterios diagnósticos y si es una identidad propia y, además, hay una importante superposición fenotípica con el resto. Algo similar sucede con la miocardiopatía restrictiva, en la que las causas metabólicas y de depósito tienen un papel muy importante, aunque algunos estudios sugieren que el porcentaje sería muy elevado en la MCR idiopática. Esta rentabilidad será mayor si hay historia familiar de la enfermedad o de muerte súbita, fenotipos graves, presentación a edades tempranas, presencia de *red flags* (trastornos de conducción cardíaca, miopatía asociada, hallazgos extracardíacos) o ausencia de sospecha de otras causas no genéticas que puedan explicar el fenotipo. De todas maneras, siempre hay un porcentaje de pacientes cuyo estudio será negativo.
- Diagnósticos clínicos limítrofes o *borderline*. El caso emblemático es la paciente anciana con diabetes e hipertensión, con un septo interventricular de tipo sigmoideo de 16 mm y sin antecedentes familiares de miocardiopatía: la probabilidad prepueba de obtener un resultado genético positivo es muy baja. Lo mismo ocurre en el caso de una miocardiopatía dilatada que no presenta otros hallazgos relevantes, sin historia familiar y en la que se sospecha una miocarditis como causa etiológica. Aunque el estudio genético no deja de estar indicado, es esperable que se obtenga un resultado negativo.
- Grandes deleciones o duplicaciones. En general, más del 95 % de las variantes genéticas asociadas a miocardiopatías son cambios esporádicos, o pequeñas inserciones/deleciones de nucleótidos. Sin embargo, algunos genes tienen mayor tendencia a presentar mutaciones que

suponen la deleción o duplicación de grandes regiones genómicas. Este tipo de variantes (denominadas genéricamente CNV, se detectan con un abordaje técnico específico y distinto al utilizado para identificar cambios esporádicos, aunque en algunos centros se ha perfeccionado la técnica de secuenciación masiva en paralelo (NGS) para detectar este tipo de variantes dentro del mismo estudio. Por ejemplo, la MCD secundaria a mutaciones en distrofina (gen *DMD*) se debe a CNV en más del 80 % de los casos. Un estudio genético negativo en un paciente con una sospecha de esta patología que no haya evaluado la presencia de grandes deleciones o duplicaciones en DMD supondrá una limitación grande, con muchas probabilidades de ser un falso negativo.

- Cuestiones técnicas respecto al estudio. Se debe analizar si todos los genes relacionados con el fenotipo del paciente han sido incluidos en el estudio. El avance en el descubrimiento de nuevos genes en miocardiopatías es continuo. El grado de conocimiento y experiencia clínica del equipo que realiza la interpretación y el informe es fundamental a la hora de evitar descartar variantes que pueden ser relevantes. También es importante evaluar si los genes del panel han sido analizados completos y con una buena cobertura (es decir, si el estudio es técnicamente fiable).

- Considerar otros diagnósticos y descartar fenocopias. Una vez consideradas todas las cuestiones anteriores, hay que preguntarse si el paciente tiene un fenotipo claramente compatible con una miocardiopatía. Si es así, hay que tener en cuenta la presencia de fenocopias (es decir, la presencia de rasgos fenotípicos parecidos al rasgo que se expresa a partir de un genotipo específico, pero que se presenta en una persona no portadora de ese genotipo), ya que el pronóstico es totalmente diferente para cada una de estas enfermedades, y algunas pueden tener tratamiento, como ya se ha mencionado. Aunque cada una tiene características clínicas particulares, en la práctica este diagnóstico diferencial no es tan fácil, especialmente porque son enfermedades muy raras y que no suelen sospecharse. Todos estos genes asociados a enfermedades consideradas «fenocopias» deben ser incluidos dentro del panel diseñado para cada fenotipo particular. Algunos ejemplos de fenocopias (en este caso, de miocardiopatía hipertrófica) son la enfermedad de Fabry, la enfermedad de Danon, la amiloidosis, las RASopatías (síndrome de Noonan, síndrome LEOPARD, etc.), algunas enfermedades mitocondriales y las enfermedades de depósito. Un gran porcentaje de las mismas tienen una causa genética que las explica y deben ser consideradas dentro del diagnóstico diferencial.

- Estudio genético negativo cuando la probabilidad preprueba es elevada y la patología tiene una presentación claramente familiar con varios miembros afectados, o una enfermedad grave que sugiere una presentación recesiva o *de novo*. En estos casos, se podría plantear la realización de un exoma (estudio de las regiones codificantes de todos los genes, alrededor de 25.000) o un genoma (estudio de todo el ADN del código genético humano), en busca de variantes en genes no asociados a la patología hasta el momento. Estas estrategias tienen más rendimiento cuando se abordan en formas de «tríos» (estudio del probando y sus progenitores al mismo tiempo) o cuartetos, incluyendo familiares afectados y sanos. Para el filtrado de variantes candidatas, se tendrá en cuenta el patrón clínico de herencia que parece seguir la patología en la familia, comparando los resultados de genotipo y fenotipo en cada familiar. Sin embargo, estas estrategias caen en el terreno de la investigación. El hecho de que una variante en un gen no asociado previamente con una determinada patología se considere causal requerirá de múltiples estudios (funcionales y clínicos) antes de poder utilizar este resultado en un contexto clínico.

 Un estudio genético positivo permite tomar decisiones clínicas en los portadores y dar de alta a aquellos familiares no portadores de la mutación. Un estudio genético negativo obliga a continuar el seguimiento clínico de todos los familiares de forma indefinida.

Limitaciones del estudio genético en cardiopatías familiares

Como se ha mencionado, el análisis genético debe ser considerado una prueba complementaria más dentro del estudio clínico de las cardiopatías familiares. Su utilización de ninguna manera reemplaza un correcto estudio clínico. Los resultados genéticos deben integrarse con los de otras pruebas complementarias (electrocardiograma [ECG], ecocardiograma, Holter ECG, prueba de esfuerzo, cardiorresonancia, etc.) para construir una panorámica más completa de la patología que afecta al paciente y a su familia. Es una equivocación pensar que el estudio genético por sí solo va a resolver todas las incertidumbres diagnósticas y pronósticas. En un porcentaje variable de pacientes con diagnóstico clínico inequívoco, el estudio genético puede no identificar la causa de la enfermedad. El avance continuo de las tecnologías y el conocimiento están reduciendo la cantidad de estudios genéticos negativos o no informativos y aumentando su rentabilidad.

 PUNTOS CLAVE

- Es fundamental entender el concepto de cardiopatías familiares y las principales características comunes a todas ellas, así como conocer las principales enfermedades de este grupo y su epidemiología.

- El estudio genético es de utilidad en cardiopatías familiares y se ha de planificar en el contexto de un estudio familiar.

- Se han de conocer las principales técnicas genéticas utilizadas en el estudio de las cardiopatías familiares para saber elegir la mejor en cada caso.

BIBLIOGRAFÍA

Amor-Salamanca A, Castillo S, González-Vioque E, et al. Genetically confirmed familial hypercholesterolemia in patients with acute coronary syndrome. J Am Coll Cardiol. 2017;14:1732-40.

Arbelo E, Protonotarios A, Gimeno JR, et al. 2023 ESC Guidelines for the management of cardiomyopathies. Eur Heart J. 2023 Oct 1;44(37):3503-626.

Arbustini E, Narula N, Tavazzi L, Serio A, Grasso M, Favalli V. The (MOGE(S) classification of cardiomyopathy for clinicians. J Am Coll Cardiol. 2014 Jul 22;64(3):304-18.

Barriales-Villa R, Gimeno-Blanes JR, Zorio-Grima E, Ripoll-Vera T, Evangelista-Masip A, Moya-Mitjans M. Protocolo de actuación en las cardiopatías familiares: síntesis de recomendaciones y algoritmos de actuación. Rev. Española Cardiol. 2016; 69:300-9.

Braunwald E, Saberi S, Abraham TP, Elliott PM, Olivotto I. Mavacamten: a first-in-class myosin inhibitor for obstructive hypertrophic cardiomyopathy. Eur Heart J. 2023 Nov 21;44(44):4622-33.

Charron P, Arad M, Arbustini E, et al. Genetic counselling and testing in cardiomyopathies: a position statement of the European Society of Cardiology Working Group in Myocardial and Pericardial diseases. Eur Heart J. 2010 Nov;31 (22):2715-26.

Corrado D, Basso C, Thiene G. Sudden cardiac death in young people with apparently normal heart. Cardiovasc Res. 2001 May: 50(2):399-408.

Domínguez F, Cuenca S, Bilinska Z, Toro R, Villard E, Barriales-Villa R. Dilated cardiomyopathy due to BLC2-associated athanogene 3 (BAG3) mutations. J Am Coll Cardiol. 2018 Nov 13;72(20):2471-81.

Elliott P, Andersson B, Arbustini E, et al. Classification of the cardiomyopathies: a position statement from the European Society of Cardiology Working Group on miocardial and pericardial diseases. Eur Heart J. 2008 Jan;29(2):270-6.

Gallego-Delgado M, Delgado JF, Brossa-Loidi V, et al. Idiopathic restrictive cardiomyopathy is primarily a genetic disease. J Am Coll Cardiol. 2016Jun 28;67(25):3021-3.

García-Giustiniani D, Arad M, Ortiz-Genga M, et al. Phenotype and prognostic correlations of the converter region mutations affecting the β myosin heavy chain. Heart. 2015 Jul;101(13):1047-53.

Hershberger RE, Givertz MM, Ho CY, et al. Genetic evaluation of cardiomyopathy: a clinical practice resource of the American College of Medical Genetics and Genomics (ACMG). Genet. Med. 2018 Sep;20(9):899-909.

Ingles J, McGaughran J, Scuffham PA, Atherton J, Semsarian C. A cost-effectiveness model of genetic testing for the evaluation of families with hypertrophc cardiomyopathy. Heart. 2012 Apr;98(8):625-30.

Larsen MK, Nissen PH, Berge KE, et al. Molecular autopsy in young sudden cardiac death victims with suspected cardiomyopathy. Forensic Sci Int. 2012 Jun 10;219(1-3):33-8.

Mallus MT, Rizzello V. Treatment of amyloidosis: present and future. Eur Heart J Suppl. 2023 Apr 21;25(SupplB)B99-B103).

Maurer MS, Schwartz JH, Gundapaneni B, Elliott PM, Merlini G, Waddington-Cruz M. Tafamidis treatment for patients with transthyretin amyloid cardiomyopathy. N Engl J Med. 2018 Sep 13;379(11):1007-16.

Mogensen J, Van Tintelen JP, Fokstuen S, et al. The current role of next-generation DNA sequencing in routine care of patients with hereditary cardiovascular conditions: a viewpoint paper of the European Society of Cardiology working group on myocardial and pericardial diseases and members of the European Society of Human Genetics. Eur Heart J. 2015 Jun 7;36(22):1367-70.

Morelli C, Ingrasciotta G, Jacoby D, Masri A, Olivotto I. Sarcomere protein modulation: The new frontier in cardiovascular medicine and beyond. Eur J Intern Med. 2022 Aug;102:1-7.

Ortiz-Genga MF, Cuenca S, Dal Ferro M, Zorio E, Salgado-Aranda R, Climent V. Truncating FLNC mutations are associated with high-risk dilated and arrhythmogenic cardiomyopathies. J Am Coll Cardiol. 2016 Dec 6;68(22):2440-51.

Rapezzi C, Arbustini E, Caforio ALP, Charron P, Gimeno-Blanes J, Heliö T. Diagnostic work-up in cardiomyopathies: bridging the gap between clinical phenotypes and final diagnosis. A position statement from the ESC working group on myocardial and pericardial diseases. Eur Heart J. 2013 May;34(19):1448-58.

Rehm HL, Bale SJ, Bayrak-Toydemir P, et al. ACMG clinical laboratory standards for next-generation sequencing. Genet Med. 2013 Sep;15(9):733-47.

Restrepo-Córdoba MA, Campuzano O, Ripoll-Vera T, et al. Usefulness of genetic testing in hypertrophic cardiomyopathy: an analysis using real-world data. J Cardiovasc Transl Res. 2017 Feb;10(1):35-46.

Richards S, Aziz N, Bale S, et al. Standards and guidelines for the interpretation of sequence variants: a joint consensus recommentadiot of the American College of Medical Genetics and Genomics and the Association for Molecular Pathology. Genet Med. 2015 May;17(5):405-24.

Semsarian Ch, Ingles J, Wilde AAM. Sudden cardiac death in the young: the molecular autopsy and a practical approach to surviving relatives. Eur Heart H. 2015 Jun 1;36(21):1290-6.

Taylor MRG, Fain PR, Sinagra G, et al. Natural history of dilated cardiomyopathy due to lamin A/C gene mutations. J Am Coll Cardiol. 2003 Mar 5;41(5):771-80.

Teekakirikul P, Kelly MA, Rehm HL, Lakdawala NK, Funke BH. Inherited cardiomyopathies: molecular genetics and clinical genetic testing in the postgenomic era. J Mol Diagn. 2013 Mar;15(2):158-70.

Trujillo-Quintero, JP, Palomino-Doza J, Cárdenas-Reyes I, Ochoa JP, Monserrat L. Abordaje de las cardiopatías familiares desde la Medicina genómica. Rev. Colomb. Cardiol. 2018;25:264-76.

Van den Hoogenhof MMG, Beqqali A, Amin AS, et al. RBM20 mutations induce an arrhythmogenic dilated cardiomyopathy related to disturbed calcium handling. Circulation. 2018 Sep 25;138(13):1330-42.

Van Rijsingen IAW, Arbustini E, Elliott PM, et al. Risk factors for malignant ventricular arrhythmias in lamin a/c mutations carriers a Eurpean cohort study. J Am Coll Cardiol. 2012 Jan 31:59(5):493-500.

Zeppenfeld K, Tfelt-Hansen J, De Riva M, et al. 2022 ESC Guidelines for the management of patients with ventricular arrythmias and the prevention of sudden cardiac death. Eur Heart J. 2022 Oct 21;43(40):3997-4126.

Wetterstrand, KA., DNA Sequencing Costs: Data from the NHGRI Genome Sequencing Program (GSP). 2019 [consulta el 22 de marzo de 2024]. Disponible en: https://www.genome.gov/about-genomics/fact-sheets/DNA-Sequencing-Costs-Data

Sistemas de acreditación y gestión del laboratorio

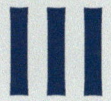

21 • Seguridad del paciente e implicación del laboratorio clínico

22 • Acreditación ISO 15189 en un laboratorio de genética

23 • Utilización adecuada de las pruebas de laboratorio. Gestión de la demanda

24 • Indicadores de calidad extraanalítica

25 • Innovaciones en el laboratorio de respuesta hospitalaria

26 • Sistemas logísticos de almacenamiento y aprovisionamiento

27 • Acreditación de una actividad formativa

28 • Actitud del laboratorio ante catástrofes y situaciones críticas. Planes de contingencia

Seguridad del paciente e implicación del laboratorio clínico

21

E. E. Moreno Campoy

OBJETIVOS

- Comprender la relevancia de la seguridad del paciente en la atención sanitaria.
- Dominar los conceptos básicos en seguridad del paciente y cultura de seguridad del paciente.
- Reconocer y entender los incidentes y riesgos en la asistencia sanitaria y gestionarlos.
- Conocer las herramientas de ayuda para la gestión de riesgos e incidentes.
- Profundizar en la importancia del sistema de notificación como herramienta de aprendizaje y mejora de la seguridad del paciente.

INTRODUCCIÓN, MAGNITUD Y CONCEPTOS BÁSICOS

Uno de los principales empeños de todos los sistemas sanitarios para la mejora continua de la calidad en la atención y el fomento de la excelencia clínica es la seguridad del paciente. Así pues, se puede decir que calidad y seguridad están firmemente unidas. No obstante, cabe resaltar que la búsqueda de la calidad supone acciones de mejora orientadas a elevar el nivel o el «techo» de la atención sanitaria, mientras que la seguridad incluye todas aquellas actuaciones dirigidas a garantizar o elevar el «suelo», es decir, la base de la actividad asistencial.

Ya la frase «*Primum non nocere*» (lo primero es no hacer daño), atribuida a Hipócrates, pone de manifiesto que toda intervención sanitaria, aunque está dirigida a beneficiar al paciente, puede producir también un daño, que hay que evitar en la medida de lo posible.

Son muchas las referencias y la información sobre este capítulo a lo largo de los últimos años. Sin embargo, si se tuviera que escoger un punto de partida para situar la seguridad del paciente, se debería mencionar la publicación del informe *Errar es humano*, del Instituto de Medicina de Estados Unidos (IOM).

Las conclusiones derivadas de este informe fueron una llamada de atención sobre la conciencia de las autoridades sanitarias. Por recordar algunos de los impactantes datos de este informe, se puede mencionar que anualmente en Estados Unidos, los errores que se producían durante el proceso de atención ocasionaban la muerte de hasta 98.000 pacientes, por lo que se posicionaba como la octava causa de muerte, cifra superior a la de las muertes por otros motivos importantes (**Fig. 21-1**), incluso por encima de la mortalidad producida por accidentes de tráfico, por cáncer de mama o por sida.

Además, con este informe, se ponía encima de la mesa la relevancia de determinados procesos en la atención sanitaria. Por ejemplo, de estas muertes, unas 7.000 sucedían concretamente como resultado de errores durante el proceso de administración de medicamentos.

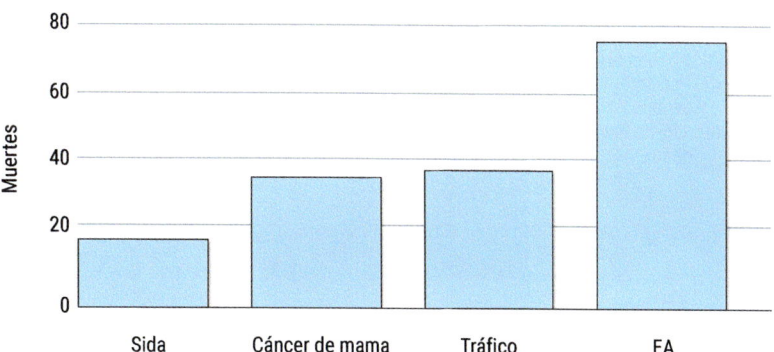

Figura 21-1. Número de episodios adversos (EA) por causa de muerte. Informe *Err is human*.

A raíz de toda esta información, en 2004 la Organización Mundial de la Salud (OMS) creó la Alianza Mundial para la Seguridad del Paciente, cuyo objetivo es promover la investigación y facilitar la utilización de los resultados de la investigación en pro de una atención sanitaria más segura y una reducción del riesgo de ocasionar daño a los pacientes en todos los Estados miembros de la OMS. Esta preocupación igualmente llegó hasta Europa, donde el Consejo de Europa elaboró las recomendaciones correspondientes para instar a los países europeos a «situar la seguridad del paciente en el centro de todas las políticas sanitarias».

Desde entonces, se han identificado áreas adicionales de riesgo para la seguridad y se han desarrollado y puesto en marcha intervenciones efectivas, por ejemplo para prevenir las infecciones adquiridas en hospitales o la seguridad en la administración de los medicamentos. No obstante, el impacto de las medidas ideadas no llega a ser óptimo, ya que la implementación y la aplicación de estas buenas prácticas no es realmente consistente ni uniforme.

De este modo, los problemas de seguridad no han quedado atrás. Actualmente, la OMS estima que alrededor de 1 de cada 10 pacientes resulta dañado cuando recibe atención de salud y cada año más de tres millones de personas fallecen como consecuencia de ello. En los países de ingresos medianos y bajos, cuatro de cada 100 pacientes fallecen por este motivo.

A nivel hospitalario, uno de cada 10 pacientes ingresados sufre un daño que se puede prevenir en al menos el 50 % de los casos mediante la implementación de prácticas seguras. En atención primaria y ambulatoria, esta cifra asciende a cuatro de cada 10 pacientes, y la evitabilidad puede llegar hasta el 80 % de los episodios adversos.

Entre los episodios adversos habituales que se podrían prevenir, la OMS destaca los debidos a los errores cometidos durante la identificación de pacientes, el diagnóstico y la prescripción de medicamentos, así como los debidos a caídas de pacientes, transfusiones de sangre sin analizar debidamente y otros riesgos que se podrían evitar durante procedimientos quirúrgicos, además de las infecciones asociadas a la atención de salud, úlceras de decúbito y tromboembolismos venosos.

En Europa, además del Estudio Nacional sobre los Efectos Adversos ligados a la Hospitalización (ENEAS), estudio epidemiológico realizado en España en el que se pusieron de manifiesto algunas cifras similares, el 8,4 % (el 4,4 % de

muertes) de los cuales el 42,8 % se consideraron evitables, hay otros estudios con datos también reveladores: se estima que entre el 8 % y el 12 % de las personas ingresadas en los hospitales de la Unión Europea sufren un episodio adverso como consecuencia de la atención sanitaria recibida, eso sin contar el coste asociado que lleva, que en España podría representar hasta el 1,5 % del gasto sanitario público.

> ! Los datos procedentes de los diferentes estudios hacen que la seguridad del paciente se considere un grave problema mundial de salud pública de importantes repercusiones, como establece la propia Organización Mundial de la Salud.

Esta preocupación por la seguridad del paciente ha ido creciendo y orientando las agendas políticas a nivel internacional hasta surgir diferentes hitos relevantes en estos años (**Fig. 21-2**) con el propósito de generar una mayor conciencia de todas las autoridades sanitarias sobre la absoluta necesidad de adoptar medidas eficaces. Estas medidas deben permitir reducir el creciente número de episodios adversos derivados de la atención sanitaria y sus repercusiones en la vida de los pacientes y, de forma secundaria, sobre su impacto económico.

Igualmente, esta preocupación ha llegado tanto a nivel europeo (Comisión Europea, Consejo de Europa) como a nivel nacional, lo que ha derivado en un avance en la cultura de seguridad del paciente.

Llegados a este punto cabe preguntarse: ¿cómo afecta la seguridad del paciente al laboratorio clínico? Es cierto que, hasta hace poco tiempo, los aspectos relativos a la seguridad del paciente se circunscribían a los servicios con actividad clínica directa con el paciente, y el resto de servicios asistenciales quedaban al margen. Sin embargo, una visión más amplia sitúa precisamente al laboratorio clínico, como servicio transversal que es, en un ámbito relevante en el fomento de la seguridad de los pacientes. Es gracias a su posición privilegiada por lo que tiene una mayor importancia, ya que abordan al paciente a lo largo de todo su periplo asistencial. El laboratorio clínico forma parte del proceso asistencial del paciente y la información que se facilita tiene un impacto directo sobre su seguridad. En torno al 60-70 %

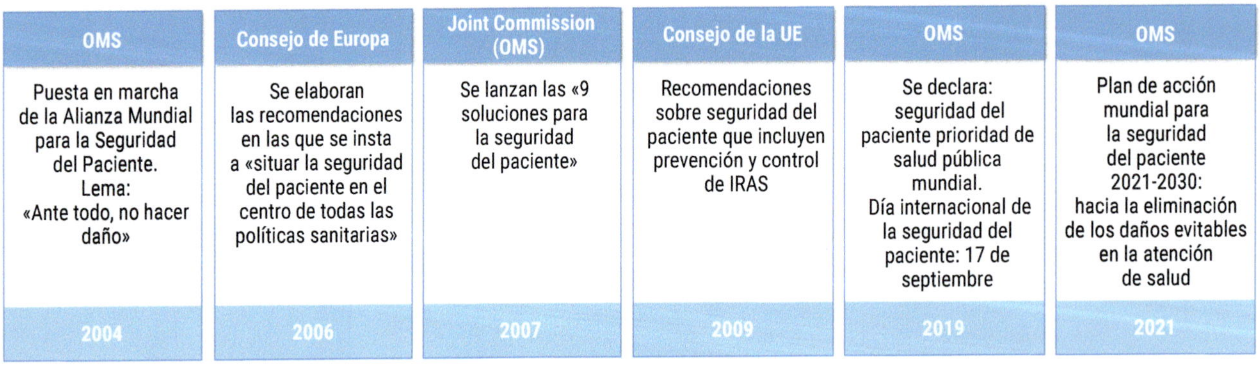

OMS	Consejo de Europa	Joint Commission (OMS)	Consejo de la UE	OMS	OMS
Puesta en marcha de la Alianza Mundial para la Seguridad del Paciente. Lema: «Ante todo, no hacer daño»	Se elaboran las recomendaciones en las que se insta a «situar la seguridad del paciente en el centro de todas las políticas sanitarias»	Se lanzan las «9 soluciones para la seguridad del paciente»	Recomendaciones sobre seguridad del paciente que incluyen prevención y control de IRAS	Se declara: seguridad del paciente prioridad de salud pública mundial. Día internacional de la seguridad del paciente: 17 de septiembre	Plan de acción mundial para la seguridad del paciente 2021-2030: hacia la eliminación de los daños evitables en la atención de salud
2004	2006	2007	2009	2019	2021

Figura 21-2. Hitos relevantes en seguridad del paciente a nivel internacional.
IRAS: infección relacionada con la atención sanitaria; OMS: Organización Mundial de la Salud; UE: Unión Europea.

de las decisiones médicas diarias se hacen a partir de resultados del laboratorio.

 El laboratorio clínico es un servicio transversal que forma parte del proceso asistencial del paciente, ya sea durante su atención en urgencias, en atención primaria o en atención hospitalaria.

Diferentes autores que han estudiado la influencia del laboratorio clínico en la seguridad del paciente, aunque los datos varían dependiendo de los diferentes estudios, coinciden en que la fase preanalítica es aquella en la que se detecta mayor número de errores (sobre el 70 %), seguida por la fase postanalítica, y se puede llegar hasta al 74 % de evitabilidad. Esto es así porque se trata de una fase que consta de un gran número de etapas, se realiza en su mayor medida fuera del laboratorio clínico y participan diferentes profesionales que, además, no están bajo la supervisión directa del laboratorio.

Particularmente, la situación con mayor prevalencia y que más repercute en el paciente es el error de identificación de muestras o la no garantía de la correspondencia biunívoca entre la muestra y el paciente, aunque hay otras muchas, no solo correspondientes a la fase preanalítica, que pueden afectar de igual manera a la seguridad del paciente y alguna de ellas, incluso, de manera más lesiva.

Durante estos años, la información generada ha derivado en el conocimiento de que la atención sanitaria es una actividad cada vez más compleja y que entraña numerosos riesgos potenciales. Esto ha llevado a la reflexión acerca de la absoluta necesidad de adoptar medidas eficaces y probadas que permitan reducir el creciente número de episodios adversos derivados de la atención sanitaria y sus repercusiones en la vida de los pacientes. Para conseguir esto, es necesario incrementar la capacidad de intercambiar información para aprender de los errores, de ahí la importancia de tener un conocimiento previo de los diferentes conceptos en seguridad del paciente. Esto facilitará el proceso de notificación de incidentes y errores por parte de los profesionales, pacientes y ciudadanía que dé lugar a que se pongan los riesgos de manifiesto y permita poner en marcha estrategias de prevención.

Algunos de los conceptos más relevantes se relacionan a continuación:

- **Atención sanitaria:** los servicios que reciben las personas o las comunidades para promover, mantener, vigilar o restablecer la salud.
- **Casi incidente, *nearmiss* o casi error:** incidente que no ha llegado al paciente. Situación que pudo haber alcanzado al paciente, pero en la que una intervención a tiempo (planificada o no) o la casualidad evitó que le alcanzara.
- **Cultura de seguridad:** la cultura de seguridad es el conjunto de valores, actitudes, percepciones, competencias y patrones de comportamiento de los profesionales, a nivel individual o colectivo, que determinan el estilo, la competencia y el compromiso con la gestión de la salud y la seguridad en una organización.
- **Daño:** alteración estructural o funcional del organismo y cualquier efecto perjudicial derivado de esta.

- **Error:** el hecho de no llevar a cabo una acción prevista según se pretendía o una planificación equivocada para la consecución de un objetivo. Acto de equivocación u omisión en la práctica de los profesionales sanitarios que puede contribuir a que suceda un episodio adverso.
- **Evento adverso:** incidente que causa daño al paciente. Suceso o circunstancia que ha ocasionado un daño innecesario a un paciente como consecuencia de la atención sanitaria.
- **Evento centinela:** suceso imprevisto que causa la muerte o graves daños físicos o psicológicos al paciente. Todo episodio centinela es un episodio adverso cuyas consecuencias reúnen unas características que obligan a una completa revisión de qué ha sucedido para evitar que pudiera volver a producirse.
- **Factor contribuyente:** circunstancia, acción o influencia que se considera que ha desempeñado un papel en el origen o la evolución de un incidente o que ha aumentado el riesgo de que se produzca un incidente. Pueden ser externos o internos a la organización.
- **Fallo del sistema:** defecto, interrupción o disfunción en los métodos operativos, los procesos, los procedimientos o en las infraestructuras de la organización.
- **Gestión de riesgos:** conjunto de actividades clínicas, técnicas y administrativas que se dirigen a la disminución de los riesgos y la minimización del daño para los pacientes, considerando siempre, al mismo tiempo, el impacto que estos tienen sobre los profesionales y las organizaciones sanitarias.
- **Incidente:** circunstancia que ha ocasionado o podría haber ocasionado un daño innecesario a un paciente.
- **Prevenible:** que es evitable en las circunstancias particulares del caso.
- **Riesgo:** probabilidad de que se produzca un incidente.
- **Seguridad:** reducción del riesgo de daño innecesario hasta un mínimo aceptable, teniendo en cuenta los conocimientos del momento, los recursos disponibles y el contexto en el que se presta la atención.

Es imprescindible, y desde el principio debe quedar claro que, para implantar y trabajar en seguridad del paciente, se debe proveer a los profesionales de las herramientas necesarias para abordar este reto. Así, desde hace unos años se están utilizando muchas herramientas que facilitan la toma de decisiones clínicas, como algoritmos o recomendaciones y guías de práctica clínica con el propósito de garantizar una buena atención sanitaria. Sin embargo, esto no es suficiente.

! Para conseguir avanzar en una cultura de seguridad del paciente, se requiere desarrollar una capacidad mayor para aprender de los errores y, para ello, se hace indispensable la notificación de los problemas relacionados con la seguridad por parte de los profesionales.
Esto, junto con la concienciación y la sensibilización, el manejo y la comprensión de los conceptos clave y la metodología de trabajo, así como el análisis y la gestión de los problemas relacionados con la seguridad de los pacientes, permitirá un intercambio responsable de información y de prácticas seguras tanto a nivel local, como nacional e internacional, además de entre las diferentes disciplinas y organizaciones.

Para prevenir es necesario aprender y para aprender es indispensable notificar.

CULTURA DE SEGURIDAD. ENTENDER LOS ERRORES, LOS INCIDENTES Y LOS EPISODIOS ADVERSOS

Las vulnerabilidades del sistema, las actitudes individuales, las dinámicas de equipo en los centros, los problemas de comunicación, así como las presiones y limitaciones internas y externas confluyen para distanciar a los profesionales de los sistemas sanitarios de una práctica asistencial óptima.

Se pueden producir errores (por comisión o por omisión) en cualquier ámbito de actuación y etapa del proceso asistencial. Los errores pueden aparecer ante cualquier profesional del sistema sanitario (sanitario y no sanitario) durante los programas de prevención, al programar pruebas diagnósticas, al diagnosticar, al preparar o establecer tratamientos, al aplicar técnicas, en el uso de dispositivos o durante el cuidado y el seguimiento del paciente. Igualmente, se pueden cometer fallos tanto por la no correcta adecuación de los recursos como por la sobreutilización de estos en los que el daño potencial sobrepasa al posible beneficio. Y aunque en seguridad del paciente los errores son actos no intencionados, en algunos contextos pueden llegar a hacerse sistemáticos y convertirse en una práctica habitual que hay que cambiar.

Todavía, en la práctica diaria, prevalece el trabajo individual sobre el trabajo en equipo. Los profesionales tienden a mantener una actitud independiente, en muchos casos basada en su propia experiencia. Esto se manifiesta en una notable variabilidad de la práctica clínica en muchas ocasiones fuera de la evidencia científica y alejada de las prácticas seguras, como se refleja en el informe del sistema sanitario español de 2018 *Sistemas sanitarios en transición*. Es decir, aunque el objetivo final para el profesional sea el mismo, los caminos utilizados para lograrlo son diferentes y puede derivar también en resultados diferentes sobre el paciente que puede conllevar daños.

 La problemática del error se puede ver desde dos perspectivas diferentes, desde una aproximación a la persona o cultura de la culpa, perspectiva que se debe evitar, y desde una aproximación al sistema o cultura de seguridad, con un abordaje integral de los problemas relacionados con la seguridad del paciente.

La cultura de la culpa ve el error del profesional como la causa de la ocurrencia de los episodios adversos. Es la cultura que todavía está instaurada en el sistema sanitario y es la que se debe ir cambiando hacia la cultura de la seguridad.

Cuando se analiza el error desde el punto de vista sistémico, se evita la idea de culpabilidad individual. No se trata de cambiar la condición humana, sino de cambiar las condiciones en las que los profesionales trabajan. Es decir, el propósito es facilitar el trabajo del profesional, poniendo de manifiesto el origen multicausal de cualquier fallo o error, tratando de crear las defensas necesarias para evitar o minimizar el daño ocasionado por los errores que pudiesen ocurrir.

Este modelo de fallos del sistema se explica mediante el modelo de Reason o del queso suizo, en el que asemeja las lonchas del queso a las diferentes defensas o barreras del sistema (organización, formación de los profesionales, tecnología, etc.) y los agujeros a las deficiencias del sistema o fallos, incluyendo también el error humano. En este modelo los errores de los profesionales se ven como consecuencias y no como la causa de ocurrencia de episodios adversos. El episodio adverso ocurre cuando los agujeros de las diferentes lonchas momentáneamente se alinean coincidiendo los agujeros de las diferentes lonchas y llegan con el fallo último (error humano) a producir el daño para el paciente (Fig. 21-3); de ahí la importancia de mejorar estas defensas (mejoras estructurales, de procesos y prácticas seguras) para evitar este final.

Este modo de proceder es lo que implica trabajar con una cultura de seguridad del paciente. Significa entender que solo en muy raras ocasiones un problema se debe a un error concreto de un profesional. Más bien se debe a la concatenación de varios fallos o situaciones predisponentes que, si bien, por sí solos no pueden ocasionar un daño en el paciente, cuando se suman pueden provocar un episodio adverso. Cabe resaltar que esto no supone, como pudiera ser interpretado por algunos profesionales, no asumir responsabilidades, todo lo contrario. Si se es capaz de dar el paso e ir más allá del «quién ha sido» hacia el «qué ha pasado» y el «cómo ha ocurrido» y «cómo se puede evitar que vuelva a ocurrir», se estará trabajando en una cultura de seguridad del paciente, y acaban todos beneficiados.

Desde este enfoque se tienen en cuenta las principales recomendaciones para generar una cultura de seguridad del paciente: conceptos y metodología de trabajo para construir una cultura de seguridad, liderazgo del equipo de personas, integrar la tarea de gestión de riesgos en los procesos de salud, promover la comunicación e información, involucrar a los pacientes y la ciudadanía, aprender de lo ocurrido, imple-

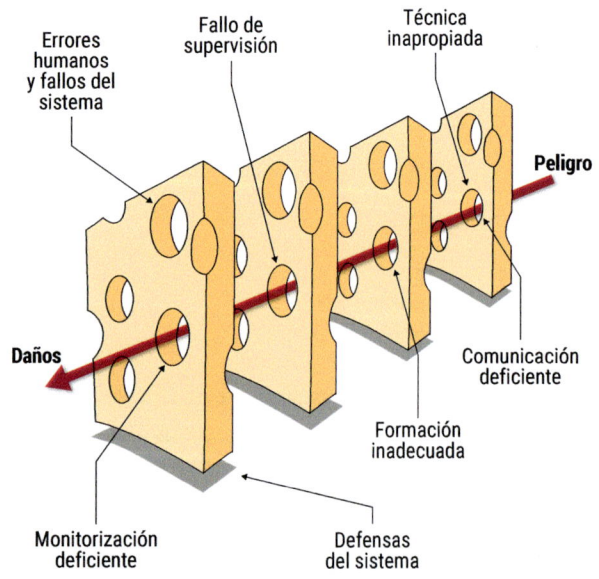

Figura 21-3. Modelo de fallos del sistema.
Adaptada de: Reason. Models and management, 2000.

mentar soluciones para prevenir y compartir las lecciones de seguridad.

Las principales organizaciones sanitarias del mundo están incorporando esta sistemática de trabajo y ya incluyen estándares de seguridad del paciente en sus programas de acreditación y certificación.

GESTIÓN DE RIESGOS E INCIDENTES, PRINCIPALES HERRAMIENTAS DE AYUDA

Los problemas de seguridad del paciente abarcan muchas disciplinas de la atención sanitaria. Es una disciplina transversal en la atención sanitaria, afectando a cualquier ámbito (asistencial y no asistencial). Por tanto, para la gestión de cualquier problema de seguridad del paciente se precisa un enfoque global y multifactorial (**Fig. 21-4**) para generar un cambio de cultura entre los profesionales que promueva la prevención, identificando y gestionando los riesgos reales y potenciales en cada ámbito y la puesta en marcha de soluciones para evitar que el daño llegue al paciente.

> Hay que recordar que la gestión de riesgos e incidentes engloba el conjunto de actividades clínicas, técnicas y administrativas que se dirigen a la disminución de los riesgos y la minimización del daño para los pacientes, considerando siempre, al mismo tiempo, el impacto que estos tienen sobre los profesionales y las organizaciones sanitarias.

Para realizar una adecuada gestión de incidentes y riesgos, hay que seguir los siguientes pasos: identificación, análisis y evaluación, planificación de mejoras, implementación y seguimiento.

El abordaje de los problemas de seguridad varía dependiendo del tipo de problema del que se trate, ya sea riesgo, incidente o episodio adverso. Para ello, se pueden utilizar diversas técnicas y herramientas validadas, aunque solo se nombran las más relevantes y usadas (**Fig. 21-5**).

Desde una **perspectiva reactiva,** es decir, ya ha ocurrido el problema de seguridad, la principal herramienta para el análisis de episodios adversos graves (episodios centinela) es el **análisis causa raíz** (**ACR**). Es una herramienta sistemática y estructurada para la identificación de causas y factores contribuyentes que han podido contribuir a la ocurrencia de ese episodio adverso grave o de un episodio centinela. Estos factores se proyectan en un diagrama de Ishikawua o espina de pez para facilitar su comprensión (**Fig. 21-6**). Durante la investigación, se analiza toda la información recogida por el equipo de trabajo.

Las preguntas clave a responder son: ¿qué sucedió? (referencia al desenlace de lo ocurrido y a la cronología de los hechos); ¿cómo ocurrió? (concretando los problemas de la prestación de asistencia) y ¿por qué ocurrió? (identificando los factores contribuyentes que intervinieron). Las respuestas a estas preguntas orientarán las posibles medidas a implementar para que dicho incidente no vuelva a ocurrir.

Otra opción muy parecida a la anterior para usar una vez que ha ocurrido el episodio adverso es el Protocolo de Londres, aunque se usa menos que el análisis causa raíz.

Desde un **enfoque proactivo**, antes de la aparición de un problema de seguridad, se pueden usar diferentes herramientas. Entre ellas cabe resaltar el **análisis modal de fallos y efectos** (**AMFE**), el mapa de riesgos y el análisis de barreras. Las enseñanzas que se obtienen de estos análisis tratan sobre cómo minimizar la probabilidad de que ocurran los problemas de seguridad.

El AMFE es una técnica estructurada que permite analizar, rediseñar y mejorar un proceso cuantificando y

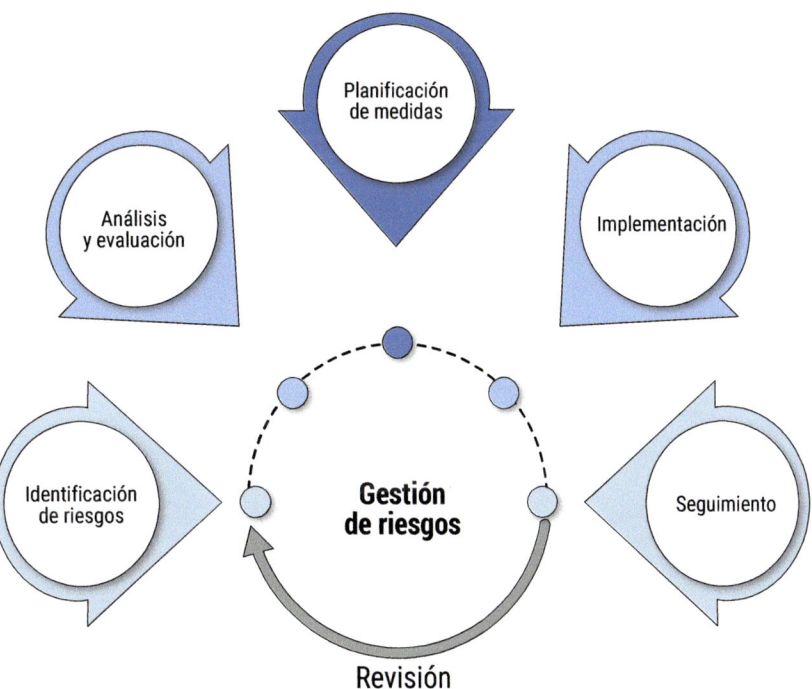

Figura 21-4. Pasos de la gestión de riesgos e incidentes.

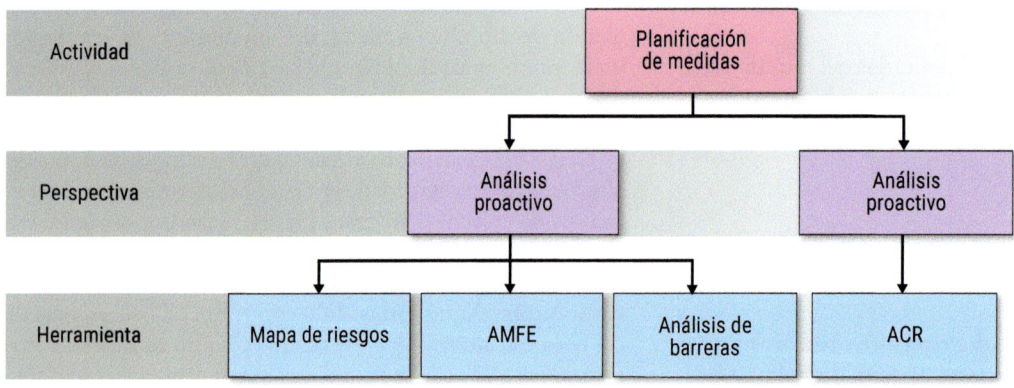

Figura 21-5. Principales herramientas en la gestión de riesgos dependiendo de la perspectiva de actuación. ACR: análisis causa raíz; AMFE: análisis modal de fallos y efectos.

evaluando tanto el riesgo como los efectos de los posibles fallos, así como sus causas. Se identifican los riesgos y se les asigna una puntuación, lo que permite actuar preventivamente sobre cada uno de ellos. Para ello, se calcula el índice o número de prioridad para cada riesgo (NPR) a través de la probabilidad de ocurrencia, el impacto o la gravedad y la probabilidad de ser detectado, mediante la siguiente fórmula:

$$NPR = IO \times IG \times ID$$

ID: índice de ser detectado; IG: índice de gravedad; IO: índice de ocurrencia; NPR: índice de prioridad para cada riesgo.

Tan importante es la identificación de las causas y la determinación de las medidas y soluciones como el traspaso de la información a los profesionales, la difusión y retroalimentación tanto de los riesgos identificados como de las mejoras puestas en marcha.

El **mapa de riesgos** es otra herramienta dirigida principalmente a mostrar gráficamente los riesgos más relevantes a lo largo de los diferentes procesos de atención. Su finalidad es recordar, avisar a profesionales y directivos de la necesidad de estar alerta en determinadas actividades, porque en ellas se ha identificado que hay un elevado riesgo de fallar y poder producir un daño al paciente. Estas alertas deben traducirse en medidas de prevención que deben implementarse en el servicio, en la unidad o en el centro para evitar el daño a los pacientes atendidos. El mapa también puede visualizar las acciones identificadas como críticas para prevenir los fallos. Su difusión entre los profesionales es imprescindible para la concienciación y la sensibilización de estos.

El **análisis de barreras** es un método que se utiliza para investigar e identificar los motivos por los que han fracasado las barreras existentes o identificar qué otras barreras técnicas (uso de infrarrojos, reconocimiento huella dactilar, etc.), barreras naturales (distancia, tiempo, etc.), físicas (doble llave, acceso con código, etc.), humanas (comprobar la identidad, marcar el punto a operar, etc.) o administrativas (protocolos, alertas, etc.) son susceptibles de implementar para minimizar la ocurrencia de los problemas de seguridad. En este sentido, hay que recordar que las barreras más fiables son las de tipo físico y natural (no son dependientes de la memoria ni del seguimiento de procedimientos).

Ambos enfoques, reactivo y proactivo o preventivo, no son excluyentes; al contrario, son complementarios y su uso de forma combinada favorece la mejora de la seguridad del paciente.

La aplicación de las diferentes metodologías supone un proceso de aprendizaje general de las causas de los incidentes y, con este fin, los sistemas de notificación de incidentes son

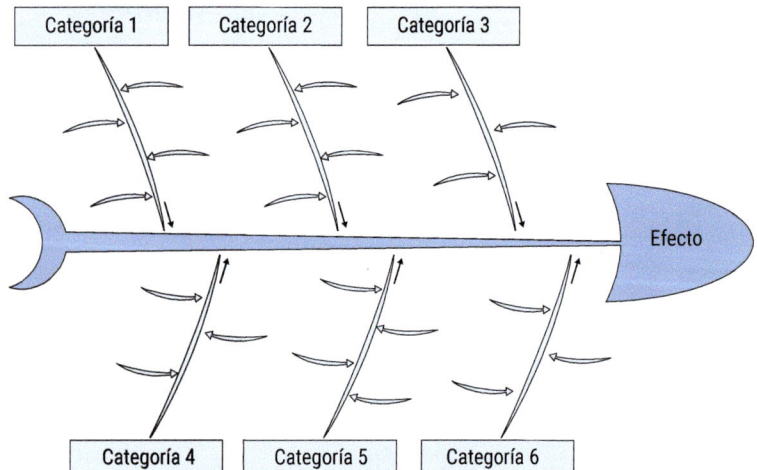

Figura 21-6. Formato de diagrama de Ishikawa, espina de pez o causa-efecto.

una herramienta indispensable para poner de manifiesto los riesgos y conocer los incidentes para minimizar su ocurrencia.

> ! El propósito principal de un sistema de notificación es el conocimiento, la prevención y el fomento de la cultura de seguridad entre los profesionales en cualquier ámbito de actuación.

Se trata de mejorar la seguridad del paciente aprendiendo de los episodios adversos y de los errores cometidos. Los sistemas de notificación de incidentes no están destinados a identificar y sancionar a los miembros del personal sanitario involucrados en el incidente, sino a aprender de los errores y evitar que puedan repetirse.

Para que un sistema de notificación de incidentes para la seguridad del paciente sea útil en una organización sanitaria es preciso:

- Compromiso de la organización y del equipo directivo.
- Establecimiento de responsables, gestores de incidentes y definición de funciones, circuito de información y canales de comunicación entre los profesionales.
- Formación de responsables y profesionales en conceptos básicos sobre seguridad del paciente, utilización del sistema de notificación utilizado y gestión de incidentes.
- Análisis y gestión de las notificaciones con diferentes herramientas dependiendo de la gravedad.
- Puesta en marcha de acciones de mejora.
- Retroalimentación de los resultados de la gestión y mejoras a los profesionales.

Un sistema de notificación no es una herramienta para estimar la frecuencia de efectos adversos e incidentes en el ámbito sanitario, sino una forma de obtener información sobre los factores y causas que provocan la ocurrencia de un incidente o problema de seguridad con la finalidad de aprender e implementar soluciones de mejora.

En este sentido, cabe recordar que tanto la Comisión Europea como el Consejo de Europa destacan la importancia de la puesta en marcha y funcionamiento de un sistema de notificación de incidentes para el aprendizaje y el fomento de la notificación como una herramienta para diseminar la cultura de seguridad del paciente con un enfoque sistemático.

Las principales características de un sistema de notificación, siguiendo las recomendaciones internacionales y nacionales sobre los sistemas de notificación son:

- **Voluntario:** la notificación de incidentes es totalmente voluntaria, aunque hay que animar a los profesionales a colaborar en el aprendizaje y la mejora de la seguridad del paciente.
- **No punitivo:** el sistema y la información que recoge están totalmente separados de cualquier sistema de sanciones, tanto a nivel de centro sanitario como fuera de este.
- **Confidencial:** toda la información contenida en el sistema debe ser preservada y solo los profesionales involucrados en la gestión del sistema o en la investigación de incidentes tendrán acceso a dicha información.

- **Anónimo:** la notificación no conlleva información alguna del notificante, salvo que este quiera dejar su contacto para hacer un seguimiento de la misma.
- **Orientación sistémica de la gestión de las notificaciones:** se entiende que la aparición de incidentes relacionados con la seguridad del paciente depende, en gran medida, de múltiples factores contribuyentes. El análisis y las recomendaciones deben adoptar un enfoque sistémico, examinando las «condiciones latentes» que han permitido la aparición del incidente.

> 💡 Es importante tener en cuenta que dentro de la cultura de seguridad del paciente para poder prevenir, es necesario aprender de lo ocurrido y, para aprender, es indispensable notificar.

Hay diferentes sistemas de registro y notificación de episodios adversos. Algunos se centran en un tipo concreto de incidentes, mientras que otros recogen información sobre cualquier tipo de incidentes. Estos últimos suelen ser a nivel corporativo en las diferentes comunidades autónomas como por ejemplo el Sistema de Notificación y Aprendizaje para la Seguridad del Paciente (SINASP), notificASP, etc. (**Fig. 21-7**).

IMPACTO DE LOS EPISODIOS ADVERSOS EN LAS SEGUNDAS Y TERCERAS VÍCTIMAS

A la hora de gestionar los incidentes, no hay que olvidar que, aunque es irrefutable que estos episodios adversos producen consecuencias graves y directas para los pacientes que los sufren, sus cuidadores y sus familiares (denominados primeras víctimas), también redundan sobre los profesionales involucrados y sobre los centros implicados y organizaciones sanitarias.

Los fallos que se producen durante la asistencia sanitaria no solo tienen un coste personal muy importante para los profesionales que se ven directamente involucrados (segundas víctimas), sino que erosionan la confianza de los pacientes en el sistema sanitario y el centro sanitario (terceras víctimas) y disminuye su prestigio.

Según el Estudio nacional sobre los efectos adversos ligados a la hospitalización (ENEAS) y el Estudio de efectos adversos en atención primaria (APEAS), se estima que anualmente, en

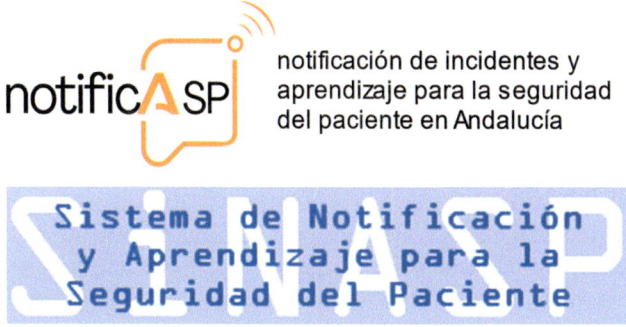

Figura 21-7. Ejemplos de sistemas de notificación corporativos de problemas de seguridad del paciente.

toda España, aproximadamente, el 15 % de los profesionales se ven involucrados en un episodio adverso.

Estudios nacionales más recientes indican que respecto a los profesionales sanitarios, el 62,5 % de los profesionales de atención primaria y el 72,5 % de los de hospital informaron haber vivido, durante los últimos 5 años, una experiencia como segunda víctima, bien directamente, o bien a través de un colega.

Se denomina **primera víctima** al «paciente que sufre un incidente o episodio adverso». En esta definición también se incluyen los familiares, los cuidadores y los amigos cercanos del paciente afectado (Mira *et al.*, 2015).

Se habla de **segunda víctima** para referirse al «profesional sanitario que se ve involucrado en un incidente o episodio adverso, un error médico o una lesión relacionada con el paciente, no esperada y que se convierte en víctima en el sentido que queda traumatizado por lo ocurrido» (Scott *et al.*, 2009). Este concepto también se podría extender al conjunto del equipo asistencial en el que se integra este profesional, ya que habitualmente los episodios adversos tienen una causa sistémica y pueden involucrar a otros profesionales del equipo asistencial. Diferentes estudios ponen de manifiesto que estos profesionales presentan un cuadro compatible con un síndrome de estrés postraumático: sentimientos de culpa, ansiedad, síntomas afectivos y depresivos, miedo a consecuencias legales y a la pérdida reputación profesional, además de preocupación por su rendimiento y capacidad profesional, que puede afectar a su toma de decisiones clínicas.

Se define como **tercera víctima** a la «organización sanitaria que puede sufrir una pérdida de reputación por la ocurrencia de un incidente para la seguridad del paciente» (Denham, 2007). Es decir, la institución sanitaria ve amenazado su prestigio y el de sus profesionales como consecuencia de la ocurrencia de un episodio adverso con consecuencias graves para el paciente y que suele ocurrir como consecuencia de la ausencia de un plan de respuesta adecuada. No garantizar prestar la atención adecuada a las segundas víctimas y no disponer de ese plan de acción pone a la organización en riesgo de convertirse en una tercera víctima, pues puede sufrir daños considerables como institución.

PROCESO DE LABORATORIO Y SITUACIONES DE RIESGO

La transversalidad del laboratorio clínico junto con la complejidad que ha ido adquiriendo en los últimos años, no solo por lo elaborado de sus técnicas y la ampliación de la oferta de sistemas analíticos disponibles (desde los grandes sistemas consolidados hasta los dispositivos analíticos a la cabecera del enfermo), sino también por su papel cada vez más decisivo en el proceso asistencial, hace que tenga que estar en continua alerta y actualización ante sus procedimientos. El laboratorio clínico se encuentra en una posición privilegiada al participar en todas las etapas por las que pasa el paciente: atención primaria con el diagnóstico y seguimiento, urgencias, durante el proceso de hospitalización, y su vuelta a atención primaria. Todo esto, junto con su evolución dinámica, que va desde la emisión de resultados al prestador de servicios hasta el asesoramiento y la participación cada vez más activa en el

ámbito asistencial predispone al laboratorio clínico a ser un lugar capaz de generar episodios adversos. La capacidad del laboratorio clínico de interactuar con todos estos actores es la que le permite la adecuada gestión de los riesgos y de los incidentes.

Son numerosos los aspectos relevantes que hay que tener en cuenta del laboratorio clínico sobre la seguridad del paciente. Por ejemplo, un hecho diferencial del laboratorio clínico frente a otros servicios es que parte de su actividad comienza en sitios alejados de él y por personal ajeno. De la misma manera, también cabe señalar que desde el laboratorio se facilitará información a los pacientes de forma directa, pero también hay que hacer participar en la información a los profesionales para que puedan desarrollar su trabajo de manera correcta.

Sin duda alguna, todo este entramado de factores suma a la hora de analizar los problemas de seguridad y realizar el mapa de riesgos correspondiente.

Tradicionalmente, se ha considerado al proceso de laboratorio dividido en tres fases: preanalítica, analítica y postanalítica **(Fig. 21-8)**. Aunque esta visión es del todo válida, últimamente se están imponiendo los conceptos de prepreanalítica y de pospostanalítica, por lo que se pasa de tres fases a cinco. En consecuencia, cuando se hable de preanalítica se hace referencia a esta más la prepreanalítica, y cuando se nombre la postanalítica, se hace referencia a esta más la pospostanalítica.

 Según la evidencia científica, es durante la fase preanalítica cuando se producen más errores, y la fase analítica es la más controlada en este aspecto.

FASE PREANALÍTICA

En la fase preanalítica, la coordinación con los servicios y centros prescriptores es relevante. Los principales riesgos a resaltar son:

- **La cartera de servicio:** la formación y la capacitación de cada uno de los profesionales respecto a sus funciones y actividades es básica. Una falta de formación puede desencadenar errores, retrasos e, incluso, resultados no válidos. Por tanto, el laboratorio clínico tendrá que disponer de una cartera de servicios que satisfaga las necesidades de los pacientes y de los clínicos y, por otro, deberá asegurarse de que el personal dispone de la formación necesaria para dar respuesta a dicha cartera de servicios. Estos elementos son cruciales y pueden afectar a la seguridad del paciente. Una estrategia que suele funcionar a la hora de minimizar riesgos y que se puede calificar como método de barrera es la creación de carteras de servicios específicas para servicios o unidades. No obstante, las necesidades actuales buscan profesionales con varios perfiles y obliga a que los profesionales de laboratorio deban poseer formación en varias áreas de conocimiento y no limitarse a una sola de ellas. Sea cual sea el ámbito de trabajo, un aspecto prioritario que deberá ser verificado en los diferentes escenarios será comprobar las correctas condiciones preanalíticas para las pruebas y de las muestras. En algunas situaciones, como en

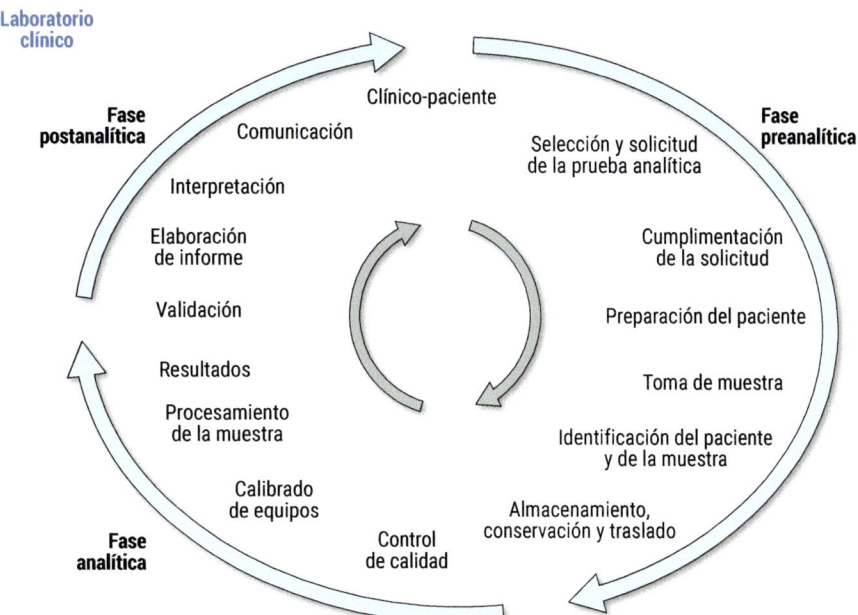

Figura 21-8. Esquema de los diferentes pasos en los que aparecen fuentes potenciales de error.

el caso de la parathormona, las condiciones de congelación inmediata de la muestra obligan a realizar su extracción en las condiciones y sitios adecuados. No es infrecuente rechazar muestras que no han cumplido estas indicaciones con las consiguientes molestias para el paciente y retraso en el proceso diagnóstico.

- **La toma de muestras:** en este apartado, se considera la correcta identificación del paciente, de la toma en sí de la muestra y su transporte. La identificación inequívoca del paciente y de la muestra se ha postulado como uno de los problemas que se presenta con asiduidad en los laboratorios. Es recomendable comprobar *in situ* cómo se realiza esta fase del proceso en los diferentes servicios y centros de salud. El uso cada vez más extendido de peticiones analíticas informatizadas, brazaletes identificativos, sistemas ópticos para incorporar los códigos de barras son elementos de barrera que pretenden asegurar que no haya errores identificativos, aunque no están disponibles en todos los centros. El proceso de toma de muestras es muy importante y es misión del laboratorio y de todos sus miembros establecer y comunicar las condiciones en las que deben ser tomadas dichas muestras. Proporcionar toda la información necesaria, confirmar que el paciente la ha comprendido y emplear todas las herramientas digitales al alcance del laboratorio para que el clínico y el paciente sepan de las condiciones previas a la hora de la toma de muestras es un cometido del laboratorio clínico.

Un tema frecuente en todos los centros es la hemólisis. Una muestra hemolizada invalida determinados resultados, lo que obliga a una nueva extracción. Su detección rápida y su información al profesional encargado de la extracción contribuirá a reducir los tiempos de asistencia.

- **Las condiciones del transporte:** hay una bibliografía extensa acerca de cuáles son las que debe reunir una maleta de transporte de muestras biológicas, así como los diferentes contenedores y absorbentes que debe incorporar. Además, resulta conveniente disponer de un sistema de monitorización de temperatura que garantice las condiciones en las que se ha realizado el transporte. Cualquier anomalía en él será una incidencia de la que se debe informar para la adopción las medidas correctoras. Esto cobra mayor importancia en trayectos largos y con un amplio rango de temperaturas, sobre todo en zonas de interior. Determinadas muestras, como las orinas, pueden verse afectadas por los cambios de temperatura y los resultados podrían no ser valorables, lo que obliga a repetir la toma. En el caso de las extracciones en el ámbito hospitalario, los criterios de seguridad deben ser los mismos. En el caso de las extracciones en el ámbito hospitalario, los criterios de seguridad deben ser los mismos. Por ejemplo, algunos riesgos que se podrían presentar serían: la demora para el análisis cuando el transporte se realiza mediante el celador o problemas de hemolisis si los tubos se envían a través de sistemas neumáticos de envío y la velocidad del sistema neumático no es la adecuada.

- **La recepción de las muestras:** suele ser un paso en el que se maneja un volumen elevado de muestras de diferentes orígenes y en un espacio de tiempo limitado. Hay que recordar que el resto del laboratorio clínico, así como la toma de decisiones del clínico, van a depender de la rapidez y precisión de este trabajo.

Es relevante identificar las no conformidades y discrepancias que se pueden presentar a la hora de recibir la maleta de transporte o las muestras de una planta de hospitalización. La detección de contenedores equivocados, mal enrasados, en condiciones no adecuadas de conservación, discrepancias entre las peticiones y los contenedores recibidos, muestra insuficiente, etc., deben ser notificados de forma inmediata a la persona responsable seleccionada a tal efecto en el mismo día al objeto de que se adopten las medidas adecuadas para subsanar los errores. Es aconsejable dejar constancia de las acciones emprendidas, así como del seguimiento de las mismas para informar a los distintos servicios o centros y que las acciones de mejora se traduzcan en cambios en los hábitos y mejora de resultados.

 En la fase preanalítica la coordinación con los servicios, centros y prescriptores es muy relevante.

FASE ANALÍTICA

Dentro de la fase analítica se pueden encontrar dos elementos principales a tener en cuenta: los controles internos y externos y la validación técnica, en la que todos los profesionales del laboratorio intervienen de una u otra manera, por lo que el trabajo en equipo es un aspecto fundamental.

- **Los controles internos y externos:** la propia naturaleza del trabajo en el laboratorio clínico con el empleo de gran número de equipos analíticos que precisan procesos de calibración y de control forma parte de la rutina diaria. Solo cabe reseñar la necesidad del riguroso programa de cumplimiento de los controles para asegurar la calidad de los resultados. Un programa de control externo es una garantía de calidad, a la vez que un método de barrera que tiende a minimizar los posibles efectos adversos derivados de un equipo que no esté en óptimas condiciones.
- **La validación técnica:** este paso es importante para comprobar que el equipo esté calibrado, que están realizados los controles de calidad de los equipos, que están aplicados los criterios de aceptación de los controles, las alarmas de los equipos y que se han comprobado los resultados alarmantes y que los resultados obtenidos están disponibles para la siguiente fase.

Aunque cada laboratorio debe establece los criterios para la validación del personal técnico y cuándo debe avisar al facultativo, estos deben ser claros y precisos, estar plasmados en un procedimiento normalizado de trabajo del laboratorio clínico y deben ser conocidos por todos los implicados con independencia de la duración de su actividad laboral. Igualmente, se debe tener un procedimiento de notificación de resultados de alarma o valores críticos, en el que quede reflejado qué parámetros son los críticos y los valores que se consideran de importancia vital, así como el mecanismo de quién notifica, cómo se notifica, además de qué, cómo y dónde se registran las acciones realizadas, ya sea dentro del ámbito hospitalario como fuera de él (atención primaria).

La validación de resultados clasificados como críticos sin avisar, el suponer que se ha realizado dicha tarea en el turno anterior y que dichos resultados corresponden a pacientes conocidos son fuentes habituales de error.

 En la fase analítica el trabajo en equipo es un aspecto fundamental para la actividad diaria.

FASE POSTANALÍTICA

La postanalítica es la última de las fases del proceso de laboratorio y a la que normalmente se ha dedicado interés desde un punto de vista de seguridad del paciente. Dependiendo de la bibliografía, los errores cometidos en esta fase pueden variar entre el 18,5 % y el 47 %, ya que, últimamente, son más los estudios que se han centrado en ella.

Una vez que los resultados han sido validados por el facultativo, queda por editar la información y trasladar los resultados al clínico. Es necesario asegurarse de que los medios diseñados para comunicar dichos resultados garantizan que la información llega al clínico y de forma comprensible. También hay que considerar una vía alternativa en caso de que el sistema principal no funcione.

Es importante destacar la importancia del laboratorio como apoyo al clínico, en caso de necesidad, para una correcta interpretación de los resultados, ya que de esto depende la correcta toma de decisiones hacia el paciente. De ahí que una comunicación efectiva sea relevante para avanzar en la seguridad del paciente.

 En la fase postanalítica la comunicación efectiva entre laboratorio clínico y prescriptores es imprescindible.

 PUNTOS CLAVE

- La seguridad del paciente es uno de los sistemas sanitarios y un aspecto clave para la mejora continua de la calidad en la atención y el fomento de la excelencia clínica.
- Hay una elevada prevalencia de problemas de seguridad del paciente, y en un elevado porcentaje llega a producirse daño en los pacientes.
- El laboratorio clínico es un servicio transversal que forma parte del proceso asistencial del paciente, ya sea durante su atención en urgencias, atención primaria o atención hospitalaria.
- Para aprender de los errores y poner medidas de mejora, es necesario intercambiar la información y, para eso, los sistemas de notificación son el instrumento perfecto.

- La gestión de incidentes y riesgos sigue los siguientes pasos: identificación, análisis y evaluación, planificación de mejoras, implementación y seguimiento.
- Las principales herramientas para gestión de las notificaciones son, desde la perspectiva proactiva, AMFE y desde la perspectiva reactiva, el ACR.
- Los fallos que se producen durante la asistencia sanitaria tienen una primera víctima (pacientes, familia y cuidadores), una segunda víctima (el profesional implicado) y una tercera, que es el centro donde se produce el episodio adverso.
- En el proceso de laboratorio clínico es en la fase preanalítica en la que se produce un mayor número de errores seguida por la fase postanalítica.

BIBLIOGRAFÍA

AENOR: Norma UNE 179003:2013. Servicios sanitarios. Gestión de riesgos para la seguridad del paciente.

Allué N, Chiarello P, Bernal Delgado E, et al. Impacto económico de los eventos adversos en los hospitales españoles a partir del Conjunto Mínimo Básico de Datos [Assessing the economic impact of adverse events in Spanish hospitals by using administrative data]. Gac Sanit. 2014 Jan-Feb;28(1):48-54.

Aranaz JM, Aibar C, Vitaller J, Mira JJ eds. Gestión Sanitaria. Calidad y seguridad de los pacientes. Madrid: MAPFRE-Díaz de Santos; 2008.

Council of Europe. Committee of Ministers. Recommendation Rec (2006) of the Committee of Ministers to member states on management of patient safety and prevention of adverse events in health care [Internet] [consulta el 12 de febrero de 2017]. Disponible en: http://www.coe.int/t/dg3/health/recommendations_en.asp.

European Commision. Reporting and learning subgroup of the European Commission PSQCWG. Key findings and recommendations on Reporting and learning systems for patient safety incidents across Europe. European 2014. 291 Commission, editor.

Fuller RL, McCullough EC, Bao MZ, Averill RF. Estimating the costs of potentially preventable hospital acquired complications. Health Care Financ Rev. 2009;30(4):17-32.

Grupo de Investigación en Segundas y Terceras Víctimas. Guía de Recomendaciones para ofrecer una adecuada respuesta al paciente tras la ocurrencia de un evento adverso y atender a las segundas y terceras víctimas (Grupo de Investigación en Segundas y Terceras Víctimas); 2015.

Gunderson CG, Bilan VP, Holleck JL, et al. Prevalence of harmful diagnostic errors in hospitalised adults: a systematic review and meta-analysis. BMJ Qual Saf. 2020;29(12):1008-18.

lawomirski L, Klazinga N. The economics of patient safety: from analysis to action [Internet]. París: Organización de Cooperación y Desarrollo Económicos; 2020 (http://www.oecd.org/health/health-systems/Economics-of-Patient-Safety-October-2020.pdf) [consulta el 6 de septiembre de 2023].

Institute of Medicine (US) Committee on Quality of Health Care in America. To Err is Human: Building a Safer Health System. Kohn LT, Corrigan JM, Donaldson MS, editors. Washington (DC): National Academies Press (US); 2000.

Lagoe RJ, Westert GP. Evaluation of hospital inpatient complications: a planning approach. BMC Health Serv Res. 2010;10:200-1.

Lao EG, García AS, Campuzano EG. Gestió del risc en la medicina de laboratori: aplicació en un laboratori clínic. Annals de Medicina. 2020;103(1):18-20.

Lao EG, García AS, Figuerola MB, Moreno E, Paraire AH. Errors of clinical laboratory and its impact on patient safety. Open J Soc Sci. 2017;5(3):243-25.

Mérida FJ, Moreno EE. Manual para Técnico Superior de Laboratorio Clínico y Biomédico, 2ª ed. Madrid: Editorial Médica Panamericana; 2023.

Mérida de la Torre FJ, Moreno Campoy EE. Fundamentos de Seguridad del Paciente. Análisis y estrategias en el laboratorio clínico. Madrid: Editorial Médica Panamericana; 2012.

Moreno EE. Consejería de Salud de la Junta de Andalucía. Estrategia para la Seguridad del Paciente de Andalucía; 2019.

Organización Mundial de la Salud. World Alliance for Patient Safety. https://www.who.int/es/news-room/fact-sheets/detail/patient-safety

Organización Mundial de la Salud. Plan de acción mundial para la seguridad del paciente 2021-2030: hacia la eliminación de los danos evitables en la atención de salud [Global patient safety action plan 2021-2030: towards eliminating avoidable harm in health care]; 2021.

Organización Mundial de la Salud. Más que palabras: Marco Conceptual de la Clasificación Internacional para la Seguridad del Paciente. Informe técnico 2009.

Parand A, Dopson S, Renz A, Vincent Ch. The role of hospital managers in quality and patient safety: a systematic review . BMJ Open. 2014;4:e005055.

Panagioti M, Khan K, Keers RN, et al. Prevalence, severity, and nature of preventable patient harm across medical care settings: systematic review and meta-analysis. BMJ. 2019;366:l4185.

Reason J. Human error: models and management. West J Med [Internet]. 2000;172(6):393–6. Disponible en: http://dx.doi.org/10.1136/ewjm.172.6.393

Rodziewicz TL, Houseman B, Hipskind JE. Medical error reduction and prevention. Treasure Island, FL: StatPearls Publishing; 2023.

Slawomirski L, Auraaen A, Klazinga N. The economics of patient safety: strengthening a value-based approach to reducing patient harm at national level. Documentos de trabajo de la OCDE sobre salud, nº 96. París: Organización de Cooperación y Desarrollo Económicos; 2017 (https://doi.org/10.1787/5a9858cd-en) [consulta el 6 de septiembre de 2023].

Singh H, Meyer AN, Thomas EJ. The frequency of diagnostic errors in outpatient care: estimations from three large observational studies involving US adult populations. BMJ Qual Saf. 2014;23(9):727-31.

Subgrupo sobre Sistemas de Notificación y Aprendizaje del GTSPCA de la Comisión Europea. Conclusiones y recomendaciones clave sobre los Sistemas de notificación y de aprendizaje en materia de seguridad de los pacientes en toda Europa. Comisión Europea, Grupo de Trabajo sobre Seguridad de los Pacientes y Calidad Asistencial; 2014.

Van Gerven E, Deweer D, Scott SD, et al. Personal, situational and organizational aspects that influence the impact of patient safety incidents: A qualitative study. Rev Calid Asist. 2016;31:34-46.

Vincent C, Amalberti R. Seguridad del Paciente. Estrategias para una asistencia sanitaria más segura. Madrid: Editorial Modus Laborandi SL; 2016.

Acreditación ISO 15189 en un laboratorio de genética

22

S. Izquierdo Álvarez

OBJETIVOS

- Conocer los diferentes requisitos de gestión y técnicos (recursos y procesos) de la norma ISO 15189 (edición vigente) aplicados a los laboratorios de genética.
- Exponer los requerimientos más relevantes a tener en cuenta en un laboratorio de genética de cara a implementar la norma ISO 15189.
- Asociar los diferentes programas intercomparativos (programas de control de la calidad externos) en el área de genética que evalúan la veracidad de los resultados de los test/estudios genéticos.
- Analizar las diferentes estrategias/metodologías para la validación o verificación de los diferentes test genéticos utilizados en el diagnóstico genético en la práctica asistencial.
- Analizar el control de calidad interno y externo que es necesario implementar en un laboratorio de genética acreditado según la metodología/técnica.
- Diseñar procedimientos e instrucciones para la implementación de los diferentes requisitos de gestión y técnicos en un laboratorio de genética que quiera acreditarse por la norma ISO 15189.
- Valorar las diferentes estrategias para la adecuada gestión de los procesos preanalíticos, analíticos y postanalíticos en un laboratorio de genética acreditado por la norma ISO 15189.

INTRODUCCIÓN

Los laboratorios de genética disponen de herramientas para garantizar la calidad de los resultados de los test genéticos que realizan en la práctica diaria, y la acreditación y la certificación son dos de esas herramientas, al menos las más utilizadas entre las disponibles (Tabla 22-1). La certificación se basa en la norma International Organization for Standardization (ISO) 9001, que define los requisitos para los sistemas de gestión de calidad que son aplicables para cualquier actividad, entre las que se incluye el diagnóstico genético, pero cada vez más una inmensa mayoría de los laboratorios de diagnóstico genético están acreditados por la norma ISO 15189. Los laboratorios de genética disponen de varias opciones para implantar un sistema de gestión de la calidad, ya sea aplicando los requerimientos de la norma ISO 9001 certificando los diversos procesos del laboratorio de genética, o bien a través de los requisitos de la norma UNE-EN ISO 15189:2023, edición en vigor (cuatro ediciones), acreditando técnicas o determinadas pruebas específicas incluidas en sus carteras de servicios. Además, hay otras opciones, como aplicar el modelo de la European Foundation for Quality Management (EFQM), modelo europeo de la excelencia, aunque esta última opción es menos factible y prácticamente ningún laboratorio de genética lo utiliza como base para implantar un sistema de gestión de la calidad. Un laboratorio puede optar por diferentes estrategias para una adecuada gestión de la calidad (esta decisión está muy relacionada con el riesgo, que es inversamente proporcional a la seguridad que proporciona la acreditación). Los modelos EFQM y Joint Commission están enfocados en las estrategias y políticas organizativas. La certificación según la norma ISO 9001 evalúa la calidad del laboratorio y la meta es la satisfacción del cliente. El detallismo de la estandarización y la normalización al aplicar una norma ISO busca reducir la variabilidad y concibe la calidad como la estabilidad y predictibilidad de los procesos. Con la acreditación según la norma ISO 15189 se evalúa, además, la competencia técnica para garantizar la fiabilidad de los resultados y poder realizar la adecuada toma de las decisiones clínicas.

Para evaluar la calidad de los laboratorios de diagnóstico genético, además de las normas internacionales y nacionales, se pueden emplear guías y otros documentos elaborados por diferentes sociedades científicas (EuroGentest, Clinical and Laboratory Standards Institute [CLSI]), Asociación Española de Genética Humana [AEGH], etc.), entre otras, que dan soporte a la implementación de un sistema de gestión de la calidad.

La norma ISO 15189 indica los requisitos que se han de cumplir para demostrar la competencia técnica del laboratorio y, si bien actualmente en España la acreditación por la norma ISO 15189 no es obligatoria, sí que es una tendencia en alza el que los laboratorios de diagnóstico genético cada vez acrediten una gran mayoría de las técnicas/metodologías implementadas en su laboratorio. Por ello, es fundamental

Tabla 22-1. Comparación entre diferentes estrategias para garantizar la calidad en un laboratorio de diagnóstico genético

Estrategia	EFQM	ISO 9001 9001:2015	ISO 15189 15189
Objetivos	• Mejora continua • Cliente • Procesos	Garantizar que existen procesos normalizados	Confirmar el cumplimiento de los estándares
Ámbito de aplicación	Cualquier empresa		Laboratorios clínicos
Aspectos evaluados	Organización y gestión global		Organización y aspectos clínicos
Evaluación	Externa por expertos en evaluación		Externa por personal sanitario
Resultado	Premio	Certificado	Acreditación

poder comprender y entender cada uno de los requisitos y requerimientos de la norma aplicados a la realidad de los laboratorios de diagnóstico genético.

> ! La norma ISO 15189 ha evolucionado en el tiempo a través de cuatro versiones diferentes: ISO 15189:2003, ISO 15189:2007, ISO 15189:2012 y ISO 15189:2022. En España está en vigor la versión publicada en enero de 2023.

En España, el organismo evaluador autorizado es la Entidad Nacional de Acreditación (ENAC), organización declarada de utilidad pública, independiente y sin ánimo de lucro, auspiciada y tutelada por la Administración. Su función es establecer y mantener el sistema de acreditación a nivel nacional, de acuerdo con normas internacionales, siguiendo en todo momento las políticas y recomendaciones establecidas por la Unión Europea.

> ! Las acreditaciones de la ENAC disponen de reconocimiento internacional, al ser firmante de todos los acuerdos multilaterales de reconocimiento (MLA) en el seno de la European Cooperation for Accreditation (EA), la International Laboratories Accreditation Cooperation (ILAC) y la International Accreditation Forum (IAF).

La norma ISO 15189 incluye todos los procesos del laboratorio (preanalíticos, analíticos y postanalíticos) y está especialmente enfocada al paciente como el eje central de la actividad desarrollada. Incluye, además, requisitos en relación con la gestión del riesgo, la prevención de los riesgos laborales y requisitos medioambientales. También se hace énfasis en el uso de la información de la implantación de la norma para establecer las acciones de mejora. Por tanto, es una norma que se encuentra en el marco de las normas de «buenas prácticas» de un laboratorio clínico. En la **figura 22-1** se detallan los principales cambios de la nueva edición vigente de la ISO 15189 y cómo se produce la transición de la anterior edición a la nueva.

El cumplimiento de los requisitos de esta norma permite al profesional del laboratorio clínico realizar una autoevaluación objetiva del correcto funcionamiento del proceso global y

avanzar hacia la excelencia del servicio ofrecido. Los clientes de forma global valoran favorablemente la acreditación, ya que repercute de manera directa en la calidad de los servicios que ofrece el laboratorio y en la satisfacción del paciente. Los contratadores de los servicios incluyen entre sus criterios de valoración en los concursos de selección de laboratorios subcontratistas dicho concepto y valoran muy positivamente el hecho de que el laboratorio esté acreditado por la norma ISO 15189. Además, es una herramienta para el cumplimiento de la nueva regulación europea para los test *in vitro*.

La acreditación de ENAC (ISO15189) de los diferentes estudios genéticos, como los paneles y exomas dirigidos de genes, exomas clínicos analizados por secuenciación de nueva generación (NGS), para diferentes grupos de patologías proporciona confianza a los usuarios o clientes en cuanto a la seguridad y control del laboratorio de genética que realiza dichos estudios, además de ayudar a mejorar el rendimiento interno de los procesos realizados fundamentando en la mejora continua y un reconocimiento tanto a nivel nacional como internacional.

En la página de ENAC (www.enac.es) se puede comprobar que en el primer trimestre del año 2024 unos 88 laboratorios clínicos están acreditados por la norma ISO 15189, de los cuales en el ámbito de genética unos 17 lo están en el área de cáncer hereditario, 20 en el área de citogenética y unos 49 en genética molecular. Los alcances de la acreditación son variables según el caso de cada entidad (laboratorio). Así, en el alcance se debe considerar el tipo de muestra (si es ADN de sangre periférica, ADN de muestra de líquido amniótico, etc.), el gen o genes a estudiar involucrados en una enfermedad o síndrome genético y la metodología diagnóstica utilizada (secuenciación de Sanger, secuenciación masiva, etc.).

En el presente capítulo se enfatizan determinados requisitos de la norma que entrañan ciertas dificultades para los profesionales que habitualmente realizan diagnóstico genético, como es la validación y la verificación de las diferentes metodologías utilizadas en el laboratorio para el diagnóstico de determinadas enfermedades o síndromes genéticos, especialmente en el área de genética molecular-germinal, así

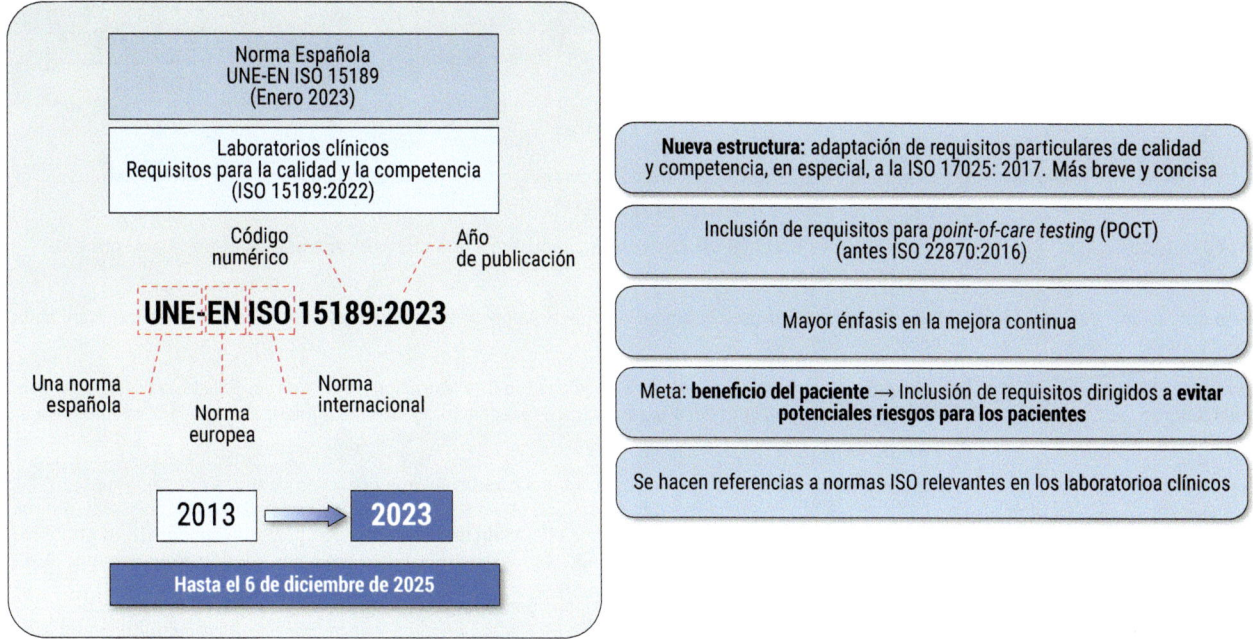

Figura 22-1. Esquema de los cambios en la nueva edición vigente de la norma UNE-EN ISO 15189:2023.

como aspectos fundamentales en el proceso preanalítico y postanalítico.

Aunque este capítulo esté centrado en la acreditación, las recomendaciones e indicaciones que se reflejan podrían ser aplicables a cualquier laboratorio de genética destinado al diagnóstico para ayudar a la mejora continua.

 La acreditación por la ISO 15189 permite garantizar la competencia técnica del laboratorio de genética y dar fiabilidad a los resultados y a la toma de decisiones clínicas.
La acreditación garantiza que se hace lo que se dice que se hace, pero, además, que lo que se hace es lo correcto.

ACREDITACIÓN DE LOS LABORATORIOS DE GENÉTICA

Actualmente, son numerosos los laboratorios de genética que están acreditados, especialmente en el área de genética molecular, y el resto que aún no lo están sí que poco a poco van adentrándose en los requisitos de gestión y técnicos de la norma ISO 15189 para lograr una futura acreditación en prácticamente la totalidad de las técnicas, metodologías y estudios genéticos ofrecidos en sus catálogos de pruebas o cartera de servicios.

A lo largo del presente capítulo se van a abordar especialmente los laboratorios de genética molecular en el área germinal en lo referente a los requisitos específicos de la norma.

El laboratorio de genética debe tener claro cuál va a ser el alcance de la acreditación. Dicho alcance es definido por el propio laboratorio según sus expectativas y objetivos. Habrá que definir el tipo de test (metodología) y el tipo de muestra (p. ej., ácido desoxirribonucleico [ADN] de sangre periférica, de líquido amniótico, de biopsia coriónica, etc.). Además, el laboratorio debe saber clasificar los test genéticos según su propósito, como se indica en la **tabla 22-2**.

Requisitos particulares de gestión y técnicos (recursos y procesos) en la norma ISO 15189 en los laboratorios de genética

La nueva edición vigente de la norma ISO 15189 aborda los requisitos de gestión como se refleja en la **figura 22-2**. En el abordaje de los requisitos de gestión por parte de los laboratorios de genética hay que destacar los análisis efectuados por laboratorios de derivación y consultores. No está permitida la derivación de forma continua de los análisis del alcance de la acreditación a laboratorios externos. Así, por ejemplo, el campo de los paneles, exomas dirigidos, exomas clínicos, por NGS, puede ser conflictivo debido a la complejidad de interpretar los resultados. Se puede recurrir a entidades que realicen el análisis de los datos brutos que se extraen del secuenciador a modo de subcontrata (análisis bioinformático). Sería recomendable acudir a la contratación de procesos clave solo en casos de urgencia o exceso esporádico de la carga de trabajo. Los laboratorios de genética deben trabajar con plataformas comerciales bioinformáticas con marcado CE-IVD o bien disponer de un desarrollo interno de una plataforma bioinformática que analice los datos brutos.

 Los laboratorios de genética deben establecer e implementar oportunidades para que los pacientes y usuarios del laboratorio proporcionen información útil que facilite al laboratorio la selección de los métodos de análisis y la interpretación de los resultados.

Los laboratorios de genética deben asesorar sobre la elección y la utilización de los análisis, incluyendo el tipo de muestra requerido, las indicaciones y limitaciones clínicas de los métodos de análisis y la frecuencia de solicitud de los análisis, y deben proporcionar criterios profesionales sobre la interpretación de los resultados, promover la utilización

Tabla 22-2. Clasificación de los test genéticos según su propósito	
Finalidad del test genético	**Descripción**
Test de diagnóstico genético preimplantacional (DGP)	Test en el que se biopsian y analizan embriones en estado temprano, resultantes de una fecundación *in vitro* (FIV)
Test de diagnóstico prenatal (DP) /fetal	Test realizado en el embarazo cuando hay un riesgo aumentado de tener un hijo con una determinada condición genética (p. ej., anomalía cromosómica)
Test de cribado/ detección neonatal	Identificar los trastornos genéticos y otras condiciones que puedan ser tratadas tempranamente y de una manera precoz
Test diagnóstico (*Southern blot*)	Test usado para identificar, confirmar o conocer la sospecha de un trastorno o enfermedad genética en un individuo sintomático
Test de identificación de portadores	Test utilizado para identificar individuos que poseen una mutación en un gen responsable de un trastorno o enfermedad hereditaria de forma autosómica recesiva (p. ej., fibrosis quística) o ligada al cromosoma X recesiva (como hemofilia A)
Test predictivo/ presintomático	Test usado para detectar mutaciones asociadas a trastornos que aparecen después del nacimiento, a menudo en las últimas décadas de la vida. Son útiles para individuos asintomáticos con historia familiar de un trastorno genético. Test de repeticiones de trinucleótidos, por ejemplo, enfermedad de Huntington, enfermedad de Steinert, síndrome de X frágil. Test predictivo, como poliposis adenomatosa familiar (APC)
Test de predisposición/ test de susceptibilidad	Test utilizado para identificar factores de riesgo genético que predisponen a un individuo a padecer un trastorno genético, por ejemplo, genes *BRCA1* y *BRCA2*, en el cáncer de mama/ovario. Haplotipos HLA-DQ2-DQ8, en la enfermedad celíaca
Test pronóstico	Test destinado a evaluar la evolución del curso de una enfermedad: progresión de riesgo de metástasis, recurrencia de cáncer
Test farmacogenético/ test farmacogenómico	Test farmacogenético: examina variaciones individuales en polimorfismos (p. ej., polimorfismos en el gen *DPYD* o *UGT1A1*, marcadores haplotipos o alteraciones en la expresión de un gen para ayudar a personalizar un tratamiento basado en la información genética. Test farmacogenómico: examina el impacto de muchos polimorfismos farmacogenéticos

eficaz de los análisis del laboratorio y asesorar sobre temas científicos y logísticos (muestras que no cumplen los criterios de aceptación).

El laboratorio de genética debe identificar los riesgos y las oportunidades de mejora asociados a las actividades que desempeña para: prevenir o reducir los impactos no deseados

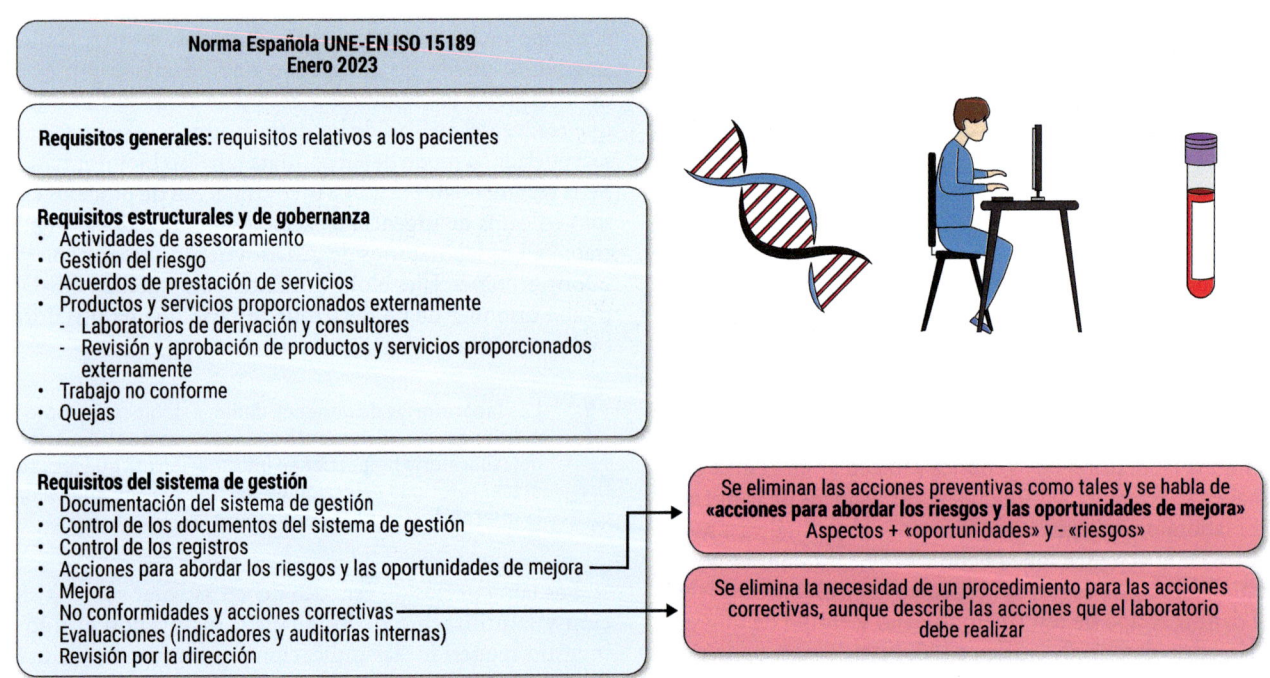

Figura 22-2. Esquema de los requisitos de gestión, cambios en la nueva edición vigente de la norma UNE-EN ISO 15189:2023.

y los fallos potenciales asociados a sus actividades, lograr la mejora, actuando sobre las oportunidades, asegurar que el sistema de gestión logra los resultados previstos, mitigar los riesgos que afectan al cuidado del paciente y ayudar a conseguir el propósito y los objetivos del laboratorio de genética. Asimismo, debe registrar las decisiones tomadas y las acciones adoptadas sobre los riesgos y las oportunidades, e integrar e implementar acciones sobre los riesgos identificados y las oportunidades de mejora en su sistema de gestión y evaluar su eficacia.

En la **figura 22-3** se visualiza la diferenciación y la interrelación entre el proceso preanalítico, el analítico y el postanalítico dentro de un laboratorio de genética. Esto es muy importante de cara al abordaje de los requisitos de recursos y de procesos.

Entre los requisitos técnicos (requisitos de los recursos y de los procesos) se habla de que las áreas de trabajo deben estar limpias y bien mantenidas. Además, se incluye la siguiente indicación: el área de trabajo donde se lleva a cabo el análisis de los datos de reacciones de secuenciación y la revisión de los resultados del análisis molecular de mutaciones debe ser un área de trabajo tranquila y sin interrupciones. Es importante diferenciar las zonas prerreacción en cadena de la polimerasa (pre-PCR), inter-PCR y pos-PCR, por ejemplo (**Fig. 22-4**).

En el laboratorio debe haber una separación física de áreas donde pueda darse contaminación cruzada. Es necesario controlar el acceso a las áreas críticas para mantener condiciones ambientales y de seguridad (p. ej., en sala de secuenciadores NGS, Sanger, etc., que haya acceso con tarjeta solo para personal del laboratorio de genética). De la misma manera, el ADN extraído no puede estar en el mismo ambiente que los productos de amplificación de la PCR. Esto implica reali-

zar una limpieza exhaustiva de las diferentes superficies de trabajo, así como la desinfección de las campanas con luz ultravioleta (UV).

> **!** El laboratorio de genética debe disponer de un procedimiento de gestión del personal y de un manual de acogida que debe distribuir a todo el personal implicado y debe definir los puestos de trabajo y las funciones y las responsabilidades asignadas a cada uno de ellos. Asimismo, establecer indicadores sobre las necesidades de formación del personal del laboratorio permite el establecimiento de acciones de mejora.

El personal implicado en cada una de las fases del proceso preanalítico, analítico y postanalítico debe recibir formación adecuada para el desempeño de su puesto, conservando registros de los contenidos de las actividades realizadas, incluidos los registros de adiestramiento/ entrenamiento y autorización del personal. El laboratorio debe disponer de registros del personal sobre la educación académica y profesional pertinente, de la formación, de la experiencia y de las evaluaciones periódicas de la competencia (reentrenamiento). En la edición vigente de la norma se hace especial hincapié en que se tiene que autorizar al personal (registro) para que pueda realizar sus tareas; por ejemplo, los estudios NGS debido a su complejidad requieren de un equipo multidisciplinar.

En lo referente a los equipos de un laboratorio de genética, debe disponer de un plan de mantenimiento y calibración preventivo, por ejemplo en el caso de la NGS, los secuenciadores, incluidas las herramientas informáticas implicadas en el análisis bioinformático. Debe tener acceso a los *softwares* con usuario y contraseña, y llevar un control

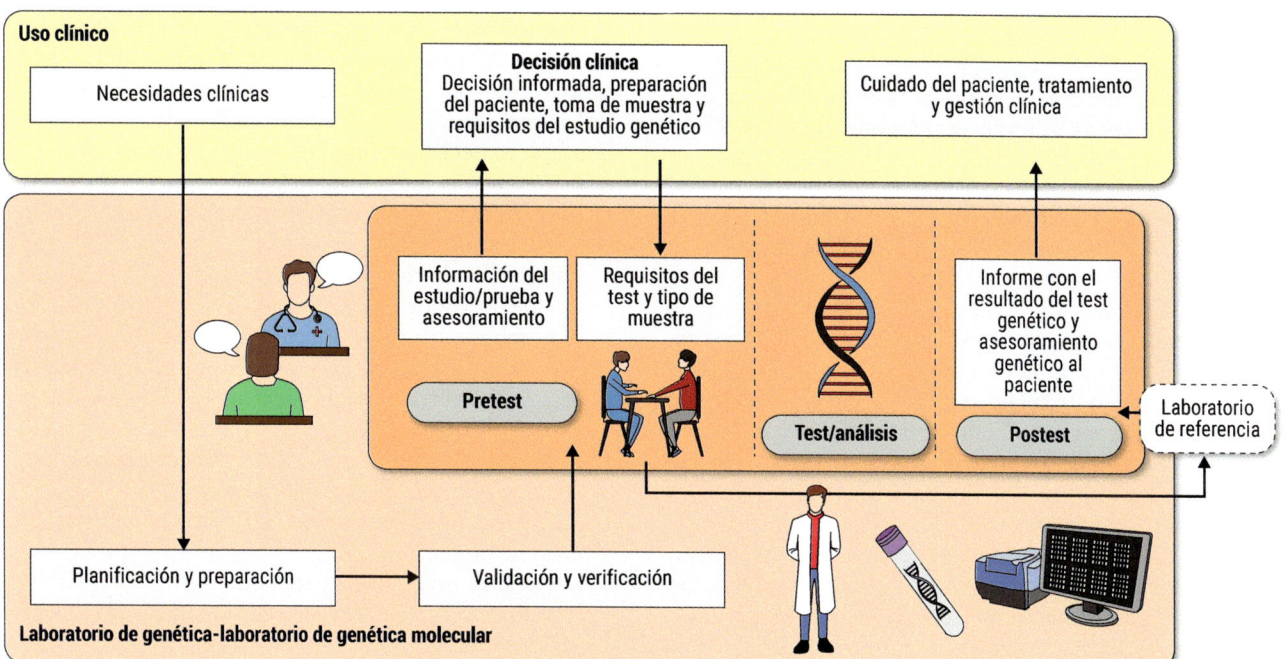

Figura 22-3. Flujograma de las etapas del proceso global del estudio genético desde la solicitud hasta la emisión del resultado/informe: interrelación procesos preanalítico, analítico y postanalítico.

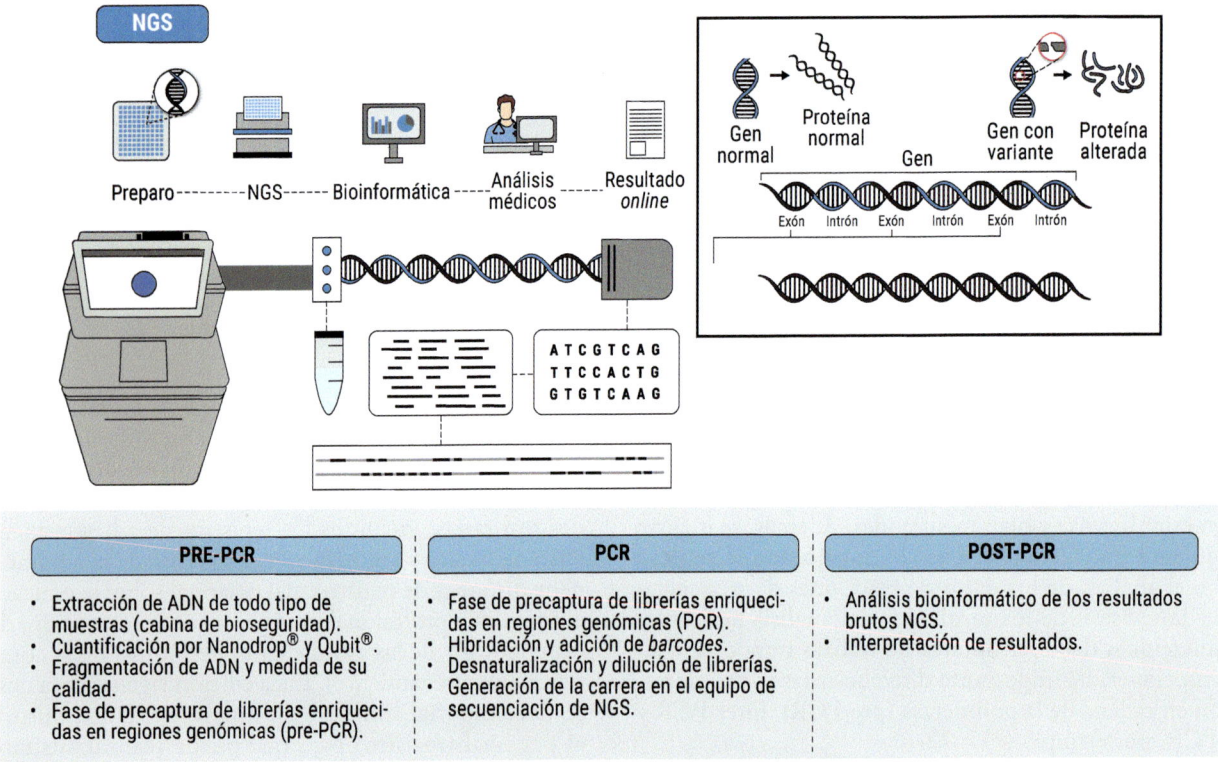

Figura 22-4. Diferenciación de las zonas pre-PCR, PCR y post-PCR en la *Next Generation Sequencing* (NGS).

de las versiones en vigor de los *softwares* empleados, así como de los certificados de calibración. Es fundamental llevar un buen control del inventario y del *stock* de reactivos críticos (p. ej., reactivos de coste elevado como los cartuchos NGS). Se deben realizar estudios de intercomparabilidad entre los equipos, sean del mismo modelo o diferente.

 El laboratorio de genética debe de tener claro cuál va a ser el alcance de la acreditación y este será definido por el propio laboratorio según sus expectativas y objetivos.

Gestión del proceso preanalítico en los laboratorios de genética acreditados o en fase de acreditación

A través de los requisitos de la norma ISO 15189 y siguiendo las recomendaciones de las sociedades científicas, los laboratorios de genética pueden llevar a cabo una adecuada gestión y control del proceso preanalítico dedicando especial atención a la seguridad del paciente. El proceso preanalítico es, quizás, el talón de Aquiles de los laboratorios de genética, especialmente de aquellos que están integrados en hospitales de la red pública. El proceso preanalítico (**Fig. 22-5**) incluye la elaboración de una hoja de solicitud (petición) de los estudios genéticos, la extracción o toma de las muestras, identificación correcta de las muestras, el transporte de las muestras desde el centro de extracción hasta el laboratorio de genética y la recepción y manipulación de las muestras en el laboratorio. El proceso preanalítico termina cuando comienza el proceso analítico: la realización del estudio genético. Se trata de ase-

gurar que todas las actividades previas al análisis propiamente dicho no influyan negativamente en los resultados.

El laboratorio de genética debe diseñar una hoja de solicitud de estudios genéticos que contenga la información suficiente para identificar al paciente y al solicitante autorizado, así como proporcionar los datos clínicos pertinentes. La dirección del médico solicitante del estudio genético se debería proporcionar como otra información si es diferente de la dirección del laboratorio receptor del resultado del estudio genético. En la mayoría de los laboratorios hay un registro de la petición en el sistema informático del laboratorio (SIL) en la que se debería incluir:

- La identificación del paciente, incluyendo sexo y fecha de nacimiento.
- Los detalles de contacto del paciente.
- Un identificador único (código alfanumérico).
- El nombre u otro identificador único del médico clínico, proveedor sanitario u otra persona autorizada legalmente para la petición de los análisis o utilización de la información clínica.
- Los datos del destinatario del informe del laboratorio y los detalles de contacto.
- El tipo de muestra primaria y, si procede, el lugar anatómico de origen.
- Los análisis objeto de la petición.
- La información clínicamente pertinente sobre el paciente y la petición, para fines de desempeño del análisis e interpretación del resultado.
- La fecha y, si procede, la hora de la toma de la muestra primaria.

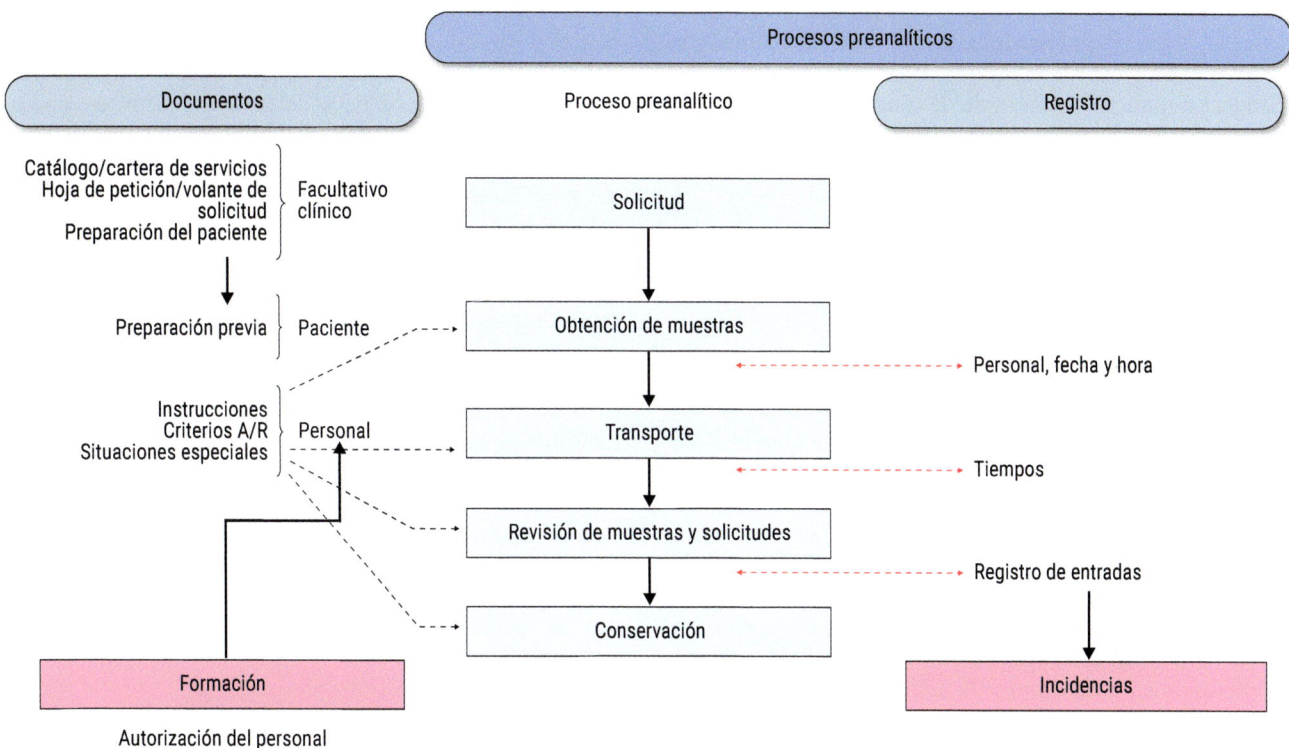

Figura 22-5. Etapas en todo el proceso preanalítico en la realización de un estudio genético y documentos o registros asociados. A/R: aceptación/rechazo.

- La fecha y la hora de la recepción de la muestra en el laboratorio.

La informatización de las peticiones, así como del proceso de extracción, asegura la trazabilidad, pues se puede reflejar el personal extractor, el que realiza la toma de muestra, la fecha y la hora de la extracción y registrar posibles incidencias que hayan ocurrido durante la extracción de la muestra:

- Se debe garantizar la identificación unívoca de la muestra mediante etiquetas y códigos de barras.
- La muestra ha de ir acompañada de la hoja de solicitud y, en el caso de los estudios genéticos, del correspondiente consentimiento informado que haya firmado el paciente o tutor legal.

> ! En la edición vigente de la norma ISO 15189 se indica que el laboratorio de genética debe tener información apropiada (alcance de actividades y requisitos) y disponible para usuarios y pacientes. Se debe indicar la ubicación, el horario de funcionamiento y de toma y recogida de muestras, el alcance de actividades, el tiempo estimado de disponibilidad de resultados análisis, la disponibilidad de servicios de asesoramiento y requisitos para el consentimiento del paciente, los factores conocidos que influyan en el análisis y la interpretación de los resultados y el proceso de tratamiento de quejas.

En los laboratorios de genética cobra especial importancia el consentimiento informado del paciente. Estos deben obtener el consentimiento informado por escrito del paciente.

En la hoja de petición debería quedar constancia de la declaración responsable de la existencia del consentimiento informado por si no lo proporcionan los solicitantes del estudio genético. Se debe indicar también en la hoja de solicitud la referencia a la ley de protección de datos (LODP) según el nuevo reglamento.

En España, los estudios genéticos diagnósticos se amparan en la ley de investigación biomédica 14/2007 de 3 de julio. En dicha ley se establece que cualquier análisis genético diagnóstico se debe hacer por prescripción médica y, antes de llevarlo a cabo, los pacientes o individuos a estudiar deben recibir un asesoramiento genético pretest que incluya la información adecuada sobre el síndrome de sospecha, en qué consiste el estudio genético y cuáles son los posibles resultados esperados y su significado. Tras ser debidamente informados, deberán firmar su consentimiento para que se pueda proceder al estudio genético.

Gestión del proceso analítico en los laboratorios de genética acreditados o en fase de acreditación

En la norma ISO 15189 se especifica que se debe registrar la identidad de las personas dentro del laboratorio de genética que realizan las actividades integrantes del proceso analítico.

El laboratorio de genética ha de tener documentados todos los procedimientos técnicos relevantes para el desarrollo de la técnica. Puede ser uno o varios en función del grado de desarrollo que se exija en el laboratorio de genética. Por ejemplo, en la técnica NGS se ha de documentar el procedimiento de pre-PCR, de secuenciación NGS (poner la carrera), el manejo de la plataforma bioinformática, la interpretación clínica y la emisión de informe y la validación de las variantes detectadas (Sanger, amplificación múltiple de sondas ligadas [MLPA], etc.). Se han de documentar los criterios utilizados para realizar la fase de interpretación de los datos (esto es crítico en la técnica NGS).

> **!** Los procedimientos o test genéticos validados utilizados sin modificaciones deben ser objeto de verificación independiente por parte del laboratorio antes de su uso habitual.

La información con respecto a las características del rendimiento del procedimiento o test genético se obtendrá del fabricante. La verificación debe confirmar que se han cumplido las demandas de rendimiento para el procedimiento. El laboratorio de genética debe verificar el método (kit) antes de usarlo para muestras de pacientes; para ello, puede disponer de la información que aporta el fabricante sobre la validación (*insert*). El procedimiento que se emplee en el laboratorio molecular para la verificación deberá estar también documentado y deben guardarse registros de cómo se ha realizado la verificación. El personal del laboratorio de genética con la autoridad apropiada debe revisar y registrar la revisión de la verificación.

El laboratorio debe validar los métodos no normalizados, los métodos diseñados o desarrollados internamente por el propio laboratorio (p. ej., paneles NGS, exomas dirigidos, seleccionando genes con evidencia científica): los métodos normalizados usados fuera del ámbito de aplicación previsto, es decir, métodos validados que son subsiguientemente modificados (revisión de los genes a incluir en un panel o exoma dirigido por NGS), por ejemplo, usar el método normalizado para muestra de ADN de sangre periférica con ácido etilendiaminotetracético (EDTA), para ADN de sangre seca de cartón.

> **!** Los métodos validados que son subsiguientemente modificados deben validarse de nuevo. El ejemplo más común en los laboratorios de genética molecular es el diferente volumen de muestra empleado, o la variación de la concentración de ADN, que también deben ser validados.

Un procedimiento validado por el fabricante o proveedor usado sin modificaciones debe verificarse antes de su uso sistemático.

Se debe considerar la incertidumbre de la medición y el laboratorio debe hacer estimaciones de las incertidumbres disponibles para los usuarios del laboratorio que los soliciten, en el caso de informar de valores cuantitativos, por ejemplo, número de repeticiones citosina-adenina-guanina (CAG) para el diagnóstico de enfermedad de Huntington, mediante *triplet repeat primed*-PCR (TP-PCR). Cuando los exámenes incluyen una etapa de medición, pero no informan de un resultado numérico (p. ej., el genotipado), el laboratorio debe estimar la incertidumbre para la etapa de medición y cuando sea útil para evaluar la fiabilidad del procedimiento de examen o cuando influya en el resultado del informe. Se puede usar un material de control en condiciones de precisión intermedia (cambio de lote de control de calidad, de personal técnico,

etc.). Si el laboratorio de genética tiene la intención de cambiar el procedimiento de análisis para el diagnóstico de un determinado síndrome genético, deberá explicar a los usuarios del servicio las consecuencias del cambio y si los resultados o sus interpretaciones pueden ser significativamente diferentes.

Cada vez son más los laboratorios que desean validar sus paneles, exomas dirigidos por NGS. El informe de la validación ha de contener: el objetivo del test y su validez analítica, es decir, exactitud, sensibilidad y especificidad (la sensibilidad y la especificidad analíticas deben establecerse por separado para cada tipo de variante durante la validación del *pipeline* [variación en el número de copias –CNV–, variante uninucleotídica –SNV– e *indels*]), precisión y los límites de detección de las frecuencias alélicas. Las evidencias científicas sobre la validación y la utilidad clínicas del análisis por NGS deben quedar recogidas en el procedimiento de trabajo (se debe crear una base de datos estructurados con todas las variantes relevantes y anotaciones actualizadas). La plataforma bioinformática utilizada ha de ser validada (bien sea de diseño propio o un paquete comercial) siempre que se implementen nuevas versiones.

Validación y verificación de los test diagnósticos genético-moleculares

El facultativo responsable de un determinado test genético-molecular en el laboratorio debe:

- Planificar y valorar la validación clínica y su utilidad.
- Evaluar las necesidades y demandas de los usuarios (clínicos peticionarios y pacientes).
- Valorar la metodología y test disponibles en el mercado.
- Identificar la existencia de materiales de referencia, incluyendo la disponibilidad de materiales para el control de calidad y aquellas complicaciones que pudieran surgir. La ISO 15189 indica que se deben validar los propios test diseñados en el laboratorio, verificar los test diagnósticos (marca CE*) y comprobar que cumplen las especificaciones del fabricante, documentar tanto la validación como la verificación, mediante los procedimientos normalizados de trabajo y registros, desarrollar un control de calidad interno y participar en los programas de control de calidad externos (interlaboratorios) y esquemas de evaluación de la calidad externa (EQAS, por su sigla en inglés). Todo ello lleva implícito el adiestramiento, la formación y la cualificación del personal del laboratorio.

En NGS, las muestras que se pueden usar para la validación son la mezcla equimolar de ADN genómico de líneas celulares linfoblastoides obtenidas de individuos de etnias diferentes cuyos genomas hayan sido secuenciados previamente por los proyectos 100 Genomes o HapMap. Los laboratorios pueden validar a través de la participación en estudios intercomparativos con otros hospitales nacionales, así como en programas internacionales en los que haya participado el laboratorio y que evidencian la veracidad de los resultados emitidos por este.

En la validación de la metodología NGS se debe medir la sensibilidad y la especificidad para las SNV e *indels*.

Las preguntas frecuentes que se hacen los profesionales que trabajan en el laboratorio de genética son: ¿por qué validar? ¿qué es la validación? ¿cuándo es requerida la validación? y ¿cuándo debería hacerse una validación? Todo nuevo test o técnica que se vaya a implementar en un laboratorio de genética molecular debe ser validado antes de su aplicación para el uso clínico (p. ej., la secuenciación de un gen) y se deben verificar aquellos test que cumplen unas especificaciones concretas (p. ej., añadir la secuencia de un nuevo exón del gen). El proceso de validación es importante y en él se incluye, por ejemplo, comprobar la nomenclatura de la mutación descrita en un informe. A veces, si no se ha realizado una validación adecuada, se pueden hallar errores en el genotipado.

El procedimiento de validación/verificación del test genético molecular debe incluir:

- La intención del uso del test, por ejemplo, si se trata de detectar portadores (test de detección de portadores o test diagnóstico).
- Qué se quiere detectar: genes candidatos, secuencias y mutaciones.
- La población de pacientes a la que va dirigido el test.
- Tipos de muestras (sangre periférica, líquido amniótico, saliva, etc.).
- Fuentes de materiales de referencia, etcétera.

La verificación debe realizarse en los kits o test que llevan el marcado CE, que cumplen la directiva *in vitro diagnostic medical device* (IVD) o en procedimientos validados implantados por un laboratorio experto acreditado.

La marca CE* en un dispositivo para diagnóstico *in vitro* verifica que está validado por el fabricante, hay un informe de validación disponible en el laboratorio, un propósito de uso definido, y se mantienen y respetan las instrucciones.

El proceso de implementación de una prueba de genética molecular para uso diagnóstico se puede ver en la **figura 22-6**, en la que las flechas sombreadas representan las dos vías generales de implementación dependiendo de la disponibilidad de una especificación de un rendimiento adecuado. Las flechas discontinuas representan la situación en la que la validación o verificación no cumple con los requisitos especificados.

La validación de nuevos test para el diagnóstico genético es necesaria para asegurar que se ofrecen los resultados apropiados a los pacientes y porque es un requisito o requerimiento para la acreditación del laboratorio de genética. La validación es «la confirmación, mediante la aportación de evidencia objetiva de que se han cumplido los requisitos para una utilización o aplicación prevista específica». En cambio, la verificación es «confirmación mediante la aportación de evidencia objetiva de que se han cumplido los requisitos especificados». ¿Se está haciendo el test correctamente?

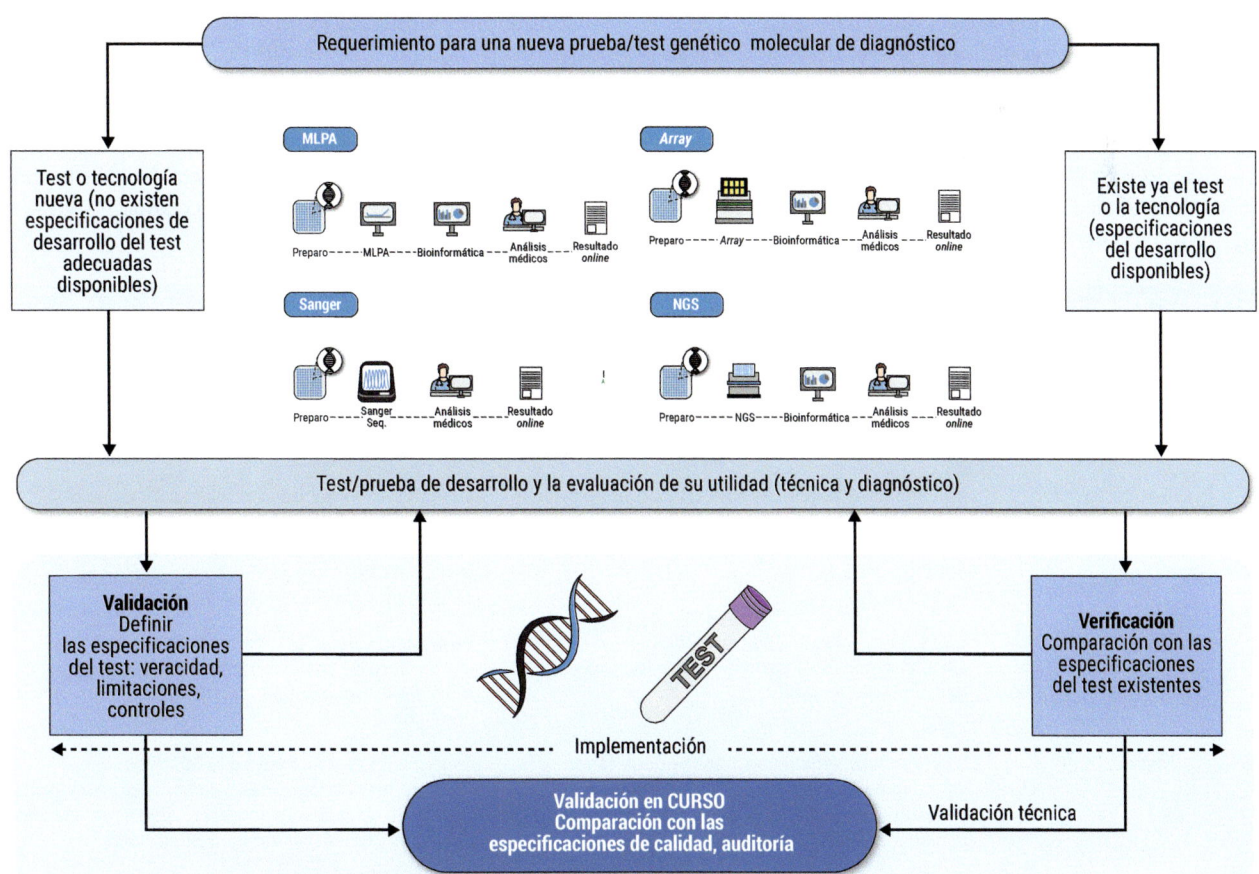

Figura 22-6. Flujograma de las especificaciones o requerimientos a seguir para implementar un nuevo test diagnóstico genético- molecular. MLPA: amplificación múltiple de sondas ligadas; NGS: secuenciación de nueva generación.

Los test deben ser validados por el proveedor (el que ha diseñado el test), y aquellos test que llevan la marca CE* deben ser verificados antes de ser implementados en el laboratorio, de tal forma que durante la verificación cualquier desviación detectada con respecto a las especificaciones del test (con marca CE*) implica que el test debe ser revalidado. Entre las especificaciones del test deben evaluarse tres componentes fundamentales:

- Una estimación de la veracidad incluyendo la medida de incertidumbre (p. ej., límites de confianza).
- Limitaciones que se presenten en los parámetros críticos, que aseguren el nivel deseado de veracidad.
- Medidas de control para monitorizar el grado de veracidad.

A la hora de validar, se deben comparar los resultados del test con un test de referencia o con unos materiales de referencia (un grupo de muestras control que tienen un estado de mutación asignado sin ningún error).

Parámetros de validación en los test genético-moleculares

Los parámetros de validación a estudiar dependen del tipo o categoría de test genético-molecular (**Tabla 22-3**). En los test tipo A, cuantitativos, la medida es continua. El valor verdadero (referencia) puede ser cualquier número incluido el decimal. En los test categóricos (semicuantitativos) tipo B y tipo C, la medida es discontinua y los resultados del test se agrupan en categorías mediante los *cut-offs* (puntos de corte). En los test tipo D y E cualitativos, la medida es dicotómica y los resultados del test son agrupados en una de dos categorías usando un *cut-off* o por inspección visual. La «llave» para la validación y la verificación de los test cuantitativos y categóricos semicuantitativos es estimar la veracidad a través

de la precisión (repetibilidad, precisión intermedia, reproducibilidad para validaciones interlaboratorio, robustez) y exactitud (describe cómo de cerca está el valor que proporciona el test del verdadero valor/test de referencia). Para algunos test semicuantitativos la veracidad se puede describir usando «probabilidades». La valoración de la precisión (variación de un resultado bajo diferentes condiciones) se lleva a cabo mediante la estimación de la repetibilidad (misma muestra de ADN, mismas condiciones, misma carrera, etc.) y la estimación de la precisión intermedia (cambio de muestra [nuevo ADN], diferente técnico especialista del laboratorio, día de la semana distinto, etc.). No se ha de confundir con la reproducibilidad (interlaboratorios) y, por último, también se ha de estimar la robustez (estabilidad del resultado bajo cambios específicos, medido como incrementos de precisión).

Entre los parámetros y variables a considerar para evaluar la robustez se encuentran:

- La concentración de ADN: diferentes concentraciones de ADN en función del tipo de muestra primaria (sangre periférica en EDTA, sangre periférica en heparina de litio, líquido amniótico, vellosidad corial).
- La purificación de ADN, sistema empleado para purificar, reactivos críticos, *buffers* especiales, medios (medio de cultivo prenatal), diluciones de *primers*.
- Diferente termociclador para realizar la PCR (marca y modelo).
- Condiciones ambientales en el laboratorio de genética (temperatura, humedad, etcétera).

En los test cualitativos la clave para estimar la veracidad es determinar la sensibilidad (Se) y la especificidad (Sp). La sensibilidad mide la habilidad del test para detectar los positivos (describe lo bueno que es el test detectando los positivos [mutados]).

Tabla 22-3. Tipos o categorías de los test genéticos moleculares

Letra	Tipo de test	Definición/explicación	Ejemplo
A	Test cuantitativos	El resultado puede tener cualquier valor comprendido entre dos límites, incluyendo decimales	*Southern blot*, determinación del porcentaje de metilación, heteroplasmina de variantes mitocondriales, mosaicismo
B	Test categóricos	La señal cuantitativa es convertida a unas series ordinales para dar el resultado final	Cuantificación del número de repeticiones de trinucleótidos/cuantificación de un producto de reacción en cadena de la polimerasa (PCR) (síndrome del cromosoma X frágil [FRAXA], enfermedad de Huntington, etc.)
C	Test categóricos	La señal cuantitativa es convertida en una de unas series limitadas de categorías predefinidas para dar el resultado final	Duplicación/deleción de exones, determinación del número de copias usando MLPA (amplificación múltiple de sondas ligadas), (deleción/duplicación en el gen *BRCA1*)
D	Test cualitativos	La verdadera señal cuantitativa puede tener solo uno de entre muchos posibles valores, pero el resultado puede tener solo uno de entre dos posibles valores	Escaneo de mutaciones en la búsqueda de mutaciones desconocidas, mediante cromatografía líquida de gran resolución (HPLC) o secuenciación. Los *array* CGH serían un ejemplo de test cualitativos tipo D
E	Test cualitativos (binarios)	La verdadera señal cuantitativa puede tener solo uno de entre dos posibles valores	Genotipado para una mutación específica, la mutación *C282Y* en el gen *HFE* en homocigosis o en heterocigosis, en la hemocromatosis hereditaria

Se (%) = VP / (VP + FN). VP son los verdaderos positivos y FN, los falsos negativos.

La especificidad mide la habilidad del test para detectar los negativos (describe cuán bueno es el test para detectar los normales [*wild types*]).

Sp (%) = VN / (VN + FP). VN son los verdaderos negativos y FP los falsos positivos.

La veracidad = resultado correcto / (resultado correcto + incorrecto); los resultados correctos son = VP + VN, y los resultados incorrectos = FP + FN.

Si hay FP, indica que el test genético no es específico y si hay FN, el test no es sensible.

De cara a realizar la validación, por ejemplo, de la técnica MLPA, se podría plantear una primera aproximación, considerándolo test categórico tipo C, de tal forma que sería: normal (dos alelos), deleción (un alelo) y duplicación (tres alelos). Hay que evaluar muestras positivas y negativas, tener en cuenta resultados correctos e incorrectos, y estimar la veracidad como resultados correctos / (correctos + incorrectos). En una segunda aproximación, se puede considerar test categórico tipo D. Se consideraría evaluar «x» deleciones, «y» duplicaciones y muestras negativas. Se ha de estimar la sensibilidad y la especificidad.

Esta segunda aproximación presenta alguna ventaja, como que la probabilidad se determina en cada carrera y que la validación no requiere un número de muestras muy elevado, pero también presenta desventajas como que se requiere disponer de un número diferente y variado de deleciones y duplicaciones y esto, a veces, no está disponible para el laboratorio, además de que hay que desarrollar antes de implementar unas buenas medidas de control.

En los test cualitativos, se puede estimar la sensibilidad aplicando «la regla del 3». Si se desea tener un intervalo de confianza del 95 %, la regla a aplicar para estimar la probabilidad de tener un falso negativo es 3/n, donde «n» es el número de muestras sin falsos negativos. Por ejemplo, si hay 201 muestras (sin falsos negativos) la probabilidad de tener un falso negativo será 3/201, es decir, del 1,5 %, con el 95 % de confianza, es decir, una sensibilidad del 98,5 %. Si se quiere tener el 99 % de confianza, la regla a aplicar sería: 4,6/n, donde «n» es el número de muestras sin falsos negativos.

La regla del 3 puede aplicarse de forma proporcional para realizar una estimación de la especificidad. Se debe tratar de trabajar con un número similar de muestras positivas y negativas para estimar la sensibilidad y la especificidad. A menudo, no se dispone de suficientes controles positivos (controles artificiales disponibles en el mercado) y no se tiene disponibilidad de poder estimar la sensibilidad. Por ello, es necesario participar en programas de intercomparación entre laboratorios de genética (p. ej., la European Molecular Genetics Quality Network [EMQN]) para conseguir controles positivos. Los resultados deben darse con un rango de valores con un grado de confianza del 95 % o ≥ 98 %. Si se valida una metodología para escaneo de mutaciones, si se usa un tamaño de 30 muestras (mutaciones diferentes), la probabilidad de tener un falso negativo será del 10 % y la sensibilidad máxima es de ≥ 90 % para un intervalo de confianza del 95 %. Si se usan 300 muestras (300 mutaciones distintas), la probabili-

dad de tener un falso negativo es del 1 %, y la sensibilidad máxima, de ≥ 99 % para un intervalo de confianza del 95 %.

Si se aplica la «regla del 3», para un intervalo de confianza del 95 %, la probabilidad de no ver un falso negativo en una validación de un determinado tamaño muestral «n» es de, aproximadamente, 3/n. Además, el máximo de veracidad para el estudio con un tamaño de «n» muestras es de alrededor de 100-3/n*100. Esto se cumple para un valor proporcional de n ≥ 20. Por ejemplo, si se tiene un tamaño de muestra de 300, para un intervalo de confianza del 95 % se tendrá una veracidad ≥ 99 %.

En resumen, además de evaluar la veracidad en los test cuantitativos a través de la exactitud y la precisión, y en los test cualitativos a través de la sensibilidad y la especificidad, la robustez y la incertidumbre, se dispone de otros parámetros de validación a considerar en la validación como son: selectividad, reactividad cruzada (*carryover*), interferencias, contaminación, *cut-offs*, linealidad, calibración, límite de detección y límite de cuantificación.

La selectividad permite saber cuán bueno es el test para distinguir la señal diana de otros componentes, por ejemplo, el producto de correr una PCR en un gel de poliacrilamida para detectar la presencia de la mutación p.Phe508del (p.F-508del) en el gen *CFTR* asociado a la fibrosis quística y también puede detectar la mutación p.Ile507del (p.I507del) y hay una diferenciación entre ambas.

Es importante evaluar la contaminación cruzada, ya que puede haber productos residuales, a través del empleo de una pipeta contaminada. Para evitarla hay que procurar que haya separación física entre las áreas de pre-PCR y pos-PCR.

En la **tabla 22-4**, se presentan resumidos los parámetros de validación recomendados a estimar y valorar en función de cómo se clasifique el test que se vaya a evaluar. La validación de los test genético-moleculares debe ser continua; nunca termina. El uso de indicadores de calidad aporta información para establecer una validación continua.

Entre los indicadores de calidad que sistemáticamente pueden ser monitorizados podrían incluirse:

- Fallos en el control interno que pueden revelar limitaciones como incompatibilidad de la técnica de extracción del ADN.
- La existencia de contaminaciones.
- Los resultados del control de calidad interno y externo.
- Los fallos y errores analíticos.
- La frecuencia de repeticiones.
- El número de muestras analizadas.

Por ejemplo, de cara a validar los estudios de *array* CGH (hibridación genómica comparativa), habría que estimar la veracidad evaluando la sensibilidad y la especificidad. La sensibilidad sería para detectar deleciones y duplicaciones y la especificidad, para la detección de euploidías, además de la robustez, la reproducibilidad y establecer una validación continua mediante la evaluación de los datos acumulados, para establecer desviaciones con respecto a estándares.

Una vez finalizada la validación/verificación, el laboratorio de genética debe registrar y elaborar el informe de validación/verificación, y en dicho registro deberá constar: los resultados experimentales, la interpretación (p. ej., grado de veracidad

Tabla 22-4. Parámetros de validación recomendados a estimar y valorar en función del tipo de test genético

	Descripción	Ejemplo	Sensibilidad	Especificidad	Veracidad	Exactitud	Precisión	Límite de detección	Probabilidad
A	Test cuantitativo. El resultado puede tener cualquier valor entre los límites (incluyendo decimales)	Determinación de la carga de metilación (%); caracterización de un mosaico (p. ej., *Southern blot*); heteroplásmido de variantes mitocondriales				++	++	++	
B	Test categóricos donde la señal cuantitativa toma posición dentro de unas series ordinales para dar un resultado final	Cuantificación de un producto de reacción en cadena de la polimerasa (PCR): determinación del número de repeticiones de un triplete (cuantificar el tamaño de las repeticiones), síndrome de cromosoma X frágil (FRAXA), enfermedad de Huntington, diabetes *mellitus* de tipo 1, etcétera			+	++	++	++	+
C	Test categóricos donde la señal cuantitativa se coloca en una serie limitada de categorías predefinidas para dar el resultado final	Determinación del número de copias usando PCR o amplificación múltiple de sondas ligadas (MLPA): deleción de un exón o duplicación en *BRCA1*; dosis de gen *PMP22* en CMT y HNPP			+	Establecer factores de corrección o *cutt-off* (punto de corte)			++
D	Test cualitativos en los que la verdadera señal cuantitativa puede tener uno de los muchos posibles valores, pero el resultado requerido puede únicamente tener uno de los dos posibles valores	Escaneo de mutaciones para mutaciones desconocidas por ejemplo secuenciación, o DHPLC	++	++	+	Establecer factores de corrección o *cutt-off* (punto de corte)		++	
E	Test cualitativos (binarios) en los que la verdadera señal cuantitativa solo puede tener uno de los dos posibles valores	Genotipado para una mutación específica, por ejemplo: *CFTR Phe508* del en fibrosis quística o *HFE Cys282Tyr* en hemocromatosis	++	++	+	Establecer factores de corrección o *cutt-off* (punto de corte)		++	+

Usado para implementar la validación

Usado para implementar la validación

Usado para implementar o actualización de la validación

+ Parámetro recomendado

+ Parámetro aplicado (menos usado)

++

CMT: Chacot-Marie-Tooth; DHPLC: cromatografía líquida desnaturalizante de alta resolución; HNPP: (neuropatía hereditaria con predisposición a parálisis compresiva (*hereditary Neuropathy with liability to Pressure Palsy*).

con los intervalos de confianza) la conclusión final, la estimación de la veracidad y de la incertidumbre de medida, las limitaciones y las interferencias posibles, etc. Si se trata de una revalidación/verificación, también han de constar datos del control de calidad interno y externo. Además, deberán figurar nombre y apellidos, firma y fecha del personal del laboratorio encargado de realizar la validación/verificación.

A continuación se muestran dos ejemplos de validación de test genético-moleculares:

- **Validación de un test tipo B categórico-semicuantitativo (series ordinales):** un laboratorio de genética quiere validar un test de diagnóstico para estudio de la enfermedad de Huntington para cuantificar las repeticiones del triplete CAG y utilizarlo para el diagnóstico de muestras de pacientes en la sistemática del laboratorio. La metodología a emplear será amplificación mediante PCR, seguida de electroforesis capilar y cuantificación de fragmentos y detección fluorescente. Tipo de test: B, intención de uso del test: cuantificar el número de repeticiones CAG. Hay unos *cut-offs* críticos establecidos en diversas guías europeas e internacionales (36-39 repeticiones CAG: premutación; 40-121 repeticiones CAG: mutación completa).

  Los parámetros clave que se deberían evaluar antes de implementar el test en el laboratorio serían: exactitud, precisión y robustez. Estos tres parámetros deberían ser evaluados en muestras que se encuentren en el rango crítico (controles en el rango patológico > 39 repeticiones CAG). Lo ideal es una muestra heterocigota en la que uno de los dos alelos esté en el rango crítico y otra en la que ambos alelos estén en el rango crítico. La robustez se valora analizando dos o tres muestras de concentraciones diferentes de ADN y las pruebas las han de realizar dos o tres técnicos de laboratorio o facultativos diferentes.

  Si se dispone de un control o material de referencia y se realiza la medición dos o tres veces cada día y si se mide durante 5 días, se evaluará la precisión. Se deberían analizar controles negativos (materiales de referencia) e incluir blancos. Habrá que considerar limitaciones como que solo sea para ADN extraído de sangre periférica con EDTA y calcular el tiempo estimado requerido para la validación, así como tener en cuenta otros aspectos como el estado de los instrumentos: polímero, *buffers,* los termocicladores, la formamida, etc., comprobar los *primers* y definir posibles fallos.

- **Validación de un test tipo D cualitativo-categórico:** el laboratorio de genética quiere implementar un nuevo test para diagnosticar la hemofilia B (F9) con el objetivo de poder identificar mutaciones concretas en varones afectados y en mujeres portadoras. Se trata de un test tipo D cualitativo con escaneo de mutaciones concretas por secuenciación. La secuenciación es un procedimiento que ya está bien establecido en el laboratorio y la metodología será una amplificación por PCR seguida de secuenciación. Por ello, los parámetros clave a la hora de evaluar antes de implementar el test en el laboratorio serán la veracidad (sensibilidad, especificidad) y límite de detección. Se debería usar un «blanco» para detectar contaminación, controles negativos. Para detectar polimorfismos y variantes, se podría comenzar con dos controles negativos al inicio

y, si se encontrase mutación o variante, verificar, entonces, cinco controles más, o usar herramientas informáticas como el programa ALAMUT (*Interactive Biosoftware Alamut,* programa que utiliza nomenclatura de la Human Genome Variation Society). También se pueden emplear controles positivos, en los que se conozcan ya mutaciones, muestras de pacientes en las que se tenga identificada la mutación (muestras del propio laboratorio: varones afectados y mujeres portadoras), controles de participar en EQAS, o solicitar controles a otros laboratorios. Además, habría que comprobar posibles polimorfismos, SNP y *primers* no específicos para la amplificación. Se ha de validar el estado del polímero, de los *buffers*, del termociclador, valorar la incertidumbre a través de la puntuación de calidad en secuenciación, mediante el uso, por ejemplo, de Phred *base*. Además, se pueden considerar otros parámetros de validación y esta debe ser tan extensa como sea necesaria.

Control de calidad en el laboratorio de genética

El aseguramiento de la calidad de los resultados ofrecidos por parte de los laboratorios de genética molecular es un aspecto clave, especialmente de cara a la acreditación por la ISO 15189. El laboratorio de genética debe realizar un control de calidad interno para cada una de las pruebas de diagnóstico genético de las diferentes enfermedades genéticas y disponer de un procedimiento documentado. Es importante tener claro que, a través del control de calidad interno, se evalúa la precisión, mientras que en el control de calidad externo se valora la exactitud, por ejemplo, cuando se participa en un control de calidad externo de la EMQN, para el síndrome de X frágil y se tiene que ver lo exacto que es a la hora de cuantificar el número de repeticiones del triplete citosina-guanina-guanina (CGG).

El laboratorio de genética debe realizar un control interno de cada serie analítica y, para ello, puede disponer de controles comerciales incluidos en el equipo de reactivos, muestras de pacientes anonimizadas y validadas en series anteriores (valorar la posibilidad de consentimiento y autorización del paciente para el uso de excedente de las muestras para verificaciones/validaciones y empleo para el control de calidad interno), así como materiales de repositorios de células o tejidos (p. ej., Coriell Institut). El laboratorio de genética debe documentar el número de controles y genotipos en cada serie, así como los criterios de aceptación.

Los datos de control deben ser revisados regularmente para detectar tendencias, registrando las acciones preventivas pertinentes tomadas.

> **!** Deben usarse materiales de control que reaccionen frente al test de diagnóstico analítico de una forma lo más parecida posible a las muestras del paciente. Además, hay que examinar dichos materiales de control con una determinada frecuencia que se basa en la estabilidad del procedimiento y en el riesgo de daño para el paciente por un resultado erróneo.

Por ejemplo, en la técnica NGS hay que realizar un control interno en cada una de las subetapas del proceso analítico. Así, en la etapa de extracción y fragmentación de ADN se debe definir un rango teórico de fragmentos ~300 pb y la concentración óptima. En la secuenciación masiva y en paralelo, la calidad de un resultado NGS depende de una combinación de muchos factores, como el número de lecturas obtenidas, la proporción de regiones duplicadas y la cobertura. En la etapa de generación de archivos, el primer análisis a realizar de los datos crudos es el FastQ. Es en esta etapa donde se comprueba si ha habido problemas en la carrera: calidad de secuenciador base/línea, puntuación de calidad por secuencia, contenido por base secuenciada, contenido GC por secuencia, contenido en N por base, distribución de la longitud de las secuencias, niveles de duplicación de secuencias, secuencias sobrerrepresentadas y contenido de adaptadores. En el análisis bioinformático, se han de definir características para identificación de CNV, SNV e *indels* y filtrado de variantes. En la etapa de interpretación de resultados, debido a la complejidad de la interpretación, se recomienda que se defina, al menos, un revisor de las diferentes fases.

En lo referente al control de calidad externo, en los laboratorios de genética es recomendable su participación en programas de control de calidad externo para garantizar una fiabilidad de los resultados informados. Si el laboratorio de genética opta por acreditarse por la norma ISO 15189, teniendo en cuenta los requerimientos de esta, debe participar, al menos, en un programa de control de calidad externo para cada test genético que incluya en el alcance de la acreditación. El laboratorio de genética debe documentar un procedimiento para la participación de comparación entre laboratorios en incluir las responsabilidades y las instrucciones de participación definidas. Además, el procedimiento documentado debe incluir los criterios del desempeño que difieran de los criterios utilizados en el programa de comparación entre laboratorios y el establecimiento de las acciones correctivas ante resultados anómalos. También debe integrar muestras de comparación entre laboratorios en el flujo de trabajo sistemático de manera que simule, tanto como sea posible, el manejo de las muestras de los pacientes. Dichas muestras (controles externos) deben ser examinadas por personal del laboratorio que habitualmente examina las muestras de los pacientes. El laboratorio de genética no debe comunicarse con otros participantes hasta después de las fechas de presentación de los resultados. Además, la derivación para análisis de confirmación no puede ocurrir antes de la presentación de los datos, ni siquiera cuando esta se realiza de forma sistemática con las muestras de los pacientes.

El laboratorio de genética debe conservar registros de los resultados obtenidos en las intercomparaciones, así como de su análisis, evaluación y acciones emprendidas cuando no se cumplen los criterios predeterminados. El registro ha de incluir los programas en los que se participa, el número de muestras o casos del último programa, el número de participantes, la periodicidad y la antigüedad.

Además, el rendimiento en comparación interlaboratorios deberá ser revisado y discutido con el personal pertinente evaluando la situación del propio laboratorio, la situación de todos los participantes, la situación de los laboratorios que usan el mismo método que el que se usa en el laboratorio propio (p. ej., en los resultados se pueden observar muchos errores de genotipado por parte de un número importante de laboratorios participantes) y, a raíz de los resultados, ver si es necesaria una validación adicional del test.

Actualmente, los laboratorios de genética disponen de una gran variedad de programas de control de calidad externo gestionados por diferentes organizaciones y sociedades científicas que ofrecen evaluar diferentes trastornos genéticos y entre las que destacan:

- EMQN.
- Genomics Quality Assessment (miembro del consorcio UK-NEKAS) (GenQA).
- The German Society for Clinical Chemistry and Laboratory Medicine (DGKL), órgano de control del Reference Institute for Bionalytics (RfB).
- Institute for Standardization and Documentation in the Medical Laboratory (INSTAND).

Hay muchos otros intercomparativos para evaluar el genotipado de los resultados de los test genético-moleculares organizados por diferentes sociedades científicas nacionales y europeas en diferentes áreas de genética y para diversos tipos de patologías/enfermedades, si bien se debe participar en un programa de control externo de la calidad que no solo evalúe el genotipo, sino también la calidad del informe, con comentarios interpretativos, asesoramiento, recomendaciones, etcétera.

La participación en programas de comparación entre laboratorios de genética aporta al laboratorio de genética una valiosa información de cara a la revalidación de la prueba de diagnóstico y para el establecimiento de las acciones de mejora necesarias.

Además, diferentes organizaciones han desarrollado programas de control de calidad específicos para evaluar la metodología de las pruebas de diagnóstico genético en el campo de la farmacogenética. Algunos laboratorios están empezando a participar en programas de control de calidad externos que evalúan la exactitud de cara al procedimiento metodológico de determinadas técnicas, como la secuenciación del ADN, la PCR cuantitativa, el escaneo de mutaciones, la metodología NGS, etc. Incluso hay intercomparativos para evaluar las metodologías de extracción de ADN para diferentes tipos de matrices/especímenes de muestra que pueden ser utilizadas en el diagnóstico de enfermedades genéticas, como de sangre periférica, saliva, tejido, etc. Siempre que haya intercomparativos que evalúen el proceso completo del análisis (extracción ADN, análisis, informe), se debe participar en ellos. Si no existiera un intercomparativo para el test genético de la enfermedad que se quiere acreditar, el laboratorio de genética dispone de opciones alternativas como realizar un control con materiales apropiados como: materiales de referencia certificados, intercambio de muestras entre laboratorios, muestras examinadas previamente (Sanger) y material de repositorio de células o tejidos.

Gestión del proceso postanalítico en los laboratorios de genética acreditados o en fase de acreditación

El laboratorio de genética debería esforzarse por que los resultados con implicaciones graves no se comuniquen directamente al paciente sin la oportunidad de un asesoramiento adecuado. Dentro de un laboratorio de genética como peculiaridades diferentes con otro tipo de laboratorios del ámbito clínico destaca el informe.

> ❗ El informe debe elaborarse teniendo en cuenta los siguientes aspectos:
>
> - Recomendaciones de las guías clínicas.
> - Ha de estar adaptado a cada tipo de resultado (diagnóstico/predictivo, positivo/negativo).
> - Nomenclatura según la Human Genome Variation Society (HGVS).
> - Limitaciones de la técnica

El laboratorio de genética debe tener en cuenta los requisitos de la norma ISO 15189 de cara a optar por la acreditación para la elaboración del informe y, a la vez, las recomendaciones a nivel internacional establecidas por diferentes sociedades científicas de lo que debe estar incluido en el informe de los resultados de un diagnóstico genético. En el informe de un estudio genético se deben incluir:

- Datos administrativos:
  - Título del informe (p. ej., resultado del estudio genético del síndrome de X frágil).
  - Los datos identificativos del laboratorio que ha realizado el análisis (incluyendo los datos de contacto).
  - La fecha de cuándo se ha emitido el informe.
  - La paginación (indicando la página del total de páginas que componen el informe).
  - El nombre y dirección completa (localización/servicio) del clínico que ha realizado la petición y ha remitido al paciente para el estudio.
  - La firma, que puede ser electrónica o manual por parte del responsable del análisis molecular (se recomienda que, al menos, esté firmado por dos personas del laboratorio, facultativos, autorizados para la realización y la interpretación de los resultados del test genético, aunque en la mayoría de los países no es recomendación, sino que es obligatorio) y, además, el nombre y el cargo de las personas que firman deben figurar en el informe.
- Identificación del paciente y de la muestra:
  - Nombre y apellidos del paciente (separados por una coma para evitar confusiones).
  - La fecha de nacimiento.
  - El género.
  - Si la muestra es fetal, como líquido amniótico o vellosidad corial, debe ser identificada claramente de manera que se distinga bien de la madre.
  - Indicar la etnia u origen geográfico, si es relevante.
  - La fecha y la hora de la toma de muestra.
  - La fecha de recepción de la muestra al laboratorio.
  - Se debe informar sobre el estado de la muestra si es relevante para interpretar el resultado (hemolizada, congelada, etc.).
  - El tipo de muestra que ha sido analizada (p. ej., ADN extraído de sangre periférica con EDTA).
  - Realizar una única identificación de la muestra para cada test.

- La identificación del paciente debe aparecer en cada una de las páginas que componen el informe.
- La indicación diagnóstica de realización del estudio genético: el cuadro clínico y síntomas, parámetros bioquímicos o marcadores alterados, la historia familiar, el tipo de estudio de que se trata si es confirmación del diagnóstico, si es estudio del estado de portador, diagnóstico prenatal, estudio presintomático.
- Las especificaciones del test utilizado: indicar el método utilizado, si se usa un kit comercial, debe estar claramente identificado indicando la referencia y su versión (el listado de mutaciones que se detectan en la versión empleada), indicar la secuencia de referencia del gen y cuando es apropiado, la sensibilidad del test. Las limitaciones de la técnica/método, sensibilidad, especificidad, etcétera.
- Resultado: incluir la secuencia de referencia, usar la nomenclatura HGVS (Human Genome Variation Society). Es útil incluir la lista de genes estudiados en el estudio (HGNC [The HUGO Gene Nomenclature Committee] símbolo u OMIM [Online Mendelian Inheritance in Man]).
- Interpretación de los resultados: interpretar los hallazgos de las variantes de significado clínico incierto detectadas, indicar la estimación de la posible patogenicidad, incluir las referencias apropiadas, el asesoramiento genético adecuado, y recomendaciones y seguimiento a los familiares, así como uso de comentarios interpretativos codificados (incluidos en el procedimiento técnico).

Muchas veces varios miembros de una misma familia son estudiados y analizados simultáneamente, las recomendaciones en la elaboración de informes de resultados individualizados para cada paciente o bien en conjunto varían y dependen del tipo de trastorno a estudio, la naturaleza del análisis y también de la legislación.

Como pautas generales se indica lo siguiente:

- Los resultados de los test predictivos deben ser informes individuales para cada paciente.
- Los resultados de diagnóstico prenatal deben incluir solo el resultado del estudio en el feto.
- El resultado del test del estado de portador de enfermedad recesiva de uno de los miembros de la pareja debe ser interpretado en el contexto del resultado del otro miembro de la pareja. En este caso, estaría recomendado un informe individual que haga referencia al resultado de la pareja.

> El laboratorio de genética debe reportar el informe de laboratorio adecuado a los requisitos de la norma ISO 15189. No hay que olvidar poner el tipo de muestra, la clase de técnicas/metodología con sus limitaciones, características de sensibilidad, especificidad, error, etc., así como las indicaciones de los rangos de referencia en el caso de enfermedades por expansión, por ejemplo, comentarios interpretativos, recomendaciones, referencias bibliográficas sobre guías, consensos de la interpretación de resultados particularizados para cada enfermedad, etcétera.

PUNTOS CLAVE

- La acreditación por la ISO 15189 permite garantizar la competencia técnica del laboratorio de genética y dar fiabilidad de los resultados y de la toma de decisiones clínicas.
- La nueva edición vigente de la norma ISO 15189 está más enfocada en el paciente y en la gestión por procesos. Algunos apartados están más simplificados, se incluyen los requisitos de los *point of care testing* (POCT), pruebas en el punto de atención al paciente, se eliminan las acciones preventivas, se hace un mayor hincapié en la mejora continua y en la satisfacción del paciente y se presenta una nueva estructura (no se ordenan los requisitos de gestión y técnicos).
- La adecuación a los requisitos de la ISO 15189 permite a los laboratorios de genética garantizar la fiabilidad de los resultados ofrecidos al paciente y a los clínicos solicitantes. Es, sin duda, una herramienta que permite al laboratorio de genética escalar un peldaño más hacia la excelencia.
- Son puntos clave en un laboratorio de genética la validación y la verificación de los kits comerciales que disponen de marcado CE-IVDR fuera del uso para el que inicialmente han sido validados.
- Es relevante participar en intercomparativos que evalúen todo el proceso de análisis genético: preanalítica (extracción de ADN de la muestra primaria), analítica (técnica: NGS, MLPA, Sanger, TP-PCR, PCR fluorescente, etc.) y postanalítica (exactitud en el genotipo [resultado] y calidad del informe [comentarios interpretativos]).

BIBLIOGRAFÍA

Badrick T, Gay S, Mackay M, Sikaris K. The key incident monitoring and management system- history and role in quality improvement. Clin Chem Lab Med. 2018 Jan 26;56(2):264-72.

Berwouts S, Morris MA, Dequeker E. Approaches to quality Management and accreditation in a genetic testing laboratory. Eur J Hum Genet. 2010;18 Suppl: S1-19.

Claustres M, Kožich V, Dequeker E, et al; European Society of Human Genetics. Recommendations for reporting results of diagnostic genetic testing (biochemical, cytogenetic and molecular genetic). Eur J Hum Genet. 2014;22(2):160-70.

CLSI. Design of Molecular Proficiency Testing/External Quality Assessment; Approved Guideline— Second edition. CLSI document MM14-A2. Wayne, PA: Clinical and Laboratory Standards Institute. May 2013;33(5).

CLSI. Molecular Methods for Clinical Genetics and Oncology Testing; Approved Guideline, Third Edition. CLSI document MM01-A3, Wayne, PA: Clinical and Laboratory Standards Institute. 2012;32(7).

CLSI. Quality Management for Molecular Genetic Testing; Approved Guideline. CLSI document MM20-A. Wayne, PA: Clinical Laboratory Standards Institute. 2012;32(15).

Deans ZC, Ahn JW, Carreira IM, et al. Recommendations for reporting results of diagnostic genomic testing. Eur J Hum Genet. 2022;30(9): 1011-6.

Hastings RJ, Howell RT. The importance and value of EQA for diagnostic genetics laboratories. J Community Genet. 2010;1:11-7.

Henslee CR, Telgenhoff D. Molecular genetic testing laboratory management: emerging challenges for quality assurance. J Histotechnol. 2019;42(4):240-4.

Izquierdo S. Control y gestión de la calidad en los laboratorios de genética molecular. En: Manual de Formación Continuada 2014-2015. AEBM.

Ley Orgánica 3/2018, de 5 de diciembre, de Protección de datos personales y garantía de los derechos digitales.

Mattocks CJ, Morris MA, Matthijs G, et al. A standardized framework for the validation and verification of clinical molecular genetic tests. Eur J Hum Genet. 2010;18(12):1276-88.

UNE EN ISO 15189:2023 Laboratorios clínicos.Requisitos para la calidad y la competencia (ISO 15189:2022). AENOR. 2023.

Utilización adecuada de las pruebas de laboratorio. Gestión de la demanda

23

F. Cava Valenciano

OBJETIVOS

- Conocer la importancia del uso adecuado de los recursos sanitarios.
- Entender el importante papel del laboratorio para contribuir a un uso racional de los recursos.
- Saber qué se considera un uso adecuado del laboratorio y las publicaciones más relevantes sobre el tema.
- Conocer las principales causas del uso no adecuado del laboratorio.
- Dominar las herramientas y propuestas para gestionar la demanda y promover un buen uso del laboratorio.
- Tener la capacidad de diseñar y emprender un proyecto de gestión de la demanda desde un laboratorio.

LOS RECURSOS SANITARIOS, UN BIEN PRECIADO Y LIMITADO

La atención sanitaria es uno de los aspectos esenciales y mejor valorados del llamado estado del bienestar. Sin embargo, su coste y cómo poder mantener los servicios es una preocupación de continua actualidad. Esto se debe a que los recursos sanitarios son limitados, y utilizarlos de manera eficiente garantiza que estén disponibles cuando y para quienes más los necesitan y que todas las personas tengan acceso a la atención que requieran.

 Por ello, el uso adecuado de los recursos sanitarios es de vital importancia en cualquier sistema de salud, dado que impactará tanto en la calidad de la atención como en la sostenibilidad del sistema en su conjunto.

La necesidad de ajustarse a presupuestos limitados e incluso decrecientes ha promovido todo tipo de intervenciones dirigidas a establecer buenas prácticas que, al mismo tiempo, contribuyan a la optimización del uso de los recursos sanitarios.

Desde esta perspectiva, la utilización adecuada, apropiada, correcta, racional (o con cualquier sinónimo que quiera utilizarse) de los recursos destinados al cuidado de la salud es algo más que una recomendación de «buenas prácticas»; es un elemento necesario, incluso de compromiso social y ético en el sentido de aprovechar y distribuir de la mejor manera un bien tan preciado.

Diversos estudios muestran que un porcentaje considerable (del 20-30 %) de la actividad desarrollada en los procesos del cuidado de la salud no aporta valor. Por ello, el objetivo de iniciativas internacionales como NICE, Choose Wisely, Top5 y Do not Do es tratar de establecer recomendaciones dirigidas

a eliminar actividades que no solo no aportan valor, sino que junto con el consumo de recursos, generan variabilidad en la práctica clínica, sobrediagnóstico, incomodidades para los pacientes, pérdida de horas de trabajo y yatrogenia secundaria a la realización de actividades innecesarias.

Estas iniciativas alcanzan a todos los ámbitos y especialidades del cuidado de la salud. De hecho, en España en 2013, el Ministerio de Sanidad, y como parte del plan de calidad para el sistema nacional de salud, puso en marcha el proyecto de «Compromiso por la Calidad de las Sociedades Científicas» con el objetivo principal de disminuir la utilización de intervenciones sanitarias innecesarias, entendiendo por innecesarias aquellas que no han demostrado eficacia, tienen efectividad escasa o dudosa, no son rentables o no son prioritarias.

Cada sociedad científica, a través de un panel de expertos y mediante el método Delphi, estableció cinco recomendaciones de «no hacer». Una rápida consulta de estas propuestas muestra cómo en la mayoría de ellas se incluye la administración de fármacos y el uso de pruebas diagnósticas, especialmente de laboratorio. Este hecho permite introducir la importancia de la contribución activa del laboratorio en el uso adecuado de los recursos sanitarios.

EL LABORATORIO DE MEDICINA COMO GENERADOR DE VALOR

Dentro de un libro relacionado con el laboratorio de medicina, no debe perderse de vista el enfoque hacia aquellos aspectos que destaquen lo que debe ser un laboratorio de medicina. Los estudios de laboratorio, en términos generales tratan de: diagnosticar (evidenciar la presencia o ausencia de patología), monitorizar el progreso de la enfermedad, verificar el efecto del tratamiento o establecer un pronóstico, etcétera.

Pero la misión fundamental de un laboratorio de medicina no es realizar estudios o determinaciones, sino generar información útil para la toma de decisiones. Estas decisiones no solo son de tipo clínico, sino también operativas (favorecer circuitos eficientes, de alta resolución, supervisar el control de las pruebas realizadas junto con el paciente, mejora de los tiempos de respuesta para poder reducir estancias medias, etc.), económicas (actuaciones dirigidas a potenciar el uso adecuado del laboratorio, introducción de determinaciones que favorezcan la personalización de tratamientos de coste muy elevado, colaboración en concursos de compras) e, incluso, de investigación (apoyo en conocimiento y equipamiento a unidades y proyectos traslacionales).

 Bajo esta visión, el laboratorio es una verdadera oportunidad para crear valor para los pacientes, los clínicos y las organizaciones.

Entre los profesionales del laboratorio, es conocido (y frecuentemente repetido) el dato de que más del 70 % de las decisiones clínicas que se toman en las organizaciones sanitarias están basadas o apoyadas en datos del laboratorio. Esta afirmación fue publicada hace más de dos décadas, y textualmente lo que señalaba era: «*We know that, although the laboratory represents a small percentage of medical center costs, it leverages 60–70 percent of all critical decisions, e.g. admission, discharge and therapy*». Sin embargo y con independencia del porcentaje (que cualquiera que sea, es con toda seguridad muy elevado), esta afirmación es tremendamente relevante porque refleja hasta qué punto los laboratorios:

- Son los principales (desde luego cuantitativamente) generadores de datos e información dentro de los sistemas sanitarios.
- Por su carácter transversal, participan o pueden identificar muchas de estas actividades ineficientes.

Asimismo, también diversas publicaciones han puesto de manifiesto otros dos hechos relevantes:

- La actividad de los laboratorios crece más y más deprisa (6-10 %) que la de los hospitales y organizaciones sanitarias.
- El laboratorio es uno de los servicios con mayor grado de sobreutilización.

Sin embargo, no se puede decir que esto sea algo nuevo o reciente. Hace cinco décadas (década de 1970), la mayoría de la actividad de los laboratorios se realizaba de modo manual y ocupaba la mayor parte del tiempo de los profesionales, lo que justificaba un modelo «artesanal» de laboratorio. En la década de 1980 cambia el modelo como consecuencia de la automatización progresiva del proceso analítico. Esta circunstancia tuvo un impacto decisivo para poder dar respuesta a una demanda cada vez mayor y más variada de estudios analíticos, consecuencia de factores como la universalización de las prestaciones sanitarias, los avances en el conocimiento

de los procesos patológicos y su relación con las pruebas de laboratorio.

En este período de cambio, la actividad de laboratorio sufre un aumento exponencial y que no siempre responde a razones justificadas clínicamente. Lundberg, autor de referencia obligada en el capítulo de la utilización adecuada del laboratorio, consciente de la importancia del uso adecuado del laboratorio, inició y desarrolló como editor jefe de la revista *Journal of the American Medical Association* (*JAMA*), una serie de artículos pioneros *(Toward optimal laboratory use)* acerca del papel del laboratorio clínico moderno en el proceso de toma de decisiones médicas, lo que debería ser un uso adecuado del laboratorio, cuál era el grado de sobreutilización, las razones, etc. Parte de esos artículos fueron recogidos en el libro *Using the Clinical Laboratory in Medical Decision-Making* editado por la Asociación Estadounidense de Química Clínica.

Un ejercicio interesante para abordar el tema de la solicitud adecuada o no de las pruebas de laboratorio es revisar lo que hay publicado en la literatura científica y reflexionar sobre qué ha cambiado (o no) a lo largo del tiempo. Para abordar esta cuestión, un buen comienzo sería preguntarse ¿por qué se solicitan las pruebas de laboratorio?

¿POR QUÉ SE SOLICITAN LAS PRUEBAS DE LABORATORIO?

En un estudio ya clásico realizado hace ya más de 40 años por Wertman *et al.*, los motivos más frecuentes argumentados para la solicitud de pruebas de laboratorio fueron el diagnóstico (37 %), la monitorización (33 %) y el cribado (32 %), seguidos por otras razones como haber obtenido un resultado previo patológico, establecer un pronóstico, actividades docentes o formativas y temas médicolegales. También aparecieron motivos relacionados con el paciente, sus familiares, e incluso algunos «exóticos» como obtener licencias de caza o pesca en algunos estados de Estados Unidos.

Las principales razones por las que se solicitan las pruebas de laboratorio son comunes y se repiten a lo largo del tiempo como muestra estudios posteriores en los que se analizaba la misma cuestión.

Estas razones podrían agruparse en dos bloques, uno basado en argumentos medicocientíficos relacionados con el diagnóstico, seguimiento, tratamiento o pronóstico, y otro más heterogéneo relacionado, fundamentalmente, con factores propios del paciente, el prescriptor o las organizaciones que prestan el cuidado.

Dentro de este amplio conjunto de factores, es fácil pensar que quizá no todos estén justificados o, dicho de otra forma, en algún caso no se realiza una utilización adecuada del laboratorio.

LA UTILIZACIÓN ADECUADA DEL LABORATORIO

La siguiente cuestión sería determinar qué es un uso adecuado o inadecuado del laboratorio. Tampoco es un asunto nuevo. Ya en 1975, en el artículo inicial de la serie *Toward an optimal laboratory use*, se expone el hecho de la creciente sobreutilización del laboratorio y la falta de patrones de actuación correcta. La propuesta es que las pruebas de laboratorio «nunca deberían solicitarse sin un plan». De esta forma, un uso adecuado del laboratorio será responder a la pregunta clínica efectuada con anterioridad a la solicitud, teniendo un plan (saber qué hacer en cada caso) y actuando con criterios de eficiencia. Por el contrario, un uso inadecuado del laboratorio sería no aportar información útil, generar ruido (falsos positivos), solicitar pruebas redundantes u obsoletas y omitir test cuyo resultado sería relevante.

Durante la década de 1980, siguen apareciendo (y en revistas de alto impacto como *New England Journal of Medicine* y *JAMA*), publicaciones relacionadas con la solicitud apropiada de pruebas de laboratorio en las que continúa evidenciándose un importante uso no adecuado, de forma que en 1983, Lundberg, como editor jefe de *JAMA*, insiste en un nuevo editorial sobre la necesidad de seguir «perseverando» en este tema.

A finales de las décadas de 1980 y 1990, hay publicaciones que tratan de determinar cuál es el porcentaje de este uso inadecuado. Destaca especialmente el trabajo de Van Walraven y Naylor cuyo título no puede ser más explícito: *Do we know what inappropriate laboratory utilization is?* En este trabajo se realiza una extensa revisión de la literatura científica y se utiliza una doble aproximación para estimar el uso no adecuado, diferenciando entre:

- Criterios implícitos (más generales) del tipo que las pruebas solicitadas no se ajustaban a los síntomas del paciente, a la sospecha clínica o eran adecuadas conforme a puntuaciones por plantilla clínica experimentada.
- Criterios explícitos (más concretos) como que en pacientes ambulantes se repita la bioquímica o hematimetría básica en menos de 5 días, o solicitar pruebas de coagulación sin evidencia de enfermedad hepática, tratamiento anticoagulante, sangrado, o trombosis venosa profunda. O la solicitud de sistemáticos de orina o urocultivos sin síntomas de infección del tracto urinario, pruebas de función renal alteradas, fiebre, dolor abdominal, acidosis, etcétera.

Con ambos tipos de criterios, aparecen porcentajes elevados y, con mucha frecuencia, superiores al 30 % de uso no adecuado. Con el mismo objetivo, Bates *et al.* revisan datos tanto de facturación como de las historias clínicas, pero atendiendo a otro tipo de enfoque, la redundancia (repetición frecuente de solicitud) en pruebas de laboratorio comunes, también con un alto porcentaje (28-40 %).

Otro estudio relevante es el de Axt-Adam *et al.*, quienes también realizan una revisión de la literatura científica y describen un exceso de peticiones analíticas cifrado entre el 20 % y el 95 %. Es decir, no solo llaman la atención acerca del porcentaje elevado, sino también sobre la gran **variabilidad** de este en función del criterio utilizado.

> ! Disminuir la variabilidad es uno de los objetivos en cualquier área de la medicina para conseguir buenas prácticas. En el caso del laboratorio, se ha objetivado una gran variabilidad entre países, entre regiones de un mismo país, hospitales, servicios y entre los clínicos de un mismo servicio.

En un estudio realizado por Schroeder *et al.* se evaluó si la mayor o menor competencia clínica puede ser una de las causas de la variabilidad. Para ello, cinco miembros de la plantilla sénior puntuaron las habilidades clínicas de 21 residentes de una unidad coronaria que atendía a 118 pacientes. En el estudio se demostraba que entre los residentes los costes asociados a la solicitud analítica variaban en más del doble y no se encontraba ninguna relación entre el número de pruebas solicitado, su coste y la habilidad o competencia clínica. Por el contrario, se observó una relación significativa entre el coste y el número de test redundantes. La conclusión fue que el uso rígido de protocolos o perfiles puede conducir a la sobreutilización del laboratorio sin que mejore la calidad de los cuidados.

Otro estudio realizado en hospitales suecos también reveló una gran variabilidad analizando las diferencias entre las ratios de solicitud de pruebas relacionadas entre sí (tirotropina y tiroxina libre; aspartato transaminasa y alanina transaminasa, etc.) y de uso común. Esta variabilidad no estaba relacionada con el tamaño del hospital, ni con el que hecho de que fuera universitario, sino, fundamentalmente, con la utilización de protocolos rígidos y hábitos adquiridos (el «siempre se ha hecho así»).

La publicación posterior de nuevos artículos ha continuado presentando siempre conclusiones semejantes. Por ejemplo, el interesante *informe Carter* sobre los servicios de laboratorio en el NHS señala los siguientes aspectos:

- Los laboratorios sufren el 8-10 % de incremento anual en carga de trabajo (no en presupuesto).
- La actividad del laboratorio crece más rápido que la del hospital.
- Hasta el 25 % de las pruebas solicitadas se consideran innecesarias.
- Hay una gran variabilidad en la utilización del laboratorio.
- El laboratorio se percibe como una **commodity** (algo sin valor diferencial por sí mismo y, por tanto, se puede comerciar con él [cambiar] con facilidad), lo cual es un aspecto preocupante.

La percepción como una *commodity* no solo es preocupante por su fondo: que el laboratorio no tenga un valor diferencial (algo de lo que se han de responsabilizar y combatir en primera persona y con hechos los profesionales del laboratorio), sino también porque fomenta este uso inadecuado. Así, por ejemplo, trabajos como el de Kilpatrick muestran que algunos resultados urgentes de laboratorio nunca fueron consultados por los solicitantes, incluso teniendo acceso electrónico a ellos. Algo similar se presenta en el estudio de Simundic. En él llama la atención sobre el hecho de que hasta el 2,1 % de los pacientes ambulatorios jamás recogieron sus resultados. De ellos, la mayoría eran «normales» (estaban dentro de los intervalos de referencia), pero era en las pruebas de alto coste (molecular, inmunología, toxicología) en las que más frecuentemente sucedía, de forma que el coste de esas pruebas podía significar hasta el 30 % del presupuesto mensual del laboratorio. Cadamuro muestra cómo cuando alguna de las determinaciones solicitadas no pudo informarse debido a una interferencia analítica por hemólisis, hasta en el 60-70 % de las ocasiones dichas pruebas no se volvieron a solicitar en menos de una semana, por lo que hay que cuestionarse su necesidad. También el trabajo de Miyakis indica que hasta dos tercios de las investigaciones de laboratorio solicitadas durante la hospitalización de los pacientes no tuvieron ninguna influencia en las decisiones tomadas durante su estancia.

En consecuencia, no resulta fácil responder a la pregunta que planteó originalmente el grupo de Van Walraven sobre cuál es el porcentaje de uso inapropiado del laboratorio. Esto se debe, en gran parte, a las diferentes metodologías y criterios empleados para su medida. En 2013, Zhi *et al.* realizaron un metaanálisis al respecto. Como hallazgos relevantes presentaron los siguientes aspectos:

- El uso inadecuado no solo implicaba la sobreutilización, sino también la (menos estudiada) infrautilización.
- La sobreutilización se produce principalmente (43,9 %) en el inicio del proceso, en la selección de pruebas. La repetición innecesaria supone el 7,4 % y la combinación de los dos anteriores, el 28 %.
- La sobreutilización presenta un mayor porcentaje en las pruebas de bajo y medio volumen (32,2 % y 19,8 %, respetivamente) que en las de gran volumen de actividad (10,2 %).
- Las pruebas de hematología analítica comunes son las más afectadas (33,3 %), seguidas de las de química clínica (19,1 %) y microbiología (23,1 %), y son las moleculares las menos afectadas con el 1,5 %, (si bien el estudio es de 2013 y hoy las cifras podrían ser distintas).

Curiosamente, en 2014 Hauser y Shirts publicaron un artículo con la misma pregunta que el original de Van Walraven y tampoco llegaron a una respuesta precisa por las mismas dificultades mencionadas. Sin embargo, y tras todo lo expuesto, no parece que haya dudas acerca de que cualquiera que sea el porcentaje, este es alto (en torno al 25-30 % como promedio global) y, por tanto, significativo de un importante uso inadecuado del laboratorio.

También merece atención el hecho del incremento de actividad del laboratorio. Algo que no solo pone de manifiesto el *informe Carter,* sino también publicaciones posteriores, en las que se llega a cifrar en 5-10 años el período en que podría llegar a duplicarse el volumen de pruebas solicitadas al laboratorio o bien cómo el catálogo de pruebas ofertadas por el laboratorio también se ha doblado en menos de 20 años.

Es fácil deducir que mientras no se solucione el problema, a mayor actividad se producirá también un mayor uso no adecuado y especialmente cuando este hecho, al afectar a una posible *commodity,* no se percibe como relevante por parte de los agentes que deben intervenir en ser parte de la solución y no del problema. Actualmente, el tema del uso adecuado del laboratorio no solo sigue siendo de actualidad, sino que quizás está más vigente que nunca.

Tras todo lo expuesto y como respuesta a lo que es el uso adecuado del laboratorio, se puede proponer una adaptación de lo que se conoce como el paradigma de las R: «*Appropriate testing means using the right test, the right method, the right guideline, at the right time, to the right patient, with the right cost and for the right outcome»,* es decir, hacer la prueba indicada para el paciente concreto, en el momento preciso y con el proceso correcto y en términos de coste/efectividad.

Es importante que el laboratorio lidere el fomentar este uso adecuado por varias razones:

- Hacer un uso adecuado significa realizar una buena práctica donde se hace lo correcto, se disminuye la variabilidad y se mejora la calidad asistencial.
- Las solicitudes de análisis innecesarios hacen que los costes aumenten sin que los servicios prestados mejoren, pero no solo por un mayor consumo (*downstream* y *upstream costs*), sino también por la aparición de falsos positivos e incorrectas interpretaciones de los resultados o de los intervalos de referencia.
  Hay que recordar que los intervalos de referencia suelen comprender el 95 % de los resultados obtenidos entre personas presuntamente sanas, con lo que, por definición, una de cada 20 personas presuntamente sanas puede tener un resultado fuera del intervalo de referencia. Utilizando comparaciones univariantes (cada prueba con su intervalo particular), cuantas más determinaciones haya en la petición, mayor es la probabilidad de que un resultado aparezca con un asterisco o cualquier marca que indique que está fuera del intervalo de referencia. Esta «asterisquitis» es una causa no despreciable de «yatrogenia», ya que puede inducir a nuevas peticiones, más pruebas diagnósticas, nuevas consultas médicas, etcétera.
- La sobreutilización produce una sobrecarga de trabajo para el laboratorio que conduce a ineficiencias propias (mayores tiempos de respuesta) y ajenas (retraso en las consultas, diagnósticos o tratamientos, aumento de las estancias, etc.). Adicionalmente a todo lo anterior, hay que considerar las molestias para el paciente, horas de trabajo perdidas, la ansiedad, más extracciones de sangre e, incluso, anemización (descrita en pacientes hospitalizados con frecuentes extracciones).
- La utilización no adecuada de los recursos es contraria a la creación de valor. La sobreutilización evita poder destinar recursos a otras pruebas y a actividades de consultoría o asesoramiento que sí aportan valor diferencial por parte del laboratorio.

La siguiente pregunta sería: ¿cuáles son las causas que dan lugar al uso inadecuado del laboratorio? Y, sobre todo, cómo hacerles frente con soluciones.

CAUSAS DEL USO INADECUADO DEL LABORATORIO

Existe numerosa bibliografía científica al respecto. Haciendo una síntesis de lo publicado se podrían distinguir varios tipos de factores:

- **Clínicos:**
  - Exceso de confianza en los resultados del laboratorio.
  - Mayor conocimiento de la relación entre magnitudes y procesos fisiopatológicos.

- Mayor formación de los estudiantes de medicina en la potencial utilidad de las pruebas diagnósticas y, sin embargo, escasa formación en su uso racional.
- Seguimiento del proceso clínico con mayor frecuencia de la necesaria.
- Exceso de solicitud por si acaso y cribados innecesarios.
- Uso rígido de protocolos o perfiles.
- Inseguridad, temor a la omisión (algo más frecuente en residentes).
- Repeticiones innecesarias por «asteriscos» o resultados patológicos, etcétera.
- **Del laboratorio:**
  - Acceso fácil a muchas determinaciones. La automatización y la gran eficiencia de los procesos de laboratorio facilitan el acceso rápido a un amplio catálogo de laboratorio.
  - Falta de revisión de la adecuación de las determinaciones. Muchas veces se incluyen pruebas «novedosas» sin que haya una evidencia clara de que aporten un beneficio clínico o utilidad contrastada frente a otras ya existentes. Asimismo, puede no prestarse la debida atención a retirar las pruebas que han quedado obsoletas y que, por tanto, pueden seguir estando disponibles para su solicitud en formularios o sistemas de petición electrónica.
  - Retrasos en la entrega de resultados o falta de conocimiento sobre los tiempos de respuesta de los diferentes analitos.
- **Del centro sanitario,** ya sea un hospital, un centro de salud, un centro de especialidades o cualquier organización sanitaria en la que:
  - Se introducen nuevas especialidades, servicios o unidades que amplían la cartera de servicios del centro y exigen más recursos del laboratorio.
  - Intentos de agilizar las estancias medias.
  - Mayor número de procesos tratables, etcétera.
- **Otros diversos,** entre los que cabe señalar:
  - Medicina defensiva.
  - Envejecimiento de la población.
  - Aparición de nuevas patologías.
  - Popularidad de determinadas magnitudes.
  - Presiones de los pacientes o familiares.

ESTRATEGIAS PARA DISMINUIR Y EVITAR EL USO INADECUADO DEL LABORATORIO

Una respuesta rápida a cómo evitar el uso inadecuado del laboratorio sería «realizando el propio laboratorio un programa o actividades de control de la demanda».

Probablemente, esta respuesta es la que muchos gestores u organizaciones sanitarias reclaman al laboratorio y, fundamentalmente, para poder reducir su coste. Sin embargo, conviene matizar que no es lo mismo «control de la demanda que gestión de la demanda».

El objetivo del control de la demanda es evitar que esta aumente, mientras que la «gestión» persigue el uso adecuado, evitando tanto la sobreutilización como la infrautilización.

 Poder gestionar la demanda de forma óptima requiere que todas las partes y agentes implicados estén alineados y no exista esta visión simple del laboratorio como *commodity*, sino como un catalizador de buenas prácticas.

Así mismo, la medida del impacto que se consiga con la gestión de la demanda debe ir más allá de una mera (aunque segura) disminución de costes propios del laboratorio, para hacer análisis de procesos más globales. Considerar el conjunto de la organización en los *outcomes* obtenidos mostrará reales y mayores impactos económicos y en calidad percibida (menos estancias, menos complicaciones, menos yatrogenia, etc.).

El elemento esencial para obtener unos buenos resultados en la gestión de la demanda es que los profesionales de la clínica y los laboratorios trabajen conjuntamente. En este sentido, una reciente publicación muestra cómo la visión de especialistas tanto del laboratorio como clínicos son coincidentes en diferentes propuestas de actuación capaces de gestionar la demanda de pruebas analíticas:

- Ofrecer guías clínicas/algoritmos diagnósticos.
- Desarrollo de protocolos y perfiles en colaboración conjunta.
- Revisión de formularios y catálogo de petición.
- Utilizar herramientas de petición electrónica.
- Definir intervalos de no repetición para los diferentes analitos.
- Ofrecer *feedback* acerca de la actividad y coste asociado.
- Realizar revisión en el laboratorio de las solicitudes analíticas recibidas en el laboratorio.

De nuevo hay abundante bibliografía específica al respecto. Además de la bibliografía científica, también periódicamente diversas iniciativas, organizaciones y sociedades científicas nacionales e internacionales como Choosing Wisely, NICE, American Society for Clinical Pathology, National Physicians Alliance y Washington Health Alliance y, en España, la Asociación Española de Biopatología Médica-Medicina de Laboratorio (AEBM-ML) y la Sociedad Española de Medicina de Laboratorio (SEQC-ML) publican propuestas de actuaciones concretas dirigidas a la mejora en la utilización del laboratorio.

Haciendo un análisis de todo lo publicado, y especialmente atendiendo a las actuaciones planteadas en revisiones generales como las de Fryer y Smellie, Baird, Freedman, Cadamuro, etc., se observa que todas ellas proponen y comparten elementos comunes: la utilización de algoritmos diagnósticos y test reflexivos, la revisión de catálogos y perfiles, limitar el acceso a pruebas o su repetición en determinados períodos y potenciar intervenciones informativas o educacionales.

Para un laboratorio que quiera iniciar un programa de gestión de la demanda, resultará muy ilustrativa desde un punto de vista práctico la propuesta que hacen Fryer y Smellie acerca de qué herramientas resultan de utilidad:

- Estadísticas de actividad y cargas de trabajo: revisar si se producen aumentos no esperados o excepcionales en alguna prueba o grupos de pruebas, especialmente en pruebas de elevado coste o que se derivan a laboratorios de referencia. A veces las causas son la introducción de un ensayo clínico, trabajos de investigación, tesis y pruebas que se ponen «de moda» en las publicaciones de alguna especialidad, entre otras.

- Revisar la adecuación de pruebas poniendo el foco en aspectos como el coste y la frecuencia con que se solicita el mismo test. Muchas veces la falta de conocimiento o de información desde el laboratorio hasta la clínica producen este tipo de sobreutilización.
- *Benchmarking*: resulta de gran utilidad establecer una comparación de actividad e indicadores con laboratorios de hospitales u organizaciones similares en cuanto a tamaño, demografía, etc. Pueden compararse tendencias en el crecimiento de la actividad global o de pruebas concretas, para ámbitos de solicitud específicos (Urgencias, ingresados, Consultas Externas, Atención Primaria, etc.). Resulta de gran interés centrarse en los *outliers* y cuando hay diferencias entre centros, puede tomarse como guía el mejor de ellos para ver qué iniciativas (formularios, formación, algoritmos, etc.) tienen desplegadas.
- Revisión del catálogo de pruebas: destaca la revisión del contenido de los perfiles, la presentación y el diseño de los formularios y la eliminación de pruebas obsoletas.
- Publicar guías o recomendaciones de uso, especialmente para nuevas pruebas incorporadas o para el uso de test reflexivos o condicionados.
- Realización de *audits* tanto en el ámbito clínico como en el del laboratorio para ver si las medidas están dando resultados, es preciso reforzar algún aspecto y demás.
- Instinto: estar siempre atentos a descubrir oportunidades que permitan emprender actuaciones.

Como ejemplo de este caso, si se cambian los analizadores del estudio básico de orina mediante tiras reactivas, puede ser una oportunidad para la introducción de tiras que incluyan la creatinina y la microalbúmina y que, por su alto valor predictivo negativo, eviten cuantificar un importante número de peticiones de creatinina y microalbúmina en los analizadores de bioquímica para aquellos pacientes que ya tienen solicitado un sistemático y tienen negativa la microalbúmina.

Podría decirse que todas las posibles soluciones están ya planteadas y que se ajustan perfectamente a un ciclo PDCA (planificar [*plan*], hacer [*do*], verificar [*check*] y actuar [*act*]), ya que la gestión de la demanda o el uso adecuado solo se pueden obtener trabajando para la mejora de forma continua. El ciclo PDCA de gestión de la demanda implicaría:

- Planificar actuaciones que predispongan al uso adecuado.
- Desarrollar actuaciones específicas directas.
- Chequear los resultados obtenidos a través de las actuaciones realizadas.
- Actuar reforzando las actuaciones que han producido los resultados esperados y revisando aquellas que requieran modificaciones, mejoras o ser retiradas.

Predisponer al uso adecuado

Se consigue predisponer al uso adecuado mediante aspectos educacionales y políticas de formación que favorezcan la interacción y la capacidad de responder a preguntas como:

- ¿Le han hecho ya esta prueba al paciente? ¿Puedo utilizar su resultado y evitar duplicidades?
- ¿Necesito la prueba? o ¿podría esperar?, dado que por la clínica quizás sea poco probable un valor «positivo» o porque, aunque sea positivo, no cambiará la actuación clínica.
- ¿Necesito la prueba de nuevo? O se está solicitando con mayor frecuencia de la necesaria, no dejando ni siquiera margen a que la enfermedad pueda dar signos de evolución o a que la semivida de la prueba permita evidenciar algún cambio.
- ¿Es la prueba más adecuada? ¿Es la que tiene mayor valor semiológico, hay alguna otra prueba que ya se ha seleccionado que aporta la misma información y es menos compleja, con menos efectos secundarios, menos invasiva, etcétera?
- ¿Se ha aportado toda la información clínica necesaria para poder obtener todo el rendimiento e interpretación óptimos de los resultados?

También resulta efectivo que el laboratorio organice sesiones formativas (generales, en servicios, *webinars*, visitas a centros) en las que se trasmita la importancia del uso adecuado como una buena práctica médica, como una disminución de la variabilidad o como una oportunidad de trabajar conjuntamente la clínica y el laboratorio para crear valor en el cuidado de la salud y se aleje esa visión simplista (tan extendida cuando hay poca información) de que se persigue únicamente un ahorro de costes.

Dentro de estas actuaciones de trabajo conjunto clínica y laboratorio, adquiere especial relevancia por su impacto potencial favorecer:

- El establecimiento de perfiles, guías y protocolos.
- La implantación de algoritmos de selección secuencial.
- La utilización de sistemas de soporte a las decisiones (cuestionarios, bases de datos, modelos predictivos y *software* específico).

Actuaciones específicas dirigidas a evitar solicitudes inadecuadas

Son múltiples y variadas las actuaciones específicas directas que pueden llevarse a cabo para evitar realizar pruebas que no aportan valor y, por tanto, son innecesarias. Tomando como referencia la expresión *Not to do* (no hacer) utilizada internacionalmente para promover el uso adecuado de los recursos de salud, todas ellas podrían englobarse dentro de dos categorías:

- **No pedir**: dirigidas a evitar que se realice la solicitud de pruebas innecesarias. Esta categoría es muy potente, porque se realiza en la fase preanalítica y, por tanto, puede no solo evitar la posterior realización de las pruebas, sino también la extracción de sangre (o menor cantidad al paciente) o, incluso, la visita al centro de extracción o sanitario.

- **No hacer**: una vez que se ha realizado la petición y esta llega al laboratorio, debe ser revisada para evitar el procesamiento de pruebas que sobre la base de los resultados previos del paciente hacen innecesaria esta determinación. Esta iniciativa tiene un menor impacto que la anterior, ya que únicamente puede evitar los costes de producción en el laboratorio.

El despliegue de actuaciones derivadas de estas categorías implica actuaciones sobre el catálogo de pruebas, la revisión de los formularios de solicitud, la revisión de las peticiones y la utilización de herramientas informáticas que a través de los resultados previos del paciente sean capaces detectar y evitar la realización de repeticiones innecesarias (y siempre sin dejar lagunas de información para el médico y el paciente). A continuación, se describen algunas de ellas:

Personalizar catálogos de pruebas

- Limitar las pruebas, los perfiles y los estudios en función del ámbito de procedencia de la petición. Es algo habitual que sean diferentes las pruebas accesibles a solicitudes urgentes (y con menor tiempo de respuesta), de las de pacientes ambulantes, ingresados o las de Atención Primaria. También que determinadas pruebas asociadas a situaciones clínicas muy concretas puedan quedar restringidas a determinados servicios.
- Retirar pruebas obsoletas que no aportan beneficio alguno.
- Introducir pruebas solo si la evidencia científica demuestra su efectividad y evitar la introducción de pruebas de escasa utilidad antes de que se difunda su uso.

En este sentido, la publicación de Mrazek *et al.* ilustra muy bien cómo la introducción de este tipo de cambios se traduce en aumentos o disminuciones en la solicitud de determinadas pruebas (fracción *N*-terminal del propéptido natriurético B [NT-proBNP], marcadores tumorales, fracción MB de la creatina cinasa, γ-glutamil transferasa [GGT], reacción en cadena de la polimerasa para gripe y 1,25 vitamina D), sin ninguna evidencia de cambios en las características colectivas de los pacientes que pudieran ser la causa de esta variación. El trabajo muestra la correlación entre disponibilidad y demanda de pruebas de laboratorio, sin que haya necesidad médica de las mismas. La disponibilidad de recursos de laboratorio puede catalizar considerablemente la demanda (sobreutilización e infrautilización).

Actuaciones sobre el formulario de petición

Pueden y deben realizarse actuaciones sobre el formulario de petición independientemente de que su formato sea en papel o electrónico.

- Revisar el diseño y la presentación de las pruebas en los formularios de solicitud. Es una actividad es muy recomendable, ya que con ella se puede:

  - **Favorecer la personalización** a las necesidades del servicio o centro de forma que se facilite la labor de los clínicos.
  - **Revisar los contenidos de los perfiles y protocolos**:
    - Se han de orientar, en lo posible, a procesos, patologías y posibilitar diferentes niveles de complejidad para un mismo proceso. Por ejemplo, si se elabora un perfil de trastornos de la conducta alimentaria (ya orientado a una patología, se puede tener desde un estudio básico que haga un chequeo básico de la condición nutricional, hasta un nivel intermedio o uno más complejo en el que ya se estudien y cuantifiquen déficits vitamínicos concretos).
    - Evitar redundancias con pruebas de similar valor semiológico como la urea y creatinina o GGT y fosfatasa alcalina. Esta sencilla actuación no supone que no puedan solicitarse la urea o la fosfatasa alcalina, sino que no se haga dentro de un perfil en el que ya se incluye la creatinina o la GGT. EL impacto que puede llegar a tener es de reducciones superiores al 90 % en las determinaciones de urea y del 60 % en la fosfatasa alcalina.
    - Promover el uso de test reflexivos en función de resultados. Esta aproximación ha mostrado un impacto muy significativo al ser aplicada, por ejemplo, para el estudio básico de la anemia dentro del ámbito de la Atención Primaria. Mediante un algoritmo dirigido se han efectuado de forma secuencial las pruebas necesarias para el diagnóstico y el seguimiento de la anemia y, sin disminuir la calidad asistencial, supuso un descenso medio mensual en el número de determinaciones del 70 % para ácido fólico, del 66 % para vitamina B_{12}, del 92 % para transferrina, del 43 % para el hierro y del 42% para la ferritina. Adicionalmente, se ha conseguido unificar el perfil de estudio básico de anemia con independencia del centro de Atención Primaria de procedencia. Aproximaciones similares pueden hacerse para los estudios tiroideos básicos, la celiaquía, etcétera.
  - **Evitar la posibilidad del mal uso**:
    - Diseños de los formularios que eviten la realización de «rayas» que seleccionan todo.
    - Evitar presentar seguidas en el formulario pruebas sin relación fisiopatológica (p. ej., que aparezca la inmunoglobulina E junto a las inmunoglobulinas G, M y A) puede hacer que, por inercia, se pidan conjuntamente. Solo el cambio de orden de la IgE frente al resto puede suponer descensos superiores al 30 % en las solicitudes de la IgE. Resultados similares se han obtenido al separar determinaciones como el NT-proBNP de las pruebas bioquímicas más frecuentemente solicitadas en los laboratorios de urgencias.
- **Fomentar sistemas de petición con ayudas para tomar la decisión de solicitar o no la prueba**. Es especialmente útil y eficaz cuando la petición es electrónica. Esto puede realizarse mediante avisos, *pop-ups*, globos de ayuda, etc. que, por ejemplo, den información sobre el rendimiento diagnóstico, sobre el valor semiológico de la prueba, sobre su coste, etcétera.

No realizar el procesamiento de determinaciones solicitadas no procedentes

Fundamentalmente mediante la aplicación a través del sistema de información del laboratorio (SIL), o en aplicaciones auxiliares intermedias (Middelware) que actúen como sistemas expertos o que puedan aplicar reglas lógicas sobre la base de los datos demográficos, los resultados previos de la misma prueba (o de otras) o del tiempo transcurrido desde el resultado previo, de que sean patológicos o no, etcétera.

Por esta razón, el que los SIL (y, en general, de las organizaciones y sistemas sanitarios) refuercen y aseguren la integridad de los datos y la identificación unívoca de los pacientes es un aspecto fundamental para que estas actuaciones sean efectivas.

Tener un histórico de los resultados de los pacientes es una información de gran valor, ya que no solo permite evaluar tendencias, resultados inesperados, etc., sino que también permite evitar determinaciones y peticiones innecesarias. Hay numerosos ejemplos de «no hacer» sobre la base de resultados previos:

- Con independencia del tiempo transcurrido desde el resultado previo:
  - Cualquier prueba constitucional de la que se disponga de resultados previos no cambiará su resultado (grupos sanguíneos, test genéticos, antígenos de histocompatibilidad, etc.).
  - Pruebas serológicas con inmunidad permanente por haber superado ya la enfermedad (descartando convenientemente fases agudas) o por vacunaciones (anticuerpo tipo IgG frente a sarampión, rubéola y otros).
- En función del tiempo transcurrido desde el resultado previo (y, en ocasiones, si este era o no patológico). Esta estrategia precisa definir e implantar los «mínimos intervalos de repetición» (intervalo de tiempo menor que debería transcurrir antes de que una prueba pueda repetirse). Estos intervalos se definen en función de las propiedades del analito y de la situación clínica en que se vaya a utilizar. Hay propuestas de períodos de no repetición basadas en:
  - Los tiempos de recambio biológico del analito (semivida).
  - La experiencia acerca del promedio en el que los clínicos precisan conocer el resultado del analito con fines diagnósticos, o de evolución de la enfermedad y el tratamiento.
  - Necesidades analíticas y operativas que serán consecuencia de los requerimientos del diagnóstico o tratamiento.
  - Guías clínicas.

Cuando no haya una gran evidencia o soporte científico, se ha de buscar el siempre deseable trabajo conjunto y consenso entre los profesionales de la clínica y el laboratorio. Así mismo, hay diferentes referencias bibliográficas que pueden servir de consulta y apoyo para implementar estas actuaciones.

Siempre que se ejecute una actuación de «no hacer» en la que no se procesa la determinación solicitada, esta situación debería quedar reflejada en el informe de forma que nunca se produzca una falta de información para el médico y el paciente. Cada laboratorio debe abordar según sus herramientas y circunstancias cómo hacerlo, si bien pueden encontrarse propuestas como la publicada por Janssens.

«Solicitud no procesada. La prueba solicitada dentro de los XX días posteriores a la prueba anterior normalmente no está justificada. El resultado de la prueba anterior realizada el XX.XX.XX (fecha) fue: XX.X».

En el laboratorio del autor de este capítulo, utilizando el AlinIQ CDS 9.2 (*Clinical Decision Support* [CDS]) se han creado reglas lógicas que permiten personalizar los textos para diferentes situaciones e, incluso, citar las referencias bibliográficas que las sustentan; así, por ejemplo, para la repetición de la determinación de:

- Anticuerpo IgG antisarampión en un caso con un resultados de IgG previamente positiva hace más de 90 días*: *Resultados previos de IgG antisarampión positiva en el histórico del paciente hace más de 90 días, en la petición Id XXXXXXX con fecha XX.XX.XXXX.*
  *Hay más comentarios para diferentes situaciones (en que se disponga de IgG e IgM positiva y negativa en menos de 90 días, etc.). La capacidad de personalización es muy elevada.

Por otro lado, siempre hay que dejar abierta la posibilidad de que los médicos prescriptores, ante un caso particular puedan solicitar la no aplicación de estas reglas lógicas. Para ello, también hay varias aproximaciones, desde que sea necesario y obligatorio llamar al laboratorio hasta la posibilidad de indicarlo en el formulario o a través de sistemas de petición electrónica. Esto último suele hacerse a través de una prueba o de un campo especial que posteriormente permita evaluar el porcentaje de veces que un médico, un servicio o una procedencia solicitan esta no aplicación y así tener indicadores para ver si es sistemático, si se desvían o están cercanos al promedio, etcétera.

Una vez diseñados estos algoritmos, se han propuesto varios modelos que permiten evaluar su eficacia. Por una parte, pueden hacerse análisis preintroducción y postintroducción del algoritmo y, así mismo, se han propuesto indicadores tanto de efectividad (número de diagnósticos realizados) como de eficiencia (cantidad de test necesarios para llegar al diagnóstico) que permiten evaluar aspectos tan interesantes como cuál es el comportamiento en diferentes escenarios o situaciones clínicas, qué efecto tendría modificar el punto de corte que desencadena el algoritmo o si sería posible con el algoritmo conseguir la máxima eficiencia o estar cerca de ella.

Reforzar el uso adecuado

Se ha de reforzar el uso adecuado ofreciendo *feedback* sobre la actividad, indicadores, ahorros y mejoras en calidad conseguidas, que permitan monitorizar la eficacia de las actuaciones y los logros conseguidos y, por tanto, que actúen como elemento motivador.

Eliminar una prueba aislada o de un perfil tiene impacto, pero no suele ser grande, debido al relativamente bajo coste individual de las pruebas habituales de laboratorio (de hecho se las denomina en la bibliografía científica como *little ticket test (LTT)*. Winkelman muestra cómo una reducción del 10 % en actividad de LTT solo disminuyó el 1,32 % en coste).

Los mayores impactos tanto económicos como en calidad aparecen cuando las intervenciones son sobre la inadecuación en pruebas de elevado coste (envíos a laboratorios de referencia o bien cuando se consiguen eliminar perfiles enteros, se extrae menos cantidad de sangre, se evitan visitas de los pacientes, etcétera.

La mayoría de los laboratorios cuentan ya con un sistema de información que, de alguna manera, puede aportar funcionalidades e información que ayuden a monitorizar los resultados obtenidos. De igual forma, son ya muchas las instituciones que cuentan con sistemas de historia clínica electrónica desde los que se puede realizar la petición al laboratorio. La implicación del laboratorio en el diseño de funcionalidades para la mejora de estos sistemas es fundamental, ya que puede contribuir tanto al desarrollo del sistema de soporte en la realización de la petición, como a la producción y seguimiento de indicadores de procesos globales.

No siempre es fácil relacionar el impacto de estos cambios o actuaciones con modificaciones significativas en indicadores asistenciales clave. Por ello, es importante en este tipo de intervenciones, incluir indicadores de calidad de procesos globales (disminución de estancias, procedimientos invasivos evitados, evolución de incidentes de seguridad y demás).

Para finalizar, fomentar un uso adecuado del laboratorio debe ser un proyecto estratégico para cualquier laboratorio de medicina, principalmente porque supone colaborar y fomentar una buena praxis (solicitar las pruebas indicadas). El proceso debe considerarse un ciclo de mejora continua:

- Todo el equipo del laboratorio debe conocer su implantación y desarrollo y participar en ellos.
- Debe mantenerse en el tiempo; si solo se realiza de forma esporádica, es posible que funcione de forma temporal, pero volverá a la tendencia inicial más pronto que tarde.
- El éxito depende de la implicación de todos (administradores sanitarios, laboratorio y clínica).

PUNTOS CLAVE

- En la gestión de la demanda es necesario combinar estrategias y actuaciones tanto: *1)* educacionales (que predispongan, potencien y refuercen el uso apropiado); *2)* de tipo directo a través la restricción del número de pruebas o evitando la realización de pruebas innecesarias que no aportan valor (no pedir-no hacer).

- Procurar actuar cerca del paciente (en la solicitud y antes de la toma de muestras, fase pre-preanalítica). *1)* promoviendo guías y recomendaciones con el mayor grado de evidencia y/o consenso; *2)* con formación e información (sesiones, *handbooks*, boletines, píldoras, e-mails.); *3)* informando explícitamente del porqué de las actuaciones, (jamás crear vacíos o falta de información para el clínico o el paciente); *4)* racionalizar el formulario de petición: por ejemplo, el acceso a pruebas muy específicas (con justificación) y revisar los perfiles y cualquier otra agrupación de pruebas.

- Es necesario establecer o acordar los criterios que definen qué se considera uso inadecuado, cómo se medirá el impacto y ofrecer *feedback* de los resultados.

- Cualquier actuación puede producir resultados, pero: *1)* es más efectivo emplear varias iniciativas y de diferentes tipos; *2)* es fundamental mantenerla en el tiempo>; *3)* el impacto (económico) estará en función no sólo de la estrategia, sino del tipo de prueba sobre el que se dirijan.

- Fundamental realizar revisiones periódicas: *1)* del catálogo (retirar obsoletos y no añadir sin evidencias de utilidad); *2)* del diseño del formulario de petición (que eviten sobreutilización); *3)* de los perfiles de petición (fomentar perfiles con orientación diagnóstica; *4)* de la actividad de los test de mayor coste, los más solicitados y los que presentan mayores incrementos en un período de tiempo.

- Utilizar todas las posibilidades de los sistemas de información (estaciones de trabajo de los analizadores, SIL, Middelware, sistemas de soporte o ayuda en las solicitudes electrónicas, historia clínica): *1)* limitación/personalización de catálogo por ámbitos, servicios, segmentos; *2)* posibilidades de soporte (globos de ayuda, consejos, menús interactivos); *3)* test reflejos basados en algoritmos y guías; *4)* duplicidades y períodos de repetición; *5)* información de tipo, coste y características de la prueba.

- El fomentar un uso adecuado es un proyecto estratégico para los laboratorios de medicina. Supone colaborar y fomentar una buena praxis (solicitar las pruebas indicadas). Todo el equipo de laboratorio debe conocer y participar en su implantación y desarrollo. El éxito implica y depende de todos.

BIBLIOGRAFÍA

ASCP. Choosing Wisely + ASCP [Internet]. Disponible en: www.ascp.org/content/get-involved/choosing-wisely/choosing-wisely-ascp#

Axt-Adam P, van der Wouden JC, van der Does E. Influencing behavior of physicians ordering laboratory tests: a literature study. Med Care. 1993;31(9):784-94.

Bailey J, Jennings A, Parapia L. Change of pathology request forms can reduce unwanted requests and tests. J Clin Pathol. 2005;58:853-5.

Baird G. The laboratory test utilization management toolbox. Biochem Med (Zagreb). 2014;24(2):223-34.

Barth JH, Balen AH, Jennings A. Appropriate design of biochemistry request cards can promote the use of protocols and reduce unnecessary investigations. Ann Clin Biochem. 2001;38:714-6.

Bates DW, Boyle DL, Rittenberg E, et al. What proportion of common diagnostic tests appear redundant? Am J Med. 1998;104(4):361-8.

Bates DW, Kuperman GJ, Rittenberg E, et al. A randomized trial of a computer-based intervention to reduce utilization of redundant laboratory tests. Am J Med. 1999 Feb;106(2): 144-50.

Bauzon J, Murphy C, Gururaj SW. Initial development and evaluation of an algorithm for identifying inappropriate lab orders [Internet]. Acponline. org; 2021. Disponible en: www.acponline.org/membership/medical-students/acp-impact/archive/november-2021/initial-development-and-evaluation-of-an-algorithm-for-identifying-inappropriate-lab-orders

Bernabéu F, Izquierdo S. Not to do: Uso adecuado de las determinaciones en el laboratorio clínico. Ed Cont Lab Clin. 2017;28:88-100.

Berwick DM, Hackbarth AD. Eliminating waste in US health care. JAMA. 2012;307:1513-6.

Bindraban RS, Ten Berg MJ, Naaktgeboren CA, Kramer MH, Van Solinge WW, Nanayakkara PW. Reducing test utilization in hospital settings: a narrative review. Ann Lab Med. 2018;38(5):402-12.

Cabrera-Abreu JC, Smellie WS, Bowley R, Shaw N. Best practice in primary care pathology: review 13. J Clin Pathol. 2012 Feb;65(2):97-100.

Cabrera-Abreu JC, Smellie WS, Bowley R, Shaw N. Best practice in primary care pathology: review 14. J Clin Pathol. 2012 Feb;65(2):101-5.

Cadamuro J, Gaksch M, Wiedemann H, et al. Are laboratory tests always needed? Frequency and causes of laboratory overuse in a hospital setting. Clin Biochem. 2018;54:85-91.

Cadamuro J, Ibarz M, Cornes M, et al. Managing inappropriate utilization of laboratory resources. Diagnosis (Berl). 2019 Mar 26;6(1):5-13.

Carter of Coles. Report of the review of NHS Pathology Services in England. An Independent Review for the Department of Health; 2006.

Carter of Coles. Report of the Second Phase of the Review of NHS Pathology Services in England; 2008.

Choosing wisely. American Society for Clinical Pathology (ASCP). Thirty-Five Things Physicians and Patients Should Question [Internet]. Disponible en: https://www.ascp.org/content/docs/default-source/get-involved-pdfs/istp_choosingwisely/ascp-35-things-list_2020_final.pdf

Choosing wisely: An initiative of the AIBM Foundation [Internet]. Disponible en: www.choosingwisely.org/.

Compromiso por la Calidad de las Sociedades Científicas en España. https://www.mscbs.gob.es/organizacion/sns/planCalidadSNS/cal_sscc.htm) .

Decisiones Inteligentes desde el Laboratorio: de elegir sabiamente a no hacer. 2ª ed. Grupo Arán; 2021.

Del Amo del Arco N, Márquez Liétor E, Ramos Corral R, Guillén Santos R, Bernabeu Andreu FA, Cava Valenciano F. Efectividad de una intervención para mejorarla gestión de la demanda de pruebas de laboratorio relacionadas con la anemia en Atención Primaria. J Healthc Qual Res. 2020 Sep-Oct;35(5):291-296.

Elshaug A, Watt A, Mundy L, Willis C. Over 150 potentially low-value health care practices: An Australian study. MJA. 2012;197:556-60.

Flores E, Salinas JM, Blasco Á, et al. Clinical Decision Support systems: A step forward in establishing the clinical laboratory as a decision maker hubA CDS system protocol implementation in the clinical laboratory. Comput Struct Biotechnol J. 2023 Aug 19;22:27-31.

Forsman RW. Why is the laboratory an afterthought for managed care organizations? Clin Chem. 1996;42:813-6.

Fraser CG, Woodford FP. Strategies to modify the test-requesting patterns of clinicians. Ann Clin Biochem. 1987;24:223-31.

Freedman DB. Towards Better Test Utilization - Strategies to Improve Physician Ordering and Their Impact on Patient Outcomes. EJIFCC. 2015 Jan 27;26(1):15-30.

Fryer AA, Smellie WS; Association for Clinical Biochemistry's Clinical Practice Section. Managing demand for laboratory test: a laboratory toolkit. J Clin Pathol. 2013;66:62-72.

Gallo P, Gené-Badia J. Cuts drive health system reforms in Spain. Health Policy. 2013;113:1-7.

Griner PF, Glaser RJ. Misuse of Laboratory Tests and Diagnostic Procedures. N Engl J Med. 1982;307:1336-9.

Hauser RG, Shirts BH. Do we now know what inappropriate laboratory utilization is? Am J Clin Pathol. 2014;141:774-83.

Hickner J, Thompson PJ, Wilkinson T, et al. Primary Care Physicians' Challenges in Ordering Clinical Laboratory Tests and Interpreting Results. J Am Board Fam Med. 2014 Mar-Apr;27(2):268-74.

Hilborne LH. When less is more for patients in laboratory testing. Am J Clin Pathol. 2013 Mar;139(3):271-2.

How much medical testing is too much. Washington Health Alliance [Internet]. Disponible en: https://wahealthalliance.org/in-the-news/how-much-medical-testing-is-too-much/

Huissoon AP, Carlton SA. Unnecessary repeat requesting of tests in a university teaching hospital immunology laboratory: an audit. J Clin Pathol. 2002;55:78-9.

Ibarz M, Cadamuro J, Sumarac Z, et al. Clinicians' and laboratory medicine specialists' views on laboratory demand management: a survey in nine European countries. Diagnosis (Berl). 2020 Jan 28;8(1):111-9.

Jackson BR. Managing Laboratory Test Use: Principles and Tools. Clin Lab Med. 2007;27:733-48.

Janssens PM, Wasser G. Managing laboratory test ordering through test frequency filtering. Clin Chem Lab Med. 2013 Jun;51(6):1207-15.

Janssens PM. Managing the demand for laboratory testing: options and opportunities. Clin Chim Acta. 2010 Nov 11;411(21-22):1596-602.

Kilpatrick ES, Holding S. Use of computer terminals on wards to access emergency test results: a retrospective audit. BMJ. 2001;322:1101-3.

Kowk J, Jones B. Unnecessary repeat requesting of tests: an audit in a government hospital immunology laboratory. J Clin Pathol. 2005;58:457-62.

Laine C. High-Value testing begins with a few simple questions. Ann Intern Med. 2012;156:162-3.

Lang T, Croal B. National minimum retesting intervals in pathology [Internet]. Ed Royal College of Pathologist. The Association for Clinical Biochemistry & Laboratory Medicine. Institute of Biochemical Science; 2021. Disponible en: www.rcpath.org/static/253e8950-3721-4aa2-8ddd4bd94f73040e/g147_national-minimum_retesting_intervals_in_pathology.pdf

Lang T. Laboratory demand management of repetitive testing-time for harmonisation and an evidenced based approach. Clin Chem Lab Med. 2013 Jun;51(6):1139-40.

Larsson A, Palmer M, Hultén G, Tryding N. Large differences in laboratory utilisation between hospitals in Sweden. Clin Chem Lab Med. 2000;38:383-9.

Lippi G, Bovo C, Ciaccio M. Inappropriateness in laboratory medicine: an elephant in the room? Ann Transl Med. 2017;5:82.

Lippi G, Brambilla M, Bonelli P, et al. Effectiveness of a computerized alert system based on re-testing intervals for limiting the inappropriateness of laboratory test requests. Clin Biochem. 2015;48:1174-6.

Lundberg GD. Adding outcome as the 10th step in the brain-to-brain laboratory test loop. Am J. Clin Pathol. 2014;141:767-9.

Lundberg GD. Perseveration of Laboratory Test Ordering: A Syndrome Affecting Clinicians. JAMA. 1983;249(5):639.

Lundberg GD. The Modern Clinical Laboratory. Justification, Scope, and Directions. JAMA. 1975;232:528-9.

Lundberg GD. Using the Clinical Laboratory in Medical Decision-Making. Ed. AACC; 1983.

Martin AR, Wolf MA, Thibodeau LA, Dzau V, Braunwald E. A trial of two strategies to modify the test-ordering behavior of medical residents. N Engl J Med. 1980 Dec 4;303(23):1330-6.

Marton KI, Tul V, Sox HC Jr. Modifying test-ordering behavior in the outpatient medical clinic. A controlled trial of two educational interventions. Arch Intern Med. 1985 May;145(5):816-21.

Medical biochemistry [Internet]. Choosing Wisely Canada; 2021. Disponible en: www.choosingwiselycanada.org/recommendation/medical-biochemistry/

Medical laboratory science [Internet]. Choosing Wisely Canada; 2021. Disponible en: www.choosingwiselycanada.org/recommendation/medical-laboratory-science/

Medical microbiology [Internet]. Choosing Wisely Canada; 2021. Disponible en: www.choosingwiselycanada.org/recommendation/medical-microbiology/

Miyakis S, Karamanof G, Liontos M, Mountokalakis TD. Factors contributing to inappropriate ordering of tests in an academic medical department and the effect of an educational feedback strategy. Postgrad Med J. 2006;82:823-9.

Mrazek C, Simundic AM, Salinas M, et al. Inappropriate use of laboratory tests: How availability triggers demand - Examples across Europe. Clin Chim Acta. 2020 Jun;505:100-107.

NICE. The National Institute for Health and Care Excellence [Internet]. Disponible en: www.nice.org.uk.

Niès J, Colombet I, Zapletal E, Gillaizeau F, Chevalier P, Durieux P. Effects of automated alerts on unnecessarily repeated serology tests in a cardiovascular surgery department: a time series analysis. BMC Health Serv Res. 2010 Mar 19;10:70.

OEDC. Tracking wasteful spending on health [Internet]. Disponible en: www.oecd.org/els/health-systems/Tackling-Wasteful-Spending-on-Health-Highlights-revised.pdf

Papanicolas I, Woskie LR, Jha AK. Health Care Spending in the United States and Other High-Income Countries. JAMA. 2018 Mar 13;319(10):1024-39.

Paterson JR, Paterson R. Reflective testing: how useful is the practice of adding on tests by laboratory clinicians? J Clin Pathol. 2004 Mar;57(3):273-5.

Plebani M, Laposata M, Lippi G. A manifesto for the future of laboratory medicine professionals. Clin Chim Acta. 2019;489:49-52.

Qaseem A, Alguire P, Dallas P, et al. Appropriate use of screening and diagnostic tests to foster high-value, cost-conscious care. Ann Intern Med. 2012; Jan 17;156(2):147-9.

Quaglio G, Karapiperis T, van Woensel L, Arnold E, McDaid D. Austerity and health in Europe. Health Policy. 2013;113:13-9.

Recommendations [Internet]. Choosing Wisely Canada; 2021. Disponible en: www.choosingwiselycanada.org/recommendations

Reducing overuse. Washington Health Alliance [Internet]. Disponible en: www.wahealthalliance.org/what-we-do/reducing-overuse/

Reeves A, McKee M, Basu S, Stuckler D. The political economy of austerity and healthcare: Cross-national analysis of expenditure changes in 27 European nations 1995-2011. Health Policy. 2014; 15:1-8.

Rubinstein M, Hirsch R, Bandyopadhyay K, et al. Effectiveness of practices to support appropriate laboratory test utilization: a laboratory medicine best practices systematic review and meta-analysis. Am J Clin Pathol. 2018;149:197-221.

Salinas M, Flores E, López-Garrigós M, Leiva-Salinas C. Laboratory test inappropriateness: lessons revisited and clarified in seven questions. J Lab Precis Med. 2018;3:3-34.

Salinas M, López-Garrigós M, Asencio A, Leiva-Salinas M, Lugo J, Leiva-Salinas C. Laboratory utilization improvement through a computer-aided algorithm developed with general practitioners. Clin Chem Lab Med. 2015 Aug;53(9):1391-7.

Salinas M, López-Garrigós M, Flores E, Leiva-Salinas M, Asencio A, Lugo J, Leiva-Salinas C. Managing inappropriate requests of laboratory tests: from detection to monitoring. Am J Manag Care. 2016 Sep 1;22(9):e311-6.

Saltman R, Cahn Z. Restructuring health systems for an era of prolonged austerity: An essay by Richard B Saltman and Zachary Cahn. BMJ. 2013;346: f3972.

Schroeder SA, Schliftman A, Piemme TE. Variation among physicians in use of laboratory tests: Relation to quality of care. Medical Care. 1974;8:709-13.

Sharma A, Salzmannm M. The effect of automated test rejection on repeat requesting. J Clin Pathol. 2007;60:954-5.

Simundic AM, Nikolac N, Miler M, Cipak A, Topic E. Efficiency of test report delivery to the requesting physician in an outpatient setting: an observational study. Clin Chem Lab Med. 2009;47:1063-6.

Smellie WS, Forth J, Bareford D, et al. Best practice in primary care pathology: review 3. J Clin Pathol. 2006 Aug;59(8):781-9.

Smellie WS, Forth J, Coleman JJ, et al. Best practice in primary care pathology: review 6. J Clin Pathol. 2007 Mar;60(3):225-34.

Smellie WS, Forth JO, McNulty CA, et al. Best practice in primary care pathology: review 2. J Clin Pathol. 2006 Feb;59(2):113-20.

Smellie WS, Forth J, Ryder S, Galloway MJ, Wood AC, Watson ID. Best practice in primary care pathology: review 5. J Clin Pathol. 2006 Dec;59(12):1229-37.

Smellie WS, Forth J, Smart SR, et al. Best practice in primary care pathology: review 7. J Clin Pathol. 2007 May;60(5):458-65.

Smellie WS, Forth J, Sundar S, et al. Best practice in primary care pathology: review 4. J Clin Pathol. 2006 Sep;59(9):893-902.

Smellie WS, Hampton KK, Bowley R, et al. Best practice in primary care pathology: review 8. J Clin Pathol. 2007 Jul;60(7):740-8.

Smellie WS, McNulty CA, Collinson PO, Shaw N, Bowley R. Best practice in primary care pathology: review 12. J Clin Pathol. 2010 Apr;63(4):330-6.

Smellie WS, Shaw N, Bowlees R, Taylor A, Howell-Jones R, McNulty CA. Best practice in primary care pathology: review 9. J Clin Pathol. 2007 Sep;60(9):966-74.

Smellie WS, Shaw N, Bowley R, et al. Best practice in primary care pathology: review 10. J Clin Pathol. 2007 Nov;60(11):1195-204.

Smellie WS, Vanderpump MP, Fraser WD, Bowley R, Shaw N. Best practice in primary care pathology: review 11. J Clin Pathol. 2008 Apr;61(4):410-8.

Smellie WS, Wilson D, McNulty CA, et al. Best practice in primary care pathology: review 1. J Clin Pathol. 2005 Oct;58(10):1016-24.

Smellie WS. Demand management and test request rationalization. Ann Clin Biochem. 2012;49:323-36.

Smellie WS; Association for Clinical Biochemistry's Clinical Practice Section. Time to harmonise common laboratory test profiles. BMJ. 2012 Mar 20;344:e1169.

Srivastava R, Bartlett WA, Kennedy IM, Hiney A, Fletcher C, Murphy MJ. Reflex and reflective testing: efficiency and effectiveness of adding on laboratory tests. Ann Clin Biochem. 2010;47:223-37.

The "Top 5" Lists in Primary Care: Meeting the Responsibility of Professionalism. Arch Intern Med. 2011;171(15):1385-90.

Transforming health together. Washington Health Alliance [Internet]. Disponible en: www.wahealthalliance.org/what-we-do/reducing-overuse/

Van Walraven C, Naylor CD. Do we know what inappropriate laboratory utilization is? A systematic review of laboratory clinical audits. JAMA. 1998;280:550.

Venta R, Bedini JL, Fusté M, et al. Estrategias para la gestión de la demanda analítica en el Laboratorio Clínico. Consideraciones sobre la implantación de sistemas automatizados [Internet]. Documentos SEQC; 2013. Disponible en: www.seqc.es/download/doc/41/2815/9633449/299377/cms/estrategias-para-la-gestion-de-la-demanda-analitica-en-el-laboratorio-clinico.impl.sistemas-automatizados-recomendacion-2013.pdf/

Walraven CV, Raymond M. Population-based study of repeat laboratory testing. Clin Chem. 2003;49:1997-2005.

Warren JS. Laboratory test utilization program: structure and impact in a large academic medical center. Am J Clin Pathol. 2013 Mar;139(3):289-97.

Washington Health Alliance [Internet]. Disponible en: www.wahealthalliance.org

Wertheim BM, Aguirre AJ, Bhattacharyya RP, et al. An educational and administrative intervention to promote rational laboratory test ordering on an academic general medicine service. Am J. Med. 2017;130:47-53.

Wertman BG, Sostrin SV, Pavlova Z, Lundberg GD. Why do physicians order laboratory tests? A study of laboratory test request and use patterns. JAMA. 1980 May;243(20):2080-2.

Whiting P, Toerien M, de Salis I, et al. A review identifies and classifies reasons for ordering diagnostic tests. J Clin Epidemiol. 2007;60:981-9.

Winkleman JW. Less utilization of the clinical laboratory produces disproportionately small true cost reductions. Hum Pathol. 1984;15:499-501.

Wong ET, Lincoln TL. Ready! Fire! . . . Aim! An inquiry into laboratory test ordering. JAMA. 1983 Nov 11;250(18):2510-3.

Zhi M, Ding EL, Theisen-Toupal J, Whelan J, Arnaout R. The landscape of inappropriate laboratory testing: a 15-year meta-analysis. PLoS One. 2013 Nov 15;8(11):e78962.

Indicadores de calidad extraanalítica

24

M. Ibarz Escuer

OBJETIVOS

- Conocer la importancia de las fases extraanalíticas en seguridad del paciente y en la organización del laboratorio clínico.
- Reconocer los puntos clave de las fases extraanalíticas.
- Dominar las herramientas necesarias para la construcción de indicadores.
- Plantear los principales indicadores de utilidad en las fases extraanalíticas.
- Conocer cómo se definen las especificaciones de calidad para los indicadores de las fases extraanalíticas.
- Saber analizar el resultado de los indicadores.
- Conocer la importancia de implantar y seguir las acciones de mejora derivadas del uso de indicadores.
- Conocer los diferentes tipos de programas de control de calidad de la fase preanalítica.

INTRODUCCIÓN

El laboratorio clínico forma parte de los procesos asistenciales de un modo transversal y su impacto en seguridad del paciente es muy importante, ya que son muchas las decisiones clínicas basadas en sus resultados.

 Se considera que entre un 60% y un 70% de las decisiones clínicas se basan en los datos de laboratorio.

Los procesos del laboratorio clínico son vulnerables a la producción de errores como cualquier actividad humana. La International Organization for Standardization (ISO) 22367 define error como «fallo de una acción planificada en ser completada como se planificó, o uso de un plan equivocado para alcanzar un objetivo, ocurrido en cualquier parte del ciclo del laboratorio, desde la solicitud de la prueba hasta la emisión de los resultados y la adecuada interpretación y reacción ante estos resultados». La definición propuesta por Mario Plebani es más concisa y cercana a la situación real: «cualquier defecto que ocurre desde la solicitud analítica hasta el informe de los resultados, su apropiada interpretación y las medidas que se toman en consecuencia». Son muchos los trabajos publicados sobre el tipo de errores que se cometen en el proceso analítico y la proporción en que estos se producen, desde los primeros trabajos del profesor Mario Plebani hasta los más actuales.

 El proceso de análisis clínico es complejo y consiste en varias fases, desde la selección de la prueba a realizar, la solicitud analítica, seguida de la toma de muestra, su transporte, preparación para el análisis, análisis propiamente dicho y finalmente obtención, comunicación e interpretación de los resultados obtenidos.

El proceso de análisis clínico fue descrito en 1975 por George D. Lundberg como el «bucle cerebro-cerebro», desde que el médico hace la solicitud analítica hasta que interpreta el resultado. Lo que realmente importa son las decisiones que se toman en función de este resultado. Según Lundberg, la generación de un resultado de laboratorio consiste en nueve etapas: solicitud, toma de la muestra, identificación, transporte, preparación, análisis, informe, interpretación y acción.

En la **figura 24-1** se muestran las distintas etapas del proceso descritas por Lundberg adaptadas a la realidad actual.

En la **figura 24-2** se muestra un mapa de procesos de laboratorio clinico. En la parte central de la figura se muestran los procesos clave con las fases preanalítica, analítica y postanalítica.

Se acostumbra a diferenciar entre la fase prepreanalítica y la preanalítica refiriéndose a las actividades realizadas fuera del laboratorio y en el laboratorio propiamente dicho. Del mismo modo se diferencia entre las fases postanalítica y pospostanalítica (**Fig. 24-3**).

ERRORES EN EL LABORATORIO CLÍNICO

Se pueden clasificar los **errores en el laboratorio clínico** en función de la fase del proceso en que se producen.

 Actualmente las fases extraanalíticas (preanalítica y postanalítica) son las que presentan un mayor número de errores, que se concentran mayoritariamente en la fase preanalítica. La automatización y la informatización de la gestión de estas fases intralaboratorio convierten las actividades que se realizan fuera del laboratorio clínico en las más vulnerables de todo el proceso.

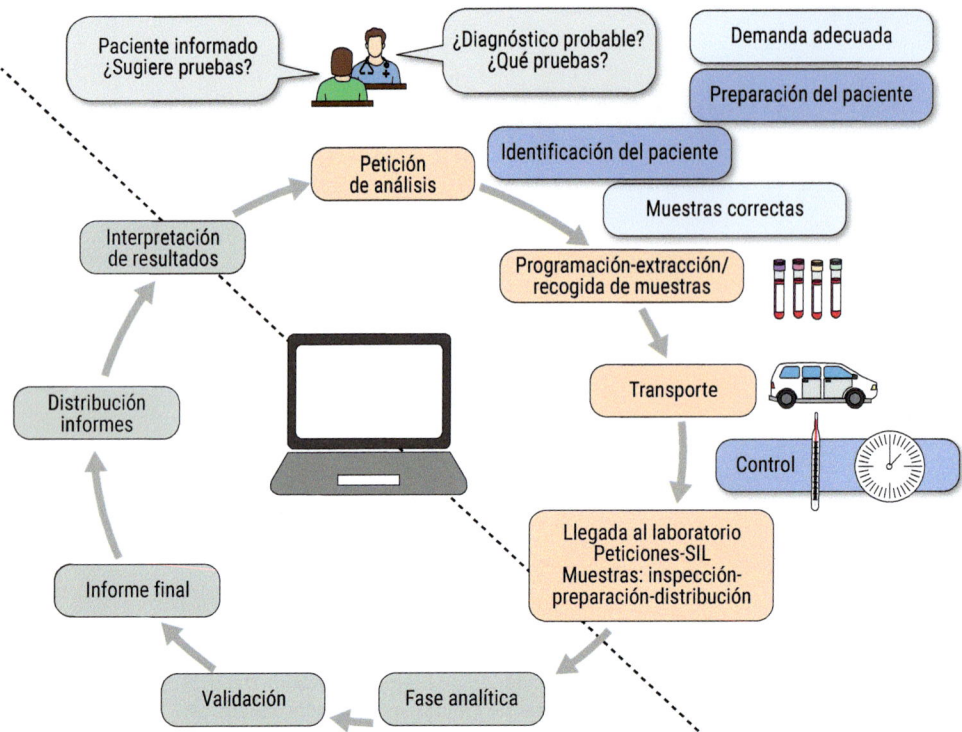

Figura 24-1. Adaptación del concepto de Lundberg a la forma de trabajar actual.
SIL: sistema de información del laboratorio.

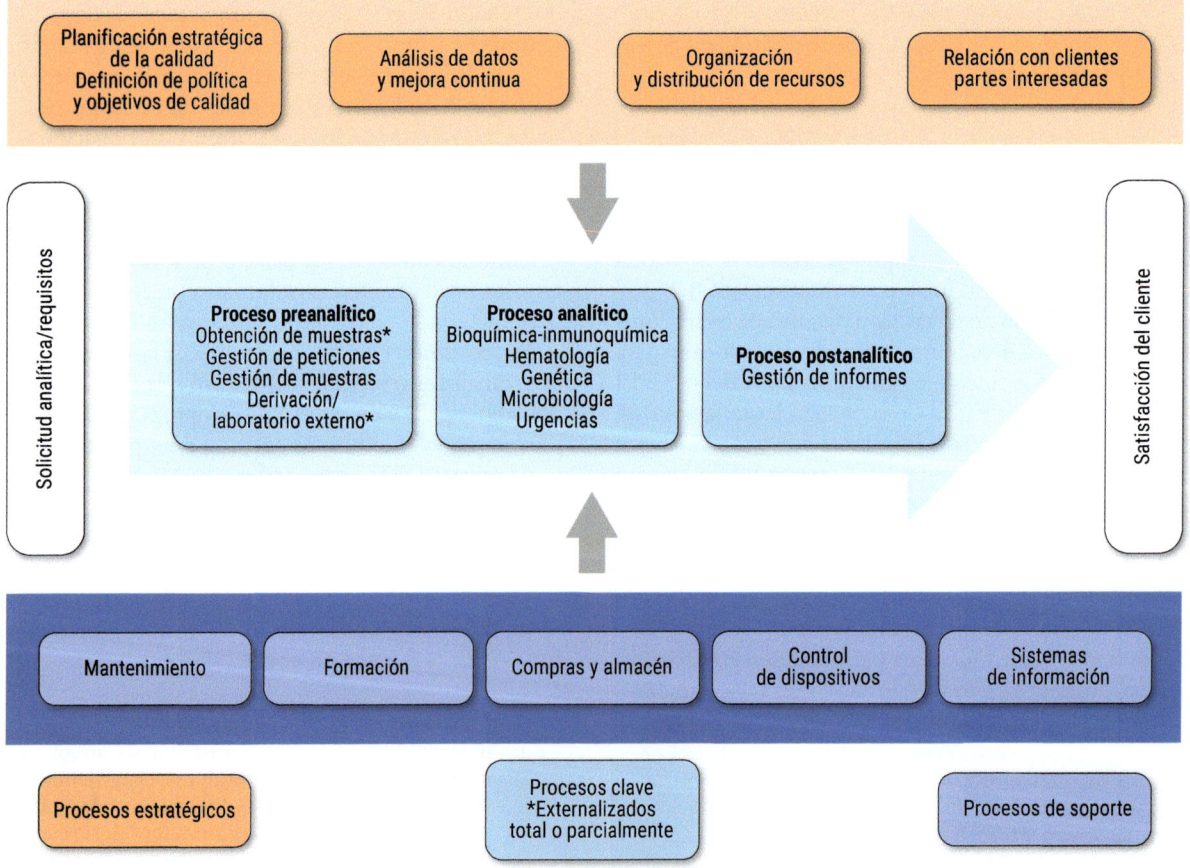

Figura 24-2. Mapa de procesos del laboratorio clínico.

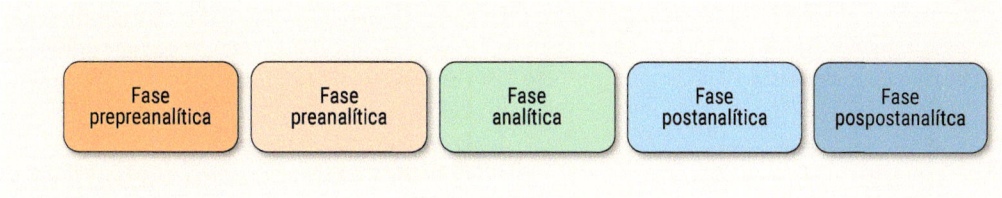

Figura 24-3. Resumen de las fases de los procesos clave de laboratorio clínico.

Se pude definir el **error preanalítico** como cualquier error ocurrido antes del análisis de la muestra, y puede comprometer la exactitud o la validez del resultado y, por tanto, la seguridad del paciente. El **error postanalítico** corresponde a la parte final del proceso, posterior al análisis de la muestra.

Los errores preanalíticos más comunes incluyen:

- Muestra hemolizada.
- Muestra no recibida.
- Muestra incorrecta.
- Muestra insuficiente.
- Muestra no identificada o mal identificada.
- Tiempo de transporte excedido.
- Temperatura no adecuada.

Entre los errores postanalíticos destacan:

- Resultado mal introducido.
- Demora en la entrega de los resultados.

Los efectos adversos derivados como resultado de errores de laboratorio tienen un coste importante tanto en seguridad del paciente como en el sistema sanitario. En un trabajo publicado por Schift *et al.* se presenta el impacto de los errores de laboratorio desde la perspectiva del clínico. En la encuesta realizada a médicos de Estados Unidos se les pedía tres casos de errores, sus causas, gravedad y frecuencia de aparición. Se reportaron 669 casos por parte de 310 médicos de 22 instituciones de los que 583 se incluyeron en el estudio. De estos, 162 errores (el 28 %) se consideraron graves, 241 (el 41 %) moderados y 180 (el 31 %) menores o insignificantes. Los errores se debieron a fallos en la solicitud del test, comunicación o seguimiento de los resultados, seguidos de errores de interpretación por parte del clínico, errores clínicos y retraso en la información. Los errores identificados se produjeron, por tanto, en las fases extraanalíticas. En un trabajo reciente, Christel van Moll *et al.* realizan un análisis retrospectivo de los errores producidos en el laboratorio clínico, tipos, causas y su impacto en la seguridad del paciente. El 77,1 % de los errores se produjo en la fase preanalítica, el 13,5 % en la fase analítica, el 8 % en la fase postanalítica y el 1,5 % de los casos no se pudo determinar. El factor humano fue la causa implicada en el 58,7 % de los casos. El impacto clínico de mayor gravedad ocurrió relativamente con más frecuencia en las fases analítica y postanalítica, el 3 % y el 28 %, respectivamente, pero la fase preanalítica concentró el 40 % de los casos con consecuencias graves. En el 50,5 % de los casos el error en el laboratorio pudo conducir a un retraso en el proceso diagnóstico.

> **!** La guía *CLSI PRE04-ED12023, Handling, transport, Processing and Storage of Blood Specimens for Routine Laboratory Examination* ofrece una ayuda en la identificación de las principales variables relacionadas con los errores que se producen en la fase preanalítica.

En el siguiente diagrama de flujo (**Fig. 24-4**) se muestra el camino desde la toma de muestras hasta su conservación o eliminación final.

La fase preanalítica consiste en:

- **Toma de la muestra:**
  - Identificación del paciente.
  - Selección de la zona de extracción.
  - Tipo y número de tubos a utilizar.
  - Tiempo, momento y condiciones de extracción: algunas muestras deben extraerse en ayunas, por ejemplo, las muestras para monitorización de fármacos deben extraerse en la mayoría de ocasiones en el valle.
  - Aplicación del torniquete.
  - Orden de extracción de los tubos.
  - Extracción, posibles dificultades de extracción.
  - Llenado de los tubos.
  - Homogenización de la muestra.
  - Posible contaminación por vía.
  - Presencia de hematoma.
- La muestra debe ser **identificada** en presencia del paciente y la etiqueta debe incluir la información necesaria para su correcta identificación. Para más información se puede consultar el trabajo de Van Dongen-Lases EC, *et al.: Patient identification and tube labelling - A call for harmonisation.* Algunas muestras requieren condiciones especiales de conservación como congelación inmediata o preservación de la luz directa.
- Se recomienda **centrifugar** la muestra en origen para preservar su integridad en casos de transporte a distancia.
- **Algunas muestras/determinaciones no admiten transporte.** Esta posibilidad deberá considerarse antes de la citación del paciente para el análisis. Cualquier método de transporte utilizado debe asegurar la integridad, la estabilidad y la trazabilidad de la muestra.

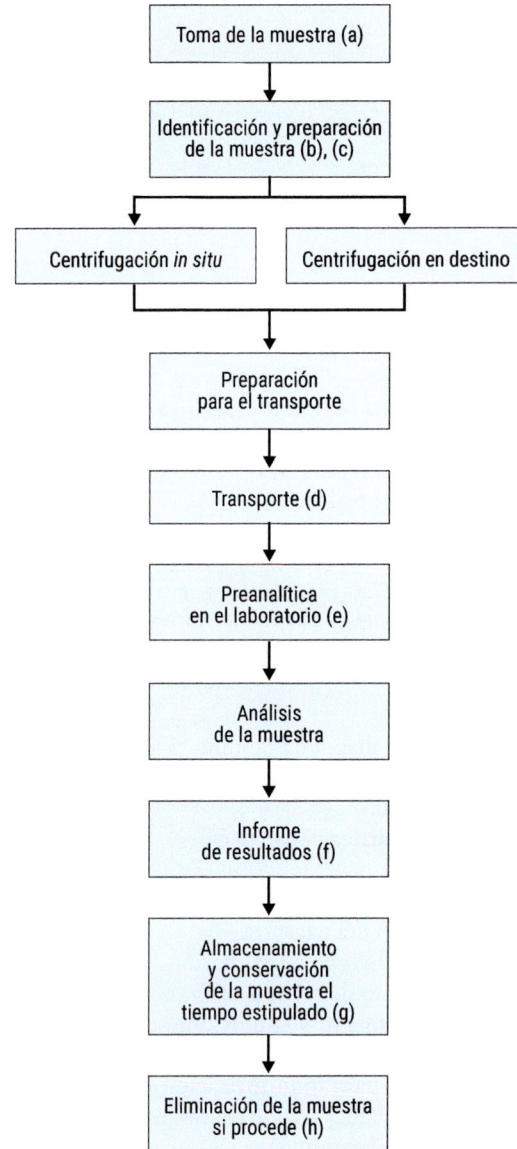

Figura 24-4. Proceso desde la toma de muestras hasta su conservación o eliminación final.

Se deben considerar las características de:

- Transporte desde el punto de extracción al laboratorio situado en el mismo hospital o centro asistencial: se debe considerar el correcto funcionamiento de los circuitos de transporte y de los tubos neumáticos u otros elementos de transporte automático si los hubiere. Se recomienda no hacer uso del tubo neumático en muestras que deban transportarse en frío o en calor, que puedan verse afectadas por el movimiento del tubo neumático y aquellas muestras irremplazables. Hay abundante bibliografía científica sobre los efectos del transporte en tubo neumático para diferentes magnitudes de laboratorio.

  Los tubos neumáticos utilizados deben estar validados y su funcionamiento verificado por el laboratorio. Existe un control de calidad externo.

- Transporte desde el punto de extracción al laboratorio situado en un lugar distinto del que se realiza la extracción: se deben revisar tanto las condiciones de los centros como los transportes. Para más información se puede consultar el trabajo de Mads Nybo, entre otros.

  Las principales variables que monitorizar son el tiempo y la temperatura de transporte.

  El tiempo no debería sobrepasar las 2 horas para muestras no centrifugadas.

  Por lo que respecta a la temperatura, las condiciones generales de transporte se resumen en la **tabla 24-1**.

  Si el tiempo de transporte es superior a las 2 horas, se recomienda centrifugar en origen.

  Hay una legislación común europea para el transporte de muestras por carretera, tren y avión disponible en https://www.transportes.gob.es/transporte-terrestre/mercancias-peligrosas-y-perecederas/adr_2023

- **Preanalítica en el laboratorio:** es esta un área de gran importancia en el conjunto del proceso del laboratorio clínico, pero, paradójicamente, no despierta el interés que se merece entre sus profesionales y, a menudo, recae en manos «del último en llegar», que, a su vez, abandona el área a la primera oportunidad.

 La unidad de recepción de muestras es una parte integral del laboratorio. En ella se realizan actividades tan importantes como:

- Recepción de muestras y peticiones.
- Verificación de la calidad/adecuación de muestras y peticiones.
- Detección de posibles interferentes como hemólisis, ictericia o lipemia.
- Realización de procedimientos preanalíticos como centrifugación o alicuotación.
- Distribución a las diferentes áreas analíticas.
- Interlocución con los centros de extracción.

Un punto clave a la llegada al laboratorio consiste en verificar la trazabilidad de la muestra. Para ello se pueden utilizar registros manuales o informatizados y ligados al sistema de información para laboratorios (SIL). Este último método

Tabla 24-1. Condiciones estándar para la temperatura de transporte de muestras	
Tipo de muestra	**Temperatura de transporte**
Sangre total, EDTA, suero no centrifugado, citrato, hemocultivos, líquidos biológicos, exudados, biopsias anatomía patológica	Ambiente (de 15 a 25 °C)
Orinas, muestras para la determinación de analitos termolábiles, sueros centrifugados, escobillones para cultivo o pruebas moleculares, heces, citologías anatomía patológica	Refrigeración (de 2 a 8 °C)

EDTA: ácido edético.

facilitará el registro y la obtención de datos fiables para el cálculo de los indicadores relacionados. Por otra parte, y es de gran importancia, la informatización de estos procesos agilizará la toma de decisiones e impactará de forma positiva en la seguridad de los pacientes.

Hay que recordar que los termómetros que van en el interior de las neveras de transporte deben estar calibrados y que se debe verificar esta calibración regularmente.

La fase postanalítica consta de los siguientes apartados:

- **Informe de resultados:** la informatización de procesos ha disminuido en gran medida los errores en este punto y es recomendable la conexión *online* de todos los equipos del laboratorio. En caso de introducción manual de valores, se debe realizar una comprobación por pares.

  El resultado debe llegar en tiempo y forma correctos al facultativo solicitante. Los sistemas informáticos de los laboratorios se comunican actualmente con conjuntos de programas que dan servicio a diferentes hospitales, atención primaria y otros. Se debe verificar de forma periódica tanto el funcionamiento del SIL como de dichas integraciones.
- **Almacenamiento y conservación de la muestra el tiempo estipulado:** la concentración y las características de los constituyentes de la muestra pueden variar a lo largo del tiempo. Las muestras deben ser almacenadas en las condiciones adecuadas de conservación en función de la utilidad que se quiera dar a estas muestras. El laboratorio debe disponer de la documentación sobre las condiciones y los límites temporales de estabilidad y estos deben tenerse en cuenta en caso de que se precise añadir pruebas a la muestra ya procesada.

- El laboratorio debe tener disponibles procedimientos normalizados de trabajo para todas las actividades preanalíticas y postanalíticas. Estos documentos deben ser conocidos y estar al alcance del personal implicado.
- El laboratorio debe disponer de un listado de motivos de rechazo de muestras y de las acciones que emprender en cada caso.

INDICADORES DE CALIDAD

Los indicadores de calidad son imprescindibles para la toma de decisiones basadas en evidencias y está demostrada su utilidad en seguridad del paciente, pero únicamente indicadores bien construidos son de utilidad.

Según la norma ISO 15189, «un indicador es la medida del grado en que un conjunto de características inherentes cumple los requisitos». Según la Agency for Healthcare Research and Quality (AHRQ), un indicador de calidad es una herramienta que permite al usuario cuantificar la calidad de un aspecto seleccionado de la atención comparándolo con un criterio.

- La calidad de los datos es esencial.
- Los indicadores de calidad deben estar bien definidos, ser fáciles de calcular y útiles.
- El número de indicadores utilizados debe adecuarse a las necesidades del laboratorio.
- Las especificaciones de calidad deben ser definidas de acuerdo con las características y las necesidades del laboratorio.
- La intercomparación con otros laboratorios es necesaria.

Para elegir qué indicadores se deben utilizar es necesario decidir previamente aquellos aspectos que son prioritarios para la organización. En este caso se define la organización como el laboratorio o los laboratorios a los que dé servicio el área extraanalítica.

Es preferible realizar el análisis de las áreas/fases en concreto, pero sin olvidar el contexto en el que se encuentra el laboratorio en general.

Para ello, se debe realizar un análisis de situación y contexto para el que usar una herramienta tipo DAFO (https://dafo.ipyme.org/Home).

También es necesario conocer quién/quiénes son las partes interesadas, incluyendo los clientes, y cuáles son sus necesidades.

Así mismo, se debe realizar un análisis de riesgos y oportunidades asociados a los procesos del laboratorio.

Por otra parte, al seleccionar los indicadores que utilizar, se deben considerar aquellos que sean capaces de identificar con la máxima sensibilidad los cambios en los procesos para poder tomar las mejores decisiones.

Antes de definir los indicadores se debe:

- Decidir cuáles son las prioridades de la organización:
  - Realizar un análisis de situación y de contexto.
  - Definir y conocer las necesidades de las partes interesadas.
  - Realizar un análisis de riesgos y oportunidades.
- Decidir qué indicador/indicadores son más sensibles a los cambios.

El objetivo de los indicadores es ayudar a la toma de decisiones fundamentadas. Los indicadores no son en sí mismos un objetivo, no se debe confundir el fin con los medios.

Todos los sistemas de gestión de la calidad utilizan indicadores para el seguimiento de sus procesos y tanto la norma ISO 9001 como la ISO 15189 los plantean como un requisito normativo.

Es importante subrayar el aspecto de utilidad de los indicadores por encima de estos requerimientos normativos.

Si se utilizan indicadores útiles para la organización, bien definidos y basados en datos de calidad, se estará cumpliendo con los requisitos de cualquier norma y este debe ser el enfoque y no el cumplimiento de unos requisitos por el hecho de conseguir una certificación o acreditación.

> ! Según la norma ISO 15189:2023, 5.5 d, el laboratorio debe establecer indicadores de la calidad para evaluar el desempeño respecto a aspectos clave de los procesos preanalíticos, analíticos y postanalíticos, y realizar el seguimiento en relación con los objetivos. Los tipos de indicadores de calidad incluyen el número de muestras inaceptables respecto al número recibido, el número de errores en el registro o en la recepción de muestras, o ambos, el número de informes corregidos y la tasa de cumplimiento de los tiempos de respuesta especificados.

Otro aspecto destacable es que tanto los indicadores como sus especificaciones deben ser dinámicos y adaptarse a los cambios que se producen en la organización. Los laboratorios actuales son muy distintos de los de hace 25 años cuando se empezaba a hablar de indicadores de calidad en los laboratorios clínicos. Los indicadores actuales no pueden ni deben ser los mismos con las mismas especificaciones que entonces.

Las principales características diferenciales de los laboratorios actuales frente a los laboratorios de hace 25 años son las siguientes:

- La consolidación de laboratorios ha llevado a laboratorios que procesan grandes cantidades de muestras a convertirse en centros de grandes dimensiones.
- Extracción y toma de muestras descentralizadas y fuera, en muchas ocasiones, del control del laboratorio.

- Las muestras deben recorrer, en muchas ocasiones, grandes distancias.
- Hay nuevos medios y condiciones de transporte.
- Automatización e informatización de procesos y cambios especialmente destacados en las fases extraanalíticas.
- Aplicación de la norma ISO 15189.
- Mayor relevancia de los aspectos medioambientales.
- Irrupción de la inteligencia artificial. La inteligencia artificial está provocando unos cambios a una velocidad como nunca antes se habían producido.

>
> - Los indicadores deben ser capaces de detectar cambios y tendencias.
> - Los indicadores y sus especificaciones deben ser dinámicos y adaptarse a la organización.

Los indicadores pueden ser diseñados por el propio laboratorio, acudir a una lista de indicadores como la que ofrece la guía CLSI PRE04 o elegir entre las publicadas por diferentes grupos con experiencia en definición de indicadores. Lo más aconsejable sería partir de algunos de estos indicadores básicos y añadir aquellos que el laboratorio considere necesarios para monitorizar su actividad.

En la **tabla 24-2** se muestran ejemplos de indicadores utilizados en el laboratorio cínico Territorial ICS Lleida para las fases preanalíticas y postanalíticas.

Además de estos indicadores clásicos, se consideran otros relacionados con la actual gestión de los procesos que se muestran en la **tabla 24-3**.

Tabla 24-2. Ejemplos de indicadores de procesos clave de la fase preanalítica			
Procesos clave	**Indicador**	**Significado**	**Fórmula de cálculo**
Proceso preanalítico fuera del laboratorio y gestión de peticiones	Asignación incorrecta de datos del paciente (identificación)	Seguridad-centinela	100 × (n° de peticiones afectadas/ n° de peticiones)
	Peticiones canceladas por identificación incorrecta	Seguridad-centinela	100 × (n° de peticiones afectadas/ n° de peticiones)
	Sin asignación, otros datos demográficos (edad, sexo, servicio)	Seguridad Eficiencia	100 × (n° de peticiones afectadas/ n° de peticiones)
Proceso preanalítico fuera del laboratorio y gestión de muestras	Muestras incorrectas	Eficiencia-seguridad-oportunidad	100 × (n° total de muestras afectadas/ n° de peticiones)
	Muestras no recibidas	Eficiencia-seguridad-oportunidad	• 100 × (n° de muestras afectadas/ n° de peticiones) • Estratificado por tipo de muestra
	Muestras hemolizadas	Eficiencia-seguridad-oportunidad	• 100 × (n° de muestras afectadas/ n° de peticiones) • Diferenciado para muestras de suero
	Muestras coaguladas	Eficiencia-seguridad-oportunidad	• 100 × (n° de muestras afectadas/ n° de peticiones) • Estratificado por tipo de muestra
	Muestras insuficientes	Eficiencia-seguridad-oportunidad	• 100 × (n° de muestras afectadas/ n° de peticiones) • Estratificado por tipo de muestra

Tabla 24-3. Otros indicadores relacionados con la actual gestión de los procesos

Procesos clave	Indicador	Significado	Fórmula de cálculo
Proceso preanalítico fuera del laboratorio y gestión de muestras Indicador	Tiempo de transporte excedido	Eficiencia-seguridad-oportunidad	• Nº de transportes recibidos con retraso/nº de transportes × 100 • Estratificado por ruta
	Tiempo de abertura de neveras excedido	Eficiencia-seguridad-oportunidad	• Nº de neveras con tiempo de abertura superado/nº de neveras recibidas × 100 • Estratificado por ruta
	Temperatura de neveras de transporte fuera de rango	Eficiencia-seguridad-oportunidad	• Nº de neveras con temperatura fuera de rango/nº de neveras recibidas • Estratificado por ruta
	Centrifugación inadecuada	Eficiencia-seguridad-oportunidad	• Nº de muestras recibidas con centrifugación inadecuada/nº de muestras recibidas × 100 • Estratificado por centro origen
	Muestras recibidas que incumplen los requisitos de seguridad biológicos establecidos	Eficiencia-seguridad-oportunidad	• Nº de muestras recibidas en condiciones inadecuadas de seguridad/nº de muestras recibidas × 100 • Estratificado por centro/servicio origen
	Muestras rechazadas por problemas de estabilidad	Eficiencia-seguridad-oportunidad	• Nº de muestras rechazadas por problemas de estabilidad/nº de muestras recibidas × 100 • Estratificado por tipo de muestras
	Muestras perdidas	Eficiencia-seguridad-oportunidad	Nº de muestras perdidas/nº de muestras necesarias × 100

Ejemplos de experiencias en el uso de indicadores en las fases extraanalíticas

Laboratorios del Instituto Catalán de la Salud

Los laboratorios del Instituto Catalán de la Salud (ICS) inician su trabajo en el año 1998 con las primeras certificaciones por las normas ISO y se consolidan como grupo de asistencia e investigación en el año 2005. En la actualidad, da servicio a 12 hospitales, más de 200 centros de Atención Primaria, más de 700 centros de extracción y atienden a una población de más de siete millones de habitantes. El grupo ha publicado diferentes trabajos sobre la definición de indicadores y sus especificaciones.

La estrategia de trabajo del grupo se expone seguidamente, está basada en el consenso y puede ser de utilidad para grupos de laboratorios que trabajan de forma coordinada.

Establecimiento del consenso:

• Definición y descripción de los procesos.
• Descripción de los indicadores utilizados en cada laboratorio.
• Determinación de las fórmulas de cálculo y períodos de recogida de datos y análisis.
• Establecimiento del criterio para fijar especificaciones.
• Cálculo de medianas interlaboratorios anuales.
• Cálculo de la media de medianas en períodos establecidos.
• Transformación de los valores a una escala seis sigma para

detectar los procesos que requerían mejora. A partir de los cálculos efectuados, se consideraron procesos bien controlados aquellos en que sigma resultó ≥ 4. Se pueden calcular los valores de sigma utilizando la calculadora disponible de forma gratuita en https://www.westgard.com/six-sigma-calculators.html.

• Algunas excepciones al método vienen determinadas por características especiales como los episodios centinela. En el caso de errores de identificación, se considera una especificación cero a pesar de ser casi imposible de cumplir.

> ! El uso de sigma ayuda a valorar el impacto en seguridad del paciente.
> Aquellos procesos de laboratorio con sigma ≥ 4 se pueden considerar bien controlados.

En la tabla siguiente (**Tabla 24-4**) se muestra un ejemplo de indicadores utilizados por el grupo para la fase preanalítica y su evolución desde los primeros datos disponibles correspondientes a 2004 hasta los de 2022. Se puede observar el impacto positivo de la automatización y la informatización de procesos.

En la tabla siguiente (**Tabla 24-5**) se muestra otro ejemplo de la utilidad de los indicadores como elemento de seguimiento de los procesos. Se muestra el efecto de la pandemia por la COVID-19.

Tabla 24-4. Ejemplo de indicadores utilizados por el grupo para la fase preanalítica y su evolución desde los primeros datos disponibles correspondientes a 2004 hasta los de 2022

Procesos preanalíticos			Mediana 2022	Mediana 2024	Sigma 2022	Sigma 2024
Peticiones		Rechazos debidos a discrepancia entre la identificación del paciente y/o muestra (%)	0,02	0,17	5,7	4,5
Muestras	Suero	No recibidas/peticiones (%)	0,10	0,12	4,6	4,6
		Insuficientes/peticiones (%)	0,01	0,03	5,3	5
	EDTA	No recibidas/peticiones (%)	0,13	0,26	4,6	4,3
		Insuficientes/peticiones (%)	0,01	0,01	5,3	5,3
		Coaguladas/peticiones (%)	0,07	0,09	4,7	4,7
	Coagulación del plasma (citrato)	No recibidas/peticiones (%)	0,07	0,32	4,7	4,3
		Insuficientes/peticiones (%)	0,05	0,02	4,8	5,7
		Coaguladas/peticiones (%)	0,03	0,03	5	5

EDTA: ácido edético.

Tabla 24-5. Ejemplo de la utilidad de los indicadores como elemento de seguimiento de los procesos

Procesos preanalíticos			Mediana 2022	Mediana 2019	% Variación	Sigma 2020	Sigma 2019
Peticiones		Rechazos debidos a discrepancia entre la identificación del paciente o la muestra (%)	0,003	0,002	50,0	5,6	5,7
Muestras	Suero	No recibidas/peticiones (%)	0,453	0,295	53,6	4,2	4,3
		Insuficientes/peticiones (%)	0,051	0,036	41,7	4,8	4,9
		Índice hemolítico ≥ 0,5 g/L/índices hemolíticos realizados en muestras de atención primaria	1,725	1,660	3,9	3,7	3,7
		Índice hemolítico ≥ 0,5 g/L/índices hemolíticos realizados en muestras de hospitalización	2,010	1,220	64,8	3,6	3,8
	EDTA	No recibidas/peticiones (%)	0,454	0,334	35,9	4,6	4,3
		Insuficientes/peticiones (%)	0,026	0,025	4	5,0	5,0
		Coaguladas/peticiones (%)	0,337	0,291	15,8	4,3	4,3
	Coagulación del plasma (citrato)	No recibidas/peticiones (%)	0,803	0,469	71,2	4,0	4,1
		Insuficientes/peticiones (%)	1,229	1,160	5,9	3,8	3,8
		Coaguladas/peticiones (%)	0,230	0,152	51,3	4,4	4,5

EDTA: ácido edético.

Programas de intercomparación de la fase preanalítica

En el mercado existen diferentes tipos de programas (External Quality Assessment-EQA) de la fase preanalítica:

• Tipo I: registro de procedimientos.
• Tipo II: distribución de muestras que simulan errores.

• Tipo III: registro de errores/episodios adversos y cálculo de indicadores.
  – Especificaciones derivadas del estado del arte:
    ▪ IFCC: Laboratory Errors and Patient Safety (WG-LEPS).
    ▪ Sociedad Española de Medicina de Laboratorio (SEQC[ML]).
    ▪ The Royal College of Pathologists of Australasia (KIMMS).

Seguidamente, se comentarán tres programas basados en el registro de errores/episodios adversos y el correspondiente cálculo de indicadores.

IFCC: Laboratory Errors and Patient Safety (WG-LEPS)

El grupo fue creado en 2008 por el profesor Mario Plebani y ha estado desde entonces dirigido por él mismo y por la doctora Laura Sciacovelli. Puede consultarse en https://ifcc.org/ifcc-education-division/working-groups-special-projects/wg-leps/

En la web están disponibles los indicadores utilizados por el modelo presentados como:

- Indicadores de procesos clave.
- Indicadores de resultados.
- Indicadores de soporte.

Recientemente, se ha añadido un apartado de indicadores de procesos clave en genética.

Es posible utilizar la información como base para la construcción de los indicadores de un laboratorio o participar en el programa de intercomparación que se ofrece. Los participantes en el programa introducen los resultados de las medidas solicitadas en la plataforma que calcula los indicadores correspondientes. Es posible participar en los indicadores que se desee, y no es obligada la participación en su totalidad.

Las especificaciones se calculan del siguiente modo:

- Para un período anual se calculan los percentiles 25, 50 y 75 de toda la distribución, y se comparan con los individuales de cada laboratorio.
- Se han aceptado **tres límites en relación con el grado de calidad**:
  - Resultados inferiores al percentil 25: alto grado de calidad o desempeño (óptimo).
  - Resultados entre los percentiles 25 y 75: grado de calidad o desempeño medio (deseable).

- Resultados superiores al percentil 75: calidad o desempeño bajos (mínimo).
- Los resultados de cada año son utilizados como criterio durante el siguiente, salvo que no mejoren respecto a los previos, en cuyo caso no se modifican.

Si el indicador mide la incidencia de errores, el resultado elevado implica una peor calidad, y en el caso de que el indicador se relacione con la medida de la mejora o situación satisfactoria, la escala se consideraría invertida, relacionando mayor calidad con mayor percentil.

Actualmente, el modelo incluye 26 indicadores de calidad con 53 medidas. De las 43 medidas de procesos clave, 25 se refieren a la fase preanalítica.

Un aspecto importante es la asignación de prioridades a los indicadores propuestos. El programa propone cuatro grados de prioridad:

- Obligatorio.
- Importante.
- Sugerido.
- Valorable.

En la **tabla 24-6** se muestran algunos de los indicadores utilizados en este esquema de trabajo.

Sociedad Española de Medicina de Laboratorio (SEQC^ML)

La Sociedad Española de Medicina de Laboratorio dispone en la actualidad de dos programas externos de garantía de calidad para las fases extraanalíticas: programa de preanalítica y programa de índices séricos. Se encuentran en fase piloto diversos indicadores de la fase postanalítica (abril de 2024).

El **programa de preanalítica** se inició como programa piloto en 1998, y es uno de los primeros del mundo de su tipo. Hasta 2013 el programa se basaba en estudios de corte transversales; en 2014 pasó al formato actual basado en indicadores. El programa se articula en cuatro envíos de datos al año, y la organización elabora un informe para cada uno de ellos y un informe anual final.

Tabla 24-6. Algunos indicadores utilizados por el Laboratory Errors and Patient Safety (WG-LEPS)

Indicador de calidad	Expresión
Errores de identificación	Porcentaje de: n° de peticiones mal identificadas/n° total de peticiones
	Porcentaje de: n° de muestras mal identificadas/n° total de muestras
	Porcentaje de: n° de muestras con menos de dos identificadores aportados inicialmente/n° total de muestras
	Porcentaje de: n° de muestras sin etiquetar/n° total de muestras
Muestra incorrecta	Porcentaje de: n° de muestras con matriz errónea o inadecuada (p. ej., sangre total en lugar de plasma)/n° total de muestras
	Porcentaje de: n° de muestras recogidas en contenedor inadecuado/n° total de muestras
Nivel de llenado incorrecto	Porcentaje de: n° de muestras con volumen insuficiente/n° total de muestras
	Porcentaje de: n° de muestras con proporción inadecuada muestra-anticoagulante/n° total de muestras con anticoagulante

En cada envío los participantes deben aportar:

- El número de peticiones.
- El número de rechazos observado.
- La actividad de la prueba más frecuentemente solicitada en ese tipo de muestra (p. ej., el número de hemogramas para sangre EDTA).

Los indicadores de calidad son calculados por la organización como porcentaje de rechazos en relación con la actividad de la prueba mayoritaria para cada tipo de muestra, excepto para algunos indicadores en los que se utiliza el número de peticiones; en el caso de los índices séricos se utiliza como denominador el número de índices realizados.

En la siguiente figura se muestran los indicadores utilizados en la actualidad y sus especificaciones. Las especificaciones solo son aplicables a los laboratorios de rutina (no de urgencias) y pueden ser empleadas para definir los límites de aceptabilidad de los indicadores utilizados, marcar los objetivos y conocer su cumplimiento.

Se sugiere utilizar el p25, el p50 y el p75 como especificación óptima, deseable y mínima, respectivamente.

Estas especificaciones se recalculan bienalmente en función de los nuevos datos aportados por los participantes (**Tabla 24-7**).

El programa tiene una importante vertiente formativa y publica una «píldora informativa» que acompaña a cada informe.

El **programa de índices séricos** data de 2018 y está acreditado por la Entidad Nacional de Acreditación (ENAC) según la norma 17043.

Características:

- Material de control: suero sanguíneo liofilizado y solución acuosa liofilizada.
- Recepción de 36 viales de 1 mL (12 viales por índice-hemólisis, ictericia y lipemia) al inicio del programa.
- Conservación a entre 2 °C y 8 °C.
- Evaluación mensual con valor asignado por consenso entre laboratorios participantes.

Tabla 24-7. Indicadores y especificaciones de la calidad preanalítica SEQC-ML para el período 2022-2023			
Indicador	**p25**	**p50**	**p75**
Nº total de rechazos/nº total de peticiones (%)	1,409	2,266	3,272
Nº de rechazos por muestras sin etiqueta de identificación/nº total de peticiones (%)	0,000	0,009	0,041
Nº de rechazos por discrepancias en la identificación del paciente, petición o muestra/nº total de peticiones (%)	0,001	0,010	0,030
Nº total de rechazos de suero/nº de determinaciones de creatinina (%)	0,418	0,853	1,737
Nº de rechazos por muestras de suero no recibidas/nº de determinaciones de creatinina (%)	0,102	0,188	0,328
Nº de rechazos por muestras de suero hemolizadas/nº de determinaciones de creatinina (%)	0,146	0,483	1,397
Nº de rechazos por muestras de suero insuficientes/nº de determinaciones de creatinina (%)	0,004	0,037	0,107
Nº total de rechazos por muestras de sangre total-EDTA/nº de determinaciones de hemograma (%)	0,317	0,519	0,769
Nº de rechazos por muestras de sangre total-EDTA no recibidas/nº de determinaciones de hemograma (%)	0,134	0,248	0,414
Nº de rechazos por muestras de sangre total-EDTA insuficientes/nº de determinaciones de hemograma (%)	0,005	0,026	0,068
Nº de rechazos por muestras de sangre total-EDTA coaguladas/nº de determinaciones de hemograma (%)	0,072	0,150	0,252
Nº total de rechazos de muestras de plasma citrato-coagulación/nº de determinaciones de tiempo de protrombina (%)	0,811	1,748	2,863
Nº de rechazos de muestras de plasma citrato-coagulación no recibidas/nº de determinaciones de tiempo de protrombina (%)	0,371	0,833	1,565
Nº de rechazos de muestras de plasma citrato-coagulación mal enrasadas (insuficientes)/nº de determinaciones de tiempo de protrombina (%)	0,112	0,430	1,028
Nº de rechazos de muestras de plasma citrato-coagulación coaguladas/nº de determinaciones de tiempo de protrombina (%)	0,015	0,146	0,381
Nº de rechazos de muestras de plasma citrato-coagulación hemolizadas/nº de determinaciones de tiempo de protrombina (%)	0,000	0,006	0,095
Nº total de rechazos por muestras de orina reciente no recibidas/nº total de peticiones (%)	0,351	0,804	1,359
Nº de tubos de suero con índice hemolítico ⩾ 0,5 g/L/nº de determinaciones de creatinina (%)	0,758	1,503	2,859

EDTA: ácido edético.

- Evaluación semestral (resultados cuantitativos).
- Publicación anual final.

Se recomienda el uso de métodos cuantitativos para la determinación de los índices séricos.

Se puede encontrar más información sobre los programas en https://www.seqc.es/es/programas-garantia-calidad.

Experiencia del Royal College of Pathologists of Australasia (Key Incident Monitoring & Management Systems [KIMMS])

El *Key Incident Monitoring & Management Systems* (KIMMS) pone énfasis en la seguridad del paciente y clasifica los errores en función del riesgo que representan para el paciente. Se identifica como el error de máxima incidencia y mayor riesgo en la fase preanalítica. Los errores de identificación presentan una incidencia muy baja, pero como en otros trabajos, se les considera de alto riesgo.

Se puede encontrar más información sobre el programa en https://rcpaqap.com.au/products/kimms

Realidad del uso de indicadores en la fase preanalítica

La encuesta del European Federation of Clinical Chemistry and Laboratory Medicine (EFLM) Task Force on Performance Specifications for the Extra-analytical Phases (TFG-PSEP) se realizó en 2016 y puso de manifiesto lo que el profesor Plebani definió como «la paradoja de los indicadores de calidad». En la citada encuesta, con respuestas de países de Europa, Estados Unidos, Australia, India, China, Brasil, Sudáfrica y Curaçao, llaman la atención los siguientes resultados:

- El 98,7 % consideraban que los indicadores de calidad debían ser implementados.
- El 90,1 % tenían implementados indicadores de calidad para las fases extraanalíticas.

Del presente trabajo se deducen los siguientes mensajes:

- Se confirma la paradoja de los indicadores de calidad (IQ) y la falta de armonización.
- Muchos laboratorios usaban pocos indicadores. Los principales indicadores utilizados se muestran en la **tabla 24-8**.
- La principal dificultad radicaba en el registro de los datos.
- Poca exigencia por parte de los organismos evaluadores.
- Importante papel de las sociedades nacionales.

Encuesta EFLM del WG-PRE. Cómo monitorizan los laboratorios europeos la fase preanalítica

La encuesta fue realizada en 2017 y se obtuvieron 1.416 respuestas de participantes de 45 países.

Cabe destacar los siguientes resultados:

- **Monitorización de errores preanalíticos**:
  - El 93,9 % monitorizaban los errores preanalíticos.

Tabla 24-8. Principales indicadores utilizados por los laboratorios según encuesta de EFLM en 2016	
Indicadores más usados	**% de participantes que declaraban usar el indicador**
Muestras hemolizadas	82,4 %
Errores de identificación de la muestra	81,5 %
Muestra incorrecta	80,9 %
Errores de identificación del paciente	78,3 %
Llenado incorrecto del tubo	75 %

EFLM: European Federation of Clinical Chemistry and Laboratory Medicine.

  - El 46,3 % de aquellos que no los monitorizaban declaraban estar certificados o acreditados.
- **Tratamiento de la información**:
  - El 30,8 % no evaluaban los datos.
  - El 23,7 % de los que evaluaban no implantaban acciones de mejora.
  - El 32,6 % no hacían seguimiento.
- **Participación en un programa externo de garantía de la calidad preanalítica (EQA)**:
  - El 57 % estaban interesados.
  - El 14 % participaban.

El porcentaje de participación era mayor en países en los que la sociedad nacional ofrecía un programa.

Cuando se diseñan los indicadores y sus especificaciones para las fases extraanalíticas hay que:

- Adaptarse a cada realidad:
  - El contexto, los procesos, etcétera.
  - Hay que recordar que se deben utilizar indicadores y especificaciones que ayuden en la toma de decisiones.
  - Hay que recordar que hay que actuar.
  - Hay que hacer cosas útiles; la aplicación de la norma debe ser una ayuda en la mejora.
  - Las especificaciones definidas deben permitir cumplir con las necesidades de los clientes y los requisitos legales y normativos aplicables.

- Actuar en función de los resultados obtenidos.
- Seguir y evaluar las acciones implantadas.

Indicadores de procesos estratégicos y de soporte

A continuación, se repasan aquellos indicadores estratégicos o de soporte con impacto directo en las fases extraanalíticas. No es objeto de este capítulo el estudio de otros indicadores.

- Indicadores de demanda analítica:
  Son muchos los estudios publicados sobre adecuación de demanda analítica, así como de acciones aplicables para su mejora. El laboratorio debe disponer de indicadores de calidad de la demanda analítica, así como de indicadores que

monitoricen las acciones llevadas a cabo para su mejora. En la **tabla 24-9** se muestra un ejemplo de indicadores de seguimiento de la eficacia de una acción de control de demanda analítica en el laboratorio ICS Lleida. La acción aplica en el momento en que el clínico realiza la solicitud analítica, se le muestra un mensaje avisando de que el paciente tiene resultado para la prueba en cuestión en un tiempo determinado por consenso entre los laboratorios del ICS. Si decide solicitar la prueba de todos modos debe realizar una validación de esta solicitud. De este modo la decisión queda siempre a criterio del clínico.

Como ejemplo de indicadores de soporte, se presentan también algunos ejemplos tomados del grupo de laboratorios del ICS (**Tabla 24-10**).

> **!** Es importante usar indicadores genéricos para *benchmarking*.
> Se aconseja usar indicadores diseñados específicamente para necesidades concretas de cada laboratorio.
> Se debe disponer de indicadores de resultados.
> Es crucial involucrar a los clínicos y profesionales de los centros de extracción en el seguimiento de los indicadores.

Se debe avanzar en la obtención de los indicadores de calidad directamente del SIL y en un futuro disponer de herramientas de gestión de datos que permitan una mejor gestión.

Así mismo, se debería disponer de herramientas para el envío y la recepción de resultados de los programas externos de forma automática.

Tabla 24-9. Indicadores básicos de calidad de la demanda utilizados por el grupo de laboratorios del Instituto Catalán de la Salud

Procesos clave	Indicador	Significado	Fórmula de cálculo
Organización y gestión de recursos: adecuación de la demanda	Nº de solicitudes analíticas por habitante	Eficiencia	Nº total de solicitudes por año/habitantes por área de influencia
	Nº de determinaciones analíticas por petición	Eficiencia	Nº de determinaciones analíticas al año/ nº de peticiones
	Ratios de pruebas relacionadas: • AST/ALT • FT4/TSH • VSG/PCR	Eficiencia-seguridad-oportunidad	• Nº de determinaciones AST/nº de determinaciones ALT • Nº de determinaciones FT4/nº de determinaciones TSH • Nº de determinaciones VSG/nº de determinaciones PCR
	Ahorro por adecuación de la demanda	Eficiencia	Costes por pruebas realizadas de más en función de las ratios óptimas consensuadas en el grupo ICS o en la bibliografía
	Eficacia de la acción de una estrategia de gestión de la demanda	Eficiencia	Nº de pruebas rechazadas por la aplicación de una determinada regla/nº de pruebas afectadas por la regla × 100

ALT: alanina transaminasa; AST: aspartato transaminasa; FT4: tiroxina; PCR: proteína C reactiva; TSH: tirotropina; VSG: velocidad de sedimentación globular.

Tabla 24-10. Ejemplos de indicadores de soporte tomados del grupo de laboratorios del Instituto Catalán de la Salud

Procesos clave	Indicador	Significado	Fórmula de cálculo
Satisfacción del cliente	Índice de satisfacción del cliente clínico	Seguridad percibida-oportunidad	Media de las respuestas sobre satisfacción global en la encuesta al cliente clínico
	Índice de satisfacción del usuario	Seguridad percibida-oportunidad	Media de las respuestas sobre satisfacción global en la encuesta al usuario
	Índice de satisfacción de los profesionales de los centros de extracción	Seguridad percibida-oportunidad	Media de las respuestas sobre satisfacción global en la encuesta al usuario
Prevención y seguridad	Número de accidentes biológicos	Seguridad	Número de accidentes biológicos, indicador anual
Formación	Horas de formación por estamento profesional	Eficiencia-seguridad-oportunidad	Horas de formación/nº de horas laborables de los profesionales en plantilla

PUNTOS CLAVE

- La fase preanalítica concentra el mayor número de errores del proceso de laboratorio global, seguida de la fase postanalítica.
- El uso de indicadores es una herramienta muy útil en el seguimiento de los procesos y sus resultados.
- Los indicadores y sus especificaciones deben ser los más adecuados para el contexto y los procesos.
- Los indicadores deben ser útiles para cada organización y, además, servirán para cumplir con los requisitos legales y normativas.
- Las fases extraanalíticas deben estar también incluidas en los procedimientos de intercomparación establecidos en el laboratorio.

- Los indicadores genéricos son de gran utilidad para las intercomparaciones entre laboratorios.
- Los indicadores definidos por el propio laboratorio servirán para la monitorización de procesos específicos.
- El laboratorio debe disponer de indicadores de resultados.
- El resultado de los indicadores y de las acciones emprendidas deben ser conocidos por los profesionales del laboratorio implicado.
- Los indicadores son una herramienta más que ayudará en la toma de decisiones fundamentadas, pero no deben ser la única y sus resultados deben analizarse en el contexto de cada organización.

BIBLIOGRAFÍA

Badrick T, Gay S, Mackay M, Sikaris K. The key incident monitoring and management system - History and role in quality improvement. Clin Chem Lab Med. 2018;56(2):264-72.

Baker GR, Norton PG, Flintoft V, et al. The Canadian Adverse Events Study: the incidence of adverse events among hospital patients in Canada. CMAJ. 2004 May;170(11):1678-86.

Bauça JM, Caballero A, Gómez C, et al. Influence of study model, baseline catalytic concentrations and analytical system on the stability of serum alanine aminotransferase. Adv Lab Med. 2020 Apr 21;1(2):20200021.

Boone DJ. Governmental perspectives on evaluating laboratory performance. Clin Chem. 1993 Jul;39(7):1461-7.

Caballero A, Gómez-Rioja R, Ventura M, et al. Evaluación de 18 indicadores de calidad del Programa de Garantía Externa de la Calidad de Preanalítica de la Sociedad Española de Medicina de Laboratorio (SEQCML). Adv Lab Med. 2022;3(2):188-200.

Cadamuro J, Ibarz M, Cornes M, et al. Managing inappropriate utilization of laboratory resources. Diagnosis. 2019;6(1):5-13.

Cadamuro J, Lippi G, von Meyer A, et al. European survey on preanalytical sample handling - Part 2: Practices of European laboratories on monitoring and processing haemolytic, icteric and lipemic samples. On behalf of the European Federation of Clinical Chemistry and Laboratory Medicine (EFLM) Working Group for the Preanalytical Phase (WG-PRE). Biochem Med (Zagreb). 2019 Jun 15;29(2):020705.

Cadamuro J, Lippi G, von Meyer A, et al. European survey on preanalytical sample handling - Part 1: How do European laboratories monitor the preanalytical phase? On behalf of the European Federation of Clinical Chemistry and Laboratory Medicine (EFLM) Working Group for the Preanalytical Phase (WG-PRE). Biochem Med (Zagreb). 2019 Jun 15;29(2):020704.

Carraro P, Plebani M. Errors in a Stat Laboratory: Types and Frequencies 10 Years Later. Clin Chem. 2007;53(7):1338-42.

Carraro P, Zago T, Plebani M. Exploring the initial steps of the testing process: frequency and nature of pre-preanalytic errors. Clin Chem. 2012 Mar;58(3):638-42.

Cornes M, Van Dongen-Lases E, Grankvist K, et al. Order of blood draw: Opinion Paper by the European Federation for Clinical Chemistry and Laboratory Medicine (EFLM) Working Group for the Preanalytical Phase (WG-PRE). Clin Chem Lab Med. 2017;55(1):27-31.

Cornes MP, Church S, van Dongen-Lases E, et al. The role of European Federation of Clinical Chemistry and Laboratory Medicine Working Group for Preanalytical Phase in standardization and harmonization of the preanalytical phase in Europe. Ann Clin Biochem. 2016;53(5):539-47.

Fernández P, Llopis MA, Perich C, et al. Harmonization in hemolysis detection and prevention. A working group of the Catalonian Health Institute (ICS) experience. Clin Chem Lab Med [Internet]. 2014 Nov [cited 2015 Mar 11];52(11):1557-68.

Gómez Rioja R, Martínez Espartosa D, Segovia M, et al. Laboratory sample stability. Is it possible to define a consensus stability function? An example of five blood magnitudes. Clin Chem Lab Med. 2018;0(0):1-13.

Gómez-Rioja R, Von Meyer A, Cornes M, et al. Recommendation for the design of stability studies on clinical specimens. Clin Chem Lab Med. 2023;61(10):1708-18.

Howanitz PJ. Errors in laboratory medicine: practical lessons to improve patient safety. Arch Pathol Lab Med. 2005 Oct;129(10):1252-61.

Ibarz M, Cadamuro J, Sumarac Z, et al. Clinicians' and laboratory medicine specialists' views on laboratory demand management: A survey in nine European countries. Diagnosis (Berl). 2020 Jan 28;8(1):111-9.

Ibarz M, Perich C, Alsina MJ, et al. Estudio de la variabilidad de la demanda analítica en laboratorios públicos de Catalunya. Rev Lab Clin. 2011;4:410.

Ibarz M, Serrat N, Llopis MA, et al. Covid-19 pandemic impact on clinical laboratory quality indicators. Clin Chem Lab Med. 2021;59(SUPPL 1):S538.

International Organization for Standardisation. ISO/TS 22367: Medical laboratories - reduction of error thr0ugh risk management and continual improvement. Geneva: International Organization for Standardisation; 2008.

Iso U. INTE/ISO15189:2023 Laboratorios Clínicos. Requisitos para la calidad y la competencia [Internet]. 2023. Disponible en: https://www.intedya.com/internacional/73/consultoria-sistema-de-gestion-de-la-calidad-en-laboratorios-clinicos-iso-151892022.html

Kara H, Bayir A, Ak A, et al. Hemolysis associated with pneumatic tube system transport for blood samples. Pak J Med Sci. 2014 Jan;30(1):50-8.

Kayis SA. Assessing Safety of Pneumatic Tube System (PTS) for Patients with Very Low Hematologic Parameters. 2016;1329-33.

Kirchner MJ, Funes VA, Adzet CB, et al. Quality indicators and specifications for key processes in clinical laboratories: a preliminary experience. Clin Chem Lab Med. 2007;45(5):672-7.

CLSI. Handling, Transport, Processing, and Storage of Blood Specimens for Routine Laboratory Examinations. 1st ed. CLSI guideline PRE04. Clinical and Laboratory Standards Institute; 2023.

Lippi G, Guidi GC, Mattiuzzi C, Plebani M. Preanalytical variability: The dark side of the moon in laboratory testing. Clin Chem Lab Med. 2006;44(4):358-65.

Llopis MA, Bauça JM, Barba N, et al. Spanish Preanalytical Quality Monitoring Program (SEQC), an overview of 12 years' experience. Clin Chem Lab Med. 2016;0(0):530-8.

Llopis MA, Ruiz R, Ibarz M, et al. Ten years' experience in preanalytical laboratory quality indicators. Working together for continuos improvement. Clin Chem Lab Med. 2015;53(s1):1010.

Llopis MA, Trujillo G, Llovet MI, et al. Quality indicators and specifications for key analytical-extranalytical processes in the clinical laboratory. Five years' experience using the Six Sigma concept. Clin Chem Lab Med. 2011 Mar;49(3):463-70.

Nybo M, Cadamuro J, Cornes MP, Gómez Rioja R, Grankvist K. Sample transportation - an overview. Diagnosis (Berl). 2019 Mar 26;6(1):39-43.

Plebani M, Astion ML, Barth JH, et al. Harmonization of quality indicators in laboratory medicine. A preliminary consensus. Clin Chem Lab Med. 2014;52(7):951-8.

Plebani M, Carraro P. Mistakes in a stat laboratory: types and frequency. Clin Chem. 1997;43(8 Pt 1):1348-51.

Plebani M, Kane MO, Vermeersch P, Cadamuro J, Oosterhuis W. The use of extra-analytical phase quality indicators by clinical laboratories: the results of an international survey. Clin Chem Lab Med. 2016;54(11):315-7.

Plebani M, Laposata M, Lundberg GD. The brain-to-brain loop concept for laboratory testing 40 years after its introduction. Am J Clin Pathol. 2011;136(6):829-33.

Plebani M. Errors in clinical laboratories or errors in laboratory medicine? Clin Chem Lab Med. 2006;44(6):750-9.

Plebani M. Exploring the iceberg of errors in laboratory medicine. Clin Chim Acta. 2009 Jun;404(1):16-23.

Plebani M. The detection and prevention of errors in laboratory medicine. Ann Clin Biochem. 2010 Mar;47(Pt 2):101-10.

Plebani M. The quality indicator paradox. Clin Chem Lab Med. 2015;0(0):1-4.

Pupek A, Matthewson B, Whitman E, Fullarton R, Chen Y. Comparison of pneumatic tube system with manual transport for routine chemistry, hematology, coagulation and blood gas tests. Clin Chem Lab Med. 2017;55(10):1537-44.

Ricos C, Biosca C, Ibarz M, et al. Quality indicators and specifications for strategic and support processes in laboratory medicine. Clin Chem Lab Med. 2008;46(8):1189-94.

Ruiz R, Llopis MA, Biosca C, et al. Indicators and quality specifications for strategic and support processes related to the clinical laboratory: Four years' experience. Clin Chem Lab Med. 2010;48(7):1015-9.

Schiff GD, Hasan O, Kim S, et al. Diagnostic error in medicine: analysis of 583 physician-reported errors. Arch Intern Med. 2009;169(20):1881-7.

Sciacovelli L, O'Kane M, Skaik YA, et al. Quality Indicators in Laboratory Medicine: from theory to practice. Preliminary data from the IFCC Working Group Project «Laboratory Errors and Patient Safety.» Clin Chem Lab Med. 2011 May;49(5):835-44.

Sciacovelli L, Padoan A, Aita A, Basso D, Plebani M. Quality indicators in laboratory medicine: State-of-the-art, quality specifications and future strategies. Clin Chem Lab Med. 2023;61(4):688-95.

Simundic AM, Bölenius K, Cadamuro J, et al. Joint EFLM-COLABIOCLI Recommendation for venous blood sampling. Clin Chem Lab Med. 2018 Nov 27;56(12):2015-38.

Tachibana K. The importance of specimen reception and the universal challenges it faces in laboratory flow: A brief overview. Lab Med. 2019;50(2):E15-17.

Van Dongen-Lases EC, Cornes MP, Grankvist K, et al. Patient identification and tube labelling - A call for harmonisation. Clin Chem Lab Med. 2016;54(7):1141-5.

Van Moll C, Egberts T, Wagner C, Zwaan L, Ten Berg M. The Nature, Causes, and Clinical Impact of Errors in the Clinical Laboratory Testing Process Leading to Diagnostic Error: A Voluntary Incident Report Analysis. J Patient Saf. 2023;19(8):573-9.

Westgard JO, Westgard SA. Assessing quality on the Sigma scale from proficiency testing and external quality assessment surveys. Clin Chem Lab Med. 2015 Sep 1;53(10):1531-5.

Innovaciones en el laboratorio de respuesta hospitalaria

25

N. Rico Santana y N. Sainz Pastor

OBJETIVOS

- Conocer las bases de un laboratorio clínico.
- Actualizar el conocimiento sobre la automatización aplicada a las diferentes fases analíticas.
- Revisar las innovaciones que han aparecido en el laboratorio clínico.
- Aprender a diseñar un laboratorio clínico y qué debe tenerse en cuenta.

INTRODUCCIÓN

Los laboratorios clínicos desempeñan un papel importante en los hospitales, ya que las pruebas de laboratorio ayudan al médico a alcanzar el diagnóstico correcto. Hace unos 50 años Lundberg definió el concepto del *brain to brain loop* o ciclo de una prueba diagnóstica. Este concepto explica perfectamente las tres fases implicadas en toda prueba diagnóstica realizada

en el laboratorio y los factores que influyen en dichas fases (**Fig. 25-1**).

Por un lado, está la fase preanalítica, que implica todo el proceso hasta el análisis de la muestra. Esta fase comienza en el momento en el que el médico, tras examinar al paciente, decide solicitar una serie de pruebas diagnósticas. En ese momento el personal de enfermería debe realizar la extracción de las muestras, identificarlas y, posteriormente, enviarlas al

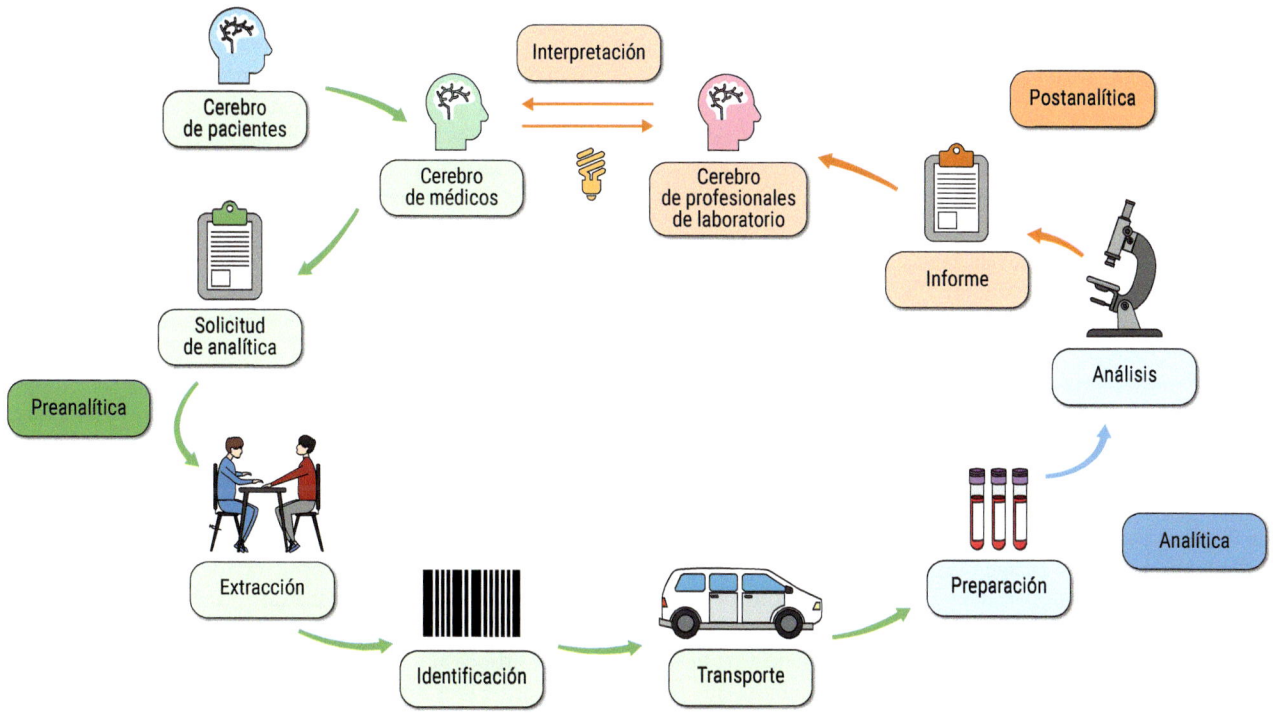

Figura 25-1. Concepto del *brain to brain loop* o ciclo de una prueba diagnóstica.

laboratorio. En el laboratorio las muestras deberán ser preparadas para al análisis (centrifugación, homogeneización, pretratamiento de la muestra, etc.).

La fase analítica consiste en la medición del analito, de forma manual o automatizada. Por último, está la fase postanalítica, que incluye la revisión de los resultados obtenidos, la elaboración del informe, la interpretación de los resultados y la interacción con el médico cuando sea necesario y, finalmente, la acción médica.

Durante estas tres fases hay nueve factores o pasos que influirán en el resultado de la prueba diagnóstica: solicitud de la analítica, extracción, identificación, transporte, preparación, análisis, informe, interpretación y acción clínica. Realizar estos nueve pasos de una forma correcta, eficiente y eficaz debe ser el objetivo. En este sentido, el laboratorio tiene un papel protagonista y debe ser proactivo para conseguirlo.

Los avances en la tecnología han permitido tener procesos automatizados que ayudan a minimizar el error humano. La fase analítica ha reducido el número de errores gracias a la automatización, la mejora en los reactivos, la estandarización de métodos analíticos, los controles de calidad y la aplicación de la regulación de calidad mediante la ISO 9001 o la ISO 15189. En cuanto a las fases preanalítica y postanalítica, se considera que son las de mayor incidencia de errores relacionados con el laboratorio clínico, con el 46-68,2 % y el 18,5-47 %, respectivamente. Sin embargo, en las últimas décadas se han ido implementando mejoras que han reducido este número de errores, como son: robotización en la extracción de muestras, uso del tubo neumático para el transporte hospitalario, neveras con control de temperatura y sensores de radiofrecuencia, centrífugas automatizadas, destaponadores de tubos automáticos, neveras automatizadas para conservar las muestras analizadas, alicuotadores, *middlewares*, sistemas de información de laboratorio (SIL) y sistemas de control de automatización.

El sector de la salud está en constante transformación, porque la sociedad ha cambiado y ahora se informa y quiere ser partícipe de su enfermedad. El paciente ha dejado de ser un espectador de la enfermedad para situarse en el centro del sistema sanitario. Esto ha hecho que el modelo cambie hacia una medicina menos invasiva, tratando de reducir el número de visitas al hospital, realizando el mayor número de pruebas diagnósticas con el menor volumen de muestra e informando al paciente de sus opciones terapéuticas para que sea él quien decida el tratamiento. La medicina personalizada ya es una realidad en los hospitales.

Este nuevo modelo de sistema sanitario ha hecho que el laboratorio clínico también esté experimentando una transformación gracias a la aparición de varios elementos innovadores. Por un lado, la automatización, que desde hace décadas se ha ido implementando en las diferentes áreas de los laboratorios; la digitalización de la imagen de microscopia; la mejora en los diferentes SIL, *middlewares* y programas de control de la automatización para gestionar mejor la información de lo que está sucediendo en el laboratorio. La inteligencia artificial (IA) aplicada al diagnóstico es la última herramienta que ha aparecido y que está suponiendo una revolución en la manera de trabajar. Por último, es importante comentar el *boom* de las redes sociales en la práctica clínica, en la formación y en

la publicación. Todos estos puntos y su implementación se explican a lo largo de este capítulo.

EL LABORATORIO *CORE*, UN CAMBIO DE PARADIGMA

Se puede decir que el padre de la automatización fue Leonard Skeggs, un científico estadounidense de formación bioquímica que trabajaba en el laboratorio. En aquella época, el análisis de una magnitud bioquímica se realizaba de una forma totalmente manual y casi artesanal. Leonard Skeggs se dio cuenta de que, realizando ese proceso de forma manual era difícil reproducir los resultados con precisión y exactitud y, además, necesitaba mucho tiempo. El procedimiento era rutinario y siempre igual, por lo que ideó una máquina que fuera capaz de reproducir el trabajo, pero de una forma más precisa y con mayor exactitud. De esta manera, se liberaba tiempo que podía emplear en un trabajo más cualificado como poner nuevas técnicas a punto, interpretar los resultados, etc. Así es como surge el primer autoanalizador, cuyo prototipo fue diseñado en 1951 y fue comprado por la compañía Technicon para ser comercializado en 1957 con el nombre de AutoAnalyzer. Las primeras magnitudes que se midieron fueron la creatinina y el ácido úrico. El AutoAnalyzer se convirtió en un ejemplo de autoanalizador que demostró la posibilidad de automatizar pruebas de laboratorio manuales, impulsando la aparición de otros autoanalizadores como la fotometría de llama para la bioquímica. En 1957 se lanzó el contador Coulter para el recuento de células de sangre periférica para la hematología. A finales de la década de 1970, empieza a aparecer la tecnología de la información, que, junto con la robotización, supuso un cambio en la era de la automatización. La tecnología de la información no solo mejoró la fase analítica, sino que permitió la integración en los laboratorios de las fases preanalítica y postanalítica, al igual que una mejora en la trazabilidad de todo el ciclo analítico.

A partir de ese momento, los autoanalizadores comenzaron a aparecer en los laboratorios de Estados Unidos y se extendieron por el resto del mundo. Su introducción supuso grandes ventajas como una mayor productividad, precisión y exactitud del análisis, además del ahorro de tiempo de personal que no tenía que estar haciendo procesos manuales. Sin embargo, también supuso algunos inconvenientes. A finales del siglo XX la estructura de los laboratorios en los hospitales era totalmente vertical; cada laboratorio era independiente y no había transversalidad entre ellos. Por ese motivo era fácil encontrar en los hospitales de tercer nivel hasta cinco laboratorios según la especialidad clínica: laboratorio de bioquímica, laboratorio de microbiología, laboratorio de inmunología, laboratorio de anatomía patológica y laboratorio de hematología. En todos los laboratorios empezaron a aparecer autoanalizadores, y en muchos casos se trataba del mismo modelo o muy semejante. Esto implicaba un elevado gasto en reactivos, calibradores, controles y consumibles; también la extracción de varios tubos al paciente para poder destinarlos a todos los laboratorios (era normal entre 6 y 10 tubos); el transporte de las muestras a los laboratorios, mucho personal técnico trabajando con los autoanalizadores y facultativos pendientes de la revisión de los resultados. Estos factores contribuían a que el tiempo de respuesta en el análisis fuera largo, además de que el circuito analítico resultaba caro al sistema sanitario y también incómodo para el paciente porque se extraía un elevado número de tubos (**Fig. 25-2**).

Tras analizar la situación, a principios del siglo XXI en algunos hospitales se planteó un cambio en la forma de trabajar. Se ideó la creación de un laboratorio transversal en el que se pudiera centralizar los autoanalizadores de diferentes especialidades con el objetivo de optimizar recursos, personal y tiempo. Además, esto liberaba espacio en los laboratorios de origen y hacía que el personal liberado pudiera poner a punto nuevas técnicas más manuales. De esta forma, comenzó a aparecer en los hospitales terciarios de todo el mundo el modelo de un laboratorio *core*.

La palabra «*core*» significa «centro». Remarca la idea de centralizar en un mismo espacio una tecnología común, que es la automatización. La decisión de qué pruebas deben ser derivadas a un laboratorio *core* desde los laboratorios de las diferentes especialidades se basaría, fundamentalmente, en dos premisas: que la magnitud sea medible en un autoanalizador y que su demanda sea elevada.

Hay diferentes modelos de laboratorio *core*, por lo que a la hora de diseñarlos se deberán tener en cuenta varios factores:

- El número de especialidades/áreas que estarán presentes en el laboratorio.
- La actividad: número de tubos por día.
- Utilización de cadena o no.
- Cadena única o varias cadenas.
- Existencia de actividad programada/sistemática y urgencias.
- Grado de automatización que se desee.
- Preanalítica y postanalítica integrada o no en la cadena.

- Personal técnico y facultativo cualificado para la automatización.
- Visión de la dirección.
- Tiempo de respuesta deseado.

Inicialmente, los primeros laboratorios *core* fueron más conservadores, pues centralizaban en una misma área la tecnología, pero sin utilizar una cadena de automatización. En la década de 1990, progresivamente fueron apareciendo las primeras cadenas de automatización, aunque en general eran para actividad programada. La actividad de urgencias se dejaba con analizadores independientes sin conectar a cadena, lo que se conoce como *stand alone*. La conexión a cadena de la fase preanalítica (centrifugación y destaponado) también fue algo controvertida y muchos laboratorios optaron por dejar esta fase fuera de la cadena. Lo mismo sucedió con la postanalítica (neveras automatizadas); su aparición en los laboratorios *core* fue algo tardía.

En cuanto a las áreas de especialidad presentes en un laboratorio *core*, por lo general suelen ser: bioquímica, inmunoanálisis, urianálisis, hematología, coagulación y serología. Todas estas áreas tienen tecnología automatizada y conectable a una cadena de automatización. Un laboratorio con conexión a una cadena de automatización de las tres fases implicadas en el proceso analítico (preanalítica, analítica y postanalítica) se dice que es un modelo de laboratorio de total automatización o *total laboratory automation* (TLA). Con el paso del tiempo, los modelos de TLA han demostrado ser los más eficientes, pues consiguen trazabilidad, control y tiempo de respuesta mejores. Hoy en día es muy habitual ver el modelo de la figura 25-3.

No se debe olvidar que para que un modelo de TLA funcione, se necesita personal formado y cualificado en la tecno-

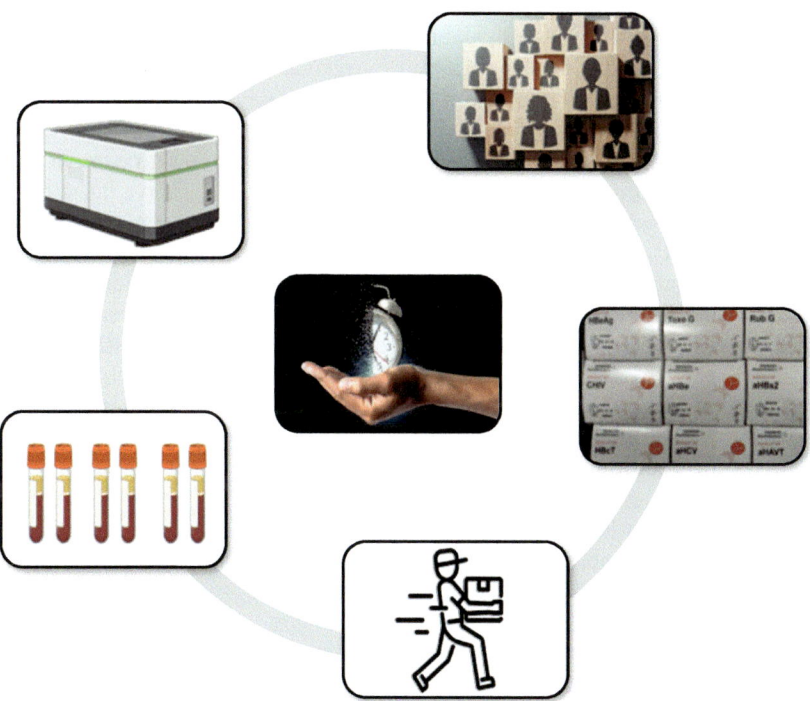

Figura 25-2. Desventajas de la aparición de autoanalizadores en los laboratorios clínicos.

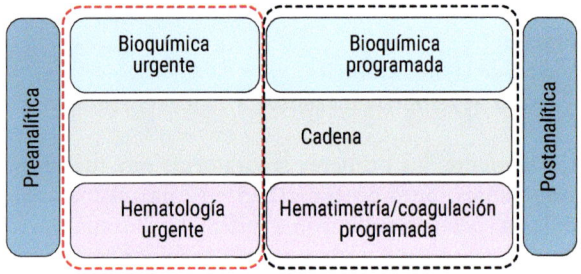

Figura 25-3. Modelo de un laboratorio core TLA: conexión a cadena de las fases preanalítica, analítica y postanalítica. Dos flujos de trabajo diferentes para actividad urgente y habitual.

logía de automatización. Este punto es fundamental, al igual que lo es la buena gestión. La automatización permite tener un amplio panel de pruebas disponibles, y cada vez hay más marcadores y pruebas diagnósticas que pueden automatizarse. La demanda por parte de los clínicos también es elevada, pues hay tendencia a pedir analíticas completas para llegar más rápido al diagnóstico. Sin embargo, esto puede suponer un importante gasto no justificado. Por este motivo, debe hacerse un control de la demanda y se recomienda utilizar algoritmos y pruebas reflejas recomendadas desde las guías clínicas. Un ejemplo sería el perfil tiroideo, en el que las pruebas de tiroxina libre y triyodotironina libre se añaden en función de los resultados de la tirotropina. Medidas de este tipo han conseguido regular el gasto sin perder eficacia diagnóstica. Otro ejemplo de control de la demanda es la realización de las fracciones de bilirrubina como test reflejo solo cuando la bilirrubina total es patológica.

GESTIÓN DE MUESTRAS URGENTES EN UN LABORATORIO *CORE*

Un punto crítico en el diseño de un laboratorio *core* es la decisión de si la actividad del laboratorio de urgencias se integra con la actividad programada. En inglés, la sigla «STAT» significa *short turn around time,* tiempo de respuesta corto. Este es el objetivo y la obsesión de las personas que trabajan en un laboratorio de urgencias. Para conseguirlo, hay tres opciones: *a)* separar los circuitos de trabajo entre laboratorio de urgencias y laboratorio de actividad programada; *b)* integrar ambos circuitos consolidando el modelo de laboratorio *core*, y, por último, *c)* poniendo dispositivos *point of care testing* o pruebas de laboratorio en el lugar de asistencia al paciente (POCT) en las áreas de urgencia clínica. La elección de una de estas tres opciones dependerá del grado de complejidad del laboratorio, el volumen de trabajo y la tecnología disponible.

En laboratorios pequeños (en torno a 0,5 millones de test/año) la actividad urgente y la programada suelen estar integradas en el mismo flujo de trabajo, compartiendo plataformas analíticas y personal. En el caso de laboratorios de mediano (1,5 a 3 millones pruebas/año) y gran tamaño (> 3 millones de pruebas/año) el flujo de trabajo de la actividad urgente y de la programada suele estar separado y utilizan analizadores y personal diferente.

Hay que tener en cuenta que la actividad en los laboratorios clínicos ha ido aumentando cada vez más debido al envejecimiento de la población, la elevada prevalencia de enfermedades crónicas y la aparición de nuevos biomarcadores que coexisten con los ya clásicos. Todo esto ha hecho que se creen laboratorios clínicos cada vez más grandes, con mayor capacidad analítica y total automatización. Son laboratorios que utilizan cadenas sofisticadas capaces de priorizar de forma inteligente las muestras urgentes. Si, además, se dispone de una buena tecnología de la información con un SIL y un *middleware* potentes que permitan una buena trazabilidad, control analítico, revisión y validación de los resultados con reglas de autovalidación, el tiempo de respuesta puede ser realmente breve.

En algunos laboratorios de gran tamaño se ha conseguido tener el mismo tiempo de respuesta para las muestras programadas y las urgentes. Esto permite simplificar al máximo el flujo de trabajo y tratar todas las muestras como urgentes. No obstante, en la mayoría de los laboratorios, aún está separado el laboratorio de urgencias del laboratorio de pruebas programadas, ya sea físicamente o creando circuitos de trabajo diferentes con personal dedicado. Es cierto que la diferenciación consigue priorizar las muestras urgentes, pero siempre lo hará en detrimento del tiempo de respuesta de la actividad programada. Además, tener dos circuitos separados tiene las siguientes desventajas:

- Duplicidad de peticiones: el servicio de Urgencias y, sobre todo las unidades de cuidados intensivos (UCI), suelen realizar peticiones urgentes y, al mismo tiempo, peticiones de actividad programada, ya que el panel de pruebas es diferente. Incluso, a veces, es con el objetivo de comprobación.
- Sobrecarga de las peticiones urgentes: las salas pueden abusar del laboratorio de urgencias al solicitar peticiones de seguimiento de forma urgente para tenerlas en un tiempo más corto, aunque realmente la situación clínica del paciente no lo justifique.
- Necesidad de más tecnología: en algunos laboratorios es habitual tener analizadores dedicados a la urgencia y otros a la actividad programada. Esto encarece el sistema, ya que se necesitarán más reactivos, consumibles y personal dedicado a dicha tecnología.
- Aseguramiento de la calidad: tener dos circuitos separados conlleva duplicar el petitorio y asegurar que ambos circuitos miden igual o de una forma muy semejante. Para ello, es necesario realizar de forma regular un análisis de paralelas entre los analizadores.
- Por último, se necesitará más personal dedicado a manejar la tecnología y, sobre todo, asegurar el tiempo de respuesta de las muestras urgentes frente a las de actividad programada.

Tratar todas las muestras como urgentes es un nuevo cambio de mentalidad y parece una decisión arriesgada. Sin embargo, permitiría simplificar el circuito al máximo para poder dedicar los esfuerzos a su optimización. Quizás, en lugar de hablar de circuitos de urgencias y programados, o muestras urgentes y muestras programadas, se debería seleccionar qué pruebas deberían tener un carácter más urgente, por ejemplo, la troponina, o quizás hablar de situaciones concretas como puede ser un paciente en *shock* o sangrante. Otra opción podría ser tener dispositivos POCT para pruebas concretas en situaciones críticas que se darán, principalmente, en UCI y servicio de Urgencias. Y para el resto del peticionario se podrían enviar las muestras al laboratorio central donde las muestras serán gestionadas todas igual.

LA ROBOTIZACIÓN COMO ALIADA EN EL LABORATORIO CLÍNICO

La robotización en el laboratorio clínico ha permitido automatizar tareas repetitivas y habituales que, además, consumen tiempo de personal cualificado. Hay distintos ejemplos de robotización. A continuación, se repasan los más novedosos y que han tenido mayor impacto en el laboratorio *core*:

- En la fase preanalítica:
  - Robotización en el puesto de extracción de muestras: se trata de dispositivos que ayudan a realizar la extracción de forma adecuada, indicando el orden correcto de extracción de tubos y las condiciones de conservación de las muestras; además, realizan su etiquetado y permiten registrar el momento de extracción.
  - Transporte de muestras mediante el uso de tubos neumáticos, cintas transportadoras o *cobots* (robots que coexisten con humanos): estos sistemas ayudan a transportar muestras entre salas separadas (p. ej., entre la sala de extracciones y el laboratorio *core*). Los tubos neumáticos y las cintas transportadoras pueden realizar movimiento horizontal y vertical entre plantas. Los *cobots* también pueden realizar esta función. Estos sistemas evitan tener que emplear personal en una tarea rutinaria y, al mismo tiempo, permiten un movimiento constante sin tiempos muertos ni retrasos.
  - Módulos de alicuotación: realizan alícuotas a partir de tubos primarios. Estos módulos pueden estar conectados a una cadena de automatización, en cuyo caso recibirán el tubo después de la fase analítica. O pueden estar fuera de cadena y realizar el proceso de alicuotación a partir de un tubo primario.
  - Módulos de carga clasificada de muestras, centrífugas robotizadas, destaponadores de tubos y módulos de detección de índices séricos: todos estos módulos pueden estar presentes en una cadena de automatización de un laboratorio *core*. Permiten que, una vez cargados los tubos en la cadena, toda la fase preanalítica sea realizada de forma automática sin intervención humana. El módulo de detección de índices séricos permite descartar muestras o pruebas específicas antes de ser analizadas en función del grado de hemólisis, ictericia o lipemia.
- En la fase postanalítica:
  - Módulos de sellado y desellado de tubos: estos módulos suelen estar presentes en las cadenas de automatización al final del proceso analítico. Los tubos sin tapón, antes de ser almacenados en nevera, son sellados con aluminio para evitar la evaporación y, así, mantener la estabi-

lidad de las muestras. El módulo de desellado se utiliza para tubos que salen de la nevera para analizar pruebas añadidas o repeticiones.
  - Neveras robotizadas y conectadas a cadena: permiten conservar las muestras refrigeradas durante el tiempo que se establezca, en función de la estabilidad y capacidad de almacenamiento. A través del SIL o del *middleware*, se puede añadir o repetir pruebas fácilmente, sin necesidad de dedicar personal a la búsqueda manual del tubo.
  - Módulos de clasificación: para aquellos tubos que deben ir a un destino específico fuera de la cadena.

En la **figura 25-4** se muestra la disposición de los módulos robotizados en un laboratorio *core*.

IMPLEMENTACIÓN DE LA INTELIGENCIA ARTIFICIAL EN EL LABORATORIO CLÍNICO

La IA se empezó a desarrollar en el año 1970; sin embargo, ha sido en esta última década cuando ha empezado a implementarse con más fuerza en diferentes áreas de la medicina. Los laboratorios clínicos no han sido una excepción y hay distintos ejemplos de IA en los que se ha aplicado: algoritmos que ayudan a conocer cómo se está trabajando en el laboratorio, a la interpretación de resultados y a realizar predicciones, entre otras aplicaciones.

Hay distintos tipos de IA, pero el «*machine learning* supervisado» es, quizás, el que más se ha aplicado en el laboratorio.

El *machine learning* permite crear algoritmos con el objetivo de clasificar, agrupar o crear predicciones. Que el aprendizaje sea supervisado quiere decir que los datos que se utilizan para crear dichos algoritmos están etiquetados, y un experto determina de qué tipo es cada dato. Durante el aprendizaje, el experto supervisa los resultados del algoritmo para enseñarlo. De esta forma, se va perfeccionando el algoritmo hasta tenerlo listo para su aplicación. El *machine learning* supervisado necesita, por tanto, del especialista experto en el área de aplicación.

La IA imita el modo de pensar del humano, pero presenta ciertas ventajas:

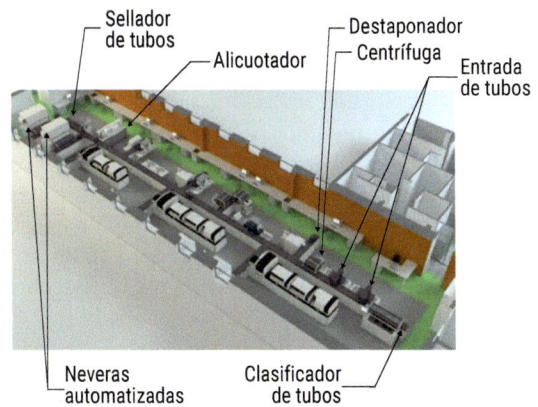

Figura 25-4. Disposición de los módulos robotizados en un laboratorio *core*.

- Es capaz de procesar una gran cantidad de datos de una forma mucho más rápida que las personas.
- Permite una estandarización de los datos: los sistemas de IA necesitan datos estandarizados para trabajar, por lo que los resultados del algoritmo son objetivos; no están sujetos a la interpretación subjetiva del humano.

El *machine learning* supervisado incluye las técnicas de: máquinas de soporte vectorial, regresión lineal, redes neuronales, *deep learning* y árboles de clasificación y regresión.

Posibles aplicaciones del *machine learning* en el laboratorio clínico son:

- Seleccionar el uso correcto de pruebas: a través de algoritmos que tienen presente los datos demográficos, datos clínicos y el resultado de pruebas de primera línea, predicen el resultado que tendrán otras pruebas más complejas y caras. De esta forma, se decide si en esa muestra deben o no hacerse pruebas complementarias. Algunos autores han publicado ejemplos del uso de IA con esta finalidad.
- La autovalidación: los criterios de autovalidación suelen ser puestos en función del criterio del especialista responsable del área. Suele basarse en su experiencia, criterios clínicos y metodológicos. La IA puede ayudarnos a seleccionar las reglas más eficientes y eficaces.
- Interpretación de resultados de un panel de pruebas: esto es realmente interesante en aquellas áreas en las que hay que integrar mucha información para realizar una interpretación correcta, sobre todo, en áreas del laboratorio que no son tan comunes, como las enfermedades metabólicas. Disponer de algoritmos que faciliten la interpretación de resultados puede ayudar a hacer un cribado de las muestras, descartando las normales y dejando las patológicas para la supervisión del experto. Esto puede ser muy útil en hospitales que no cuentan con personal especializado, ya que lo normal podría ser autovalidado y lo patológico se derivaría a un hospital de referencia.
- Genómica: en esta área se maneja un gran volumen de datos, por lo que es fácil entender la aplicación de la IA en la genómica. Realizar esta tarea por parte de especialistas de laboratorio supone mucho tiempo de dedicación, elevado coste y falta de estandarización.
- Análisis de imagen por microscopia o digitalización de imagen: hace años en los laboratorios la imagen de las células o tejidos solo podía verse a través del microscopio óptico. Hoy en día es muy habitual que en los laboratorios clínicos se disponga de analizadores de microscopia automatizada que incorporan IA. Es el caso de la citología de sangre periférica y el análisis del sedimento urinario. La digitalización de la imagen ha permitido realizar la interpretación diagnóstica de una forma más fácil, rápida y objetiva. Los *softwares* de estos analizadores pueden clasificar correctamente las células normales o más habituales, aunque pueden cometer errores con las anormales. El especialista del laboratorio supervisará y reclasificará dichas células, pero lo podrá hacer de una forma más cómoda. Otra ventaja de la digitalización es poder compartir imágenes de un centro con otro. Esto supone una ventaja en centros que no cuentan con expertos en el área. También ha mejorado la

formación, ya que las imágenes pueden ser extraídas y así poder realizar formación con ellas.

IMPORTANCIA DE LOS SISTEMAS DE INFORMACIÓN EN EL LABORATORIO CLÍNICO

La informática en el laboratorio clínico es fundamental. Hoy en día resulta imposible imaginar que un laboratorio pueda trabajar sin estar informatizado. Se podría decir que hay dos premisas importantes en los laboratorios: orden y control. El proceso analítico debe seguir un orden, un flujo de trabajo adecuado, pero, además, se debe tener control sobre dicho proceso analítico. Los sistemas informáticos permiten tener la trazabilidad de la muestra desde el momento en el que se extrae hasta el momento en el que se desecha la muestra. Lo mismo pasa con los resultados del análisis. Se debe tener la traza del analizador en el que fue realizado el análisis, si se han hecho repeticiones o diluciones, quién lo ha revisado y quién lo ha validado.

En los laboratorios clínicos de tipo *core*, se suele disponer, al menos, de tres sistemas informáticos que están interrelacionados:

- El sistema informático del hospital (HIS): es el programa que utiliza el personal del hospital. En él se registra la historia clínica del paciente, los médicos crean las peticiones y reciben los informes del laboratorio.
- El SIL: este programa solo lo utilizará el personal del laboratorio. Es importante elegir un SIL potente, dinámico y que permita adaptarse a las necesidades del laboratorio, que cambian constantemente. En el SIL es donde los especialistas de laboratorio podrán revisar los resultados y realizar su validación a partir de reglas de autovalidación.
- El *middleware*: este programa es intermedio entre el SIL y los analizadores. Recibe la información directamente de los analizadores, así como de la cadena de automatización en el caso de un laboratorio *core* TLA. Permite tener una visión de lo que está sucediendo a nivel de automatización y también permite realizar una validación técnica de los resultados, revisar el control de calidad interno y controlar la carga de trabajo.

En la figura 25-5 se puede ver el flujo de la información en un laboratorio *core* TLA:

En los últimos años están apareciendo herramientas de IA aplicadas a los datos generados en el laboratorio a partir de los SIL y *middleware*. El laboratorio tiene una gran ventaja en este sentido, ya que los datos que genera están informatizados, bien codificados y estructurados. Esto facilita la estandarización de datos, punto clave para poder aplicar la IA de forma adecuada y así asegurar la calidad de los resultados obtenidos.

Entre las nuevas herramientas desarrolladas por la IA, se encuentran los sistemas de soporte a la decisión clínica o *clinical decision support* (CDS) y sistemas de inteligencia de negocio o *business intelligence* (BI).

Los sistemas CDS recogen datos clínicos procedentes del HIS y datos del laboratorio procedentes del SIL y *midd-*

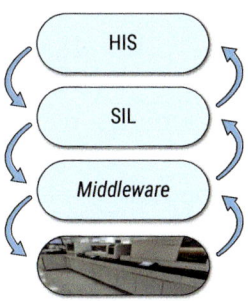

Figura 25-5. Flujo de la información en un laboratorio *core*. HIS: sistema informático del hospital; SIL: sistema de información del laboratorio.

leware para posteriormente integrarlos, estructurarlos y así generar nuevas variables y reglas expertas que podrán aplicarse a diferentes áreas del laboratorio o fases del proceso analítico. La fase analítica suele ser la más controlada, ya que hay personal técnico y facultativo supervisándola y revisando los resultados que se entregan a los clínicos. Sin embargo, en las fases preanalítica y postanalítica se cometen más errores, especialmente en la fase prepreanalítica, en la que el médico realiza la solicitud de pruebas, y en la fase pospostanalítica, en la que el médico interpreta los resultados del informe del laboratorio. En ellas, el especialista del laboratorio no está presente. Esto puede dar lugar a una excesiva solicitud de pruebas o falta de solicitud de algunas de ellas, y también a una incorrecta interpretación de los resultados por parte del clínico. Los sistemas CDS pueden ayudar en el ciclo analítico de la siguiente forma:

- Ayudando en la solicitud de pruebas analíticas: gestión de las pruebas solicitadas, descartando las que no proceden y añadiendo pruebas necesarias.
- En la validación de los resultados del laboratorio: mediante acciones automáticas de eliminación de pruebas, repeticiones, verificación y validación de resultados, añadiendo comentarios.
- En la interpretación de resultados: mediante el envío de comentarios que ayudan a la interpretación clínica, envío

de mensajes tipo SMS a los clínicos ante la detección de resultados críticos.

Los sistemas de BI son una herramienta informática que ayudan a dar una visión bien estructurada de la situación del laboratorio a nivel analítico y organizativo. Los sistemas de BI se aplicaban en empresas con el objetivo de mejorar la eficacia y productividad. Sin embargo, en los laboratorios clínicos han empezado a aplicarse en los últimos años. Estos sistemas utilizan los *key performance indicators* (KPI) o indicadores clave de rendimiento para la toma de decisiones. Los KPI son útiles para evaluar cómo un cambio implementado en el laboratorio clínico influye en la eficiencia y el rendimiento. Los sistemas de BI pueden realizar predicciones a partir de datos recogidos de forma retrospectiva. Posteriormente, mediante el uso de los KPI, pueden valorar la eficiencia y el rendimiento comparando los resultados antes y después de la implementación del cambio. Los KPI deben ser elegidos según el objetivo propuesto, pues no todos los KPI van a aportar la misma información. A continuación, se nombran algunos ejemplos de KPI que pueden utilizarse en un laboratorio:

- Tiempo dedicado al registro de peticiones en el SIL.
- Tiempo dedicado al etiquetado de muestras.
- Tiempo desde la recepción de la muestra hasta su incorporación en el analizador o cadena de automatización.
- Tiempo de respuesta.
- Número de comprobaciones de pruebas.
- Número de diluciones: manuales y automáticas.
- Número de detección de muestras hemolizadas.
- Número de detección de muestras contaminadas.
- Número de detección de muestras cruzadas.
- Número de detección de pruebas añadidas.
- Rendimiento de reactivos.
- Tiempo muerto del analizador: debido a la realización de tareas de mantenimiento o averías técnicas.
- Tiempo muerto del personal técnico: tiempo dedicado a tareas no analíticas como reponer consumibles, preparación de reactivos, etcétera.
- Tiempo de dedicación a la validación técnica.
- Tiempo de dedicación a la validación facultativa.

 PUNTOS CLAVE

- En el ciclo de una prueba diagnóstica hay nueve pasos implicados: solicitud de analítica, extracción, identificación, transporte, preparación, análisis, informe, interpretación y acción clínica.
- En las fases preanalítica y postanalítica se cometen la mayoría de errores. La automatización permite reducir los errores humanos.

- El modelo de laboratorio *core* ha permitido optimizar los recursos haciendo que el laboratorio sea más eficiente.
- Son ejemplos de innovación en los laboratorios clínicos la automatización, la robotización, la IA y los sistemas de información.
- La IA imita la forma de pensar del ser humano y es capaz de analizar un gran volumen de datos de forma rápida y objetiva.

BIBLIOGRAFÍA

Blick KE. Providing critical laboratory results on time, every time to help reduce emergency department length of stay: how our laboratory achieved a Six Sigma level of performance. Am J Clin Pathol. 2013 Aug;140(2):193-202.

Dolci A, Giavarina D, Pasqualetti S, Szőke D, Panteghini M. Total laboratory automation: Do stat tests still matter? Clin Biochem. 2017 Jul;50(10-11):605-11.

Flores E, Salinas JM, Blasco Á, et al. Clinical Decision Support systems: A step forward in establishing the clinical laboratory as a decision maker hubA CDS system protocol implementation in the clinical laboratory. Comput Struct Biotechnol J. 2023 Aug 19;22:27-31.

Haymond S, McCudden C. Rise of the Machines: Artificial Intelligence and the Clinical Laboratory. J Appl Lab Med. 2021 Nov 1;6(6):1640-54.

Khatab Z, Yousef GM. Disruptive innovations in the clinical laboratory: catching the wave of precision diagnostics. Crit Rev Clin Lab Sci. 2021 Dec;58(8):546-62.

Miler M, Nikolac Gabaj N, Dukic L, Simundic AM. Key Performance Indicators to Measure Improvement After Implementation of Total Laboratory Automation Abbott Accelerator a3600. J Med Syst. 2017 Dec 27;42(2):28.

Ng VL. Utilization management in the core laboratory. Clin Chim Acta. 2014 Jan 1;427:154-7.

Salvagno GL, Danese E, Lippi G. Mass spectrometry and total laboratory automation: opportunities and drawbacks. Clin Chem Lab Med. 2020 Jun 25;58(6):994-1001.

Wheeler SE, Block DR, Bunch DR, et al. Clinical Laboratory Informatics and Analytics: Challenges and Opportunities. Clin Chem. 2022 Nov 3;68(11):1361-7.

Zaninotto M, Plebani M. The «hospital central laboratory»: automation, integration and clinical usefulness. Clin Chem Lab Med. 2010 Jul;48(7): 911-7.

Sistemas logísticos de almacenamiento y aprovisionamiento

26

D. Sos del Diego

OBJETIVOS

- Comprender los fundamentos básicos de los sistemas logísticos aplicados en el ámbito sanitario y, en concreto, en la medicina de laboratorio.
- Identificar las mejores prácticas en almacenamiento y aprovisionamiento en entornos sanitarios.
- Evaluar la importancia de la eficiencia logística sanitaria en la calidad y seguridad del laboratorio.
- Analizar las tecnologías y herramientas actuales para la gestión logística sanitaria.

INTRODUCCIÓN

Si se atiende a la percepción habitual del término «logística», se suele entender únicamente como una parte de la gestión empresarial que se ocupa de atender a la demanda creada por el cliente, mediante el transporte de materiales o bienes de un lugar a otro para cubrir dicha petición. Sin embargo, la Real Academia Española define la logística como un concepto mucho más amplio: «conjunto de medios y métodos necesarios para llevar a cabo la organización de una empresa, o de un servicio, especialmente de distribución».

La logística implica necesariamente un transporte, que puede ser tanto interno como externo, pero es fundamental entender que esto es solo una parte de toda la cadena de suministro. Esta cadena en su totalidad comprende las acciones de planificar, gestionar y controlar el flujo, almacenamiento y los servicios, así como también la información de los bienes, para satisfacer una demanda planteada.

En el caso que ocupa en este capítulo, la logística en un entorno sanitario no es menos distinta que la definición planteada anteriormente. Un centro sanitario es una empresa en la que en este caso el «cliente» es el paciente o un profesional sanitario que debe atender a la demanda creada por dicho paciente, que no es otra que proporcionar una asistencia o prueba sanitaria. Es decir, se debe enfocar esta visión de la logística como una gestión global imprescindible en la cadena asistencial sanitaria.

Debe entenderse la logística sanitaria como una parte fundamental de la cadena asistencial. sanitaria.

En este capítulo se pretende transmitir, de una manera clara y concisa, los fundamentos y los principios básicos de esa gestión logística dentro del ámbito sanitario y, más específicamente, en la parcela de la medicina de laboratorio.

La logística en el ámbito sanitario y sus objetivos

La logística en el ámbito sanitario puede definirse como el conjunto de procesos organizativos, técnicos y operativos necesarios para garantizar la disponibilidad, el almacenamiento, la distribución y la reposición de los recursos necesarios para el correcto funcionamiento de los servicios de salud. Este concepto abarca una amplia gama de actividades que incluyen la gestión de productos médicos, fungibles, medicamentos, equipos, reactivos, dispositivos médicos y otros materiales esenciales para la atención sanitaria.

En este contexto, la logística no solo implica el transporte de materiales, sino también el diseño de estrategias que aseguren la eficiencia, la sostenibilidad y la capacidad de respuesta ante necesidades variables de la asistencia sanitaria diaria. Dada la complejidad del sector sanitario, la logística desempeña un papel crucial en la calidad del servicio, y contribuye directamente en los procesos asistenciales, la seguridad del paciente y, no menos importante, a una optimización de los recursos disponibles.

Relevancia en la medicina de laboratorio

La especialidad de medicina de laboratorio, además de ser esencial en el día a día de un centro sanitario mediante la aportación de datos para el diagnóstico y tratamiento de pacientes, requiere una gran disponibilidad de equipos y fungibles, además de rapidez en las tareas asignadas tanto clínicas como administrativas.

La logística en este ámbito es fundamental para asegurar que los laboratorios dispongan de los reactivos, materiales de análisis y equipos en las condiciones adecuadas y en el momento necesario para garantizar resultados fiables y oportunos, pero también en la disponibilidad y transmisión de los resultados obtenidos mediante las distintas técnicas al personal sanitario al final de la cadena, al paciente.

Una logística eficaz en la medicina de laboratorio impacta directamente en:

- La calidad de los diagnósticos: la disponibilidad continua de fungibles y reactivos garantiza que las muestras se procesen dentro de los tiempos óptimos, evitando retrasos que puedan comprometer la atención al paciente.
- La sostenibilidad operativa: la adecuada gestión de inventarios y aprovisionamientos minimiza desperdicios, reduce costos y asegura la continuidad del servicio.
- La capacidad de respuesta: los sistemas logísticos bien diseñados permiten a los laboratorios ajustarse rápidamente a cambios en la demanda, como puede ocurrir en situaciones de brotes epidemiológicos y emergencias sanitarias.

En definitiva, la logística en la medicina de laboratorio no es solo una herramienta de soporte, sino un componente estratégico que contribuye directamente a la eficacia del sistema asistencial en su conjunto.

TÉRMINOS BÁSICOS DE LOS SISTEMAS LOGÍSTICOS

En primer lugar, se debe obligatoriamente hacer referencia a una serie de términos utilizados en el «argot» logístico y que serán utilizados a lo largo del presente capítulo. Aunque son solo una selección, algunos términos importantes que se deben recordar son:

- **Logística**: proceso de planificación, implementación y control del flujo y almacenamiento eficiente de bienes, servicios e información desde el origen hasta el consumidor final.
- **Logística sanitaria:** conjunto de procesos logísticos orientados a garantizar la disponibilidad y la distribución eficiente de recursos médicos, medicamentos y equipos necesarios para la atención sanitaria.
- **Almacenamiento sanitario**: actividad logística que implica la recepción, organización y conservación de productos médicos, reactivos y equipos en condiciones controladas, garantizando su integridad y trazabilidad.
- **Aprovisionamiento**: proceso de adquisición de bienes y servicios necesarios para la operación eficiente de una organización.
- *Stock*: conjunto de materiales, productos o bienes almacenados que una organización mantiene disponibles para su uso o distribución.
- **Gestión de inventarios sanitarios**: proceso de supervisión y control de las existencias de fungibles sanitarios o medicación con el fin de mantener un control óptimo de las existencias que cubran la demanda sin generar excesos ni desabastecimiento.
- **Punto de pedido (Pp)**: nivel crítico de existencias en el cual es necesario realizar un nuevo pedido para evitar desabastecimientos.
- *Stock* **crítico o de seguridad (Sc):** cantidad mínima de inventario que se mantiene para garantizar el suministro continuo frente a demandas imprevistas o retrasos en la cadena de suministro.

- **Trazabilidad**: capacidad de seguir el recorrido de un producto a lo largo de toda la cadena de suministro, desde su origen hasta el destino final.
- **Caducidad:** fecha límite a partir de la cual un producto pierde su efectividad o seguridad, especialmente relevante en medicamentos y reactivos de laboratorio.
- *Picking*: proceso de selección y preparación de productos en un almacén para su uso, distribución o envío.
- *Kitting*: proceso de agrupar y empaquetar materiales necesarios para realizar una tarea específica, como kits de prueba en laboratorios clínicos.
- *Cold chain* **(cadena de frío):** sistema de almacenamiento y transporte que asegura condiciones de temperatura controlada en el proceso para productos como vacunas, reactivos y ciertos medicamentos.

Este capítulo se centra exclusivamente en la cadena de suministro sanitaria y más concretamente en el flujo interior de la logística sanitaria. En los siguientes puntos se ven conceptos más concretos como los tipos de almacenes que pueden encontrarse en un centro sanitario, etiquetado de materiales y fungibles, así como técnicas para el control eficiente de las existencias.

Cadena de suministro sanitaria (*healthcare supply chain*)

La cadena de suministro sanitaria es el conjunto de procesos interrelacionados que incluyen la planificación, adquisición, almacenamiento, transporte y distribución de materiales y servicios en el sector de la salud. Esta cadena puede ser externa (compras a proveedores, transporte de materiales, etc.) o interna (cualquier movimiento de material en el interior de un centro sanitario). Su objetivo principal es garantizar la disponibilidad de cada recurso adecuado en el momento y lugar precisos (se puede denominar punto de consumo), cumpliendo siempre con los estándares de calidad, seguridad y trazabilidad que requiere el sector sanitario.

La eficiencia de la cadena de suministro sanitaria, como se ha descrito en la introducción, impacta directamente en la calidad de la atención médica y en la seguridad del paciente. En estos los últimos años, han entrado en juego la digitalización y el uso de tecnologías avanzadas, como la inteligencia artificial y la analítica predictiva como se verá más adelante en este capítulo. Estos avances han permitido mejorar la trazabilidad y la toma de decisiones, fortaleciendo la capacidad de los sistemas sanitarios para afrontar desafíos actuales y futuros.

 El objetivo principal de la cadena de suministro sanitaria es garantizar la disponibilidad de recursos adecuados en el momento y lugar precisos, cumpliendo con todos los estándares de calidad.

Diferencias con otros sectores

La cadena de suministro sanitaria presenta unas características diferenciadoras respecto a otros sectores debido, en gran parte, a la naturaleza crítica y sensible de los productos y servicios que gestiona. Los materiales sanitarios, como pueden ser fungibles, medicación, productos reactivos de laboratorio o dispositivos médicos entre otros muchos, requieren condiciones específicas para su almacenamiento y transporte, dentro de las cuales se incluye el mantenimiento de temperatura, humedad y trazabilidad. La necesidad de mantener la cadena de frío (*cold chain*), por ejemplo, es esencial para garantizar la eficacia de productos como vacunas y ciertos reactivos de laboratorio.

Y en todo este proceso, la logística sanitaria debe asegurar, además, un flujo de abastecimiento constante tanto en condiciones habituales de asistencia diaria como en situaciones de emergencias sanitarias (como pandemias, catástrofes colectivas, etc.), lo que requiere una planificación previa, precisa y también una predisposición a la flexibilidad en su gestión.

ALMACENAMIENTO EN CENTROS SANITARIOS

A continuación, se describen los tipos de almacenamiento que se pueden encontrar en los centros sanitarios habituales como centros de atención primaria, hospitales, centros de diagnóstico y laboratorios. Esta es una clasificación escueta ya que hay muchos más tipos de almacenes en otros sectores, según su estructura, la actividad, etc.

Como se ha mencionado en el punto anterior, la gestión logística sanitaria requiere una mirada estratégica que permita disponer de materiales en su punto de consumo sin llegar al temido «desabastecimiento». Para ello, es necesario disponer de una red de almacenes que garanticen ese consumo constante de los centros sanitarios.

Tipos de almacenes en el ámbito logístico hospitalario

Se da, a continuación, una muestra del tipo de almacenes que puede haber en un centro hospitalario. La diversidad de los almacenes refleja la complejidad del entorno sanitario. Cada tipo de almacén responde a necesidades específicas, desde almacenes que garanticen la disponibilidad de fungibles hasta otros que controlan la conservación de productos termosensibles.

Almacenes centrales

Los almacenes centrales representan el primer paso de la cadena de suministro sanitaria. En ellos se concentran los grandes volúmenes de materiales que llegan de los distintos proveedores. Su objetivo es garantizar el flujo continuo de materiales esenciales a la actividad sanitaria del centro al que abastecen, y pueden albergar materiales no sanitarios (papelería, mobiliario, etc.).

Habitualmente, se ubican en zonas industriales para disponer de fácil acceso a los grandes transportes. Son instalaciones con superficies diáfanas y zonificadas. Los productos se almacenan en grandes estanterías habilitadas para paletización de gran volumen y cumplen la norma UNE-EN 15635, que establece las directrices para el uso y el mantenimiento del equipo

de almacenamiento, con el fin de garantizar la seguridad y la eficiencia de los sistemas de almacenaje y de las estanterías.

Dependiendo de su grado de tecnificación, pueden disponer de equipos *miniload* o carruseles que aumentan la efectividad en la preparación de pedidos y que se describen más adelante. Estos almacenes disponen de una zona diferenciada de recepción, almacenaje y otra de salida de material a los almacenes periféricos o de tránsito.

Almacenes periféricos o de tránsito

Los almacenes periféricos o de tránsito también se denominan «almacenes de consolidación». Este tipo de almacenes se encuentra ya en los centros sanitarios o en edificios anexos, cerca de las unidades operativas como quirófanos, unidades de cuidados intensivos (UCI) y laboratorios clínicos y sirven de almacén intermedio entre el almacén central y los distintos almacenes de consumo del centro cuando estos últimos no disponen de espacio suficiente para albergar mucho material. Normalmente, almacenan productos de gran rotación (mucho consumo) como pueden ser jeringas, sondas, etc. Con ellos se consigue minimizar los tiempos de espera en la reposición de los almacenes finalistas. Deben estar organizados de manera eficiente, con un sistema de rotación de materiales basado en el principio FIFO (*First In, First Out*) para evitar caducidades de productos. En inglés *First in, First Out* es un método que se basa en dar salida del almacén lo primero que ha entrado en él. Se utiliza principalmente en almacenes que disponen de materiales con caducidad, perecederos, etc. (**Fig. 26-1**).

Almacenes de consumo

Los almacenes de consumo son las zonas de almacenamiento denominadas finalistas. Es decir, es el almacenamiento que utilizan los profesionales sanitarios para garantizar la asistencia diaria en su zona de trabajo. Pueden gestionar tanto material médico, como equipos de oficina y otros recursos esenciales para la operativa hospitalaria. Son los almacenes más numerosos dentro de un centro sanitario y pueden estar gestionados por los propios profesionales del centro o bien por empresas externas que se encargan de su control y reposición permanente.

Estos almacenes disponen de unas existencias definidas y determinadas por un cálculo preciso según la actividad prevista. La reposición del almacén puede ser diaria o por un período de tiempo determinado por el *stock*, y puede ser semanal e incluso quincenal en algunos casos. Este *stock* debe garantizar la disponibilidad permanente de material hasta la siguiente reposición. El cálculo del *stock* de un producto se analiza más adelante (**Fig. 26-2**).

Almacenes de temperatura controlada

En medicina de laboratorio y otras zonas hospitalarias, la conservación de materiales sensibles es una de las mayores responsabilidades logísticas. Este tipo de almacenes se ubican

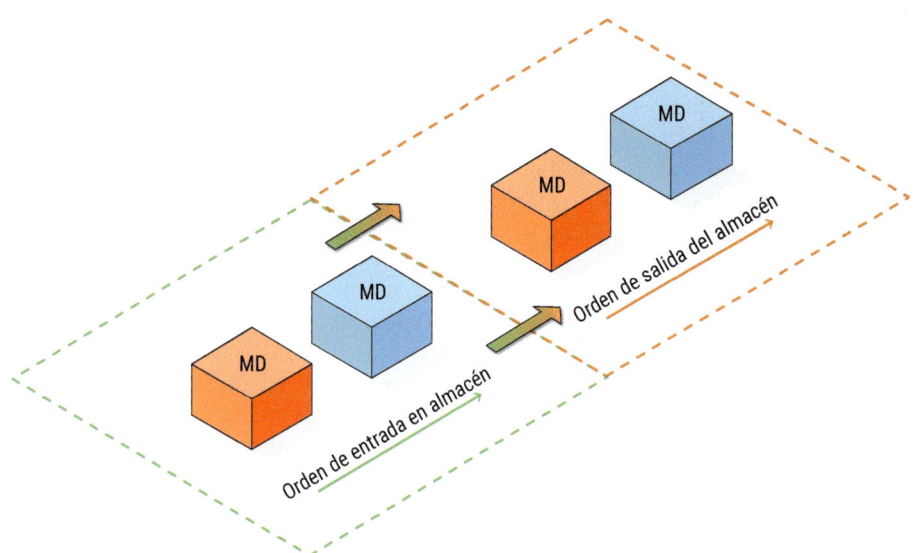

Figura 26-1. Sistema FIFO (*First In, First Out*). MD: *medical device*.

principalmente en laboratorios, pero también en zonas de consulta, urgencias e, incluso, en vehículos sanitarios.

Los almacenes de temperatura controlada incluyen cámaras de refrigeración y congeladores diseñados y equipados con equipos como sensores de temperatura inalámbricos y termostatos inteligentes para mantener los productos termosensibles dentro de rangos específicos de temperatura. En caso de desviaciones, se activan alertas automáticas para prevenir daños en los productos. Por ejemplo, una cámara de refrigeración debe garantizar una temperatura constante de entre 2 °C y 8 °C, mientras que los congeladores pueden requerir temperaturas inferiores a -20 °C. El mantenimiento de estos almacenes está estrictamente regulado por normativas nacionales y europeas, como el Reglamento (UE) 2017/745, de 5 de abril de 2017, que establece, entre otros, los requisitos específicos para productos médicos sensibles. Los productos almacenados en estas instalaciones pueden ser, por ejemplo, vacunas, medicamentos biológicos, reactivos químicos y también muestras biológicas.

Otros casos

Otros casos incluyen:

- **Almacenes automatizados:** en centros hospitalarios con un gran volumen de operaciones, la automatización de almacenes mediante equipos tipo *miniload* o carruseles se ha convertido en una solución eficiente para optimizar la gestión de materiales. Estos sistemas también conocidos como AAC (almacén automático para cajas) son sistemas de almacenaje «producto hacia operario» y emplean sistemas robotizados para la selección, almacenamiento y distribución de productos, lo que reduce errores humanos y mejora la eficiencia operativa.

  Esta automatización también puede instalarse en zonas más pequeñas de asistencia como pueden ser las urgencias de un hospital con equipos de autodispensación de fungibles o en farmacia, donde se requiere una preparación precisa de medicamentos, con equipos reducidos de *picking* que permiten que los productos se clasifiquen y se entreguen automáticamente en los puntos de consumo. Este tipo de almacenes está integrado con sistemas de gestión de inventarios (*enterprise resource planning* [ERP] es un *software* que permite gestionar de manera eficiente áreas como compras, inventarios, producción y recursos humanos, facilitando el flujo de información en tiempo real entre los distintos departa-

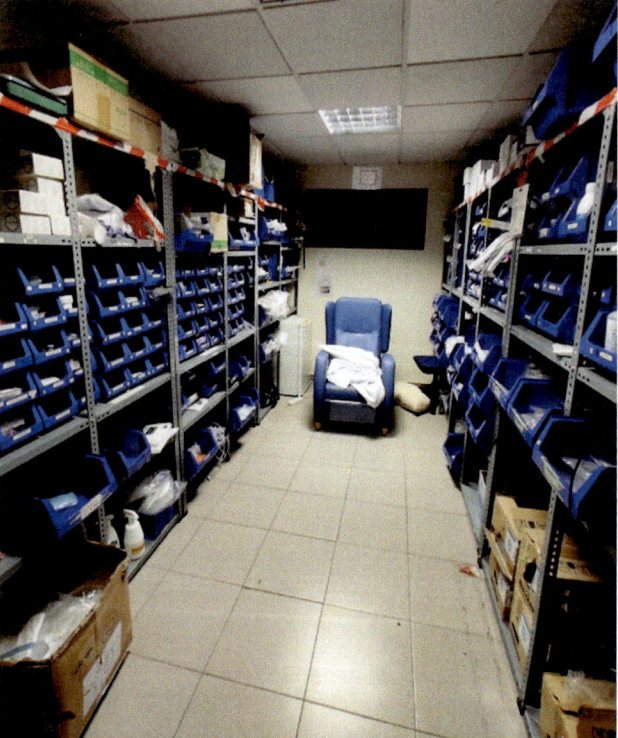

Figura 26-2. Almacén de consumo.

mentos), que proporcionan datos en tiempo real sobre existencias, ubicación, etc.

- **Almacenes de productos peligrosos:** no hay que olvidarse de la gestión de todos los productos químicos, biológicos y radiactivos que se manejan en un centro hospitalario y que requieren condiciones especiales de almacenamiento debido a los riesgos que representan para el personal hospitalario y para el medio ambiente. Los almacenes de productos peligrosos están diseñados con medidas de seguridad específicas, como sistemas de ventilación controlada, contenedores de seguridad y señalización clara para identificar riesgos. Estas condiciones vienen reguladas por normativa específica, como el Real Decreto 665/1997, que establece protocolos estrictos para la manipulación de productos peligrosos y en la que se establecen protocolos y registros de movimientos de este tipo de materiales.

Clasificación de materiales

A continuación, se describe de manera no exhaustiva cómo clasificar los productos en los almacenes. Esta clasificación es válida para todos los tipos de almacenes que se han descrito en puntos anteriores.

Según su uso y duración

Según su uso y duración los materiales se pueden clasificar en los siguientes:

- **Material fungible (desechable):** son aquellos materiales que se consumen o se descartan tras un solo uso. En el ámbito sanitario, incluyen productos como guantes, jeringas, gasas, mascarillas y reactivos químicos de laboratorio. La gestión de este tipo de material debe asegurar su disponibilidad constante, dado que su consumo suele ser elevado y continuo.
- **Material reutilizable:** son aquellos productos que pueden ser utilizados en múltiples ocasiones tras ser sometidos a procesos de limpieza, desinfección o esterilización. Estos materiales suelen tener un coste más elevado y requieren un manejo más cuidadoso para prolongar su vida útil, por ejemplo, instrumental quirúrgico y contenedores de muestras reutilizables en laboratorios.

Según su valor económico: clasificación ABC

La clasificación ABC es una metodología que se basa en el principio de Pareto o «regla del 80/20» y organiza los materiales en función de su valor económico y su impacto en el inventario.

- **Grupo A (10-20 %):** incluye los materiales de alto valor económico que representan un porcentaje reducido del total del inventario, pero que son críticos para las operaciones. Estos artículos requieren un control riguroso y una gestión detallada para evitar pérdidas y desperdicios.

Pueden ser los equipos de diagnóstico de laboratorio, instrumental quirúrgico de precisión o medicamentos de alto coste.

- **Grupo B (20-30 %):** representa materiales con un valor intermedio, pero cuya gestión sigue siendo relevante. Estos artículos requieren un control moderado. Un ejemplo pueden ser kits de pruebas diagnósticas.
- **Grupo C (50-70 %):** son materiales de bajo valor económico, pero que comprenden la mayor parte del inventario del almacén. No se debe olvidar que, a pesar de su bajo coste, se debe garantizar su disponibilidad constante, ya que su ausencia puede causar interrupciones en la actividad. El control en este grupo es menos estricto y pueden ser guantes médicos de nitrilo o vinilo, envases de muestras, gasas, productos de limpieza, etc.

 La clasificación ABC, ampliamente utilizada, permite una optimización de los recursos disponibles, facilita la gestión de las existencias, evita excesos de los artículos del grupo A y ayuda a priorizar compras y rotaciones para evitar vencimientos de caducidades.

Según su condición de almacenaje

Según la condición de almacenaje, los materiales se pueden clasificar en:

- **Condiciones habituales:** la mayoría de los materiales sanitarios, como apósitos, envases o equipos básicos, pueden almacenarse perfectamente a temperatura ambiente y en espacios con condiciones normales de humedad y ventilación. Son productos que no presentan requisitos especiales para su conservación.
- **Condiciones extraordinarias:** algunos materiales requieren ambientes controlados debido a su sensibilidad a factores como la temperatura, la humedad y la exposición a la luz. Este grupo incluye reactivos de laboratorio, muestras biológicas, vacunas y medicamentos termosensibles.

Etiquetado de los productos

Actualmente se dispone de varios sistemas estandarizados de etiquetado de productos. Es necesario mencionar que los productos sanitarios se encuentran sometidos a una serie de regulaciones normativas y es por el Real Decreto 192/2023, de 21 de marzo, por el que se regulan los productos sanitarios a nivel nacional, así como el Reglamento (UE) 2017/745 sobre productos sanitarios. Sus requisitos pueden simplificarse en estos cinco puntos:

- **Identificación del producto:** denominación o nombre comercial y código de identificación única de producto «UDI» (código alfanumérico o numérico que se utiliza para identificar productos sanitarios en el mercado) obligatorio ya en 2025 en algunos tipos de productos.
- **Datos del fabricante:** ha de constar el nombre o razón social y dirección completa.

- **Información esencial**: datos básicos de la finalidad del producto, condiciones de almacenamiento y advertencias.
- **Trazabilidad:** número de lote o número de serie, fecha de fabricación y, cuando proceda, fecha de caducidad.
- **Marcado CE:** indica la conformidad del producto con los requisitos esenciales de seguridad y eficacia establecidos en la normativa europea.

Esta información puede venir impresa en el envase del producto o en las etiquetas de este y se expresa a través de una serie de símbolos internacionalmente conocidos y ajustados a normas armonizadas. Algunos ejemplos se pueden ver en la **figura 26-3**.

En el caso de las muestras biológicas que se «producen» en un laboratorio, el etiquetado, además, deberá incluir el nombre y los apellidos del paciente, número de identificador único, que podría ser un número del hospital o un número que le asigne el laboratorio, el análisis que se ha solicitado y la hora y fecha de recogida, además de las iniciales de la persona que recoge la muestra. Si estas muestras deben transportarse fuera del laboratorio o se recogen en el exterior para ser transportadas para su posterior procesamiento y análisis, se seguirán normas específicas etiquetando con UN2814/UN2900 para categoría A y UN3373 para la categoría B.

La información y el etiquetado de los productos médicos es esencial para el diseño de su ubicación en los almacenes, así como su transporte en el caso de muestras biológicas.

Diseño y mantenimiento de un almacén de consumo

Dejando de lado los almacenes centrales y sus grandes infraestructuras, los cuales ocuparían un capítulo exclusivo para ellos, este epígrafe se centra en los almacenes de consumo, de los más habituales.

El diseño y el montaje de estos almacenes, la mayor parte de las veces, se ejecuta de manera aleatoria y optando por espacios «heredados» y no planificados en el diseño inicial de la infraestructura del centro sanitario. Esto es un error, ya que la mayor parte de las veces este tipo de espacios se convierten, finalmente, en lugares sobrecargados y propensos a la falta de orden.

En primer lugar, se debe tener en cuenta la ubicación del almacén. No se debería dotar igual un almacén de planta en el control de enfermería que un almacén para

un laboratorio hospitalario. Por ejemplo, los almacenes de consumo para un laboratorio deberían estar localizados cerca del área de extracción de muestras y próximo al resto de áreas analíticas, ya que los profesionales deberán abastecerse frecuentemente del material diario. Debe reservarse un espacio para neveras y congeladores en función de los requerimientos del laboratorio y de las distintas áreas de trabajo, entre el 5 % y el 7 % del espacio total, y pueden estar anexos a uno de los almacenes, para facilitar su acceso (**Fig. 26-4**).

En el ejemplo anterior, que no deja de ser una propuesta, se garantiza un flujo confortable entre las distintas áreas, situando en un único lateral toda la zona de almacenamiento. Se puede, incluso, y es muy recomendable, disponer de varios tipos de almacenamiento (general y otro específico para muestras biológicas, por ejemplo) según la naturaleza de los productos a almacenar y correctamente compartimentados. No se debe olvidar una zona de recepción de materiales y logística de preparación de pedidos o kits, de fácil acceso desde el exterior del laboratorio. Es muy importante disponer de zonas de sucio o residuos y aseos. Se aconseja también disponer de dos entradas independientes a los almacenes para permitir un flujo de entrada y salida en aquellos centros con mucha ocupación de personal.

El mobiliario del almacén es otro de los puntos que no se debe dejar al azar. Las estanterías deben ser estables, accesibles y operativas tanto para el material a depositar en ellas como para el personal que las utilizará diariamente. La tendencia actual en almacenes de pequeño tamaño es utilizar estanterías modulares con bandejas o cestas de doble compartimento que permita la operatividad de un sistema Kanban. Estas estanterías hacen la función de *picking* diario. En el caso de almacenes de tránsito o centrales, la única opción son estanterías convencionales de media-alta carga o para palés reguladas con su normativa específica de montaje y seguridad.

Caso de almacén de consumo con sistema Kanban

Para que el flujo de entrada y salida de materiales en los almacenes funcione correctamente, es imprescindible un sistema eficiente de etiquetado de los productos contenidos en el almacén. En primer lugar, para hacer una reposición correcta y, en segundo, para la localización y uso sencillo por parte del profesional. Este es uno de los puntos esenciales en los sistemas logísticos de almacenamiento. Sin un buen sistema que permita identificar de una manera clara, rápida e inequívoca, el almacén no sería efectivo.

Se presenta aquí un sistema de etiquetado y gestión del almacén cuya efectividad está ampliamente demostrada en centros sanitarios. El sistema Kanban tiene su origen en la década de 1940 en la industria automovilística japonesa. Sin embargo, la denominación usada en sanidad no es del todo correcta, ya que el sistema Kanban puro se interrelaciona con otros sistemas de gestión de proyectos como la metodología LEAN o SCRUM. En el caso de almacenamiento sanitario, se ha hecho una adaptación de este sistema en función del uso de tarjetas de diversos colores para identificar las necesidades de reposición de los

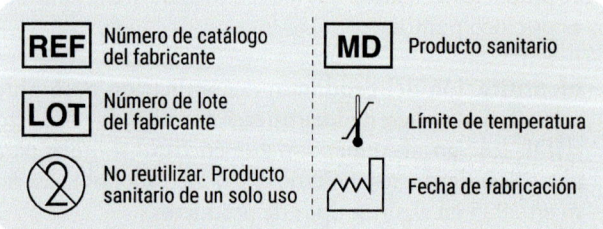

Figura 26-3. Pictogramas.

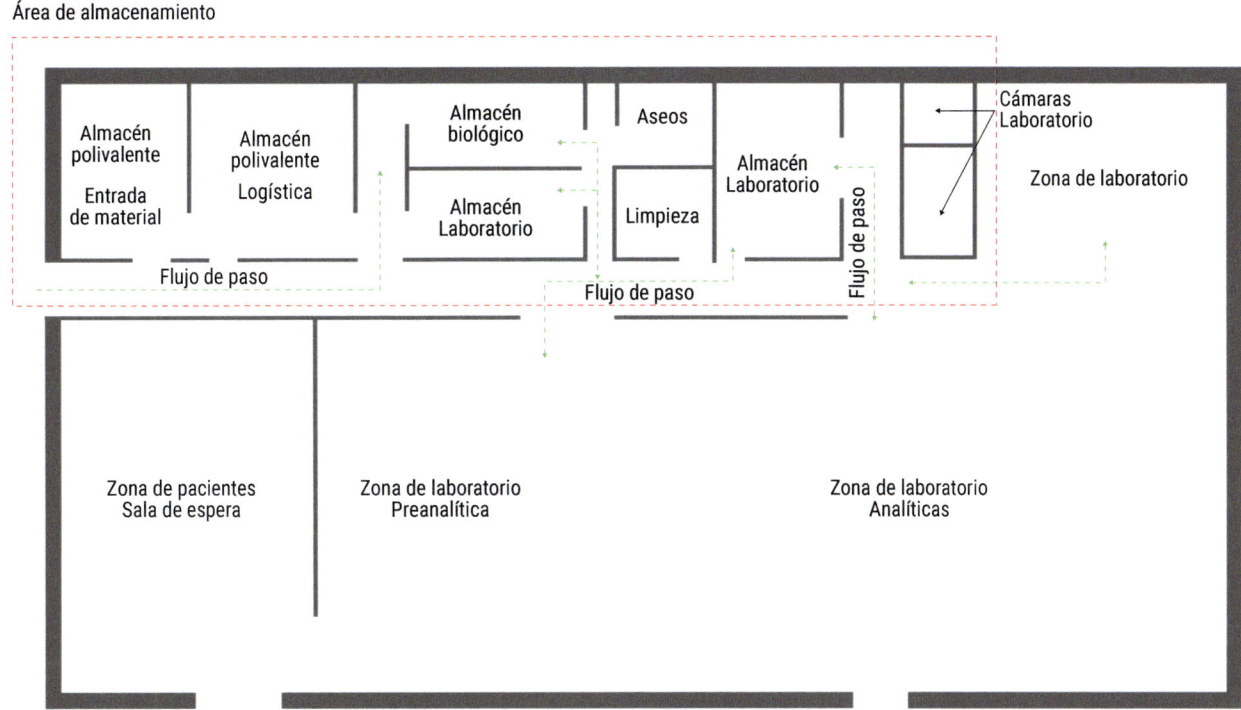

Figura 26-4. Ejemplo de un plano de almacenes de laboratorio.

materiales y su posterior lectura para gestionar pedidos y reposiciones (**Fig. 26-5**).

Se parte de un sistema de estanterías modulares con bandejas extraíbles de doble cajón para cada uno de los materiales del almacén con su *stock* definido previamente. En cada uno de los cajones de la bandeja se ubica el *stock* siguiendo la metodología FIFO. Se empieza a utilizar el material del primer cajón y la etiqueta del producto se mantiene con la tarjeta verde. Una vez que se acaba el material del primer compartimento, se pasa el material del segundo cajón al primero y se da la vuelta a la etiqueta (ahora en rojo) para indicar que ese material debe ser repuesto (**Fig. 26-6**).

Para la reposición del almacén únicamente se deben revisar los artículos con la tarjeta en color rojo, para generar un pedido de reposición. Esta lectura puede realizarse de manera manual o, si se dispone de un sistema ERP o sistema logístico integral (que se verá en el siguiente epígrafe), se procede a la lectura con un dispositivo tipo lector de códigos, *smartphone* o con buzones con tecnología RFID (*radio frequency identification* es una tecnología de identificación y seguimiento que utiliza ondas de radio para transmitir datos almacenados en un pequeño dispositivo llamado etiqueta RFID. Estas etiquetas contienen un chip y una antena que permiten la lectura remota de la información sin necesidad de contacto directo ni línea de visión) que permite la lectura de las tarjetas y genera automáticamente el pedido de reposición al almacén central. En el caso de los buzones RFID, requiere que las propias tarjetas de los productos dispongan de la misma tecnología.

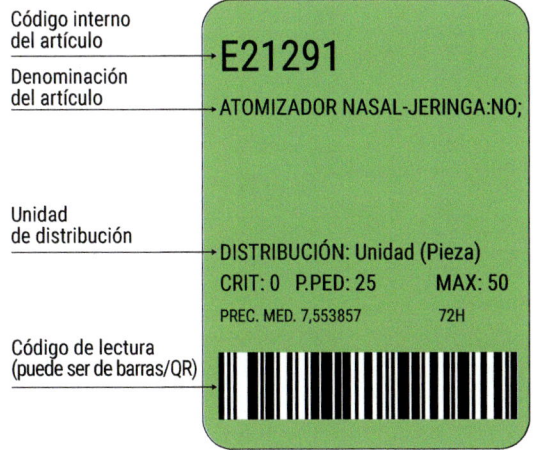

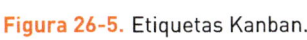

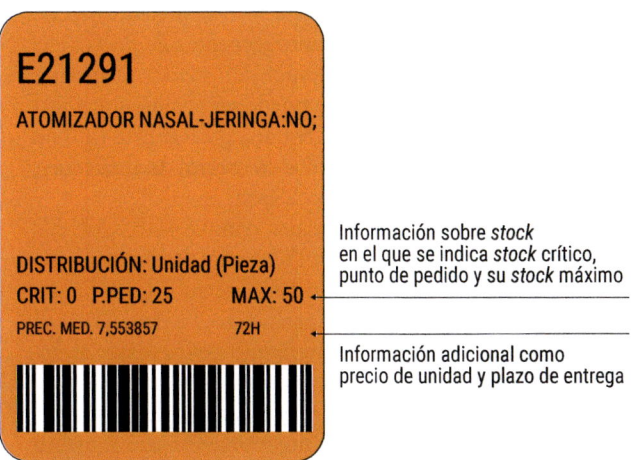

Figura 26-5. Etiquetas Kanban.

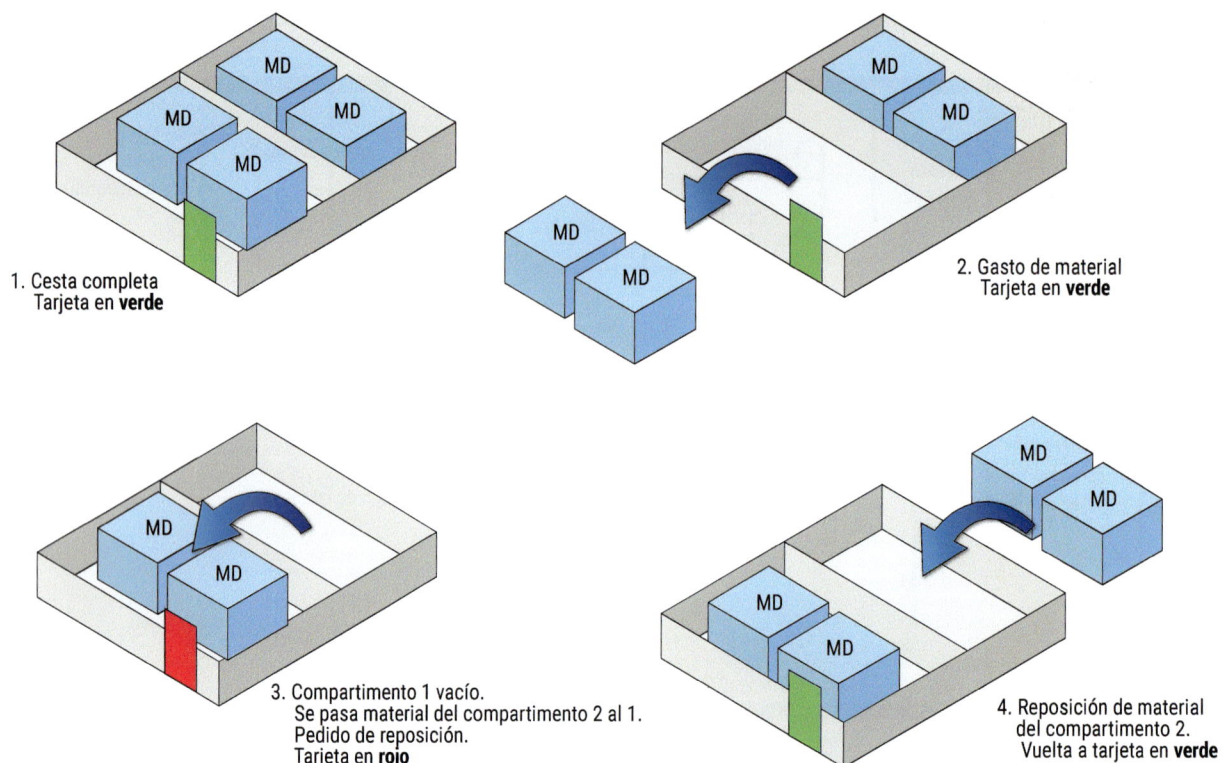

Figura 26-6. Metodología Kanban.
MD: *medical device*.

Esta metodología permite variantes, por ejemplo, introducir otras tarjetas como una de color naranja para pedidos urgentes (**Fig. 26-7**).

Una vez realizado el pedido de reposición, llega a almacenes centrales, donde se prepara y se envía. Repuestas las bandejas de nuevo, se cambia la tarjeta a verde para indicar que ese material se encuentra en condiciones óptimas de almacenaje (**Fig. 26-8**).

Sistemas de gestión de almacenes

Como se ha visto, todo el proceso de gestión logística puede hacerse de manera manual, mediante recuentos de *stock*, pero este proceso ya se encuentra en desuso. Un moderno sistema logístico y un *stock* controlado no puede ser posible sin el uso de *software* de gestión logística integrada o ERP. Este tipo de *software* permite integrar los procesos de control de almacenes, *stocks*, inventarios, pedidos de reposición, etc.

Hay muchas soluciones comerciales, como SAGE X3 Healthcare®, Oracle EPM®, Microsoft Dynamics 365®, etc., pero también soluciones a medida como el Sistema SIGLO®, que utilizan varios servicios públicos de salud. Todos estos sistemas se basan en una codificación de cada uno de los materiales y un sistema de lectura de estos.

Independientemente del sistema o *software* empleado para su gestión, el almacén sanitario debe incorporar obligatoriamente una serie de procedimientos internos que contemplen el inventario del almacén con el listado de todo el material presente en

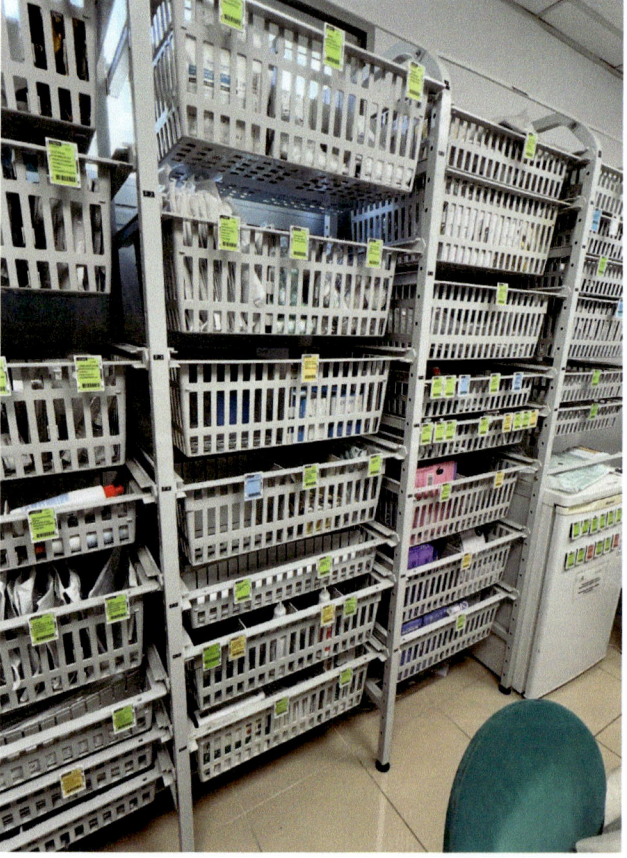

Figura 26-7. Estanterías Kanban.

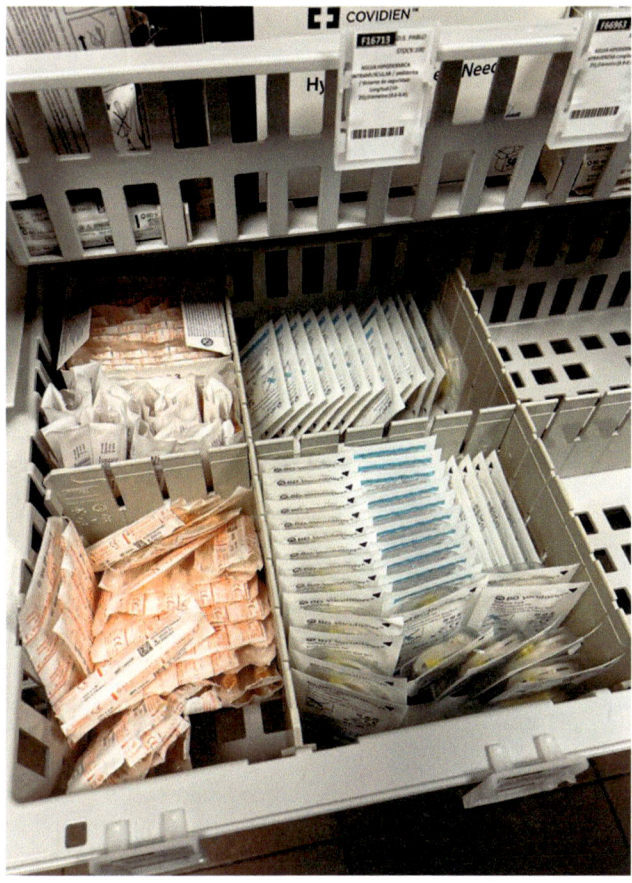

Figura 26-8. Cestas Kanban.

el almacén (almacenado, punto de pedido, *stocks* de seguridad, *stock* crítico) de cada uno de los artículos incluidos.

Deberá haber personal encargado de la revisión de los almacenes o establecer turnos rotatorios o procedimientos internos que permitan sistemáticamente detectar las necesidades, realización de pedidos de reposición y la carga de materiales para garantizar el abastecimiento del servicio o área. Este apartado se trata en el siguiente punto en la planificación de necesidades.

APROVISIONAMIENTO Y GESTIÓN DE EXISTENCIAS

Una vez que se dispone de un almacén instalado y abastecido, viene la parte más complicada del proceso: la gestión del aprovisionamiento y el mantenimiento de los *stocks*.

El aprovisionamiento es una actividad exclusiva del departamento de compras de la organización y consiste en realizar todas las operaciones necesarias para dotar a las distintas áreas o servicios de los materiales y servicios necesarios para su correcto funcionamiento. Estas acciones pueden resumirse en prever las necesidades del centro, planificar las compras y realizar la gestión de adquisición.

Planificación de necesidades. Gestión de existencias

La planificación del aprovisionamiento de los materiales del almacén se realiza a partir del *stock* definido previamente.

Este permite regular el consumo y su reposición, además de buscar un volumen óptimo de pedido y minimizar el material almacenado evitando el despilfarro. Un *stock* reducido requiere reposiciones frecuentes. Un *stock* elevado reduce el número de reposiciones requeridas. A continuación se analizan algunos de los términos que se deben recordar en cuanto al *stock*:

- **Stock activo o total.** Está configurado por el total de artículos del almacén. Este *stock* comprende siempre un máximo y un mínimo según la capacidad del almacén y el tiempo de reposición. Puede verse claramente en la **figura 26-9**.
- **Stock crítico o de seguridad.** Es complementario al *stock* activo y busca evitar la rotura de *stock* en el almacén. En el caso de un laboratorio médico, evita interrupciones en las pruebas, garantiza la disponibilidad de reactivos y materiales críticos y permite adaptarse a fluctuaciones inesperadas en la demanda. Habitualmente, se calcula en términos de plazos de entrega máximo menos el plazo de entrega promedio por la demanda estimada, pero en el caso de un almacén sanitario o de laboratorio, es mejor calcularlo mediante la siguiente fórmula:

$Ss = Z \times \sigma D \times \sqrt{P}$ → Stock de seguridad = Factor de seguridad (p. ej., 95 % Z = 1,65) × Desviación estándar de la demanda diaria (variabilidad en el consumo) × Plazo de entrega promedio (días)

Se puede apreciar claramente en la siguiente gráfica la diferencia de mantener un *stock* de seguridad en el almacén o no disponer de él y el riesgo de desabastecimiento de suministros que ello supone (**Fig. 26-10**):

- **Rotura de *stock*.** Se define como la ausencia de productos o materiales necesarios en el inventario para satisfacer una demanda específica en el momento requerido.
- **Punto de pedido (Pp).** Es el nivel de *stock* en el cual se debe realizar un nuevo pedido para evitar la rotura de *stock*. Permite mantener el flujo continuo de materiales, para la falta de suministros o reactivos que puedan comprometer la calidad del servicio y la actividad del laboratorio. Para calcular el punto de pedido habitualmente se utiliza la siguiente fórmula:

$Pp = D \times P \times Ss$ → Punto de pedido = Demanda diaria promedio × Plazo de entrega × Stock de seguridad

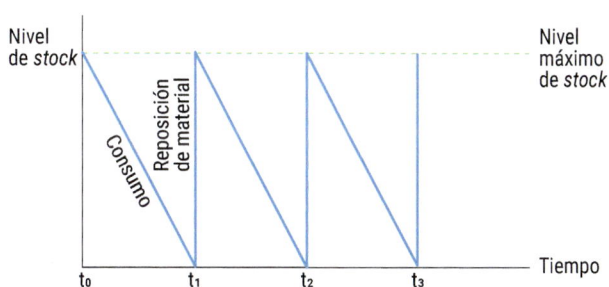

Figura 26-9. *Stock* con consumo y aprovisionamiento constantes.

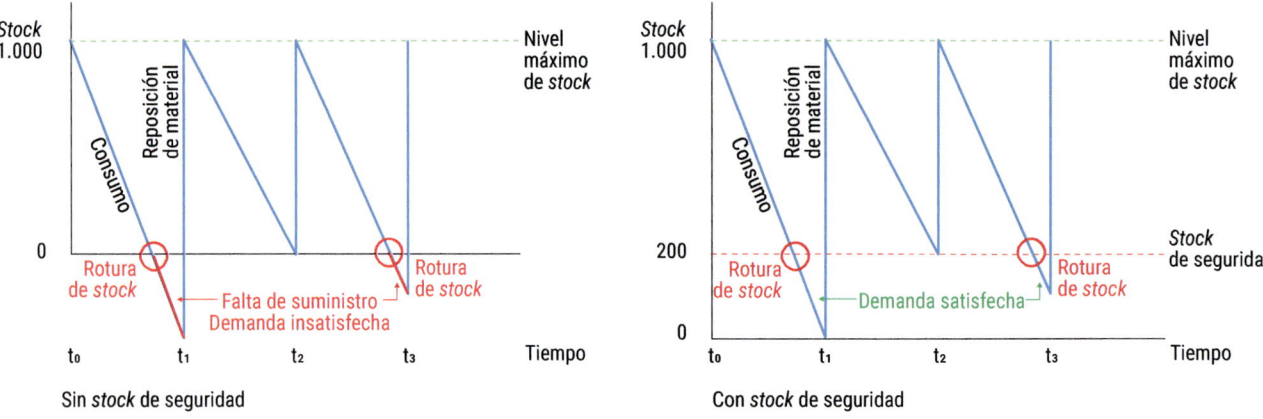

Figura 26-10. *Stock* sin *stock* de seguridad y con *stock* de seguridad.

Hay fórmulas más ajustadas para hallar el punto de pedido, por ejemplo, en función de la variabilidad en el que se incluyen variables de factor de seguridad y desviación estándar de la demanda. Estos ajustes son útiles en períodos de mucha demanda, por ejemplo.

- **Stock óptimo** en el almacén. Es aquel que permite disponer de los suministros y reactivos exactos para cubrir las necesidades previstas (consumo estimado de un artículo para un determinado período). Habitualmente, este concepto coincide con el de punto de pedido, aunque este incluye conceptos económicos que el Pp no dispone.
- **Stock cero.** Es conveniente conocerlo y viene dado por una estrategia logística basada en la técnica JIT (*Just in Time*) que consiste en aprovisionar en el momento que se necesite y solo la cantidad necesaria. Se puede utilizar en suministros y reactivos muy específicos en los almacenes médicos y de laboratorio que puedan ser susceptibles de caducidades muy cortas o precios elevados.

 El *stock* permite regular el consumo y su reposición. Un *stock* reducido requiere reposiciones frecuentes. Un *stock* elevado reduce el número de reposiciones requeridas, pero aumenta el volumen y el espacio requerido. Una mala planificación, retrasos en el aprovisionamiento o un aumento inesperado de la demanda puede implicar la rotura de *stock*. Esto ocurre cuando el nivel de existencias de un artículo llega a cero.

Como se mencionó anteriormente, es fundamental disponer de un *stock* definido y conocido por el personal. Se aconseja disponer de documentos en formato físico o digital que desglosen todo el material contenido en el almacén. Como buena práctica, se propone mantener un listado del *stock*, siempre actualizado, físicamente en el almacén.

Es obligatorio reseñar que los ERP disponen de herramientas de seguimiento, cálculo de *stocks* de seguridad, puntos de pedido, etc., y facilitan enormemente la gestión en almacenes (**Fig. 26-11**).

Periódicamente, es necesario realizar en el almacén un recuento o «realizar inventario» para verificar la correcta gestión de este. Los dos métodos que se usan frecuentemente son el recuento basado en el consumo y el recuento basado en la morbilidad. Los laboratorios utilizan principalmente el primero, ya que se basa en el consumo real del centro. Para este recuento se requiere experiencia y control sobre el consumo real, así como el número de suministros o reactivos caducados o consumidos por errores en el procedimiento.

El recuento basado en la morbilidad requiere un control y una clasificación del número de procesos que han requerido pruebas analíticas y compararlo con el tipo de suministro o reactivo que se requiere para dichos procedimientos.

Este proceso es más laborioso, pero puede dar una estimación de gasto, siempre y cuando se pueda comparar con datos fiables de frecuentación comparándolo con la frecuentación según patologías.

Modelos de aprovisionamiento. Gestión de proveedores

Hay distintos modelos de compras dependiendo de si la entidad es pública o privada:

- **Compras públicas.** Es el modelo utilizado por entidades financiadas con fondos públicos. Este modelo está sometido a estrictas normativas y procedimientos legales para garantizar la transparencia, la igualdad de oportunidades a los proveedores privados que opten a concursos públicos y una eficiencia en el uso de los recursos públicos. Un ejemplo en la sanidad pública pueden ser las licitaciones públicas para la adquisición de medicamentos, reactivos o equipos médicos. En España, estas compras están reguladas por la Ley 9/2017 de Contratos del Sector Público. Tiene la ventaja de fomentar la competencia y garantizar precios justos y transparentes, pero implica procesos administrativos largos y menor flexibilidad.
- **Compras privadas.** Lo utilizan organizaciones privadas con mayor flexibilidad en los procedimientos de adquisición. Permite negociar directamente con los proveedores según las necesidades específicas de la entidad con rapidez

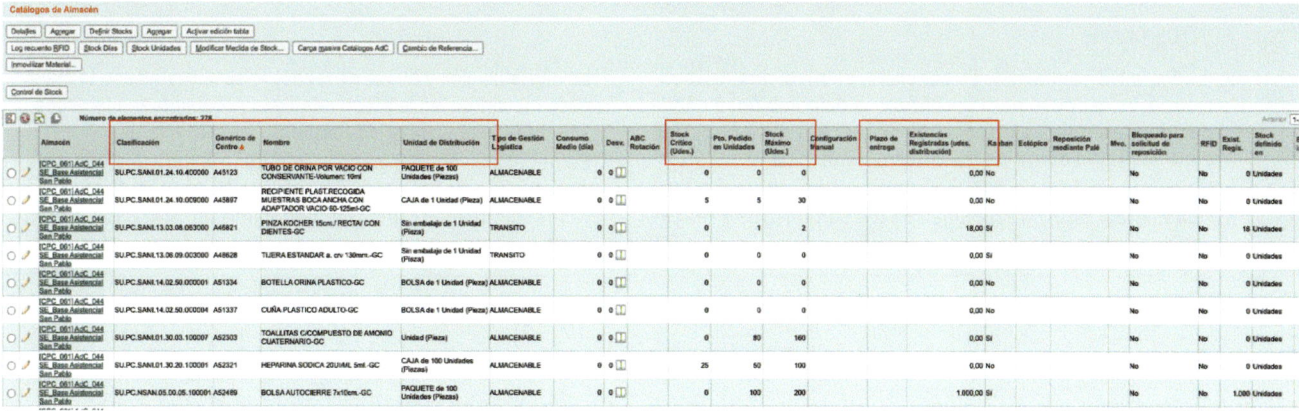

Figura 26-11. Ejemplo de un listado de *stock* en Siglo®.

y flexibilidad en los acuerdos, pero con precios sometidos a la oferta de mercado. Un ejemplo pueden ser los contratos directos entre laboratorios privados y fabricantes de reactivos para pruebas diagnósticas.

- **Modelo mixto.** Es la combinación de ambos modelos y en el que instituciones públicas colaboran con entidades privadas para garantizar el acceso a materiales críticos en situaciones específicas (p. ej., asociaciones público-privadas para la compra masiva de vacunas durante la pandemia).

Hay estrategias en estos modelos como pueden ser la agrupación de pedidos y las compras centralizadas en plataformas de compras para abastecer a distintos centros sanitarios. Esta estrategia optimiza costes al reducir precios unitarios por volumen y aumenta la eficiencia logística en el transporte, en el almacenamiento, etc., pero exige coordinación entre áreas y en los tiempos de entrega o disponer de espacio en los almacenes centrales.

En cuanto al panorama a nivel mundial o europeo, se tiende a una mayor digitalización de los procesos que garanticen la trazabilidad (el llamado *blockchain*) y también a una mayor concienciación verde para causar menor impacto ambiental y reducir la huella de carbono en el transporte y en los materiales adquiridos.

Es importante destacar la dependencia geográfica que se vio a raíz de la pandemia de la COVID-19, cuando se evidenciaron los riesgos de depender de proveedores internacionales (especialmente de Asia). Actualmente, se busca fomentar cadenas de suministro más regionalizadas. Un ejemplo es la Estrategia Farmacéutica para Europa, que fomenta la producción local de medicamentos y productos esenciales para evitar desabastecimientos.

INNOVACIONES TECNOLÓGICAS EN LOGÍSTICA SANITARIA

Para finalizar el capítulo, sería importante destacar los avances más recientes en tecnología logística aplicada al ámbito sanitario. La pandemia de la COVID-19 hizo obligatorio revisar los procedimientos de abastecimiento y creó un punto de inflexión para establecer redes eficaces de suministro como se ha mencionado con anterioridad.

Esta tendencia actual busca tecnificar la cadena de suministro desde la gestión en almacenes centrales hasta los procesos de aprovisionamiento en los puntos finales, con el objetivo de mejorar la eficiencia, reducir costes y garantizar la disponibilidad continua de materiales.

Los almacenes centrales se están agrupando en las llamadas «centrales de compra» buscando aglutinar en puntos estratégicos las compras y suministros hacia los puntos de consumo y esto requiere de la implantación de equipos como los sistemas *miniload* y carruseles que facilitan y agilizan el trabajo de la preparación de pedidos.

En los puntos de consumo se ha extendido la metodología Kanban con rapidez de gestión de almacenes, pero también la automatización con equipos de autoconsumo en zonas de farmacia y la instalación de sistemas muy robotizados en laboratorios médicos que incrementan notablemente la capacidad del proceso frente a los sistemas clásicos.

Y para finalizar, no puede obviarse la explosión de la inteligencia artificial y el campo que abre en el análisis predictivo de *stocks*. Los sistemas basados en inteligencia artificial permiten analizar enormes datos históricos y patrones de consumo para predecir la demanda futura de materiales y medicamentos. Esto puede llevar a ajustar mejor los *stocks* en almacenes para evitar la acumulación innecesaria de ciertos productos y minimizar las roturas de inventario en situaciones extremas como la mencionada pandemia. El análisis predictivo puede ser utilizado para identificar tendencias asistenciales. Ya se ha usado a través de comentarios en redes sociales para identificar casos de enfermedades estacionales como la gripe con unos resultados muy certeros. Estos datos pueden ser usados, por ejemplo, en la planificación de aprovisionamiento de reactivos en laboratorios clínicos o adelantarse en la distribución de vacunas en función de datos epidemiológicos analizados.

A modo de conclusión, todas estas innovaciones están transformando no solo la logística sanitaria, sino también la atención sanitaria en sí misma, haciendo que sea más eficiente, segura y adaptable a los desafíos actuales.

PUNTOS CLAVE

- La logística sanitaria y, en concreto, en medicina de laboratorio, es esencial para garantizar la disponibilidad continua de materiales asistenciales de manera eficiente y ágil en la actividad diaria de los centros sanitarios.
- Los sistemas de almacenamiento deben garantizar la seguridad, integridad y trazabilidad de los suministros y reactivos que contienen.

- La digitalización y el uso de tecnologías actuales son la clave para incrementar la efectividad y la precisión en los procesos logísticos y aprovisionamiento de materiales.
- Es necesario asumir el concepto de una logística eficiente y sostenible no solo como mejora en la imagen de los servicios implicados, sino también como optimización de los costes laborales y económicos de las organizaciones.

BIBLIOGRAFÍA

Agencia Española de Medicamentos y Productos Sanitarios. Seguridad de productos sanitarios. Ref: 004/Nov. Madrid: AEMPS; 2004.

Bowersox DJ. Administración logística en la cadena de suministros. 2ª ed. Ciudad de México: McGraw-Hill Interamericana; 2007.

Burnett D. A Practical Guide to ISO 15189 in Laboratory Medicine. 1ª ed. Londres: ACB Venture Publications; 2013.

Centro Español de Logística (CEL). Estudio CEL sobre tendencias logísticas en sanidad. Madrid: CEL; 2021.

El impacto de la Inteligencia Artificial e Inteligencia Artificial Generativa en la Cadena de Suministro en España. Centro Español de Logística. Artículo científico, 2024. Disponible en: https://cel-logistica.org/el-impacto-de-la-inteligencia-artificial-en-la-cadena-de-suministro-en-espana

Escudero Serrano MJ. Logística de almacenamiento. 2ª ed. Madrid: Editorial Paraninfo; 2019.

Estrategia Farmacéutica para Europa. Documento oficial de la Comisión Europea. Bruselas: Comisión Europea; 2020.

Gómez Aparicio JM. Gestión logística y comercial. 1ª ed. Madrid: McGraw-Hill Interamericana de España; 2014.

Kanban University. The Official Guide to Kanban Method. Seattle: Kanban Press; 2022.

Organización Mundial de la Salud. Sistema de gestión de la calidad en el laboratorio: manual. 1ª ed. Ginebra: OMS; 2016.

Real Decreto 192/2023, de 21 de marzo, por el que se regulan los productos sanitarios. Boletín Oficial del Estado, nº 71 (24-03-2023).

Real Decreto 1591/2009, de 16 de octubre, por el que se regulan los productos sanitarios. Boletín Oficial del Estado, nº 268 (17-10-2009).

Unión Europea. Reglamento (UE) 2017/745 sobre productos sanitarios. Diario Oficial de la Unión Europea, L 117 (05-05-2017).

Villalobos Hidalgo J. Gestión sanitaria para los profesionales de la salud. 1ª ed. Madrid: McGraw-Hill Interamericana de España; 2007.

Waller MA. Administración de Inventarios. 1ª ed. Ciudad de México: McGraw-Hill Interamericana; 2018.

Acreditación de una actividad formativa

27

Ó. Dávila Cansino

OBJETIVOS

- Tener conocimientos y habilidades para acreditar una actividad formativa siguiendo los criterios de la Comisión Nacional de Formación Continuada.
- Otorgar un distintivo de calidad a la acción docente para la que el proveedor solicita la acreditación, tras verificarse que cumple unos requisitos mínimos en cuanto a la calidad de su diseño, contenidos y competencia de los docentes, conceder unos créditos de formación continuada a los profesionales inscritos en ella, como reconocimiento de su esfuerzo y compromiso en mantener y mejorar sus competencias.
- Orientar la formación a las necesidades del sistema sanitario. Se puede definir como el conjunto de actividades formativas destinadas a mantener o mejorar la competencia profesional, una vez obtenida la titulación básica o de especialidad correspondiente.
- Actualizar y mejorar la capacitación de una persona o grupo para hacer frente, de forma óptima, a las necesidades que plantea su ejercicio profesional.

INTRODUCCIÓN

La formación continuada reconocida como un derecho y un deber del profesional sanitario (Ley 44/2003, de 21 de noviembre, de ordenación de las profesiones sanitarias) está asumida como una actividad habitual y necesaria tanto por las instituciones sanitarias, educativas, asociativas y corporativas como por los propios profesionales. El incesante cambio en el conocimiento de los procesos de salud y enfermedad, sus factores condicionantes, patrones epidemiológicos, novedades en las tecnologías en uso, así como en la organización de los sistemas de salud y sociales en general, obligan a mantener y mejorar constantemente las competencias del profesional como un deber ético de ofertar la mejor atención posible a los ciudadanos a los que sirve. La formación continuada es una herramienta muy potente para lograr este fin.

No se considera formación continuada acreditable cualquier enseñanza reglada, ya sea de grado, máster, doctorado, especialidad, títulos propios universitarios, formación profesional, o sea imperativa para el desempeño de competencias profesionales.

LA ACREDITACIÓN EN EL SISTEMA NACIONAL DE SALUD. CONCEPTOS

Según la Ley de Ordenación de las Profesiones Sanitarias (2003), la formación continuada es el proceso de enseñanza-aprendizaje activo y permanente al que tienen derecho y obligación los profesionales sanitarios, que se inicia al terminar los estudios de grado o de especialidad y que está destinado a actualizar y mejorar sus conocimientos, habilidades

y actitudes ante la evolución científica y tecnológica y las necesidades del profesional y del sistema sanitario.

La **acreditación,** según el Sistema Nacional de Salud (SNS), es la valoración que un organismo externo hace de un individuo, centro o actividad, según unos criterios y estándares previamente establecidos.

QUIÉN PUEDE SOLICITAR LA ACREDITACIÓN

La **tabla 27-1** resume quién puede solicitar una acreditación.

MATERIAS ACREDITABLES

Como bien definen los manuales para acreditación de actividades de formación continuada de entidades proveedoras de formación de las comunidades autónomas, los materiales acreditables son aquellos que tienen como fin aumentar, mantener y mejorar la competencia profesional de los profesionales sanitarios. Se definen por el área de conocimiento y la población objetivo.

Área de conocimiento

Las materias objeto de demanda de acreditación se encuadran en las siguientes áreas temáticas:

- Docencia.
- Gestión sanitaria y calidad.
- Investigación.

Tabla 27-1. Requisitos para solicitar una acreditación

	Quién	Requisitos
Sí	Centros, instituciones, tanto públicas como privadas, cuyos estatutos incluyan como fin la formación	Presentar sus estatutos (excepto entidades públicas)
	Trabajadores autónomos cuya actividad principal sea la formación	Deben estar dados de alta en Hacienda, en particular en el impuesto de actividades económicas (IAE) y en la Seguridad Social
No	Personas físicas, excepto trabajadores autónomos	
	Fabricantes y entidades comerciales de medicamentos y productos sanitarios o relacionados	

- Práctica clínica.
- Salud pública.

Son acreditables:

- Las actividades que versen sobre estrés/autocontrol y orientación psicológica, siempre que estén orientadas al cuidado y atención al paciente.
- La formación en prevención de riesgos laborales cuando vaya dirigida a los profesionales de esta disciplina o área profesional.

No son objeto de acreditación:

- La formación en programas informáticos generales.
- La formación en idiomas científicos de las profesiones sanitarias en cualquiera de sus niveles.
- Todas aquellas actividades con contenidos que no forman parte de las materias de conocimiento aceptadas en la comunidad científica o en el SNS.
- Los títulos oficiales reglados (universitarios, de centros de educación superior o de las administraciones públicas).

Los módulos que los componen se podrán acreditar independientemente, de modo excepcional, cuando cumplan los siguientes requisitos:

- Que el grupo de participantes en el módulo no sea únicamente los participantes en el título oficial y reglado.
- Que la duración del módulo no supere las 100 horas.
- Que se especifique que el certificado forma parte de un programa máster o de especialización.

Población objetivo a la que vaya dirigida la actividad

Son susceptibles de acreditación las actividades destinadas a profesionales sanitarios a los que se refiere la Ley 44/2003, de 21 de noviembre, de Ordenación de las Profesiones Sanitarias.

Las actividades deben estar dirigidas a profesionales sanitarios que han terminado su formación reglada correspondiente.

En el caso de profesionales en período de formación como especialistas en ciencias de la salud:

- No podrán admitirse solicitudes de acreditación de actividades dirigidas específicamente a profesionales en formación como especialistas en ciencias de la salud.
- Los residentes podrán participar en actividades de formación continuada si así lo estima pertinente su tutor o la comisión de docencia. En cualquier caso, siempre que en una acción formativa se admita a profesionales en formación como especialistas en ciencias de la salud, los certificados de acreditación de las actividades de formación continuada deberán incluir una leyenda que indique lo siguiente: «Los créditos de esta actividad formativa no son aplicables a los profesionales que participen en la misma y que estén formándose como especialistas en ciencias de la salud». En este caso, el porcentaje de profesionales en período de formación como especialistas en ciencias de la salud sobre el total de participantes ha de ser inferior al 50 %.

PROCESO DE ACREDITACIÓN

La solicitud de acreditación deberá presentarse ante la Comisión de Formación Continuada de la comunidad autónoma en la que radique la sede social principal de la entidad proveedora.

La solicitud de una actividad docente no se podrá presentar en dos o más comunidades autónomas a la vez.

En caso de que una actividad docente ya acreditada en una comunidad autónoma necesitara ser acreditada en otra por razones justificadas, como el cambio de sede del proveedor, se deberá informar obligatoriamente de esta circunstancia en la solicitud y aportar la documentación oportuna.

DOCUMENTACIÓN

Hay diferentes modelos normalizados de solicitud, dependiendo de si la actividad es presencial, a distancia o mixta.

Es obligatorio cursar cualquier solicitud de acreditación en el modelo normalizado establecido por cada comunidad autónoma, que se encuentra en la página web de forma permanente. A todas las solicitudes se les incorporará un anexo en el que constará una declaración sobre los criterios de independencia de la actividad y si hay algún conflicto de intereses.

DESCRIPCIÓN

El proceso de acreditación se inicia con el envío de la documentación de la solicitud de acreditación, por parte del proveedor de la misma, a la secretaría técnica.

El plazo para presentación de la solicitud será el establecido por cada sistema acreditador autonómico, con un mínimo de 10 días hábiles de anticipación al comienzo de la actividad.

En caso de incumplimiento de este plazo, la solicitud no será admitida a trámite. Toda solicitud de acreditación debe informar sobre la fecha de inicio de la actividad docente. No se admiten para su acreditación proyectos formativos sin una programación real y concreta.

Debe realizarse una solicitud por cada actividad docente. Se podrá solicitar la acreditación de varias ediciones en el mismo documento en el caso en que solo cambien las fechas, horarios o lugar de celebración de las mismas y estos sean conocidos; se debe indicar en los apartados correspondientes de la solicitud todos esos datos de cada una de las ediciones.

Cuando se soliciten con posterioridad otras ediciones de una misma actividad, habrá de tramitarse un nuevo documento de solicitud.

La secretaría técnica comprobará que la solicitud se adapta en tiempo y forma a los requisitos publicados. Si hay defectos de forma, se requerirá al proveedor para que en el plazo de 10 días hábiles proceda a su subsanación. Si no lo realiza en el plazo otorgado, o bien la subsanación no se ajusta a los criterios establecidos, se entenderá que el proveedor desiste de su solicitud y será archivado el expediente.

Si la solicitud se ajusta a los requerimientos, la documentación completa será remitida por la secretaría técnica a evaluadores independientes. Las solicitudes se evaluarán teniendo como base los criterios mínimos establecidos por la Comisión de Formación Continuada de las Profesiones Sanitarias-Sistema Nacional de Salud (CFCPS-SNS).

Los evaluadores calificarán la solicitud de forma independiente, y otorgarán una puntuación de acuerdo con los criterios cualitativos aprobados por la CFCPS-SNS. Remitirán dicha evaluación a la secretaría técnica o al órgano acreditador de la comunidad autónoma. Estas puntuaciones son la base para calcular el denominado componente cualitativo (CCL).

Si el CCL es igual o superior a 1 (escala de 0 a 2,8), la actividad docente será acreditada. Se puede consultar el anexo correspondiente en el manual para acreditación de actividades de formación continuada de entidades proveedoras de formación de cualquier comunidad autónoma.

La secretaría técnica hará llegar a cada proveedor la comunicación del resultado de su solicitud, que se atendrá a lo dispuesto en la ley que regule los procedimientos administrativos de las administraciones públicas.

La acreditación está condicionada al cumplimiento, por parte del proveedor, de la legislación en vigor, de todos los requisitos exigidos por este sistema de acreditación, incluidas en el manual para acreditación de actividades de formación continuada de entidades proveedoras de formación de cualquier comunidad autónoma, y a la aportación de toda la información que cada secretaría técnica considere necesaria.

El proveedor está obligado a comunicar la anulación de cualquier actividad que no llegue a realizarse, así como la modificación de las fechas previstas, antes de la fecha de inicio declarada en la solicitud.

Se podrá realizar auditoría de una actividad acreditada a petición de la Comisión de Formación Continuada de las Profesiones Sanitarias de la comunidad autónoma correspondiente o a iniciativa de la secretaría técnica. En tal caso, se informará al proveedor de que la actividad docente correspondiente está sometida al proceso de auditoría regular, lo que implica la obligatoriedad de la presentación ante la secretaría técnica de toda la información que le sea solicitada.

CUMPLIMENTACIÓN DE SOLICITUDES

Antes de cumplimentar los formularios, es importante tener en cuenta que el contenido de estos documentos es muy importante en la evaluación de la solicitud.

A través de ellos, el evaluador debe comprender con la mayor claridad posible el diseño que se propone para su acreditación. La información escasa, ambigua o confusa puede inducir una idea negativa y la solicitud será penalizada en su calificación. Una descripción clara y específica generalmente indica que el proveedor ha reflexionado y ha cuidado el diseño de la actividad docente.

De cara a la cumplimentación de la solicitud por parte del proveedor, deben tenerse claros dos axiomas:

- Todo lo que no está escrito no se evalúa.
- Todo lo que está escrito es un compromiso.

Todas las actividades formativas que soliciten acreditación deberán disponer de una encuesta de satisfacción que cumpla los requisitos establecidos en el apartado de evaluación.

DATOS DE LA ENTIDAD

Se entiende como entidad proveedora la entidad o persona física que solicita la acreditación para la actividad, desarrolla la actividad formativa, emite los certificados de acreditación y se hace responsable, a todos los efectos, de dicha actividad.

Salvo en los organismos públicos y corporaciones de derecho público, los proveedores de formación continuada que soliciten por primera vez una acreditación deberán acompañar a la solicitud una copia de las escrituras públicas de constitución de la entidad u otros documentos equivalentes que acrediten la legalidad, identidad del proveedor y localización de su sede oficial.

En el caso de que el proveedor sea un trabajador autónomo, deberá presentar la documentación correspondiente que acredite que se encuentra legalmente constituido para el ejercicio de actividades profesionales.

Cuando se utilicen otros nombres comerciales que identifiquen los servicios docentes del proveedor, y se vinculen a la actividad docente que se quiere acreditar, deberán documentar su propiedad y registro.

No se admitirán solicitudes cuyos proveedores sean personas físicas, excepción hecha de los trabajadores autónomos.

Por acuerdo de la CFCPS-SNS, no se admitirán las solicitudes presentadas por entidades que son fabricantes o distribuidores de medicamentos, productos sanitarios o relacionados. La información de la documentación incluye:

- NIF/CIF/NIE: debe registrarse el identificador fiscal de la institución o el NIF/NIE del trabajador autónomo.
- Nombre de la institución: debe escribirse el nombre oficial de la institución, es decir, el que consta en los documentos

notariales de constitución o, en el caso de la Administración, en las denominaciones oficiales.

- **Domicilio:** se ha de reflejar el domicilio lo más completamente posible, incluyendo todas las referencias necesarias (el tipo de vía pública, escalera, puerta, número de despacho, etc.). El domicilio ha de corresponderse con el domicilio social de la entidad conforme conste en sus estatutos o, en su caso, en el alta en el IAE. Es obligación del proveedor comunicar cualquier cambio de domicilio. Obligatoriamente, el proveedor deberá cumplir uno de los siguientes criterios:
  - Tener su sede en la comunidad en que se solicite la acreditación.
  - Tener su sede fuera de la Unión Europea, pero querer realizar sus actividades docentes en o desde la comunidad correspondiente. La comunidad autónoma podrá solicitar aval, patronazgo o respaldo de una entidad pública o privada española, que actuaría como presentadora y garante.
  - Celebrar el congreso o jornada donde esté ubicada la sede del comité organizador o donde se realice este.
- **Municipio:** se ha de indicar el nombre oficial del municipio.
- **Provincia:** se ha de constatar el nombre oficial de la provincia o el de la comunidad autónoma, en caso de ser uniprovincial.
- **Código postal:** ha de ser el que corresponde oficialmente al domicilio. En el caso de España, debe contener cinco dígitos.
- **Responsable de la entidad:** es el nombre del representante legal.

DATOS DE LA ACTIVIDAD FORMATIVA

Los datos de la actividad formativa que se han incluir son los siguientes:

- **Nombre de la actividad:** se ha de citar textualmente el título con el que se designa la actividad. No se han de utilizar abreviaturas ni simplificaciones. Ha de ser idéntica esta denominación a la que va a figurar en su publicidad y en los diplomas o certificados acreditativos que se entregarán a los asistentes a la misma. Se ha de proponer un título breve en lo posible (no más de 120 caracteres en total). Se recomienda que tenga relación y refleje el contenido de la actividad y que no incluya la modalidad de la actividad (curso, seminario, etc.).
  El título debe ser acorde con el colectivo al que va dirigido, e incorporar el nombre de este siempre que sea necesario y pueda haber confusiones con la formación de otros profesionales.
  No pueden contener términos que induzcan a confusión con los títulos oficiales del Estado o la Universidad (especialista, máster, diploma, experto, técnico, doctorado, licenciatura, posgrado, capacitación, etc.).
  Los términos «congreso» y «jornada» deberán figurar en el título en este tipo de eventos.
  En el caso particular de la formación a distancia, debe cuidarse que el título no se confunda con otros propios de la

formación presencial y en los que el aprendizaje de habilidades psicomotrices es importante. Por ejemplo, no se admitirán títulos como «Soporte vital básico» o «Vendajes neuromusculares», «Técnicas manipulativas de…», «Suturas de heridas», etc. En estos ejemplos, los títulos admisibles deben dejar claro que no se forma en habilidades psicomotrices a los participantes.

No se formularán títulos vagos o imprecisos que no permitan deducir los contenidos u objetivos de la actividad, por ejemplo: «Diabetes», «Farmacología», «Lesiones articulares».

- **Datos de la persona de contacto:** deben corresponder a la persona que se hace cargo de la gestión de la solicitud de acreditación. Aunque en muchas ocasiones puede coincidir, no tiene que ser necesariamente el director docente, responsable de formación o cualquier otro responsable de la institución o la actividad docente. Debe ser una persona con la capacidad de gestionar, al menos administrativamente, las notificaciones y solicitudes de información que la secretaría técnica realice. Será la interlocutora oficial a efectos de la gestión del expediente.
- **Cargo:** es el puesto de responsabilidad que ocupa en la institución. En caso de no tener un cargo de responsabilidad orgánica, por defecto se indicará «responsable administrativo de la gestión de la solicitud de acreditación». Esta información se utilizará en la emisión de los documentos oficiales de notificación durante la gestión y resolución del expediente.
- **Correo electrónico:** será el correo de contacto que se utilizará con el proveedor en relación con la gestión del expediente de solicitud de acreditación. Es importante tener este hecho en cuenta, dado que, en numerosas ocasiones, las instituciones encargan a empresas de servicios, por ejemplo, agencias de viaje, la organización de los eventos que desean acreditar. En estos casos, conviene que, si la empresa de servicios se encarga de la gestión de la acreditación, los datos de contacto sean de la persona de la empresa que realmente está al tanto del proceso y que puede realizar las gestiones oportunas para resolver las incidencias que surjan y que no deban notificarse, preceptivamente, por vía telemática.
- **Modalidad formativa:**
  - Presencial.
  - A distancia. Clasificación de las actividades a distancia: se pueden agrupar en dos grandes categorías que se corresponden a las etapas evolutivas de la propia modalidad formativa:
    - Tipo I. De provisión o gestión de contenidos. Se apoyan principalmente en la distribución de materiales didácticos digitalizados (libros, revistas, CD, DVD, webs con materiales descargables, ya sean vídeos, textos, etc.). Incluye también los llamados cursos abiertos y masivos en línea (*massive open online courses* [MOOC]), en los que el aprendizaje está centrado en los materiales didácticos, usualmente vídeos y lecturas. Este tipo de cursos, autoformativos, permite el acceso a miles de estudiantes, no hay interacción entre ellos y la revisión evaluativa se realiza de manera automática o por pares.

- Tipo II. De comunicación. Se apoyan en plataformas digitales. Reproducen los procesos involucrados en el aprendizaje: incluyen actividades que los estudiantes deben resolver y reconocen la necesidad de un elemento clave: la comunicación. Se parte de la idea de que un aprendizaje efectivo necesita diálogo, conversación, discusión y reflexión, y los establece como centro de la experiencia del proceso formativo, que se concibe como un proceso social no solitario.
  - Mixta. En ocasiones, pueden surgir dudas entre formación presencial que incluye actividades fuera del aula y las actividades mixtas. Para considerar la actividad mixta, tanto la parte presencial, como la no presencial deben tener entidad propia, es decir, sus propios objetivos, actividades, docentes, etc. La existencia de tutoría de la parte no presencial es obligatoria.

! La lectura y el estudio de materiales docentes, la realización de algún ejercicio o búsqueda de información no son suficientes, por sí solos, para otorgar el carácter de modalidad mixta a una actividad docente.

- Formato de la actividad: a título orientativo, se ofrece el siguiente glosario de los diferentes formatos de actividades docentes más frecuentemente utilizados por los proveedores de formación continuada:
  - Congreso: reunión de contacto e intercambio entre personas especialistas en alguna materia en la que se proporciona información, se comunican las novedades y últimos descubrimientos, se analizan problemas, se buscan soluciones y se suelen tomar decisiones. Las principales características son las siguientes:
    - Contiene actividades con distinta metodología y contenido variado.
    - Actividades simultáneas, esporádicas y breves en el tiempo.
    - Pueden tener comunicaciones libres y pósteres.
    - Elevado número de participantes de una o más profesiones.
    - Debe tener un comité científico y un comité organizador.
    - Pueden tener o no comité de honor.
  - Curso: actividad formativa dirigida a la adquisición de conocimientos y mejora de la competencia en una materia específica y determinada, con participación de uno o varios docentes, en distintas sesiones definidas y estructuradas en el tiempo. Sus principales características o requisitos son:
    - La aportación teórica es mayoritaria.
    - Se recomienda presentar contenidos prácticos para integrar los conocimientos.
    - Existencia de un coordinador que facilite el contacto entre los diversos ponentes.
    - El punto de partida de conocimientos debe ser común a los discentes.
    - Número de alumnos máximo recomendado: alrededor de 30.
    - En los cursos presenciales, los participantes comparten un mismo espacio físico docente o conexión sincrónica.

- Los cursos no presenciales son aquellos en que los participantes no comparten dicho espacio físico, hay una flexibilidad horaria y espacial y se apoyan preferentemente en tutores y materiales docentes confeccionados para cubrir los objetivos que se pretende conseguir. Pueden tener un número elevado de participantes, pero pueden organizarse en grupos más reducidos (aulas virtuales) que permitan una relación intensa y colaborativa entre ellos. Deben contar con un sistema de tutoría.
- Los cursos mixtos son aquellos que constan de una parte presencial y otra no presencial. Deberán cumplir las especificaciones descritas para actividades presenciales y no presenciales.
  - Estancia formativa: estancia a tiempo completo o parcial de profesionales en centros diferentes de los de su trabajo habitual, con el fin de conocer experiencias y adquirir competencias en áreas muy concretas y en técnicas específicas en las que dichos centros son referentes. Sus principales características o requisitos son:
    - Requiere la incorporación del participante al servicio o área de práctica clínica o gestión sanitaria determinada.
    - Escaso número de participantes: uno o dos por rotación.
    - Duración en función de los contenidos concretos y de los objetivos a alcanzar.
    - A partir de 6 horas por día se considerará refuerzo del aprendizaje.
  - Jornada: actividad en la que se actualizan conocimientos sobre un área determinada con una estructura de ponencias y mesas de debate. Sus principales características o requisitos son:
    - Actividades con distinta metodología y contenido dentro de un mismo tema.
    - Es esporádica y breve en el tiempo.
    - Elevado número de participantes de una o más profesiones.
    - Sin actividades simultáneas en el tiempo.
  - Mesa redonda: actividad en la que un equipo de expertos que sostienen puntos de vista divergentes o contradictorios sobre un mismo tema exponen ante el grupo de forma sucesiva y coordinados por un moderador. Sus principales características o requisitos son:
    - Los participantes deben ser conocedores de la materia, hábiles para exponer y defender con argumentos sólidos su posición.
    - Cada expositor hablará durante unos minutos de modo sucesivo.
    - El moderador cederá la palabra de modo sucesivo a los integrantes de la mesa redonda y, al final, hará un breve resumen de las ideas principales de cada uno de ellos y destacará las diferencias notorias que se hayan planteado.
    - El moderador invitará al auditorio a realizar preguntas.
  - Seminario: actividad en la que se aborda con carácter monográfico y en profundidad un tema determinado, respondiendo a una necesidad formativa concreta plan-

teada en un momento dado. Sus principales características o requisitos son:

- Intercambio de puntos de experiencias y de conocimientos diferentes con crítica, diálogo, discusión y reflexión entre los participantes.
- Se dirige a la adquisición de conocimientos y a la modificación de actitudes.
- Los miembros tienen intereses comunes en cuanto al tema y un nivel semejante de información.
- En su organización y diseño son necesarios la preparación previa y el aporte de materiales para el uso común de los asistentes, así como el establecimiento de las condiciones para su correcto desarrollo.
- Los resultados o conclusiones son responsabilidad de todo el grupo.
- Concluye con una sesión de resumen y evaluación del trabajo realizado.
- El número de alumnos aconsejable es entre 5 y 12. Si se dirige a un grupo más grande es conveniente subdividir.
- Corta duración en general, entre 2 y 3 horas.
- Puede extenderse durante varios días hasta su finalización.

- Sesiones clínicas: actividades periódicas programadas en las que un grupo de profesionales intercambia información científica, opiniones y experiencias sobre áreas de competencias comunes de su práctica diaria. Incluyen, entre otras:
  - Sesiones clínicas.
  - Series de casos.
  - Exposición de casos ya resueltos.
  - Resolución de casos con expertos.
  - Sesiones sobre pruebas complementarias, fármacos, derivaciones, escenarios, etcétera.
  - Sesiones bibliográficas.
  - Sesiones sobre guías de práctica clínica.
  - Sesiones transversales (calidad asistencial, organización, clínica, etc.).

- Simposio: reunión de especialistas y expertos en la que se expone y se desarrollan diferentes aspectos de un tema de forma completa y detallada, desde diversos enfoques a través de intervenciones breves, sintéticas y de sucesión continuada. Sus principales características o requisitos son las siguientes:
  - Los especialistas exponen durante 15-20 minutos.
  - Un coordinador resume las ideas principales.
  - El auditorio formula preguntas y dudas que los expertos aclaran y responden.
  - Elevado número de participantes.

- Taller: actividad formativa predominantemente práctica cuyo objetivo fundamental es el desarrollo de habilidades. Principales características o requisitos:
  - Requiere participación activa de los alumnos.
  - Gran interacción entre alumnos y docentes y de alumnos entre sí.
  - Número de alumnos aconsejable: de seis a ocho por docente.
  - Corta duración. Número de horas en función de los contenidos concretos y de los objetivos a alcanzar.

- Grupo de trabajo: modalidad que supone en sus integrantes un importante nivel de formación previa y de reflexión sobre la práctica sanitaria. Se caracteriza por la autonomía progresiva y por la calidad de su actuación, de forma que sus proyectos y materiales elaborados puedan servir también a otros sanitarios. Sus principales características o requisitos son:
  - Es necesaria la existencia de formación y trabajo compartido, con anterioridad, por los componentes.
  - Podrán proceder del mismo centro de trabajo u otro y de la misma profesión o distinta.
  - Existirá un coordinador para la organización y distribución de tareas, control de aspectos burocráticos (hojas de firmas, orden del día de cada sesión, informes de evaluación, etc.). Se ha de presentar una memoria elaborada conjuntamente por todo el grupo.
  - El número de participantes aconsejable es entre 4 y 12.
  - La duración de las sesiones aproximada es de 2 horas.

La temática de trabajo incidirá:

- En mejorar los procesos sanitarios.
- En la elaboración, análisis y experimentación de protocolos, guías, etcétera.
- En la investigación/innovación centrada en los diferentes hechos que acontecen en el entorno sanitario.

• Área temática: son aquellas áreas de conocimiento a las que, preferentemente, se vinculan los objetivos y contenidos de una actividad docente. Debe marcarse solo una opción.

> **!** La opción «docencia» debe marcarse cuando el contenido de la actividad se centra en metodologías, recursos, técnicas, diseños o planificación de actividades docentes, en cuyo dominio se quiere formar a los profesionales sanitarios, por ejemplo, métodos de tutoría, didáctica aplicada al campo de la salud, formación de formadores, etcétera.

A la hora de marcar cualquiera de los apartados, especialmente «Otras», debe tenerse en cuenta que **no son materias objeto de acreditación** las siguientes:

- Programas informáticos que no sean de utilización específica en el área sanitaria.
- Idiomas, en cualquiera de sus niveles.
- Actividades que traten materias no admitidas en general por el Sistema Nacional de Salud o la comunidad científica.
- Actividades con contenidos de publicidad comercial.
- Actividades con contenidos que forman parte de la formación básica y necesaria para obtener la titulación profesional, que resulte imprescindible para el ejercicio profesional y que, por tanto, no pueda considerarse formación continuada.
- La formación que es preceptiva por ley, y que deba cursar cualquier profesional que, tras un período de inactividad, desea integrarse al ejercicio de la profesión.

- Las materias que, aun siendo de aplicación en el área sanitaria, no son específicas en ciencias de la salud, como arquitectura sanitaria.
- Las actividades dirigidas al autocuidado del trabajador.
- Las materias que no formen parte de las competencias propias de los profesionales objeto de la actividad.
  - **Número máximo de alumnos**: es el número máximo de participantes que el proveedor prevé para cada edición de la actividad docente.
  - En la formación *online*, se deberá tener en cuenta que esta cifra debe ser proporcionada al número de tutores disponibles durante la formación. A efectos orientativos, debe darse una proporción de entre 30 a 50 participantes por tutor y edición. Esta proporción puede variar en función de las metodologías empleadas y el rol específico del tutor. En el caso de que un tutor tenga asignadas varias actividades coincidentes en el tiempo, la ratio se establece con relación al total de alumnos que tutoriza en un mismo período de tiempo.
  - Aunque en la formación presencial no hay una cifra orientativa, dada la heterogeneidad de formatos, la proporción entre docentes y discentes, en función del contexto en que se produce, será tomada en cuenta a la hora de valorar su calidad.
  - Número mínimo y máximo de horas lectivas: las actividades docentes deberán tener un mínimo de 1 hora de duración para la admisión de la solicitud de acreditación.
    - Se deberá indicar solo las horas efectivas de la actividad.
    - No se incluirán en el cómputo los períodos sin actividad docente (inauguraciones, comidas, desayunos, descansos, etc.).
    - En caso de congresos y jornadas, no se incluirán las horas correspondientes a determinados eventos como sesiones de comunicaciones, pósteres y cualquier actividad que no forme parte del programa científico asumido por los organizadores y el comité científico.

! En este tipo de eventos, con actos simultáneos, deberán declararse tanto las horas totales de los actos que se quieren acreditar como el número de horas que, como máximo, se podrían certificar a un congresista.

La secretaría técnica revisará de oficio este apartado, especialmente en la formación no presencial y mixta, y tendrá en cuenta las indicaciones de los evaluadores, a este respecto, para establecer las horas lectivas que se utilizarán para el cálculo de los créditos.

En todo caso, por acuerdo de la CFCPS-SNS, se considerará como máximo 100 horas lectivas para el cálculo del componente cuantitativo de la acreditación, es decir, para el cálculo de los créditos.

En el caso de **actividades mixtas y a distancia**:

- Número de horas presenciales:
  - Cumplimentar solo en el caso de actividades docentes de tipo mixto.
  - Deberán indicarse las horas efectivas de la actividad. No se incluyen los descansos.

- Número total de horas estimadas de participación a distancia de cada alumno: se han de incluir las horas que el alumno empleará en la realización de todas las actividades incluyendo la lectura, audición, visualización de contenidos, búsqueda de información, participación en foros y *chat*, trabajos y ejercicios a realizar, etcétera.
  - A efectos del cálculo de créditos, se utilizarán las horas indicadas por los evaluadores o, en su caso, por la comisión.
  - No se computarán más de 5 horas semanales de dedicación, como máximo, por parte del participante, a efectos del cálculo de créditos (acuerdo de la CFCPS-SNS), en la formación a distancia.
    - Profesiones: se puede marcar una o múltiples profesiones. No es aconsejable la oferta multiprofesional cuando los contenidos y objetivos de la actividad docente tienen un fuerte componente técnico y científico que, en general, se suele relacionar con competencias profesionales específicas. Cuando esto es así, lo más probable es que el aprendizaje que deben realizar los asistentes resulte insuficiente o elemental para una profesión o excesiva e inalcanzable para otra. Puede ser admisible la oferta multiprofesional cuando los contenidos y objetivos hacen referencia a competencias transversales, tales como las habilidades de comunicación, procedimientos de actuaciones comunes, normativa, calidad, ética, gestión, técnicas y recursos en la búsqueda bibliográfica, etc.
    Puede darse el caso de que en la actividad docente se admitan profesiones no sanitarias, y sea razonable su concurrencia en la formación, especialmente cuando se trata de materias relativas a las competencias transversales ya citadas. En estos casos, por ejemplo, la formación en problemas sociosanitarios y la asistencia de trabajadores sociales, debe reflejarse este hecho en el anexo correspondiente, especialmente en los apartados en los que se deben explicar los criterios de selección y en la pertinencia de la actividad.

! Los profesionales no sanitarios podrán recibir certificados de asistencia, pero nunca certificados con créditos de formación continuada. Este mismo criterio es aplicable a los profesionales sanitarios en formación como especialistas, es decir, los internos residentes.

- Tipo de solicitud: en el caso de un proveedor que por primera vez solicita una acreditación, debe aportar copia de los documentos notariales de constitución de la entidad solicitante. Cualquier cambio posterior que afecte especialmente a la sede social, naturaleza de la organización, nombre, directivos y objeto social, deberá notificarlo a la secretaría técnica con la mayor inmediatez posible.
- Actividades nuevas: son actividades para las que se solicita acreditación por primera vez.
- Actividades que ya hayan sido acreditadas, para las que se solicita la acreditación de nuevas ediciones. Debe acompañarse del número de expediente de la primera edición (edición raíz), que da pie a la reacreditación.

– Para cualquier nueva edición de una actividad ya acreditada, siempre se debe solicitar formalmente su acreditación, si se desea continuar utilizando los créditos obtenidos anteriormente. La secretaría técnica comprobará la concordancia de la información de la nueva solicitud con la anterior y, si es correcta, procederá a tramitar su reacreditación, es decir, se asignarán automáticamente los mismos créditos que a las ediciones anteriores

– Este procedimiento se mantendrá durante el período que determine cada Comisión Autonómica de Formación Continuada. Transcurrido este período, se volverá a evaluar la actividad docente. El período mencionado se computará calculando el tiempo transcurrido desde la recepción de la notificación oficial de la acreditación de la edición raíz por parte del proveedor, hasta la fecha de inicio de la nueva edición que se desea reacreditar.

– En cualquier momento, dentro del período de los años de reacreditaciones, bien a iniciativa de la comisión, o del proveedor, se puede interrumpir el procedimiento y volver a evaluar la actividad docente.

– La información contenida en la documentación de las solicitudes de diferentes ediciones podrá variar en aquellas partes que no implican merma de la calidad de la actividad, tales como: fechas de inicio y fin, sede de celebración y horarios de impartición. Podrán admitirse también, previa valoración por la secretaría técnica, y aprobación de la comisión, cambios de los docentes o aspectos de detalle que no afecten a la calidad de la formación en el resto de los apartados.

  • Director/es docente/es responsable/es de la actividad: debe consignarse nombre, apellidos, puesto de trabajo y breve currículo relacionado con los contenidos de la actividad y con su experiencia docente. No es obligatorio, aunque sí recomendable, que estas figuras sean profesionales sanitarios.

  • Lugar de celebración de la actividad: en caso de que existiesen varias sedes de una sola actividad, se deberán indicar todas ellas. En el caso de actividades mixtas, se refiere a la sede de la parte presencial.

  • Fecha de inicio: debe haber un mínimo de días naturales entre esta fecha y la del registro de entrada de la solicitud para su admisión a trámite, según lo estipulado por cada comunidad autónoma.

  • Fecha de finalización: debe haber un intervalo razonable con relación a la fecha de inicio, en función de la duración de la actividad y su metodología docente y de evaluación.

  • Método empleado para el control de asistencia: se exigirá el control de asistencia como requisito formal imprescindible para admitir a trámite la solicitud. Se deberá explicar el procedimiento que se seguirá.

  • Mínimo exigido de permanencia para obtener certificado con créditos: las actividades de igual o menos de 4 horas de duración deberán exigir el 100 % de asistencia para otorgar el certificado con créditos a los asistentes. Las actividades de mayor número de horas deberán exigir, como mínimo, el 80 % de la asistencia.

  • En la formación virtual, deberán adaptarse los criterios al entorno específico en que se desarrolla la actividad (tiempo de conexión, navegación, recursos abiertos, actividades realizadas, etcétera).

CARACTERÍSTICAS DE LA ACTIVIDAD FORMATIVA

Aunque se tiene en cuenta toda la información del cuestionario, el contenido específico de este apartado (pertinencia, objetivos, metodología, evaluación y organización y logística) es el que será calificado por los evaluadores utilizando una escala de cinco valores, donde 0 es la puntuación mínima, y 0,4 la máxima.

El resultado de estas puntuaciones, tras los cálculos correspondientes, dará el valor del componente cualitativo (CCL) del diseño de la actividad que se quiere acreditar. Los valores posibles se distribuyen en un rango de 0 a 2,8 puntos, y el punto de corte es 1. Por debajo de este valor, se deniega la acreditación de la actividad docente.

Es muy importante cuidar y revisar la coherencia interna de la información entre los cinco apartados.

Pertinencia de la actividad

La pertinencia de la formación que se quiere desarrollar es lo que le da sentido y justifica su realización. Por tanto, debe estar relacionada con los problemas y las necesidades de salud de la población y las competencias de los profesionales a los que se les oferta.

La formación continuada trata de mantener y mejorar las competencias de los profesionales sanitarios para que estos, a su vez, puedan intervenir de una forma más eficiente en el desempeño profesional de su puesto de trabajo y conseguir un impacto positivo sobre los problemas y las necesidades de salud de la comunidad a la que sirven.

Se trata, por tanto, de justificar, por un lado, a qué problema o necesidad de formación se trata de responder y, por otro lado, por qué se oferta al colectivo profesional en cuestión y los beneficios esperables que la formación puede generar respecto al problema identificado.

Se pueden utilizar argumentos de tipo epidemiológico, de rentabilidad, demandas sociales, programas sanitarios, volumen de actividades realizadas, normativa reguladora, argumentos éticos, novedades tecnológicas, evidencias científicas, consensos, protocolos vigentes, planes de formación, etcétera.

La argumentación basada en información de calidad, lo más actualizada posible y contrastable, se valora positivamente.

Se ha de citar y describir las fuentes de donde ha surgido o el método utilizado para la detección de la necesidad de organizar y ofertar la formación que se quiere acreditar, tales como evaluación del desempeño, evaluación de competencias, memorias, artículos, estudios, encuestas, boletines, legislación, plan de formación de las entidades, actas de reuniones en las que se decida la formación y demás.

El detalle de las fuentes o los métodos utilizados se valora positivamente cuando permite corroborar que de ellos nace la necesidad formativa expresada.

Cuando la formación se oferta a colectivos diferentes, es importante dejar claro que su nivel de formación y competencias son adecuadas para alcanzar y aprovechar el aprendizaje pretendido.

En la descripción de los beneficios esperados con la formación, se valora la presencia de indicadores que permitan evaluar el beneficio en términos de resultados de salud, mejora de la atención y rapidez de respuesta.

El evaluador se basará en la siguiente parrilla evaluativa (**Tabla 27-2**) en relación con la pertinencia de la actividad, para conceder las diferentes puntuaciones:

Es el apartado más valioso; la media de las calificaciones de los evaluadores, en este caso, se multiplica por el factor de ponderación 2.

Objetivos docentes

Los objetivos de formación han de expresar los objetivos de aprendizaje de los asistentes. Es un error frecuente incluir propósitos de la institución o posibles beneficios para ella derivados de la formación. Esta información es más adecuada incluirla en el apartado donde se desarrolla la pertinencia.

Una sencilla búsqueda en Internet mostrará información útil para redactar correctamente objetivos de aprendizaje.

Un aspecto particular de los objetivos de la formación a distancia, al igual que en el caso del título, es que no pueden referirse a competencias profesionales con un componente psicomotriz importante, por ejemplo, suturar heridas. En la formación a distancia, se podrán adquirir conocimientos sobre las suturas, pero la mejora o dominio de esta competencia solo podrá adquirirse mediante formación presencial con profesores, recursos y metodología adecuada.

- **Objetivos generales:** deben ser pocos en número, lo ideal es uno o dos por actividad docente, y hacen referencia al aprendizaje global que se espera del alumno. Se centran en las grandes líneas o conceptos en los que se quiere for-mar. Generalmente, comienzan con verbos como aprender, saber, actualizar, conocer... que denotan procesos mentales no observables directamente. Deben guardar coherencia con el contenido de la pertinencia de la formación que se quiere impartir y acreditar. Asimismo, el título de la actividad debe vincularse claramente con los objetivos generales de la actividad.

- **Objetivos específicos:** deben ser formulados en términos más concretos que los objetivos generales y deben estar claramente vinculados a ellos. No debe existir ningún objetivo general sin sus específicos y viceversa. Se utilizan verbos cuya acción es observable: señalar, definir, clasificar, identificar, maniobrar, presionar, indicar, insertar, etcétera:
  - De conocimientos: analizar, describir, enumerar, explicar, recordar, relacionar, resumir, identificar.
  - De habilidades: aplicar, construir, demostrar, elaborar, experimentar, hacer funcionar, manejar, usar, utilizar, planificar, etcétera.
  - De actitudes: aceptar, apreciar, comportarse, preferir, respetar, sentir, tolerar y valorar, entre otros.

El objetivo es algo más que un contenido; necesita la acción, el verbo. Todos los objetivos específicos deben tener reflejo en el contenido del programa.

El número de objetivos debe ser tal que sea posible alcanzarse con el tiempo de formación y el tipo de objetivos propuesto, de conocimientos, actitudes y habilidades, debe ser adecuado con la metodología y con el número de participantes.

Se valora positivamente la existencia de objetivos de habilidades y de integración de conocimientos, actitudes y habilidades, es decir, aquellos que se dirigen a alcanzar una competencia profesional.

El evaluador se basará en la siguiente parrilla evaluativa (**Tabla 27-3**), en relación con los objetivos docentes de la actividad, para conceder las diferentes puntuaciones:

Metodología docente

La metodología es la forma en que se van a poner en juego todos los recursos y procedimientos previstos para que se creen ocasiones de aprendizaje.

La calidad de una metodología está relacionada con su adecuación a los objetivos a alcanzar, la interactividad y retroalimentación que proporciona al discente y el grado de simulación de la realidad que consigue.

En general, cuanto más activo y protagonista de su aprendizaje sea el profesional, mejor consideración tendrá la metodología.

En todas las actividades docentes debe haber algún tipo de dinámica que permita la participación de los alumnos: debates, trabajo de casos, resolución de problemas, ejercicios de reflexión, ejercicios de aplicación de la teoría, trabajos de grupo, dramatizaciones o métodos equivalentes.

En caso de que en la formación participen pacientes reales, o se acceda a su información personal, deberá declararse cómo se garantizan sus derechos a la intimidad y protección de datos personales.

Tabla 27-2. Pertinencia de la actividad	
0,0	• Sin rellenar (en blanco, no pasaría a evaluación) • No corresponden a la profesión diana de la actividad • La información no tiene que ver con la temática o con los aspectos a valorar
0,1	Se describe el problema detectado pero los argumentos son de tipo vago (corta-pega), con métodos poco definidos de detección sin justificar
0,2	• Se describe el problema y se contextualiza en relación con los profesionales a los que va dirigida la actividad • Se aportan referencias sobre las necesidades detectadas y se concretan los métodos de detección utilizados
0,3	Además, se aporta la información que evidencia el problema detectado con argumentos o referencias contrastables
0,4	Se concreta cómo pretende esta actividad mejorar el problema y se expone el beneficio que se espera de su realización

Tabla 27-3. Puntuación de los objetivos docentes

0,0	(Cualquiera de las siguientes posibilidades) • No explican lo que se pretende conseguir • No tienen relación con el contenido de las actividades • No tienen relación con los profesionales diana • No tienen relación con la necesidad detectada
0,1	• El título de la actividad se vincula claramente con los objetivos generales del curso • Los objetivos generales son comprensibles e indican el propósito de la formación • Los objetivos específicos o son poco claros, o se confunden con el índice de contenidos
0,2	• Los objetivos generales están descritos en pocas frases, son concretos, comprensivos y adecuados al perfil de los participantes • Los objetivos específicos hacen operativos los generales y se relacionan con los contenidos • Los objetivos son alcanzables y medibles
0,3	Se cumple el ítem anterior y, además: • Los objetivos específicos hacen operativos los generales e indican las habilidades que se van a alcanzar • Son adecuados a la duración de la actividad y al número de participantes
0,4	Se cumple el ítem anterior y, además: • Los objetivos contribuyen de forma inequívoca a resolver los problemas detectados • Expresan la consecución de la competencia integrando conocimientos, habilidades y actitudes

Hay que ser claro y preciso al describir la metodología que se va a utilizar, indicando los ritmos, secuencias, roles, acciones, condiciones, etc. en las que se va a desarrollar. Se ha de vigilar su coherencia con los objetivos específicos, temario, organización y evaluación. Las dinámicas de participación e interacción utilizadas deben estar claramente identificadas en el programa del curso.

El evaluador se basará en la siguiente parrilla evaluativa (Tabla 27-4), en relación con la metodología docente de la actividad para conceder las diferentes puntuaciones:

Evaluación

La evaluación es el proceso por el cual se determina el nivel de consecución de los objetivos inicialmente planteados.

La evaluación de la actividad puede tener cuatro niveles: evaluación de satisfacción, evaluación de aprendizaje, evaluación de la transferencia del aprendizaje a la práctica profesional y evaluación del impacto que la formación tiene en el entorno organizativo o social.

Tabla 27-4. Puntuación de la metodología docente

0,0	• No se adecua a los objetivos propuestos • No hay coherencia con la organización • No hay interacción
0,1	• Tiene relación con los objetivos • Simulación de la realidad muy baja (alejado del puesto de trabajo) • Hay poca interacción docente/alumno
0,2	• Existe interacción alumno/docente evidenciada en el programa de la actividad • Los recursos son los adecuados con el nivel de interacción planteado
0,3	Trabajos colaborativos, casos prácticos, simulación, talleres de *role-playing*
0,4	Contexto real o casos reales (debe incluirse *debriefing* o reflexión sobre la práctica)

Estos cuatro niveles son secuencias o escalones en una cadena causal, es decir, si se quiere conseguir cambios en la organización a través de acciones formativas, previamente tendrá que haberse conseguido un cambio de conducta en los destinatarios de dichas acciones y, para que esto ocurra, ha debido producirse aprendizaje en profesionales motivados y predispuestos a recibir formación.

Debe describir los métodos de evaluación que se van a emplear en la actividad (respecto a participantes, profesores, actividades, organización, proceso, etc.), así como el medio o el sistema empleado y los requerimientos exigidos para la obtención de los créditos. Es necesaria la coherencia con el resto de elementos del diseño formativo. La propuesta de evaluación, en su conjunto, debe ser coherente con la actividad formativa, adaptando los procedimientos e instrumentos/pruebas a los objetivos que se pretenden conseguir, la modalidad, el tipo de formación y sus destinatarios.

Siempre que aluda a alguna forma de evaluación, se deberá adjuntar los modelos o ejercicios que vaya a utilizar.

Es obligatoria la existencia de una evaluación de la satisfacción de los asistentes y, para que sea considerada en la valoración de la actividad, se requiere que incluya la evaluación de la organización, metodología, docentes y utilidad o aplicabilidad de los conocimientos o competencias adquiridos al puesto de trabajo.

La evaluación docente (de aprendizaje) trata de medir si los objetivos específicos de aprendizaje se han alcanzado.

Para evaluar objetivos de conocimiento, las pruebas pueden ser de preguntas de tipo test, preguntas cortas, etc. Para que sean consideradas en la valoración de calidad, el número de preguntas ha de ser adecuado a la duración de la actividad y exigir una nota de superación.

Para las pruebas de tipo test, si la duración de la actividad está entre 2 y 5 horas lectivas, el mínimo es de 10 preguntas. Si su duración es mayor, se añadirá un mínimo de 1 pregunta por hora lectiva adicional. Las preguntas deben tener, al menos, cuatro alternativas de respuesta; no se valoran las preguntas cuya opción de respuesta es «verdadero/falso». El porcentaje de aciertos exigido será igual o superior al 70 %.

Para evaluar objetivos de habilidades o de integración de competencias, las pruebas pueden ser variadas, desde la realización de un procedimiento, un trabajo práctico, hasta la actuación en situación simulada. Para que sean consideradas en la valoración de la calidad, se requiere que se adjunte el supuesto o caso propuesto junto con la rúbrica o planilla de evaluación con los ítems a valorar en cada alumno y que se establezca un requisito de superación o que se asegure un informe de *feedback* individual o grupal.

Respecto a la evaluación de la transferencia o impacto, cuando se plantee la evaluación de transferencia del aprendizaje al puesto de trabajo, se debe detallar quién la realiza (la organización donde trabaja el alumno o la entidad proveedora de la formación), qué se va a medir (criterio de medida) y el procedimiento establecido para llevar a cabo la medición. En este sentido, el procedimiento debe permitir obtener información válida y fiable sobre la aplicación en el puesto de trabajo, y esta como mínimo debe incluir la información sobre cómo se hace la medición y cuándo se hace (el resto de variables, quién o quiénes la hacen, frecuencia de la medición, etc., son solo deseables).

Las encuestas de satisfacción o de percepción subjetiva de los propios alumnos no se consideran. Las autoevaluaciones no son suficientes.

Se requieren métodos que permitan analizar y registrar conductas observables de los alumnos en el puesto de trabajo.

También sirve como evaluación de transferencia la realización de trabajos de investigación u otros productos finales realizados a consecuencia de la formación.

Para la evaluación de impacto se deberá detallar en la solicitud los indicadores seleccionados que permitan comprobar de manera objetiva el cambio producido, el procedimiento y los estándares preactividad y postactividad.

Es necesario que se describa detalladamente el procedimiento para la evaluación del impacto (como mínimo debe referirse cómo se hace y cuándo se hace), así como la herramienta que se va a emplear, criterios de medida, indicador inicial de partida e indicadores finales que proporcionarán información sobre los cambios producidos en los contextos profesionales, asistenciales u organizativos derivados del desarrollo de la actividad.

El evaluador se basará en la siguiente parilla evaluativa (Tabla 27-5), en relación con la evaluación de la actividad, para conceder las diferentes puntuaciones:

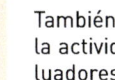 También se le da un valor importante a la evaluación de la actividad; la media de las calificaciones de los evaluadores en este punto se multiplica por el factor de ponderación 1,5

Organización y logística

El propósito principal de la organización y logística es facilitar el desarrollo de las metodologías que se van a emplear, tanto docente como de evaluación. Por tanto, debe haber buena coherencia entre estos apartados. También afecta a la buena marcha de la gestión, atención al cliente y cumplimiento de las normativas aplicables.

Deben reflejarse con la mayor claridad posible los recursos y la organización prevista para el desarrollo de la actividad formativa:

- Calendario y programa de la actividad: se ha de incluir en este apartado una tabla o texto que claramente muestre y relacione el orden cronológico y el contenido de cada jornada de la actividad expresando, al menos, los siguientes datos:
  - Día/s y mes/es en que se desarrolla la actividad. Horario y secuencia de cada jornada. Temario, contenido o actividades que se desarrollan en cada jornada. Profesores o ponentes que intervienen en cada jornada.
  - Debe indicar los períodos de descanso o cualquier otra actividad no docente que esté programada.
  - Es recomendable que los epígrafes de los temas no sean ambiguos ni muy genéricos. Su redacción debe permitir a los evaluadores vincularlos con las competencias de las profesiones a las que se oferta.
  - Si hay actividades prácticas, se han de identificar claramente en el programa.
  - Los contenidos deben ser actualizados y ajustados al horario. Se han de evitar contenidos elementales, cuyo conocimiento y dominio el profesional debió adquirir en su formación básica y que emplea diariamente en el desempeño de su puesto de trabajo.
  - Se ha de vigilar la coherencia del temario y programa en general, con los objetivos específicos y las metodologías que se van a utilizar.
- Resumen de las horas del programa: se han de totalizar las horas lectivas en cada categoría. No se han de incluir los descansos, el tiempo dedicado a la entrega de documen-

Tabla 27-5. Puntuación de la evaluación de la actividad

0,0	Las herramientas de evaluación no cumplen los requisitos
0,1	Evaluación de la satisfacción (encuesta) con preguntas suficientes para evaluar: organización, metodología docente y utilidad/aplicabilidad para el puesto de trabajo
0,2	• Evaluación de aprendizaje (nivel de conocimientos) con calificación final (requisito de superación) • En actividades a distancia es obligatorio tener evaluación de conocimientos
0,3	Evaluación del aprendizaje (nivel competencial: integración de conocimientos, habilidades, actitudes y valores) con calificación final o *feedback* con informe del profesor
0,4	Evaluación de la transferencia o impacto

tación, presentaciones, actos sociales, comerciales o actividades similares.

- Recursos humanos (profesorado del programa de la actividad): deben consignarse en la tabla correspondiente, cumplimentando todos los campos y suministrando un breve currículo de los profesores, en relación con su experiencia profesional y docente, con el área de conocimiento donde intervienen. No hay limitación en cuanto a la profesión o titulación del profesorado. Será valorado su perfil en función del contexto de su intervención.
- En caso de tratarse de un congreso o jornada, se deben relacionar también los datos de los componentes del comité organizador y el comité científico con sus titulaciones y puesto de trabajo.
- Recursos humanos no docentes. Se ha de indicar el personal de apoyo, secretaría, técnicos, modelos, actores, etc., que actúan de facilitadores para el desarrollo de la actividad.
- Recursos materiales: se ha de reflejar en este espacio todos los medios materiales que se van a utilizar en el desarrollo de la actividad: espacios, apoyos audiovisuales, informáticos, aparataje, instrumental, aulas, espacios de simulación, videograbación, etcétera.
- Método de selección e inscripción de los alumnos: se han de indicar qué requisitos deben cumplir los alumnos o asistentes a la actividad y las prioridades y método de selección que se va a establecer. Es recomendable que haya criterios de admisión que homogenicen el grupo de asistentes en cuanto a sus competencias y ámbitos de trabajo, con relación a las materias de la formación. En este apartado se debe informar en los casos en que se va a admitir a profesionales sanitarios, caso de los residentes, y no sanitarios, que no pueden recibir créditos de formación continuada. También se hará constar, en este supuesto, que en caso de que se apruebe su asistencia, no se les entregará certificados con créditos.

EN ACTIVIDADES MIXTAS Y A DISTANCIA

En la formación virtual, hay unos requisitos mínimos que debe cumplir el proveedor:

- Describir los sistemas de seguridad, acceso y control de participación de los alumnos: describir con la mayor claridad todos los aspectos relacionados con la seguridad, protección de datos, forma de acceso de los participantes y el método y criterios que se va a seguir para supervisar y controlar su actividad y participación.
- Claves de acceso. A efectos de que los evaluadores externos y los técnicos de la secretaría técnica puedan conocer y analizar el diseño de formación para el que se solicita acreditación, deben facilitar el acceso telemático a su plataforma y a los contenidos de la actividad docente; deberán, por tanto, obligatoriamente, indicar una dirección Internet, código de usuario y la contraseña de acceso necesaria. En los casos en que no sea posible el acceso en el momento de la solicitud, el proveedor deberá avisar a la secretaría técnica de la fecha a partir de la cual se podrán visitar los recursos virtuales de la actividad docente.
- Calendario y programa de la parte no presencial de la actividad: se ha de cumplimentar la tabla modelo. Es recomendable que los epígrafes de los temas no sean ambiguos ni muy genéricos. Su redacción debe permitir a los evaluadores su vínculo con las competencias de las profesiones a las que se oferta:
  - Si hay actividades prácticas, hay que identificarlas claramente en el programa.
  - Los contenidos deben ser actualizados y ajustados a la carga horaria. Se han de evitar contenidos elementales, cuyo conocimiento y dominio el profesional debió adquirir en su formación básica y que emplea diariamente en el desempeño de su puesto de trabajo.
  - Se ha de vigilar la coherencia del temario y programa general con los objetivos específicos y las metodologías que se van a utilizar.

- Tiempo máximo previsto para que el participante complete la actividad (días, semanas, meses): para garantizar el aprovechamiento de la formación debe darse una cierta continuidad e intensidad en la actividad del discente en el tiempo; por tanto, debe haber un período de tiempo limitado y proporcionado a la carga horaria de la formación, complejidad y densidad de los contenidos, metodologías empleadas, número de tutores, etcétera, para que se complete la misma.
- Se ha de explicar cómo se ha determinado el número de horas que corresponde a la parte no presencial de la actividad: se ha de desarrollar con la mayor claridad posible la forma en que ha determinado la carga horaria de las actividades del estudiante. Si ha utilizado estándares, referencias bibliográficas, recomendaciones de expertos o instituciones especializadas en este campo, etc., se han de citar.
- Recursos humanos de la parte no presencial: en la formación a distancia puede haber varias figuras que participan en el desarrollo de una actividad docente. Además del personal administrativo, gestores, coordinadores, pedagogos y técnicos informáticos que dan apoyo a la infraestructura de la formación, los profesores o expertos, tutores y dinamizadores son figuras claves en el proceso de enseñanza aprendizaje virtual. Las figuras docentes pueden desempeñar distintos roles o simultanearlos en la misma persona:
  - La figura del profesor o experto se centra en la impartición de los contenidos, y lo hace a través de recursos como el *chat*, videoconferencia, lecciones grabadas en vídeos, presentaciones, foros, la elaboración de contenidos, etc. Debe ser un profesional experto en la materia que imparte.
  - En las actividades de provisión de contenidos, por ejemplo, cursos *online* masivos y abiertos, debe existir la figura de un tutor experto en la materia como referente para las dudas y los comentarios de los alumnos. Se recomienda una respuesta en un máximo de 72 horas.
  - En las actividades *online* es obligatoria la existencia de la tutoría en el diseño de la actividad docente.

- La figura del tutor, conocedor de la materia que se estudia, se centra en acompañar, orientar, motivar y apoyar al estudiante durante su proceso de aprendizaje, trabajando juntos las dificultades y facilitando el proceso reflexivo que requiere todo aprendizaje. El tutor también tiene un papel importante en la socialización del grupo de estudiantes, especialmente cuando hay actividades comunes, actuando como moderador y motivador del grupo, evitando y orientando los conflictos. Otro rol importante es el de dar retroalimentación, no solo al estudiante y su grupo, sino también al proveedor. Se valora positivamente que el tutor tenga formación específica como tal. Fundamentalmente, el tutor utiliza el foro, correo electrónico, *chat* o teléfono como medios para su acción. Para que su función pueda desarrollarse correctamente, la CFCPS-SNS recomienda una proporción de entre 30 a 50 estudiantes por tutor. Esta proporción puede variar en función de las metodologías empleadas, la complejidad de los contenidos, la duración del curso, etcétera.
  - El dinamizador es una persona cuya función fundamental es tratar de evitar el abandono de la formación y mantener un ritmo de actividad adecuado por parte de los profesionales inscritos para que puedan cumplir el programa previsto. Su actividad se centra en supervisar los registros de actividad de cada participante y remitir mensajes de recordatorio, interés o motivación. No es necesario que sea un profesional experto en la materia que se imparte.
- Logística (secretaría, administración, soporte técnico, dinamizadores, etc.): se ha de describir a los distintos profesionales que dan soporte organizativo para el desarrollo de la actividad docente.
- Recursos materiales y docentes (servidor, cuenta de correo, plataforma [URL y contraseñas], videoconferencia): se han de indicar todos los recursos que se utilizarán.
- Descripción del material docente y recursos utilizados: relación y formatos. Dado que los técnicos y evaluadores de la comisión deben poder acceder a los recursos virtuales que se van a emplear, debe centrarse la información en este apartado, más que en la descripción de los contenidos y materiales, en las razones o lógica seguida para su inclusión y uso en la formación.
- Método de selección e inscripción de los alumnos: además de lo ya indicado en el mismo apartado para la formación presencial, en este caso, muchas veces es recomendable incluir criterios relativos a las competencias que sobre las nuevas tecnologías de la información y comunicación (TIC) poseen los profesionales a los que se les oferta, especialmente si se va a utilizar alguna herramienta o aplicación poco habitual o que requiera cierta pericia.
- Se recomienda que el proveedor adjunte una guía didáctica en la que se incluyan todas las actividades requeridas para el desarrollo de la actividad, con indicación de su contenido (documento PDF paginado, vídeo minutado, presentación diapositivas, etc.). Esta guía facilitará la evaluación del componente cuantitativo.

El evaluador se basará en la siguiente parrilla evaluativa (**Tabla 27-6**), en relación con la organización y la logística de la actividad, para conceder las diferentes puntuaciones:

La media de las calificaciones de los evaluadores en este apartado, se multiplica por el factor de ponderación 1.

Financiación

Es obligatorio aportar información detallada de las fuentes de financiación de la actividad.

Patrocinadores

Se considera patrocinador toda entidad que aporta financiación, recursos o publicidad.

Si así se acuerda con el proveedor, solamente los patrocinadores que figuran en este apartado pueden colocar su logotipo en el certificado de acreditación que se entregará a los asistentes que cumplan los requisitos para su obtención.

No tendrán el carácter de patrocinador las marcas comerciales de productos o servicios (fármacos, aparataje, alimentos, etc.). En consecuencia, no podrán aparecer, en ninguna forma, en el certificado ni estar asociadas al logotipo de acreditación.

Información adicional

En este espacio se ha de aportar la información que se considere oportuna y que no se haya podido reflejar en anteriores apartados.

EVALUACIÓN DE ACTIVIDADES

La evaluación es un proceso de perfeccionamiento de la tarea formativa que permite obtener y proporcionar información

Tabla 27-6. Cómo se puntúan la organización y la logística de la actividad

0,0	Ninguno o solo uno de los siguientes elementos alcanzan el nivel exigido: • La duración de las actividades • Los contenidos • El perfil docente • La proporción entre docentes y estudiantes • Los recursos • Los métodos de selección de los alumnos
0,1	De los elementos señalados: • La duración de la actividad y los contenidos alcanzan el nivel exigido
0,2	Además de los elementos señalados en el ítem anterior: • El perfil del docente alcanza el nivel exigido
0,3	Además de los elementos señalados en el ítem anterior: • Los recursos y la proporción entre docentes y estudiantes alcanzan el nivel exigido
0,4	Además de los elementos señalados en el ítem anterior: • El método de selección de los alumnos alcanza el nivel exigido

útil para determinar las decisiones a tomar, con el objeto de mejorar dicha tarea y sus resultados. Se plantea como objetivo evaluar los niveles alcanzados por los trabajadores, así como el plan, programa formativo, curso y la propia actuación docente. Dicho de otro modo, la evaluación ha de tener por objeto verificar resultados que afecten al proceso de aprendizaje de los trabajadores.

> **!** Con la evaluación se pretende medir el nivel de adecuación entre los objetivos de formación y los resultados obtenidos de la impartición de la formación, con la finalidad última de comprobar la transferencia de lo aprendido en la acción formativa al puesto de trabajo.

En el proceso de evaluación se debe concretar para qué, qué, cómo, cuándo y quién va a evaluar. Todo esto se debe concretar en la evaluación, que será considerada un instrumento que guiará este proceso antes, durante y al final del curso.

Para evaluar se detallan uno o varios instrumentos a continuación:

- Cuestionarios: información cuantitativa.
- Observación práctica: simulaciones, exposiciones, trabajos de campo, etc. en los que el evaluador observa conductas, procedimientos y actitudes que el profesional pone en marcha y que constituyen información cualitativa.

El modelo de evaluación del aprendizaje de Kirkpatrick, o modelo de «los cuatro niveles de evaluación de la formación», define los diferentes niveles de evaluación en las actividades de formación aplicables al contexto de la educación superior y formación continuada. Así, este autor indica la necesidad de una evaluación de los siguientes aspectos:

- La reacción de los participantes, que se desagrega al mismo tiempo en la evaluación de la reacción de los discentes y docentes; generalmente suelen emplearse encuestas de satisfacción para evaluar este nivel.
- La evaluación del aprendizaje, que consiste en evaluar la consecución de los objetivos específicos de aprendizaje que plantea la actividad formativa.
- La transferencia al puesto de trabajo. Es la aplicabilidad de lo aprendido al contexto próximo de la persona que ha recibido la formación.
- El impacto de la formación. Es la traslación a resultados evidenciables globales en la actividad de la organización. Para alcanzar estos otros niveles es condición imprescindible la consecución de objetivos de aprendizaje, si bien esto no garantiza el impacto y la transferencia. Además, esta adquisición de aprendizajes se degrada con el paso del tiempo, por lo que se requiere una evaluación a largo plazo de los mismos para asegurar la correcta adecuación al puesto de trabajo.

PUNTOS CLAVE

- La formación continuada es el proceso de enseñanza-aprendizaje activo y permanente que está destinado a actualizar y mejorar los conocimientos, habilidades y actitudes de los profesionales.
- Se consideran actividades de formación continuada acreditables aquellas actividades de enseñanza aprendizaje que no estén calificadas como formación reglada o formación de grado o posgrado y especialidad.
- Las solicitudes de acreditación deberán presentarse ante la Comisión Nacional de Formación Continuada.
- No se admitirán solicitudes de organizaciones que sean personas físicas si no están dadas de alta como autónomos, industria farmacéutica ni entidades comerciales de productos sanitarios relacionados.
- Los especialistas en período de formación podrán participar en actividades de formación continuada si así lo estima pertinente su tutor o comisión de docencia. Los créditos de esta actividad formativa no serán aplicables a los profesionales que estén formándose como especialistas en ciencias de la salud.
- En lo referente al nombre de las actividades formativas, no se admitirán títulos vagos e imprecisos que no permitan deducir los contenidos u objetivos de actividad.

- La pertinencia trata de justificar, por un lado, a qué problema o necesidad de formación se trata de responder y, por otro lado, por qué se oferta al colectivo profesional en cuestión y los beneficios esperables que la formación puede generar respecto al problema identificado.
- Hay que tener en cuenta que la calidad de una metodología está relacionada con su adecuación a los objetivos a alcanzar, la interactividad y retroalimentación que proporciona al discente y el grado de simulación de la realidad que consigue.
- En la evaluación deben describirse los métodos que se van a emplear en la actividad (respecto a participantes, profesores, actividades, organización, proceso, etc.), así como el medio o sistema empleado y los requerimientos exigidos para la obtención de los créditos.
- La evaluación es un proceso de perfeccionamiento de la tarea formativa que permite obtener y proporcionar información útil para determinar las decisiones a tomar, con el objeto de mejorar dicha tarea y sus resultados.
- Evaluación es un proceso del aprendizaje que debe contener instrumentos para la medición de aspectos cuantitativos y cualitativos.

BIBLIOGRAFÍA

Artículo 71. La enfermera/o deberá valorar sus propias necesidades de aprendizaje, buscando los recursos apropiados y siendo capaz de autodirigir su propia formación. Código Deontológico de Enfermería.

Guía de Acreditación sesiones clínicas Agencia Calidad Sanitaria de Andalucía (ACSA). Agencia de Calidad Sanitaria de Andalucía; 2018.

Ley 16/2003, de 28 de mayo, de cohesión y calidad del Sistema Nacional de Salud.

Ley 44/2003, de 21 de noviembre, de ordenación de las profesiones sanitarias. Título I del ejercicio de las profesiones sanitarias. Artículo 7.3. La formación médica continuada es un deber ético, un derecho y una responsabilidad de todos los médicos a lo largo de su vida profesional.

Ley del Estatuto de Trabajadores. Capítulo II. Sección 2ª. Derechos y deberes laborales básicos. Los trabajadores tienen derecho a la promoción y formación profesional en el trabajo. Artículo 23. Promoción y formación profesional en el trabajo; 2015.

Kirkpatrick DL, Craig RL. Evaluation of training. Evaluation of short-term training in rehabilitation. 1970.

Manual para la acreditación de actividades de formación continuada de las profesiones sanitarias. Agencia de Calidad Sanitaria de Andalucía; 2016.

Actitud del laboratorio ante catástrofes y situaciones críticas. Planes de contingencia

28

M. J. Alcaide Martín

OBJETIVOS

- Reconocer las diferentes situaciones críticas a las que se puede tener que hacer frente en el ámbito de trabajo.
- Describir la sistemática a seguir ante diferentes situaciones adversas.
- Poder realizar planes propios de contingencia en su ámbito de trabajo y en las áreas de las que se sea responsable.

INTRODUCCIÓN

La historia de la humanidad va ligada a la presencia de numerosos desastres y catástrofes, naturales o intencionados, que han condicionado en muchas ocasiones el curso de la propia historia. La sociedad es una sociedad en riesgo creciente que obliga a estar preparados en todos los niveles para prevenir sus repercusiones, manejar los riesgos, mantener la seguridad de los ciudadanos y ayudar a las víctimas.

Según datos proporcionados por la Organización Mundial de la Salud, el número de desastres naturales registrados desde 1990 ha aumentado, al igual que el número de personas afectadas. Además, el número de catástrofes producidas por el hombre está creciendo en frecuencia e impacto y las previsiones indican que aumentarán paulatinamente en los próximos 20 años.

Dada la magnitud del problema, la 44ª Asamblea General de las Naciones Unidas designó la década 1990-1999 como Década Internacional para la Reducción de Desastres Naturales (DIRDN).

Una catástrofe es un evento súbito de tal magnitud que la sociedad o comunidad afectada necesitará esfuerzos extraordinarios para hacerle frente y, a menudo, necesitará ayuda externa. En las catástrofes con víctimas masivas un sistema sanitario tiene que afrontar en un momento dado una gran afluencia de víctimas que necesitan tratamiento en un corto período de tiempo. Esta oleada masiva provoca un desequilibrio entre el número de pacientes heridos y los recursos disponibles para tratarlos.

Según la División de Emergencias del Ministerio de Salud israelí, una catástrofe es aquel suceso que ocasiona más de 10 víctimas o más de cuatro con lesiones graves (*Injury Severity Score*: ISS > 16) que llegan en un corto período de tiempo a un hospital de primer nivel.

En definitiva, cuando se produce una catástrofe externa, acude al hospital un número de víctimas que sobrepasa las posibilidades de asistencia que se tiene con la organización y medios habituales, o aunque no supongan un gran número de casos, las lesiones pueden ser de especial gravedad (aplastamientos, agentes químicos, biológicos, etcétera).

Independientemente de la causa o la magnitud de la catástrofe, se estima que alrededor del 10-15 % de los supervivientes que llegan al hospital sufren lesiones graves, de los cuales la tercera parte tienen lesiones inmediatamente mortales. Estas consideraciones forman la base de la planificación de una respuesta sanitaria eficaz y para el afrontamiento de estos acontecimientos es necesario destacar la necesidad de un abordaje multidisciplinar en el que trabajarán conjuntamente diferentes profesionales tanto sanitarios, como no sanitarios.

Durante y después de un evento catastrófico, los hospitales son considerados la zona más segura para la gente, dado que son los que proporcionan atención sanitaria vital en estas situaciones. Los profesionales de la salud constituyen la primera línea de defensa en emergencias con el objetivo de prestar una atención de calidad mientras se salvan el mayor número de vidas humanas posibles.

La gran variedad de daños y el carácter imprevisible de los desastres hace que los profesionales sanitarios deban estar preparados y capacitados para atender a las víctimas, disminuyendo así el impacto de la catástrofe. Además, desempeñan un papel crucial en la preparación de las emergencias y en el plan de primera respuesta a desastres. Por ello, la elaboración de un plan de catástrofes es necesaria y debe considerarse una prioridad en los centros sanitarios.

En la organización de la catástrofe intervienen diferentes instituciones y cuerpos de seguridad: los servicios de rescate y salvamento (bomberos), servicios sanitarios, cuerpos y fuerzas del Estado, y cada uno de ellos tiene diferentes áreas de trabajo y responsabilidad. Además, es necesario e imprescindible que todos estos profesionales trabajen de manera ordenada, coordinada y planificada.

DEFINICIONES

Es importante conocer y saber diferenciar las diferentes situaciones que pueden acontecer:

- Urgencia: toda situación que plantea una amenaza inmediata para la vida o salud de una persona. Se pueden diferenciar tres tipos de urgencia:
  - Urgencia subjetiva: la demanda de la atención médica procede de la víctima, sus familiares o representantes legales.
  - Urgencia objetiva: la vida o la salud de la persona está comprometida desde el punto de vista del personal sanitario.
  - Urgencia vital: situación en la que hay un riesgo vital inminente para la persona, por fallo o compromiso de algún órgano vital, y requiere una respuesta sanitaria inmediata. Esta coincide con la definición de emergencia.
- Emergencia: situación adversa que aparece cuando en la combinación de factores conocidos surge un fenómeno o suceso eventual, inesperado y desagradable por causar o poder causar daños o alteraciones a personas, bienes, servicios o el medio ambiente. Supone la rotura de la normalidad de un sistema, pero no excede la capacidad de respuesta de la comunidad afectada y conlleva la aplicación de medidas de prevención, protección y control.
- Riesgo: probabilidad de que un evento natural, tecnológico o socionatural ocurra en una sociedad con alto nivel de vulnerabilidad y que cause pérdidas humanas, de infraestructuras, económicas o financieras.
- Desastre o catástrofe: evento infrecuente de aparición brusca, repentina o impredecible, incontrolable, que trastorna el funcionamiento de una comunidad o sociedad y causa pérdidas humanas, materiales, económicas o ambientales que desbordan la capacidad de la comunidad o sociedad afectada para hacer frente a la situación a través de sus propios recursos.
- Incidente de múltiples víctimas (IMV): suceso en que por su elevado número de pacientes y la naturaleza de sus lesiones, hace que esté comprometida la capacidad de manejo inicial de los heridos; o bien el número de recursos y personal de los servicios de urgencia que puede desplazarse en tiempo apropiado al lugar del suceso sea insuficiente para manejar a todos los heridos según los criterios habituales.

> ! Una situación de catástrofe se caracteriza por los siguientes aspectos:
>
> - Es un acontecimiento inesperado.
> - Genera una desproporción o desequilibrio entre los medios de auxilio disponibles y las necesidades creadas por el suceso.
> - Aparece rápidamente, de forma brutal y altera el desarrollo normal de colectivo donde incide.
> - Tiene carácter colectivo.
> - Supone una destrucción colectiva material o humana.
> - Toda esta destrucción se produce al mismo tiempo.
> - Para su resolución es necesaria la intervención de medios de auxilio extraordinarios por su número y naturaleza.
> - Puede ser prolongado en el tiempo y el espacio.

CLASIFICACIÓN DE LAS CATÁSTROFES

La importancia de la clasificación de las catástrofes viene dada por el tipo de patrón de lesiones que pueden ocasionar y cuyo conocimiento es de suma importancia para conocer las necesidades que van a tener lugar y la resolución del incidente (Tablas 28-1 y 28-2).

En función de sus características, los desastres se clasifican de la siguiente manera:

- Dependiendo de la naturaleza o el factor desencadenante de la catástrofe, es decir, por su etiología:
  - Catástrofes naturales: se producen por efectos de fenómenos de la naturaleza (terremotos, huracanes, inundaciones, aludes, tsunamis, etc.), que difícilmente pueden evitarse, pero sí se puede minimizar sus efectos.
  - Catástrofes tecnológicas o secundarias a la acción del hombre:
    - Accidentes en medios de transporte (colisiones múltiples, autobuses, trenes, medios aéreos, marítimos, transporte de mercancías peligrosas).
    - Incendios urbanos y forestales.
    - Accidentes industriales (escapes tóxicos, radiactivos, derramamiento químico, etc.).
    - Sociales: derivados de la concurrencia pública y masiva a locales (centros escolares, cines, teatros, discotecas, salas de conciertos o de exposiciones, centros comerciales, estadios deportivos, etc.) o eventos al aire libre (fiestas colectivas, carreras o *rallies*, encierros taurinos, manifestaciones, etc.).
    - Grandes explosiones, derivadas de la energía nuclear con fines pacíficos, conflictos bélicos y terrorismo. Quedan incluidas también las situaciones sanitarias especiales de gran magnitud (epidemias, intoxicaciones alimentarias masivas, contaminaciones por sabotaje o accidente de aguas, etc.). Estas podrían evitarse en su mayoría.

Además, las catástrofes se pueden clasificar atendiendo a los siguientes factores:
- Dependiendo de su origen:
  - Catástrofes extrahospitalarias o externas: el hospital se ve involucrado, sin estar directamente afectado.
  - Intrahospitalarias o internas: las que se originan en el propio hospital.
  - Mixtas: los recursos del hospital se ven comprometidos por una catástrofe externa.
- Dependiendo de los efectos sobre la comunidad: simple (afecta a un solo plano) o compleja (que afecta a varios, como salud, infraestructuras, etc.).
- Según la región: rurales o urbanas.
- Dependiendo de la duración del factor desencadenante: cortas (inferior a 1 hora), medias (hasta 24 horas) o prolongadas (superior a 24 horas).
- Dependiendo de la duración del salvamento: cortas (inferior a 6 horas), medias (entre 6 y 24 horas) o prolongadas (superior a 24 horas).
- Según la localización espacial o extensión geográfica: reducidas (radio inferior a 1 km), extensas (entre 1 y 100 km) o muy extensas (mayores de 100 km), tanto urbanas como rurales.

Tabla 28-1. Tipos de catástrofes

Según etiología			
Catástrofes naturales	Hidrometeorológicos	Por agua	Tormentas. Inundaciones Granizos. Nevadas
		Por viento	Tornados. Huracanes Ventiscas Simunes (viento desértico)
		Por temperatura	Olas de calor. Olas de frío Sequías
	Geofísicos	Terremotos	Tierra
		Acuáticos	Tsunamis Megatsunamis
		Erupciones	Volcánicas Límnicas (gases tóxicos)
		Corrimientos de tierra	
		Avalanchas o aludes	
		Tormentas de arena	
Catástrofes tecnológicas o producidas por el hombre	Incendios		
	Accidentes	Medios de transporte	Colisiones múltiples Autobuses. Trenes. Aviones Transporte de mercancías peligrosas
		Industriales	Humos tóxicos Fugas de gases tóxicos Derramamiento químico
		Nucleares	Centrales nucleares
	Eventos sociales	Concurrencia masiva a locales	Centros escolares Cines. Teatros. Discotecas Salas de conciertos y exposiciones Estadios deportivos
	Eventos al aire libre	Fiestas colectivas Carreras, *rallies* Encierros taurinos Manifestaciones	
	Guerras		
	Actos terroristas	Agentes biológicos	Ántrax. Peste Viruela. Turalemia. Botulismo Fiebres hemorrágicas virales
		Agentes químicos	Compuestos neurotóxicos (tabún, sarín, soman) Agentes vesicantes (iperita, lewisita) Agentes tóxicos para los pulmones (cloro) Cianuro Gases lacrimógenos. Aerosol de pimienta
	Radiación		

Tabla 28-2. Otros tipos de clasificaciones de las catástrofes

Según su origen	Extrahospitalarias o externas Intrahospitalarias o internas Mixtas	
Según los efectos sobre la comunidad	Simples Complejas	
Dependiendo de la duración	Del factor desencadenante	Cortas Medias Prolongadas
	Duración del salvamento	Cortas Medias Prolongadas
Según la extensión geográfica	Reducidas Extensas Muy extensas	
Según el número de víctimas	Leves Moderadas Graves	

- Dependiendo del número de víctimas: leve (hasta 25 víctimas), moderada (entre 25 y 99), media (entre 100 y 999) y grave (superior a 1.000 víctimas).

FUNDAMENTOS LEGALES

La actuación ante emergencias y catástrofes de todo el territorio nacional está unificada por la Ley 17/2015, de 9 de Julio, del Sistema Nacional de Protección Civil, por la cual se garantiza un respuesta coordinada y eficiente a las emergencias, dando unas directrices específicas para cada riesgo y situando a España, según datos de la Dirección General de Protección Civil y Emergencias, entre los países con un Sistema de Protección Civil más avanzado.

Dentro de los fundamentos legales se pueden destacar:

- Ley 2/85 sobre Protección Civil y Norma Básica de Protección Civil aprobada por el Real Decreto 407/92 de 24 de abril: constituye el marco legal que determina el sistema de planificación, preparación y respuesta ante situaciones de riesgo colectivo, catástrofe o calamidad pública o catástrofe extraordinaria en la que la seguridad y la vida de las personas pueden peligrar.
- Jefatura del Estado. Boletín Oficial del Estado. Ley 17/2015, de 9 de julio, del Sistema Nacional de Protección Civil [Internet]. Nº 164 España; 2015, p. 7. La actuación ante emergencias y catástrofes de todo el territorio nacional está unificada por la Ley 17/2015, de 9 de julio, del Sistema Nacional de Protección Civil, por la cual se garantiza un respuesta coordinada y eficiente a las emergencias y facilita unas directrices específicas para cada riesgo. Sitúa a España, según datos de la Dirección General de Protección Civil y Emergencias, entre los países con un sistema de protección civil más avanzado.

- Estatutos de autonomía: plan territorial de cada autonomía.
- Ley Orgánica 3/1983, de 25 de febrero, de Estatuto de Autonomía de la Comunidad de Madrid (BOE 01-03-1983). Modificada por: Ley 30/2002, de 1 de julio.
- Ley 14/86, de 25 de abril, general de sanidad.
- Ley 7/2004, de 28 de diciembre, de medidas en materia sanitaria.
- Real Decreto Ley 21/2020, de 9 de junio, de medidas urgentes de prevención, contención y coordinación para hacer frente a la crisis sanitaria ocasionada por la COVID-19.

FASES DE UNA CATÁSTROFE

Las catástrofes pueden entenderse como una secuencia continua en el tiempo y en la que pueden establecerse tres fases fundamentales:

- **Fase de alerta:** sistema que permite la rápida identificación de la amenaza y activar las medidas establecidas para minimizar los efectos del impacto sobre la población. Comprende desde el aviso para informar de la catástrofe hasta la decisión de iniciar la fase de alarma.
- **Fase de alarma:** fase de notificación y alerta a los grupos operativos. Es decir, la activación del plan de emergencias. Se pondrán en marcha las acciones encaminadas a preparar al hospital para la fase de ejecución, que consisten en liberar y expandir el área de Urgencias (tal vez sea necesario organizar traslados a hospitales de apoyo, trasladar a los enfermos a las áreas de hospitalización, programar altas), suspender toda actividad asistencial programada no iniciada (quirófanos, pruebas radiológicas y específicas, consultas, etc.), liberar camas de urgencias, de unidades de críticos y quirúrgicas, así como los quirófanos para tenerlos disponibles, activar los servicios centrales como laboratorios, banco de sangre y radiología y los equipos multidisciplinares, según tipo de emergencia, en urgencias.
- **Fase de ejecución:** aplicación del plan de emergencias. Se realizan todas las acciones operativas a nivel sanitario. Ante la inminente llegada de pacientes, es imprescindible un adecuado control de accesos y del tráfico en el hospital (circuitos de movilidad del hospital).

La experiencia ha demostrado que cada catástrofe tiene características específicas, algunas predecibles y otras no. El tipo, el momento y el lugar del desastre determinarán el número y la proporción de víctimas, la naturaleza y gravedad de sus lesiones y los acontecimientos relacionados tras el desastre.

La asistencia sanitaria a una catástrofe tiene como características fundamentales:

- Necesidad de realizar una clasificación o «triaje» de los afectados, sobre el principio de conseguir el máximo beneficio para el mayor número de ellos, primando esto sobre el posible beneficio individual.
- La prioridad del tratamiento o asistencia no viene dada por la gravedad de las lesiones, sino por las posibilidades de supervivencia. Se interviene para salvar vidas o miembros.

- La importancia de la clasificación de las catástrofes viene dada por el tipo de patrón lesional, y su conocimiento es fundamental para la resolución de un incidente.
- Necesidad de crear la denominada «corriente de afectados» tratando de hacer más fluida y eficaz la asistencia, estandarizar y simplificar las actuaciones y protocolizar las decisiones.

> **!** En una catástrofe, el tratamiento de la mayoría prima sobre el del individuo.
> El orden de prioridad en la intervención no viene determinado únicamente por la gravedad de las lesiones, sino por la posibilidad de supervivencia.

El triaje tradicional establece la prioridad asistencial del paciente, mientras que, en una catástrofe, el concepto de individuo es sobrepasado por el de colectividad. El triaje en estos casos establece la gravedad para todos los miembros de la catástrofe, y da prioridad según la gravedad, la supervivencia y la necesidad de recursos. De este modo, se establecen las prioridades asistenciales.

Los diferentes servicios de urgencia de cada centro deben hacer frente inicialmente a la situación catastrófica en cuanto a atender a un número de pacientes superior al habitual. A tal efecto, estos servicios cuentan con un plan de emergencia propio de llamadas para reforzar este «núcleo asistencial inicial».

Se considera **índice catastrófico** la llegada del 10 % del total de los pacientes que se atienden en un día y que necesitan asistencia inmediata o el 50 % del total de pacientes que se atienden en un día que acuden en el 20 % del tiempo (de 4 a 6 horas).

NIVELES DE CATÁSTROFE

El parámetro más importante para evaluar el nivel de catástrofe, sobre todo en las de tipo externo, es el número de víctimas por unidad de tiempo, es decir, el desequilibrio esporádico que podrá producirse entre la demanda y la oferta asistencial.

También será importante conocer el tipo de catástrofe, ya que puede alterar de forma sustancial la actividad diaria del hospital: víctimas de contaminación química, microbiológica, radiológica y nuclear, etcétera

En función del número y de la gravedad de las víctimas se establecen tres niveles, que determinarán el nivel inicial de respuesta. Cada uno implica la activación de unos recursos determinados (personales, materiales, espacios, etcétera):

- **Nivel I.** En este nivel, el personal hospitalario en su horario y ubicación habituales deberá ser suficiente para atender a las víctimas. El personal que no se encuentra en su horario laboral debe estar localizado en su domicilio a la espera de si debiera acudir al centro sanitario. Cada hospital decidirá en su plan el límite respecto al número de afectados que se pueden atender en este nivel, el número de pacientes críticos y el compromiso en la capacidad funcional. El nivel de alarma verde (50 pacientes) activa un protocolo en el que los recursos humanos y materiales de la unidad son suficientes para controlar la situación.
  - Nivel Ia: menos de 25 pacientes o un atentado.
  - Nivel Ib: entre 25 y 50 pacientes o más de un atentado.
- **Nivel II.** El suceso adverso ha causado daño a un número mayor de población, hay más víctimas críticas. La activación del plan de catástrofes externas (PCE) a este nivel supone sobrepasar la oferta de servicios de la unidad de urgencias e implica todos los recursos disponibles del hospital para prestar una atención de forma eficaz. En este nivel, ya es necesaria la expansión funcional y física de algunas áreas. Todo el personal sanitario y no sanitario localizable deberá acudir al centro sanitario.
- **Nivel III.** Todos los recursos del hospital se ven desbordados por el número y la complejidad de las víctimas (> 100 pacientes), por la pérdida de la capacidad operativa del centro en un momento determinado o por estar directamente sometido a un suceso de relieve como terremotos, incendios, etc. En este nivel de alarma, la magnitud del desastre supera la capacidad de atención global del centro hospitalario y será necesario solicitar ayuda externa, por lo que se solicitará soporte a hospitales del entorno o a los de referencia según las necesidades requeridas. Todo el personal del hospital debe presentarse de forma obligatoria al lugar asignado según el plan. Se evitará que la población acuda a urgencias a través de los medios de comunicación.

> **!** En las catástrofes hay:
>
> - Desproporción entre recursos y necesidades.
> - Necesidad de intervención de medidas de auxilio.
>
> El objetivo fundamental es «obtener el mayor beneficio para la mayoría».
> La aplicación de las diversas técnicas y habilidades médicas vendrá limitada por la naturaleza del incidente y el número de heridos.

CLASIFICACIÓN DE LAS VÍCTIMAS

En toda catástrofe es necesario clasificar a las víctimas. El objetivo principal es salvar el mayor número de vidas posibles. Por eso, ha de hacerse en función de la gravedad de las lesiones y de las posibilidades de supervivencia de cada víctima para poder aprovechar al máximo los recursos de los que se dispone.

Durante una situación de estas características, esta clasificación no se va a realizar una sola vez, sino que habrá sucesivos puntos en los que se lleve a cabo el triaje de las víctimas; se recomienda un mínimo de tres ocasiones.

La aplicación de dichas escalas parte de un concepto básico en triaje: lo urgente no siempre es grave y lo grave no es siempre urgente. Ello hace posible clasificar a los pacientes a partir del «grado de urgencia», de tal modo que los pacientes más urgentes serán asistidos primero y el resto serán revaluados hasta ser vistos por un médico. Se acepta, en consecuencia, que las funciones del triaje deben ser:

- Identificar a pacientes en situación de riesgo vital.
- Asegurar la priorización en función del nivel de clasificación.

- Asegurar la revaluación de los pacientes que deben esperar.
- Decidir el área más apropiada para atender a los pacientes.
- Aportar información sobre el proceso asistencial.
- Disponer de información para familiares.
- Mejorar el flujo de pacientes y la congestión del servicio.
- Aportar información de mejora para el funcionamiento del servicio.

Actualmente se reconocen cinco modelos de triaje estructurado con una amplia implantación:

- Australian Triage Scale (ATS).
- Canadian Emergency Department Triage and Acuity Scale (CTAS).
- Manchester Triage System (MTS).
- Emergency Severity Index (ESI).
- Sistema Español de Triaje (SET), adoptado por la Sociedad Española de Medicina de Emergencias (SEMES) a partir del Model Andorrà de Triatge (MAT).

Se establecen niveles de priorización en la atención. Cada uno de ellos va a determinar el tiempo óptimo entre la llegada y la atención y cada modelo de triaje estructurado establece cuáles son esos tiempos ideales, que varían muy poco de un modelo a otro. Todas las escalas comentadas anteriormente coinciden ampliamente en estos parámetros (**Tabla 28-3**):

- Nivel I: prioridad absoluta con atención inmediata y sin demora.
- Nivel II: situaciones muy urgentes de riesgo vital, inestabilidad o dolor muy intenso. La demora de asistencia médica es de hasta 15 minutos.
- Nivel III: urgente pero estable hemodinámicamente con potencial riesgo vital que probablemente exige pruebas diagnósticas o terapéuticas. La demora máxima es de 60 minutos.
- Nivel IV: urgencia menor, potencialmente sin riesgo vital para el paciente. La demora máxima es de 120 minutos.
- Nivel V: sin urgencia. Poca complejidad en la patología o cuestiones administrativas, citaciones, etc. La demora puede ser de hasta 240 minutos.

Estos cinco niveles se establecen en función de:

- Descriptores clínicos, síntomas centinela o categorías sintomáticas, abiertas o cerradas, con o sin ayuda de algoritmos o diagramas.

Tabla 28-3. Niveles de priorización en la atención

Nivel	Color	Categoría	Tiempo de atención
I	Rojo	Emergencia	Inmediato Enfermería/médico 15 minutos
II	Amarillo	Urgente	60 minutos
III	Verde	Menos urgente	120 minutos
IV	Negro	No urgente	240 minutos

- Discriminantes del nivel de urgencia: riesgo vital, constantes fisiológicas, tiempo de evolución, grado de dolor, mecanismo de lesión, etcétera.

Un sistema estructurado de triaje puede servir también para valorar otra serie de parámetros, como son el tiempo de estancia en urgencias, el porcentaje de ingresos en función del nivel de gravedad, las necesidades de recursos, etc., que, indirectamente, van a relacionarse con cada uno de los niveles de prioridad y que están estrechamente condicionados por el incremento de la demanda, la cual depende tanto de determinantes externos (afluencia) como internos (propia capacidad del servicio, demora de exploraciones, espera de cama para ingreso, espera de transporte, problemas sociosanitarios). Estos parámetros son fundamentales para orientar la gestión organizativa, económica y el funcionamiento del propio servicio de Urgencias.

> **!** **Triaje** significa clasificar.
> Su objetivo es obtener el máximo rendimiento de los recursos disponibles, aunque para conseguirlo sea necesario relegar algunos intereses particulares en favor del beneficio general.
> El triaje está basado en dos principios fundamentales:
>
> - Salvar el mayor número de vidas.
> - Usar adecuadamente los recursos sanitarios disponibles.

PLAN DE CATÁSTROFES EXTERNAS

Es el conjunto de acciones a desarrollar de forma ordenada para dar respuesta a una situación catastrófica en la cual está involucrado el hospital o una situación en la que el volumen asistencial supera las posibilidades del centro o de los servicios en condiciones normales, en un corto espacio de tiempo (p. ej., la pandemia de la COVID-19).

El PCE expone los cambios organizativos generales necesarios ante una catástrofe externa al hospital y establece un órgano denominado comité permanente de catástrofes (CPC), cuya función principal es dirigir la implantación y el desarrollo del citado plan.

El plan está formado por aquellos protocolos, procedimientos y actuaciones preestablecidas cuyo objetivo es dar respuesta a una situación generada por una catástrofe externa para así minimizar su impacto en el centro hospitalario y conseguir la utilización adecuada de recursos.

Prevé la respuesta sanitaria adecuada al nivel de catástrofe y dispone la adecuada respuesta organizativa, que implica una adaptación temporal del hospital a la nueva situación, modificando de manera esporádica su funcionamiento, prioridades y jerarquía.

En este plan se definen y detallan, como planes anexos, las diferentes zonas asistenciales del hospital y su adaptación a la contingencia: servicios de urgencias, unidades de críticos, quirófanos, hospitalización, radiología, laboratorio clínico, banco de sangre, etc. También se definen las funciones de las zonas de apoyo no asistenciales, cuyo papel es fundamental como soporte a las actividades asistenciales.

Objetivos

Los objetivos de un plan de actuación frente a catástrofes externas son:

- Garantizar la dirección, la activación y la coordinación de los recursos hospitalarios para asegurar una actuación eficaz ante las situaciones de emergencia que acontezcan.
- Establecer los mecanismos de alerta de los recursos en situaciones de riesgo.
- Asegurar la coordinación de los recursos hospitalarios con otros recursos sanitarios y no sanitarios que intervengan en la resolución de las situaciones de emergencia que se presenten.

«El problema no es prever lo imprevisible, sino entrenarse para hacerle frente» (P. Lagadec).

Actitud del laboratorio ante las catástrofes externas

Ante una situación de catástrofe, el laboratorio clínico forma parte de las áreas asistenciales de apoyo dentro de la organización del plan de catástrofes externas. Es imprescindible la existencia de un plan de actuación que permita hacer frente a esta situación para minimizar su impacto en el laboratorio clínico y, por tanto, en el hospital y conseguir la utilización adecuada de los recursos y una respuesta sanitaria eficaz.

El laboratorio clínico debe conocer el PCE establecido en su hospital y tener un plan específico de actuación ante la activación de una alarma de catástrofe hospitalaria:

- Protocolo con la jerarquía de los avisos ante una alarma de catástrofe.
- Establecer desde qué nivel de alarma debe constatar la presencia del personal activable que es necesario, además del habitual, para poder responder a las necesidades analíticas que se plantean y según el tipo de gravedad de la catástrofe.
- Se dará total prioridad a los pacientes afectados por la situación de catástrofe, y se establecerá un circuito específico para estos pacientes desde la recepción, el procesamiento y el informe analítico.
- Establecer la identificación de los pacientes y tener preparados códigos de identificación específicos en situaciones de catástrofes externas ya seleccionadas para esta situación (numeración, código de colores y etiquetas rojas y amarillas).
- Organización de recursos humanos: establecer la organización de las diferentes áreas del laboratorio y del personal que estará encargado de ella, para priorizar la respuesta ante los pacientes de la catástrofe.
- Organización de recursos materiales:
  - Evaluar el estado de los equipos.
  - Establecer los equipos de apoyo ante una incidencia en ellos, de forma que el procesamiento de las muestras siempre esté asegurado y, por tanto, el informe de resultados de los pacientes.
  - Verificar la existencia de materiales y reactivos que determinen la autosuficiencia del laboratorio.

Además habrá que:

- Suspender o reorganizar la realización y procesamiento de pruebas de laboratorio que no sean emergencias.
- Asegurar los tiempos de respuesta rápida del laboratorio en la emisión de informes.
- Coordinar con otros laboratorios y con el banco de sangre el requerimiento de recursos y materiales según necesidades.
- Mantener la comunicación con el jefe del servicio de urgencias, coordinador de catástrofes, jefe de hospital, etcétera.

Es importante recordar que para poder mantener este plan de actuación es necesario:

- Formar al personal del laboratorio ante estas situaciones.
- Difundir el plan de actuación de catástrofes del hospital y específico del laboratorio.
- Diseñar los mecanismos de evaluación, revisión, mantenimiento y actualización del plan periódicamente.

PLAN DE CONTINGENCIA DEL LABORATORIO CLÍNICO

Objetivos

- Ser capaz de evaluar, calcular y priorizar los riesgos del área de trabajo propia que exigirá el uso del plan de contingencia.
- Saber crear un plan de contingencia para cada riesgo importante en el área de la que se sea responsable.

Introducción

Los laboratorios clínicos son responsables de las exploraciones analíticas en las distintas disciplinas de: análisis clínicos, bioquímica clínica y hematología básica, pruebas serológicas, inmunológicas, etc., realizadas a los pacientes en centros hospitalarios, centros de atención primaria y centros concertados con este fin.

La realización de las distintas exploraciones analíticas comprende diferentes procesos:

- Facilitar la solicitud de pruebas analíticas a los clínicos mediante la publicación de una cartera de servicios y la disponibilidad de petitorios en papel o electrónicos.
- Realizar los procedimientos necesarios para las exploraciones analíticas a los pacientes ambulantes (unidad de extracciones hospitalaria y centros de extracción dependientes en los centros de especialidades y de atención primaria) e ingresados (procedimientos realizados por personal propio de los servicios clínicos bajo supervisión el servicio de análisis clínicos).
- Asegurar el correcto transporte de las muestras y la información asociada al laboratorio clínico.
- Realizar las pruebas analíticas solicitadas mediante los métodos adecuados y en el plazo de tiempo pactado de acuerdo con la urgencia de la solicitud.

- Generar un informe de la exploración fiable con información útil para el solicitante y hacer llegar este informe a su destino.

Anteriormente se ha tratado el PCE, que abarca la implicación de todo el personal sanitario y no sanitario ante una situación inesperada y grave de víctimas, pero también se deben conocer e identificar los posibles riesgos que pueden acontecer en el día a día del área de trabajo propia y, por tanto, del laboratorio clínico, que pueden ocasionar una brecha o un frenazo en la actividad asistencial y tener planificadas las actuaciones a seguir para impedir que el paciente se vea afectado.

Diferentes situaciones pueden afectar al normal funcionamiento del laboratorio clínico. El **plan de contingencia (PC)** tiene como finalidad asegurar que están disponibles los servicios esenciales durante situaciones inesperadas o en otras condiciones cuando los servicios del laboratorio son limitados o no están disponibles.

> ❗ El objetivo de un plan de contingencia es describir la sistemática a seguir ante diferentes situaciones adversas que comprometan el normal funcionamiento del laboratorio clínico y la emisión de los informes de resultados.

Según la magnitud de la incidencia y su duración, se evaluará la situación y posibles soluciones en función de la carga de trabajo, el turno de trabajo y la previsión de solución de la incidencia.

En todos los casos en que se vayan a producir alteraciones o demoras en la emisión final de los informes diagnósticos, se informará a los servicios solicitantes de la situación y sus consecuencias y al jefe de hospital si fuera necesario (festivos, fines de semana).

Se pondrá en conocimiento del servicio de mantenimiento hospitalario o servicio de informática según si la incidencia esté relacionada con sus actividades.

El PC en el laboratorio clínico puede estructurarse en dos partes: plan de contingencia informático y plan de contingencia ante otras situaciones determinadas que puedan afectar a la actividad del laboratorio: incidencias en equipos, instalaciones, personal, etcétera).

Plan de contingencia informática

Para garantizar el buen funcionamiento de este ciclo analítico, es indispensable asegurar el correcto funcionamiento de los flujos de información que permiten que los informes de resultados sean fiables, cumplan con los deberes de confidencialidad y lleguen a tiempo al lugar de utilización.

Para la realización de estos procesos es necesaria la utilización de múltiples sistemas de información conectados entre sí. Estos sistemas son piezas críticas en los procesos del servicio y, por tanto, es necesario tener prevista la resolución, en un plazo adecuado, de las incidencias de funcionamiento que puedan afectar al servicio y las medidas que hay que tomar en

caso de fallo de estos sistemas para garantizar la continuidad asistencial.

El laboratorio clínico debe diseñar e implementar planes de contingencia informática en todas las áreas críticas del laboratorio con la participación del servicio de informática y los proveedores de los sistemas de información.

Los responsables del laboratorio clínico deben conocer todos los sistemas de información que son necesarios para el adecuado flujo de los procesos preanalíticos, analíticos y postanalíticos. Por tanto, deberá conocer los sistemas de información propios, el sistema de información principal, los sistemas que gestionan las peticiones analíticas y la comunicación con los sistemas analíticos; las bases de datos que mantienen las solicitudes analíticas en los diferentes puntos de extracción, tanto dependientes directamente del hospital como la de los centros de extracciones externos; los sistemas que integran la información del solicitante y los resultados, así como la emisión de informes tanto en papel como en un repositorio electrónico integrado con la historia clínica del paciente.

Asimismo, deben ser conocedores de todos los módulos de explotación estadística y de los sistemas de gestión del control de calidad, que se utilizan para tener la información de la actividad del laboratorio y de los servicios que compartan la aplicación. El acceso compartido a la base de datos debe estar regulada con acceso restringido a los usuarios de los departamentos definidos en la aplicación.

Además, es necesario conocer los sistemas de información hospitalarios, el entorno web de integración de sistemas de información hospitalario, el sistema de información de atención primaria de la comunidad autónoma y los sistemas de información interconectados de otros servicios clínicos: microbiología, hematología, anatomía patológica, genética, inmunología y demás.

Es importante conocer y tener elaborados los mapas de sistemas de información, identificar y saber la ubicación y la localización de los diferentes servidores y sistemas de información, la persona o las personas responsables del sistema y el soporte técnico con el que se cuenta, así como el teléfono de contacto en caso de resolución de problemas.

El acceso a la aplicación estará protegida por contraseñas y diferentes niveles de acceso.

De todos es conocido el ciberataque *ransomware* que notificó el Hospital Clínic de Barcelona a la Agencia de Ciberseguridad de Cataluña y que afectó a importantes servicios, como el de urgencias y centros de salud. Se vio afectado el acceso de los datos de los pacientes y obligó a trabajar con papel, sin ordenadores.

Estas incidencias obligan a tener preparadas y planificadas las acciones de prevención, entre las que se pueden citar:

- Realización de copias de seguridad.
- Establecer contraseñas personales e intransferibles. Necesidad del compromiso del buen uso del correo corporativo y la implicación de cada usuario.
- Actualización de contraseñas.
- Envío de correos: qué mandar por correo corporativo, por copia oculta. Se ha de impedir el acceso de externos.

- No contestar correos sospechosos y ponerlo en conocimiento de los responsables del servicio informático.
- Realizar planes de información, concienciación periódicamente de estas acciones.

Ante estas situaciones de contingencia informática, es necesario tener definidas las instrucciones de trabajo de forma manual por parte del laboratorio clínico o de urgencias, en las que deberán figurar todos los pasos a seguir hasta la recuperación del funcionamiento de trabajo habitual del sistema informático:

- Registro e identificación de pacientes de forma manual.
- Volantes de petición en papel.
- Creación de perfiles o peticiones básicos ante una contingencia.
- Peticiones analíticas directamente a los analizadores de forma manual.
- Activación de impresoras externas de los diferentes analizadores para poder imprimir los resultados de cada paciente identificado con su número de registro para la impresión de resultados.
- Establecer un responsable de la recogida de los resultados impresos. Comprobación de que todas las peticiones solicitadas han sido realizadas y de que el informe de resultados es correcto.
- Aviso al facultativo responsable del paciente de los resultados críticos y vitales directamente por teléfono.
- Registro posterior de todas las analíticas realizadas una vez se restablezcan las conexiones con el sistema informático del laboratorio.

Plan de contingencia ante otras situaciones

Incidencias de equipos

Se deben asegurar en todo momento el procesamiento de las muestras de pacientes y la emisión de informes de resultados. Para ello se tendrá en cuenta en las diferentes áreas el tener autoanalizadores en número duplicado o múltiple. No obstante, es necesario establecer un protocolo de actuación ante situaciones de avería de dichos analizadores y tener claras las posibles respuestas ante las diferentes situaciones o tipos de gravedad que pueden derivar de dichas incidencias en los analizadores.

Se pueden tener en uno o en varios de ellos y buscar soluciones de acción inmediata, de manera que se pueda mantener la realización de las analíticas solicitadas y la emisión de informes analíticos.

Acciones:

- Comunicación de la incidencia al servicio técnico correspondiente en los teléfonos y horarios establecidos para cada proveedor. Realización de una lista con esta información.
- Aviso al servicio clínico correspondiente, indicando la situación que motiva el retraso de la emisión de resultados
- Control de las muestras que queden pendientes de realización. Conservación en nevera hasta su procesamiento

sin que se supere el tiempo de estabilidad de cada espécimen/muestra. En caso necesario, se procederá a congelar (-20 °C, -80 °C) o en las condiciones necesarias para asegurar la estabilidad de cada espécimen.

Incidencias de reactivos

El laboratorio deberá tener planificadas las acciones a seguir ante una rotura de *stock* o falta imprevista de reactivos. Se ha de tener planificado el protocolo de envío a otros laboratorios y la forma de recepción de resultados. Se deberá notificar dicha incidencia a los responsables del paciente.

Incidencia de equipos auxiliares: neveras y congeladores

Es necesario tener un registro y realizar un mapa de congeladores y neveras con las que cuenta el laboratorio y tener conocimiento del material que se conserva en cada equipo. En caso de producirse una incidencia, será necesario el traslado de los productos correspondientes a los equipos sin incidencia y notificar la avería al responsable de los equipos auxiliares y avisar al servicio técnico para el análisis y la resolución de la avería.

Incidencias en instalaciones (luz, agua)

Se ha de conocer el mapa de ubicación de las llaves de luz, paneles eléctricos, grupos electrógenos y llaves de paso.

Se ha de saber qué equipos tienen sistema de alimentación ininterrumpida (SAI), para mantener la corriente eléctrica durante un tiempo, mientras se halla la avería.

Ante una incidencia es necesario ponerse en contacto de forma inmediata con el servicio de mantenimiento responsable. Hay que tener actualizado el listado de teléfonos y persona o personas responsable y los horarios establecidos.

Incidencias ambientales o estructurales

Las incidencias ambientales o estructurales son desperfectos arquitectónicos producidos por inundaciones, incendios, derrames o emanaciones de reactivos, tóxicos, etc. Se comunicará de forma inmediata a seguridad, servicios de mantenimiento y riesgos laborales, según proceda.

Además, hay que poner en marcha los procedimientos de emergencia y evacuación si fuera necesario.

Incidencias graves de personal

Ante cualquier incidencia grave de personal, se procederá a su comunicación inmediata a la supervisora de enfermería, jefe de servicio o, en su defecto, a la dirección del hospital o dirección de enfermería según el personal afectado por la incidencia.

Hay que dar prioridad a las actividades y al reajuste del personal disponible para el mantenimiento de los servicios esenciales y se ha de avisar al servicio de riesgos laborales en caso de accidente laboral.

Fin del plan de contingencia: restauración de la normalidad

Una vez restaurada la situación normal del laboratorio, se realizará una evaluación del funcionamiento y del grado de seguimiento del plan de contingencia. Se han de analizar los puntos positivos y negativos del plan ejecutado y verificar y comprobar su eficacia y la adecuación de los procedimientos de actuación.

Para que el plan sea efectivo, es preciso que haya conocimiento y concienciación de todo el personal del laboratorio. Para ello, se debe difundir y divulgar, realizando cursos que aseguren que todo el personal esté informado y tiene conocimiento de él.

PUNTOS CLAVE

- El número de catástrofes producidas por el hombre está creciendo en frecuencia e impacto y las previsiones indican que aumentarán paulatinamente en los próximos 20 años.
- Una catástrofe es un evento infrecuente de aparición brusca, repentina o impredecible, incontrolable, que trastorna el funcionamiento de una comunidad o sociedad y causa pérdidas humanas, materiales, económicas o ambientales que desbordan la capacidad de la comunidad o sociedad afectada para hacer frente a la situación a través de sus propios recursos.
- La organización de la catástrofe es multidisciplinar, y es necesario e imprescindible que todos los profesionales trabajen de manera ordenada, coordinada y planificada.
- La importancia de la clasificación de las catástrofes viene dada por el tipo de patrón de lesiones que pueden ocasionar y cuyo conocimiento es de suma importancia para determinar las necesidades que van a tener lugar y resolver el incidente.
- La experiencia ha demostrado que cada catástrofe tiene características específicas, algunas predecibles y otras no. El tipo, el momento y el lugar del desastre determinarán el número y la proporción de víctimas, la naturaleza y la gravedad de sus lesiones y los acontecimientos relacionados tras el desastre.

- La asistencia sanitaria a una catástrofe tiene como características fundamentales:
  - Necesidad de realizar una clasificación o «triaje» de los afectados, sobre el principio de conseguir el máximo beneficio para el mayor número de ellos; debe primar esto sobre el posible beneficio individual.
  - La prioridad del tratamiento o asistencia no viene dada por la gravedad de las lesiones, sino por las posibilidades de supervivencia.
- Un PCE es el conjunto de acciones a desarrollar de forma ordenada para dar respuesta a una situación catastrófica en la cual está involucrado el hospital o una situación en la que el volumen asistencial supera las posibilidades del centro o servicios en condiciones normales en un corto espacio de tiempo.
- El laboratorio clínico como parte de las áreas asistenciales de apoyo dentro de la organización del plan de catástrofes debe conocer el PCE establecido en su hospital y tener un plan específico de actuación ante la activación de una alarma de catástrofe hospitalaria.
- El éxito del PCE se basa en la formación del personal sanitario y no sanitario ante estas situaciones, en su difusión y en la evaluación, la revisión, el mantenimiento y la actualización del PCE periódicamente.

BIBLIOGRAFÍA

Al-Ali N, Abu Ibaid A. Health-care providers' perception of knowledge, skills and preparedness for disaster management in primary health-care centres in Jordan. East Mediterr Heal J. 2017;21:713-21.

Castro Delgado R. El modelo extrahospitalario de triage avanzado. Prehospital Emergency Care (ed. esp.). 2011;4(1):72-5. Disponible en: https://www.elsevier.es/es-revista-prehospital-emergency-care-edicion-espanola-44-pdf-X1888402411026659).

Einav S, Aharonson-Daniel L, Charles Weissman C, Freund H R, Peleg K, Israel Trauma Group. In-Hospital Resource Utilization During Multiple Casualty Incidents. Ann Surg. 2006 April;243:533-40.

Ferrandini Price M, Arcos González P, Pardo Ríos M, Nieto Fernández-Pacheco A, Cuartas Álvarez T, Castro Delgado R. Comparison of the Simple Triage and Rapid Treatment system versus the Prehospital Advanced Triage Model in multiple-casualty events. Emergencias. 2018;30:224-30.

Gómez Jiménez J, Torres Trillo M, López Pérez J, Jiménez Murillo L. Sistema Español de triaje (SET). Madrid: Sociedad Española de Medicina de Urgencias y Emergencias (SEMES); 2004.

Jefatura del Estado. Boletín Oficial del Estado. Ley 17/2015, de 9 de julio, del Sistema Nacional de Protección Civil. [Internet]. N° 164 España; 2015 p. 7. Disponible en: https://www.boe.es/boe/dias/2015/07/10/pdfs/BOE-A-2015-7730.pdf

Nofal A, Alfayyad I, Khan A, Al Aseri Z, Abu-Shaheen A. Knowledge, attitudes, and practices of emergency department staff towards disaster and emergency preparedness at tertiary health care hospital in central Saudi Arabia. Saudi Med J. 2018;39:1123-9.

Soler W, Gómez Muñoz M, Bragulat E, Álvarez A. El triaje: herramienta fundamental en urgencias y emergencias. Anales Sis San Navarra [Internet]. 2010;33(1):55-68 [consulta el 29 de julio de 2024]. Disponible en: http://scielo.isciii.es/scielo.php?script=sci_arttext&pid=S1137-66272010000200008&lng=es.

Ingeniería en la medicina de laboratorio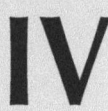

29 • Conceptos de ingeniería aplicados al laboratorio clínico I

30 • Conceptos de ingeniería aplicados al laboratorio clínico II

31 • Conceptos clave para la toma de decisiones en la implantación de un sistema automatizado

Conceptos de ingeniería aplicados al laboratorio clínico I

29

F. J. García González

OBJETIVOS

- Tener las herramientas que permitan tomar decisiones en el diseño de un laboratorio, desde la distribución hasta los requisitos de los distintos espacios.
- Ser conscientes de que las instalaciones forman parte de una manera esencial del correcto funcionamiento de estas unidades y de la novedosa tecnología de la que suele disponer.

INTRODUCCIÓN

La unidad asistencial de laboratorio clínico es una organización de profesionales sanitarios, de carácter multidisciplinar, dedicada al diagnóstico, seguimiento y tratamiento de las enfermedades mediante el uso, como soporte técnico fundamental, de las pruebas diagnósticas del laboratorio. Desde el punto de vista estructural, el laboratorio clínico dispone de los locales y recursos para la observación, transformación y medida de las muestras, así como algunos elementos de soporte. El número de pruebas que a cada ciudadano se le realiza y el crecimiento exponencial que han experimentado en las últimas fechas llevan a plantear cuál es el mejor diseño de estas instalaciones. En este capítulo se van a definir las herramientas que pueden ayudar a la toma de decisiones. Se definirán las distintas instalaciones implicadas y se entenderá cómo una adecuada decisión puede ayudar a realizar el trabajo de una manera más eficiente y efectiva.

El diseño debe tener en cuenta las normas y regulaciones vigentes, así como las necesidades específicas de cada área de trabajo. Algunos aspectos que se deben considerar son:

- La distribución de los espacios, que debe facilitar el flujo de las muestras, los reactivos y los residuos, evitando la contaminación cruzada y los errores.
- La iluminación, la ventilación y la climatización, que deben asegurar el confort y la salud de los trabajadores, así como el correcto funcionamiento de los equipos e instrumentos.
- La dotación de mobiliario, material y equipamiento, que debe ser adecuada a las actividades que se realizan en cada zona y deben cumplir con los requisitos de ergonomía, accesibilidad y seguridad.
- La gestión de los residuos, que debe seguir un protocolo establecido para su correcta clasificación, almacenamiento, transporte y eliminación para minimizar el impacto ambiental y los riesgos biológicos, químicos y radiológicos.

GENERALIDADES

La organización física de los laboratorios clínicos debe responder a las funciones y actividades que tengan definida en su cartera de servicios (**Fig. 29-1**).

Hay que considerar que presta servicio asistencial a todas las unidades durante las 24 horas del día, como a urgencias, hospitalización, cuidados intensivos y críticos (**Fig. 29-2**).

Desde el punto de vista del diseño, primero habrá que definir el tipo de organización de los distintos procesos para, así, adaptar los espacios y dotarlos de las instalaciones necesarias (**Fig. 29-3**).

Para ello, se debe analizar previamente el espacio disponible, el tipo de estructura y construcción, las instalaciones y todas aquellas medidas que puedan ayudar a facilitar su funcionamiento y operatividad.

En el caso práctico que se va a utilizar en este capítulo, se va a adaptar una zona ubicada en un hospital, con una distribución inicial en la que cada uno de los procesos se realizan de una manera independiente, se encuentran con encimeras y sin una clara conexión (**Figs. 29-4A** y **29-4B**).

Como punto de partida, hay que indicar que la unidad de gestión clínica y la unidad de ingeniería y mantenimiento deben trabajar coordinadamente para realizar cualquier modificación. Se busca la implantación de una cadena automatizada. Se adaptarán tanto las infraestructuras como todas las instalaciones.

El espacio asignado en el hospital se encuentra en la primera planta, donde también se ubican Radiología, Urgencias y Rehabilitación. Estas últimas abrazan un gran patio y se acercan lateralmente a los accesos rodados del aparcamiento. Al mismo también se abren las salas de espera del primer nivel del bloque de consultas. Todos estos usos se encuentran conectados por pasarelas o plataformas que discurren bajo un lucernario que baña de luz natural la doble altura del vestíbulo principal. El laboratorio cuenta con accesos independientes a usuarios y a profesionales con la distribución interior que aparece en la **tabla 29-1**.

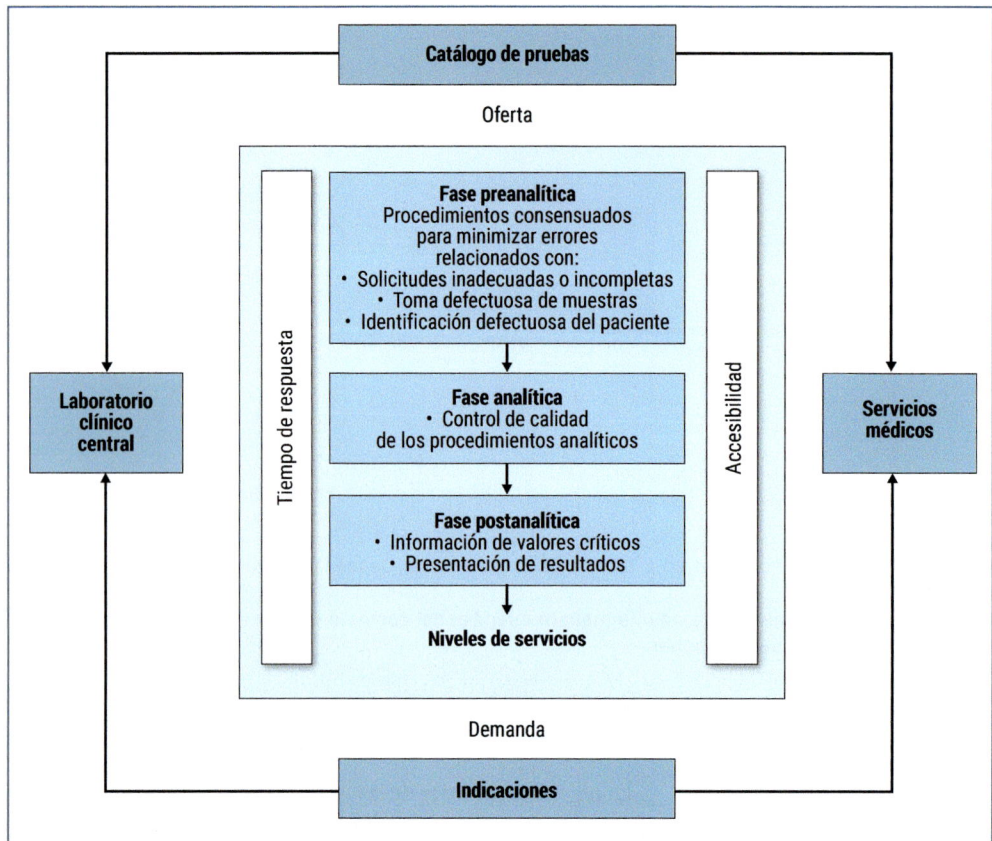

Figura 29-1. Aspectos clave de los niveles del servicio en un laboratorio clínico central.

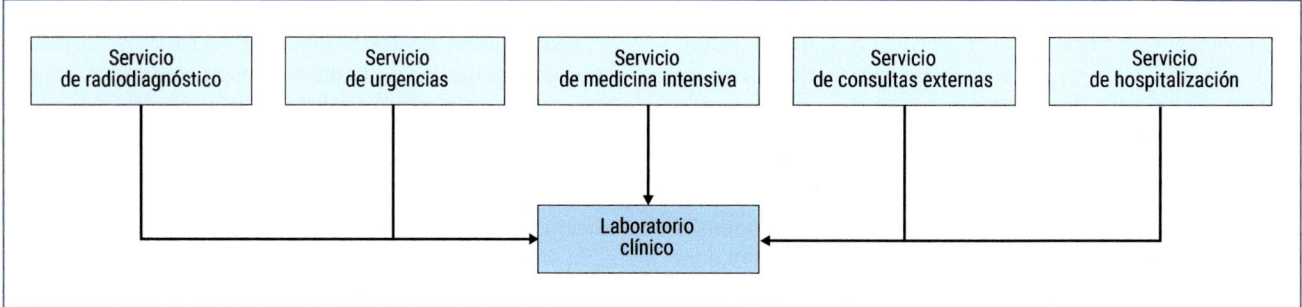

Figura 29-2. Unidades a las que presta servicio un laboratorio clínico.

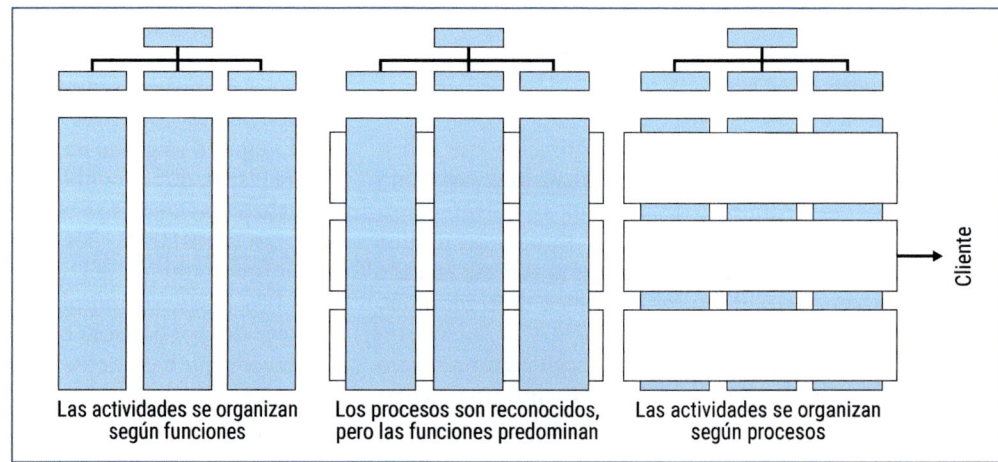

Figura 29-3. Equipos de protección individual.

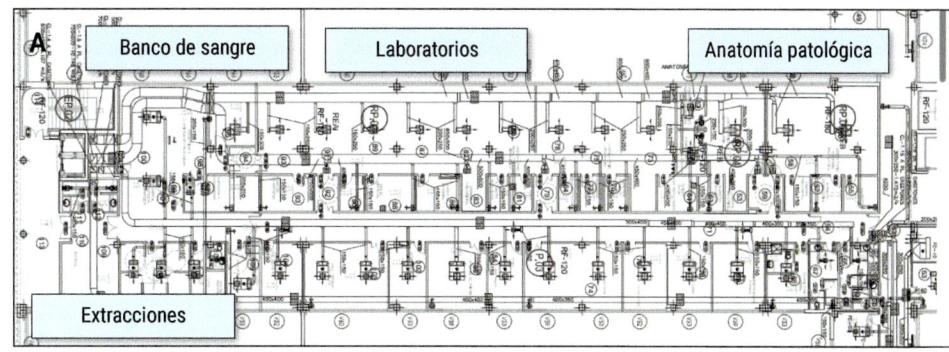

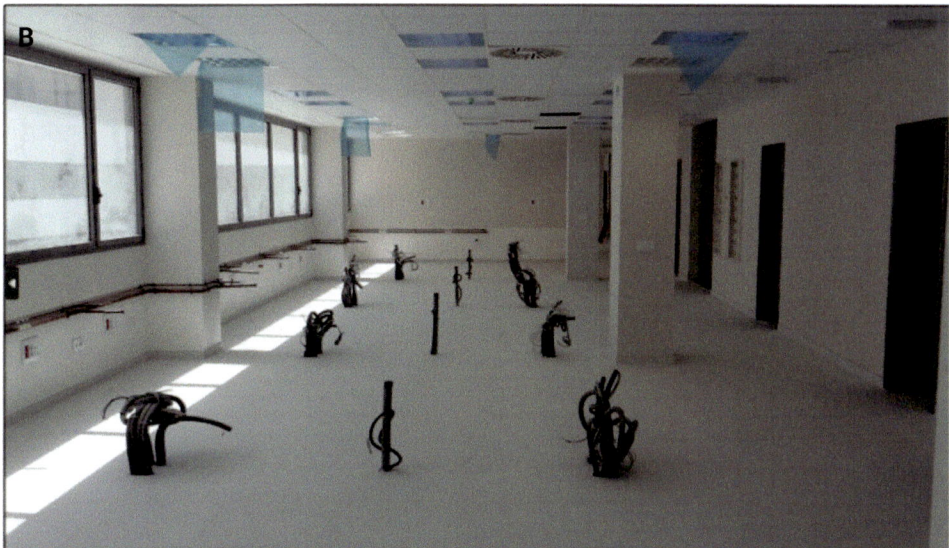

Figura 29-4. A) Distribución de un laboratorio clínico central. **B)** Estado inicial ejemplo práctico.

Es importante estudiar cómo se interrelaciona con los distintos servicios (**Fig. 29-5**). Estos son los peticionarios de las pruebas y se debe tener muy claro cómo establecer los circuitos. Una vez analizado, se decidirá qué tipo de transporte es el más adecuado. Un sistema muy efectivo en estos centros con largas distancias es el transporte neumático, que se define más adelante.

En los siguientes apartados de este capítulo, se van a ir definiendo todos los aspectos que hay que considerar en el diseño. Estos son técnicos, normativos y funcionales. La apuesta es un espacio diáfano donde se puedan realizar las tareas de una manera eficiente y que se pueda adaptar a las constantes renovaciones tecnológicas (**Tabla 29-2**).

El diseño posterior que se adopta puede ser como el que aparece en la **figura 29-6**.

Con la última remodelación y automatización de todos los procesos, puede ser como se muestra en la **figura 29-7**.

Requisitos estructurales

Es fundamental considerar la posible distribución de los diferentes equipos para cumplir con un adecuado dimensionamiento y justificación estructural. El peso de los equipos debe ser soportado por el elemento estructural y, para ello, es necesario considerar los datos de cálculo del proyecto de obras (**Fig. 29-8**).

En la documentación del proyecto estructural del edificio donde se vaya a ubicar, debe tener la información que se muestra en la **tabla 29-3**.

En este caso, el forjado de laboratorio viene calculado para 8,00 kN/m^2, lo que se traduce en 815 kg/m^2. Ningún elemento supera este valor y ocupa más de 1 m^2. Según la distribución que aparece en el plano, no debería haber problema.

Requerimientos constructivos

Los requerimientos a considerar vienen dados fundamentalmente por el cumplimiento del código técnico de la edificación (CTE) y el cumplimiento de los distintos documentos básicos que les son de aplicación.

 Como resumen de los elementos que se deben tener en cuenta en el diseño son:
Cumplimiento del código técnico de la edificación:

- Documento básico de seguridad en caso de incendio (DB-SI): **exigencias básicas de seguridad en caso de incendio**.
- Documento básico seguridad de utilización: **exigencias básicas de seguridad de utilización**.
- Documento básico de ahorro de energía: **exigencias básicas de ahorro de energía**.
- Documento básico de **protección frente al ruido**: protección frente al ruido.

Justificación del cumplimiento del Decreto 72/92 sobre accesibilidad y eliminación de barreras arquitectónicas y urbanísticas y en el transporte, en Andalucía.

Tabla 29-1. Distribución interior de un laboratorio

Laboratorio

Área administrativa y recepción de especímenes

Control de recepción de información

Sala de reuniones

Sala de trabajo

Informes y archivo

Recepción y clasificación de muestras

Almacenaje con neveras

Banco de sangre

Extracciones

Puestos de extracciones

Box de recuperación

Espera

Aseos públicos

Área de trabajo

Laboratorio de hematología bioquímica

Laboratorio para urgencias

Área de seguridad microbiológica

Laboratorio de microbiología

Cámara oscura

Campana de flujo laminar

Área de limpieza de material y eliminación de residuos

Lavado de material

Cuarto de redisuos

Almacén de material

Almacén de reactivos

Cámara frigorífica

Almacén de equipos

Cámara frigorífica

Oficio sucio

Oficio de limpieza

Personal

Sala de estar del personal

Despacho del jefe de servicio

(Continúa)

Tabla 29-1. Distribución interior de un laboratorio (Cont.)

Personal

Despacho del supervisor

Vestuarios y aseos de personal, hombres

Vestuarios y aseos de personal, mujeres

Dormitorio del médico de guardia

Disponible laboratorio

Anatomía patológica

Sala del laboratorio de anatomía patológica

Administración de anatomía patológica

Despacho de patólogos

Sala de autopsias (situada en el mortuorio)

Sala de punciones

Lavado de material

Cuarto de residuos

Almacén de material

Almacén de reactivos

Cámara frigorífica

Almacén de equipos

Cámara frigorífica (situada en mortuorio)

Oficio sucio

Personal

Sala de estar del personal (compartido con laboratorios)

Vestuarios aseos de personal, hombres (compartido con laboratorio)

Vestuarios aseos de personal, mujeres (compartido con laboratorio)

Cerramientos y particiones

Los cerramientos (tanto verticales como horizontales) y particiones que delimitan los espacios físicos en un laboratorio deben asegurar el aislamiento térmico y acústico establecido por la normativa vigente.

Cumplirán con los requisitos de sectorización de incendios previos en caso de reformas, o los establecidos en la norma de aplicación DB-SI y sus documentos de apoyo para obra nueva.

Ante la posibilidad de necesidades de crecimiento en un momento dado y las continuas necesidades de cambios funcionales y sus consecuentes reformas de espacios, se recomienda la instalación de suelos continuos con las particiones construidas sobre los mismos de forma que se permita la modificación de espacios sin que les afecte a ellos.

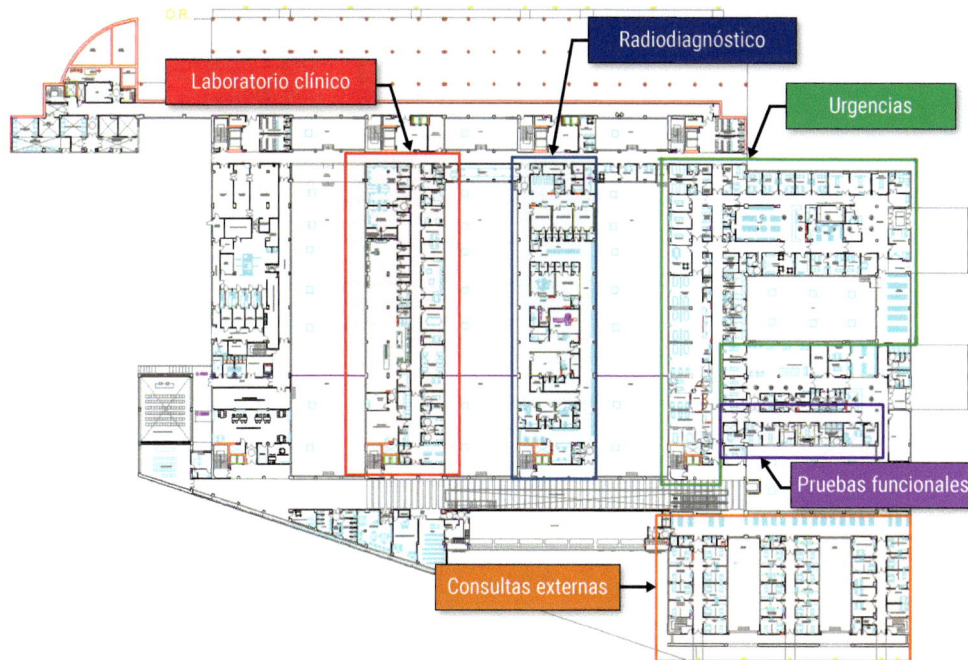

Figura 29-5. Distribución de las unidades a las que presta servicio el laboratorio clínico.

Tabla 29-2. Requisitos para diseñar un laboratorio

Contar con un espacio adecuado para cada una de las áreas funcionales, como la recepción, el almacenamiento, la preparación de muestras, la realización de pruebas, el control de calidad, el archivo y la gestión de residuos

Disponer de los servicios básicos necesarios para su funcionamiento, como el suministro eléctrico, el agua potable, el sistema de climatización, el sistema de iluminación, el sistema de comunicación y el sistema de transporte

Estar equipado con los instrumentos, los equipos, los materiales y los reactivos adecuados para cada tipo de análisis, así como con los dispositivos de calibración, verificación y control de calidad correspondientes

Cumplir con las normas de bioseguridad y prevención de riesgos laborales, como el uso de barreras físicas, químicas y biológicas, el uso de equipos de protección personal, el manejo adecuado de los residuos y la desinfección periódica de las superficies y los equipos

Los sistemas de gestión de la calidad, acreditaciones, etc. aseguran la trazabilidad, la identificación, la documentación, la validación y la evaluación de los procesos y los resultados del laboratorio, así como la mejora continua y la participación en programas externos de control de calidad

Revestimientos

Todos los materiales utilizados deben garantizar una durabilidad elevada y un mantenimiento mínimo. Serán fácilmente lavables y de fácil reposición.

Los suelos deben ser resistentes a la abrasión y al desgaste producido por el uso de productos químicos y el uso intensivo y deben cumplir lo establecido en el código técnico en documento básico sobre seguridad de utilización y accesibilidad (DB-SUA).

Se recomiendan pavimentos ligeros continuos de material sintético terminado en media caña para zonas de muchos requerimientos de limpieza e higiene.

En las zonas instaladas con rodapiés, estos serán de material resistente e hidrófugo, con el menor uso de juntas posibles; se recomienda una altura mínima de 7 cm.

Los revestimientos verticales serán libres de poros, sin juntas y resistentes a productos químicos y de uso intensivo. Se recomienda el uso de superficies de materiales o láminas continuas de materiales de tipo superficie sólida, vinilos, fenólicos, porcelánicos, etc., con elementos de protección mecánica frente a golpes de camillas y sillas de ruedas. Se proyectarán guardavivos en todas las aristas.

En el caso de tabiquería de cartón yeso, se emplearán paneles específicos para el uso o revestimiento que se emplee.

Los frentes de las zonas húmedas se protegerán de forma adecuada contra la salpicadura de líquidos y se harán con materiales resistentes y continuos de una sola pieza y evitando las juntas.

Los falsos techos en zonas comunes serán registrables en la mayor parte de su espacio para el registro de instalaciones, posibilitando las revisiones y ampliaciones de instalaciones existentes, a ser posible de piezas fácilmente desmontables aligeradas, de materiales de gran formato, fonoabsorbentes y de fácil manipulación y limpieza.

Carpinterías

Las puertas serán de materiales resistentes y fácilmente lavables, con superficie lisa de paneles y marco con ausencia de pliegues, juntas y tornillería vista. Estarán conformadas preferentemente por panelado fenólico, resinas o plástico carente de poro y tratado de forma que impida la acumulación de polvo o suciedad y que facilite su limpieza y durabilidad.

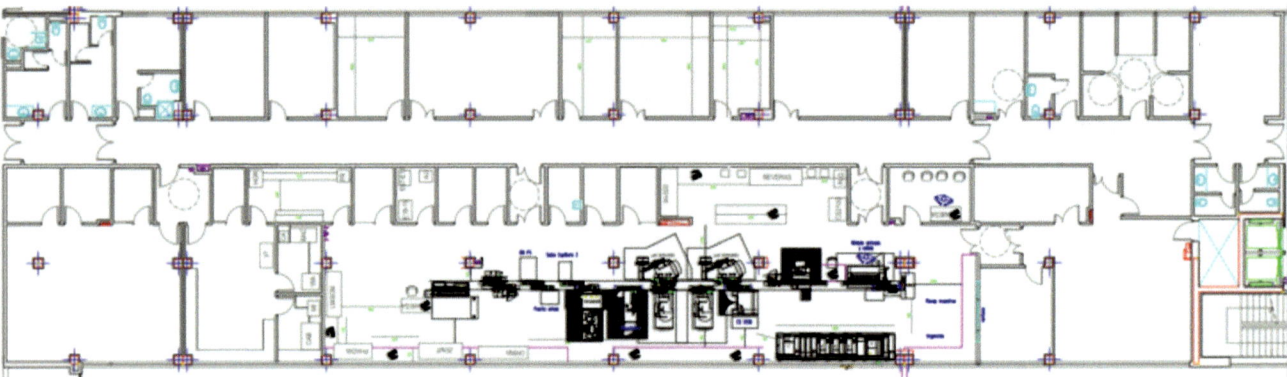

Figura 29-6. Diseño posterior del laboratorio

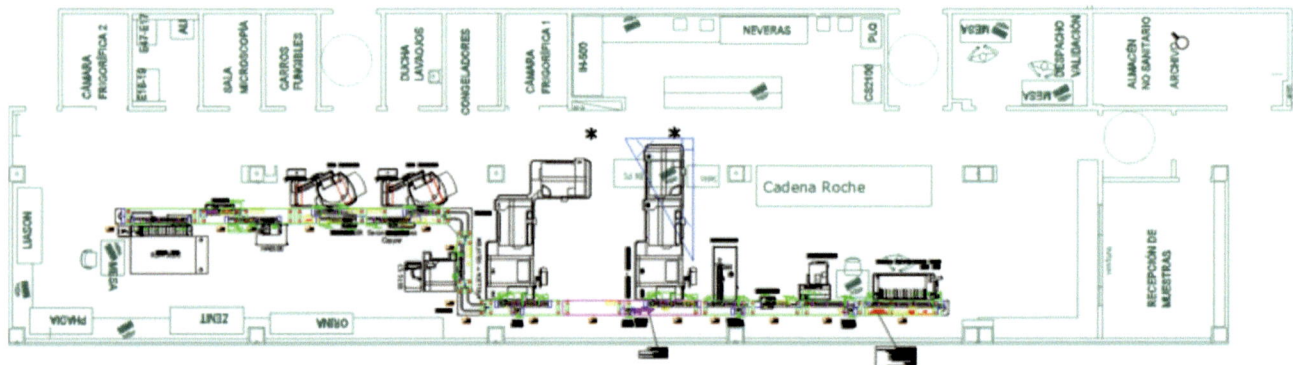

Figura 29-7. Laboratorio tras remodelación y automatización de todos los procesos.

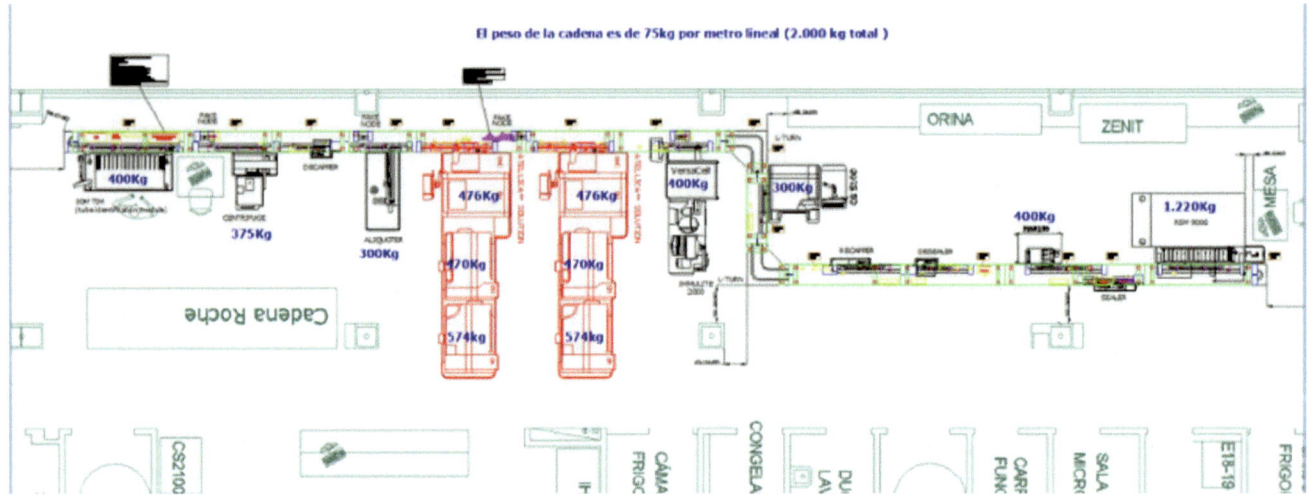

Figura 29-8. Laboratorio tras remodelación y automatización de todos los procesos.

El sentido de la abertura facilitará el aislamiento visual de las personas usuarias:

- Dimensiones mínimas de paso en puertas: 1,05 m (ancho de hoja de 1,15 m).
- Dimensiones mínimas de paso en puertas: 0,90 m (ancho de hoja de 0,925 m).
- Dimensiones mínimas de paso en puertas: 0,80 m (ancho de hoja de 0,825 m).

- Dimensiones de las puertas según el CTE.
- Se recomiendan puertas automáticas de dimensión mínima de paso según el CTE y uso del recinto.
- Se instalarán puertas de dos hojas según el CTE y uso del recinto.

Como normal general, se instalarán mecanismos de cierre adaptados al sistema que se utilice en el centro (control de acceso, llaves con amaestramiento del centro a reformar, etc.),

Tabla 29-3. Acciones gravitatorias en forjados reticulares				
Tipología del forjado	**Acciones permanentes**		**Acciones variables**	**Carga total**
	Peso propio	**Resto**		
General hospital	Forjado reticular Canto = 35 cm 5,37 KN/m²	1,50 kN/m²	4,00 kN/m²	10,87 kN/m²
Escaleras y vestíbulos		1,50 kN/m²	5,00 kN/m²	11,87 kN/m²
Área quirúrgica		1,50 kN/m²	8,00 kN/m²	14,87 kN/m²
TC/radiodiagnóstico		1,50 kN/m²	10,00 kN/m²	16,87 kN/m²
Laboratorios		1,50 kN/m²	8,00 kN/m²	14,87 kN/m²
Rehabilitación		1,50 kN/m²	5,00 kN/m²	11,87 kN/m²
Capilla		1,50 kN/m²	5,00 kN/m²	11,87 kN/m²
Instalaciones		3,00 kN/m²	4,00 kN/m²	13,37 kN/m²
Almacenes y biblioteca		1,50 kN/m²	10,00 kN/m²	16,87 kN/m²
Oficinas y despachos		1,50 kN/m²	4,00 kN/m²	10,87 kN/m²
Aulas		1,50 kN/m²	4,00 kN/m²	10,87 kN/m²
Casetones cubierta		3,50 kN/m²	5,00 kN/m²	13,87 kN/m²
Cubierta no transitable		3,50 kN/m²	41,70 kN/m²	10,57 kN/m²
Cubierta colectores		3,50 kN/m²	5,00 kN/m²	13,87 kN/m²

TC: tomografía computarizada.

con posibilidad de condena desde el interior y sistema de abertura desde el exterior en caso de emergencia.

En diversos espacios se instalarán encimeras con almacenamiento y fregadero. En estos casos, la encimera será de materiales tipo superficie sólida, fenólicos, resinas o acero inoxidable según el uso previsto, pero siempre serán hidrófugos, fácilmente lavables y resistentes a la abrasión y a los productos químicos. Será de una sola pieza, incluso con el fregadero, y se han de evitar las juntas. Dispondrá de un faldón o zócalo para evitar el contacto directo entre el mueble y el suelo. Los frentes de los puntos húmedos se protegerán adecuadamente contra la salpicadura de líquidos con una banda sobre encimera o zócalo superior en pared, de una altura mínima de 0,5 m de material similar a la encimera u otro de fácil limpieza para evitar humedades, y se realizará de una sola pieza.

Instalación eléctrica

Uno de los aspectos fundamentales a la hora de diseñar un laboratorio es la instalación eléctrica. Hay que tener en cuenta que, actualmente, es la fuente de energía principal y que su continuidad es esencial para garantizar el funcionamiento de todos los equipos.

Por sus características de local de pública concurrencia, debe cumplir lo dispuesto en el al artículo 10 del Reglamento electrotécnico para baja tensión (REBT) y la instrucción técnica complementaria para baja tensión (ITC-BT-28), en su apartado 2.3 para garantizar el suministro de reserva que habitualmente es un grupo electrógeno. Este equipo debe garantizar, al menos, el 50 % de la potencia total contratada para su suministro normal. Debe contar con un cuadro de potencia y control que automatice en el menor tiempo posible su entrada en servicio, en algunos casos, incluso con un sistema de alimentación ininterrumpida (SAI), que aseguran el suministro sin el paso por 0 en ningún caso.

Dado, además, el carácter estratégico que, a juicio del autor, tienen los laboratorios y por la importancia que tiene, en consecuencia, asegurar la continuidad de su funcionamiento normal en las peores condiciones de fallo de los suministros externos, se deben dotar con un suministro complementario de reserva los siguientes servicios:

- La totalidad de las instalaciones de alumbrado interior.
- Todas las instalaciones de fuerza usos varios.
- La totalidad de los SAI.
- Todas las instalaciones de telecomunicaciones, informática, gestión técnica centralizada, detección de incendios y de seguridad.
- Toda la central de gases médicos y de los grupos de presión de fontanería y contraincendios.
- La totalidad de las instalaciones de fuerza.

Algunos de los aspectos que se deben tener en cuenta son:

- La **potencia eléctrica** contratada debe ser suficiente para cubrir las necesidades del laboratorio, teniendo en cuenta el consumo de los equipos, la iluminación, el aire acondicionado y otros sistemas auxiliares.

- La instalación debe contar con un sistema de **protección contra sobretensiones, cortocircuitos y descargas eléctricas** que incluya interruptores diferenciales, fusibles y tomas de tierra. Los interruptores de protección diferencial para los servicios de alumbrado y tomas de corriente han de ser de clase A, del tipo superinmunizado, dada la presencia cada vez más frecuente de equipos informáticos en el equipamiento de los distintos servicios.
- **Todos los cuadros** se deben dimensionar para que haya espacios de reserva para futuras ampliaciones de, al menos, el 20%.
- Los **circuitos eléctricos** deben estar debidamente identificados y señalizados, y se deben evitar las conexiones múltiples y las extensiones que puedan provocar sobrecargas o interferencias.
- Los **equipos eléctricos** deben estar homologados y cumplir con las normas de seguridad vigentes, y se deben revisar periódicamente para verificar su correcto estado y funcionamiento.
- Los **cables y enchufes** deben estar en buen estado y no presentar daños, roturas ni desgastes que puedan causar cortocircuitos o fugas eléctricas.

Los enchufes deben estar ubicados cerca de los equipos que los requieren, y se deben evitar los alargadores o los adaptadores que puedan reducir la calidad de la conexión o aumentar el riesgo de accidentes. Los interruptores de accionamiento local y mecanismos se situarán a las siguientes alturas:

- Interruptores y conmutadores: 110 cm.
- Tomas de corriente en general: 30 cm.
- Tomas de corriente en cuartos de baño: 110 cm.
- Cajas en despachos: 30 cm.

- Los **equipos que generen calor o emitan radiaciones** deben estar aislados térmica y eléctricamente del resto de los elementos del laboratorio y se deben colocar en zonas ventiladas y alejadas de materiales inflamables y combustibles.
- Para el **alumbrado de emergencia**, se propone utilizar aparatos autónomos exclusivamente, con el objeto de asegurar su plena homologación, equipados con microprocesador para control y chequeo. En los distintos pasillos, vestíbulos y zonas de acceso en general se instalarán aparatos de alumbrado de emergencia y señalización autónomos que permitan conseguir un nivel de iluminación en ejes de pasillos de 1 lux, de acuerdo con el REBT. Los aparatos proyectados serán totalmente autónomos con un tiempo de descarga no inferior a 60 minutos.

Se debe realizar un mantenimiento preventivo y correctivo de la instalación eléctrica siguiendo las indicaciones del fabricante o del instalador, y se debe llevar un registro de las revisiones, incidencias y reparaciones realizadas.

> La instalación eléctrica en un laboratorio clínico es una responsabilidad compartida entre el propietario o gestor del establecimiento, el personal técnico y el personal sanitario, y deben velar por el cumplimiento de las normas y las buenas prácticas en materia de electricidad. Así se podrá garantizar la seguridad, la eficiencia y la calidad del servicio prestado por el laboratorio.

Iluminación

En relación a la iluminación hay que tener en cuenta las distintas necesidades existentes según el uso que tiene cada espacio a iluminar.

Alumbrado general

En el diseño de iluminación, se prestará especial atención a la norma de aplicación al respecto: UNE-EN 12464-1 y de la aplicación del CTE, documento HE3, color de luz, nivel luminoso adecuado y grado de confort visual, para cada una de las áreas tipo estudiadas. También se tendrá especial consideración a la *Guía técnica de eficiencia energética en la iluminación de hospitales y centros de atención primera* del Instituto para la Diversificación y el Ahorro de la Energía (IDAE), que es la guía de la que se han obtenido los parámetros para los diferentes espacios de este capítulo.

Alumbrado interior

Como consecuencia de lo anterior, se han de utilizar fuentes de luz de elevado rendimiento y un índice de reproductividad cromática no inferior al 80% para actividades generales y al 90% para actividades especiales (laboratorios). En aquellas áreas donde se requiere una graduación continua del nivel luminoso, los equipos se proyectarán del tipo *high frequency regulator* (HFR), con accionamiento por regulador electrónico.

Atendiendo al criterio de confort visual mencionado, todas las luminarias dispondrán de ópticas con grado de apantallamiento adecuado al uso del local para evitar deslumbramientos. Además, en ciertos ambientes y usos, se proyectará iluminación indirecta como alumbrado general, para un mayor confort.

A modo de guía general, a continuación, se indican los valores mínimos de las iluminancias mantenidas, consideradas en los cálculos realizados de las zonas tipo más significativas de un laboratorio:

- Pasillos y salas de espera: 200 lux.
- Salas de estar: 300 lux.
- Aseos y vestuarios: 200 lux.
- Baños médicos asistidos: 300 lux.
- Despachos: 500 lux.
- Consultas (alumbrado general): 500 lux.
- Consultas (examen y tratamiento): 1.000 lux.
- Aulas y docencia: 500 lux.
- Laboratorios: 1.000 lux.

HE3. Eficiencia energética las instalaciones de iluminación

Se complementa la instalación con la comprobación de los valores límite de eficiencia energética y con la inclusión de un sistema de regulación y control con las siguientes condiciones: el documento básico HE-3 define claramente que toda zona dispondrá, al menos, de un sistema de encendido y apagado manual, cuando no disponga de otro sistema de control; no se aceptan los sistemas de encendido y apagado en cuadros eléctricos como único sistema de control. Las zonas de uso esporádico dispondrán de un control de encendido y apagado por sistema de detección de presencia o temporización; esto lleva a controlar el encendido y el apagado de todos los aparatos de pasillos y zonas comunes mediante sistemas de control automáticos que cumplen fielmente el espíritu del código técnico. En todas las zonas de uso esporádicos como aseos, locales de lencería, almacenes, etc., se han de instalar detectores de presencia para su encendido.

Por otro lado, el CTE también exige la instalación de sistemas de aprovechamiento de la luz natural que regulen el nivel de iluminación en función del aporte de luz natural, en la primera línea paralela de luminarias situadas a una distancia inferior a 3 metros de la ventana.

Climatización

Resulta evidente por la experiencia la importancia y la trascendencia de la instalación de climatización en los laboratorios. Una instalación de climatización mal diseñada o mal ejecutada creará serios problemas de confort al usuario y pacientes de cualquier centro y su reparación puede resultar sumamente difícil, de ahí que sea importante acompañar el diseño arquitectónico con un correcto diseño y elección de tecnologías de sus instalaciones y, especialmente, la de climatización.

Sin embargo, un sistema de climatización equivocado o mal ejecutado no solo afecta al confort de los usuarios, sino que también puede afectar a su salud, ya que es este el que se encarga de gestionar la calidad del aire interior de unos centros con unas características distintivas que los hacen sumamente especiales y delicados en este sentido.

> **!** Así, en un laboratorio se dan circunstancias especiales como pueden ser las siguientes:
>
> - Gran frecuentación de personas y elevada variabilidad en la acumulación temporal de usuarios, lo cual hace necesario la elección de sistemas muy flexibles.
> - Presencia de usuarios potencialmente infecciosos e inmunodeprimidos simultáneamente.
> - Necesidades especiales de calidad ambiental, así como de limpieza e higiene.
> - Cargas internas de calor producidas por presencia de personal y uso de equipos que se han de compensar.
> - Necesidades de ventilación para eliminación de olores y otras sustancias.
> - Posible presencia de contaminantes ambientales químicos (medicamentos, productos químicos) y biológicos (*Aspergillus*, *Legionella*, *Staphylococcus aureus*, entre otros).

Por tanto, es la climatización la instalación encargada de mantener las condiciones de confort y de calidad ambiental de un edificio; de ahí que debe atenderse en su fase de diseño, instalación y mantenimiento con especial cuidado.

La instalación se debe calcular para unas condiciones interiores de 24 °C en verano y 22 °C en invierno con un grado de humedad del 50 % en los locales sanitarios (urgencias, tratamientos, habitaciones, etc.) y del 35 % en el resto (despachos, consultas y demás), según ITE 02.2.1 Bienestar térmico del Reglamento instalaciones térmicas en edificios (RITE).

La elección del sistema dependerá de múltiples factores como la localización geográfica, las dimensiones del edificio, si se trata de obra nueva o una reforma de instalación, la orientación de la zona a climatizar, etc. Todo esto da lugar a que no haya una solución definitiva y genérica a la hora de seleccionar el sistema, sino que el equipo ingeniero tendrá que ver la solución que aplicar en cada caso.

Respecto a la normativa de aplicación, si bien el Reglamento de Instalaciones Térmicas en Edificios establece las condiciones generales de confort que mantener en los edificios, para el caso de los hospitales será de obligado cumplimiento lo establecido en la Norma UNE 100713 «Instalaciones de acondicionamiento de aire en hospitales». Su tabla 5 marca las condiciones para las diferentes zonas hospitalarias, junto con la clase ambiental, el caudal mínimo de aire exterior y la presión sonora máxima en dB(A).

Como recomendación en los equipos a instalar, atendiendo a las distintas cargas térmicas, usos y necesidades singulares, se establece:

- Tratamiento de zonas generales del edificio, con climatizadores todo aire exterior o mezcla (*free-cooling*).
- Tratamientos locales de áreas administrativas, consultas y zonas comunes, mediante ventiloconvectores y climatizadores de aire primario.
- Tratamiento con climatizadores en zonas generales.

Los climatizadores que trabajan con «todo aire exterior» son los que dan servicio a las siguientes áreas:

- Aire primario para los *fan coils* de laboratorio.
- Laboratorios.
- Vestuarios.

En cuanto al filtrado del aire, por lo general, son necesarias dos etapas de filtrado. La primera con filtros de manta clase EU3 y la segunda con filtros de bolsa clase EU9.

Para controlar los caudales de aire y, consecuentemente las sobrepresiones, se puede utilizar el control del caudal a través de sondas de presión en los oídos del ventilador. El caudal de las impulsiones se regula por medio de variadores de frecuencia en los motores de los ventiladores.

La distribución de aire a las salas se realiza mediante redes de conductos rectangulares de chapa de acero galvanizado, con aislamiento exterior a base de manta de fibra de vidrio acabada con papel *kraft* y sujeta con malla metálica.

Como elementos terminales de difusión (**Fig. 29-9**) de forma general, se utilizan difusores rotacionales con regulación de caudal. En las zonas de pasillos con fachadas acristaladas se pueden colocar difusores lineales.

Como elementos terminales de retorno o extracción se han previsto rejillas de lamas fijas a 45 grados provistas de compuerta de regulación de caudal. Se han de situar compuertas cortafuegos en todos los pasos de sectores de incendios.

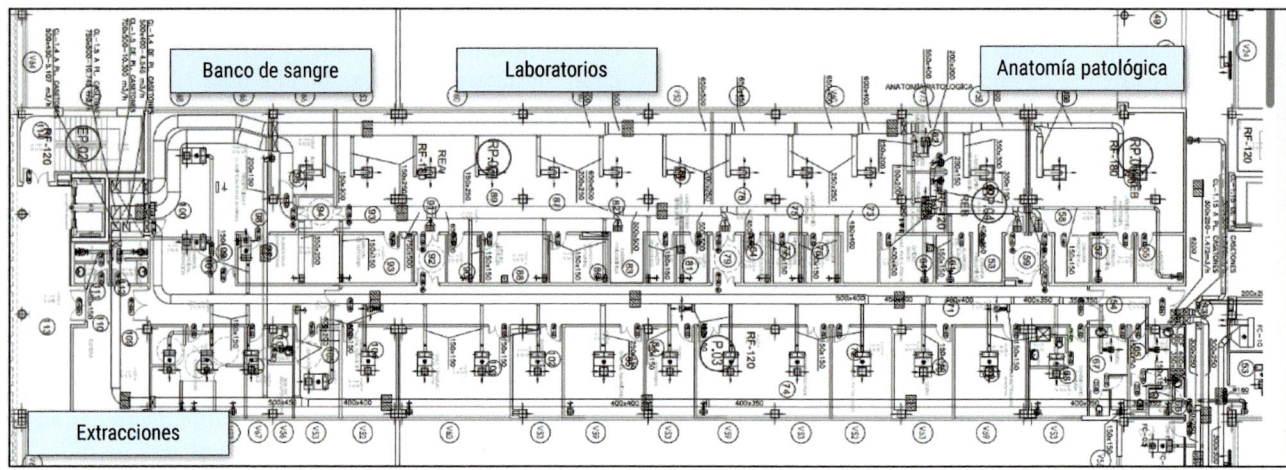

Figura 29-9. Elementos terminales de difusión.

Tratamiento con ventiloconvector

! Un ventiloconvector (*fan coil unit*) es un dispositivo relativamente sencillo consistente en una tubería o intercambiador de calor y un ventilador. Forma parte de los sistemas de climatización en edificios residenciales, comerciales e industriales.

Para los locales y despachos de las zonas de administración, consultas, etc., se suelen utilizar ventiloconvectores de techo para la instalación oculta a cuatro tubos. Los ventiloconvectores dispondrán de filtro y bomba de condensados para su conducción hasta el bajante más próximo. Los ventiloconvectores impulsarán el aire al ambiente mediante un difusor cuadrado, sin ningún tipo de accesorio conectado directamente a un plénum de impulsión. El retorno de aire se realizará mediante una rejilla rectangular, de lamas fijas, con longitud suficiente como para permitir el desmontaje del filtro del ventiloconvector.

Para garantizar la calidad del aire en estos locales, se puede prever la instalación de los correspondientes climatizadores de aire primario.

Los ventiloconvectores dispondrán de control local, para individualizar el control de temperatura en cada uno de los locales. Las baterías de los ventiloconvectores se regularán con válvula de tres vías de acción proporcional.

Fontanería

La instalación de fontanería del laboratorio clínico debe realizarse según lo especificado y exigido en el CTE. En caso de reforma o ampliación, se efectuará de acuerdo con la instalación existente.

La red de agua fría y la de agua caliente se calorifugarán en sus líneas de distribución, en tendido visto, por falso techo. El trazado de las redes se producirá por la cámara de aire entre los forjados y los falsos techos, y queda prohibido cualquier trazado sobre locales que alberguen cuadros eléctricos, salas

críticas o de instalaciones. Esta distribución facilitará las labores de mantenimiento (**Fig. 29-10**).

La distribución interior en aseos será tendida por falso techo y empotrada en bajada a los aparatos. No se dispondrán tuberías por suelos. Cada circuito se deberá seccionar mediante la correspondiente llave de corte, que también existirá por local húmedo y aparato, e irá debidamente etiquetada en cada registro de paso.

Si la dureza del agua lo exige, se instalarán aparatos descalcificadores que dispondrán de dispositivos antirretorno antes del aparato. La instalación se adaptará al plan integral de mantenimiento del centro y a su programa de prevención de la legionela en cuanto a tratamientos, materiales o equipamiento.

Los aparatos sanitarios serán de primera calidad, en modelos y marcas que sean usuales en el mercado. Los aseos accesibles cumplirán con los requisitos descritos en el Decreto 293/2009.

Se instalarán griferías temporizadas o con sensores de presencia y fácilmente manipulables, y cada una de ellas debe tener su correspondiente llave de corte. Los inodoros serán colgados, sin pedestal, así como los lavabos, que serán también sin pedestal y con sifones vistos cromados o de acero inoxidable. Los inodoros y urinarios tendrán sistema de descarga por fluxores, con red independiente siempre que el número de aparatos sea superior a 20 o a lo reglamentado. En caso contrario, se recomienda que las cisternas sean de tanque bajo y de porcelana blanca vitrificada.

En el caso de necesidad de un equipo que suministre agua con un tratamiento de ósmosis inversa, es importante contar con un espacio donde ubicarlo. Estos equipos de tratamiento de agua, suelen tener: electrobombas, filtros, filtros de carbón activo, filtros de sílex-antracita, etapas de ósmosis, cartuchos de ósmosis, cloración, descalcificadora, lámpara de rayos ultravioleta, membranas, línea de distribución de agua, cuadros eléctricos, controles de calidad, de consumo y de producción de agua, y acondicionamiento y limpieza de sala. Es fundamental un correcto diseño de estos elementos. En el mercado hay equipos compactos que suelen ser más que suficientes.

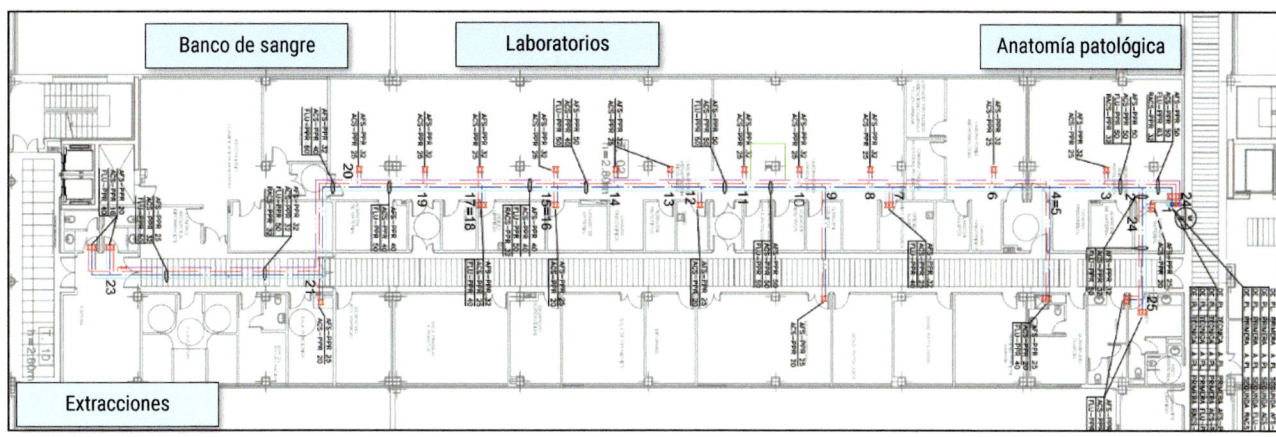

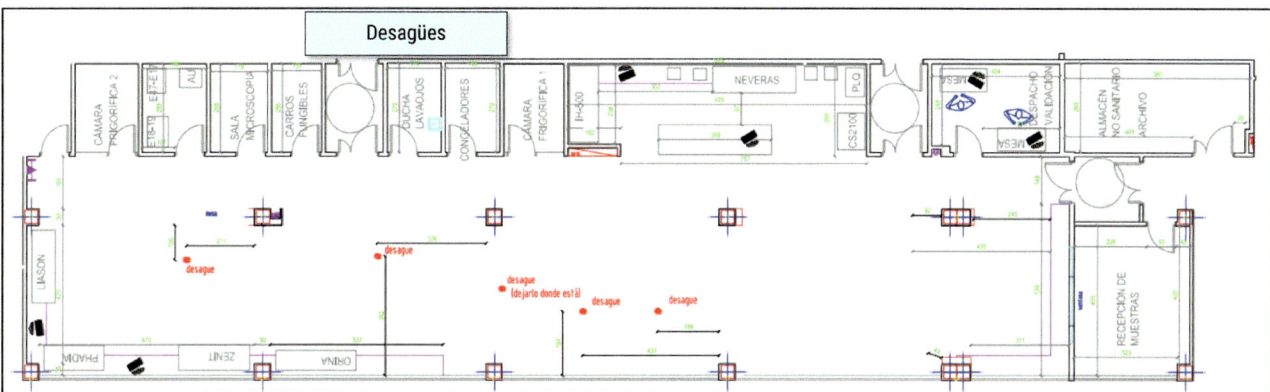

Figura 29-10. Replanteo instalaciones de saneamiento cadena de laboratorio.

 Hay que tener en cuenta en el diseño de los laboratorios clínicos que las centrales de ósmosis suelen ser un cuello de botella en el funcionamiento de las cadenas automatizadas. No se les da la suficiente importancia, pero cuando tienen una avería, actuaciones de mantenimiento, etc., provocan la parada de las cadenas y, por tanto, del laboratorio.

Voz y datos

Para las necesidades de telecomunicaciones, se aconseja la instalación de una red de cableado estructurado de voz y datos, con cables de categoría 6 tipo UTP, incluyendo los *racks*, canalizaciones realizadas mediante bandeja metálica de rejilla por zonas comunes o mayores a 50 m² y derivación a puntos de conexión mediante tubos flexibles.

Se establecerá un *rack* de electrónica en la sala específica y exclusiva de instalaciones de la zona de laboratorio, para alimentar los puestos de trabajo instalados por todo el servicio. Este *rack* recibirá acometidas con reserva de fibra óptica. Se instalará la electrónica de red necesaria con una reserva del 50 % de puntos de conexión disponibles.

Las tomas de puesto de trabajo distribuidas por el servicio dispondrán de una caja empotrada en la pared, con tomas de usos varios, dos de SAI y dos tomas RJ45 de categoría 6, anguladas sin guardapolvo con tipo de conectividad LSA+ del sistema tipo clase E. En caso de reforma, las tomas RJ45 serán del modelo utilizado en el resto del centro.

Gases medicinales

La instalación de gases medicinales requerirá como mínimo la siguiente dotación (Tabla 29-4):

- Sala de espera para pacientes: oxígeno.
- Salas de exploración: oxígeno y vacío.
- Sala de reanimación: oxígeno, aire medicinal y vacío.

Las canalizaciones se realizarán mediante tuberías de cobre duro, debidamente desengrasadas en fábrica y limpias, con las puntas tapadas, tras haber comprobado y accionado los certificados y pruebas que marca la norma UNE-EN ISO 7396-1:2007. Los tubos se han de unir mediante racores del mismo material, con soldadura fuerte con plata industrial, exenta de cadmio e inertizada de nitrógeno.

 Las tuberías discurrirán por los elementos comunes, desde su cuadro de zona, por el falso techo con una separación mínima de 5 cm de cualquier cableado eléctrico. Para identificarlas, se señalizará cada tipo de gas y su sentido de circulación (Tabla 29-5).

Tabla 29-4. Gases más comunes y sus usos

	Uso	Tipo de gas
Tratamiento del paciente	Terapia respiratoria	• Oxígeno medicinal • Aire medicinal
	Tratamiento de enfermedades pulmonares obstructivas graves	Mezcla medicinal oxígeno/helio
	Criocirugía	• Óxido nitroso • Dióxido de carbono • Nitrógeno
	Láser	Dióxido de carbono
	Otras aplicaciones: hinchado aórtico	Dióxido de carbono
Anestesiología		Protóxido de nitrógeno medicinal
Equipos de diagnóstico		• Oxígeno medicinal • Dióxido de carbono medicinal • Helio medicinal • Mezclas medicinales
Conservación o transporte de órganos, tejidos y células		• Nitrógeno medicinal • Helio medicinal

Tabla 29-5. Identificación y código de colores para tuberías

Gas	Identificación	Colores
Oxígeno	O_2	Blanco
Óxido nitroso	N_2O	Azul
Mezcla 50 %, oxígeno y 50 % óxido nitroso	O_2/N_2O	Blanco-Azul
Aire para respiración	Aire	Negro-Blanco
Dióxido de carbono	CO_2	Gris
Aire motriz	Air-800	Negro-Blanco
Nitrógeno motriz	N_2-800	Negro
Vacío	Vacío	Amarillo

Las tomas de gases, del tipo «toma rápida», permitirán la conexión de caudalímetros, aspiraciones y demás aparatos de utilización con los pacientes. Irán provistos de racores de bayoneta que cerrarán automáticamente al ser retiradas.

Cada toma se diferenciará e identificará para evitar cualquier confusión.

> ! Las tomas de oxígeno se diferencian de las de otros gases (protóxido, aire, vacío, etc.) por las tres muescas en el vértice del triángulo equilátero que presenta el frente de las mismas y que impiden la conexión de cualquier aparato que no sea del propio gas.

> ! Las tomas de vacío se diferencian de las de otros gases (protóxido, oxígeno, aire, etc.) por las muescas en diagonal que presenta el frente de las mismas y que impiden la conexión de cualquier aparato que no sea del propio vacío. Las tomas de aire medicinal se diferencian de las de otros gases (oxígeno, protóxido, vacío, etc.) por las tres muescas en el vértice del triángulo equilátero que presenta el frente de las mismas y que impiden la conexión de cualquier aparato que no sea del propio gas.

En la zona de admisión del laboratorio clínico se colocará un cuadro de señalización, que controlará la presión en la red secundaria. En esta zona se asegura la presencia de profesionales de una manera constante, generalmente junto a los conjuntos de segunda reducción y controlará la presión de suministro de los distintos gases y de vacío de la zona. Cuando hay un fallo, la alarma correspondiente parpadea y se activa una señal sonora intermitente.

Para el aire motor-neumático, utilizado fundamentalmente en laboratorios para accionar el funcionamiento de las cadenas automatizadas, se proveerá mediante compresor de aire dimensionado según el recuento de puntos de consumo total y de los consumos medios estimados según la norma técnica de edificación, con el fin de poder cumplir cualquier necesidad, tanto en caudal medio como en caudales punta.

Protecciones contraincendios

Para la protección contra incendios del laboratorio clínico, se deben tener en cuenta las condiciones que se establecen el CTE DB-SI.

Cumplimiento del código técnico de la edificación

- DB-SI: exigencias básicas de seguridad en caso de incendio: Justificación de las prestaciones del edificio por requisitos básicos y en relación con las exigencias básicas del CTE. La justificación se realizará para las soluciones adoptadas conforme a lo indicado en el CTE:

– DB-SI 3.2: exigencias básicas de seguridad en caso de incendio.
– SI 1: propagación interior.
– SI 2: propagación exterior.
– SI 3: evacuación.
– SI 4: instalaciones de protección contra incendios.
– SI 5: intervención de bomberos.
– SI 6: resistencia al fuego de la estructura.

• **Sección SI 1: propagación interior:**
Compartimentación en sectores de incendio
Los edificios y establecimientos estarán compartimentados en sectores de incendios en las condiciones que se establecen en la **tabla 29-6**, mediante elementos cuya resistencia al fuego satisfaga las condiciones que se establecen.
A los efectos del cómputo de la superficie de un sector de incendio, se considera que los locales de riesgo especial y las escaleras y pasillos protegidos contenidos en dicho sector no forman parte del mismo.
Toda zona cuyo uso previsto sea diferente y subsidiario del principal del edificio o del establecimiento en el que esté integrada debe constituir un sector de incendio diferente cuando supere los límites que establece la **tabla 29-6**.
A continuación, se muestra un ejemplo de partición de los sectores según superficie y uso previsto. Establece el tipo de resistencia al fuego del elemento compartimentador (v. **Tabla 29-6**).

• **Reacción al fuego de elementos constructivos, decorativos y de mobiliario:**
Los elementos constructivos deben cumplir las condiciones de reacción al fuego que se establecen en la **tabla 29-7**.
A continuación, se explica un ejemplo de la forma de clasificar los locales de riesgo especial:
Los locales y las zonas de riesgo especial se clasifican conforme a tres grados de riesgo (alto, medio y bajo). Según

Tabla 29-6. Ejemplo de partición de los sectores según superficie y uso previsto

Sectores	Superficie construida (m^2)		Uso previsto[1]	Resistencia al fuego del elemento compartimentador[2,3]	
	Norma	Proyecto		Norma	Proyecto
Administración y gestión	2.500	A definir	Administrativo	EI-120	A definir
Archivo	2.500	A definir	Archivo	EI-180	A definir
Despachos de laboratorio	2.500	A definir	Administrativo	EI-120	A definir
Laboratorio	2.500	A definir	Laboratorios	EI-180	A definir
Anatomía patológica	2.500	A definir	Laboratorios	EI-180	A definir
Almacenes	2.500	A definir	Almacenes	EI-180	A definir
Despachos de suministros	2.500	A definir	Administrativo	EI-120	A definir
Vestuario	2.500	A definir	Vestuario	EI-120	A definir
Mantenimiento	2.500	A definir	Taller	EI-180	A definir

[1]Según se consideran en el Anexo SI-A (Terminología) del documento básico CTE-SI. Para los usos no contemplados en este documento básico, debe procederse por asimilación en función de la densidad de ocupación, movilidad de los usuarios, etcétera.
[2]Los valores mínimos están establecidos en la tabla.
[3]Los techos deben tener una característica REI, al tratarse de elementos portantes y compartimentadores de incendio.

Tabla 29-7. Condiciones de reacción al fuego de los elementos constructivos

Situación del elemento	Revestimiento				
	De techos y paredes			De suelos	
	Norma	Proyecto		Norma	Proyecto
Zonas comunes del edificio	C-s2,d0	A definir		E_{FL}	A definir
Aparcamiento	A2-s1,d0	A definir		$A2_{FL}$-s1	A definir
Escaleras protegidas	B-s1,d0	A definir		C_{FL}-s1	A definir
Recintos de riesgo especial	B-s1,d0	A definir		B_{FL}-s1	A definir
Espacios ocultos no estancos	B-s3,d0	A definir		B_{FL}-s2	A definir

los criterios que se establecen y su superficie, se requerirá lo establecido en esta tabla de ejemplo (**Tabla 29-8**).

- **Sección SI 2: propagación exterior:**

En esta sección se limita la distancia mínima entre huecos entre dos edificios, los pertenecientes a dos sectores de incendio del mismo edificio, entre una zona de riesgo especial alto y otras zonas, o hacia una escalera o pasillo protegido desde otras zonas. El paño de fachada o de cubierta que separa ambos huecos deberá ser, como mínimo, EI-60. La distancia horizontal entre huecos depende del ángulo α que forman los planos exteriores de las fachadas:

Para valores intermedios del ángulo α, la distancia *d* puede obtenerse por interpolación (**Tabla 29-9**).

- **Sección SI 3: evacuación de ocupantes:**

Cálculo de ocupación, número de salidas, longitud de recorridos de evacuación y dimensionado de los medios de evacuación:

En los establecimientos de uso comercial o de pública concurrencia de cualquier superficie y los de uso docente, residencial público o administrativo cuya superficie construida sea mayor que 1.500 m² contenidos en edificios cuyo uso previsto principal sea distinto del suyo, las salidas de uso habitual y los recorridos de evacuación hasta el espacio exterior seguro estarán situados en elementos independientes de las zonas comunes del edificio y compartimentados respecto a este de igual forma que deba estarlo el establecimiento en cuestión; no obstante, dichos elementos podrán servir como salida de emergencia de otras zonas del edificio. Sus salidas de emergencia podrán comunicar con un elemento común de evacuación del edificio a través de un vestíbulo de independencia, siempre que dicho elemento de evacuación esté dimensionado teniendo en cuenta dicha circunstancia. Respecto al número de salidas y longitud de los recorridos de evacuación, las salidas, como mínimo, han de ser dos, salvo en algunos casos en los que siempre se cumpla que la ocupación es menor de 100 personas, o 50 si la evacuación hasta una salida de planta salva una altura mayor que 2 metros. En los casos en que hay dos o más salidas por sector, la distancia máxima no supera los 50 m y en los casos en que solo hay una salida, el recorrido de evacuación no debe superar los 25 metros.

Tabla 29-9. Cálculo de la distancia para valores intermedios del ángulo α

α	0°*	45°	60°	90°	135°	180°
d (m)	3,00	2,75	2,50	2,00	1,25	0,50

*Fachadas paralelas enfrentadas. d: distancia.

- **Sección SI 4: dotación de instalaciones de protección contraincendios:**
  - La exigencia de disponer de instalaciones de detección, control y extinción del incendio viene recogida en función del uso previsto, superficies, niveles de riesgo, etcétera.
  - Aquellas zonas cuyo uso previsto sea diferente y subsidiario del principal del edificio o del establecimiento en el que deban estar integradas y que deban constituir un sector de incendio diferente, deben disponer de la dotación de instalaciones que se indica para el uso previsto de la zona.
  - El diseño, la ejecución, la puesta en funcionamiento y el mantenimiento de las instalaciones, así como sus materiales, sus componentes y sus equipos cumplirán lo establecido, tanto en el apartado 3.1 de la norma, como en el Reglamento de Instalaciones de Protección contra Incendios (RD 513/2017), disposiciones complementarias y demás reglamentación específica que le sea de aplicación.

Se considerarán las siguientes instalaciones que suelen ser las más habituales en este tipo de locales: hidrantes exteriores, mangueras, grupo de presión y aljibe, extintores manuales y extinciones automáticas con FM-200.

Hidrantes exteriores

Para la protección exterior se suelen utilizar hidrantes conectados entre sí mediante una red enterrada realizada con tubería de polietileno que discurre por el interior de la parcela y que se conecta a la red municipal en el punto más próximo, a una distancia de unos 150 metros del límite de la parcela.

Tabla 29-8. Normativa sobre los locales y las zonas de riesgo especial

Local o zona	Superficie construida (m²)		Nivel de riesgo[1]	Vestíbulo de independencia[2]		Resistencia al fuego del elemento compartimentador (y sus puertas)[3]	
	Norma	Proyecto		Norma	Norma	Norma	Norma
Archivo	2.500	A definir	Alto	Sí	A definir	EI-180 (2xEI₂ 30-C5)	A definir
Laboratorios	2.500	A definir	Alto	Sí	A definir	EI-180 (2xEI₂ 30-C5)	A definir
Anatomía patológica	2.500	A definir	Alto	Sí	A definir	EI-180 (2xEI₂ 30-C5)	A definir
Almacenes	2.500	A definir	Alto	Sí	A definir	EI-180 (2xEI₂ 30-C5)	A definir
Vestuario	2.500	A definir	Bajo	No	A definir	EI-120 (2xEI₂ 30-C5)	A definir

[1] Según criterios establecidos en la Tabla 2.1. Clasificación de los locales y zonas de riesgo especial integrados en edificios del DB-SI del CTE. [2] La necesidad de vestíbulo de independencia está en función del nivel de riesgo del local o zona, conforme exige la Tabla 2.2 Condiciones de las zonas de riesgo especial integradas en edificios del DB-SI del CTE. [3] Los valores mínimos están establecidos en la Tabla 2.2 Condiciones de las zonas de riesgo especial integradas en edificios del DB-SI del CTE.

El número y disposición de hidrantes cumple lo requerido por el CTE DB-SI.

Red de mangueras

Para la protección interior es un elemento muy común de utilizar la red de mangueras, bocas de incendio equipadas (BIE), pueden ser de 25 mm distribuidas de forma que ningún punto del área a cubrir esté a más de 25 metros de alguna de ellas. En las zonas o locales de riesgo alto, las BIE previstas serán de 45 mm.

Las mangueras irán colocadas a 1,5 metros del suelo, en una urna de acero con tapa de cristal con la indicación «Rómpase en caso de incendio» y con un marco de acero inoxidable, y llevarán los accesorios necesarios para su correcto funcionamiento (boquillas, devanaderas, manómetros, válvulas, etc.).

Grupo de presión y aljibe

Para la alimentación de agua a la red de mangueras se instalará un grupo de presión de incendios. El grupo estará formado por dos bombas principales eléctricas y una bomba *jockey* para mantenimiento de la presión en la red. El grupo de presión estará alimentado desde la red eléctrica de emergencia del edificio. El grupo de presión cumplirá las normativas UNE y CEPREVEN vigente y dispondrá de colectores de pruebas con caudalímetro.

El grupo de presión aspira de un aljibe de agua exclusivo para incendios y con capacidad suficiente para abastecer la red de mangueras durante 1 hora.

Extintores manuales

Se dispondrán extintores manuales, en número adecuado para cumplir con los requisitos de las normativas aplicables. De forma general, se dispondrá de un extintor de eficacia 21A-113B de manera que ningún punto esté a más de 15 metros de un extintor. En grandes recintos en los que no haya paramentos verticales que permitan cubrir estas distancias, se situará un extintor por cada 300 m². Próximos a los locales con riesgo eléctrico se sitúan extintores manuales de CO_2.

Los extintores se dispondrán de forma tal que puedan ser utilizados de forma rápida y fácil; siempre que sea posible, se situarán en los paramentos verticales, de forma que la parte superior del extintor se encuentre a una altura máxima de 1,70 metros del suelo.

Atendiendo a lo indicado en el CTE, en los laboratorios clínicos se suele instalar extintores de polvo de 25 kg en carro en zonas de riesgo alto con superficie superior a 500 m².

Sistema centralizado de control y gestión de instalaciones

Es importante automatizar el control y la gestión de las instalaciones para que se puedan autorregular y ofrezcan una mayor calidad y eficiencia en su funcionamiento.

Arquitectura del sistema

Hay que prever instalar un sistema de control central para dar servicio al laboratorio, que se podrá ampliar según necesidades futuras.

Todas las instalaciones relacionadas de seguridad, incendio e intrusión se pueden gestionar de forma independiente a través de sus correspondientes centrales. La gestión eléctrica también se puede realizar independientemente a través de autómatas que controlan los cuadros eléctricos principales en función de los parámetros que les proporcionan los analizadores de red.

Descripción de la instalación

Para la realización de las labores citadas, se parte de controladores microprocesados programados o programables situados junto a cada equipo a controlar, conformando lo que se denomina control digital directo. De esta forma, se asegura que cada equipo así controlado funcione de forma autónoma respecto de los demás equipos integrantes del sistema, proporcionando al conjunto la más elevada fiabilidad de uso individual de cada uno de sus componentes.

Todos estos controladores microprocesados se unen mediante el cableado estructurado existente a los controladores de comunicaciones con que cuenta el sistema, lo que da lugar a una red de controladores intercomunicados que transmiten toda la información que se genera en todos los equipos, y que permite tanto la realización de estrategias globales de control como la ejecución de actuaciones esporádicas en función de eventos previstos e imprevistos. En cualquier caso, la voluntad del usuario u operador del sistema siempre puede imponerse a las estrategias generales de funcionamiento programado.

Los armarios que contienen los procesadores de control distribuido, que son receptores del cableado de las diferentes señales y alarmas, se ubicarán, en la medida de lo posible, lo más cerca de los lugares generadores del mayor número de señales. Dichos armarios contendrán también los módulos de entradas y salidas, digitales y analógicas. En ellos se deberá instalar el *software* y la programación para el funcionamiento deseado de los diferentes sistemas controlados.

Todas las instalaciones se pueden gobernar desde el puesto central, compuesto por un ordenador. Dicho equipo tendrá los menús gráficos, planos de planta y algoritmos de control y gestión de alarmas. Este puesto se situará en la sala de control centralizado del edificio. Las instalaciones que se pueden controlar son la de climatización y otras.

Instalación de climatización

En lo que a la instalación de climatización se refiere, los programas básicos a ejecutar en las distintas instalaciones serán los climatizadores, los ventiloconvectores, los inductores, las cajas de regulación de caudal y otras instalaciones.

Climatizadores

Las características de los climatizadores son las siguientes:

- Arranque de ventiladores y abertura de compuertas por horario programado o por evento, comparación del orden/estado del motor con estado de posición del conmutador local-remoto y generación de alarma por contradicción.
- Actuación sobre el motor de las compuertas de toma y extracción de aire para permitir su cierre durante los períodos de inactividad del climatizador.
- Actuación sobre el motor de las compuertas de la sección de enfriamiento gratuito en secuencia con las válvulas de agua fría y caliente en función de las condiciones exteriores y de retorno.
- Control de la temperatura en los conductos de impulsión, retorno o ambiente, según proceda.
- Control de la humedad en impulsión o ambiente, según proceda, actuando sobre la válvula de dos vías de vapor que controla el caudal de aporte de este o sobre el equipo autónomo de generación de vapor previsto.
- Actuación sobre el variador de frecuencia del ventilador de impulsión para que permita compensar las pérdidas de carga por ensuciamiento de los filtros.
- Monitorización de la medida del caudal de impulsión y retorno a través de tomas de presión en los oídos de los ventiladores.
- Monitorización de alarmas de filtro y valores de pérdida de carga.
- Generación de prealarma y alarmas por superación de valores prefijados en variables analógicas controladas (temperatura, humedad y presión).
- Actuación sobre los climatizadores y extractores en caso de incendio según protocolo prefijado.
- Parada del ventilador de impulsión, apertura total de la compuerta de descarga y cierre total de la compuerta de mezcla.
- Parada del ventilador de retorno.
- Marcha/paro y estado de funcionamiento de ventiladores y extractores.

Ventiloconvectores

- El aire del local es tratado en el interior del ventiloconvector. En función de la demanda de temperatura y de los cambios de funcionamiento procedente de la unidad ambiente, el controlador de ambiente individual regulará las válvulas de tres vías de las baterías del ventiloconvector.
- Las velocidades del ventilador serán dirigidas por el controlador de ambiente individual según las demandas de temperatura.
- La actuación de ventiloconvectores estará integrada en el sistema y se pueden controlar las condiciones de funcionamiento desde el puesto central. Desde el termostato local se permitirá una variación de temperatura de ±3 °C.

Inductores

En función de la demanda de temperatura y de los cambios de funcionamiento procedente de la unidad ambiente, el controlador de ambiente individual regulará las válvulas de tres vías de las baterías del inductor. El control se realizará desde el puesto central y permite al usuario una variación de ±3 °C.

Cajas de regulación de caudal

En función de la medida del caudal de paso por el conducto, el controlador regulará la abertura o el cierre de la compuerta, para mantener el caudal en el valor de consigna.

Otras instalaciones

Los programas a realizar para la gestión correcta de la electricidad son:

- **Cuadros generales:**
  - Comprobación de los estados de los interruptores.
  - Monitorización de alarmas de SAI y comprobación del estado del funcionamiento.
  - Supervisión de las redes eléctricas, controlando tensiones, consumos, desfases y factor de potencia, entre otros.
  - Apagados, encendidos y estados de circuitos de alumbrado por zonas.
- **Ascensores**: conocimiento de la posición de los ascensores, estado de funcionamiento y monitorización de alarmas.
  - Gases medicinales: presiones en las redes de distribución.
- **Alarmas:**
  - Grupos de presión de fontanería e incendios.
  - Marcha/paro y estado de los grupos.
  - Niveles de aljibes y alarmas.
  - Alarmas de funcionamiento, analizadores y dosificadores de cloro.
- **Integraciones:**
  - El control centralizado de instalaciones también recibe señales desde el control central de seguridad y envía señales a este.
  - Esta interrelación se establece a nivel de *software* y permite tomar decisiones de control y de seguridad con más información.
  - Se asumen instalaciones de control cerrado de televisión, megafonía, antiintrusión e incendios.
  - El control centralizado no podrá realizar acciones sobre las instalaciones de seguridad ni el control de seguridad realizará acciones sobre el control centralizado; solo comunican la información y, en función de esta y otras variables propias, se realizan las distintas acciones.

Otras instalaciones

Para concluir con las instalaciones descritas en este capítulo, actualmente mejoran los circuitos de tránsito de las muestras y documentos la utilización de sistemas como el transporte neumático.

La instalación de megafonía puede complementar los sistemas de seguridad ante emergencias.

Transporte neumático: muestras y documentos

Se aconseja una instalación de transporte neumático de muestras y documentos cuyo motor se ubicará en una de las salas técnicas, prevista para tal fin. Desde esta sala, a través de los pasillos y los patinillos que de ella parten, discurrirá la red de tubos neumáticos hasta las estaciones (**Fig. 29-11**).

Si el laboratorio clínico se encuentra ubicado en un hospital, tendrá estaciones en los laboratorios, recepciones de consultas, recepción de rehabilitación, admisión, extracciones, farmacia, controles de hospitalización polivalente y recepción de bloque quirúrgico, así como en los controles de enfermería de las áreas de hospitalización.

Megafonía

Instalar un sistema de megafonía general tiene como principal objetivo dotar a los laboratorios de una herramienta adecuada para situaciones de emergencia que permita informar, alertar, ayudar y evacuar a las personas que se encuentren en estas instalaciones.

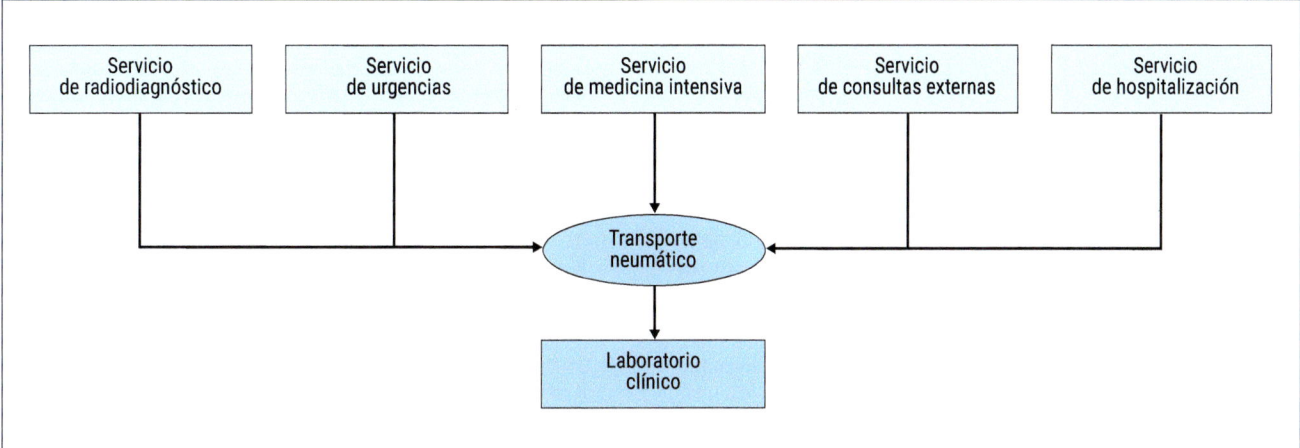

Figura 29-11. Transporte neumático de muestras y documentos.

PUNTOS CLAVE

- Es importante priorizar el diseño eficiente y adaptado de laboratorios clínicos, considerando la tecnología y las necesidades asistenciales. Se debe optimizar la distribución de espacios y el flujo de trabajo.
- A nivel estructural hay que dimensionar adecuadamente la distribución de los equipos para que se puedan soportar las cargas específicas y cumplir con las normativas de aplicación.
- Se deben tener en cuenta una serie de requerimientos constructivos: asegurar aislamiento térmico y acústico, utilizar materiales de fácil limpieza y resistencia a químicos, así como suelos continuos y particiones adaptables para cambios futuros.
- La instalación eléctrica debe garantizar la continuidad y seguridad del suministro, incluir protección contra sobretensiones y disponer de grupos electrógenos y SAI. Es imprescindible el cumplimiento de normativa de seguridad eléctrica.
- Se debe realizar un uso eficiente de la luz con niveles adecuados de iluminación para diferentes áreas del laboratorio, asegurando confort visual y aprovechando la luz natural.

- Para la climatización es importante mantener condiciones óptimas de temperatura, humedad y calidad del aire, con sistemas flexibles que se adapten a las necesidades específicas.
- El diseño de la fontanería debe ser acorde a normativa, evitando trazados en zonas críticas, con tratamiento antilegionela y sistemas de ósmosis inversa para cadenas automatizadas.
- En cuanto a la red de voz y datos, se implementará un sistema de cableado estructurado de alta categoría, con capacidad de expansión y conexiones adecuadas para soporte de equipos de laboratorio.
- Para la protección contra incendios se exige el Cumplimiento con el Código Técnico de la Edificación, sectorización de incendios, sistemas de alarma y equipos de extinción adecuados.
- Se debe contar con un sistema centralizado de control y gestión, lo que supone la integración de sistemas de climatización, electricidad y seguridad en una red gestionada desde un puesto centralizado.
- Otras instalaciones: transporte neumático para muestras, sistemas de megafonía para emergencias y disposición de equipos auxiliares necesarios.

BIBLIOGRAFÍA

Código Técnico de la Edificación (CTE), Documento Básico SI (seguridad en caso de incendio). Es aplicable para la prevención y la protección contraincendios en hospitales y garantiza rutas de evacuación, sectores de incendio y la correcta señalización.

Código Técnico de la Edificación (CTE). RD 314/2006, de 17 de marzo.

Decreto 287/2002, de 26 de noviembre, por el que se establecen medidas para el control y la vigilancia higiénico-sanitarias de instalaciones de riesgo en la transmisión de la legionelosis de Andalucía.

Decreto 70/2009, de 31 de marzo, por el que se aprueba el Reglamento de Vigilancia Sanitaria y Calidad del Agua de Consumo Humano de Andalucía.

Guía Técnica de Eficiencia Energética en Iluminación. Hospitales y Centros de Atención Primaria. IDAE Instituto para la Diversificación y Ahorro de la Energía; 2020.

Laboratorio clínico central. Estándares y recomendaciones de calidad y seguridad. Informes, estudios e investigación 2013. Ministerio De Sanidad, Servicios Sociales e Igualdad.

Legislación sobre calidad del agua. Disposiciones normativas, o sus posteriores modificaciones, o las que sustituya, RD 3/2023, de 10 de enero, por el que se establecen los criterios técnico-sanitarios de la calidad del agua de consumo, su control y suministro.

Legislación sobre instalaciones frigoríficas. Reglamento de seguridad para instalaciones frigoríficas. RD 552/2019, de 27 de septiembre, por el que se aprueban el reglamento de seguridad para instalaciones frigoríficas y sus instrucciones técnicas complementarias.

Legislación sobre protección ambiental. Ley 37/2003. RD 1513/2005, de 16 de diciembre, del ruido. Ley 7/2022, de 8 de abril, de residuos y suelos contaminados para una economía circular.

Normativa UNE 100030:2023 para prevención de legionela. Es esencial en hospitales para sistemas de agua sanitaria y refrigeración, donde hay riesgo de proliferación de legionela.

Ministerio de Fomento, Secretaría de Estado de Infraestructuras, Transporte y Vivienda Secretaría General de Vivienda Dirección General de Arquitectura, Vivienda y Suelo. Documento básico SI Seguridad en caso de incendio [Internet]; 2019 [consulta el 29 de noviembre de 2024]. Disponible en: https://www.codigotecnico.org/pdf/Documentos/SI/DBSI.pdf

Norma UNE-EN ISO 7396-1 y UNE 60601. Estas normas regulan sistemas de distribución de gases medicinales y oxígeno en hospitales, incluyendo requisitos técnicos para asegurar un suministro seguro y continuo.

Orden de 2 de junio de 2017 reguladora de los requisitos necesarios para el diseño y la implementación de infraestructuras de cableado estructurado y de red de área local inalámbrica en el ámbito de la Administración de la Junta de Andalucía, sus entidades instrumentales y los consorcios del sector público andaluz.

RD 1644/2008 por el que se establecen las normas para la comercialización y puesta en servicio de las máquinas.

RD 487/2022, de 21 de junio, por el que se establecen los requisitos sanitarios para la prevención y el control de la legionelosis.

RD 809/2021, de 21 de septiembre, por el que se aprueba el reglamento de equipos a presión y sus instrucciones técnicas complementarias.

Real Decreto 1027/2007, de 20 de julio, por el que se aprueba el Reglamento de Instalaciones Térmicas en los Edificios. El RD 1027/2007 establece los requisitos de eficiencia energética y calidad en sistemas de climatización y agua caliente sanitaria.

Reglamento de Infraestructuras Comunes de Telecomunicaciones (ICT) y el RD 1085/1992.

Reglamento de Instalaciones de Gas (RIGLO). El RD 919/2006 regula las instalaciones de gases combustibles (como gas natural) en edificios, incluidas instalaciones hospitalarias, y cubre tanto requisitos de instalación como de mantenimiento y seguridad.

Reglamento de instalaciones de protección contra incendios (RIPCI). RD 513/2017, de 22 de mayo, por el que se aprueba el reglamento de instalaciones de protección contraincendios.

Reglamento Electrotécnico de Baja Tensión (REBT). El RD 842/2002 regula las instalaciones de baja tensión, que aplica a sistemas eléctricos en hospitales para velar por la seguridad de los pacientes y el personal.

Reglamento sobre condiciones técnicas y garantías de seguridad en instalaciones eléctricas de alta tensión (RD 337/2014). Este reglamento regula instalaciones de alta tensión, relevantes en centros con equipos médicos de gran consumo energético.

UNE 100030. Prevención y control de la proliferación y diseminación de legionela en instalaciones. Guía técnica para la prevención y control de legionelosis en las instalaciones.

Conceptos de ingeniería aplicados al laboratorio clínico II

30

F. J. García González

OBJETIVOS

- Conocer la unidad de mantenimiento, tanto industrial como electromédica, constituida para un laboratorio clínico para garantizar un servicio eficaz y eficiente.
- Comprender los estándares asociados al mantenimientos, los objetivos a desarrollar, la descripción de la metodología y las situaciones de emergencia ante escenarios críticos.

INTRODUCCIÓN

La misión y la función del área de gestión y servicios consisten en gestionar y proveer de recursos y servicios de soporte para facilitar el cumplimiento de los fines de la organización sanitaria, apoyando de forma permanente las estructuras de gestión asistencial que en cada momento se establezcan, todo ello en una organización participativa que concilie las necesidades de la ciudadanía y el desarrollo profesional, en un marco de uso eficiente y sostenible de los recursos, de innovación científica y tecnológica y de mejora continua. Además, debe haber una elevada flexibilidad organizativa que proporcione servicios de carácter competitivo en calidad y coste, que cree valor en todos los clientes, desde un compromiso social y de sostenibilidad, con un referente ético para con la ciudadanía.

El área de mantenimiento se constituye en un servicio de soporte esencial para un laboratorio para que pueda cumplir sus objetivos asistenciales a plena satisfacción, siendo muy pertinente, por tanto, la disponibilidad de un programa de gestión del mantenimiento, como el que aquí se va a desarrollar, como instrumento que ordene y sistematice sus procedimientos de trabajo, orientándolos hacia la prestación de un servicio de excelencia.

ÁREA DE MANTENIMIENTO

La misión del área de mantenimiento de un laboratorio es garantizar las adecuadas condiciones de disponibilidad, seguridad y confort de las instalaciones e infraestructuras de los centros, contribuyendo activamente a la prestación de una asistencia sanitaria de calidad a la ciudadanía y orientando su modelo organizativo hacia los resultados y la satisfacción de los diferentes grupos de interés.

La gestión del mantenimiento se desarrolla conforme a los siguientes **valores**:

- La calidad, mediante un proceso de mejora continua.
- La eficiencia, garantizando una adecuada asignación de recursos y su gestión racional.
- La sostenibilidad, incorporando en la toma de decisiones la valoración del impacto ambiental y la promoción de la eficiencia energética.
- La innovación, valorando e incorporando los nuevos avances técnicos y de gestión.
- La participación y el compromiso de los profesionales en un marco de formación continua y de trabajo en equipo.
- La transparencia en la gestión de sus actividades, el uso de la información y la comunicación.

ESTÁNDARES ASOCIADOS AL MANTENIMIENTO DE LAS INSTALACIONES Y EDIFICIOS SANITARIOS

El servicio de mantenimiento de las instalaciones debe asegurar en todo momento la operatividad de las mismas dentro de sus parámetros de diseño, garantizando fundamentalmente la seguridad del entorno de la asistencia y salvaguardando el patrimonio de la institución.

Como principales objetivos a atender están los siguientes:

- Asegurar la competencia de las empresas intervinientes en las actividades de mantenimiento y seguridad de instalaciones y edificios.
- Los centros deben disponer de información actualizada sobre todos los equipos e instalaciones disponibles.
- Crear un archivo en el que se custodie toda la documentación oficial técnica garante ante terceros del estado de uso de infraestructuras equipos e instalaciones.

- Realizar una planificación de operaciones de mantenimiento preventivo, predictivo, legal y correctivo para optimizar los recursos y la operación de los procesos.
- Crear un registro archivado, actualizado y disponible para las intervenciones y actividades de mantenimiento.
- Disponer de medios humanos y técnicos (propios/externos) para realizar el mantenimiento de acuerdo con la programación preventiva realizada.
- Cuando se realizan reparaciones por parte de una empresa externa a la organización, exigir que dispongan de medios técnicos y humanos apropiados, que estén inscritas en el registro del órgano territorial competente y que tengan una póliza de responsabilidad civil suficiente.
- Disponer de algún procedimiento establecido, incluyendo un calendario de actuación, para adaptar las instalaciones y maquinarias a la legislación vigente.
- Realizar, de forma programada y documentada, el mantenimiento y el tratamiento de agua (cloración, descalcificación, desincrustación, tratamientos biocidas, limpiezas de aljibes).
- Tener una programación adecuada y documentada en el mantenimiento de los sistemas de climatización, ventilación y agua caliente sanitaria, para el tratamiento contra la legionela.
- Para los productos químicos utilizados en los tratamientos de agua, disponer de sistemas de ventilación, mantenimiento, limpieza y desinfección ambiental y de equipos, y de fichas de seguridad, registro sanitario, manipulador autorizado y autorización documentada del Servicio de Medicina Preventiva-Salud Ambiental.
- Tener protocolos específicos de actuación que aseguran la calidad del aire en las distintas dependencias del centro.
- Garantizar que las instalaciones funcionan adecuadamente y que cumplen la normativa vigente en materia de prevención de riesgos, especialmente en instalaciones con riesgo potencial para la salud de los usuarios y trabajadores y repercusión en el medio ambiente.
- Tener un protocolo para la elaboración, difusión y ejecución de partes de trabajo de mantenimiento.

- Programar cursos de actualización para todos los profesionales de mantenimiento, en función de su nivel técnico y especialidad, ajustados al nivel tecnológico de las instalaciones y equipamientos existentes.
- Disponer de procedimientos para garantizar las comunicaciones y los suministros esenciales y prioritarios en caso de emergencia.
- Tener un inventario actualizado en material de repuesto y reparación suficiente para garantizar la operatividad de las instalaciones críticas de forma inmediata y las instalaciones no críticas en un plazo adecuado.
- Disponer de un protocolo para identificar a los operarios que intervienen y acceden a zonas con instalaciones estratégicas, que están restringidas y señalizadas.

DESCRIPCIÓN DE LA METODOLOGÍA DE MANTENIMIENTO Y ELECTROMEDICINA

Tipos de mantenimiento y definiciones

Se detallan a continuación los tipos de mantenimiento (**Fig. 30-1**). Respecto a las definiciones, destacan las siguientes:

- **Mantenimiento correctivo:** mantenimiento ejecutado después del reconocimiento de una avería y destinado a llevar un elemento a un estado en el que pueda desarrollar una función requerida.
- **Mantenimiento preventivo:** mantenimiento ejecutado a intervalos predeterminados o de acuerdo con unos criterios prescritos y destinado a reducir la probabilidad de fallo o la degradación de funcionamiento de un elemento.
  - **Mantenimiento programado:** mantenimiento preventivo ejecutado de acuerdo a un programa de tiempo establecido o a un número de unidades de uso definido.
  - **Mantenimiento sistemático:** mantenimiento preventivo ejecutado de acuerdo a unos intervalos de tiempo

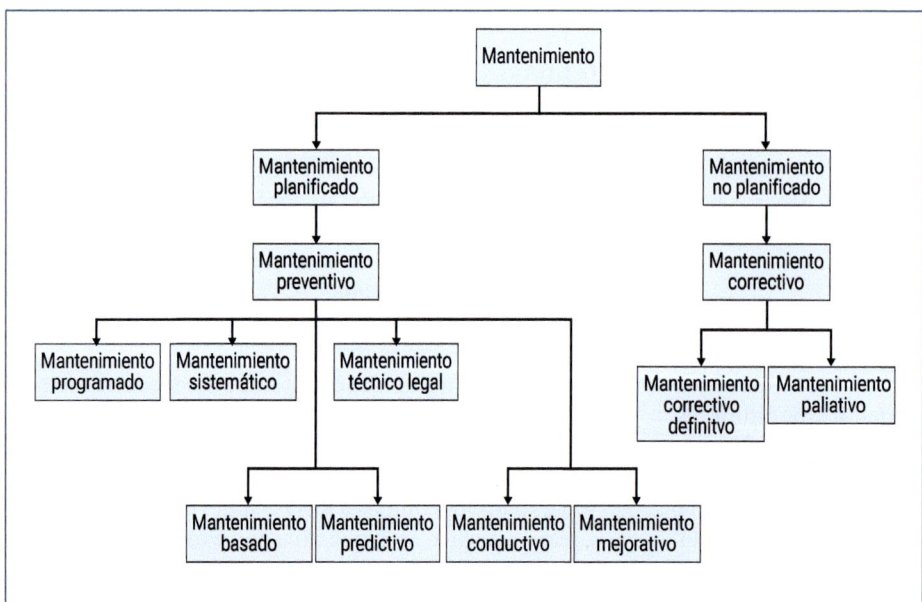

Figura 30-1. Tipos de mantenimiento.

establecidos, o a un número de unidades de uso, pero sin investigación previa de la condición del elemento.
– **Mantenimiento basado en la condición:** mantenimiento preventivo basado en la monitorización del funcionamiento o de los parámetros del elemento y las acciones subsiguientes.
• **Mantenimiento predictivo**: mantenimiento basado en la condición ejecutado siguiendo una previsión consecuencia del análisis y evaluación de los parámetros significativos de la degradación del elemento.
• **Mantenimiento mejorativo o modificativo:** mantenimiento destinado a mejorar aspectos de la instalación como disponibilidad, seguridad, rendimiento, fiabilidad, mantenibilidad, etcétera.
• **Mantenimiento paliativo:** mantenimiento correctivo que restituye el equipo o instalación a una condición de trabajo asumible, hasta poder hacer un correctivo en condiciones.

Plan de mantenimiento preventivo y técnico-legal

El fin que persigue el plan de mantenimiento preventivo y técnico-legal es el control de los parámetros funcionales y la reducción de las averías en los equipos, basándose en seis ideas fundamentales:

• Adelantarse en el tiempo a las averías.
• Controlar la conservación de los equipos.
• Cumplir los programas de mantenimiento.
• Controlar de forma exhaustiva los siguientes parámetros: de funcionamiento, de operatividad, de fiabilidad y de seguridad de los distintos equipos y sistemas.
• Controlar las actuaciones del personal encargado de los equipos.
• Garantizar una seguridad funcional para el paciente y para el profesional.

Las actuaciones de mantenimiento preventivo y de mantenimiento técnico-legal se consideran actuaciones de mantenimiento planificado y se realizan de forma protocolizada, siguiendo unos estándares de actuación, como se muestra en las **figuras 30-2** y **30-3**.

En el proceso de mantenimiento preventivo, se dispondrá de un plan que recoja los diferentes aspectos de las operaciones de mantenimiento y que tenga en cuenta:

• Obligaciones reglamentarias (establecidas por la legislación vigente, que obliga a realizar determinadas revisiones obligatorias de seguimiento y adaptación de ciertos equipos industriales).
• Recomendaciones del fabricante, como pudieran ser las operaciones preventivas recomendadas y su periodicidad.
• Antecedentes del equipo en cuanto a nivel de uso e histórico de averías.
• Experiencia propia.
• Anualmente, en diciembre, se actualizará, aprobará y registrará, en la gestión de mantenimiento asistido por ordenador, las operaciones de mantenimiento preventivo y cronograma previsto para el año natural siguiente. En caso de

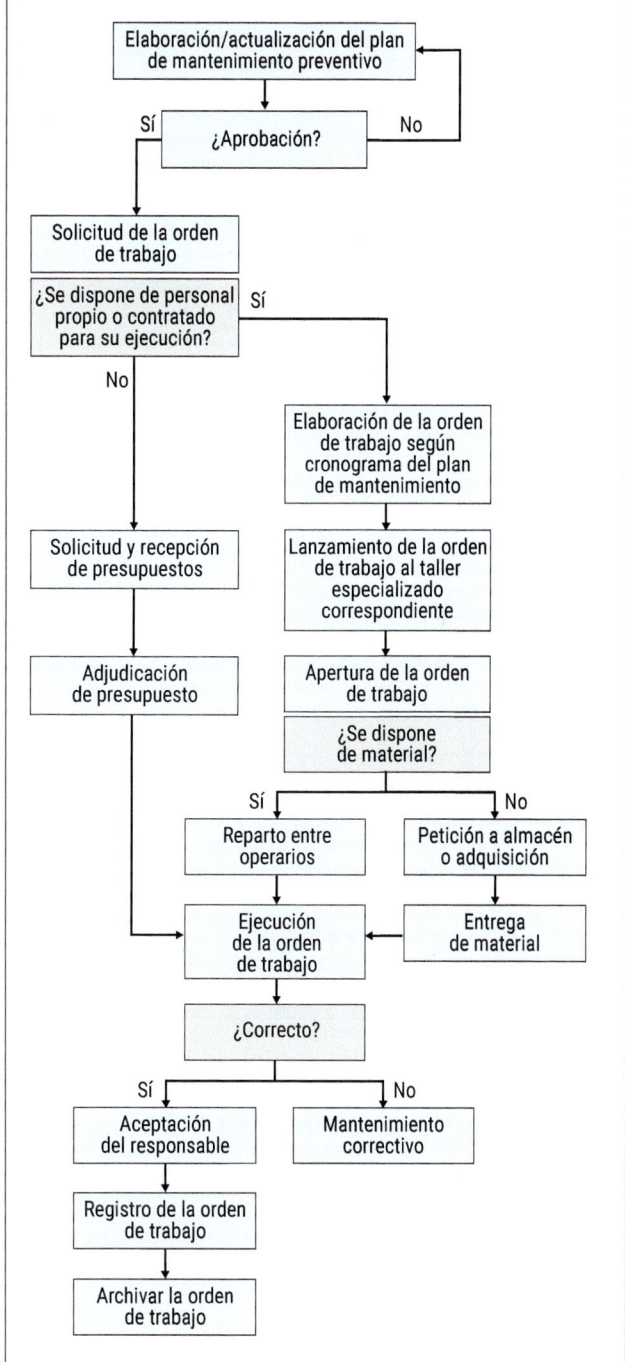

Figura 30-2. Mantenimiento preventivo.

nuevas instalaciones, se deberá elaborar, aprobar y registrar antes de su puestaen servicio.
• Periódicamente, según esté establecido en el plan de mantenimiento preventivo, se generarán las órdenes de trabajo para ser distribuidas a los diferentes operarios. En la orden de trabajo el operario encontrará información sobre:
– La instalación a la que pertenece el equipo.
– La codificación del equipo.
– Las operaciones que deben realizarse.
• Las órdenes de trabajo se clasifican en función del tipo de instalación y se identifican por codificación.

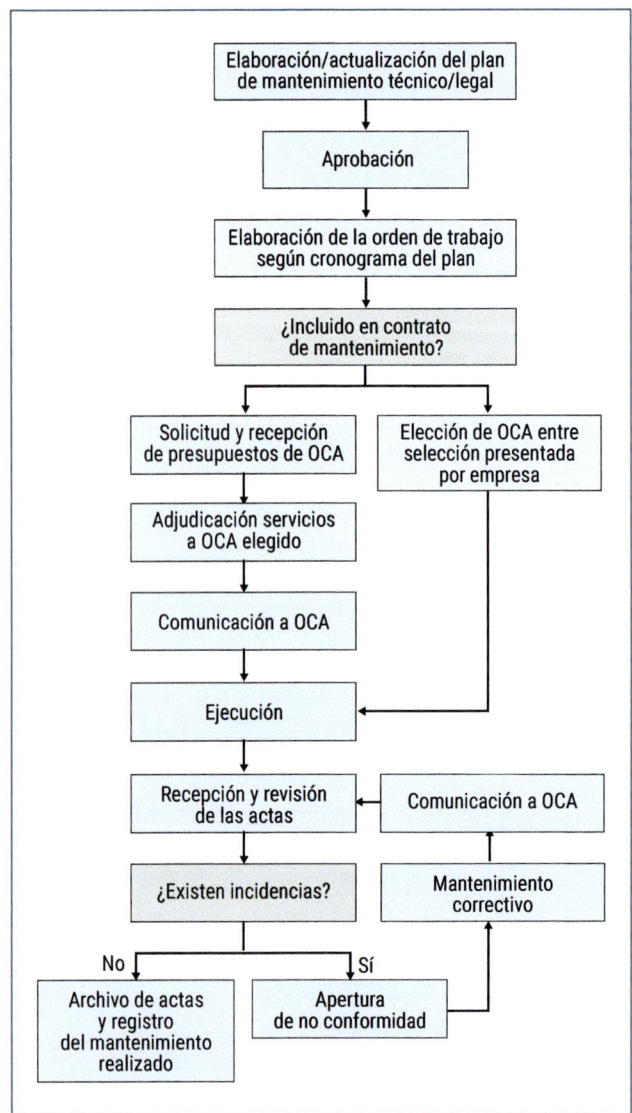

Figura 30-3. Mantenimiento técnico-legal.
OCA: organismo de control autorizado.

- Una vez que la operación de mantenimiento preventivo ha finalizados, se anotará en las órdenes de trabajo la siguiente información:
  - Operación realizada.
  - Fecha de realización.
  - Tiempo utilizado.
  - Observaciones de interés.
  - Nombre y firma del operario.
- El responsable técnico designado cerrará el parte a través de su verificación, y su firma es la evidencia de dicha verificación; posteriormente, dará el visto bueno al cierre del parte en cuestión y lo trasladará a administración para su registro y archivo.

En relación al mantenimiento técnico-legal, el contenido del plan del mantenimiento técnico-legal está compuesto por revisiones/operaciones encaminadas a dar cumplimiento a los requisitos legales y reglamentarios aplicables a las instalaciones y maquinaria del centro sanitario.

Estas revisiones legales solo pueden ser ejecutadas por un organismo de control autorizado (OCA). La selección se llevará a cabo tras la petición de presupuestos y su adjudicación se realizará en función de la idoneidad de las condiciones técnicas y económicas incluidas en cada propuesta.

Tras la realización de cada revisión por el OCA correspondiente, el área de mantenimiento se encargará de revisar el contenido de cada informe/acta.

Si el informe/acta no contiene incidencias, el responsable del área de mantenimiento procederá a su archivo en la carpeta correspondiente. En el caso de que hubiera incidencias, se procederá con la apertura de las no conformidades que puedan dar respuesta a las desviaciones encontradas. Los resultados de la aplicación de las correspondientes acciones correctivas serán comunicados al OCA correspondiente en tiempo y forma, como evidencian su tratamiento y resolución. Dichas comunicaciones se archivarán junto a los informes/actas correspondientes.

Se indican las actuaciones de mantenimiento preventivo y técnico-legal que se llevarán a cabo sobre los equipos, componentes e instalaciones de forma programada y en las que se incluirán todas las actividades de limpieza, mediciones, comprobaciones, regulaciones, chequeos, ajustes, reglajes, engrases, etc., y todas aquellas acciones que tiendan a asegurar un estado óptimo de los equipos, desde el punto de vista funcional, de seguridad, de rendimiento energético e, incluso, de protección del medio ambiente.

A diferencia de otros tipos de mantenimiento basados en complicadas fórmulas aritméticas y tecnicismos anglosajones, el mantenimiento preventivo planificado será transparente y eficaz, y ha de ser comprensible para todo el personal implicado en la realización de las tareas que engloban las actuaciones.

La mejor manera de reducir las acciones de tipo correctivo, es llevando a cabo una correcta y exhaustiva programación del mantenimiento preventivo y técnico-legal.

En el caso de las actuaciones planificadas, su organización debe estar encaminada a la permanente consecución de los siguientes objetivos:

- Optimización de la disponibilidad del equipamiento.
- Disminución de los costes de mantenimiento correctivo.
- Optimización de los recursos humanos.
- Maximización de la vida útil de las máquinas.

Se desarrollará el operativo de los planes de mantenimiento planificado en el equipamiento asignado, efectuando las visitas con la frecuencia necesaria para localizar y prevenir fallos en los equipos, así como para la buena conservación y durabilidad de los mismos. Se han de indicar los defectos que afecten al rendimiento, al gasto, a la seguridad del usuario, paciente o propio equipo que puedan ser causa de avería futura.

Organización del mantenimiento preventivo

Se planificará el mantenimiento de la siguiente manera:

- Se realizarán los trabajos de mantenimiento preventivo de acuerdo con lo recomendado por el fabricante y la legislación vigente.

- Se entregará la planificación anual de mantenimiento preventivo y técnico-legal sobre la totalidad de los equipos electromédicos e instalaciones de alto riesgo que estén identificados; este calendario estará basado en las frecuencias de las gamas que aplicar a los distintos equipos, y con el cronograma real de actuación.
- Se realizará una ficha técnica por equipo en la que figurarán:
  Todas las acciones a realizar.
  - Fechas de realización y siguiente revisión.
  - Se recogerán todos los datos de interés sobre la revisión realizada (estado funcional, operatividad, rendimiento, seguridad, futuras averías, etc.).
  - Se detallarán piezas e instrumental usado.
  - Tiempo empleado.
  - Técnico que la realiza y otros datos de interés.
  Estas fichas se tramitarán mensualmente a la dirección técnica de la institución sanitaria.
- Se incidirá especialmente en lo recomendado por la legislación vigente y la normativa aplicable.
- Semanalmente se notificará a la dirección técnica a qué equipos está previsto que se les realice el mantenimiento la siguiente semana.
- Se realizará una visita a los servicios médicos para informar al responsable de la unidad sobre los equipos a revisar, así como la fecha y la hora previstas de la misma, la cual será siempre en los días y horarios que no entorpezcan el normal desarrollo de las labores propias del servicio (normalmente horario de tarde).
- Se aprobará por parte del responsable del servicio de mantenimiento y del laboratorio el calendario propuesto, así como de los protocolos a realizar.
- El personal técnico comprobará los datos de los equipos en relación con inventario, estado de las pegatinas de identificación, etc., y verificará el estado de los equipos y componentes.
- Las tareas de mantenimiento preventivo y técnico-legal se realizarán con el instrumental y equipamiento específico para cada equipo, debidamente homologado y calibrado.
- Se realizará y entregará un informe con el protocolo correspondiente, cumplimentando la ficha técnica y anotando en la planificación la fecha de realización de la revisión.
- En el caso de encontrarse anomalías, se notificarán a la dirección técnica para la realización del correspondiente parte de avería, anotando en la ficha histórica del equipo, el número de parte y la fecha de la resolución de la misma.
- Mensualmente, se confeccionará un registro de las inspecciones de mantenimiento preventivo y técnico-legal realizadas, que tramitará diariamente al laboratorio y servirá como control de todos los equipos. Se ha de señalar su estado funcional y de seguridad y anotar cualquier observación sobre anomalías o defectos que disminuyan su rendimiento, supongan peligro para la seguridad del usuario, el paciente, el propio equipo o pudieran ser motivos de futura avería.
- Cuando se realice alguna reparación (mantenimiento correctivo) que pueda variar los parámetros de funcionamiento, los técnicos realizarán el protocolo completo del mantenimiento planificado que corresponda, sin afectar este a los mantenimientos programados.

La filosofía es hacer un plan de mantenimiento preventivo de calidad, con una periodicidad marcada por el fabricante del equipo, legislación vigente y aquella que el servicio de ingeniería determine necesaria. El objetivo no es otro que la consecución de un alto grado de actividad de los servicios asistenciales para reducir al máximo las órdenes de trabajo de tipo correctivo.

La revisión de los equipos se efectuará en las horas y fechas que el servicio de mantenimiento determine, para lo cual siempre tendrán en cuenta las necesidades de los servicios donde se encuentren ubicados los equipos, a fin de no interrumpir la actividad asistencial.

La unidad de mantenimiento realizará la comprobación y seguimiento de los mantenimientos preventivos, técnico-legales, validaciones, etc. de los equipos e instalaciones llevados a cabo por empresas mantenedoras, OCA, unidad técnica de protección radiológica, etcétera.

Mantenimiento predictivo

El mantenimiento predictivo son aquellas operaciones basadas en detectar un fallo antes de que suceda, para dar tiempo a corregirla sin perjuicios al servicio, ni detención de la actividad asistencial, etc. Dichas operaciones se registrarán facilitando un indicador que valorará la vigilancia y el estado de las instalaciones objeto de mantenimiento.

Los profesionales realizarán estimaciones de la vida útil de los equipos y de sus elementos, elaborando propuestas de calendarios de sustitución de los mismos para facilitar a la programación de las correspondientes inversiones.

El desarrollo de un plan de renovación tecnológica se basa en las siguientes actividades:

- Recogida de información:
  - Determinación de la información necesaria.
  - Explotación y análisis de la información seleccionada.
- Análisis de la información.

En la elaboración del plan de renovación tecnológica se ha de priorizar el equipamiento y se indica una estimación de precios para su adquisición, los servicios a los que deberá adscribirse, la necesidad de incorporación de recursos humanos, condiciones de ubicación, realización de obras para su instalación y fungibles necesarios para su funcionamiento.

Mantenimiento conductivo

Dentro del mantenimiento conductivo se incluirá la puesta en marcha, parada y cuantas operaciones y verificaciones sean necesarias para que los equipos e instalaciones funcionen de forma óptima y con el mínimo consumo de energía, dentro de los parámetros de funcionamiento de cada fabricante.

Se realizarán todas aquellas acciones precisas para el correcto funcionamiento de la actividad asistencial de forma sistemática, continuada y diaria. Es decir, los profesionales se encargarán del arranque y del funcionamiento continuado del equipamiento.

Estas acciones cubrirán la totalidad de los equipos clasificados como de asistencia vital, esto es, aquellos que, por sus especiales características y conexión directa con el paciente, la vida de este depende en alguna medida del correcto funcionamiento de los equipos.

Mantenimiento correctivo

La finalidad del mantenimiento correctivo es corregir cualquier tipo de anomalía que afecte o pueda afectar a los equipos, reconduciendo sus parámetros a las condiciones normales de funcionalidad según sus especificaciones técnicas, basándose en cuatro ideas fundamentales:

- Control de las averías que se produzcan en el período de garantía y fuera de este.
- Análisis de las causas, soluciones correctivas y formas de ejecución.
- Inspección de trabajos realizados y asistencia en recepciones.
- Acciones consecuentes relativas al mantenimiento preventivo.

El mantenimiento correctivo será realizado sobre la totalidad de los equipos e instalaciones, y sobre ellos se realizarán todo tipo de actuaciones tendentes a su reparación y puesta en servicio en los plazos más exiguos posibles.

Aquellas intervenciones que impliquen parada de equipos o riesgos de parada sobre equipos u otras instalaciones subsidiarias en marcha serán autorizadas previamente por la dirección del centro sanitario o servicio de mantenimiento y realizadas en las fechas y horarios que establezcan, sin limitación alguna.

La unidad de mantenimiento se hará cargo de todas las gestiones relativas a su servicio, y recepcionará las notificaciones de avería, comprobará las reparaciones llevadas a cabo por terceras empresas, gestionará el almacén de materiales, etc., como se muestra en la **figura 30-4**. La solicitud de una operación de mantenimiento correctivo-reparador se realizará a través del programa de gestión de mantenimiento asistido por ordenador; en caso de que no fuera posible, se hará a través del correo electrónico mediante la cumplimentación y envío al área de mantenimiento de la correspondiente orden de trabajo. Como excepción, en los casos en los que la solicitud se considere urgente, podrá utilizarse el teléfono como única vía de comunicación para proceder a su tramitación sin generación previa de orden de trabajo, la cual, no obstante, se cumplimentará con posterioridad

Tipos de reparación:

- Reparaciones urgentes: provocan la parada de un servicio al completo o afecta sobremanera a la calidad del servicio.
- Reparaciones sistemáticas: no afectan de manera directa al funcionamiento del servicio.

- Reparaciones programadas: reparaciones que por su índole se han de programar en fecha y hora.

En caso de recibir un aviso no urgente según los criterios establecidos sin la correspondiente notificación a través de una orden de trabajo o correo electrónico, se indicará al usuario la necesidad de la tramitación de dicha orden.

Todas las solicitudes tendrán su correspondiente orden de trabajo, de manera que se asegure la identificación y la trazabilidad de la operación de mantenimiento realizada.

Las órdenes de trabajo las firmarán el operario y el solicitante, como evidencia del visto bueno y cierre de dicha reparación.

El responsable técnico designado debe hacer la validación correspondiente del servicio prestado, mediante la firma del parte de validación.

Administración verificará la correcta cumplimentación de las órdenes de trabajo, registrará el cierre y los archivará en el área de mantenimiento durante un período mínimo de tres años, salvo que la legislación vigente indicara lo contrario. En caso de realizar el mantenimiento una empresa externa, la persona asignada por el área de mantenimiento deberá verificar las órdenes de trabajo cerradas y archivadas.

Las operaciones de mantenimiento correctivo se realizarán a partir de una notificación de avería:

- A través de comunicación escrita, es decir, el correspondiente **parte de avería**.
- Gracias a una **intervención de mantenimiento preventivo** y puesto en conocimiento del responsable del servicio de mantenimiento.
- **Aviso verbal por parte del servicio de una avería urgente**, y previa notificación al responsable del servicio de mantenimiento.

Tanto en este último caso como si se trata de una avería de urgente reparación de la que se haya recibido aviso verbal por parte del servicio, los profesionales deben tener cumplimentado y firmado el correspondiente parte de avería por el servicio correspondiente, salvo en casos excepcionales que pudieran incidir de forma grave en el funcionamiento de la actividad asistencial.

En el caso de recibir avisos por el teléfono móvil, requerirá, según su juicio, al personal solicitante antes o después de su intervención, la firma del correspondiente parte de avería con objeto de tener conocimiento exacto del número de intervenciones por servicio, así como del solicitante de la intervención que excepto en caso de urgencia será un supervisor o responsable del servicio o centro.

Tanto en este último caso como si se trata de una avería de reparación urgente de la que se haya recibido aviso verbal por parte del servicio, será imprescindible que se cumplimente el correspondiente parte de avería o solicitud de servicio posteriormente.

En el caso de que sean los servicios médicos los que notifiquen las averías, normalmente estas peticiones deberán extenderlas las supervisoras de enfermería o los responsables del servicio.

Los avisos serán clasificados como normales, urgentes o críticos, dependiendo de las consecuencias de la avería y, en particular, de los siguientes factores:

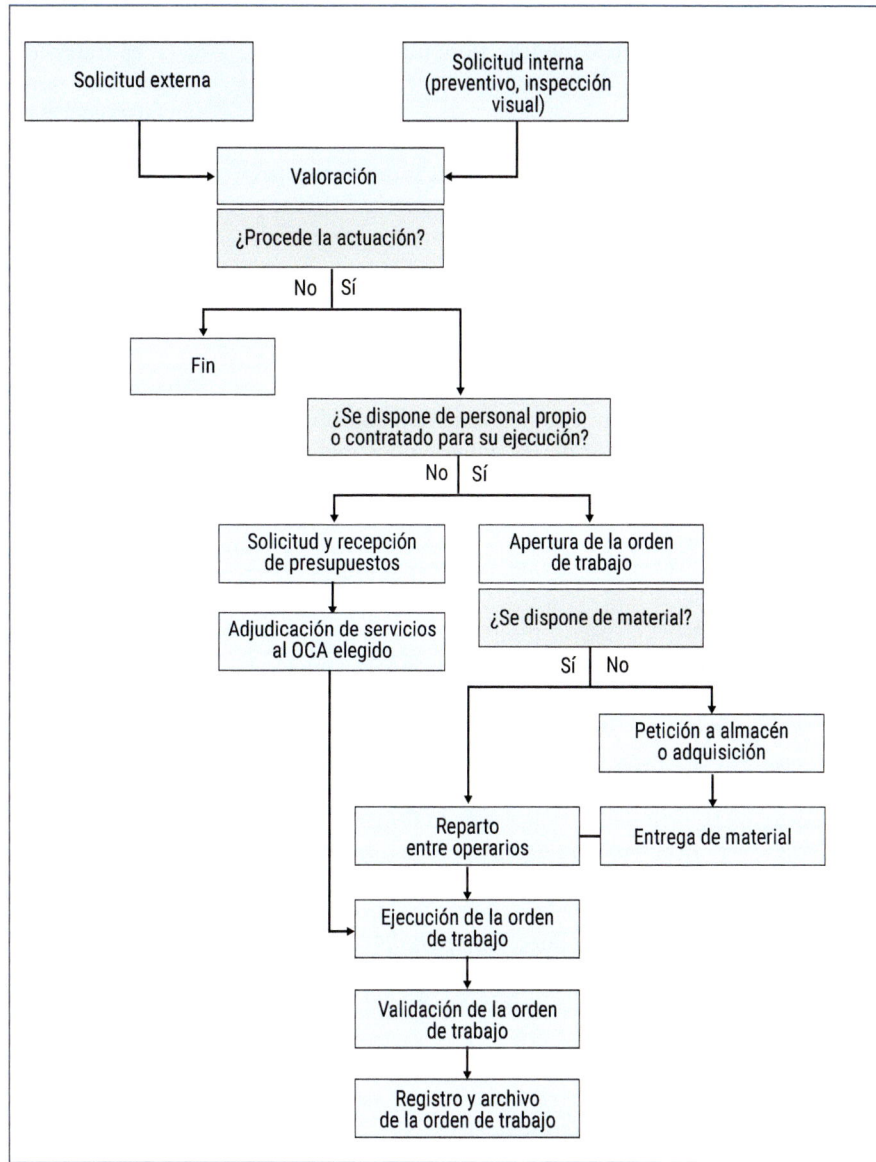

Figura 30-4. Mantenimiento correctivo.

- Riesgo para la salud del paciente o usuario.
- Incremento de la lista de espera.

La reparación de las averías de equipos será realizada en los siguientes plazos en función de la criticidad de la avería (**Tabla 30-1**)

Si, por la índole de la avería, la reparación requiriese mayor plazo, se notificará razonadamente a la dirección de servicios generales.

Tabla 30-1. Plazos de reparación de las averías	
Tipo de avería	**Tiempo máximo de reparación**
Normal	48 horas
Urgente	24 horas
Crítico	12 horas

Cuando el estado del equipo así lo aconseje, se realizará el traslado de la totalidad o parte del equipo a sus talleres, para proceder a su reparación o puesta a punto, previa justificación de tal medida.

Los equipos cuyo aviso pertenezca a los grupos urgente o crítico deberán ser sustituidos por otros de similares características cuando su avería se prolongue por encima del tiempo máximo de solución.

La unidad de mantenimiento confeccionará mensualmente un registro de mantenimiento correctivo, una vez acabadas sus intervenciones, que estará a disposición del laboratorio y en el que estarán detalladamente conforme a una codificación establecida:

- Los equipos con su correspondiente codificación según inventario.
- Servicios y grupo funcional homogéneo.
- Descripción de los trabajos realizados.
- Materiales y tiempos empleados.

- Fichas de características del equipamiento electromédico con indicación de marca, modelo, tipo, número de fabricación, características de funcionamiento, curvas de rendimiento, etcétera.
- Fichas de mantenimiento. A las fichas de características técnicas de los equipos se añadirá otra en la que se recojan las incidencias históricas en cuanto a las averías sufridas y otras propias del mantenimiento preventivo o correctivo.

Todas las intervenciones correctivas realizadas en los distintos equipos serán registradas en la ficha histórica de cada uno de ellos, y esta deberá estar en soporte informático y a disposición del laboratorio.

La unidad de mantenimiento realizará la comprobación *in situ* y revisión posterior de las reparaciones realizadas por empresas fabricantes, proveedoras o mantenedoras de los equipos.

Orden de trabajo

Una vez recibido el parte de avería y realizada la reparación, el equipo técnico documentará la actuación técnica realizada sobre cualquier equipo. Para ello, deberá indicar en dicho documento los datos que permitan su identificación exacta, la descripción detallada de dicha actuación, la hora, la fecha y los datos del técnico que la realice, que lo firmará.

Como se verá en el siguiente ejemplo, estas hojas reflejarán datos como (**Fig. 30-5**):

- **Datos del centro**: nombre, dirección, fecha del aviso, fecha de reparación, etcétera.
- **Identificación del equipo**: marca, modelo, número de serie y servicio, entre otros.
- **Descripción de los trabajos realizados**.
- **Horas empleadas**: hora de entrada, hora de salida, horas de desplazamiento, kilómetros, etcétera.
- **Seguimiento de los consumos**, así como de los materiales empleados para la reparación.
- **Observaciones**: resultados de las mediciones y comprobaciones, estado en que ha quedado el objeto de la intervención y cualquier otra observación que se considere oportuna.
- **Visto bueno del responsable de mantenimiento** o el responsable del servicio.
- **Personal que ha realizado la reparación**.

Los técnicos cumplimentarán el parte, introduciendo los datos en el sistema de gestión informático en menos de 12 horas desde su cierre.

Todas las averías, independientemente del medio por el que sean recibidas, serán introducidas de forma inmediata en el sistema de gestión de instalaciones, recogiendo la fecha y hora del aviso y de su solución.

Todos los materiales empleados para el desarrollo de los trabajos serán repuestos originales (idénticos en marca y modelo). Si, por causa justificada, hubiese que modificarlos, se presentará debidamente documentada la propuesta correspondiente y no procederá a su instalación sin la debida autorización del servicio de mantenimiento.

No realizarán bajo ningún concepto conexiones improvisadas en transductores y sondas de equipos críticos, así como la apertura y posterior cierre de equipos o partes precintadas por envolventes plásticas o engomadas de fábrica sin la debida autorización escrita del fabricante.

Cuando algún equipo objeto de la avería tenga que ser enviado a reparar a terceras empresas, volverá acompañado de un certificado emitido por la empresa que efectuó la reparación, el cual será entregado al laboratorio antes de la puesta en servicio del equipo.

PROCESO DE DESARROLLO DEL MANTENIMIENTO

En la **figura 30-6** se muestra el proceso de desarrollo del mantenimiento

DOCUMENTACIÓN TÉCNICA

Se debe establecer, elaborar y mantener actualizada la diferente documentación técnica-legal recogida en los siguientes libros:

- **Libros de características técnicas:**
  - Esquemas de principio de las distintas instalaciones.
  - Esquemas de todos los cuadros eléctricos de mando y control.

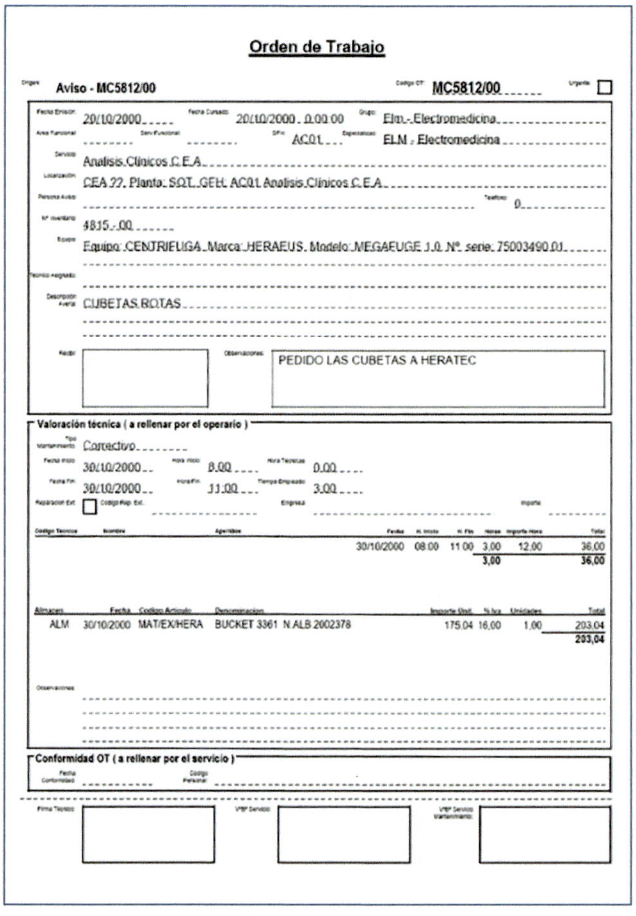

Figura 30-5. Modelo de orden de trabajo.

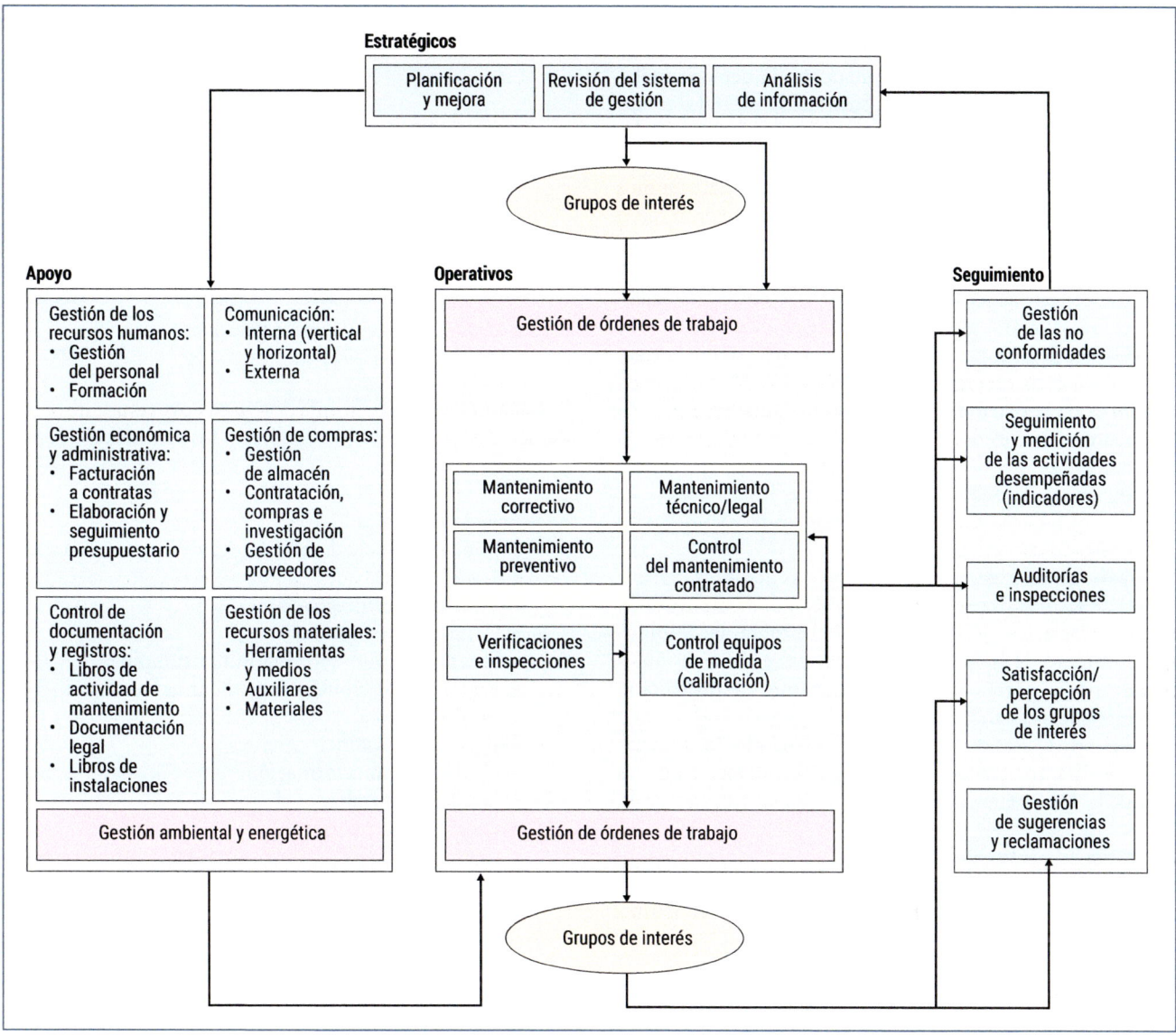

Figura 30-6. Mapa de proceso del mantenimiento.

– Planos de distribución de las distintas instalaciones permanentemente actualizados.
– Fichas de características de todos los equipos que constituyen las diferentes instalaciones con indicación de marca, modelo, tipo, número de fabricación, características de funcionamiento, curvas de rendimiento, etcétera.
– Instrucciones de servicio obtenidas por el fabricante o instalador de todas las instalaciones o equipos.
– Memoria descriptiva de las diversas instalaciones que forman el conjunto en la que se detallan las condiciones de proyecto para las que fueron calculadas.
• **Libros de mantenimiento:**
  Memoria abreviada de las distintas instalaciones.
  – Modificaciones que se hayan introducido en las instalaciones y que, de alguna manera, pudieran modificar sus condiciones de servicio.
  – Incidencias de servicio, como averías, interrupciones de servicio, etc., sus causas y las medidas tomadas para su corrección.

– Datos generales de explotación, como temperaturas, análisis de combustión, intensidades eléctricas, consumo de energía, etc.
– Fichas de mantenimiento. Estas fichas se añadirán a las de los equipos de todas las instalaciones y recogerán las incidencias históricas en cuanto a las averías sufridas y otras propias del mantenimiento preventivo y correctivo.
– Programa de mantenimiento preventivo de las instalaciones, en el que se recogerán las acciones o tareas a efectuar por equipo o instalación con indicación de su periodicidad respetando siempre la normativa vigente.
– Líneas maestras del desarrollo de los programas de trabajo y control de la prestación del servicio de conducción, explotación y mantenimiento de las instalaciones fundamentales (electricidad, climatización, saneamiento y distribución de gases medicinales, etc.).
– Control de funcionamiento de los equipos. Sobre cada equipo de cierta entidad se efectuará un control perió-

dico (estará incluido en el plan de mantenimiento preventivo) de sus datos de funcionamiento obtenidos de la explotación, que determinará con la debida antelación cuándo es necesaria su sustitución parcial o total.

- Programa de mantenimiento de los medios materiales de lucha contra incendios. Recogerá las distintas revisiones de las instalaciones de protección contraincendios exigidas en el reglamento de instalaciones de protección contraincendios.

- **Libros de incidencias de seguridad:**
  - Incidencias de seguridad de equipos, máquinas, instalaciones, aparatos eléctricos, mecánicos, etcétera.
  - Causas de las mismas y medidas tomadas para su corrección indicando lugar, fecha y hora.
- **Libros de registro de instalaciones frigoríficas:**
  - Cumplimiento de los boletines de reconocimiento, así como las hojas de reparación y conservación que periódicamente se deben realizar en dichas instalaciones.
  - Cumplimiento de cualquier requisito técnico-legal de obligado cumplimiento.
- **Libros de características técnicas:** las distintas revisiones de las instalaciones de protección contraincendios, con la periodicidad indicada en el programa de mantenimiento de lucha contraincendios según lo establecido por el reglamento de instalaciones de protección contraincendios.
- **Libros de visitas de la inspección de trabajo:** todas aquellas visitas que realice la inspección de trabajo, así como toda la documentación relativa al personal que trabaje en el centro sanitario.
- **Libros de protocolos y registros:**
  - Prevención de la legionela:
    - Agua caliente sanitaria y agua fría de consumo humano.
    - Circuitos de distribución.
    - Aljibes.
    - Torres de refrigeración.
    - Circuitos de central frigorífica.
  - Paradas de emergencia en instalaciones vitales.
  - Prevención de aspergilosis y tuberculosis.
  - Plan de prevención de riesgos laborales.
  - Coordinación de seguridad y salud.

SITUACIONES DE EMERGENCIA EN INSTALACIONES CRÍTICAS

En el estudio de fallos de las instalaciones las siguientes instalaciones se consideran imprescindibles para el soporte de la actividad asistencial:

- Instalación eléctrica.
- Instalación de gases medicinales y vacío.
- Instalación de fontanería (incluido el transporte de sistemas de climatización).

El análisis de dichas instalaciones desde el punto de vista de posibles fallos ofrece una estructura muy similar que se pude resumir en la **figura 30-7**.

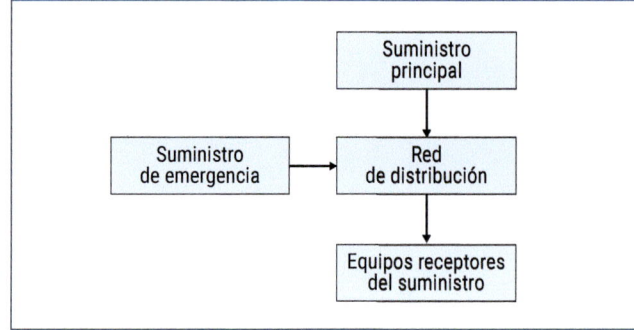

Figura 30-7. Elementos de una instalación.

Cualquiera de las instalaciones básicas responde a este esquema, y en cada caso se concretan los distintos elementos de la siguiente forma:

- Instalación eléctrica:
  - Suministro principal: red eléctrica de la compañía suministradora.
  - Suministro de emergencia:
    - Grupos electrógenos.
    - Sistemas de alimentación ininterrumpida.
    - Redes de distribución secundarias de la compañía suministradora.
  - Red de distribución:
    - Centros de transformación.
    - Cuadros generales.
    - Cuadros secundarios.
    - Cuadros parciales, paneles de aislamiento, etcétera.
  - Equipos receptores.
  - Luminarias.
  - Equipos electromédicos.
  - Equipos informáticos.
- Instalación de gases:
  - Suministro principal:
    - Compresores.
    - Depósitos criogénicos.
    - Rampas de gases.
    - Pulmones artificiales (mezcladores).
    - Centrales de vacío.
  - Suministro de emergencia.
    - Rampas de gases.
    - Bombas de vacío auxiliares.
  - Red de distribución:
    - Subcentrales de gases.
    - Cuadros de alarmas.
    - Red interna.
  - Equipos receptores:
    - Respiradores.
    - Aspiradores.
    - Equipos de anestesia.
- Instalación de fontanería:
  - Suministro principal:
    - Red de aguas municipal.
  - Suministro de emergencia:
    - Aljibes.
    - Segundo suministro de red de aguas.

– Red de distribución:
  ▪ Equipos de bombeo.
  ▪ Red interna de distribución.
– Equipos receptores:
  ▪ Equipos de lavado.
  ▪ Grifos.
  ▪ Equipos que necesiten agua para su funcionamiento.

Por tanto, el análisis de fallos de estas instalaciones puede resumirse en el estudio de los posibles fallos en cada uno de los cuatro elementos que constituyen la instalación:

• Suministro principal.
• Suministro de emergencia.
• Distribución.
• Equipos receptores.

Dependencias entre instalaciones

Las instalaciones generan dependencias entre ellas que hacen que sus fallos se produzcan en cadena.
El esquema de dependencias existente es el siguiente (**Fig. 30-8**).
Este esquema indica que la máxima prioridad de funcionamiento corresponde a la instalación eléctrica, ya que un fallo en esta instalación daría lugar a fallos en la instalación de gases y fontanería. Sin embargo, un no funcionamiento en las instalaciones de gases y fontanería no afectaría al funcionamiento del resto de instalaciones.

Análisis de fallos

En el análisis se evalúan las consecuencias de cada fallo en cada parte integrante de la instalación, las posibles medidas y las necesidades de mantenimiento asociadas (**Tabla 30-2**).

Formación de mantenimiento en situaciones de emergencia

El mantenimiento en estas situaciones de emergencia requiere, básicamente, conocimientos de las instalaciones en concreto:

• Ubicación y accionamiento de suministros de emergencia.
• Posibles *bypasses* de las instalaciones.

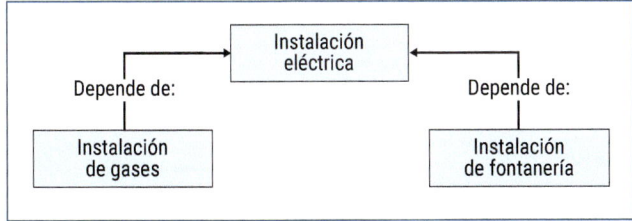

Figura 30-8. Esquema de la prioridad del funcionamiento de las instalaciones.

• Seccionamientos posibles de la instalación.
• Protecciones existentes en las instalaciones.
• Parámetros normales de funcionamiento.
• Parámetros anormales de funcionamiento.

Este conocimiento debería impartirse a través de cursos específicos muy individualizados y adaptados a cada trabajador. Requiere también la realización de actividades de entrenamiento con simulacros de fallos en las instalaciones que permitan evaluar el nivel de aprendizaje del personal a turnos y su capacitación profesional para el desempeño de esa actividad, no permitiendo que el personal que no supere estas evaluaciones continúe en el desempeño de esta función.
Las situaciones de fallo de instalaciones generan fallos en cascada a otras instalaciones por lo que la coordinación por parte de mantenimiento con el resto de unidades del laboratorio es imprescindible para conseguir la normalización de los servicios con posterioridad a los fallos. Es por tanto necesario formar a los trabajadores en los protocolos de comunicación necesarios y proporcionarles los canales de comunicación con el personal asistencial de las unidades afectadas por los fallos de las instalaciones.

Documentación

La documentación que parece más adecuada para el personal a turnos debería contener:

• Planos de las instalaciones.
• Diagramas de principio de las instalaciones.
• Parámetros normales de funcionamiento de las instalaciones.
• Fotografías del estado normal y anormal de las instalaciones.
• Secuencias de actuación de los suministros de emergencia.
• Teléfonos de emergencia.
• Protocolos de actuación específicos.
• Relación de material de repuesto para emergencias.

Instalaciones singulares

Otras instalaciones pueden provocar colapsos en la actividad asistencial y se pueden ver afectadas como consecuencia de fallos de instalaciones básicas, entre ellas:

• Centrales térmicas.
• Red informática y centros de proceso de datos.
• Transporte neumático.
• Equipos frigoríficos (cámaras, neveras y equipos autónomos soporte electromédico).
• Climatización salas especiales.

Estas instalaciones requieren, en la mayoría de los casos, de la intervención de personal especializado y sus tiempos de respuesta exceden de 1 día, por lo que deben planificarse actuaciones de reposición o alternativas a la utilización de los mismos utilizando siempre el criterio de redundancia de instalaciones.

Tabla 30-2. Tabla de análisis de fallos

Instalación	Fallo	Posible consecuencia	Actuaciones	Necesidades de mantenimiento
Eléctrica	Ausencia de suministro	Parada de toda la instalación	Habilitar suministros de emergencia	Conocer el sistema de conexión manual de los grupos de emergencia en caso de fallo. Proporcionar manuales
Eléctrica	Fallo de suministro de emergencia	Parada de toda la instalación	Desconectar parte de la instalación	No es posible solucionarlo solo con personal a turno; requiere decisiones asistenciales
Eléctrica	Fallo en red de distribución	Parada de parte de la instalación	Intentar reconectar la zona eliminando las partes de la instalación en conflicto hasta la solución de la avería	• Necesidad de formación detallada y planos de detalle de la instalación. • Conocimientos de parámetros habituales de red. • Realización de simulacros de distintas situaciones • Mangueras de emergencia preparadas. • Repuestos de interruptores más habituales
Eléctrica	Fallo en los receptores	Parada de equipos	Retirar equipo y colocar otro similar	No es necesaria una formación especial; conocimiento de *stock* de equipos (normalmente enfermería)
Eléctrica	Fallo en los receptores	Parada de equipos	Retirar equipo y colocar otro similar	No es necesaria una formación especial; conocimiento de *stock* de equipos (normalmente enfermería)
Gases	Ausencia de suministro	Parada de toda la instalación	Habilitar suministros de emergencia	• Conocer el sistema de conexión manual de rampas de emergencia en caso de fallo. • Proporcionar manuales
Gases	Fallo de suministro de emergencia	Parada de toda la instalación	Aportación de botellas de gases	No es posible solucionarlo solo con personal a turnos; requiere decisiones asistenciales y colaboración de más colectivos
Gases	Fallo en la red de distribución	Parada de parte de la instalación	• Intentar eliminar las partes de la instalación en conflicto hasta solucionar la avería • Presurización de zonas • Colocación de botellas	• Necesidad de formación detallada y planos de detalle de la instalación • Conocimientos de parámetros habituales de red • Realización de simulacros, distintas situaciones • Necesidad de mucho personal para atender la incidencia • Repuestos de tomas y llaves
Gases	Fallo en los receptores	Parada de los equipos	Retirar el equipo y colocar otro similar	No es necesaria una formación especial; conocimiento de *stock* de equipos (normalmente enfermería)
Fontanería	Ausencia de suministro	Parada de toda la instalación y de la climatización	Habilitar suministros de emergencia, utilizar los aljibes disponibles	• Conocer el sistema de conexión manual de los suministros de emergencia en caso de fallo. Proporcionar manuales y esquemas de la instalación. • Disponer de llaves
Fontanería	Fallo del suministro de emergencia	Parada de toda la instalación	Proveer suministros alternativos	No es posible solucionarlo solo con personal a turnos; requiere decisiones asistenciales
Fontanería	Fallo en la red de distribución	Parada de parte de la instalación, posible afectación de la instalación eléctrica	• Intentar eliminar las partes de la instalación en conflicto hasta solucionar la avería • Colocación de collarines para mitigar las fugas de agua	• Necesidad de formación detallada y planos de detalle de la instalación • Conocimientos de parámetros habituales de la red • Realización de simulacros en distintas situaciones • Repuesto de emergencia de llaves
Fontanería	Fallo en los receptores	Parada de los equipos	Retirar el equipo y colocar otro similar	

PUNTOS CLAVE

- A la hora de presentar una unidad de mantenimiento para un laboratorio clínico, es imprescindible enfocarse en la eficiencia y eficacia del servicio.
- Será necesario gestionar recursos y servicios de soporte para cumplir con los fines de la organización, promoviendo la innovación y sostenibilidad.
- Se ha de asegurar la disponibilidad, seguridad y confort de las instalaciones, contribuyendo a una asistencia de calidad.
- Asegurar la operatividad y la seguridad de las instalacio-

nes será competencia de las empresas intervinientes, siendo necesaria la planificación de operaciones de mantenimiento.
- Es vital mantener información actualizada sobre equipos e instalaciones, y crear un archivo con toda la documentación técnica.
- Se puede describir una metodología de mantenimiento como la planificación y ejecución de operaciones de mantenimiento, así como mantener actualizada la documentación técnica-legal.

BIBLIOGRAFÍA

Real Decreto 97/2014, de 14 de febrero, por el que se regulan las operaciones de transporte de mercancías peligrosas por carretera en territorio español. Boletín Oficial del Estado, nº 50 (27-02-2014).

Real Decreto 178/2021, de 23 de marzo, por el que se modifica el Real Decreto 1027/2007, de 20 de julio, por el que se aprueba el Reglamento de Instalaciones Térmicas en los Edificios. Boletín Oficial del Estado, nº 71 (24-03-2021).

Real Decreto 223/2008, de 15 de febrero, por el que se aprueban el Reglamento sobre condiciones técnicas y garantías de seguridad en líneas eléctricas de alta tensión y sus instrucciones técnicas complementarias ITC-LAT 01 a 09. Boletín Oficial del Estado, nº 68 (19-03-2008).

Real Decreto 238/2013, de 5 de abril, por el que se modifican determinados artículos e instrucciones técnicas del Reglamento de Instalaciones Térmicas en los Edificios, aprobado por Real Decreto 1027/2007, de 20 de julio. Boletín Oficial del Estado, nº 89 (13-04-2013).

Real Decreto 337/2014, de 9 de mayo, por el que se aprueban el Reglamento sobre condiciones técnicas y garantías de seguridad en instalaciones eléctricas de alta tensión y sus Instrucciones Técnicas Complementarias ITC-RAT 01 a 23. Boletín Oficial del Estado, nº 139 (09-06-2014).

Real Decreto 355/2024, de 2 de abril, por el que se aprueba la Instrucción Técnica Complementaria ITC AEM 1 «Ascensores», que regula la puesta en servicio, modificación, mantenimiento e inspección de los ascensores, así como el incremento de la seguridad del parque de ascensores existente. Boletín Oficial del Estado, nº 91 (13-04-2024).

Real Decreto 393/2007, de 23 de marzo, por el que se aprueba la Norma Básica de Autoprotección de los centros, establecimientos y dependencias dedicados a actividades que puedan dar origen a situaciones de emergencia. Boletín Oficial del Estado, nº 72 (24-03-2007).

Real Decreto 412/2001, de 20 de abril, por el que se regulan diversos aspectos relacionados con el transporte de mercancías peligrosas por ferrocarril. Boletín Oficial del Estado, nº 110 (08-05-2001).

Real Decreto 487/2022, de 21 de junio, por el que se establecen los requisitos sanitarios para la prevención y el control de la legionelosis. Boletín Oficial del Estado, nº 148 (22-06-2022).

Real Decreto 551/2006, de 5 de mayo, por el que se regulan las operaciones de transporte de mercancías peligrosas por carretera en territorio español. Boletín Oficial del Estado, nº 113 (12-05-2006).

Real Decreto 560/2010 de 7 de mayo, de Seguridad Industrial. (BOE 22/05/2010. Rect. en BOE de 19/06/2010). Modifica diversas normas reglamentarias en materia de seguridad industrial para adecuarlas a la Ley 17/2009, de 23 de noviembre. Boletín Oficial del Estado, nº 125 (23-11-2010).

Real Decreto 656/2017, de 23 de junio, por el que se aprueba el Reglamento de Almacenamiento de Productos Químicos y sus Instrucciones Técnicas Complementarias MIE APQ 0 a 10. Boletín Oficial del Estado, nº 176 (25-07-2017).

Real Decreto 809/2021, de 21 de septiembre, por el que se aprueba el Reglamento de equipos a presión y sus instrucciones técnicas complementarias. Boletín Oficial del Estado, nº 243 (11-12-2021).

Real Decreto 836/2003, de 27 de junio, por el que se aprueba una nueva Instrucción técnica complementaria «MIE-AEM-2» del Reglamento de aparatos de elevación y manutención, referente a grúas torre para obras u otras aplicaciones. Boletín Oficial del Estado, nº 170 (17-07-2003).

Real Decreto 837/2003, de 27 de junio, por el que se aprueba el nuevo texto modificado y refundido de la Instrucción técnica complementaria

«MIE-AEM-4» del Reglamento de aparatos de elevación y manutención, referente a grúas móviles autopropulsadas. Boletín Oficial del Estado, nº 170 (17-07-2003).

Real Decreto 842/2002, de 2 de agosto, por el que se aprueba el Reglamento electrotécnico para baja tensión. Boletín Oficial del Estado, nº 224 (18-09-2002).

Real Decreto 919/2006, de 28 de julio, por el que se aprueba el Reglamento técnico de distribución y utilización de combustibles gaseosos y sus instrucciones técnicas complementarias ICG 01 a 11. Boletín Oficial del Estado, nº 211 (04-09-2006).

Real Decreto 1027/2007, de 20 de julio, por el que se aprueba el Reglamento de Instalaciones Térmicas en los Edificios. Boletín Oficial del Estado, nº 207 (29-08-2007).

Real Decreto 1028/2007, de 20 de julio, por el que se establece el procedimiento administrativo para la tramitación de las solicitudes de autorización de instalaciones de generación eléctrica en el mar territorial. Boletín Oficial del Estado, nº 183 (01-08-2007)

Real Decreto 1036/2017, de 15 de diciembre, por el que se regula la utilización civil de las aeronaves pilotadas por control remoto, y se modifican el Real Decreto 552/2014, de 27 de junio, por el que se desarrolla el Reglamento del aire y disposiciones operativas comunes para los servicios y procedimientos de navegación aérea y el Real Decreto 57/2002, de 18 de enero, por el que se aprueba el Reglamento de Circulación Aérea. Boletín Oficial del Estado, nº 316 (29-12-2017).

Real Decreto 1196/2003, de 19 de septiembre, por el que se aprueba la Directriz básica de protección civil para el control y planificación ante el riesgo de accidentes graves en los que intervienen sustancias peligrosas. Boletín Oficial del Estado, nº 242 (09-10-2003).

Real Decreto 1523/1999, de 1 de octubre, por el que se modifica el Reglamento de instalaciones petrolíferas, aprobado por Real Decreto 2085/1994, de 20 de octubre, y las instrucciones técnicas complementarias MI-IP03, aprobada por el Real Decreto 1427/1997, de 15 de septiembre, y MI-IP04, aprobada por el Real Decreto 2201/1995, de 28 de diciembre. Boletín Oficial del Estado, nº 253 (22-10-1999).

Real Decreto 1562/1998, de 17 de julio, por el que se modifica la Instrucción Técnica Complementaria MI-IP02 «Parques de almacenamiento de líquidos petrolíferos». Boletín Oficial del Estado, nº 253 (08-08-1998).

Real Decreto 1826/2009, de 27 de noviembre, por el que se modifica el Reglamento de instalaciones térmicas en los edificios, aprobado por Real Decreto 1027/2007, de 20 de julio. Boletín Oficial del Estado, nº 298 (11-12-2009).

Real Decreto 1890/2008, de 14 de noviembre, por el que se aprueba el Reglamento de eficiencia energética en instalaciones de alumbrado exterior y sus Instrucciones técnicas complementarias EA-01 a EA-07. Boletín Oficial del Estado, nº 279 (19-11-2008).

Real Decreto 2267/2004, de 3 de diciembre, por el que se aprueba el Reglamento de seguridad contra incendios en los establecimientos industriales. Boletín Oficial del Estado, nº 303 (17-12-2004).

Real Decreto 2291/1985, de 8 de noviembre por el que se aprueba el Reglamento de Aparatos de Elevación y Manutención de los mismos. Boletín Oficial del Estado, nº 296 (11-12-1085).

UNE-EN 13306:2018: Mantenimiento. Terminología del mantenimiento [Internet]. Une.org. Disponible en: https://www.une.org/encuentra-tu-norma/busca-tu-norma/norma?c=N0060338

Conceptos clave para la toma de decisiones en la implantación de un sistema automatizado

31

M. Manonelles i Tarragó

OBJETIVOS

- Tener una visión amplia de los sistemas de automatización del laboratorio.
- Comprender y aplicar los principios fundamentales de diseño de la automatización en el laboratorio clínico.
- Identificar las principales etapas y consideraciones en el proceso de implementación de sistemas automatizados.
- Evaluar críticamente las implicaciones técnicas, económicas y organizativas de las decisiones relacionadas con la automatización.

INTRODUCCIÓN

El laboratorio diagnóstico es crucial en el sistema de salud, pues influye en el 80 % de las decisiones clínicas. Este sector está en constante transformación debido a factores como el aumento de la actividad, avances en el conocimiento, nuevas técnicas diagnósticas, mejoras tecnológicas, digitalización, inteligencia artificial y automatización de procesos.

Los laboratorios modernos son más precisos y eficientes, generan resultados en minutos, analizan múltiples pacientes simultáneamente, estudian patrones poblacionales e incluso anticipan riesgos de enfermedades futuras.

Los sistemas de automatización en laboratorios, presentes desde hace más de 20 años, reducen el trabajo manual y mejoran la trazabilidad y la seguridad. Estos sistemas son utilizados en laboratorios medianos que procesan 500 muestras diarias hasta en laboratorios de megavolumen que pueden procesar 210.000 muestras en 24 horas. Los beneficios de la automatización han incrementado el número de laboratorios automatizados anualmente. Los sistemas actuales son flexibles y modulares, y se adaptan a las necesidades específicas de cada laboratorio.

Actualmente, hay más de 6.000 sistemas de automatización instalados en el mundo, con más de 20 modelos distintos, y la base instalada crece entre el 1 % y el 3 %, según la región. Siemens Healthineers, Roche, Beckman y Abbott han instalado el 80 % de estos sistemas. Estas compañías mejoran continuamente sus productos, adaptándolos a las necesidades del mercado y lanzando innovaciones.

La automatización puede abarcar todas las fases del flujo de una muestra en el laboratorio (preanalítica, analítica y postanalítica), mejorando la estandarización de pruebas, reduciendo la duración de los pasos de manipulación de muestras y eliminando errores humanos.

TIPOS DE AUTOMATIZACIÓN DEL LABORATORIO

Se detallan los siguientes:

Automatización integrada dentro del analizador

Los analizadores diagnósticos son cada vez más rápidos, accesibles y versátiles. Incorporan elementos que simplifican de manera significativa el trabajo de los usuarios. Por ejemplo, algunos analizadores cuentan con pinchatubos, que eliminan la necesidad de destapar los tubos para llevar a cabo análisis. Otros establecen conexiones entre varios analizadores (islas de automatización), evitando que el usuario deba transportar muestras de un analizador a otro. Además, algunos integran analizadores de diversas disciplinas, como la bioquímica y el inmunoensayo, y ofrecen capacidades como clasificación, destaponación y sellado, entre otras.

Las tres principales ventajas de estos sistemas son: el poco espacio que requieren, la facilidad de uso y la rapidez de instalación.

Sistemas preanalíticos y postanalíticos

Son sistemas autónomos que no están conectados mecánicamente a los analizadores, aunque pueden compartir algún tipo de comunicación informática. Están diseñados para gestionar y preparar muestras biológicas antes y después de su análisis. Automatizan tareas como la identificación de muestras, la centrifugación, el destaponado de tubos, la alicuotación y la clasificación de muestras. Su función principal es garantizar la integridad y la trazabilidad de las muestras, así como minimizar los errores humanos en las etapas previas al análisis, lo que ayuda a mejorar la precisión y la eficiencia en el laboratorio.

Son ampliamente aceptados en los laboratorios debido a su relevancia en la detección de errores en las fases iniciales del proceso, a la importancia de la trazabilidad de la muestra y a su instalación sencilla. Por lo general, se instalan en zonas de recepción de muestras, en zonas de postanalítica o como elemento principal de laboratorios de tamaño medio que prefieren no instalar un servicio de asistencia técnica.

Hay dos tipos de sistemas preanalíticos, principalmente:

- Aquellos basados en la carga por tolva, cuyas funciones principales son el registro y la clasificación de muestras. Algunos de ellos cuentan con funcionalidades adicionales como la identificación del color del tapón y el chequeo para saber si el tubo está centrifugado. Son sistemas muy rápidos, pequeños, fáciles de usar y que pueden llegar a procesar más de 3.000 tubos/hora, dependiendo de las configuraciones.
- El segundo tipo de sistema preanalítico/postanalítico ofrece mayor flexibilidad, ya que puede automatizar procesos adicionales a los sistemas preanalíticos anteriores como son, la centrifugación, el destaponado, la alicuotación, el retaponado, etc. Además, permiten cargar y descargar muestras en *racks* de los analizadores, lo que facilita la manipulación de las muestras.

Sistemas de automatización total

Los sistemas de automatización total constituyen la integración de diversos procesos preanalíticos, analíticos y postanalíticos en un único sistema automatizado de flujo de muestras. Estos sistemas automatizan la mayoría de las tareas manuales en el laboratorio clínico, lo que facilita el procesamiento de muestras en el ámbito del diagnóstico clínico y permite conectar múltiples analizadores de tecnologías y disciplinas diversas. Actualmente, es el sistema de automatización de mayor implantación en el laboratorio por las múltiples ventajas que aporta: reducción de procesos manuales, aumento de la productividad, minimización de errores, gestión total de la muestra, reducción de costes y aumento de la consistencia y de la capacidad de procesamiento del laboratorio.

Robótica autónoma móvil

Actualmente, empresas como Tesla, Boston Dynamics, Digit y Xiaomi están invirtiendo en la robótica humanoide para tareas diversas. Se ha observado un avance significativo en la inteligencia artificial generativa, lo que incrementa la autonomía de estos robots. Sin embargo, persisten limitaciones técnicas, económicas y legales. En el ámbito sanitario, los sistemas robóticos móviles ganan aceptación, especialmente en transporte y asistencia al paciente. En laboratorios, se realizan pruebas piloto, lo que sugiere un posible futuro prominente. La evolución de la robótica humanoide y sus aplicaciones, así como sus limitaciones y tecnología, son temas para seguir. Actualmente, la automatización se ve principalmente en sistemas de transporte con funciones simples.

MODELOS DE AUTOMATIZACIÓN

Todos los laboratorios son singulares debido a sus características únicas, como el espacio disponible, el número de pacientes, las disciplinas abordadas, el personal disponible y el presupuesto asignado. Por ende, hay diversas formas de automatizar cada laboratorio. No obstante, en lo que respecta al laboratorio *core*, se destacan principalmente dos modelos de automatización: automatización integral y automatización modular.

Automatización integral única

La automatización integral única consiste en la integración de la mayoría de las disciplinas y tecnologías en un único sistema (**Fig. 31-1**), automatizando la mayor parte de las tareas conectando un gran número de analizadores de forma que más del 85% del trabajo analítico se realiza en una única plataforma integrada.

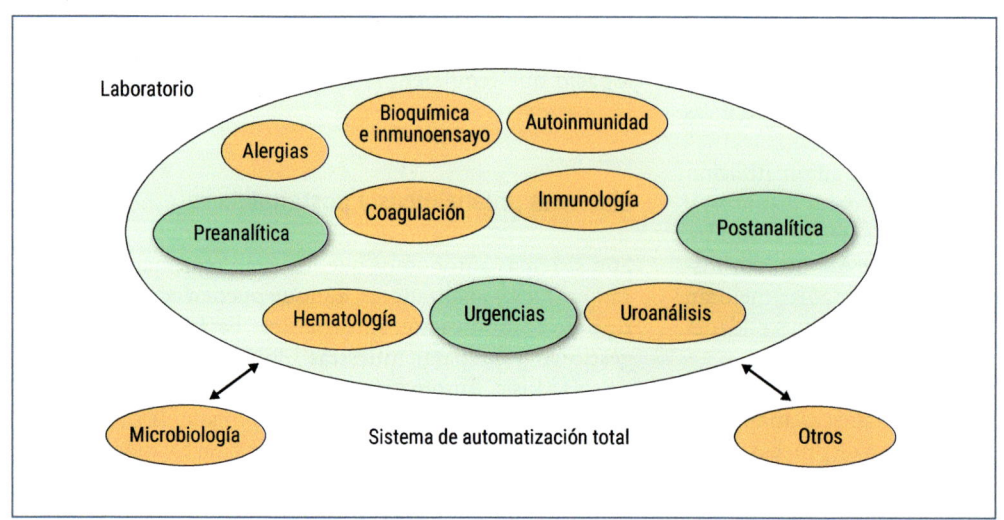

Figura 31-1. Esquema de un sistema de automatización integral único.

Automatización modular

En este modelo de organización se automatizan por separado disciplinas o tipos de muestra. Por ejemplo, puede automatizar las muestras de suero para bioquímica e inmunoquímica en un sistema de automatización (denominado sistema de automatización bioquímica) (**Fig. 31-2**), las muestras de hematología junto con la hemoglobina glucosilada y la velocidad de sedimentación en otro sistema de automatización, la hemostasia en otro y así sucesivamente.

Ambos modelos ofrecen beneficios en términos del tipo y grado de automatización. Sin embargo, se observa una tendencia creciente hacia el uso de sistemas de automatización total.

TIPOS DE FLUJOS DE MUESTRAS

Gestión del tubo primario

La gestión del tubo primario tiene como característica principal que para cada especialidad se utiliza el mismo tubo para casi todos los procesos del laboratorio (**Fig. 31-3**). Se evita al máximo el uso de alícuotas, aunque la muestra tenga que ir a destinos muy distintos. Se trata de un procesamiento secuencial en el que la muestra pasa por diferentes procesos. Las tres ventajas principales son que se reduce el número de tubos circulantes, que no se añaden procesos adicionales intermedios dentro del flujo de la muestra y que se minimiza el volumen de alícuotas.

Un ejemplo de flujo de gestión del tubo primario sería que para una muestra de bioquímica de un laboratorio que dispone de una cadena principal donde se realizan la mayoría de test, pero que dispone de analizadores no conectados a la cadena, se procese dicha muestra dentro del sistema automatizado y que esa muestra, una vez analizada en la cadena, sea clasificada hacia los analizadores externos para realizar el resto de la analítica y que una vez realizado ese proceso, la

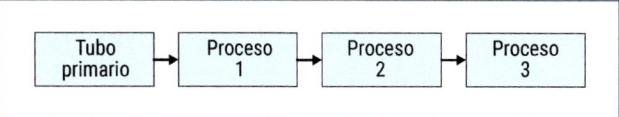

Figura 31-3. Esquema de flujo de procesos mediante gestión del tubo primario.

muestra vuelva a la cadena para su almacenado en la nevera refrigerada de la cadena automatizada.

Gestión por alícuotas

En el caso de la gestión por alícuotas, el laboratorio las produce a partir del tubo primario con el objetivo de que cada destino tenga su muestra (**Fig. 31-4**). Uno de los principales objetivos que se persigue en este diseño es el procesamiento en paralelo.

Gestión mixta

En el caso de la gestión mixta, la mayor parte de procesos se realizan mediante el tubo primario, pero para algunos destinos o procesos concretos se realizan alícuotas.

Un ejemplo podría ser que para un tubo de bioquímica se priorice el uso del tubo primario para la mayoría de los procesos, pero que para algunos flujos de test que se realizan una vez a la semana se realice una alícuota que se guarde en el destino donde se va a procesar (**Fig. 31-5**).

CONSIDERACIONES PREVIAS AL DISEÑO DE LA AUTOMATIZACIÓN

A la hora de diseñar un sistema de automatización se debe tener en cuenta los siguientes aspectos: objetivos del laborato-

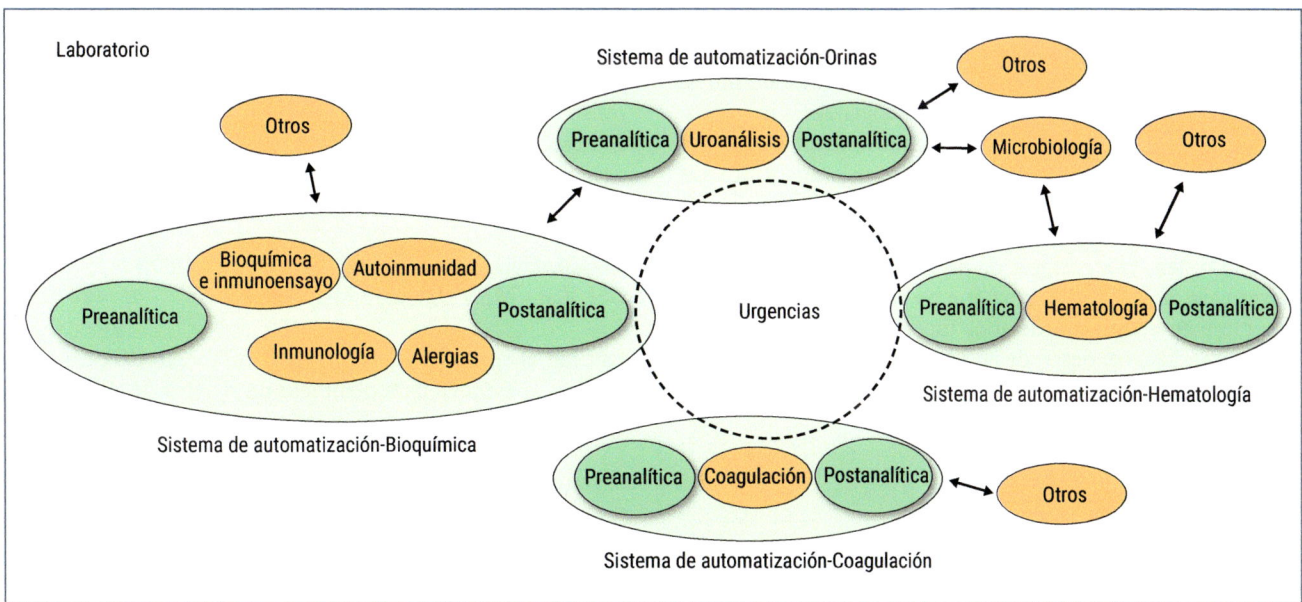

Figura 31-2. Esquema de cuatro sistemas de integración modulares dentro un laboratorio.

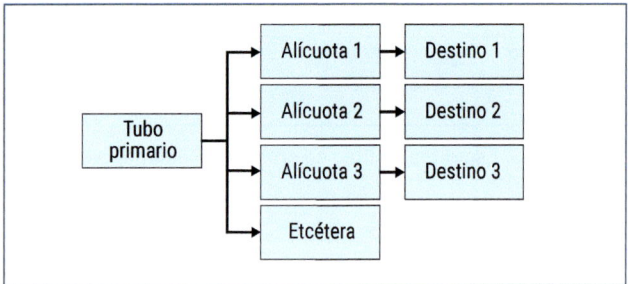

Figura 31-4. Esquema de flujo de procesos mediante gestión por alícuotas.

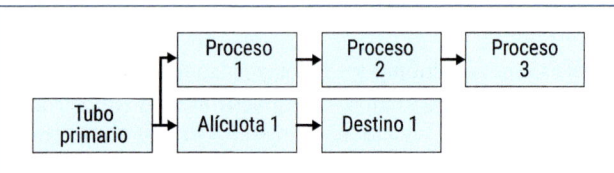

Figura 31-5. Esquema de flujo de procesos mediante gestión mixta del tubo.

rio, análisis de la situación previa a la implementación, espacio disponible, transición de la situación actual a la deseada y organización, formación y gestión del cambio.

Objetivos del laboratorio

Es crucial definir objetivos para establecer metas claras, medibles, y diseñar el sistema, procesos y flujos para abordar eficazmente los esfuerzos hacia resultados deseados, asegurando el éxito del proyecto.

Análisis de la situación previa a la implementación

Es fundamental llevar a cabo un análisis exhaustivo del laboratorio antes de implementar el sistema de automatización. Esto implica comprender a fondo los flujos de trabajo, el volumen, los tiempos de respuesta, la procedencia de muestras, las necesidades hospitalarias, la tipología de las muestras, etc. Este análisis es como una radiografía detallada de los procedimientos actuales del laboratorio, pues identifica sus puntos fuertes y las posibles áreas problemáticas.

En última instancia, este análisis previo, la definición de metas realistas y la identificación de obstáculos potenciales son claves para diseñar un sistema que no solo sea eficiente, sino que también aborde los desafíos específicos del laboratorio, minimizando así el riesgo de no cumplir con las expectativas iniciales.

Espacio disponible

Debido a que el espacio es un recurso limitado en la mayoría de los hospitales actuales, es esencial tener en cuenta que, a pesar de la flexibilidad de los sistemas de automatización y su capacidad para adaptarse a diversas formas geométricas según el espacio

disponible, la instalación de dicho sistema, junto con los analizadores conectados, ocupará una parte sustancial del espacio del laboratorio. Por lo tanto, se sugiere tener presente este aspecto durante la fase de diseño del sistema de automatización, ya que la disposición de los analizadores puede ser completamente diferente cuando están conectados a una cadena robótica en comparación con estar dispuestos de manera independiente.

Transición de la situación actual a la deseada

Generalmente, el sistema de automatización se instala en el mismo espacio de trabajo que alberga los analizadores. Sin embargo, es importante destacar que los sistemas de automatización suelen tener requisitos distintos en términos de instalaciones, de comunicaciones, de espacio, estructurales, etc., en comparación con los analizadores por separado. Por tanto, será necesario llevar a cabo una adaptación de los espacios, que puede variar en su magnitud, dependiendo de las características de cada laboratorio.

La desinstalación, adecuación, instalación y traslado de analizadores, así como la formación del personal, implican que el laboratorio opere durante un período en condiciones subóptimas. Por ello, se recomienda una planificación minuciosa que incluya todos los aspectos y que sea realizada por profesionales especializados en la gestión de proyectos. Además, es crucial involucrar al personal en este proceso para garantizar una transición lo más suave posible.

Organización, formación y gestión del cambio

La instalación de sistemas de automatización en laboratorios promueve un enfoque colaborativo y transaccional en el trabajo, compartiendo tareas entre departamentos y personal. Esto implica cambios en roles y responsabilidades y requiere la gestión del cambio y la capacitación exhaustiva para todos los niveles. La comprensión de la cadena de automatización y el dominio de sus herramientas son cruciales. Identificar y capacitar superusuarios facilita la transición. La comunicación clara, la formación integral y el abordaje proactivo de resistencias son fundamentales para una gestión efectiva del cambio. Se espera una curva de aprendizaje desde la etapa de desconocimiento hasta la eficiencia óptima.

RECOMENDACIONES PARA LA ESTIMACIÓN DEL VOLUMEN DE TRABAJO

Estimar el volumen de trabajo en un laboratorio de análisis clínicos es esencial para planificar un sistema de automatización efectivo y asegurar que las operaciones sean eficientes. Es común que los laboratorios experimenten variaciones en el volumen de trabajo a lo largo de la semana y durante ciertos períodos del año. Por ejemplo, los meses de octubre y noviembre suelen ser particularmente activos en comparación con otros momentos del año. Esta información es crucial para diseñar un sistema que pueda adaptarse a estas fluctuaciones y mantener un rendimiento óptimo en diferentes condiciones.

Se enumeran a continuación algunos pasos comunes para realizar esta estimación:

- Revisar datos pasados y detectar patrones.
- Colaborar con departamentos clínicos para la estimación de la carga de trabajo.
- Consultar al personal del laboratorio sobre la complejidad de las pruebas.
- Analizar tendencias demográficas y eventos externos.
- Revisar informes externos para obtener una perspectiva más amplia.
- Utilizar modelos predictivos considerando factores como crecimiento poblacional.
- Evaluar la capacidad del laboratorio y planificar contingencias para posibles aumentos repentinos.
- Este proceso dinámico requiere colaboración y el uso efectivo de datos históricos para una estimación precisa y adaptable.

Las unidades de medida utilizadas para calcular el volumen de trabajo en el laboratorio son el número de tubos y el número de pruebas. En el diseño de cadenas, las unidades de medida más usadas son el número total de tubos por día y el número de tubos por hora. Para los analizadores, las unidades de medida principales suelen ser el número total de pruebas por día, el número de pruebas por hora, la densidad de test por tubo y la tipología de test. Sin embargo, también es recomendable considerar el número de tubos por hora (t/h) en los analizadores, ya que la densidad de pruebas por tubo puede ser una limitación de productividad dependiendo de la configuración.

El método común para el diseño es analizar el volumen de trabajo durante un día laboral. Es habitual que se genere una gráfica con la llegada de muestras al laboratorio y de forma visual es fácil observar los picos de trabajo que tiene el laboratorio durante el día en la (**Fig. 31-6**).

DISEÑO DEL SISTEMA DE AUTOMATIZACIÓN

El aspecto más relevante para el diseño del sistema de automatización del laboratorio, aparte de los analizadores, es el diseño de qué elementos robóticos se incluyen, el número de módulos robóticos, las características de cada uno de ellos y las dependencias entre ellos.

Principales elementos de los sistemas de automatización

Los sistemas de automatización están compuestos por varios módulos que se integran para optimizar los procesos de análisis de muestras. Aquí hay algunas características comunes de los módulos típicos en estos sistemas. Es importante tener en cuenta que las características de los módulos en los sistemas de automatización de laboratorios clínicos pueden variar según el proveedor comercial. Esto puede incluir diferencias en la denominación de los módulos, la capacidad de agregar o quitar módulos, la velocidad de procesamiento y otras configuraciones específicas. Sin embargo, a continuación, se enumeran los elementos principales (**Fig. 31-7**) que suelen ser comunes en la mayoría de estos sistemas: cargador de tubos, centrífuga, destaponador, sistemas de inspección de la muestra, analizadores de pipeteo directo, analizadores con *buffer* de tubos, analizadores por *rack*, alicuotador, retaponador, sellador, desellador, nevera refrigerada y descargador clasificador.

Cargador de tubos

Los cargadores de tubos son elementos diseñados para cargar muestras en la cadena de automatización, como indica su nombre. Pueden variar en su diseño y funcionalidad según las necesidades del laboratorio y el tipo de muestras que se estén procesando. Los más comunes son aquellos en los que se introduce un *rack* de muestras y el sistema se encarga de tomar el tubo, leerlo y colocarlo para su procesamiento. Además, existen los cargadores de tolva, que se utilizan para cargar muestras a granel, y los ultrarrápidos, capaces de manejar varios *racks* simultáneamente de manera eficiente. Asimismo, se pueden conectar a los cargadores sistemas de transporte de muestras como son cintas o tubos neumáticos, que suministran tubos a la cadena para su procesamiento.

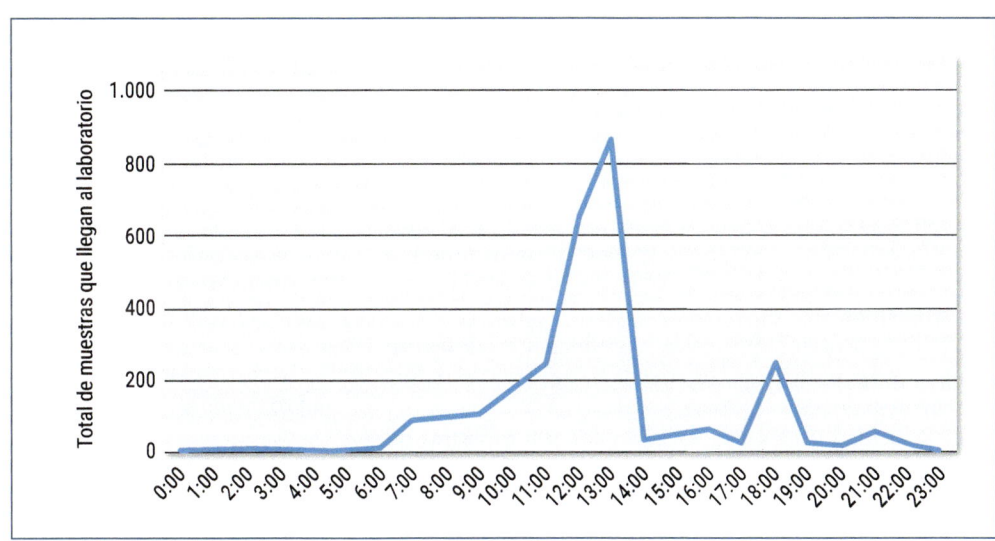

Figura 31-6. Perfil tipo de llegada de muestras al laboratorio.

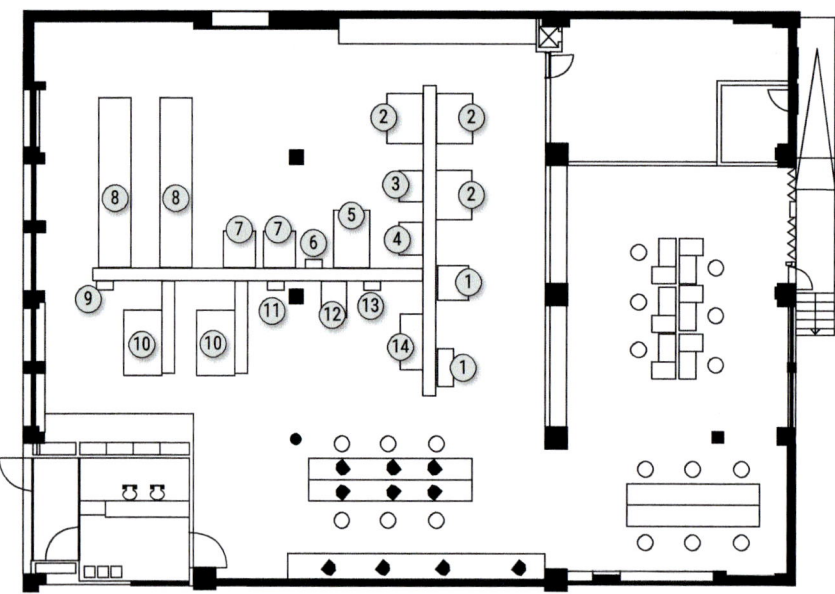

1. Cargadores de tubos. 2. Analizadores de hematología. 3. Analizador de hemoglobina glucosilada. 4. Analizador de velocidad de sedimentación. 5. Centrífugas. 6. Destaponador. 7. Analizadores de coagulación. 8. Analizadores de bioquímica. 9. Sellador. 10. Seroteca refrigerada. 11. Desellador. 12. Alicuotador. 13. Retaponador. 14. Clasificador de salida.

Figura 31-7. Ejemplo de sistema de automatización de laboratorio multidisciplinar.

El cargador es un componente esencial, ya que sin él la cadena no puede funcionar. A menudo, el módulo de carga tiene funciones adicionales, como la descarga de muestras, la gestión de muestras problemáticas e, incluso, la capacidad de cargar y descargar muestras con diferentes propiedades o características. Por ejemplo, puede cargar tubos centrifugados por un lado y tubos sin centrifugar por otro, o tubos de rutina por un sitio y muestras especiales por otro, entre otras posibilidades.

Hay múltiples tipos de cargadores de muestras. Los más habituales son aquellos en los cuales se introduce un *rack* de muestras y el sistema se encarga de coger el tubo, leerlo y de ponerlo dentro para su procesamiento.

Se pueden colocar múltiples cargadores en una cadena de automatización dependiendo de las necesidades del laboratorio y suelen estar al principio de la cadena.

La velocidad de los cargadores puede variar según el fabricante y el tipo, pero suelen tener un rango de velocidad que oscila entre 500 y 1.500 tubos por hora.

Centrífuga

La centrífuga es un módulo bastante común en los sistemas de automatización y se encarga de centrifugar las muestras. Son elementos con parámetros configurables como el tiempo, la temperatura, etc.

Múltiples aspectos influyen en la productividad de las centrífugas, como la capacidad interna de las muestras, el tiempo de centrifugado, etc.

La velocidad varía entre las 200 y las 500 muestras por hora.

Se pueden instalar múltiples centrífugas en una cadena de automatización dependiendo de las necesidades del laboratorio.

Destaponador

El destaponador es un componente esencial en la mayoría de los sistemas de automatización, ya que la mayoría de los analizadores carecen de la capacidad de perforar tapones. Por tanto, es necesario destapar los tubos previamente para poder tomar muestras de ellos. La velocidad varía entre las 200 y las 1.500 muestras por hora.

Se pueden instalar múltiples módulos de este tipo en una cadena de automatización dependiendo de las necesidades del laboratorio (posición número 6 de la **figura 31-7**).

Sistemas de inspección de la muestra

En el mercado hay varios módulos disponibles que permiten analizar diversas características de las muestras, como el color del tapón, las dimensiones del tubo, el volumen de la muestra y si está centrifugada, entre otras. Por lo general, estos módulos funcionan mediante el uso de una cámara de alta resolución y un *software* especializado que puede interpretar la imagen capturada.

Aunque la tecnología ha avanzado considerablemente en los últimos años, el proceso de interpretación de imágenes aún tiende a ser un poco más lento en comparación con otros procesos.

Se pueden instalar múltiples módulos de este tipo en una cadena de automatización dependiendo de las necesidades del laboratorio. La velocidad varía entre las 400 y las 850 muestras por hora.

Analizadores de pipeteo directo (point-in-space)

El pipeteo directo se usa para denominar la conexión de aquellos analizadores que pipetean la muestra directamente de forma que se simplifica el proceso analítico.

Analizadores con buffer de tubos

Algunos analizadores disponen de un *buffer* de muestras en la parte delantera que se utiliza para retener la muestra hasta que se dispone del resultado. En caso de que se tenga que repetir el ensayo, el *rack* vuelve a entrar dentro del analizador para realizar la analítica pendiente, pero en caso de que no sea necesario el *rack* sale del analizador.

Analizadores por rack

Algunos analizadores disponibles en el mercado utilizan *racks* internos para transportar las muestras dentro del equipo. Estos *racks* pueden contener entre 5 y 12 muestras cada uno, dependiendo del modelo del analizador y del fabricante. Sin embargo, la mayoría de los sistemas de automatización en el mercado mueven los tubos de muestra de uno en uno. Por tanto, al conectar un analizador que utiliza *racks* internos al sistema de automatización, se requiere un proceso para colocar los tubos en los *racks* antes de la entrada al equipo y retirar los *racks* después de que las muestras hayan sido procesadas. Por ejemplo, todos los analizadores de hematología disponibles en el mercado utilizan *racks* de muestras para su funcionamiento.

Alicuotador

El alicuotador es un módulo integrado en algunos sistemas de automatización y tiene la función de generar tubos secundarios con alícuotas a partir del tubo principal con sus etiquetas de códigos de barras y que se envían a otros destinos (posición número 12 de la **figura 31-7**).

La velocidad es variable según el fabricante, y su velocidad viene condicionada principalmente por el volumen de dispensación de muestra. La velocidad puede oscilar entre 80 y 500 tubos primarios por hora.

Retaponador

El retaponador es un módulo común en los sistemas de automatización. Cada fabricante dispone de un sistema con características algo distintas como la retaponación a presión o mediante tapones a rosca. A veces se utiliza para tapar tubos primarios, para tapar tubos secundarios o ambos.

La velocidad es variable según el fabricante y suele estar entre 300 y 1.000 tubos por hora.

Sellador

Algunos sistemas de automatización utilizan el sello para tapar los tubos primarios antes de guardarlos en la nevera refrigerada (posición número 9 de la **figura 31-7**). La velocidad es variable según el fabricante y suele estar entre 500 y 1.000 tubos por hora.

Desellador

El desellador es utilizado cuando los tubos llegan sellados y es necesario desellarlos antes de analizarlos. La velocidad es variable según el fabricante y suele estar entre 200 y 800 tubos por hora.

Nevera refrigerada

La nevera refrigerada es un módulo cada vez más frecuente en los sistemas de automatización de laboratorio por la simplificación del proceso de almacenamiento, eliminación y reproceso de tubos. La velocidad es variable según el fabricante y suele estar entre 400 y 1.500 tubos por hora.

Descargador/clasificador

El descargador o clasificador tiene la función de retirar las muestras de la cadena de automatización. En ciertos fabricantes hay un módulo que se encarga tanto de la carga como de la descarga de muestras, asignando algunos a la entrada y otros para la salida (posición número 14 de la **figura 31-7**).

El volumen de salida de muestras dependerá del volumen de muestras procesadas en el sistema de automatización, de si el sistema dispone de una seroteca refrigerada, del volumen de técnicas que no estén integradas en la cadena de automatización, etc.

Este elemento tiene la función de retirar las muestras de la cadena de automatización. En algunos fabricantes hay un módulo que realiza la carga y la descarga de muestras y destina algunos cajones a la entrada y otros a la salida.

El volumen de salida de muestras dependerá del volumen de muestras procesados en el sistema de automatización, de si el sistema dispone de una seroteca refrigerada, del volumen de técnicas que no estén integradas en la cadena de automatización, etc.

Velocidad teórica y velocidad real

La diferencia entre la velocidad teórica y la velocidad real radica en el rendimiento esperado frente al rendimiento observado en condiciones reales de funcionamiento:

- **Velocidad teórica**. Se refiere a la velocidad máxima que el elemento o sistema puede alcanzar en condiciones ideales y óptimas. Esta velocidad se determina por las especificaciones del fabricante y, generalmente, se basa en el tiempo que tarda el analizador en procesar una muestra individual.
- **Velocidad real**. Es la velocidad observada en la práctica durante el funcionamiento en un entorno de laboratorio real. Esta velocidad puede ser diferente de la velocidad teórica debido a una variedad de factores.

En resumen, mientras que la velocidad teórica representa el rendimiento máximo teóricamente posible del analizador, la velocidad real refleja la velocidad de funcionamiento observada en condiciones prácticas del mundo real, teniendo en cuenta diversos factores que pueden afectar el rendimiento del equipo.

Es recomendable que la casa comercial proporcione la información adecuada sobre la diferencia prevista entre la velocidad real frente a la teórica. En algunos módulos, como un destaponador, la velocidad real es muy parecida a la teórica, pues hay pocas variables. En cambio, en un alicuotador puede haber diferencias dependiendo del volumen de alicuotado, el número de alícuotas por tubo primario, etc.

Se recomienda realizar los cálculos usando la velocidad real o aplicando un coeficiente reductor a la velocidad real.

Porcentaje de uso del módulo

En el diseño de la cadena es crucial tener en cuenta la velocidad de procesamiento de cada módulo y el porcentaje de muestras que deben pasar por cada uno de estos módulos.

Por ejemplo, se está diseñando una línea de producción que procesará 1.000 tubos por hora, y uno de los módulos es un destaponador con una capacidad de procesamiento de 800 tubos por hora. Es esencial determinar si todos los tubos que ingresan a la línea de producción requieren ser destaponados. Si, por ejemplo, la mitad de los tubos que entran ya están destaponados, el porcentaje de uso sería del 50 % y entonces un solo destaponador sería suficiente. Sin embargo, si el 90 % de los tubos están tapados, sería necesario instalar dos destaponadores en la línea de producción.

En resumen, comprender tanto la velocidad de procesamiento de cada módulo como el porcentaje de uso de cada uno de los elementos es fundamental para diseñar un sistema de automatización eficiente y adecuado a las necesidades específicas de producción.

Tipos de procesos en un sistema de automatización

Cada empresa proveedora de sistemas de automatización cuenta con un departamento especializado que posee el conocimiento, la experiencia y las herramientas necesarias para ajustar la cadena y sus componentes de acuerdo con las necesidades del laboratorio. A continuación, se presentan algunos conceptos y pautas generales que pueden resultar útiles para la comprensión del diseño de sistemas de automatización. Dentro de la cadena, se realizan procesos secuenciales, selectivos y en paralelo.

Proceso secuencial

Actividades realizadas en orden predeterminado, una tras otra, sin simultaneidad de tareas.

Un ejemplo sería un tubo de suero que se carga en la cadena, se centrifuga y se destapona.

En los procesos secuenciales, la productividad máxima del sistema se determina por el elemento de menor rendimiento.

En un ejemplo (**Fig. 31-8**) se puede imaginar una cadena con cargador de velocidad de 1.000 tubos por hora, una cen-

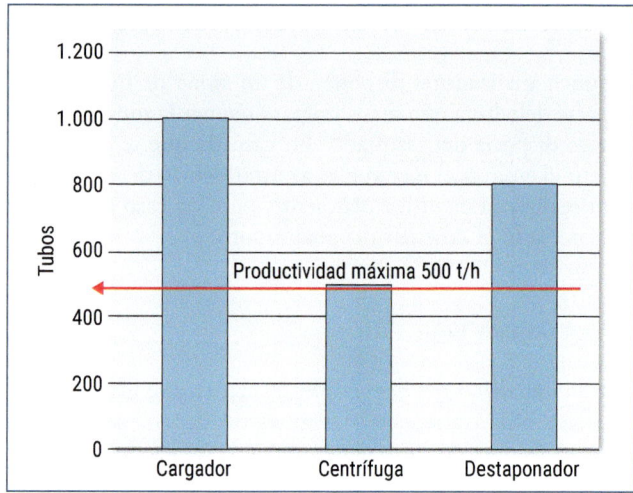

Figura 31-8. Productividad máxima del sistema (t/h) en un proceso secuencial.

trífuga de 500 tubos por hora cada uno y un destaponador con velocidad de 800 tubos por hora. La centrífuga se convierte en el factor limitante, y establece la productividad máxima en 500 tubos por hora.

Proceso selectivo

El proceso selectivo hace referencia a las tareas ejecutadas secuencialmente, en las que el resultado de una influye en la siguiente.

Un ejemplo es un tubo que se carga en la cadena y que le analiza el volumen de muestra y puede ser enviado a evaluación por parte de un técnico si el volumen es insuficiente.

Proceso paralelo

El proceso paralelo hace referencia a actividades ejecutadas simultáneamente o de manera concurrente, sin depender unas de otras directamente.

Por ejemplo, una cadena con dos destaponadores en paralelo permite que las muestras se destaponen en uno u otro.

Si los procesos son paralelos, la productividad máxima será la suma de las productividades de los elementos. Por ejemplo, una cadena tiene tres analizadores de hematología iguales y, cada uno, con una capacidad de 120 tubos por hora. La productividad total del sistema sería de 360 tubos por hora (**Fig. 31-9**), resultado de multiplicar la capacidad individual por el número de instrumentos.

INFLUENCIA DE LOS PROCESOS ANEXOS A LA CAPACIDAD TOTAL DEL SISTEMA

El laboratorio afronta una diversidad de pacientes, protocolos y otros factores diversos que generan flujos complejos de muestras en paralelo y secuenciales.

Para un buen dimensionado de la cadena es esencial tener en cuenta todos los flujos y cómo afectan a los procesos del

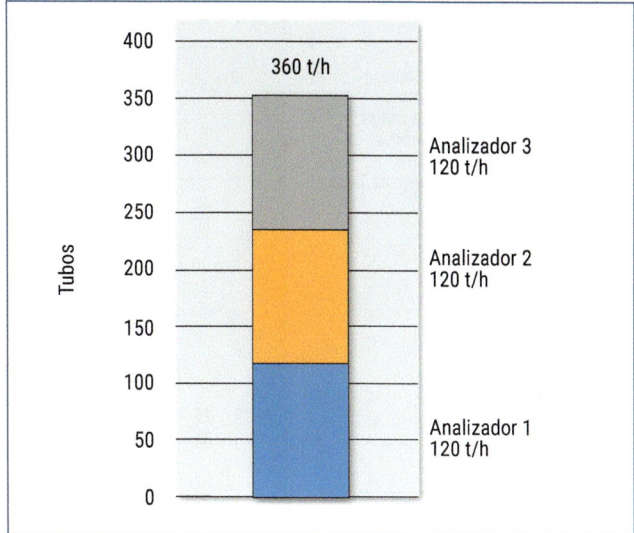

Figura 31-9. Productividad total en un proceso paralelo.

laboratorio, en sus analizadores y en el sistema de automatización. Es común que el número total de muestras procesadas por la cadena en un día sea mucho mayor que el número de muestras únicas procesadas por el sistema de automatización. En ocasiones, el volumen de tubos procesados puede llegar a duplicar el de tubos únicos procesados. Algunos aspectos a considerar son los siguientes:

- Generación de alícuotas: un laboratorio que realice alícuotas al 15 % de tubos con un promedio de 1,2 tubos secundarios por tubo primario está requiriendo el 18 % adicional de capacidad de salida de tubos que resulta de aplicar 15 % × 1,2 = 18 %.
- Salidas y reentradas de tubos en el sistema: es habitual que un porcentaje de tubos del laboratorio no se pueda terminar al 100 % dentro de la cadena y, cuando esto ocurre, esa muestra sale del sistema y vuelve a entrar para que se guarde en la seroteca refrigerada.
- Si un laboratorio dispone de una cadena de automatización que tiene integrado el 95 % de la actividad y con la capacidad de terminar el 75 % de los tubos totalmente dentro de la cadena, esto significa que el 25 % de los tubos salen como mínimo una vez de la cadena y después vuelven a entrar. Este hecho implica que la cadena, el descargador y el cargador deberán tener el 25 % adicional de capacidad.
- Repeticiones: la mejora en la calidad y la precisión de los analizadores ha reducido significativamente el porcentaje de repeticiones en el laboratorio. Sin embargo, incluso cuando este porcentaje es bajo, como el 2 % de los test, el impacto en el número de tubos afectados puede ser considerable y se debe tener en cuenta en el diseño de la cadena.
- Para ilustrar, considérese un laboratorio que maneja 1.200 tubos de bioquímica e inmunoensayo, con una densidad de 15 test por tubo, de los cuales tres son para iones, dos para inmunoensayos y el resto para bioquímica. Esto se traduce en un volumen analítico diario de, aproximadamente, 18.000 test (1.200 × 15).

- Si el laboratorio experimenta el 1,5 % de repeticiones, esto significa que 270 test deben repetirse (18.000 × 1,5 %). Sin embargo, al considerar el número de tubos, el impacto es aún más significativo. El 22,5 % (270/1.200) de los tubos se ven afectados por este índice de repetición, ya que generalmente solo se repite una prueba de una muestra y no la totalidad de los test realizados en ese tubo.
- Duplicados: al diseñar la cadena de automatización, es importante tener en cuenta ciertos aspectos externos que pueden tener un impacto significativo. Uno de estos aspectos es la eficiencia en la toma de muestras, que actualmente busca reducir el volumen de sangre extraído de los pacientes. Sin embargo, debido a procesos paralelos, a veces el sistema de automatización recibe tubos duplicados. Por tanto, al diseñar el sistema de automatización, es crucial considerar el tubo duplicado, un tubo adicional para la cadena en caso de que sea introducido en el sistema.
- Errores de lectura y retrasos de comunicación: la calidad de las etiquetas, así como su correcto posicionamiento en los tubos, y las mejoras en las conexiones informáticas del laboratorio han experimentado un notable avance en los últimos años. Sin embargo, aún pueden surgir incidencias que afecten a la productividad de la cadena en determinadas ocasiones. Por ejemplo, un corte en la comunicación, aunque sea de tan solo 10 minutos, en un laboratorio que procesa 800 muestras por hora podría suponer que, aproximadamente, 133 muestras no puedan seguir su ruta adecuadamente debido a la falta de información. Esto podría generar un cuello de botella en el proceso y afectar la eficiencia y el flujo de trabajo de la cadena.

ESTIMACIÓN DE LA CAPACIDAD NECESARIA

Cálculo por hora punta

Se toma como referencia la hora en que se recibe la mayor cantidad de muestras para dimensionar la cadena robótica y los analizadores. De esta manera, el sistema puede ser diseñado para manejar eficientemente este pico de volumen de trabajo, asegurando que sea capaz de absorber la carga sin experimentar retrasos (**Fig. 31-10**).

Pero en este método se corre el riesgo de sobredimensionar el sistema de forma que durante gran parte de la jornada el sistema está trabajando muy por debajo de su capacidad. Se puede observar por ejemplo en la **figura 31-11** que entre las 7:00 horas y las 11:00 horas hay un bajo aprovechamiento de la instrumentación.

Cálculo por capacidad ponderada

Otra opción para el diseño de la cadena robótica y los analizadores es dimensionarlos con una capacidad inferior al pico de trabajo, pero con la capacidad suficiente de realizar la actividad durante la jornada de trabajo (**Fig. 31-12**).

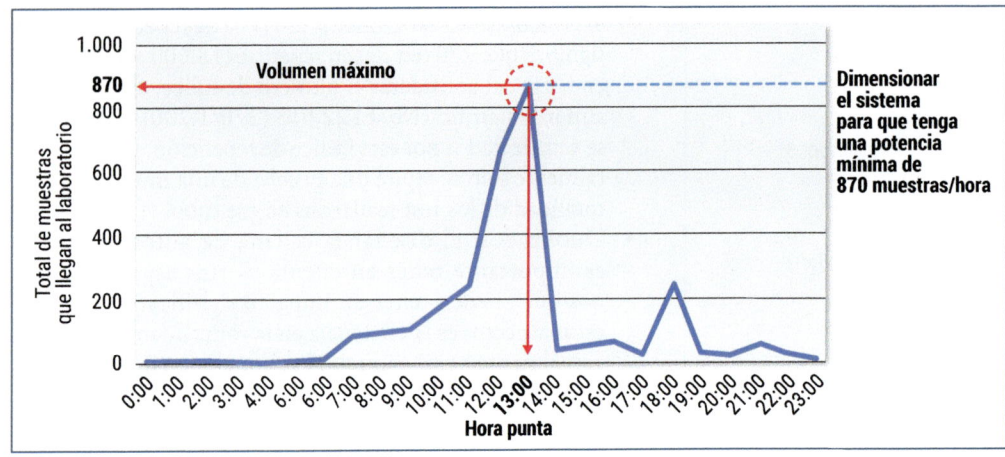

Figura 31-10. Productividad necesaria según criterio por hora punta.

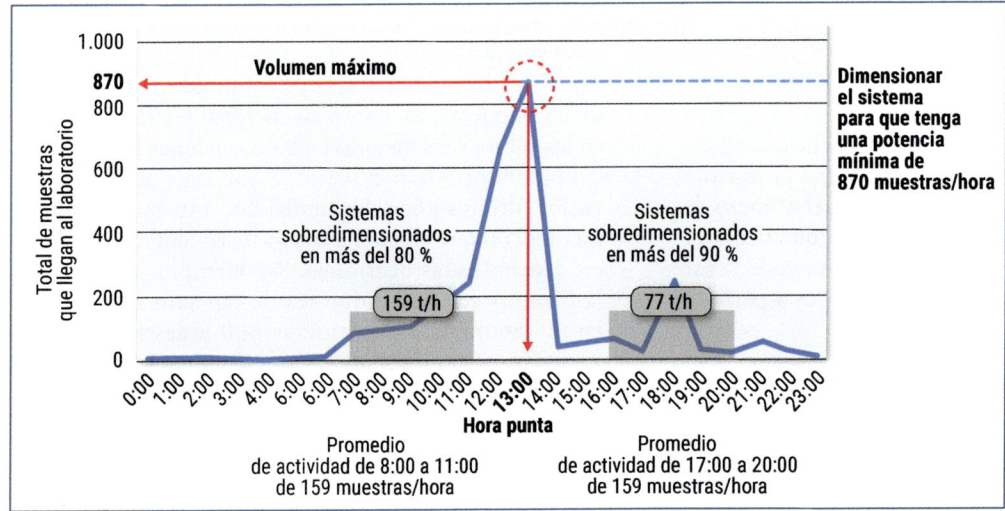

Figura 31-11. Zonas horarias de bajo aprovechamiento del sistema.

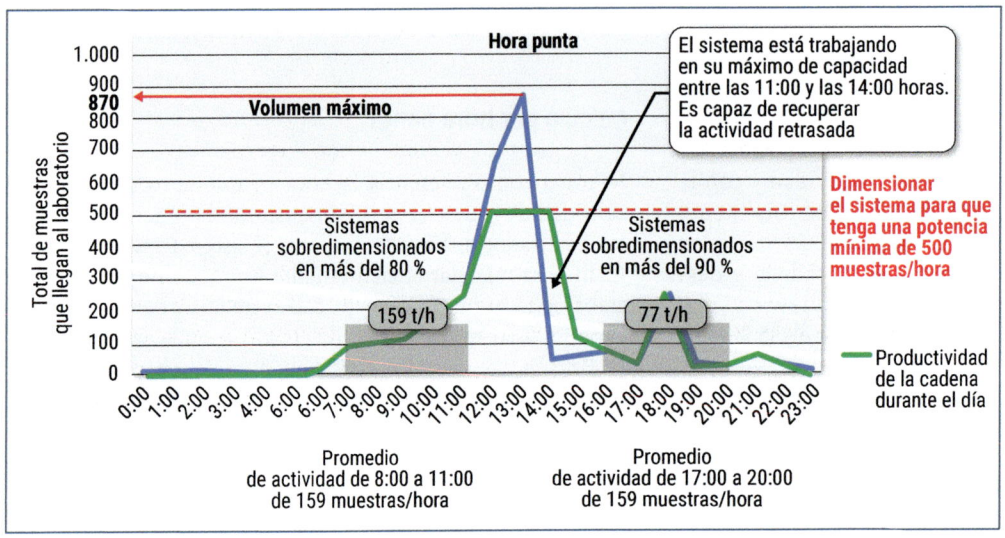

Figura 31-12. Dimensionado del sistema por capacidad ponderada.

En este caso, el sistema durante un período de tiempo trabajará al máximo de su capacidad que no será suficiente para finalizar la actividad y, por tanto, se le va a acumular trabajo. Con el paso de las horas el sistema va a ir recuperando hasta terminar el trabajo antes de la finalización de la jornada de trabajo.

Para el ejemplo anterior se han dimensionado la cadena y analizadores en un 60 % (cada laboratorio es un caso distinto y el 60 % es solo un ejemplo; no se debe tomar como referencia) de la capacidad necesaria en la hora pico y se puede observar que no tiene capacidad suficiente para asumir el trabajo desde las 11:00 horas hasta las 13:00 horas, pero sí la capacidad suficiente para recuperar y tener terminado el trabajo acumulado antes de las 15:00 horas.

Cálculo por tasa de uso de recursos

Otra forma de realizar una primera estimación de la equipación necesaria (este método se utiliza más en lo que se refiere al diseño del número de analizadores) es calculando el número de horas que los analizadores tendrían que trabajar para realizar el total de test diarios.

Para este cálculo se pueden usar diferentes hipótesis, como que los analizadores trabajaran al 80 % de su máximo teórico.

Por ejemplo, un laboratorio realiza 15.000 test diarios y cada analizador de bioquímica e inmunoensayo es capaz de realizar 1.200 test a la hora y el centro cuenta con tres analizadores de bioquímica e inmunoensayo. En consecuencia, resulta lo siguiente:

> 1.200 test × 80 % × 3 analizadores = 2.880 test/hora
> 15.000 test/día: 2.880 test de capacidad: en 5 horas y 12 min se terminaría el trabajo en caso de disponer de todo el volumen desde el inicio

A continuación, se calcula el índice de uso mediante la división de este valor resultante entre el horario útil de trabajo del laboratorio.

Con el ejemplo anterior, resulta que el índice de uso de la instrumentación es del 50 % y, para ello, se han realizado los siguientes cálculos para una jornada laboral útil de 10 horas:

> Índice de uso: 5/10 horas = 50 %.

Cálculo por simulación

Las empresas que suministran cadenas de automatización y analizadores suelen ofrecer programas de cálculo (simuladores) que facilitan el diseño más adecuado en el laboratorio. Estos programas van desde hojas de cálculo con cierta inteligencia hasta herramientas más avanzadas que incorporan modelos capaces de simular dinámicamente eventos discretos. Un ejemplo de programa de simulación es ExtendSim, ampliamente utilizado en la sanidad y otros sectores.

Es fundamental tener en cuenta que las cadenas robóticas instaladas en diferentes laboratorios constan de múltiples elementos robóticos y analíticos, muchos de ellos dependientes entre sí y que operan simultáneamente. Por ejemplo, la cadena de un hospital universitario puede llegar a tener más de 20 módulos robóticos y más de 10 analizadores distintos interactuando a la vez gestionados por el *software* de enrutamiento de la cadena. Algunos de estos módulos disponen de múltiples formas de configuración que afectan en menor o mayor medida a la productividad: prioridad de muestras, tiempo de centrifugación, repartición de las técnicas en los analizadores, reglas expertas, llegada de muestras al laboratorio, número de alícuotas, etc.

Los simuladores más avanzados tienen la capacidad de recrear el trabajo de una cadena durante un día laborable, tomando en cuenta diversas hipótesis configurables. Algunas de las variables a configurar pueden ser un perfil específico de llegada de muestras, una actividad determinada, una configuración particular de cadena y analizadores, una distribución de métodos específicos, tiempos de centrifugación y demás.

Algunos simuladores tienen la capacidad de cargar los datos extraídos del sistema informático del laboratorio directamente y comparar el resultado actual con el que se obtendría en caso de instalar una cadena de automatización concreta con una configuración concreta.

Además, este tipo de sistemas permite realizar simulaciones con varios escenarios y compararlos entre sí de forma que el laboratorio pueda ver cómo afecta un aspecto del diseño a los tiempos de respuesta, a la productividad por hora, a la hora de finalización de la actividad, a qué capacidad tiene la cadena robótica y los analizadores conectados en caso de incidencia, etc.

CANTIDAD DE MÓDULOS NECESARIOS PARA EL DISEÑO DE LA CADENA

Al diseñar la cadena de automatización, es fundamental considerar diversos criterios más allá de la mera productividad o el tiempo de respuesta. Aspectos como la disponibilidad de personal en el laboratorio, la disposición física de los elementos, los flujos de muestras, el nivel de autonomía deseado, los sistemas de respaldo y la capacidad de recuperación deben tenerse en cuenta.

Desde la perspectiva de la productividad, es necesario comparar la capacidad requerida con la velocidad de cada módulo por hora para determinar la cantidad adecuada de módulos necesarios.

Por ejemplo, si se parte de la base de que un laboratorio necesita procesar 650 muestras por hora en su sistema de automatización y se suponen estos valores de productividad de los módulos y estos porcentajes de uso según la **tabla 31-1**, con esta información se debería calcular la capacidad.

Se podría calcular la capacidad necesaria para cada módulo y comparar con la capacidad disponible según la **tabla 31-2**.

Se observa que la suma de los porcentajes de uso de los analizadores supera el 100 % debido a que algunas muestras deben pasar por más de un analizador. También se observa que la mayoría de los módulos tienen la capacidad suficiente para cumplir con los requisitos, excepto la centrífuga y el analizador 2. En el caso de la centrífuga, sería necesario agregar una segunda centrífuga en la cadena o centrifugar algunas muestras fuera de la cadena. En cuanto al analizador 2, se aprecia que no tiene la capacidad para realizar el trabajo por sí solo. Además, al sumar la capacidad de tres analizadores, tampoco sería suficiente para asumir el trabajo requerido. Por tanto, es necesario aumentar la capacidad analítica del analizador 3 o agregar más analizadores. Quizás sea necesario redistribuir el trabajo entre los analizadores para lograr un reparto más equilibrado.

A medida que aumenta el número de módulos en el sistema y se incrementa la diversidad de tipos de muestras con diferentes flujos dentro de la cadena, el análisis se vuelve

Tabla 31-1. Ejemplo de velocidad de los módulos

Módulo	Productividad real (t/h)	Uso/módulo (%)
Cargador	1.000	100 %
Centrífuga	300	65 %
Destaponador	800	70 %
Alicuotador	200	15 %
Analizador 1	200	25 %
Analizador 2	180	40 %
Analizador 3	205	30 %
Sellador	800	100 %
Seroteca refrigerada	800	100 %
Desellador	200	10 %
Descargador	800	25 %

más complejo. Sin embargo, la metodología de análisis sigue siendo la misma que se mostró anteriormente.

TIEMPO DE RESPUESTA

El tiempo de respuesta constituye un elemento crítico en el funcionamiento del laboratorio, ya que la gravedad de la condición del paciente convierte cada minuto en un recurso invaluable.

Los sistemas de automatización exhiben la capacidad de administrar las distintas prioridades asociadas a las muestras, lo que posibilita la obtención de tiempos de respuesta ajustados a las necesidades específicas.

El tiempo de respuesta proporcionado por el sistema automatizado constituye solo una parte del tiempo de respuesta total para el paciente. Hay numerosos procesos previos o posteriores al procesamiento dentro de la cadena que son menos automatizados y, en ocasiones, requieren más tiempo que el propio proceso ejecutado dentro del sistema automatizado. Con el fin de aumentar la eficiencia del laboratorio, es aconsejable mejorar estos procesos paralelamente al diseño de la cadena robótica.

La instalación de un sistema de automatización en el laboratorio mejora significativamente el tiempo de respuesta por varias razones:

- Alta productividad. Los sistemas automatizados pueden realizar tareas de manera más rápida y eficiente que los métodos manuales. Esto reduce los tiempos de espera entre etapas de procesamiento y acelera el tiempo total necesario para completar un análisis.
- Reducción de errores. La automatización reduce la posibilidad de errores humanos, como la entrada de datos incorrectos y la contaminación de las muestras. Esto evita retrabajos y retrasos asociados a la corrección de errores.
- Flujo de trabajo continuo. Los sistemas automatizados pueden funcionar de manera continua, sin interrupciones para descansos o cambios de turno. Esto asegura un flujo de trabajo constante y elimina los tiempos muertos asociados con la mano de obra humana.
- Priorización y asignación eficiente de recursos. Los sistemas automatizados pueden priorizar y asignar recursos de manera óptima según las necesidades y la urgencia de

Tabla 31-2. Ejemplo del cálculo de la capacidad necesaria por módulo considerando la productividad real y el uso de cada módulo, y estimación de si un módulo es suficiente o no

Módulo	Productividad real (t/h)	Uso/módulo (%)	Capacidad necesaria (t/h)	Capacidad suficiente (S/N)
Cargador	1.000	100 %	650	S
Centrífuga	300	65 %	422,5	N
Destaponador	800	70 %	455	S
Alicuotador	200	15 %	97,5	S
Analizador 1	200	25 %	162,5	S
Analizador 2	180	40 %	260	N
Analizador 3	205	30 %	195	S
Sellador	800	100 %	650	S
Seroteca refrigerada	800	100 %	650	S
Desellador	200	10 %	65	S
Descargador	800	25 %	162,5	S

S: sí; N: no.

las muestras. Esto garantiza que las muestras urgentes se procesen de manera rápida y eficiente sin retrasar el trabajo habitual.
• Eliminación de tiempos muertos. La eliminación de varios tiempos muertos que se producen en los flujos de trabajo cuando el sistema no está automatizado mejora el tiempo de respuesta del laboratorio.

Numerosos estudios, publicaciones y documentos han abordado el tema del tiempo de respuesta, y ofrecen recomendaciones valiosas. En este caso, el foco está en analizar dos niveles de prioridad que son considerablemente diferentes entre sí, y se proporcionan algunas sugerencias con respecto al diseño de la cadena.

Tiempo de respuesta para muestras cotidianas

El tiempo de respuesta habitual dependerá de múltiples aspectos como son: la hora de llegada de las muestras, los elementos de la cadena, la potencia de los analizadores, la optimización de los procesos, etc.

Como norma general, el tiempo de respuesta se incrementa conforme aumenta el número de muestras.

Se recomienda analizar el tiempo de respuesta en diferentes momentos del día y para diferentes tipos de muestras porque puede variar por los procesos asociados, por ejemplo, calcular el tiempo de respuesta en la hora pico de trabajo o para las muestras que tienen un porcentaje de repeticiones elevadas, etc.

Por lo general, el tiempo de respuesta de las muestras habituales no presenta una gran preocupación para el laboratorio, pues el requisito de entrega de resultados para este tipo de prioridad es considerablemente mayor que la capacidad de los sistemas de automatización. Sin embargo, la productividad y la hora de finalización de la actividad diaria sí que son aspectos cruciales para el laboratorio, y el diseño de la cadena debe adecuarse a las necesidades del laboratorio.

Tiempo de respuesta para muestras urgentes

Las puertas de urgencias reciben pacientes las 24 horas del día, todos los días del año, con diversas patologías y tipos de gravedad. Es común establecer un tiempo máximo de respuesta de 60 minutos para todo el proceso.

Los sistemas de automatización de laboratorio integran cada vez más los analizadores con capacidad de integrar muestras cotidianas y urgencias a la vez. Esto simplifica el trabajo del personal técnico y minimiza el espacio necesario. Sin embargo, para garantizar un tiempo de respuesta adecuado para las muestras de urgencia, es crucial que, aparte de los analizadores, las cadenas dispongan de elementos que permitan priorizar las muestras de urgencias sobre las muestras habituales.

Las cadenas actuales ofrecen diversas formas de priorización. Algunos ejemplos son:

• Asignar un cargador o una zona de carga específica para muestras urgentes.

• En la etapa de centrifugación, es imperativo contar con capacidad suficiente y la capacidad de priorizar las muestras dentro de la centrífuga para evitar que se convierta en un factor limitante del tiempo de respuesta. En algunas ocasiones, se añaden centrífugas exclusivas para urgencias, pero pueden ser insuficientes dependiendo de la cadencia de llegada de las muestras y de los parámetros de configuración. Por otro lado, los fabricantes de tubos están trabajando en el desarrollo de tubos de muestra que reducen el tiempo de centrifugación, lo que contribuye a mejorar el tiempo de respuesta. Además, es esencial analizar los parámetros de configuración de centrífugas para las muestras urgentes.
• La destaponación, generalmente, no representa un factor limitante en la mayoría de las cadenas, ya que la mayoría de las casas comerciales disponen de destaponadores de gran velocidad, la posibilidad de instalar más de uno y la capacidad de priorizar muestras de urgencias.
• En cuanto a la capacidad analítica, para determinar la capacidad necesaria que garantice un tiempo de respuesta adecuado, es esencial evaluar las capacidades tanto de la cadena en sí como del analizador. En algunos sistemas, se asignan analizadores exclusivamente para urgencias, pero esto puede suponer una infrautilización del analizador durante ciertos períodos del día. Por tanto, se recomienda, en la medida de lo posible, utilizar los analizadores para acciones habituales y de urgencia. Por ejemplo, el instrumento de urgencias podría dedicar el 80 % de su capacidad a muestras urgentes y el 20 % a las habituales. Al mismo tiempo, podría haber otro analizador habitual que reserve parte de su capacidad para muestras urgentes, con proporciones inversas al analizador de urgencias.
• Gestión del flujo interno de la cadena para muestras urgentes. El sistema debe disponer de elementos que permitan priorizar las muestras (colar) dentro de la cadena, debe permitir generar reglas expertas de priorización, estar diseñada para que el trayecto intracadena de los tubos sea el menor posible y debe intentar que el número de paradas de la muestra dentro de la cadena sea el menor posible.
• En el aspecto postanalítico, las muestras de urgencia suelen ser más complejas (en cuanto a añadidos, repeticiones, etc.) que otras muestras de carácter más sistemático y, por tanto, se recomienda diseñar la cadena de forma que en caso de añadidos o repeticiones, el tiempo de reproceso sea el menor posible. Cada fabricante tiene opciones diferentes, algunos guardan muestras dentro del analizador, lo que reduce el tiempo de respuesta en caso de repetición por valor alto, pero no mejora el tiempo de respuesta en caso de añadido o repetición por valoración del facultativo. Otras cadenas disponen de *parkings* provisionales o también conocidos como *buffers* de espera, donde las muestras esperan durante un tiempo una vez emitido el resultado para reducir el tiempo de espera en caso de añadir algún test adicional o repetir algún test. Otras cadenas disponen de neveras de alta velocidad que permiten recuperar el tubo de la nevera y enviarlo al analizador en menos de 1 minuto. Cada caso concreto se deberá optimizar con las herramientas con las que cuente cada sistema.

Cuando se introduce la muestra de urgencias, el sistema la identifica automáticamente como prioritaria, lo que desencadena procesos distintos a los aplicados a las muestras habituales. Además, muchas cadenas reservan elementos o posiciones específicas en la cadena robótica exclusivamente para muestras urgentes.

CUÁNDO CONECTAR UN ANALIZADOR A LA CADENA

Las casas comerciales cada vez ofrecen más la posibilidad de conectar un mayor número de analizadores de múltiples disciplinas a sus sistemas de automatización. Un par de dudas que surgen durante el diseño de la cadena son qué analizadores se deben conectar a la cadena y cuál es el volumen mínimo de tubos que justifica la conexión de un analizador a la cadena de automatización.

Como regla general, se considera que un volumen superior a 250 muestras diarias podría justificar la conexión del sistema de automatización, pero hay otros aspectos a considerar:

- Valoración del coste económico frente al beneficio.
- Organización del laboratorio y del proceso.
- Tipo de conexión.

AUTONOMÍA

La autonomía es un aspecto crucial a tener en cuenta en el diseño de la cadena de automatización. Se refiere a la capacidad del sistema para funcionar de manera independiente y autónoma durante un período de tiempo específico sin requerir intervención directa del ser humano. Esta autonomía puede manifestarse de diversas maneras, como la capacidad de procesar muestras de forma continua, llevar a cabo mantenimiento automático, gestionar alertas y errores sin necesidad de intervención externa y realizar procesos de almacenamiento y recuperación de muestras sin asistencia humana. En resumen, en un sistema de automatización de laboratorio, la autonomía se refiere a su capacidad para operar eficientemente con la mínima supervisión humana.

Se recomienda identificar las áreas del sistema de automatización que requieren más recursos humanos y analizarlas para intentar mejorar la autonomía de la cadena. Por ejemplo, una de las áreas en las que los técnicos interactúan más con la cadena es en la zona de carga. Sería interesante evaluar con qué frecuencia el técnico necesita interactuar con el sistema en esta área para evitar tiempos muertos que afecten la productividad del proceso. Si la capacidad de carga de muestras en el sistema a la vez es grande, el técnico tendrá que ir menos a menudo al cargador o cargadores y podrá dedicarse a otras tareas.

 PUNTOS CLAVE

- Hay más de 6.000 sistemas de automatización instalados en el mundo, con un crecimiento anual del 1 % al 3 %. Empresas como Siemens Healthineers, Roche, Beckman y Abbott dominan el mercado de la automatización.
- Hay varios tipos de automatización del laboratorio, como la integrada dentro del analizador, sistemas preanalíticos y postanalíticos, sistemas de automatización total y la emergencia de la robótica autónoma móvil.
- Los modelos principales de automatización son integral única y modular. El primero integra la mayoría de las disciplinas y tecnologías en un único sistema, mientras que el segundo automatiza por separado disciplinas o tipos de muestra. La tendencia es hacia el uso de sistemas de automatización total.
- Los tipos de flujos de muestras son gestión del tubo primario, gestión por alícuotas y gestión mixta, cada uno con enfoques diferentes en el procesamiento de muestras y la producción de alícuotas para diferentes destinos.
- Respecto a las consideraciones previas al diseño de la automatización, se destacan aspectos como los objetivos del laboratorio, el análisis exhaustivo de la situación previa a la implementación, el espacio disponible, la transición de la situación actual a la deseada, la organización, formación y gestión del cambio y recomendaciones para la estimación del volumen de trabajo.
- Se diferencia entre la velocidad teórica (el rendimiento máximo esperado en condiciones ideales) y la velocidad real (la observada en condiciones reales de funcionamiento). Esto es importante para entender cómo puede variar el rendimiento del sistema en la práctica.
- En el porcentaje de uso del módulo, se destaca la importancia de comprender la velocidad de procesamiento de

cada componente y el porcentaje de muestras que deben pasar por cada uno. Esto ayuda a dimensionar adecuadamente el sistema de automatización según las necesidades de producción.
- Respecto a los tipos de procesos en un sistema de automatización, se explican los procesos secuenciales, selectivos y en paralelo que pueden ocurrir dentro de la cadena de automatización. Cada tipo de proceso tiene implicaciones en la productividad y el diseño del sistema.
- En la influencia de los procesos anexos a la capacidad total del sistema, se mencionan varios factores externos que pueden afectar a la capacidad total del sistema, como la generación de alícuotas, las repeticiones, los duplicados de muestras, los errores de lectura y los retrasos de comunicación. Estos aspectos deben considerarse al diseñar la cadena de automatización para garantizar su eficiencia y funcionamiento óptimo.
- En la estimación de la capacidad necesaria, hay cuatro enfoques para calcular la capacidad necesaria de una cadena robótica y analizadores en un laboratorio, asegurando así la eficiencia sin sobredimensionar el sistema.
- Respecto a las consideraciones en el diseño, se discuten aspectos importantes como la disponibilidad de personal, el diseño físico de la cadena, los flujos de muestras y la capacidad de recuperación. Destaca la importancia de encontrar un equilibrio entre eficiencia y capacidad.
- En la priorización y conexión de analizadores, se abordan aspectos relacionados con la conexión de analizadores a la cadena, considerando el volumen de muestras y la organización del laboratorio, así como la priorización de muestras urgentes para garantizar tiempos de respuesta adecuados.

BIBLIOGRAFÍA

Archetti C, Montanelli A, Finazzi D, Caimi L, Garrafa E. Clinical Laboratory Automation: A Case Study. J Public Health Res. 2017 Jun 16;6(1):881. Disponible en: https://pmc.ncbi.nlm.nih.gov/articles/PMC5477477/.

Barreiro FJ, Maynou X. Arquitectura Sanitaria. Diseño del laboratorio de análisis clínicos. Gestión y Evaluación de Costes Sanitarios. 2008;9(2):39-56. Disponible en: https://www.fundacionsigno.com/archivos/publicaciones/2008r9%202%20p39.pdf.

Casis E, Garrido A, Uranga B, Zufiaurre C. Automatización de laboratorio. Gestión y Evaluación de Costes Sanitarios. 2002;3(4):63-8. Disponible en: https://www.fundacionsigno.com/archivos/publicaciones/63-64.pdf.

Ebubekir B, Nurinnisa O, Nurcan K-B. Automation in the clinical laboratory: integration of several analytical and intralaboratory pre- and post-analytical systems. Turkish Journal of Biochemistry [Internet]. 2017;42(1):1–13. Disponible en: http://dx.doi.org/10.1515/tjb-2016-0234.

Lippi G, Da Rin G. Advantages and limitations of total laboratory automation: a personal overview. Clin Chem Lab Med. 2019 May 27;57(6):802-11.

Disponible en: https://www.degruyter.com/document/doi/10.1515/cclm-2018-1323/html?lang=en.

Plebani M. Errors in clinical laboratories or errors in laboratory medicine? Clin Chem Lab Med. 2006;44(6):750-9. Disponible en: https://www.degruyter.com/document/doi/10.1515/CCLM.2006.123/html.

Rodríguez Borja E, Lorenzo Lozano MC, Noguera Velasco JA, Prieto Menchero S, Ruiz Martín G, Salinas La Casta M. La selección de equipamiento en un laboratorio "CORE". Revista de Medicina de Laboratorio. 2020;1(3):135-41. Disponible en: https://www.revistamedicinadelaboratorio.es/articles/00058/show.

Yu HE, Wilkerson ML. Employee Engagement Is Vital for the Successful Selection of a Total Laboratory Automation System. Lab Med. 2017 Nov 8;48(4):e66-e74. Disponible en: https://academic.oup.com/labmed/article/48/4/e66/4566186?login=false.

Normativa en la contratación pública de suministro de reactivos

V

32 • Ley de *compliance*

33 • Elementos clave en un expediente de adquisición de reactivos I

34 • Elementos clave en un expediente de adquisición de reactivos II

Ley de *compliance*

32

D. Castillo Salvador

OBJETIVOS

- Conocer el concepto de *compliance* y su extensión actual a todos los sectores económicos.
- Entender la relevancia de estas políticas para todas las partes interesadas del sector de la salud y de las empresas de tecnología sanitaria y laboratorio.
- Identificar las principales políticas de *compliance* que pueden darse en el sector.
- Poder aplicar con solvencia las políticas de *compliance*.
- Mitigar los riesgos que pudieran derivarse de la práctica profesional diaria.

INTRODUCCIÓN

Bajo este peculiar título, *Ley de compliance,* se aborda de forma introductoria un tema que pudiera parecer ajeno a los profesionales de laboratorio clínico. Sin embargo, las políticas de *compliance* desarrolladas en el mundo empresarial, en general, y en el del sector salud, en particular, se han convertido en un eje central de la actividad económica e irradian a todos los agentes implicados con el objetivo último de que la actividad económica se desarrolle en un ámbito de seguridad jurídica y reputacional.

A pesar del título de este capítulo, *compliance* no es una ley. El concepto está íntimamente ligado al cumplimiento de aquella, pero es algo más. Las leyes (en un sentido amplio) son normas emanadas del poder político y son de obligado cumplimiento para los sujetos a los que se dirigen. Sin emplear términos jurídicos (que no son objeto de este texto), son las normas que las administraciones imponen a todos (o a algunos) ciudadanos, son de obligado cumplimiento y pueden conllevar sanciones para los ciudadanos. Es la «regulación».

Frente a la regulación, hay otro concepto que es el de «autorregulación», en el que un sujeto o grupo de sujetos, generalmente personas jurídicas (asociaciones, empresas, organizaciones de diversa índole) se dotan de una serie de normas internas con la finalidad de generar pautas de conducta en su organización.

El *compliance* se enmarca dentro de este ámbito de la autorregulación. Es decir, no se trata de una norma impuesta por un gobierno o por una administración nacional, autonómica o europea, sino que se desarrolla en el ámbito interno de las organizaciones para establecer cómo va a desarrollar su actividad, cómo va a conseguir sus objetivos y cómo va a dar cumplimiento a la misión que toda organización debe tener.

Aunque la denominación «ley de *compliance*», por tanto, no es correcta desde un punto de vista doctrinal o jurídico, en el entorno sociocultural ha adquirido una gran relevancia en muchos sectores empresariales muy regulados como el sector energético y el bancario, pero también en sectores de la salud como el asegurador, el farmacéutico y el de la tecnología sanitaria, que incluye las empresas de diagnóstico *in vitro* que operan en el mercado del laboratorio clínico, y ello ha hecho que para todas las personas que desarrollan su actividad profesional en estos sectores, el *compliance* se convierta prácticamente en una *ley* más, pues no es posible actuar al margen de los sistemas de autorregulación, de las pautas de conducta de las empresas y de las políticas de mitigación de riesgos y de fomento de buenas prácticas que ya forman parte del ADN de esos sectores económicos.

CONCEPTO Y ALCANCE DEL *COMPLIANCE*

El término *compliance* es un vocablo inglés definido como el acto de obedecer una orden, norma o petición según el diccionario de Cambridge. Dentro del ámbito empresarial, en muchos casos se ha traducido como cumplimiento o cumplimiento normativo. Esto puede hacer pensar que su objetivo es exclusivamente el cumplimiento de las normas a las que cualquier empresa o a las que cualquier organización está obligada (la regulación). Sin embargo, un sistema de *compliance* va más allá y supone garantizar el cumplimiento no solo del literal de las leyes y demás normas aplicables a la organización, sino cumplir también con el espíritu de las normas, con el propósito último de la regulación y también con la finalidad, propósito, misión y valores de la propia organización.

En los ordenamientos jurídicos modernos (al menos en todos los de nuestro entorno) las empresas tienen personalidad jurídica y, como tales, además de tener derechos y obligaciones (más delante se trata este aspecto), también cumplen unos objetivos y tienen una misión. Esa misión generalmente también va acompañada de unos valores propios de la organización que la definen ante la sociedad y el resto de operadores y de sus grupos de interés (*stakeholders*). Caracterizan a la organización, la identifican ante la sociedad, sus competidores, proveedores, usuarios, administraciones, ante sus empleados y colaboradores, etc. Estos valores, esta forma de presentarse y actuar de cualquier organización del tipo que sea, es hoy en día fundamental y no puede pasarse por alto en la organización interna.

Requisitos y compromisos

En definitiva, el *compliance* es más que la traducción de cumplimiento o cumplimiento normativo, que supondría detenerse solamente en cumplir normas impuestas. También debe convertirse en un sistema que asuma el cumplimiento de las propias normas internas.

Aquí, en terminología anglosajona, se distingue entre *requirements* y *commitments*: requisitos y compromisos. Los requisitos son aquellas exigencias que la regulación impone a cualquier organización, y los compromisos son aquellas exigencias de que se dota, dentro de su capacidad de autorregulación, una organización o un sector empresarial para ir más allá del cumplimiento estricto y literal de la ley, para cumplir con el espíritu de esta y para cumplir con todas aquellas cuestiones que la empresa considera relevantes para:

Obtener mayor seguridad jurídica propia.

- Desarrollar unas buenas prácticas comerciales.
- Reducir el impacto económico de actuaciones contrarias a las normas.
- Reducir el impacto económico de incumplir normas legales, pero también sociales.
- Establecer unas pautas claras de interrelación con los *stakeholders*.
- Identificar el nivel máximo de riesgo que es asumible por la organización.

Los compromisos, las obligaciones internas o la autorregulación que se adoptan en la mayoría de los casos van en función de las características del propio sector, el cual puede tener legalmente establecidas ciertas limitaciones, pero sin definir cómo deben desarrollarse. Suelen, además, ir relacionadas con las posibles influencias indebidas, conflictos de intereses, etc. Algunos ejemplos de esas pautas internas pueden ser:

- Establecer incompatibilidades de los departamentos que pueden relacionarse con clientes.
- Definir, limitando o prohibiendo una política de regalos.
- Fomentar el uso de los canales de denuncias.
- Publicar los criterios de hospitalidad.
- Obligar a emplear canales corporativos y registrar las comunicaciones con clientes.

La Asociación Española de Compliance (ASCOM) publicó el año 2017 el *Libro blanco de la función de Compliance*, según el cual esta política (y función interna) de las organizaciones asume las tareas de prevención, detección y gestión de los riesgos de *compliance*, y son estos departamentos los que velan por que se cumplan las obligaciones derivadas del marco legal y regulatorio (p. ej., no cometer delitos, no vulnerar el derecho de la competencia y cumplir con las obligaciones derivadas de la protección de los derechos de los consumidores), pero también el incumplimiento de otras obligaciones autoimpuestas voluntariamente, como son las pautas de conducta que desarrollan los principios y valores éticos que las organizaciones comunican y hacen público a través de sus códigos éticos y de conducta, es decir, cumplir con los requisitos y compromisos.

Los riesgos del *compliance* pueden definirse de muchas formas, pero quizás la definición del Comité de Supervisión Bancaria de Basilea del año 2005 da una idea de que el alcance es muy amplio, pues los define como los riesgos de sanciones legales o regulatorias, pérdidas financieras o pérdida de su reputación que una organización puede sufrir como resultado del incumplimiento de las leyes, regulaciones, normas de autorregulación y códigos de conducta que se aplican a sus actividades.

Como se ve, los riesgos no son solamente de carácter jurídico-legal, sino también económicos y reputacionales, y ello hace necesario que cualquier organización que se precie por tener una política eficaz de minimización de riesgo desarrolle una política de *compliance* que abarque requisitos y compromisos, que incluya normas legales y pautas de conducta y que identifique riesgos legales (penales, de competencia, de protección de datos personales, de protección al consumidor, etc.), pero proyectándolos más allá y evaluando también el posible impacto económico y reputacional del incumplimiento del «espíritu» y la finalidad de esas normas.

En definitiva, el *compliance* en una empresa se configura como una política de gestión de riesgos de diversa índole que implica cumplir no solo con la estricta legalidad, sino también ir más allá, y que para ser eficaz y reconocido, debe reunir una serie de características que incluso se han estandarizado internacionalmente, y la norma más reciente de estandarización es la ISO 37301:2021 de Sistema de Gestión de Compliance, lo que muestra la relevancia que actualmente ha cobrado en el mundo organizacional y de la que resulta difícil abstraerse por parte de cualquier empresa u organización.

Compliance penal

Como se ha señalado, el concepto de *compliance* no tiene una definición legal; se trata de una definición lingüística (en inglés) que se ha adaptado en español. Sin embargo, su desarrollo a nivel global ha ido perfilando este tipo de políticas, muy ligadas inicialmente a la prevención de riesgos de carácter jurídico-penal, en el que realmente nace.

La prevención de riesgos penales es, sin duda, el ámbito en el que el *compliance* coge fuerza y en el que consigue que las diferentes partes interesadas de cualquier organización (directivos, empleados, clientes, proveedores, colaboradores, etc.) tomen conciencia de la importancia de la gestión del riesgo y de la necesidad de evitar posibles incumplimientos.

Con antecedentes durante el siglo pasado en todo el mundo, especialmente en el mundo anglosajón, las políticas de Estados Unidos tendentes a la prevención de fraude y la corrupción de las empresas que operaban en su territorio y fuera de él dan inicio al desarrollo de estas políticas en las grandes corporaciones. La posibilidad de derivar en consecuencias penales para las empresas y para sus directivos se convierte en un acicate de estas para establecer mecanismos que eviten comisión de delitos, de prácticas fraudulentas y, por tanto, que impliquen responsabilidad para las empresas y sus responsables.

Dado que no hay posibilidad de extenderse en este capítulo sobre el origen y el desarrollo, es preferible centrarse en el momento en que la política de *compliance* penal cobra cuerpo en España de una forma importante, y esto es con las reformas del Código Penal de los años 2010 y 2015.

La tradición jurídica española, a diferencia de otros países sobre todo del ámbito anglosajón, venía a decir que las organizaciones, las personas jurídicas, no podían ser objeto de sanción penal, sino solo de sanciones económicas derivadas de los posibles delitos. Es lo que en derecho se conocía como *societas delinquere non potest*.

Sin embargo, con el ánimo de fortalecer la lucha contra la corrupción, así como de adaptarse a compromisos internacionales, la reforma del Código Penal operada por la Ley Orgánica 5/2010, de 22 de junio cambió esta concepción clásica y, desde ese momento, las personas jurídicas (las empresas y cualquier organización salvo las del sector público) pueden ser declaradas responsables penales tanto por los delitos cometidos por sus representantes legales o administradores como por aquellos delitos cometidos por quienes, estando sometidos a la autoridad de los anteriores, hayan realizado esos mismos hechos por no haberse ejercido sobre ellos el debido control.

Es decir, pueden ser responsables por un delito cometido por cualquiera de sus empleados en el marco de sus actividades dentro de la organización.

En todo caso, estos riesgos de carácter penal para la organización vienen restringidos a una serie de delitos tasados en el propio Código Penal:

- Delitos que pueden ser objeto de responsabilidad penal de las personas jurídicas del art. 31 bis:
  - Tráfico ilegal de órganos humanos.
  - Contra la integridad moral.
  - Ocultación de cadáver.
  - Trata de seres humanos.
  - Acoso sexual.
  - Prostitución, explotación sexual y corrupción de menores.
  - Descubrimiento y revelación de secretos y allanamiento informático.
  - Estafa (I): estafas comunes.
  - Estafa (II): estafas específicas.
  - Estafa (III): estafas impropias.
  - Frustración de la ejecución.
  - Insolvencias punibles.
  - Daños informáticos.
  - Relativos a la propiedad intelectual e industrial, al mercado y a los consumidores (I): propiedad intelectual.
  - Relativos a la propiedad intelectual e industrial, al mercado y a los consumidores (II): propiedad industrial.
  - Relativos a la propiedad intelectual e industrial, al mercado y a los consumidores (III): revelación de secretos de empresa.
  - Relativos a la propiedad intelectual e industrial, al mercado y a los consumidores (IV): contra los derechos de los consumidores.
  - Relativos a la propiedad intelectual e industrial, al mercado y a los consumidores (V): contra el mercado.
  - Relativos a la propiedad intelectual e industrial, al mercado y a los consumidores (VI): corrupción en los negocios.
  - Blanqueo de capitales.
  - Financiación ilegal de los partidos políticos.
  - Contra la Hacienda pública y contra la Seguridad Social (I): fraude tributario.
  - Contra la Hacienda pública y contra la Seguridad Social (II): contra la Seguridad Social.
  - Contra la Hacienda pública y contra la Seguridad Social (III): fraude de subvenciones.
  - Contra los derechos de los ciudadanos extranjeros.
  - Urbanización, construcción y edificación no autorizables.
  - Contra los recursos naturales y el medio ambiente.
  - Contra los animales.
  - Relativos a las radiaciones ionizantes.
  - Riesgos provocados por explosivos y otros agentes.
  - Contra la salud pública (I).
  - Contra la salud pública (II): tráfico de drogas.
  - Falsificación de moneda.
  - Falsificación de tarjetas de crédito y débito, y cheques de viaje.
  - Cohecho.
  - Tráfico de influencias.
  - Malversación.
  - Odio y enaltecimiento.
  - Organizaciones y grupos terroristas.
  - Terrorismo.
  - Contrabando.
- Delitos que pueden ser objeto de penas accesorias a las personas jurídicas según el art. 129:
  - Manipulación genética.
  - Alteración de precios en concursos y subastas públicas.
  - Obstaculización de la actividad inspectora o supervisora.
  - Contra los derechos de los trabajadores.
  - Falsificación de moneda.
  - Asociación ilícita.
  - Organizaciones y grupos criminales.
  - Organizaciones y grupos terroristas.
  - Terrorismo.

Las consecuencias para la organización pueden llegar a ser muy gravosas, dado que, aparte de económicas, pueden suponer la suspensión de su actividad de forma temporal o definitiva (liquidación de la empresa) o sanciones como la prohibición de contratar con la Administración, que, en determinados sectores, puede equivaler a su cierre en la práctica. Todo ello se lleva a cabo sin perjuicio de las penas personales que pueda conllevar para el directivo o empleado.

Por ello, los programas de *compliance* de cualquier organización deberán tener en consideración estos riesgos de carácter penal, pero no exclusivamente.

Desde este momento, la prevención de los delitos y el cumplimiento de las normas aplicables adquieren una gran importancia en España, la cual se acrecienta aún más con la segunda reforma del Código Penal sobre este tema llevada a cabo con la Ley Orgánica 1/2015 de 30 de marzo y en la que, por primera vez, las políticas de prevención de delitos (las políticas de *compliance* penal en este caso) vienen reconocidas en el texto legal como una forma de evitar o reducir la posible pena a la empresa y a sus responsables.

En este sentido, el artículo 31 bis del Código Penal, después de recoger la posible responsabilidad penal de las organizaciones a las que ha hecho mención, señala que podrán eximirse o liberarse de la pena si cumplen con un programa de prevención eficaz que cumpla una serie de requisitos. Y es que los modelos de organización y gestión a que se refieren la condición primera del apartado 2 y el apartado anterior deberán cumplir los siguientes requisitos:

- Identificarán las actividades en cuyo ámbito puedan ser cometidos los delitos que deben ser prevenidos.
- Establecerán los protocolos o procedimientos que concreten el proceso de formación de la voluntad de la persona jurídica, de adopción de decisiones y de ejecución de las mismas con relación a aquellos.
- Dispondrán de modelos de gestión de los recursos financieros adecuados para impedir la comisión de los delitos que deben ser prevenidos.
- Impondrán la obligación de informar de posibles riesgos e incumplimientos al organismo encargado de vigilar el funcionamiento y observancia del modelo de prevención.
- Establecerán un sistema disciplinario que sancione adecuadamente el incumplimiento de las medidas que establezca el modelo.
- Realizarán una verificación periódica del modelo y de su eventual modificación cuando se pongan de manifiesto infracciones relevantes de sus disposiciones o cuando se produzcan cambios en la organización, en la estructura de control o en la actividad desarrollada que los hagan necesarios.

Es decir, en lo que aquí es relevante, deben establecer un programa de detección de riesgos de carácter penal, identificarlos, establecer medidas y protocolos que los eviten, y demostrar que estos procedimeintos se aplican de forma eficaz.

De lo mencionado podía deducirse que los programas de *compliance* exigidos van ligados exclusivamente a la prevención del literal de la norma, contrariamente a lo que se ha señalado al principio del capítulo. Sin embargo, no es así. La interpretación de este artículo debe realizarse de forma amplia para que permita el objetivo de cumplir no solo el literal, sino el espíritu de la norma. Es decir, las políticas de *compliance* que desarrolle una organización para evitar los riesgos penales deben dar un paso más que el simple cumplimiento formal.

La Circular 1/2016 de la Fiscalía General del Estado, publicada tras la entrada en vigor de la reforma, lo deja meridianamente claro:

«En puridad, los modelos de organización y gestión, o *corporate compliance programs*, no tienen por objeto evitar la sanción penal de la empresa, sino promover una verdadera cultura ética empresarial. La empresa debe contar con un modelo para cumplir con la legalidad en general y, por supuesto, con la legalidad penal, pero no solo con ella [...]. Sin duda, muchas empresas se han dotado y se dotarán de completos y costosos programas con la única finalidad de eludir el reproche penal, pero, más allá de su adecuación formal a los requisitos que establece el Código Penal, tales programas no pueden enfocarse a conseguir este propósito, sino a reafirmar una cultura corporativa de respeto a la ley, donde la comisión de un delito constituya un acontecimiento accidental y la exención de pena, una consecuencia natural de dicha cultura. De otra manera, se corre el riesgo de que en el seno de la entidad los programas se perciban como una suerte de seguro frente a la acción penal (FGE, 2016: 39-40).»

Y El Tribunal Supremo, en su Sentencia 154/2016 para determinar si la actuación de la empresa es delictiva determina que debe realizarse desde el:

«...análisis acerca de si el delito cometido por la persona física en el seno de aquella ha sido posible, o facilitado, por la ausencia de una cultura de respeto al derecho, como fuente de inspiración de la actuación de su estructura organizativa.»

Como se ve, es el propio derecho el que respalda que las políticas de *compliance* no pueden suponer el mero cumplimiento estricto y literal de la ley, sino que deben ir más allá.

> **!** En definitiva, es muy importante que en este capítulo se asimile la relevancia que tienen para cualquier organización las políticas de *compliance*, que deben suponer uno (o varios) pasos más que el cumplir la ley, pues de otra forma no serán útiles en la prevención de riesgos (penales o de otro tipo) y ello es algo que hoy en día las organizaciones no pueden permitirse si quieren garantizar su sostenibilidad en el tiempo.

Otros riesgos del *compliance*

Si bien los riesgos penales son, sin duda, los más gravosos a los que puede estar expuesta una organización, no son los únicos que se tienen en consideración. Aunque solo se enumeran estos en esta unidad, conviene recordar que la esfera del *compliance* abarca muchas disciplinas que tendrán mayor o menor relevancia en cada organización en función de su actividad operacional.

Así, las posibles infracciones del derecho de la competencia en sus diferentes vertientes, la protección de datos, la privacidad de los clientes o pacientes, la confidencialidad de los datos que se reciben de otras organizaciones, aunque no sean de carácter personal, así como los derechos de consumidores y los riesgos digitales en la sociedad interconectada actual son aspectos que se deben considerar en cualquier política de *compliance* y que se deben trasladar a la organización para que tenga claras las pautas en su actividad ordinaria.

Componente ético

En la actualidad, está siendo cada vez más común que las empresas establezcan una función enfocada no solo a la reducción de los riesgos corporativos, sino que también se ocupen de conceptos como la ética y la integridad, hasta tal punto que en algunos casos incluso el término *compliance* se deja de lado en favor de uno más inclusivo.

En muchas ocasiones, estos términos se incluyen en los departamentos o funciones que desarrollan esta labor (ética y cumplimiento, *Ethics & Compliance Officer*) e, incluso, en otras directamente se sustituye el término y, así, los departamentos de *compliance* se transforman en departamentos de asuntos éticos, de buenas prácticas éticas y comerciales o con denominaciones similares.

Este enfoque refleja un cambio importante, ya que, si bien la creación de una función de *compliance* dentro de las organizaciones es una tendencia creciente y cada vez más relevante en las operaciones empresariales cotidianas, parece que los términos «ética» e «integridad» se vinculan a un concepto más amplio que no solo abarca la responsabilidad social empresarial (RSE), sino que también se relaciona directamente con el campo del *compliance*. Este fenómeno resalta la conexión profunda entre la ética y el *compliance*, lo que demuestra que este último concepto va mucho más allá de limitarse al cumplimiento de las normativas legales.

Además, pone de relieve la ética empresarial como una disciplina que trasciende el ámbito de la responsabilidad corporativa (*environmental, social and governance*), porque como han señalado algunos autores de ética empresarial, «hacer cosas éticas no es lo mismo que hacerlas de forma ética» y las leyes y la ética son conceptos que no siempre coinciden. En otras palabras, hay situaciones en las que, aunque algo sea legal, puede no ser ético.

Con esto en mente, la función de *compliance* debe entenderse como algo mucho más extenso que el simple «cumplimiento normativo». Las empresas no solo afrontan problemas legales, sino también dilemas éticos. Ante la pregunta «¿qué debo hacer?», las organizaciones deben ir más allá de lo que la ley permite y preguntarse si lo que están haciendo es lo que realmente deben hacer. Es decir, ¿es esta la opción correcta para asegurar la sostenibilidad a largo plazo de la organización?

La política de *compliance* puede desempeñar un papel esencial al ayudar a las organizaciones, pero también a los *stakeholders*, a comprender que la finalidad no es solamente evitar sanciones jurídicas (penales o de otro tipo), sino que el comportamiento ético tiene un papel fundamental para la reputación y para la sostenibilidad de la empresa o de la organización.

> **!** Por ello, hoy en día, cuando dentro de una organización se habla de *compliance,* se habla de ética también, pero no pretende ser una ética personal ni moralista, no pretende sustituir los valores de las personas que la integran ni de las personas con quien se relacionan, sino que pretende que las interacciones, actividades, la misión de una organización se realicen de forma que sean «éticamente aceptables» por la sociedad y que hagan a la organización sostenible en el largo plazo.

Esta cuestión es muy relevante, porque una de las grandes críticas que reciben las políticas de *compliance* de las organizaciones viene de las personas que ven amenazada su libertad, e incluso sus valores (su libertad de cátedra, su libertad de ejercicio profesional) o sus intereses. Sin embargo, esta no es la finalidad de las políticas de *compliance* o de ética y cumplimiento. Pretenden ser un instrumento de seguridad jurídica y sostenibilidad para la organización y para sus partes interesadas.

El sector de la salud, y el laboratorio clínico en particular, no es algo ajeno al *compliance*, a la ética empresarial y, por ende, no está exento de críticas de los profesionales a las empresas por este tipo de políticas. Hay quienes las ven como una salvaguarda, otros como un compromiso, pero otros como una injerencia en su actividad. A continuación, se ve cómo estas políticas se aplican como un instrumento eficaz para evitar los riesgos que se han identificado y para hacer que el sector (el conjunto de interacciones entre proveedores y clientes y, en definitiva, para todos los usuarios del sistema sanitario) sea sostenible y aceptado por toda la sociedad como un sector en el que se puede confiar.

COMPLIANCE EN EL SECTOR DE LAS EMPRESAS DE LABORATORIO

Si se entiende el *compliance* como la política o la función desarrollada por una organización para gestionar los posibles riesgos jurídicos y de otra índole a los que se puede enfrentar una organización, el sector sanitario, en su más amplia concepción, no puede ser ajeno. Como en todos los sectores económicos y sociales, hay unos riesgos que se deben identificar y a los cuales hay que hacer frente para que no se materialicen y pongan en riesgo la continuidad de cualquier organización, ni pongan tampoco en riesgo a ninguna de las personas que forman parte de ellas.

Si bien los riesgos son comunes a todas las partes que participan de este sector, hospitales, profesionales de la salud, colegios profesionales, sociedades científicas, sanidad pública, sanidad privada, aseguradoras, proveedores, etc., son estos últimos, los proveedores, los que han venido desarrollando este tipo de políticas en las últimas décadas y años.

La industria del sector de laboratorio, la de productos sanitarios y la industria farmacéutica tienen una gran presencia en España a través de empresas multinacionales, muchas de ellas de capital norteamericano donde las políticas anticorrupción iniciadas en Estados Unidos desde hace años han marcado sus políticas internas y poco a poco se han expandido en todos los países donde operaban, apoyadas por acuerdos de organizaciones internacionales (como la Organización de Cooperación y Desarrollo Económicos [OCDE]) y se han generalizado en casi todos los operadores de estos sectores.

Por su implicación con el laboratorio, a continuación se examinan cómo aplican las empresas de tecnología sanitaria la gestión de sus políticas de *compliance*.

Cuando se habla de empresas de tecnología sanitaria, se hace referencia a las empresas que fabrican, importan o distribuyen productos sanitarios y también específicamente para el diagnóstico *in vitro*, es decir, aquellas cuyos productos caen dentro del marco de los reglamentos europeos, Reglamento (UE) 2017/745 MDR y Reglamento (UE) 2017/746 IVDR.

En relación con los riesgos del *compliance*, en el sector sanitario, y en el del laboratorio clínico más concretamente, se pueden identificar múltiples riesgos, tanto de carácter jurídico como reputacional. Por supuesto, la seguridad del paciente, el tratamiento de sus datos (personales y de salud) y la calidad de los productos son esenciales también en una correcta política de gestión de riesgos por la responsabilidad que pudieran general para la organización.

Para las empresas proveedoras, estos son riesgos relevantes, se abordan de forma multidisciplinar y los programas de calidad son importantes para ello. Estos son fácilmente comprendidos por los hospitales, profesionales y, en definitiva, por los clientes tanto de laboratorios pertenecientes a la sanidad pública como a la sanidad privada.

Sin embargo, para las empresas proveedoras la comercialización y la venta de estos productos puede suponer un riesgo adicional. Es en este punto en el que las políticas de *compliance* de las empresas del sector de productos sanitarios y productos sanitarios para diagnóstico *in vitro*, en muchas ocasiones chocan con la incomprensión de los potenciales clientes, compradores, usuarios y prescriptores de sus productos.

La comercialización de los productos puede suponer riesgos jurídicos penales, riesgos de incumplimiento regulatorio (promoción) y, además, riesgos reputacionales.

Riesgos jurídico-penales. La contratación pública y la contratación privada

Anteriormente, se ha hecho referencia a los delitos que pueden implicar la responsabilidad penal (de una forma u otra) de las personas jurídicas. Si se presta atención al listado, hay delitos por atentar contra el mercado, los consumidores y por alterar los precios en subasta pública. Aunque cualquiera de los delitos del listado es grave y potencialmente se puede producir cualquiera de ellos, por el tipo de actividad hay mayor riesgo en aquellos relacionados con la comercialización de productos.

Si a ello se añade que la mayor parte del mercado de las empresas que comercializan productos sanitarios y productos sanitarios para el diagnóstico *in vitro* son de carácter público, que debe hacerse en un proceso competitivo según lo establecido en la Ley de Contratos del Sector Público, las empresas deben extremar el cuidado en la forma en que interaccionan con sus potenciales clientes y con los usuarios de sus productos, esto es, con las organizaciones sanitarias y con los profesionales sanitarios.

En este punto resulta bastante claro que en el marco de la sanidad pública, las empresas deben extremar la vigilancia para evitar riesgos de influencias indebidas con aquellos profesionales que participan en procesos de compra pública y, por ello, establecen mecanismos tendentes a que sus empleados, su red comercial, no puedan incurrir de forma equivocada en situaciones de riesgo.

No obstante, la actividad empresarial de las empresas del sector y la actividad científica y profesional de los profesionales van necesariamente de la mano. La relación entre profesionales y la industria se materializa en acuerdos de colaboración, en actividades de desarrollo científico, en estudios sobre la idoneidad de los productos, etc. Esta relación no solamente es legal y legítima, sino que es, a su vez, necesaria para el desarrollo innovador de las tecnologías, pero no puede convertirse en un elemento distorsionador de los criterios de compra, de los precios ni de la selección del mejor producto para el tratamiento de los pacientes.

Esto, además, no es solo aplicable a la sanidad pública, sino también a la sanidad privada, pues, como se ha visto, la alteración de subastas privadas y la corrupción en los negocios también pueden ser objeto de reproche penal.

En este punto es importante destacar que más allá de los delitos que pueden generar responsabilidad jurídica directa a las empresas según el listado anteriormente visto, una organización puede ser declarada responsable civil subsidiaria por cualquier delito que se cometa en su seno, esté o no en el *numerus clausus* anterior y, por tanto, en su política de prevención debe vigilar la evitación de cualquier riesgo jurídico-penal.

Riesgos de incumplimiento regulatorios

Más allá del código penal, en España hay otra normativa que afecta mucho a la comercialización y promoción de productos sanitarios y productos sanitarios de diagnóstico *in vitro*. Así, tanto el Real Decreto Legislativo 1/2015, de 24 de julio, por el que se aprueba el texto refundido de la Ley de garantías y uso racional de los medicamentos y productos sanitarios, como el Real Decreto 1591/2009, de 16 de octubre, por el que se regulan los productos sanitarios (derogado casi en su totalidad salvo en lo que se refiere a este aspecto de comercialización y promoción), y el Real Decreto 1662/2000, de 29 de septiembre, sobre productos sanitarios para diagnóstico *in vitro*, establecen la prohibición de ofrecer y aceptar incentivos en la comercialización de estos productos (**Tabla 32-1**).

> **!** Como se ve, la normativa española es bastante estricta a la hora de exigir a las empresas que no pueden entregar incentivos a los profesionales sanitarios para que estos decidan los productos que compran o emplean, es decir, que usan, recomiendan, prescriben, etc.

Se trata de una limitación importante, pues restringe el derecho de las empresas a la libre comercialización, pero es una decisión de carácter legal que debe ser cumplida.

> **!** Pero, como se aprecia, la limitación no se aplica solamente a las empresas. También los profesionales se ven afectados por esta limitación. La regulación española prohíbe también a los profesionales aceptar o recibir ningún tipo de incentivo.

Riesgos reputacionales

«Tan importante es serlo como parecerlo». Esta frase tan coloquial hoy en día, y al parecer relacionada originalmente con las esposas de los césares romanos, es clave en la gestión de

Tabla 32-1. Prohibición de otorgar incentivos en la comercialización de productos sanitarios y de diagnóstico *in vitro* en la legislación española

Real Decreto Legislativo 1/2015	A efectos de garantizar la independencia de las decisiones relacionadas con la prescripción, dispensación, y administración de medicamentos respecto de intereses comerciales, se prohíbe el ofrecimiento directo o indirecto de cualquier tipo de incentivo, bonificaciones, descuentos, primas u obsequios por parte de quien tenga intereses directos o indirectos en la producción, fabricación y comercialización de medicamentos a los profesionales sanitarios implicados en el ciclo de prescripción, dispensación y administración de medicamentos o a sus parientes y personas de convivencia. Esta prohibición será, asimismo, de aplicación cuando el ofrecimiento se realice a profesionales sanitarios que prescriban productos sanitarios
Real Decreto 1591/2009	De acuerdo con lo establecido en el artículo 3, apartado 6, de la Ley 29/2006, de 26 de julio, en el marco de la promoción de los productos sanitarios, está prohibido otorgar, ofrecer o prometer primas, ventajas pecuniarias o ventajas en especie a los profesionales sanitarios que prescriben los productos, así como a sus parientes o personas con las que convivan Las personas relacionadas en el párrafo anterior no podrán solicitar ni aceptar ninguno de los incentivos prohibidos
Real Decreto 1662/2000	1. En el marco de la promoción de los productos sanitarios para diagnóstico *in vitro*, queda prohibido otorgar, ofrecer o prometer primas, ventajas pecuniarias o ventajas en especie a los profesionales sanitarios o cualquier otra persona relacionada con la utilización, prescripción o dispensación de los productos. así como a sus parientes y personas con las que convivan 2. Las personas relacionadas en el apartado anterior no podrán solicitar ni aceptar ninguno de los incentivos prohibidos

riesgos de las empresas. La reputación es un valor esencial en cualquier organización (y para cualquier profesional) y en las empresas del sector de tecnología sanitaria y de laboratorio no lo es menos.

Anteriormente, se comentaba la importancia de los conflictos de interés en la evaluación de los riesgos penales. Los conflictos de interés (básicamente tener un interés doble en cualquier tipo de relación como puede ser la relación con el comprador de un producto y con el vendedor) pueden ser reales o aparentes, es decir, que esa doble relación no cause un problema jurídico y el implicado (un profesional sanitario, una empresa, un comercial) no interfiera en la compra, en la comercialización, etc. Pero el mero hecho de que exista esa doble relación puede hacer que se cuestione la credibilidad o imparcialidad de quien se ve inmerso en ella.

Los conflictos de interés aparentes son en sí un problema para cualquier organización y deben gestionarse de forma transparente. Hacer públicas las relaciones colaborativas y condiciones de estas es la única forma de disipar las dudas ante un posible conflicto de interés.

Si bien esto se configura como un elemento esencial en las políticas de *compliance* de este sector empresarial, no siempre es bien acogido por los profesionales y organizaciones, que lo ven como una intromisión en su privacidad, en su libertad de actuación, cuando lo único que pretende es evitar que esas relaciones legales y legítimas puedan generar un riesgo indebido o una mala imagen ante terceros.

Una actuación que socialmente no es bien percibida tiene un impacto económico para quien la realiza. Esto se ha traducido en multitud de artículos sobre profesionales y empresas del sector o del sector farmacéutico en los que se pone en tela de juicio las relaciones de colaboración entre ambos, por ejemplo.

Hay que ser consciente de que el impacto reputacional es difícil de prevenir siempre, pues lo socialmente admisible no siempre es igual en cada país o territorio, en cada franja de edad o dependiendo de la ideología, actividad profesional, etc. Muchas variables hacen difícil saber que va a derivar en un daño reputacional para una organización o para un profesional o no. Sin embargo, una política adecuada de prevención de riesgos (de *compliance)* debería ser lo más extensa posible en este aspecto.

Un mecanismo sencillo pero que puede resultar eficaz es lo que algunos denominan test del periódico o test del sonrojo. De cara a conocer si una actuación es ética o no, en definitiva, si es admisible, hay que plantearse si la situación sería cómoda si se hiciera pública. Si es así, se cree que lo que se hace es correcto desde un punto de vista ético o social. Si, por el contrario, incomodase que esta actividad se hiciera pública o se cree que podría avergonzar, claramente se considera que no es ética o admisible socialmente y, por tanto, hay un claro riesgo reputacional en esas actividades.

Para las empresas, estos impactos reputacionales se pueden trasformar en un impacto económico directo. un ejemplo ajeno a este sector es el caso de *dieselgate,* en el que la empresa afectada, más allá de los problemas jurídicos y de las sanciones, en aquel momento sufrió un impacto directo en los mercados por la pérdida reputacional.

> **!** En el sector sanitario son numerosos los riesgos reputacionales, fácilmente al alcance en medios de comunicación y artículos. Las colaboraciones entre la industria y los profesionales y organizaciones de la salud son frecuentemente cuestionadas a nivel público y, por ello, es esencial para las empresas y para los profesionales establecer unos criterios para que estas colaboraciones sean legales, legítimas y fácilmente explicables al conjunto de la sociedad.

Cómo abordan las empresas estos riesgos

Como se ve, los riesgos que pueden derivarse de la actuación de las empresas son múltiples en la comercialización de los productos, su promoción y en las colaboraciones con los profesionales de la salud. A raíz de esos riesgos concretos que cada empresa ha identificado se desarrollan las políticas de *compliance* que impactan en la organización y en cómo deben relacionarse con sus grupos de interés, en este caso con los profesionales y las organizaciones sanitarias.

En definitiva, lo que preocupa a la función de *compliance* de cualquier organización respecto a las actividades comerciales y promocionales que desarrollan sus equipos es doble: por una parte, no incurrir en riesgos de incumplimiento de ninguna norma jurídica y, por otra, que dicha actividad no sea contraria a las normas socialmente aceptadas.

> **!** En el sector de las empresas de productos sanitarios y productos sanitarios para diagnóstico *in vitro*, en su actividad comercial y promocional, por tanto, lo que preocupa es que estas no conlleven incentivos indebidos a profesionales y organizaciones de la salud y que no pueda percibirse que esas interacciones generan esos posibles incentivos indebidos o conflictos de interés.

Lo más habitual es que las empresas del sector establezcan normas internas para determinar solo en qué casos puede existir esa interacción, en qué condiciones, qué requisitos se deben cumplir y en qué casos no es en absoluto aceptable esa práctica.

Esto es lo que se conoce como políticas internas, normas de conducta, códigos de buenas prácticas o códigos éticos, y son relevantes en las empresas del sector de tecnología y de laboratorio, pues son de obligado cumplimiento para sus empleados y para sus distribuidores e irradian su aplicación a los potenciales clientes o usuarios, esto es, a los profesionales sanitarios.

Como se ha comentado, estas políticas pueden ser de carácter empresarial (la gran mayoría), pero, a su vez, pueden convivir con políticas sectoriales que marcan unos estándares éticos o de buenas prácticas que, respetando en todo caso la libre competencia, marquen unas pautas comúnmente aceptadas a nivel social y jurídico y que redunden en el beneficio último del usuario de la sanidad.

En el sector de las empresas de laboratorio conviven, por tanto, los códigos internos de cada empresa que van a definir la forma en que estas empresas y sus equipos se presentan e interaccionan con cada profesional y cada organización. Se trata, en definitiva, de los límites de hospitalidad, del tipo de colaboraciones que pueden desarrollarse con los profesionales, etc.

Se establecen unos criterios claros de forma interna sobre cómo se va a remunerar a un profesional con el que se tiene un acuerdo de prestación de servicios (para que no suponga o pueda suponer un conflicto de interés). Asimismo, se establecen cuáles son los criterios de hospitalidad que se van a ofrecer a estos profesionales. Se trata, y no puede ser de otra forma, de actos unilaterales en los que cada empresa decide cómo va a gestionar estas políticas para evitar riesgos indebidos.

No obstante, aunque sean decisiones unilaterales, estas políticas internas vienen condicionadas por el propio mercado y por la posibilidad de ejercer libremente su actividad comercial.

Las políticas de autorregulación sectorial tienen características comunes con las de cada empresa, pero algunas características propias:

- Deben respetar la libre competencia y no suponer un condicionamiento de la actividad comercial. Hay cuestiones que a nivel sectorial no pueden autorregularse y debe hacerlo cada empresa.
- Son de libre adhesión por cada empresa que los asume, pero una vez que se adhiere la empresa, los códigos sectoriales pasan a ser normas internas de cada empresa.
- Deben establecer unos criterios consensuales de mínimos, y deben ser coherentes con la legalidad, con las limitaciones legales para este tipo de acuerdos y con los criterios socialmente aceptados, dado que persiguen la buena reputación y la confianza de la sociedad en el buen hacer de un sector empresarial.

En todo caso, las políticas de *compliance* sectorial en el sector salud pueden considerarse realmente un caso de éxito, pues han conseguido un gran nivel de implantación en las empresas, así como de aceptación por los profesionales y las organizaciones de la salud e, incluso, por las propias administraciones.

> **!** En el caso de las empresas que operan en el marco del laboratorio clínico, es significativo el *Código ético del sector de tecnología sanitaria*, al que se encuentran adheridas la mayoría de empresas que operan en ese mercado y que establece unas pautas y estándares «éticos» en cuanto a la relación entre la industria y los profesionales y organizaciones de la salud, de modo que se pretende dotar de un marco que permita el cumplimiento de la normativa, reducir riesgos, condicionar el mercado a través de incentivos indebidos prohibidos en la legislación española y dañar la reputación y la imagen del sector, reforzando la confianza de clientes y de la sociedad en un sector empresarial tan relevante.

LAS POLÍTICAS DE *COMPLIANCE* DE LA INDUSTRIA EN SUS INTERACCIONES CON LOS PROFESIONALES Y ORGANIZACIONES DE LA SALUD

En el sector de productos sanitarios el documento clave en cuanto a buenas prácticas sería el *Código ético del sector de tecnología sanitaria*. En todo caso, a continuación se enumeran cuáles son los principales aspectos que regulan las empresas individualmente o a nivel sectorial para poder mitigar los riesgos y cómo afectan a los profesionales sanitarios.

Acuerdos de prestación de servicios

Los acuerdos de prestación de servicios son, sin duda, un punto relevante para las empresas del sector y para los profesionales. Como se ha mencionado, las colaboraciones entre ambos son legales y legítimas, pero no pueden configurarse de forma que puedan suponer un quebranto a la libre competencia del acceso de los pacientes a la mejor tecnología o a la mejor opción para su tratamiento y, por supuesto, no pueden suponer un incentivo indebido para la adquisición de productos sanitarios o productos sanitarios para el diagnóstico *in vitro*.

Conflictos de interés y transparencia

La colaboración con los profesionales y con las organizaciones puede generar situaciones que aparentemente están en conflicto. La colaboración remunerada para una investigación y tener que participar en un proceso de compra en el que participa la empresa con la que se colabora es, en esencia, un posible conflicto de interés que las empresas (y los profesionales) deben gestionar para que no suponga ningún riesgo para ninguna de las partes.

Las políticas de *compliance* establecen mecanismos para gestionar estas situaciones y evitar esos riesgos, y la transparencia es uno de los instrumentos esenciales.

Colaboraciones

Más allá de los acuerdos para la prestación de un servicio, hay otras muchas colaboraciones que la industria realiza con profesionales y organizaciones sanitarias. Las donaciones, las ayudas para proyectos de investigación o de formación, son, quizá, los más relevantes, y las empresas deben establecer sus propios mecanismos de como se pueden realizar estas colaboraciones para evitar que supongan incentivos indebidos o condicionen el mercado.

Actividades de patrocinio y comerciales

Igual que ocurre con las colaboraciones que se han comentado anteriormente, las actividades de carácter promocional o de patrocinio de eventos o iniciativas organizadas por profesionales y organizaciones sanitarias también pueden conllevar riesgos al provocar posibles conflictos de interés o dar lugar a incentivos indebidos.

Por ello, las políticas de *compliance* de las empresas también deben establecer cautelas de cómo se realizan estas actividades estableciendo unos protocolos que validen y evalúen el riesgo de cada participación y de sus condiciones.

Hospitalidad y atenciones

La actividad comercial, formativa, colaborativa y de información que realizan las empresas conlleva relaciones sociales y de cortesía que siempre que se hagan dentro de lo socialmente admitido no suponen ningún riesgo.

No obstante, esto, como el resto de las situaciones descritas, no siempre es fácil de determinar, pues lo que no es socialmente admisible en un entorno profesional sí lo es en otro. En todo caso, es indudable que las empresas, y también los profesionales, deben realizar un esfuerzo en organizar internamente cómo van a desarrollar estas prácticas, pues más allá

de los posibles incentivos indebidos, o conflictos de interés si los gastos de hospitalidad o cortesía son muy elevados, lo cierto es que el impacto reputacional de estas interacciones puede ser elevado.

El test de sonrojo al que antes se ha hecho referencia es perfectamente aplicable a estas situaciones (como a cualquier otra de las descritas anteriormente).

Todas estas políticas, obviamente, tienen un impacto relevante en la organización, en los equipos internos, pero, como ya se ha señalado, tienen una importante proyección externa que, básicamente, se traslada a los profesionales de la salud, quienes ven cómo sus relaciones con la industria, en las diferentes actividades mencionadas, vienen condicionadas por estas políticas.

Para muchos puede ser una imposición o un condicionante, pero es importante asumir que las interacciones profesionales deben ser consensuadas y no pueden suponer un riesgo para ninguna de las partes.

En todo caso, muchos de estos riesgos son compartidos, y es importante que los profesionales entiendan que las consecuencias jurídicas y reputacionales también les afectan. Así, por ejemplo, no son pocos los artículos que hacen referencia a profesionales que tienen acuerdos de prestación con empresas farmacéuticas.

 Por último, hay que recordar que la prohibición de los incentivos que antes se han mencionado no aplica solamente a las empresas (prohibición de darlos), sino también al receptor (prohibición de recibirlos). Es importante tener presente que incumplir estas políticas de *compliance* puede suponer estar incumpliendo una normativa legal que prevé posibles sanciones de diversa índole.

Políticas de control y canales de denuncia

Para finalizar la visión general del *compliance* de la industria, hay que tener en cuenta que todas estas políticas y pautas internas deben ser realistas (adaptarse a los profesionales, al mercado, a la sociedad, etc.), pero también reales, es decir, deben cumplirse y establecerse mecanismos para que sean efectivas. De lo contrario, se estará ante unas meras políticas de apariencia que no solo no protegen a la organización (ni tampoco al profesional u organización con quien se interactúa), sino que pueden incrementar incluso el riesgo operacional por considerar que se pretendía engañar con su puesta en marcha.

En caso de que lo que se implemente sean unas políticas «de apariencia», puede suponer la pérdida de la confianza en esa organización, que es precisamente uno de los objetivos del *compliance*: generar confianza en los clientes, los pacientes y la sociedad.

Para garantizar el cumplimiento de estas políticas, las empresas implementan políticas de control previo (supervisiones, autorizaciones, etc.), pero también *a posteriori*, como son las auditorías o revisiones.

Es esencial, además de un requisito legal actualmente, implementar canales de denuncias que posibiliten a los empleados, a los clientes, proveedores y, por tanto, también a los profesionales y las organizaciones poner en conocimiento de la organización posibles desviaciones que suponen riesgos operacionales. En consecuencia, los canales de denuncias se configuran como un elemento esencial, pues deben servir para detectar y corregir las posibles desviaciones y todos los implicados deben percibir que existen y que funcionan.

PUNTOS CLAVE

- El *compliance* se puede definir como las políticas de autorregulación que pretenden la gestión de riesgos legales y reputacionales de una organización.
- Las organizaciones empresariales, y cualquier otra, pueden tener consecuencias jurídicas por una mala gestión de sus riesgos. Por ello, se deben establecer pautas de conducta internas en la forma en que ejercen sus actividades y se relacionan externamente con clientes y otros colaboradores.
- Un sistema de gestión de *compliance* adecuado no debe limitarse al cumplimiento de la legalidad, sino que debe ir más allá e incluir aspectos éticos en su gestión.

- La autorregulación puede ser de carácter unilateral por parte de una organización, o de carácter sectorial.
- En el sector de las empresas que comercializan productos de laboratorio el marco de referencia es el *Código ético del sector de tecnología sanitaria*, que autorregula a las empresas adheridas para unas buenas prácticas en sus relaciones con organizaciones y profesionales de la salud.
- La normativa legal en España establece, entre otras limitaciones, la prohibición de incentivos en la comercialización de productos sanitarios, y ello debe tenerse en cuenta en las políticas del *compliance* del sector.

BIBLIOGRAFÍA

Asociación Española de Compliance – ASCOM (2017). Libro Blanco sobre la Función de Compliance. https://www.asociacioncompliance.com/wp-content/uploads/2017/08/Libro-Blanco-Compliance-ASCOM.pdf

Aznar E, Vaccaro A. Make Way for the Chief Integrity Officer. IESE Insight Fourth Quarter; 2015.

Bulgarella C. A Two-Factor Model of Ethical Culture [Internet]; 2018. Disponible en: https://www.ethicalsystems.org/wp-content/uploads/2016/09/files_ES_A-Conceptual-Framework-for-Ethical-Culture-FINAL.pdf

Casanovas A. Cuadernos de Compliance. Autonomía e independencia en Compliance. Cuaderno 05. ASCOM 2018 [Internet]. Disponible en: https://asociacioncompliance.com/biblioteca-ascom/cuadernos-de-compliance/

Casanovas A. Legal Compliance. Principios de Cumplimiento Generalmente Aceptados. Difusión Jurídica; 2013.

Committee of Sponsoring Organizations of the Treadway Commission. Gestión del Riesgo Empresarial - Integrando Estrategia y Desempeño. Resumen ejecutivo. PwC; 2017.

Fenin Tecnología sanitaria. Código Ético del Sector de Empresas de Tecnología Sanitaria [Internet]; 2011. Disponible en: https://www.fenin.es/system/documents/document/document/1190/FENIN_CODIGOETICO_Digital_DEF.pdf

Fiscalía General del Estado. Circular 1/2016, sobre la responsabilidad penal de las personas jurídicas conforme a la reforma del Código Penal efectuada por la Ley Orgánica 1/2015. Madrid, España; 2016. Disponible en: https://www.boe.es/buscar/doc.php?id=FIS-C-2016-00001.

Elementos clave en un expediente de adquisición de reactivos I

33

M. Medina López

OBJETIVOS

- Conocer, de forma básica, los aspectos esenciales de un procedimiento relativo al ámbito de la contratación de reactivos.
- Identificar los momentos esenciales del procedimiento en el que el profesional sanitario tendrá que intervenir en el procedimiento de compra.

NORMATIVA APLICABLE

Directivas comunitarias

La Administración pública, en la utilización de sus recursos económicos necesarios para el desempeño de su actividad, tiene que someterse a una normativa vigente que tiene su origen en el derecho comunitario y que determina, en su caso, el procedimiento a seguir para la contratación de aquellas obras, suministros y servicios que necesite contratar para garantizar su funcionamiento.

En el derecho europeo, las directivas en materia de contratación son conocidas por ser su cuarta generación y son las que se citan a continuación:

- Directiva 2014/23/UE del Parlamento Europeo y del Consejo, de 26 de febrero de 2014, relativa a la adjudicación de contratos de concesión.
- Directiva 2014/24/UE del Parlamento Europeo y del Consejo de 26 de febrero de 2014 sobre contratación pública y por la que se deroga la Directiva 2004/18/CE .
- Directiva 2014/25/UE del Parlamento Europeo y del Consejo de 26 de febrero de 2014 relativa a la contratación por entidades que operan en los sectores del agua, la energía, los transportes y los servicios postales y por la que se deroga la Directiva 2004/17/CE.

> ! Se hace necesario precisar que el concepto de «directiva comunitaria» es el de una norma jurídica, de origen comunitario y que resulta de obligado cumplimiento para los países miembros de la Unión. Obliga a la consecución de objetivos concretos en un ámbito temporal determinado, dejando libertad para cada uno de esos Estados de alcanzar esa finalidad en la forma y medios que cada uno determine.

Es decir, son obligaciones de resultados para los Estados miembros.

La propia evolución de las citadas directivas, que como se ha señalado anteriormente, se encuentran en la cuarta generación, ha ido introduciendo modificaciones legislativas así como la creación de nuevas normas internas en el Estado español que han conseguido definir el modelo normativo interno de adquisición de esos bienes, servicios y obras que la Administración ha ido necesitando.

Por último, hay que señalar que dicho panorama legislativo en el ámbito comunitario se enmarca dentro de la «Estrategia Europa 2020», en la cual la contratación pública se configura como un elemento esencial para alcanzar un crecimiento inteligente, sostenible e integrador, garantizando, al mismo tiempo, una racionalidad económica en el uso de los fondos públicos.

Legislación interna

Se hace preciso señalar para general conocimiento de todos que en cuanto a derecho interno español, la norma jurídica fundamental en materia de contratación pública que se va a desarrollar a lo largo de la exposición persigue o consagra dos objetivos esenciales:

- Lograr mayor transparencia en el ámbito de la contratación pública.
- Conseguir una mejor relación calidad-precio en el ámbito de las adquisiciones que la Administración realice por la aplicación de la citada norma.

La norma fundamental en materia de contratación pública es la siguiente: Ley 9/2017, de 8 de noviembre, de Contratos del Sector Público, por la que se trasponen al ordenamiento jurídico español las directivas del Parlamento Europeo y del Consejo 2014/23/UE y 2014/24/UE, de 26 de febrero (BOE núm. 272, de 9 de noviembre). Esta disposición legal carece de una normativa específica, en el aspecto reglamentario, que permita su desarrollo, lo que implica que sea aplicable, con valor reglamentario, la siguiente norma: Real Decreto 1098/2001, de 12 de octubre, por el que se aprueba el Reglamento General de la Ley de Contratos de las Administraciones Públicas (BOE núm. 257, de 26 de octubre).

Como puede apreciarse, dicha norma reglamentaria es anterior a la Ley 9/2017 (en adelante, LCSP), pero permanece vigente y ha sido modificada por normativa reglamentaria posterior.

No hay que olvidar que se citan esas dos normas como esenciales en el ámbito de la Administración pública y que se considera conveniente que sean conocidas, sin perjuicio de que desde las comunidades autónomas, dentro del ámbito de su competencia, puedan dictarse normas que completen o afecten, de forma directa, la tramitación de un procedimiento de contratación que se desarrolle en el ámbito de la Administración pública autonómica.

La estructura de la LCSP es la siguiente:

- Título preliminar.
- 347 artículos.
- 53 disposiciones adicionales.
- 5 disposiciones transitorias.
- 1 disposición derogatoria.
- 16 disposiciones finales.

Como puede apreciarse, es una ley amplia, extensa y de difícil manejo, y en esta sección del libro se pretende lograr que se conozcan los aspectos esenciales que los alumnos, en el desempeño de su futura labor profesional, puedan acometer para lograr poner en marcha y participar en los procedimientos de adquisición de bienes y servicios en los que puedan verse inmersos.

Sin lugar a dudas, en una formación específica para alcanzar conceptos avanzados en «Medicina de Laboratorio» se ha entendido necesario que el conocimiento esencial de la normativa en materia de contratación coadyuvará a lograr un mejor desempeño en los recursos materiales que sean puestos a su disposición para el ejercicio de la actividad profesional.

ÁMBITO SUBJETIVO DE APLICACIÓN

Se hace preciso señalar que cuando se habla del concepto de «ámbito subjetivo», se está haciendo referencia a qué sujetos es aplicable la normativa interna que se ha mencionado en el apartado anterior. Ello supone que, en función de la Administración o ente en el que se esté desarrollando la labor profesional, el trabajador se verá afectado por la aplicación de la normativa señalada en materia de contratación pública.

Por ello, el artículo 3 de la LCSP es el que se encarga de identificar qué Administraciones o entes forman parte del concepto de sector público, así como de identificar qué entes tienen la consideración de Administración pública dentro del concepto de sector público y qué se va a entender por poderes adjudicadores.

No obstante, no se considera preciso entrar en un nivel de detalle adicional, en la medida en que la aplicación de la normativa en materia de contratación pública a la entidad en que se esté prestando los servicios será resuelto por los profesionales que se encargan de su gestión directiva, y dicho aspecto queda al margen del fin último de esta unidad didáctica, que pretende dar a conocer los aspectos esenciales del ámbito de la contratación pública.

TIPOS DE CONTRATOS DEL SECTOR PÚBLICO

El artículo 12.1 de la LCSP se encarga de señalar la diversidad de contratos que las entidades del sector público pueden realizar y que se encuentran inmersos en la aplicación de la citada LCSP.

Los contratos del sector público identificados en la norma citada son los que se detallan a continuación:

- Contrato de obras, regulados en el artículo 13 de la LCSP.
- Contrato de concesión de obras, previstos en el artículo 14 de la LCSP.
- Contrato de concesión de servicios, al que se refiere el artículo 15 de la LCSP.
- Contrato de suministro, previsto en el artículo 16 de la LCSP.
- Contrato de servicios, cuya definición se prevé en el artículo 17 de la LCSP.
- Contrato mixtos, referidos en el artículo 18 de la LCSP.

Ante la citada tipología, y de conformidad con la finalidad perseguida en la unidad didáctica, este capítulo se centra en los contratos de suministros, servicios y mixtos.

 El contrato de suministros es aquel «que tiene por objeto la adquisición, el arrendamiento financiero o el arrendamiento, con o sin opción de compra, de productos o bienes muebles».

Como se ha podido extraer de la definición expuesta, tiene que versar su objeto sobre productos o bienes muebles, es decir, la adquisición de un bien inmueble (local, por ejemplo), así como el arrendamiento de un bien de esa misma naturaleza es ajeno a ser un contrato de suministro regulado en el artículo 16 de la LCSP, y queda al margen de esta disposición legal.

Dentro del contrato de suministro, no solo tiene tal consideración la entrega, adquisición o arrendamiento de un bien mueble (p. ej., un autoanalizador de laboratorio), sino que se han contemplado en el artículo 16.3.a otros supuestos, englobados dentro del contrato de suministro y que van referidos a la entrega de bienes por precio unitario y de forma sucesiva.

Es decir, dentro del concepto de contrato de suministro, y aplicado al ámbito de la medicina (como servicio público que pretende lograr la adquisición de un suministro determinado), tiene la consideración de contrato de suministro cualquiera de las dos opciones o modalidades que se señalan a continuación:

- La adquisición, por ejemplo, de un autoanalizador para la realización de una tipología de pruebas determinadas por la que la Administración abona un precio, de una sola vez, a un operador económico que ha resultado ser adjudicatario de la entrega y puesta en marcha del citado autoanalizador. En este supuesto, tanto las unidades de entrega (en este caso, un solo bien) como el gasto comprometido por la Administración y pagadero a la empresa adjudicataria están perfectamente identificados.
- La adquisición de forma sucesiva, y por precio unitario, de kits de reactivos para la realización de pruebas de laboratorio. En este supuesto, lo que se define es lo que está dispuesto a pagar la Administración por cada una de los kits que pretende adquirir, pero el número total de los que adquirirá dependerá de las necesidades que tenga la Administración, sin obligación de tener que adquirir una cuantía mínima de ellos.

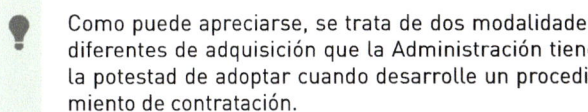

Como puede apreciarse, se trata de dos modalidades diferentes de adquisición que la Administración tiene la potestad de adoptar cuando desarrolle un procedimiento de contratación.

Es decir, una adquisición de una cuantía fija de un bien o una adquisición de una cuantía estimada de un bien, en función de las necesidades reales que definitivamente tenga la Administración sanitaria.

Adicionalmente, y en la medida en que suelen ser supuestos residuales en el ámbito de la contratación pública sanitaria, hay que señalar que también tienen la consideración de contratos de suministros los supuestos siguientes (detallados en el artículo 16.3.b, c y d de la LCSP):

- «b) Los que tengan por objeto la adquisición y el arrendamiento de equipos y sistemas de telecomunicaciones o para el tratamiento de la información, sus dispositivos y programas, y la cesión del derecho de uso de estos últimos, en cualquiera de sus modalidades de puesta a disposición, a excepción de los contratos de adquisición de programas de ordenador desarrollados a medida, que se considerarán contratos de servicios.
- c) Los de fabricación, por los que la cosa o cosas que hayan de ser entregadas por el empresario deban ser elaboradas con arreglo a características peculiares fijadas previamente por la entidad contratante, aun cuando esta se obligue a aportar, total o parcialmente, los materiales precisos.
- d) Los que tengan por objeto la adquisición de energía primaria o energía transformada.»

El **contrato de servicios** aparece regulado en el artículo 17 de la LCSP, y es aquel cuyo objeto viene definido por una obligación de hacer, es decir, el operador económico se obliga a realizar una actividad u obtención de un resultado y este es distinto al de un contrato de obra o suministro.

Como puede apreciarse, todo aquello que no sea la entrega de un bien, o la realización de una obra, quedaría englobado como contrato de servicios.

Por ejemplo, la necesidad que tiene la Administración de contratar un mantenimiento del equipo autoanalizador, que ya obra en su poder y del que es titular. Tiene que ser contratada bajo esta modalidad contractual de servicios y por la que la Administración abonará, para este caso, un precio cierto y determinado por la prestación del servicio de mantenimiento que le preste el operador económico sobre el citado autoanalizador.

No obstante, hay que señalar que cabe dentro de la modalidad de contratación de servicios, al igual que ocurría en el contrato de suministro, que se contrate un servicio bajo la modalidad de «forma sucesiva y precio unitario». Es decir, si se pretende comparar ambos supuestos de contratos de servicios que se han señalado, en el primer caso se trataría de un servicio de mantenimiento pagadero a razón de una cuantía fija (mensual, por ejemplo) y en el que se obliga el operador económico a la realización de un mantenimiento en los términos y formas que se hayan detallado en la documentación del contrato. En el segundo caso, se podría contratar un mantenimiento pagadero, no por importe fijo mensual (en su caso), sino por importe de hora que se precise de mantenimiento, de tal forma que lo que se abona depende de las horas de mantenimiento que se precisasen en cada momento en concreto.

Por último, hay que referirse al contrato mixto, el cual viene regulado en el artículo 18 de la LCSP, y que se caracteriza porque contiene prestaciones correspondientes a más de un contrato.

Por ejemplo, en el ámbito del sector sanitario, es frecuente la contratación mixta de un suministro por precio unitario de un «kit de reactivo» junto con el servicio de mantenimiento del equipo destinatario de la utilización de dicho kit.

La cuestión fundamental es determinar el régimen jurídico aplicable a dichos contratos mixtos al tener prestaciones de dos o más contratos, y dicho aspecto se ha resuelto en el citado artículo 18 de la LCSP. No obstante, con carácter general, hay que señalar que el régimen jurídico de la preparación y adjudicación del contrato mixto vendrá determinado por la prestación de mayor valor estimado, mientras que la regulación de los efectos, del cumplimiento y de la extinción del citado contrato mixto vendrá determinada por las normas aplicables a las diferentes prestaciones que se consagran en el contrato mixto.

Se propone este ejemplo para una mejor comprensión: en el supuesto de un contrato mixto de suministro de «reactivo x» por importe de 500.000,00 euros de valor estimado de esa prestación, así como el servicio de mantenimiento del «analizador para reactivo x» por importe de valor estimado de 150.000,00 euros.

El régimen jurídico aplicable para la preparación y adjudicación del contrato es el de aquel de mayor valor estimado y que para el caso que atañe es el propio del contrato de suministro.

El régimen jurídico aplicable para efectos, cumplimiento y extinción será el propio del contrato de suministro para la prestación del suministro (entrega de ese reactivo) y el régimen de contrato de servicios para la prestación del mantenimiento del autoanalizador.

PUNTOS CLAVE

- Es imprescindible identificar las fases de un procedimiento ordinario de contratación en el que la participación del profesional sanitario es fundamental.
- Se ha de destacar el papel del profesional sanitario y su labor a desarrollar en el ámbito de la contratación pública: debe conocer los tipos de contratos y procedimientos más habituales en la adquisición de bienes y servicios para el desarrollo de su actividad asistencial.

BIBLIOGRAFÍA

Artículo 12. Calificación de los contratos. Ley 9/2017, de 8 de noviembre, de Contratos del Sector Público, por la que se transponen al ordenamiento jurídico español las Directivas del Parlamento Europeo y del Consejo 2014/23/UE y 2014/24/UE, de 26 de febrero de 2014. Boletín Oficial del Estado, núm. 272 (09/11/2017).

Artículo 16. Contrato de suministro. Ley 9/2017, de 8 de noviembre, de Contratos del Sector Público, por la que se transponen al ordenamiento jurídico español las Directivas del Parlamento Europeo y del Consejo 2014/23/UE y 2014/24/UE, de 26 de febrero de 2014. Boletín Oficial del Estado, núm. 272 (09/11/2017).

Artículo 101. Valor estimado. Ley 9/2017, de 8 de noviembre, de Contratos del Sector Público, por la que se transponen al ordenamiento jurídico español las Directivas del Parlamento Europeo y del Consejo 2014/23/UE y 2014/24/UE, de 26 de febrero de 2014. Boletín Oficial del Estado, núm. 272 (09/11/2017).

Ley 9/2017, de 8 de noviembre, de Contratos del Sector Público, por la que se transponen al ordenamiento jurídico español las Directivas del Parlamento Europeo y del Consejo 2014/23/UE y 2014/24/UE, de 26 de febrero de 2014. Boletín Oficial del Estado, núm. 272 (09/11/2017).

Real Decreto 814/2015, de 11 de septiembre, por el que se aprueba el Reglamento de los procedimientos especiales de revisión de decisiones en materia contractual y de organización del Tribunal Administrativo Central de Recursos Contractuales. Boletín Oficial del Estado, núm. 272 (09/11/2017).

Real Decreto 1098/2001, de 12 de octubre, por el que se aprueba el Reglamento general de la Ley de Contratos de las Administraciones Públicas. Boletín Oficial del Estado, núm. 257 (26/10/20019).

Elementos clave en un expediente de adquisición de reactivos II

34

M. Medina López

 OBJETIVOS

- Adquirir destreza en la tipología de documentos sobre los que el profesional sanitario tendrá que participar en el proceso de compra, de un bien o servicio.
- Dimensionar la importancia de la participación del profesional sanitario en el procedimiento.
- Conocer modelos de compra de reactivos que vienen utilizándose en la actualidad por parte de las diversas Administraciones públicas.
- Mejorar competencias en la definición de características técnicas y de criterios de adjudicación a contemplar en los procedimientos de compra que se realicen en el ámbito de la Administración pública.

DOCUMENTACIÓN PRINCIPAL DEL EXPEDIENTE ADMINISTRATIVO

Para una mejor comprensión de la vertiente jurídica de un expediente administrativo de contratación, hay que comenzar señalando que el expediente de contratación es un conjunto de documentos que lo componen y que abarca el ámbito de actuaciones comprendidas entre la definición de una necesidad existente, y la cual quiere ser atendida por la Administración, hasta que se formaliza el vínculo jurídico entre la Administración y la empresa seleccionada en el procedimiento.

A partir de ese momento, se entraría en aspectos de ejecución contractual, que sin perjuicio de la documentación que se precise para su tramitación, se van a considerar ajenos al expediente administrativo, para poder centrarse en este último.

Se pretende, en este apartado, proceder a su desarrollo y, más concretamente, a conocer la documentación en la que participará el profesional sanitario. Es recomendable que se le haga partícipe de la «jerga y nomenclatura» de la que tendrá que participar cuando sea requerida su presencia y actuación en un expediente de contratación.

La finalidad de cualquier expediente administrativo es dar cobertura a una necesidad que se haya puesto en conocimiento de la Administración pública. Este conocimiento lo inicia el profesional sanitario, el cual necesita un bien o la realización de un servicio para lograr el desarrollo efectivo de su trabajo para cubrir la actividad asistencial.

Imagínese, por ejemplo, que el profesional sanitario necesita material fungible diverso para la realización de pruebas analíticas variadas. Este material sanitario a adquirir requiere que se ponga de manifiesto mediante un documento en el que

se detalle cuál es esa necesidad que se pretende cubrir con su adquisición, así como otros aspectos que se detallan en la ley.

Memoria justificativa

El artículo 116 de la Ley de Contratación de Servicios Públicos (LCSP) recoge, de forma explícita, que el expediente se iniciará por el órgano de contratación, el cual se encarga de motivar la necesidad, y esto habrá de realizarse en los términos que se exigen en el artículo 28 de la LCSP. Si se acude a una lectura atenta de él, se recoge en su articulado lo siguiente:

«Artículo 28. Necesidad e idoneidad del contrato y eficiencia en la contratación. 1. Las entidades del sector público no podrán celebrar otros contratos que aquellos que sean necesarios para el cumplimiento y realización de sus fines institucionales. A tal efecto, la naturaleza y extensión de las necesidades que pretenden cubrirse mediante el contrato proyectado, así como la idoneidad de su objeto y contenido para satisfacerlas, cuando se adjudique por un procedimiento abierto, restringido o negociado sin publicidad, deben ser determinadas con precisión, dejando constancia de ello en la documentación preparatoria, antes de iniciar el procedimiento encaminado a su adjudicación.»

Por tanto, es, en este documento que servirá de soporte para iniciar el procedimiento administrativo de contratación, en el que se debe producir una participación activa del profesional sanitario, que se hará, en su caso, y conjuntamente, con profesionales de otros ámbitos de la Administración sanitaria: jurídicos, ingenieros, etc.

La norma no se encarga de regular qué contenido exacto debe tener este documento, así que será cada órgano de contratación el que determine de qué manera y bajo qué justificación, puede dar mejor cumplimiento a lo exigido en la normativa de contratación.

No obstante, sí se considera conveniente que puede ser un elemento determinante para fijar el contenido de este documento el acudir al artículo 116.4 de la LCSP, el cual señala que deberá justificarse «adecuadamente» en el expediente lo siguiente (lo indicado en negrita es esencial para ese profesional sanitario que participa en la redacción del documento):

• Elección del procedimiento de adjudicación.
• Clasificación que se exija a los operadores económicos.
• Criterios de solvencia económica y financiera, así como condiciones especiales de ejecución.
• Valor económico de la contratación que se pretende.
• Necesidad de la Administración a la que se pretende dar satisfacción mediante la contratación de las prestaciones correspondientes y su relación con el objeto del contrato, que deberá ser directa, clara y proporcional.
• En el caso de contratos de servicios, la existencia de una justificación de que se carece de medios propios para realizar la prestación.
• La decisión de no dividir en lotes el objeto del contrato.

Lógicamente, atendiendo a una minuciosa lectura de lo indicado en ese artículo, la participación de un profesional sanitario no se puede dar en todos los elementos que se han detallado. Por eso se ha indicado que su participación y su colaboración se realizarán con otros profesionales de la Administración actuante.

A modo de ejemplo, si se pretende realizar un contrato de suministro de reactivos de bioquímica para un laboratorio concreto, la participación del profesional sanitario de ese servicio clínico intermedio se deberá realizar para lo que se ha señalado en negrita. Puede inferirse, de forma clara y precisa, que su formación académica y desempeño profesional le permiten, con mayor precisión y competencias, describir y justificar esos aspectos que se han destacado.

Pliego de cláusulas administrativas particulares

Los artículos 121 y 122 de la LCSP se encargan de regular el contenido que debe ser plasmado en ese documento. Con carácter general, puede ser definido un pliego de cláusulas administrativas particulares como el documento jurídico en el que se recoge el régimen jurídico, la tramitación del procedimiento y el conjunto de derechos y obligaciones que serán asumidos por los operadores económicos participantes en el procedimiento y por el contratista adjudicatario (se entiende por contratista adjudicatario la empresa que ha sido ganadora del procedimiento y a la que se encargará el contrato en cuestión que se ha tramitado).

Con mayor detalle de precisión, es el Real Decreto 1098/2001, de 12 de octubre, el que dedica su artículo 66 y 67 al señalar el contenido genérico que debe recoger un pliego de cláusulas administrativas particulares, por lo que cabe, únicamente, referirse a ellos y que se realice una lectura

atenta por parte del alumno. Todo ello porque podrá observar qué recoge el contenido del pliego de cláusulas administrativas particulares en virtud del tipo de contrato (suministro, servicio, obra, etc.) en el que se encuadre la prestación que se pretende contratar. Como puede apreciarse de una lectura rápida de lo indicado en esos artículos, viene a confirmar que su contenido será realizado en mayor medida por profesionales jurídicos/económicos, pero habrán de tener en cuenta lo aportado por profesionales sanitarios, pues se recogerá en el pliego de cláusulas administrativas particulares.

Sirva como ejemplo la justificación, en su caso, de no dividir por lotes, supuestos de variantes y alternativas que puedan autorizarse, criterios de adjudicación de orden técnico que tengan que tenerse en cuenta en la selección de ofertas, incumplimientos técnicos de la prestación, penalidades en su caso, supuestos de modificación, etc.

Sí se considera conveniente que se sepa que es posible que la Administración competente pueda fijar pliegos de cláusulas administrativas generales (modelos de pliegos). Estos consisten en fijar un clausulado común para una tipología de contrato administrativo, por ejemplo suministro, y en el que para cada adquisición que se quiera realizar, y que tenga que utilizarse dicho modelo de pliego, solo se cumplimente una serie de particularidades propias para esa contratación.

Sin lugar a dudas, dicho extremo favorece la agilización de los plazos de tramitación del expediente.

Pliego de prescripciones técnicas

El artículo 123 y siguientes de la LCSP se encargan de señalar las características que deben ser exigidas en la realización de la prestación que se contrata. Se define dicho documento, a tenor de lo dispuesto en el artículo 124 de la LCSP, como el documento que haya de «regir la realización de la prestación y define su calidad, condiciones sociales y ambientales». En definitiva, para el supuesto contemplado como ejemplo y que versaba sobre el contrato de suministro de reactivos de bioquímica para un laboratorio concreto, el pliego de prescripciones técnicas se encargará de indicar las características que deberá tener el reactivo en cuestión: calidad, conservación, condiciones de seguridad, marcado CE, etc.

El artículo 125 de la LCSP ha identificado una serie de conceptos que deben tenerse en cuenta a la hora de fijar las prescripciones técnicas, y para el caso concreto de contratos de suministros y servicios (que serán los que con mayor presencia se participará por el profesional sanitario) recoge expresamente lo siguiente:

«b) Cuando se trate de contratos de suministro o de servicios, aquella especificación que figure en un documento en la que se definan las características exigidas de un producto o de un servicio, como los niveles de calidad y de comportamiento ambiental y climático, el diseño para todas las necesidades (incluida la accesibilidad universal y diseño universal o diseño para todas las personas) y la evaluación de la conformidad, el rendimiento, la utilización del producto, su seguridad y sus dimensiones; asimismo, los requisitos aplicables al producto en lo referente a la denominación de venta, la terminología, los símbolos, las pruebas y métodos de prueba, el envasado, marcado y etiquetado, las instrucciones de uso, los procesos y métodos de producción en cualquier fase del ciclo de vida del suministro o servicio, así como los procedimientos de evaluación de la conformidad.»

Sí debe tenerse en cuenta a la hora de la definición de las características técnicas que estas deben proporcionar a los empresarios acceso en condiciones de igualdad al procedimiento de contratación y no tendrán por efecto la creación de obstáculos injustificados a la apertura de la contratación pública a la competencia. Es decir, no se pueden crear ni definir prescripciones técnicas que sean exclusivas o que favorezcan a un determinado operador económico, eliminando así el principio de concurrencia que consagra la normativa de contratación.

No obstante, sí hay que precisar que una cosa es restringir injustificadamente la competencia y otra que necesariamente haya que establecer prescripciones técnicas amplias que permitan la concurrencia. Es decir, no se deben establecer prescripciones técnicas que impidan dar cobertura a la necesidad que se pretende cubrir por parte de la Administración sanitaria por el mero hecho de permitir la máxima concurrencia empresarial en el procedimiento de adjudicación.

Es necesario, por tanto, equilibrar el principio de concurrencia con el principio de una eficiente utilización de los recursos públicos para lograr una contratación de bienes o de realización de servicios que permitan dar cobertura a la necesidad que se pretende satisfacer. A este respecto, según el artículo 1.1.1 de la LCSP, «la presente ley tiene por objeto regular la contratación del sector público, a fin de garantizar que esta se ajusta a los principios de libertad de acceso a las licitaciones, publicidad y transparencia de los procedimientos, y no discriminación e igualdad de trato entre los licitadores; y de asegurar, en conexión con el objetivo de estabilidad presupuestaria y control del gasto, y el principio de integridad, una eficiente utilización de los fondos destinados a la realización de obras, la adquisición de bienes y la contratación de servicios mediante la exigencia de la definición previa de las necesidades a satisfacer, la salvaguarda de la libre competencia y la selección de la oferta económicamente más ventajosa».

Merece una especial consideración señalar que en la definición de prescripciones técnicas se observe lo dispuesto en el artículo 126, en el sentido de articular, y aplicar en su caso, las reglas definidas por el mismo para el establecimiento de las prescripciones técnicas. Resulta ilustrativo e interesante señalar que no se podrán exigir o referir «marcas concretas de un operador», pues de ser necesario hacerlo, habrá que añadir «o equivalente». El artículo 126.6 de la LCSP señala: «Salvo que lo justifique el objeto del contrato, las prescripciones técnicas no harán referencia a una fabricación o a una procedencia determinada, o a un procedimiento concreto que caracterice a los productos o servicios ofrecidos por un empresario determinado, o a marcas, patentes o tipos, o a un origen o a una producción determinados, con la finalidad de favorecer o descartar ciertas empresas o ciertos productos. Tal referencia se autorizará, con carácter excepcional, en el caso en que no sea posible hacer una descripción lo bastante

precisa e inteligible del objeto del contrato en aplicación del apartado 5, en cuyo caso irá acompañada de la mención «o equivalente».

Para finalizar, hay que señalar que el propio Real Decreto 1098/2001 recoge en sus artículos 68, 69 y 70 particularidades a tener en cuenta en la definición de las prescripciones técnicas que se trasladen al expediente de contratación.

Especial atención a los criterios de adjudicación

Antes de entrar en detalle en las consideraciones a tener en cuenta en la definición de los criterios de adjudicación, es preciso señalar lo siguiente:

- La definición de características técnicas en el pliego de prescripciones técnicas supone que deben ser cumplidas por el operador económico. Es decir, la presentación a un procedimiento de contratación de una oferta técnica que incumpla lo exigido, con carácter obligatorio, en el pliego de prescripciones técnicas supone el rechazo de la oferta realizada y, por tanto, la imposibilidad de continuar en el procedimiento para el operador económico que la ha realizado.
- Los criterios de adjudicación, a diferencia de las características técnicas exigidas en el pliego de prescripciones técnicas, no tienen su consideración de ser excluyentes para los operadores económicos. Es decir, son criterios que sirven para evaluar una oferta realizada y, por tanto, sirve para seleccionar una oferta sobre otra realizada por otro operador económico. Los aspectos a valorar, así como su peso o puntuación obtenida por su aplicación se deberá detallar en el pliego de cláusulas administrativas particulares. Por tanto, su ubicación (la de los criterios de adjudicación) en el pliego de cláusulas administrativas particulares frente al pliego de prescripciones técnicas como documento técnico sirve para justificar que la aplicación de los citados criterios no supone la exclusión de la oferta *per se*, sino su nula puntuación con respecto al criterio en cuestión.

Partiendo de lo expuesto, hay que señalar que los artículos 145 y 146 de la LCSP se encargan de regular aspectos esenciales en su formulación y detalle, pero atendiendo a una simplicidad de planteamiento, las características que deben tener los criterios de adjudicación son las siguientes:

- Tienen su participación y fundamento en el procedimiento de adjudicación, y tiene que perseguir la adjudicación de la oferta que mejor relación calidad-precio tenga. Hay que justificar en el expediente (como se indica en el artículo 116.4.c de la LCSP: «Los criterios de solvencia técnica o profesional, y económica y financiera, y los criterios se tendrán en consideración para adjudicar el contrato, así como las condiciones especiales de ejecución del mismo) el motivo por el que se entiende necesaria su inclusión.
- Deben estar vinculados al objeto del contrato. Por tanto, no se podrán establecer criterios de adjudicación en el que se valore, por ejemplo, la realización de una obra cuando el objeto del contrato es un suministro.

- Deberán estar formulados de manera objetiva, con respeto al principio de igualdad, no discriminación, transparencia y proporcionalidad; además, no deben posibilitar una decisión ilimitada al órgano de contratación.
- Lo que se valore en esos criterios de adjudicación debe ir acompañado de documentación aportada por el operador económico que permita comprobar de manera efectiva la información facilitada para su evaluación.

Se hace necesario señalar que se establece una doble tipología de criterios de adjudicación:

- Criterios de adjudicación sujetos a juicio de valor: son criterios de valoración subjetiva, es decir, no existe una fórmula previamente determinada que permita atribuir una puntuación determinada. A través de ellos se realiza una valoración «motivada y no arbitraria» de una oferta técnica presentada por el operador económico al procedimiento.
- Criterios de adjudicación evaluables mediante fórmulas: su aplicación responde a un parámetro objetivo, en el que su definición permite conocer la puntuación que obtendría el operador económico o la fórmula que se aplicará para concretar la puntuación asignada.

 Se ha de señalar que la legislación obliga a que la documentación exigida para los criterios de evaluación no automática y la de criterios automáticos de valoración se aporten en sobres diferenciados. Es decir, no puede mezclarse documentación de esa tipología de criterios en un mismo sobre que se presente la oferta.

¿Qué consecuencia acarrea el incumplimiento de dicho extremo? Para contestar a esa pregunta, hay que remitirse a lo dispuesto en el artículo 26 del Real Decreto 817/2009, de 8 de mayo, por el que se desarrolla parcialmente la Ley 30/2007 de 30 de octubre, de contratos del sector público, el cual establece: «Presentación de la documentación relativa a los criterios de adjudicación ponderables en función de un juicio de valor. La documentación relativa a los criterios cuya ponderación dependa de un juicio de valor debe presentarse, en todo caso, en sobre independiente del resto de la proposición con objeto de evitar el conocimiento de esta última antes de que se haya efectuado la valoración de aquellos».

Por tanto, si el profesional sanitario, en el desarrollo de su actividad, y siendo parte del estudio y elaboración del informe sobre criterios no automáticos de valoración, pudiera constatar que en la documentación que es objeto de estudio aparece información relativa a criterios automáticos de valoración, lo cual permite conocer la puntuación que podría obtener esa empresa por aplicación de ese criterio automático, debe ponerlo en conocimiento del órgano que le haya pedido la elaboración del citado informe, con la finalidad de que este último proceda a proponer la exclusión de la oferta.

Se hace preciso señalar tres cuestiones esenciales en relación con este tema:

- ¿Qué tipos de criterios de adjudicación pueden ser contemplados en un expediente administrativo de suministro/servicio o mixto?

- ¿Qué ponderación se puede atribuir a cada uno de ellos?
- ¿Cabe alguna particularidad sobre el procedimiento en virtud de la ponderación que se les atribuya?

En relación con la primera cuestión, hay que señalar lo siguiente: como se señala en el artículo 145.1 de la LCSP: «La adjudicación de los contratos se realizará utilizando una pluralidad de criterios de adjudicación en función de la mejor relación calidad-precio». Esa mejor relación calidad-precio se evaluará con arreglo a criterios económicos y cualitativos (artículo 145.2 de la LCSP). Como puede observarse, se habla de «criterios económicos», entendibles como los que están directamente relacionados de forma directa o indirecta con el precio del contrato, con su coste y, por tanto, son de carácter automático en la medida en que será una fórmula de evaluación la que permita su aplicación a los efectos de obtener la puntuación para cada operador económico.

También hay que referirse a que el articulado hace referencia a criterios cualitativos, y estos pueden ser tanto automáticos como no automáticos. Por tanto, cabe la posibilidad de que un criterio cualitativo se articule como un criterio de adjudicación de carácter no automático, por tanto, sujeto a juicio de valor, o bien como un criterio automático, lo que supone que su valoración se articule bajo una fórmula, por lo que su valoración no depende de la subjetividad del profesional que se encarga de su evaluación.

La definición de la tipología de criterios es tan amplia que depende del objeto de cada contrato, de la finalidad perseguida, de las soluciones existentes en el mercado para cubrir la necesidad asistencial que se precise, etc. Por ello, la ley ha señalado ejemplos de criterios cualitativos que se reproducen en el artículo 145.2 de la LCSP.

En lo que se refiere a la segunda cuestión suscitada, el peso específico de cada criterio de adjudicación será el que determine el órgano de contratación en el expediente, el cual procederá a justificar el porqué de su elección, así como el peso que se le atribuye a dicho criterio en ese expediente. Es decir, no todos los criterios de adjudicación tienen que tener el mismo peso. Por tanto, en cada expediente, y en un sumatorio de base 100, el criterio automático de precio puede tener un valor de hasta el 50 % de puntuación en un expediente y en otro expediente tener un valor máximo de hasta el 30 %. Es competencia del órgano de contratación fijar el peso específico de cada uno de ellos, atendiendo, en su caso, a norma interna de funcionamiento o instrucciones de servicio que se fijen y limiten el peso que cada tipología de criterio puede tener en un expediente.

En lo que se refiere a la tercera cuestión, hay que indicar que hay una cuestión esencial directamente vinculada con los criterios de adjudicación, y es en relación con los criterios de evaluación no automática. Cuando en un expediente administrativo de contratación, los criterios de evaluación no automática superen en ponderación a los criterios de evaluación automática, la valoración de esos criterios no automáticos deberá realizarla un «comité de expertos» o bien un «organismo técnico especializado».

En este caso, deberá ser objeto de publicación en el perfil del contratante del organismo en cuestión, la designación de los miembros de ese comité de expertos o del organismo técnico especializado (artículo 63.5 de la Ley 9/2017, de 8 de noviembre [LCSP]), lo que supone que serán de general conocimiento los encargados de la realización de dicho informe sobre esos criterios no automáticos de valoración.

PARTICIPACIÓN DEL PROFESIONAL: INFORMES DE CRITERIOS DE ADJUDICACIÓN

En la fase del procedimiento de adjudicación de un expediente de contratación, no solo interviene personal de la Administración relacionado con el ámbito del derecho administrativo y del procedimiento, sino que también tiene lugar la participación de profesionales de la Administración, ajeno al ámbito jurídico, pero con conocimientos y competencias en relación con el objeto del contrato y la necesidad que se pretende satisfacer.

En esta fase de tramitación del expediente, en la que se ha procedido a la publicación de una licitación por la Administración y hasta que se produce la adjudicación por esta última, hay una fase esencial referida al estudio y la valoración de las ofertas presentadas, y la valoración realizada, con respecto a ellas, es muy importante desde un doble punto de vista:

- Por un lado, para comprobar si la oferta realizada se acomoda a las exigencias de cumplimiento establecidas en el pliego de prescripciones técnicas. Es decir, hay que comprobar, con la documentación aportada por el licitador, si la oferta que ha realizado cumple los mínimos que se hayan señalado en el pliego de prescripciones técnicas.
- Por otro lado, y solo con respecto a las ofertas presentadas que cumplan lo dispuesto en el pliego de prescripciones técnicas, se procederá a valorarla atendiendo a los criterios de adjudicación que se han señalado en el expediente. Si dichos criterios de evaluación tienen carácter no automático, esa evaluación será plasmada en un informe de criterios no automáticos en el que se tendrá que valorar y proponer la puntuación a la oferta que está valorando el profesional actuante. Si el criterio a evaluar tiene carácter automático, es objeto de una fórmula de aplicación y puede ser requerido el profesional sanitario para que proceda a presentar un informe sobre aplicación de ese criterio automático cuando la mesa de contratación carezca del conocimiento necesario para entender cómo aplicar esa fórmula para ese caso concreto.

 Como puede observarse, la participación del profesional en este ámbito es crucial, pues de su actuación depende que una oferta realizada por el operador económico pueda, o no, continuar en el procedimiento.

No existe un modelo de informe de valoración de criterios, pero tiene que reunir una serie de características que le den sustento jurídico para evitar su *litis* en un procedimiento ulterior ante un tribunal. Las características esenciales del informe deben ser:

- El informe debe sustentarse en la documentación aportada por el licitador en el procedimiento.

- El informe debe recoger la valoración de todos aquellos aspectos que en el expediente de contratación se han decidido que iban a ser objeto de valoración.
- Solo debe ser objeto de valoración lo que se señaló en el expediente que se iba a valorar.
- Tiene que tratarse de un documento motivado, en el que se explique el «cumplimiento del criterio de adjudicación», y debe estar sustentado en la documentación aportada por el licitador.
- Es recomendable que se recoja un resumen, respecto a cada criterio de adjudicación que se evalúa, en el que se permita apreciar, de forma comparada, los aspectos esenciales de cada oferta del operador, respecto a ese criterio de adjudicación, para permitir dejar claro la mejor valoración propuesta a una oferta con respecto a otra oferta.

Los informes de criterios no automáticos de valoración, que son los que se realizan para los criterios de evaluación no automática, tienen una especial importancia en el ámbito de la contratación pública, y así lo ha querido recoger la normativa aplicable, cuando en su artículo 63.3.e de la LCSP señala: «En el caso de la información relativa a los contratos, deberá publicarse al menos la siguiente información: [...] el informe de valoración de los criterios de adjudicación cuantificables mediante un juicio de valor de cada una de las ofertas...».

 Dicha publicación en el perfil del contratante asegura la transparencia del procedimiento y el acceso público a ellos, lo que supone que el acceso a dicho informe será público para cualquier interesado.

Por tanto, pueden servir de ejemplo para cualquier profesional los informes que se encuentran en los perfiles del contratante de las diversas Administraciones públicas.

Para finalizar, es necesario que el profesional conozca la importancia del trabajo realizado, en relación con el informe del que se ha dado publicidad, pues para el supuesto en el que él recoja que una determinada oferta «no cumple lo dispuesto en el pliego de prescripciones técnicas», lo que supone su no continuidad en el procedimiento de adjudicación para un operador económico, podrá ser objeto de recurso/impugnación mediante la figura del recurso especial en materia de contratación, con los efectos jurídicos, tanto a nivel de medida de carácter cautelar como del fondo del asunto, que el tribunal encargado de su estudio determine.

ADJUDICACIÓN DEL CONTRATO Y FORMALIZACIÓN: RESPONSABLE DEL CONTRATO

Una vez que se haya producido la valoración de las ofertas empresariales presentadas al expediente, será la mesa de contratación (salvo en los procedimientos negociados, en los que no sea obligatoria su existencia) la que eleva al órgano encargado de adjudicar (órgano de contratación) la propuesta que corresponda. En dicha propuesta se recogerán las ofertas que se declaran admitidas, las excluidas, la puntuación obtenida, en su caso, por cada una de ellas, así como la que se propone como adjudicataria del citado contrato.

A raíz de la propuesta formulada, el órgano de contratación (salvo supuestos motivados) adjudicará el contrato en los términos que haya indicado la mesa de contratación.

Técnicamente, una cosa es adjudicar un contrato y otra es formalizarlo. Al no ser un elemento esencial que deba conocer el profesional sanitario, hay que hacer constar que cuando la norma se refiere a la adjudicación, esta hay que entenderla como el acto administrativo que pone fin al procedimiento de contratación, y que es una resolución. La resolución es técnicamente el documento que pone fin al procedimiento, y contra la cual se podrán ejercitar las acciones legales correspondientes cuando entienda un licitador que su contenido le causa algún perjuicio que no tiene obligación de soportar.

El concepto de formalización va directamente relacionado con la firma del contrato. Va referido a ese documento firmado por ambas partes, Administración y adjudicatario, y que recoge sus elementos esenciales (objeto, plazo, precio, importe, lugar de prestación, etc.) que se indican en el artículo 71 del Real Decreto 1098/2001, de 12 de octubre.

Es necesario señalar, a raíz de esos dos términos identificados, los siguientes aspectos:

- Es el acto de la formalización del contrato el que perfecciona el contrato. Es decir, es ese el momento jurídico correspondiente en el que pueden ser exigidas las obligaciones recogidas, para cada una de las partes, en la documentación del expediente que ha concluido con la firma de un contrato, como documento obligacional.
- En un procedimiento ordinario, la adjudicación no permite iniciar la ejecución de un contrato. Es preciso la formalización del contrato para comenzar su ejecución.
- La adjudicación de un contrato no exige la existencia de una reserva de crédito a nombre del adjudicatario. Dicha reserva de crédito deberá estar contabilizada por el órgano con competencia para ello (intervención) con carácter previo al acto de formalización del contrato.

La aplicación del principio de transparencia, consagrada en la legislación contractual aplicable, obliga a que actos de esta naturaleza sean objeto de publicación en el perfil del contratante del organismo. De tal forma que el mismo artículo 63.3.e de la LCSP requiere que, al menos, sea objeto de publicación y, en todo caso, la resolución de adjudicación del contrato.

En el caso de la formalización del contrato, es el artículo 154.1 de la LCSP el que se refiere a su publicación, e indica: «… La formalización de los contratos deberá publicarse, junto con el correspondiente contrato, en un plazo no superior a 15 días tras el perfeccionamiento del contrato en el perfil de contratante del órgano de contratación. Cuando el contrato esté sujeto a regulación armonizada, el anuncio de formalización deberá publicarse, además, en el *Diario Oficial de la Unión Europea*». Por tanto, la formalización del contrato se publica en el perfil del contratante del organismo en cuestión así como en el *Diario Oficial de la Unión Europea* cuando la licitación se haya publicado, igualmente, en ese medio.

Una vez que el contrato está formalizado, la ejecución de su cumplimiento en los estrictos términos señalados en él ha sido considerado un elemento de vital importancia en la legislación aplicable, y ello a partir de reconocer la figura del «responsable del contrato». Dicha figura se recoge en el artículo 62 de la LCSP, en los siguientes términos:

«Artículo 62. Responsable del contrato. 1. Con independencia de la unidad encargada del seguimiento y ejecución ordinaria del contrato que figure en los pliegos, los órganos de contratación deberán designar un responsable del contrato al que corresponderá supervisar su ejecución y adoptar las decisiones y dictar las instrucciones necesarias con el fin de asegurar la correcta realización de la prestación pactada, dentro del ámbito de facultades que aquellos le atribuyan. El responsable del contrato podrá ser una persona física o jurídica, vinculada a la entidad contratante o ajena a él.»

> **!** Como puede apreciarse, la figura del «responsable del contrato» se ha diseñado en la LCSP como una figura de obligada presencia y con unas funciones claras y precisas sobre el objeto del contrato, al hacer referencia a que su cometido es la supervisión de la ejecución del contrato, y adoptar decisiones y dictar instrucciones que permitan asegurar la correcta ejecución.

Parece claro que la figura del responsable del contrato deberá estar relacionada con el ámbito del objeto del contrato y, por tanto, con el destinatario de la prestación, por lo que «no parece asombroso ni extraño» que un profesional sanitario, responsable del servicio de laboratorio de un centro sanitario, pueda ser designado por el órgano de contratación como responsable del contrato en cuestión.

Es creciente la relevancia y la importancia de la figura del responsable del contrato, pues la responsabilidad de la gestión de unos fondos públicos obliga a asegurar que estos han sido destinados a alcanzar la cobertura de una determinada necesidad.

A modo de ejemplo, y dentro del ámbito de la ejecución de un contrato, hay que señalar que será el responsable del contrato el que determinará si este debe ser prorrogado, si concurre y propone, en su caso, alguna causa de resolución por incumplimiento, si es preciso instar un procedimiento de imposición de penalidad ante un incumplimiento detectado y acreditado, etc.

PARTICULAR REFERENCIA AL RECURSO ESPECIAL EN MATERIA DE CONTRATACIÓN

El procedimiento administrativo de contratación finaliza, como no podía ser de otra forma en el mundo jurídico, mediante la emisión de una resolución emitida por el órgano de contratación en la que este acordará lo que proceda, en virtud con la tramitación, y en su caso propuesta, que se le haya realizado por la mesa de contratación, para el caso de que esta haya sido obligatoria en la tramitación del procedimiento o, en su caso, por el órgano proponente que ha instado la ejecución de los actos administrativos que han compuesto el expediente.

Esta resolución, en atención al objeto del contrato, puede contener alguno de los supuestos que se señalan a continuación:

- Adjudicación del contrato (en su totalidad, por lotes, por agrupaciones de lotes) a un operador económico que ha realizado la mejor oferta en relación calidad-precio. Es decir, aquel operador económico que ha obtenido la mayor puntuación de conformidad con la aplicación de los criterios de adjudicación señalados en el expediente.
- En caso contrario, y para cuando no se haya podido adjudicar el expediente (en su totalidad, por lotes, por agrupaciones de lotes) podrá acordar que el expediente quede desierto, es decir, que no existe ninguna oferta técnica o económica válida para poder ser declarada adjudicataria del contrato correspondiente.

! Contra dicha resolución, independientemente de su contenido, la ley ha querido arbitrar la posibilidad de poder recurrir dicho acto administrativo y, para ello, se instauró el recurso especial en materia de contratación, el cual viene regulado en la normativa de contratos vigente, en el artículo 44 y siguientes de la citada Ley 9/2017.

Se hace preciso conocer qué tipo de contratos son susceptibles de poder interponérseles un recurso de esa naturaleza, así como sobre qué actos puede recaer su interposición. Por tanto, en primer lugar, los contratos sobre los que puede interponerse un recurso especial son los siguientes (de acuerdo con el correspondiente artículo 44):

- Contratos de obras cuyo valor estimado sea superior a tres millones de euros, y de suministro y servicios, que tengan un valor estimado superior a 100.000 euros.
- Acuerdos marco y sistemas dinámicos de adquisición que tengan por objeto la celebración de alguno de los contratos tipificados en el punto anterior, así como los contratos basados en cualquiera de ellos.
- Concesiones de obras o de servicios cuyo valor estimado supere los tres millones de euros.

Una lectura atenta de lo expuesto permite concluir, por tanto, supuestos como los que se detallan:

- Un contrato de suministros (por ejemplo, de reactivos de microbiología) o un contrato de servicios (por ejemplo, del mantenimiento del sistema de información existente en el laboratorio de microbiología) cuyo importe de valor estimado sea superior a 100.000 euros es susceptible de que se le pueda interponer un recurso especial contra determinados actos administrativos que vienen recogidos en la legislación vigente.
- Por el contrario, ese contrato anterior, en cualquiera de sus modalidades (suministros o servicios), pero cuyo valor estimado sea igual o inferior a 100.000 euros no es susceptible de que se le pueda interponer un recurso especial.

Identificada, por tanto, la tipología de contratos sobre los que resulta admisible la figura del recurso especial, se hace conveniente señalar sobre qué tipo de actos puede interponerse un recurso especial, los cuales resultan muy variados, como se especifica en artículo 44.2 de la LCSP y entre los que se señalan los siguientes:

- Los pliegos (de cláusulas administrativas y/o pliego de prescripciones técnicas) y documentos contractuales que establezcan las condiciones que deban regir la contratación.
- Los acuerdos (resoluciones) de adjudicación.

Son estos los que se han elegido en esta exposición del capítulo, por estar directamente vinculados a una actuación del profesional sanitario. Con esto se quiere incidir en el hecho de que, como se ha expuesto en el presente capítulo, un documento esencial del expediente administrativo es el pliego de prescripciones técnicas, y este ha sido realizado o participado, mayoritariamente, por el profesional sanitario.

Si su redacción incluye, por ejemplo, aspectos que perjudican o restringen injustificadamente una competencia empresarial, o bien hace referencia a normativa o requisitos técnicos contrarios a la normativa existente, puede desencadenar que cualquier operador económico que se sienta perjudicado sobre el contenido indicado pueda interponer el potestativo recurso especial en materia de contratación.

El plazo temporal en el que debe presentarse el recurso especial aparece identificado en el artículo 50 de la LCSP, y será de 15 días hábiles (excluyendo sábados, domingos y festivos) a contar desde un ítem determinado, en función del acto que se recurra. Para los dos ejemplos que se han destacado en este punto, el plazo se iniciará:

- En el caso de interponer un recurso especial contra el pliego de cláusulas administrativas particulares y/o pliego de prescripciones técnicas, se acudirá al apartado *b)* de ese artículo 50, el cual establece: «Cuando el recurso se interponga contra el contenido de los pliegos y demás documentos contractuales, el cómputo se iniciará a partir del día siguiente a aquel en que se haya publicado en el perfil de contratante el anuncio de licitación. [...] En el caso del procedimiento negociado sin publicidad, el cómputo del plazo comenzará desde el día siguiente a la remisión de la invitación a los candidatos seleccionados».
- En el caso de interponerse un recurso especial contra la resolución de adjudicación, el plazo será el fijado en el apartado *d): «*Cuando se interponga contra la adjudicación del contrato, el cómputo se iniciará a partir del día siguiente a aquel en el que se haya notificado esta de conformidad con lo dispuesto en la disposición adicional decimoquinta a los candidatos o licitadores que hubieran sido admitidos en el procedimiento».

A continuación, se hace preciso identificar que igual de importante que es conocer cuándo puede interponerse el recurso especial y sobre qué actos administrativos, es necesario conocer, también, cuál será el órgano encargado de resolverlo.

Ante este hecho, el artículo 45 de la LCSP, ha señalado expresamente: «1. En el ámbito de los poderes adjudicadores del sector público estatal, el conocimiento y resolución de los recursos a que se refiere el artículo anterior estará encomendado al Tribunal Administrativo Central de Recursos Contractuales, órgano especializado que actuará con plena independencia funcional en el ejercicio de sus competencias. Dicho órgano estará adscrito al Ministerio de Hacienda y Función Pública».

Como se puede observar de la redacción indicada, dicho Tribunal Administrativo Central de Recursos Contractuales conocerá de todos aquellos recursos contra actos de los poderes adjudicadores del sector público estatal, por lo que ha quedado abierto que las comunidades autónomas puedan organizar y crear su propio tribunal administrativo para ese ámbito territorial.

La norma de funcionamiento del citado Tribunal Administrativo Central de Recursos Contractuales es el Real Decreto 814/2015, de 11 de septiembre, por el que se aprueba el reglamento de los procedimientos especiales de revisión de decisiones en materia contractual y de organización del Tribunal Administrativo Central de Recursos Contractuales (BOE núm. 230, de 25 de septiembre).

En cuanto a la tramitación del procedimiento del recurso especial, se entiende necesario que se conozcan, de forma general, estas circunstancias:

- Cuando el recurso especial se interponga sobre el acto de adjudicación, el procedimiento de contratación se suspende de forma automática, y no se puede continuar con la formalización (firma) del contrato administrativo que ha sido objeto de recurso. Así lo recoge el artículo 53.1 de la LCSP: Una vez interpuesto el recurso, quedará en suspenso la tramitación del procedimiento cuando el acto recurrido sea el de adjudicación».
- Cuando se trata de cualquier otro acto administrativo, podrá solicitarse, por el recurrente, la adopción de medidas cautelares al tribunal, tendentes a suspender la tramitación del procedimiento de contratación hasta que el tribunal resuelva lo que proceda en atención al fondo del recurso.
- La tramitación del procedimiento será electrónica, para todo tipo de comunicación y actos entre el tribunal y los interesados en el recurso o participantes en el procedimiento. Así se plasma en el artículo 54 de la LCSP: «Las comunicaciones y el intercambio de documentación entre los órganos competentes para la resolución de los recursos, los órganos de contratación y los interesados en el procedimiento se harán por medios electrónicos».
- Se dará audiencia tanto al órgano administrativo como a potenciales operadores económicos interesados, participantes en el procedimiento de contratación, a fin de poder alegar lo que a su derecho convenga, por afectarles directamente el contenido del recurso interpuesto.

El citado procedimiento ante el Tribunal Administrativo de Recursos Contractuales finalizará con la emisión del acuerdo o resolución que este adopte y que tendrá que resolver sobre las diversas cuestiones que se hayan suscitado en el recurso.

Contra el acuerdo/resolución que haya adoptado el tribunal solo cabe acudir en los supuestos y plazos determinados al recurso contencioso-administrativo, el cual será visto por un juzgado o tribunal de lo contencioso-administrativo, y su decisión será inmediatamente ejecutiva, es decir, su aplicación procede de inmediato.

 PUNTOS CLAVE

- El nuevo papel del profesional sanitario en el ámbito de la ejecución del contrato es fundamental, ya que será el responsable del contrato.
- El profesional sanitario participante en la elaboración del pliego de prescripciones técnicas y en los criterios de adjudicación supone garantizar el principio de igualdad de trato de los operadores económicos.
- Los criterios de adjudicación son el elemento esencial para la adjudicación del contrato a un operador económico.

BIBLIOGRAFÍA

Artículo 12. Calificación de los contratos. Ley 9/2017, de 8 de noviembre, de Contratos del Sector Público, por la que se transponen al ordenamiento jurídico español las Directivas del Parlamento Europeo y del Consejo 2014/23/UE y 2014/24/UE, de 26 de febrero de 2014. Boletín Oficial del Estado, núm. 272 (09/11/2017).

Artículo 16. Contrato de suministro. Ley 9/2017, de 8 de noviembre, de Contratos del Sector Público, por la que se transponen al ordenamiento jurídico español las Directivas del Parlamento Europeo y del Consejo 2014/23/UE y 2014/24/UE, de 26 de febrero de 2014. Boletín Oficial del Estado, núm. 272 (09/11/2017).

Artículo 25. Real Decreto 817/2009, de 8 de mayo, por el que se desarrolla parcialmente la Ley 30/2007, de 30 de octubre, de Contratos del Sector Público. Boletín Oficial del Estado, núm. 118 (15/05/2009).

Artículo 101. Valor estimado. Ley 9/2017, de 8 de noviembre, de Contratos del Sector Público, por la que se transponen al ordenamiento jurídico español las Directivas del Parlamento Europeo y del Consejo 2014/23/UE y 2014/24/UE, de 26 de febrero de 2014. Boletín Oficial del Estado, núm. 272 (09/11/2017).

Ley 9/2017, de 8 de noviembre, de Contratos del Sector Público, por la que se transponen al ordenamiento jurídico español las Directivas del Parlamento Europeo y del Consejo 2014/23/UE y 2014/24/UE, de 26 de febrero de 2014. Boletín Oficial del Estado, núm. 272 (09/11/2017).

Real Decreto 814/2015, de 11 de septiembre, por el que se aprueba el Reglamento de los procedimientos especiales de revisión de decisiones en materia contractual y de organización del Tribunal Administrativo Central de Recursos Contractuales. Boletín Oficial del Estado, núm. 272 (09/11/2017).

Real Decreto 1098/2001, de 12 de octubre, por el que se aprueba el Reglamento general de la Ley de Contratos de las Administraciones Públicas. Boletín Oficial del Estado, núm. 257 (26/10/20019).

Innovación basada en valor

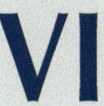

VI

35 • Perspectiva de la Plataforma de Organizaciones de Pacientes sobre el papel de las organizaciones de pacientes en el sistema sanitario

36 • Innovación basada en valor

Perspectiva de la Plataforma de Organizaciones de Pacientes sobre el papel de las organizaciones de pacientes en el sistema sanitario

35

C. Escobar Manero y E. E. Moreno Campoy

 OBJETIVOS

- Comprender el papel esencial de las organizaciones de pacientes como agentes de cambio en el sistema sanitario español.
- Identificar estrategias para garantizar la calidad de vida y la equidad en la atención de las personas con necesidades crónicas de salud.
- Analizar los retos actuales y propuestas concretas para potenciar la participación activa de los y las pacientes en la toma de decisiones sanitarias.

PLATAFORMA DE ORGANIZACIONES DE PACIENTES

La Plataforma de Organizaciones de Pacientes (POP) es una organización sin fines lucrativos que agrupa a organizaciones de pacientes de ámbito estatal, con el fin de unir sus voces y ejercer una representación efectiva de los derechos y las necesidades sanitarios y sociosanitarios que comparten las personas con enfermedades crónicas o síntomas cronificados, ante los principales agentes del sector de la salud en España. En la Plataforma de Organizaciones de Pacientes se aglutinan 36 organizaciones nacionales que agrupan más de 1.796 asociaciones estatales, autonómicas y provinciales que representan, entre otras patologías crónicas, autismo y trastorno del espectro autista, enfermedades oncológicas, raras, personas que han sido sometidas a un trasplante y enfermas de riñón, hígado y corazón, enfermedades inflamatorias inmunomediadas, neurológicas, cerebrovasculares, cardiovasculares, personas con lesión medular y personas con el virus de la inmunodeficiencia humana-sida. Con más de 941.600 asociados, 12.170 trabajadores y 66.000 voluntarios, suma experiencias, esfuerzo y trabajo para elevar la voz de las personas con enfermedades crónicas y defender sus derechos. La Plataforma de Organizaciones de Pacientes surge de la necesidad de elevar la voz de los pacientes en todos los ámbitos en los que deba ser escuchada y coordinar acciones comunes asumiendo la representación de los intereses de las personas con enfermedades crónicas y las asociaciones que las representan.

La misión de la POP es promover la participación y defender los derechos de las personas con necesidades crónicas de salud en todos los ámbitos, políticas y actuaciones que afectan a sus vidas para lograr su plena inclusión y una mejor calidad de vida. Para ello, tiene una visión: ser la voz para conseguir que las personas con necesidades crónicas de salud puedan acceder a una atención integral y personalizada, en condiciones de acceso universal, equidad, transparencia y soste-

nibilidad. En esta labor, sus valores son la participación, la legitimidad, la transparencia, la democracia y la cooperación, con el objetivo de ampliar el conocimiento de la situación de los pacientes y sus necesidades, fomentar su empoderamiento, planificar, gestionar y evaluar centrándose en las necesidades sociales y sanitarias de las personas con enfermedad crónica impulsando alianzas y colaboraciones con los agentes del sector y trabajar en el desarrollo eficaz, efectivo y eficiente de la POP.

¿QUÉ HACE?

Los pilares sobre los que se apoya la actividad de la POP son la incidencia política, la investigación, la formación y la participación en jornadas y congresos.

Incidencia política

Como representantes de los pacientes, incide en las políticas públicas sanitarias y sociales contribuyendo a que estas garanticen los derechos y cubran las necesidades reales de los pacientes de España. No es posible incidir sin conocimiento. Por ello, analiza exhaustivamente las necesidades sanitarias y sociales de las personas con enfermedades o síntomas cronificados para concretar propuestas de mejora. La participación interna de las organizaciones miembro, a través de comisiones técnicas, resulta esencial para detectar las necesidades y para definir las propuestas y realizar la acción de incidencia política.

Para llevar a cabo esta actividad de incidencia política ante las instituciones, la plataforma se apoya en un trabajo de investigación rigurosa sobre la situación del sistema sanitario y la atención a la cronicidad desde una perspectiva social. Esta labor ayuda a entender las necesidades de la comunidad, identificar áreas de mejora y abogar por políticas que promuevan la salud y el bienestar de todas las personas afectadas por enfermedades crónicas. Por ello, desde la creación de la plataforma se han llevado a cabo estudios sobre el particular impacto de la cronicidad en la infancia, en mujeres o en personas mayores, entre otras, así como la situación emocional y psicosocial de estos colectivos.

Investigación

Una de las bases fundamentales sobre las que se apoya la labor de la plataforma es el Observatorio de Atención al Paciente (OAP). Es una plataforma que pretende impulsar y generar conocimiento con relación a los derechos de las personas con enfermedad crónica en España que contribuya a generar un cambio efectivo en las políticas sanitarias. Para ello, genera informes de posicionamiento sobre los principales temas que preocupan a las personas con enfermedades crónicas o a las organizaciones en las que se agrupan y sensibiliza sobre la situación de vulnerabilidad en la que se encuentran. Además, plantea soluciones y propuestas concretas de mejora desde la perspectiva de los pacientes. Las principales áreas temáticas sobre las que trabaja son los derechos de los pacientes, la calidad de la atención, el impacto de la enfermedad, la seguridad del paciente y el I+D+i. El comité asesor del OAP cuenta con las siguientes instituciones:

- Agencia Española del Medicamento y Productos Sanitarios.
- Asociación Española de Pediatría.
- Consejo General de Colegios Oficiales de Enfermería de España.
- Consejo General de Colegios Oficiales de Farmacéuticos.
- Consejo General del Trabajo Social.
- Dirección General de Derechos de las Personas con Discapacidad.
- Ministerio de Derechos Sociales y Agenda 2030.
- Organización Médica Colegial de España.
- Sociedad Española de Calidad Asistencial.
- Sociedad Española del Dolor.
- Sociedad Española de Directivos de Atención Primaria.
- Sociedad Española de Directivos de la Salud.
- Sociedad Española de Farmacia Hospitalaria.
- Sociedad Española de Médicos de Atención Primaria.
- Sociedad Española de Medicina de Urgencias y Emergencias.
- Sociedad Española de Medicina de Familia y Comunitaria.
- Sociedad Española de Médicos Generales y de Familia.
- Sociedad Española de Medicina Interna.

Otro de los principales focos de investigación sobre los que se apoya la labor de la plataforma es el Barómetro EsCrónicos, que viene realizando desde 2015 con la Universidad Complutense de Madrid, con ediciones realizadas en 2016, 2017, 2019 y 2022. El Barómetro EsCrónicos nace con el objetivo de recopilar información para conocer y valorar la percepción de las personas con enfermedad crónica sobre la calidad de la asistencia recibida. Actualmente, se publican resultados con periodicidad bienal para poder trabajar

en mayor profundidad con las administraciones los puntos débiles identificados y avanzar en las mejoras. En los distintos barómetros se ha venido indagando sobre la percepción del estado de salud de las personas con enfermedad crónica, su satisfacción con la atención sanitaria y la valoración otorgada al sistema sanitario público. En los distintos estudios se han incluido preguntas relacionadas sobre la enfermedad, la coordinación entre los profesionales sanitarios, el impacto del género sobre la enfermedad crónica, la forma y la frecuencia de las relaciones familiares y sociales, el impacto laboral y formativo, así como el impacto emocional que la propia enfermedad conlleva. En cada edición se van introduciendo temas específicos y mejoras en el cuestionario y se mantienen y permanecen constantes algunas preguntas de base.

Formación

La labor de investigación que se lleva a cabo se interrelaciona con la de formación. La representación efectiva de los pacientes requiere líderes sociales capacitados para ejercer esta función, con amplio conocimiento sobre el sistema sanitario y social. La POP está convencida de que el verdadero cambio pasa por empoderar a los pacientes individuales para que conozcan mejor su enfermedad, se corresponsabilicen y puedan participar de las decisiones que les afectan. Por ello, invierte en formar a representantes de sus organizaciones de pacientes.

El modelo de atención centrado en la persona está adquiriendo cada vez mayor relevancia en el entorno sanitario y requiere la participación del propio paciente en la toma de decisiones. Las asociaciones de pacientes desempeñan un papel clave en cuestiones de representación y defensa de derechos, de identificación de necesidades, de prestación de servicios y de propulsión de cambios, entre otras. Sin embargo, las personas a cargo de estas organizaciones necesitan reforzar sus conocimientos en ámbitos como la comunicación, la estrategia, la captación y la gestión de recursos, la incidencia institucional y aspectos normativos, entre otras. Con el objetivo de cumplir con esta misión, la POP, en colaboración con Deusto Business School, ha puesto en marcha el programa de liderazgo y gestión de organizaciones de pacientes. Los principales objetivos de la formación son:

- Conocer el ecosistema sociosanitario y potenciar su rol en la defensa de los derechos y la mejora en la atención de los pacientes y sus familias.
- Sensibilizar y contribuir a formar una narrativa sobre la labor de las asociaciones de pacientes en la transformación sanitaria.
- Dotar de conocimientos y herramientas que posibiliten una gestión de excelencia de las organizaciones de pacientes.
- Ahondar en las estrategias de participación y activación de los pacientes.
- Desarrollar habilidades transversales de comunicación y liderazgo para llevar a cabo sus objetivos de forma eficaz.
- Ofrecer espacios para interactuar con pares y promover el aprendizaje colaborativo.

- Fomentar el conocimiento y las oportunidades de participación en el entorno de I+D+i.
- Dotar de conocimiento del sistema regional de salud.
- Desarrollar capacidades para poder acceder a las oportunidades de financiación públicas nacionales y regionales, así como su correcta justificación técnica y económica.

Por otro lado, de la mano de la AEMPS, la POP ha generado a lo largo de 2023 y 2024 una formación continuada interna para sus entidades miembro impartida por el personal técnico de la AEMPS. Los ámbitos de esta formación abarcan: historia, funciones de la organización y estructura de la AEMPS, ensayos clínicos, autorización de medicamentos, farmacovigilancia, desabastecimiento e informe de posicionamiento terapéutico (IPT).

Finalmente, otro de los hitos formativos de la POP fue, a lo largo del año 2023, celebrar la primera jornada de *networking* entre entidades de pacientes y personal de la Dirección General de Cartera Común de Servicios del Sistema Nacional de Salud y Farmacia del Ministerio de Sanidad. Esta jornada, en la que participaron los miembros de la POP y el personal técnico del Ministerio de Sanidad, tenía como objetivo promover la información y la formación de representantes de organizaciones de pacientes sobre las funciones y competencias de la Dirección General. También buscaba describir los procedimientos llevados a cabo por la Dirección General de Cartera Común de Servicios del Sistema Nacional de Salud (SNS) y la Dirección General de Farmacia, así como el objetivo de incorporar la perspectiva de los pacientes en la dinámica de la Dirección General de Cartera Común de Servicios del Sistema Nacional de Salud y Farmacia.

Jornadas y congresos

La participación en jornadas y congresos es vital para la POP. Estos eventos no solo brindan la oportunidad de compartir conocimiento y experiencias, sino que también permiten colaborar con profesionales de la salud, investigadores y responsables políticos para promover políticas y prácticas que mejoren la calidad de vida de las personas con enfermedades crónicas. También ofrece un espacio valioso para aprender sobre los últimos avances en investigación médica, terapias innovadoras y modelos de atención centrados en el paciente. Además, permite compartir las perspectivas únicas como pacientes y defensores de la salud, contribuyendo así a un diálogo más inclusivo y orientado a soluciones.

Estos encuentros también brindan la oportunidad para establecer redes de apoyo y colaboración con otras organizaciones de pacientes, fortaleciendo así la capacidad para abogar por cambios significativos en el sistema de salud. Al unir fuerzas, se pueden amplificar las voces y ejercer una mayor influencia en la formulación de políticas y la toma de decisiones.

Paralelamente, desde 2019, también se vienen realizando los Desayunos POP, un foro de debate monotemático en el que expertos en diversos ámbitos conversan en un formato de debate con un público reducido sobre temas de interés para el sector. Los Desayunos POP ayudan a dar visibilidad a temas de interés para los pacientes, potencian redes y alianzas con otros agentes del sector y favorecen la formación y la información sobre temas de actualidad desde la perspectiva de los pacientes, además de generar contenidos e impacto en los medios. Algunos de los temas tratados en estos encuentros han sido la adherencia terapéutica, las resistencias antimicrobianas, la medicina personalizada de precisión, los ensayos clínicos, la investigación y la importancia de la vacunación, entre otras cuestiones.

También, a la luz de los eventos electorales autonómicos, generales y europeos, se han realizado Desayunos POP Políticos. Esto abre una ventana de oportunidad para el debate de las prioridades en el ámbito de la definición de políticas públicas dirigidas a la mejora de las personas con necesidades crónicas de salud para contribuir a que la cronicidad tenga un peso relevante en los programas electorales.

LA IMPORTANCIA DE LA PARTICIPACIÓN DE LOS PACIENTES EN EL SISTEMA SANITARIO

En 1994, la Organización Mundial de la Salud (OMS) reconoció el papel que los pacientes desempeñan en la adecuada prestación de la atención sanitaria y en el funcionamiento óptimo del sistema sanitario en su *Declaración sobre la promoción de los derechos de los pacientes en Europa*, entre cuyos objetivos se encontraba generar oportunidades de diálogo entre las organizaciones de pacientes, los profesionales sanitarios, las Administraciones sanitarias y otros agentes sociales. Asimismo, la OMS ha manifestado la importancia de que las Administraciones sanitarias faciliten a los profesionales sanitarios la recogida de información de los pacientes en la actividad asistencial, por medio de sistemas que permitan recopilar y analizar sus opiniones y experiencias en beneficio de su seguridad, así como involucrar a las organizaciones de pacientes en el empoderamiento y la educación sanitaria a pacientes para su participación en el sistema sanitario.

En España, la normativa nacional en materia de participación de pacientes en el sistema sanitario ha venido regulando aspectos de esta participación, fundamentalmente, a través de leyes como la Ley General de Sanidad de 1986 (articula la participación comunitaria en la definición y el control de la ejecución de la política sanitaria), la Ley de Cohesión y Calidad del Sistema Nacional de Salud de 2003 (reconoce la participación ciudadana en materia de salud) y la Ley General de Salud Pública de 2011 (reconoce el derecho a la participación ciudadana en las actuaciones de salud pública). En 2017 se aprobó el convenio marco de colaboración entre el Ministerio de Sanidad, Servicios Sociales e Igualdad y la POP, mediante el que se aprobó la inclusión de los pacientes en el Comité Consultivo del Consejo Interterritorial del SNS y su participación de forma activa en las Estrategias de Salud del SNS y en actuaciones de formación y empoderamiento del ministerio. En la actualidad, se está a la espera de avanzar con la aprobación de la Ley de Equidad, Universalidad y Cohesión del Sistema Nacional de Salud, cuyo anteproyecto de ley aprobó el Consejo de Ministros en junio de 2022. Su aprobación supondría la regulación de la participación de los pacientes en el SNS y permitiría a las asociaciones de pacientes actuar como un agente social y sanitario más, de forma activa en las políticas sanitarias junto con el propio ministerio y los órganos vinculados al Consejo Interterritorial del Sistema Nacional de Salud. Asimismo, el ministerio está trabajando en la inclusión de los pacientes en el diseño y desarrollo de sus iniciativas con la puesta en marcha del Foro Abierto de la Salud, que operaría como un espacio de participación de pacientes, sociedades científicas y profesionales sanitarios en el que se abordarían políticas, programas y acciones relacionadas con enfermedades raras, cáncer, migraña, enfermedades cardiovasculares, investigación y prevención.

El conocimiento específico que pueden aportar los pacientes respecto a la efectividad de los medicamentos, así como sobre los efectos secundarios y las diferentes formas de impacto que tiene un medicamento o la combinación de varios de ellos, es de enorme valor para el sistema sanitario. Mediante la participación en el diseño y aplicación de las políticas sociales y sanitarias, los pacientes ejercen de aliados de la transformación de los sistemas de salud y sociales, a la par que de protagonistas en un sistema que les pone en el centro, valorando la heterogeneidad de situaciones que afrontan.

La participación ciudadana es un derecho y una pieza fundamental del sistema democrático que promueve la construcción de una sociedad activa, ayudando a impulsar cualquier aspecto relacionado con la vida social, sanitaria, económica, cultural o política de la población. La participación de los pacientes se puede articular y darse en cualquiera de los diferentes niveles en que se estructura el sistema sanitario (**Fig. 35-1**):

• Nivel de atención o *micro*. Los pacientes y personas cuidadoras participan en la toma de decisiones compartida sobre su propia salud con los profesionales sanitarios y en la autogestión de esta. Puede incluir desde la recepción de información proporcionada por el profesional sanitario (nivel menos participativo) hasta la toma de decisiones compartida basada en las preferencias del paciente, evidencia médica y criterio clínico (nivel de mayor participación).
• Nivel de gestión o *meso*. Los pacientes participan para la mejora del diseño organizativo y gobernanza en el ámbito hospitalario, incluidas las áreas integradas de salud. Su participación está estrechamente relacionada con la mejora de la calidad asistencial y de las experiencias de los pacientes en cuanto a la atención recibida. La participación se suele realizar en comités o grupos de trabajo, para la toma de decisiones, la elaboración de guías de práctica clínica, la definición de procesos asistenciales integrados, etc.
• Nivel de planificación o *macro*. Los pacientes participan en el desarrollo de normativas y políticas de salud con el ministerio, consejerías y agencias e instituciones integradas, a través de consultas públicas concretas o de la participación en consejos asesores y otros comités estratégicos.

Es necesario un compromiso con la participación activa de los pacientes en el diseño, desarrollo, implementación y evaluación de los servicios de salud. La experiencia única que los pacientes pueden aportar en el desarrollo de soluciones tecnológicas en la investigación y en la innovación, o en la elaboración de políticas públicas éticas es fundamental para garantizar tecnologías inclusivas y efectivas. A través del conocimiento y la experiencia en la patología, tanto los pacientes como sus representantes, aportan valor a los procesos, ayudando a identificar e implementar estrategias para abordar con mayor certeza las soluciones a las necesidades de salud que se presentan. No se debe perder el foco de que el paciente es el beneficiario final.

En la POP se viene observando un creciente interés por parte del sector sanitario en diseñar modelos de atención centrada en la persona, que pone de manifiesto la progresiva toma de conciencia sobre la necesidad de transformación de

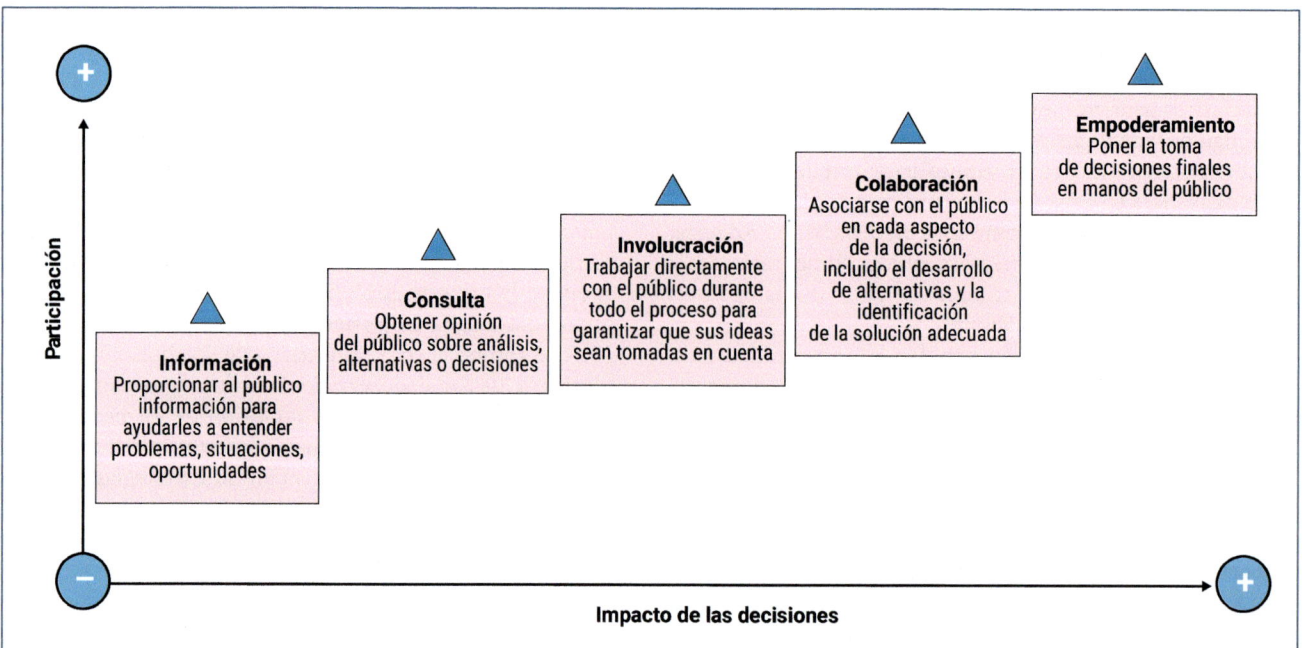

Figura 35-1. Niveles de participación pública y su impacto.

los servicios actuales. La presencia del paciente en la vida y en las políticas sanitarias supone un cambio de paradigma en el que todos los actores que forman parte del ecosistema de la asistencia sanitaria pueden tener un papel activo, de interacción y de participación.

Es fundamental promover el trabajo colaborativo y cooperativo entre todos los agentes implicados, construyendo relaciones de igualdad entre pacientes y profesionales, poniendo a los pacientes en el centro y promoviendo su cohesión sobre todo aquello que afecta a su salud y su vida. La POP cree firmemente en el empoderamiento del paciente, a través del conocimiento y el ejercicio de sus derechos, mediante la participación en el diseño y la aplicación de las políticas sociales y sanitarias, como aliados de la transformación de los sistemas de salud y sociales. El objetivo del movimiento asociativo de pacientes es avanzar para disponer de pacientes activos, informados, corresponsables y empoderados.

En este sentido, desde las asociaciones de pacientes se tiende una mano a las instituciones para apoyarlas en la incorporación de esta perspectiva, para tener en cuenta la heterogeneidad de situaciones a las que se enfrentan las personas con enfermedades crónicas o necesidades crónicas de salud y, en definitiva, para ayudar a crear una sociedad plural y equitativa en la que no se deje a nadie atrás. Bajo esta premisa, en el año 2022 la Plataforma de Organizaciones de Pacientes puso en marcha el proyecto «ParticipACCIÓN», un modelo de excelencia de las organizaciones sanitarias en la involucración de los pacientes. A través de ParticipACCIÓN se busca crear una red de fomento de la participación de los pacientes que favorezca la toma de decisiones sobre su salud. La red está formada por instituciones y organizaciones sanitarias españolas (consejerías de sanidad, instituciones sanitarias, hospitales, etc.) comprometidas con la escucha activa del paciente para cubrir sus necesidades de salud. Los objetivos del proyecto son:

- Poner a disposición de las instituciones, organizaciones y centros sanitarios un modelo de fomento de la participación de los pacientes.
- Facilitar una herramienta de autoevaluación orientada a la mejora continua.
- Identificar buenas prácticas en la involucración de pacientes en el ámbito de la planificación y gestión sanitaria.
- Generar conocimiento sobre la situación actual y los retos en el fomento de la participación de los pacientes.

Por otro, se desarrolló el *Documento de consenso del fomento de la participación de los pacientes en el ámbito hospitalario* con el propósito de concretar una hoja de ruta de su participación efectiva en el ámbito de gestión o *meso* y, en concreto, para el entorno hospitalario. A través de este documento se buscaba conocer la situación actual de la participación del paciente desde la perspectiva de gestores de hospitales/áreas sanitarias y de las organizaciones de pacientes, compartir buenas prácticas del fomento de la participación de los pacientes y destacar puntos de mejora para impulsar la participación y su mejora tanto dentro de las organizaciones de pacientes como en el ámbito de la gestión hospitalaria. Entre sus principales conclusiones, destacan las siguientes:

- Hay un amplio margen de mejora en el fomento general de la participación. Aproximadamente, el 50 % de las entidades participan directamente y el 50 % de los hospitales promueven la participación. Entre las entidades que no participan directamente, una de cada tres lo hace a través de sus federaciones o confederaciones. El 43 % de las entidades no realiza formación en participación, principalmente por falta de recursos económicos. Aunque el 93 % de ellas afirma que cuenta con perfiles adecuados para la participación.
- La participación se da principalmente a través de mecanismos concretos más que de forma estable. El 44 % de los hospitales y el 60 % de las consejerías/servicios regionales de salud cuentan con un órgano estable de participación. El 29 % de las entidades afirma participar en órganos estables, el resto lo hacen a través de mecanismos concretos.
- La participación se está extendiendo a comités y comisiones, aunque con una representación menor de pacientes. El 63 % de los hospitales y el 57 % de las entidades afirman que las organizaciones de pacientes participan en comités o comisiones, consejo de salud de área o comités de pacientes hospitalarios, y es menor al 10 % en comités o comisiones temáticas (seguridad, calidad, ética, etc.). La representación de pacientes en estos órganos es, en la mitad de los casos, aproximadamente menor del 10 %.

Las organizaciones de pacientes presentan interés en participar en comités de pacientes, comités de evaluación de calidad asistencial, y en acciones formativas y educativas dirigidas a pacientes y familiares/cuidadores, donde la mayoría están participando actualmente.

Los hospitales le dan importancia a la experiencia y actitud del paciente individual, por un lado, y al fomento del autocuidado y la ayuda mutua de las entidades por otro a la hora de realizar un proceso de participación.

Es necesario mejorar el proceso de información y transparencia. El 80 % de los centros no tienen establecidos criterios definidos o perfil deseable del paciente o representante que va a incorporarse a un proceso de participación. Aproximadamente, dos de cada tres hospitales que fomentan la participación de pacientes cuenta con una figura o equipo referente encargado de canalizar la participación y la comunicación con las organizaciones de pacientes.

El 58 % de las entidades no recibe respuesta sobre el resultado del proceso de participación, y puede haber relación con el 60 % de entidades que considera que sus propuestas están nada o poco implantadas, a diferencia del 17,4 % de hospitales con esta misma perspectiva. Una de cada cuatro organizaciones de pacientes afirma que se les facilita los detalles de la participación en tiempo y forma. Solo el 26 % de hospitales publica abiertamente los resultados de la participación de pacientes en su centro. La satisfacción de los hospitales es mayor (63 %) que la percibida por las organizaciones de pacientes en los procesos de participación (28,6 %).

- Existe cierto grado de consenso entre los retos que abordar para el fomento de la participación. Los más valorados en importancia para el fomento de una participación efectiva de los pacientes en el ámbito hospitalario, tanto por organizaciones de pacientes como por los hospitales, son: formación de representantes, participación estratégica, potenciación de canales de participación y el cambio de cultura interna en hospitales.

Las organizaciones de pacientes persiguen participar más y de manera más estable mediante un trabajo directo con profesionales y gestores en el desarrollo de planes estratégicos en los grupos de trabajo.

De acuerdo con las conclusiones planteadas, se proponen las siguientes recomendaciones:

- Definir los objetivos de la participación. Los hospitales deben definir el objetivo de la participación de los pacientes, qué esperan de ellos, qué se pretende conseguir y cómo se puede lograr. Se debe perseguir la participación de valor.
- Flexibilizar el modelo de participación. Cada hospital deberá adaptar los procesos y mecanismos de participación a su situación interna y al contexto local (características sociodemográficas, tipo y número de organizaciones de pacientes, etc.). Contar con una participación estable de pacientes, mediante comisiones o comités y, por otro lado, de manera esporádica, a través de reuniones o talleres, según el objetivo a alcanzar.
- Promover el cambio cultural en la organización. Los directivos deben impulsar el cambio cultural interno que llegue también a los profesionales sanitarios y trasladar la importancia de tener en cuenta la experiencia de los pacientes como una herramienta fundamental para avanzar en la mejora de calidad de los procesos y servicios que presta el hospital.
- Garantizar la calidad y la mejora continuas. La evaluación del proceso de participación debe tenerse en cuenta como palanca para garantizar la mejora continua. Se deben definir indicadores, para empezar, un conjunto mínimo, que permitan la monitorización y la evaluación para la toma de decisiones: identificar cambios implantados en la estructura o circuitos asistenciales propuestos por los pacientes, la participación de los pacientes en procesos de evaluación o el número de pacientes que participan en comités de trabajo o estables.
- Fomentar la transparencia del proceso. En aras de contribuir a la transparencia del proceso, los hospitales deben contemplar la necesidad de ofrecer a los pacientes respuesta a las demandas y propuestas para cerrar el ciclo de la participación. Asimismo, se debe fomentar la publicación en los canales oficiales del centro (web, memorias, etc.) los resultados del proceso de participación.

Durante 2023, la POP ha integrado las citadas iniciativas bajo el paraguas de ParticipACCIÓN y ha trabajado para escalar el modelo de excelencia *macro* al nivel *meso*, adaptando la herramienta de autoevaluación *macro* a la realidad de los hospitales, con el objetivo de que estos puedan conocer su grado de orientación hacia la involucración de pacientes y avanzar en la integración de la participación en sus procesos y actividades. Con este nuevo enfoque de la herramienta, se pretende también crear una red de fomento de la participación con aquellos hospitales comprometidos con la participación efectiva de los pacientes, del mismo modo que se ha hecho con las consejerías, con el objetivo de favorecer el conocimiento compartido y acelerar la involucración de los pacientes en las iniciativas para alcanzar la participación efectiva de los pacientes.

LA DIGITALIZACIÓN, UNA OPORTUNIDAD PARA LA TRANSFORMACIÓN DEL SISTEMA

La transformación digital en el ámbito de la salud es una realidad en la que empiezan a estar inmersos pacientes y profesionales sanitarios, proveedores e instituciones. La pandemia de la COVID-19 ha sido el detonante del auge de la telemedicina y ha de mostrado la necesidad de invertir en soluciones digitales y también en la formación de profesionales para que esta se con vierta en una herramienta más en la interacción entre profesionales de la salud y pacientes.

En diciembre de 2021, se aprobó la Estrategia de Salud Digital del Sistema Nacional de Salud, que constituye el marco de referencia para el desarrollo de las diferentes actuaciones de las administraciones competentes en materia sanitaria. La estrategia aspira a contribuir al mantenimiento de un buen nivel de salud en la población española y a fortalecer el sistema sanitario público mediante la capacidad transformadora de las tecnologías digitales. Desde entonces, las comunidades autónomas siguen invirtiendo en iniciativas digitales que permitan la interacción no presencial con el Sistema de Salud. El informe *Observatorio de la Atención al Paciente: situación de la salud digital en el Sistema Nacional de Salud* de la Plataforma de Organizaciones de Pacientes hace un repaso de todos los planes de salud autonómicos recientemente aprobados y, en todos ellos, el proceso de digitalización se integra como eje transversal y motor de la transformación del sistema sanitario y, además, la mayoría de comunidades autónomas ya han desarrollado estrategias específicas en materia de salud digital o prevén hacerlo.

Para que las citadas estrategias sean efectivas, es fundamental que, tanto pacientes crónicos como profesionales sanitarios posean sólidos conocimientos y habilidades digitales que les permitan aprovechar al máximo las herramientas disponibles. Por este motivo, la POP elaboró en 2021 el «Modelo de atención telemática centrada en la persona». Su principal objetivo era definir las bases de un modelo de atención telemática que potencie y mejore la relación profesional sanitario-paciente y la comunicación entre el paciente y el sistema sanitario para garantizar la continuidad asistencial de las personas con enfermedad crónica o síntomas cronificados. Más específicamente, se trataba de conocer las barreras existentes por parte del paciente y del profesional sanitario en el uso de la atención telemática; definir los criterios que garanticen la atención telemática centrada en la persona; identificar retos del sistema sanitario para el desarrollo y la implantación de un modelo de atención telemática centrada en la persona, y facilitar pautas y recomendaciones dirigidas a pacientes y profesionales sanitarios para el buen uso de la consulta telemática.

En España no hay actualmente un texto normativo específico en el que se regule la telemedicina como tal, por lo que hay una falta de seguridad jurídica. La carencia de normativa concreta en España que ampare el correcto uso de la telemedicina impide que se puedan asegurar y definir criterios y procesos comunes a todo el territorio. En esta situación, cada comunidad autónoma se rige por sus propios protocolos, lo que genera una aplicación de la atención telemática inequitativa y que genera desconcierto entre los pacientes y aumenta el problema ya existente en la desigualdad territorial de la asistencia sanitaria entre las comunidades autónomas.

Aunque la consulta presencial ha sido y sigue siendo fundamental en la atención sanitaria y en la relación entre el profesional y el paciente, las tecnologías de la información y las comunicaciones (TIC), al igual que en otros ámbitos de la vida, han venido a complementar el modo de realizar la asistencia sanitaria sin desplazar, por ello, la actividad asistencial presencial. La atención telemática supone una multiplicidad de ventajas:

- Aumento de accesibilidad para personas que no podrían acceder a su consulta con atención primaria o especializada en otras condiciones (horario de trabajo, cuidadores de personas dependientes, localización lejana, etc.).
- Ahorro en tiempo de desplazamiento y costes asociados (transporte público y privado).
- Disminución de ausencias laborales (y riesgo de despidos) a causa de la necesidad de acudir presencialmente a las citas médicas.
- Reducción del tiempo medio de espera para acceder a la consulta del especialista.
- Disminución del riesgo de contagios por la COVID-19.
- Agilidad para resolver problemas de baja complejidad y resolución de consultas sencillas.
- Facilitación de la comunicación e interconsultas entre profesionales sanitarios.

El uso de la telemedicina ha crecido exponencialmente (especialmente durante la pandemia) y, aunque ha supuesto un avance en la atención sanitaria para evitar contagios en centros sanitarios y hospitales, se detectan barreras e inconvenientes derivados de la escasa adaptación y creación de herramientas y medios al ámbito digital que deben tenerse en consideración:

- Ausencia de un marco legal definido y adaptado al empleo de las TIC en la práctica sanitaria.
- Problemas de ciberseguridad y confidencialidad de la consulta.
- Ausencia de comunicación no verbal en la consulta telefónica, que puede dificultar la interpretación de la información.
- Riesgo de duplicar consultas (telefónica y después presencial), si no se optimiza la organización, lo que aumentaría la carga total de trabajo del equipo sanitario.
- Falta de formación en competencias digitales para un uso eficiente de las tecnologías aplicadas a la atención telemática, en profesional sanitario y pacientes.
- Falta de accesibilidad y de manejo de las tecnologías por ciertos colectivos, lo que incrementa la brecha digital y desplaza a ciertos pacientes del sistema: personas con problemas auditivos, cognitivos, psiquiátricos, personas mayores, dependientes, procedentes de núcleos rurales o de habla extranjera, etc. (**Figs. 35-2** y **35-3**).
- Pérdida de la teleconsulta por ausencia de sincronización/aviso en la programación de la agenda del profesional sanitario y el paciente.

Desde la POP se propone avanzar en la relación médico-paciente, en la que la tecnología, la innovación y la digitalización promuevan la teleasistencia, preservando la humanización y las necesidades concretas de cada persona con algún tipo de enfermedad, para lograr situar a los pacientes en el centro del sistema y permitirles interactuar siendo partícipes en la toma de decisiones corresponsables. La atención telemática debe contar, por tanto, con herramientas que permitan a pacientes y profesionales sanitarios realizar un uso más eficiente de los recursos y servicios ofrecidos por el sistema y reforzar la relación profesional sanitario-paciente. A la luz de este análisis, la POP cree que es necesario reorganizar el sistema y sus recursos, invertir en nuevas tecnologías y formación a los usuarios, dotar de las herramientas necesarias que aseguren una atención telemática eficaz para abordar la atención sanitaria en la que todos los pacientes tengan acceso al cuidado de su salud, mitigando la brecha digital y combinando el formato presencial y telemático con calidad. En este cambio de modelo, es necesaria la colaboración de todos los agentes del sistema, organizaciones sanitarias, profesionales y pacientes, para lograr consolidar la atención telemática en España, mediante la articulación de procesos que aseguren la correcta asistencia y atención sanitaria de los pacientes con enfermedad crónica.

Basándose en el análisis de las barreras y carencias presentes en el sistema sanitario que se desarrollaron en el citado modelo, se presentan las siguientes propuestas de mejora, desde la visión de los profesionales sanitarios y de los pacientes, para incrementar la calidad en la asistencia y la atención telemática:

- Regulación del marco legal de la atención telemática. La falta de seguridad jurídica en España es un obstáculo a la implementación de la telemedicina. Se plantea la necesidad de desarrollar normativa de seguridad, privacidad y protección de datos.
  El impulso de la regulación de la normativa nacional de la telemedicina daría mayor cabida y aceptación de sus servicios entre sus usuarios, abordando cuestiones como el reconocimiento y la contabilización del acto clínico, la acreditación de la identidad profesional-paciente, la responsabilidad, la privacidad, la integridad y la protección de los datos.
  Es muy importante señalar que se debe gestionar de manera adecuada la adaptación a la nueva situación y la regulación legal de la consulta telemática para su correcta aplicación práctica, evitando que pueda generar dudas o lagunas.
- Establecimiento de criterios de uso de consulta presencial y consulta telemática. No todos los pacientes tienen recursos o habilidades para realizar la consulta de forma telemática. Por ello, se debe individualizar cada caso, cada paciente con sus características culturales, sociales, demográficas y circunstancias personales. La elección de realizar la consulta en formato presencial o telemático debe ser

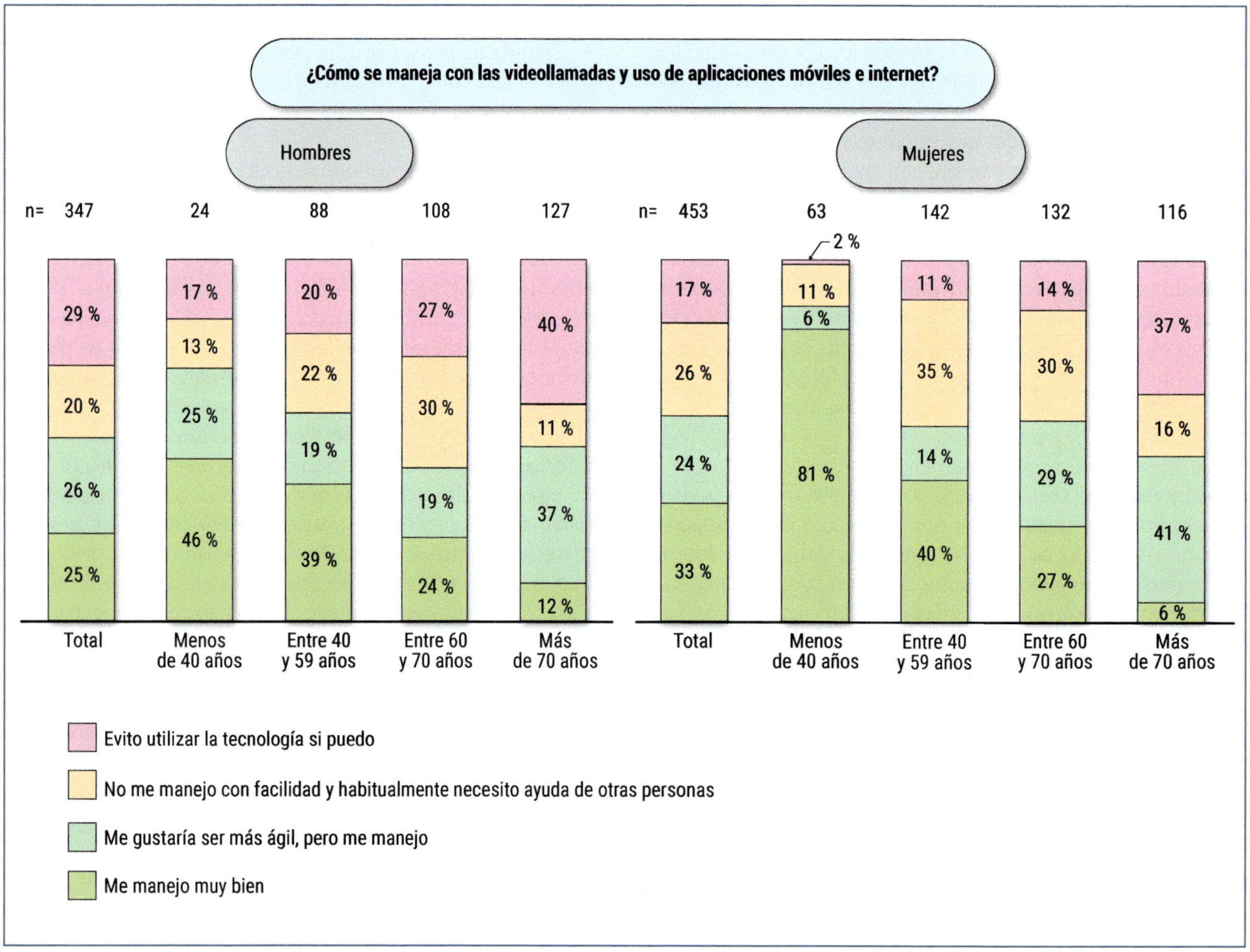

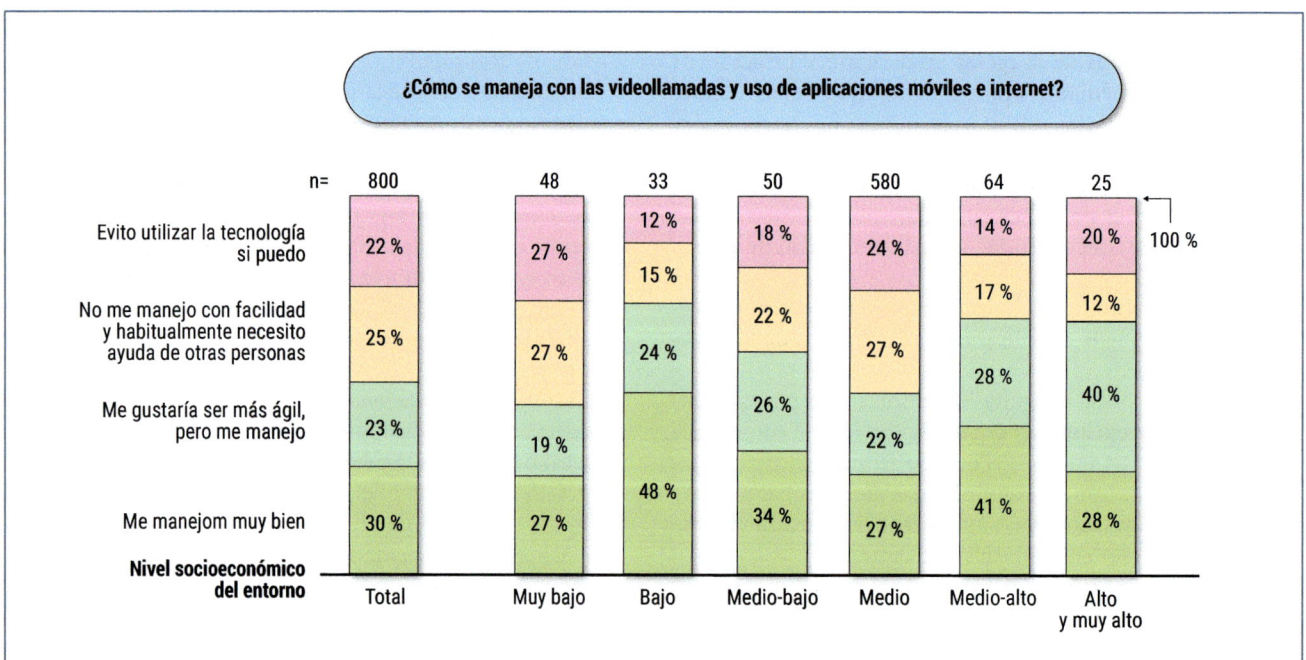

Figura 35-2. Facilidad de uso de la tecnología por rango de edad y género.

Figura 35-3. Facilidad de uso de la tecnología por nivel socioeconómico.

consensuada entre profesional y paciente, con el objetivo de mejorar la salud y la seguridad del paciente.

Para alcanzar un marco idóneo de una atención telemática centrada en la persona, se plantea la necesidad de que las instituciones públicas establezcan pautas y prioridades básicas para discernir situaciones en las que sea más apropiado el empleo de la consulta presencial o la telemática, y que sirvan de guía en la práctica de los profesionales sanitarios, ayudándoles a optimizar tiempo y recursos para asegurar la continuidad asistencial y ofrecer una atención de calidad a los pacientes.

- Reorganización de los recursos humanos y técnicos. La evolución digital del Sistema Nacional de Salud debe estar precedida de su rediseño organizativo. En este sentido, es esencial y urgente reestructurar el modelo de atención adaptando los recursos en función de las necesidades actuales, creando herramientas que permitan el seguimiento continuo de los pacientes con enfermedad crónica. Este proceso implica invertir en nuevas tecnologías, así como redefinir nuevos roles y competencias profesionales para ofrecer una asistencia y una atención sanitaria de calidad, tanto en el formato presencial como en el telemático.

En el marco de una atención telemática centrada en la persona, se plantea la necesidad de abordar el modelo de atención a la cronicidad de manera urgente.

- Coordinación e integración de servicios sociales y sanitarios. La coordinación de servicios sociales y sanitarios debe contribuir a alcanzar un modelo idóneo de atención telemática centrada en la persona en el que se realice la prevención y la atención de condiciones de salud y sociales que pueden deteriorar la calidad de vida de los pacientes, situaciones de dependencia y fragilidad, así como potenciar las capacidades personales y sociales para alcanzar el bienestar de los pacientes con enfermedad crónica con independencia de la edad o la discapacidad.

Es fundamental apostar por la innovación en el desarrollo de servicios a través de la atención telemática para favorecer el cuidado y la atención de los pacientes con enfermedad crónica, especialmente aquellos con alguna discapacidad, con falta de movilidad o personas mayores aportándoles calidad de vida. De igual modo, se ha de integrar la información sanitaria y social con el objetivo de disponer de un perfil biosocial completo del paciente.

- Dotar de la infraestructura necesaria para asegurar la protección de la información de la consulta telemática. Para alcanzar un marco idóneo de atención telemática centrada en la persona, es necesario que los pacientes dispongan de medios técnicos adecuados que garanticen la conexión y el acceso a la información sobre su salud con garantías de confidencialidad en todas las fases de la atención telemática, de seguridad de la comunicación y de protección de datos, independientemente de la casuística sanitaria y social del paciente (dónde se encuentre y los recursos económicos o las habilidades tecnológicas que presenten).

Para una implantación efectiva de la consulta de salud no presencial, se considera necesaria la implementación de un sistema de autentificación de fácil acceso para las personas implicadas en el acto asistencial, profesional sanitario y paciente. Garantizar la seguridad es importante, con el objeto de conseguir un entorno de confidencialidad similar al de la consulta presencial.

Debido a la fragilidad de los datos tratados en cuestión, se considera que el método recomendado es una encriptación punto a punto, con un sistema razonable respecto al nivel tecnológico actual y adaptado a la evolución futura de la tecnología y comunicación.

- Potenciar la extensión y el uso del portal del paciente. El portal del paciente es una herramienta que lleva varios años disponible, pero existen aún problemas de acceso y desigualdades en cuanto a los recursos existentes en las distintas comunidades autónomas. En este sentido, se solicita mejorar su accesibilidad y disponibilidad, potenciando todos los recursos posibles y herramientas del portal para asegurar un acceso fácil para los pacientes.

Se plantea, además, el desarrollo de un canal de comunicación estable y permanente en el que los pacientes puedan resolver dudas y comunicarse con el sistema sanitario y con su profesional de referencia, en el espacio comprendido entre consultas. La comunicación para el seguimiento de la enfermedad o situaciones de empeoramiento podría realizarse a través del equipo de enfermería.

- Potenciar la consulta compartida y coordinación entre atención primaria y atención hospitalaria. La calidad asistencial depende, en gran medida, de la coordinación y la comunicación entre niveles asistenciales.

Es necesario disponer de las herramientas y recursos necesarios para garantizar un canal de comunicación ágil y dinámico entre ambos niveles asistenciales con el objetivo de mejorar el diagnóstico y la continuidad asistencial del paciente. Este canal puede facilitarse trabajando a través de la historia clínica compartida y la e-consulta.

- Agilizar la programación de citas. La pandemia por la COVID-19 ha provocado un aumento de las listas de espera en el sistema sanitario. La tecnología debe favorecer la reorganización de la atención, agilizar el proceso de solicitud de cita y optimizar recursos para acortar los tiempos de espera.

Se propone desarrollar herramientas que informen sobre el tiempo de espera restante a los pacientes para ser atendidos por teleconsulta, asegurando que el paciente no pierda la oportunidad de contestar la llamada y exponerse a comenzar todo el proceso de solicitud de cita.

- Capacitar a profesionales sanitarios en aspectos técnicos y de comunicación para el uso de la atención telemática. Es esencial diseñar e implementar unas bases comunes de información y formación dirigidas a todos los profesionales sanitarios para que puedan alcanzar unas competencias digitales clave, comprendiendo la combinación de conocimientos, habilidades y actitudes que les permitan realizar un uso consciente, seguro y crítico de las TIC en el ámbito sanitario y ayudarles a mejorar su desempeño profesional.

A través de estas competencias se pretende impulsar el conocimiento del ecosistema digital y la utilización de las tecnologías, dispositivos y canales digitales de una forma apropiada para mejorar la conexión en red y la comunicación no presencial entre profesional y paciente y entre los agentes sanitarios.

También es importante que el profesional tome conciencia de la barrera que existe a causa de la carencia de la comunicación no verbal. Para ello, se plantea como elemento fundamental en la atención telemática realizar formaciones entre todo el equipo sanitario para mejorar los aspectos de comunicación a través de la teleconsulta para que la comunicación profesional sanitario-paciente no se vea deteriorada, y la calidad de asistencia y atención percibida por los pacientes sea satisfactoria y cercana.

- Capacitar a pacientes en el uso de las herramientas digitales del ámbito sanitario. La atención telemática debe orientarse para ayudar a las personas a adaptarse cómodamente a su uso para el cuidado de su salud. El sistema sanitario debe implementar un proceso educativo que permita el acercamiento de las herramientas digitales a los pacientes, para disminuir, así, la brecha digital. Esto implica invertir en tecnologías y recursos para el desarrollo de una formación continuada, no solo en nuevas herramientas digitales, sino en relaciones no presenciales.

Las escuelas de salud o para la ciudadanía serían un buen recurso en el que implementar esta formación.

Con la formación a pacientes se pretende conseguir una asistencia participativa, comunicativa y bidireccional entre el paciente y sistema sanitario. La tecnología debe servir también para formar a los pacientes en prevención, manejo de la enfermedad y correcta adherencia al tratamiento.

IMPACTO Y RETOS DE LAS ORGANIZACIONES DE PACIENTES EN ESPAÑA

Históricamente, las organizaciones de pacientes en España han venido ejerciendo una función esencial como agente social en lo que se refiere a la defensa de derechos y acompañamiento a pacientes y sus familias en el proceso de convivir con una enfermedad crónica, por medio de la prestación de servicios y la propulsión de cambios. Para ello, este sector se ha organizado para dar respuesta a las necesidades individuales de los pacientes y sus familias uniendo esfuerzos a través de federaciones, confederaciones y plataformas integradoras. Generalmente, prestan servicios relacionados con la información y la educación sanitaria, la sensibilización social, la rehabilitación, la asistencia social, el apoyo psicológico, el asesoramiento legal, el acceso a centros institucionalizados (residencias, centros de día, centros especiales de empleo y demás) y la investigación, entre otros. Por ello, en 2014, nació la POP con la finalidad de ejercer la representación efectiva y transversal de las personas con enfermedad crónica y síntomas cronificados en España, además de impulsar el conocimiento de las organizaciones de pacientes en la sociedad en general y en los agentes del sistema sanitario en particular.

En 2022, la POP publicó la segunda edición del estudio *Impacto y retos de las organizaciones de pacientes en España* (tras la primera publicación en 2018) con la finalidad de conocer la situación actual del sector de las organizaciones de pacientes en España para hacer frente a los desafíos del nuevo escenario sanitario, además de poner en valor la labor de las organizaciones de pacientes en la sociedad. Igualmente, se incorporó la situación actual de la participación de las organizaciones de pacientes en Europa. A lo largo de 2024 se plantea la publicación de la tercera edición de este estudio.

El sector asociativo de pacientes cuenta con una larga trayectoria en España, pues la mayoría de las organizaciones se fundaron hace entre 20 y 30 años y han ido evolucionando hasta ser hoy un agente sanitario y social imprescindible en la sensibilización de la sociedad frente a las dificultades y necesidades de las personas con enfermedades crónicas o síntomas cronificados, la defensa de derechos y la provisión de servicios que complementa o amplía la cartera pública de servicios. El 91 % de las entidades de pacientes son de primer nivel (asociaciones y fundaciones), y predominan entre estas las asociaciones (88 %), mientras que únicamente el 9 % son de segundo nivel (federaciones y confederaciones).

En cuanto a los servicios o actividades que han registrado el mayor volumen de beneficiarios por organización han sido fundamentalmente la sensibilización social, el apoyo a la investigación, las relacionadas con la información y orientación sobre la patología y la formación a pacientes, familiares y cuidadores, y se ha encontrado en último lugar la atención y el apoyo psicológico por parte de la organización. En contraste, como consecuencia del impacto generado por la pandemia de la COVID-19, cabe destacar la cancelación o reducción de cerca de la mitad de las entidades, de la actividad ofrecida en los centros de rehabilitación (50 %), las actividades de representación institucional (47 %) y de sensibilización social (42 %). El resto de las actividades se han ampliado o mantenido sin cambios, y destaca la ampliación de la atención y el apoyo psicológico en cerca de la mitad de las entidades (44 %) (**Figs. 35-4** y **35-5**).

En lo relativo a generar cambios sociales, durante el año 2020, la gran mayoría de organizaciones de pacientes se reunieron con autoridades del ámbito sanitario en una media de tres ocasiones y del ámbito social en cuatro (el 84 % y el 80 % de las entidades, respectivamente). Además, el 35 % de ellas tuvieron reuniones con otro tipo de autoridades de la Administración pública en un promedio de dos ocasiones. En el proceso de elaboración de políticas públicas, los datos son verdaderamente mejorables, puesto que el 47 % de las organizaciones consideran que las autoridades han tenido en

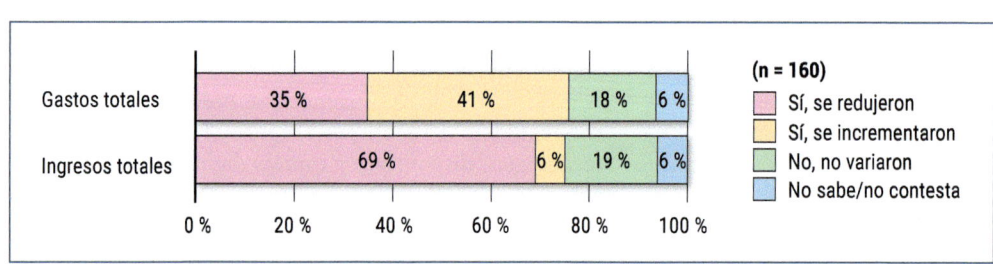

Figura 35-4. Impacto de la pandemia de la COVID-19 en los ingresos y los gastos de las entidades en 2020.

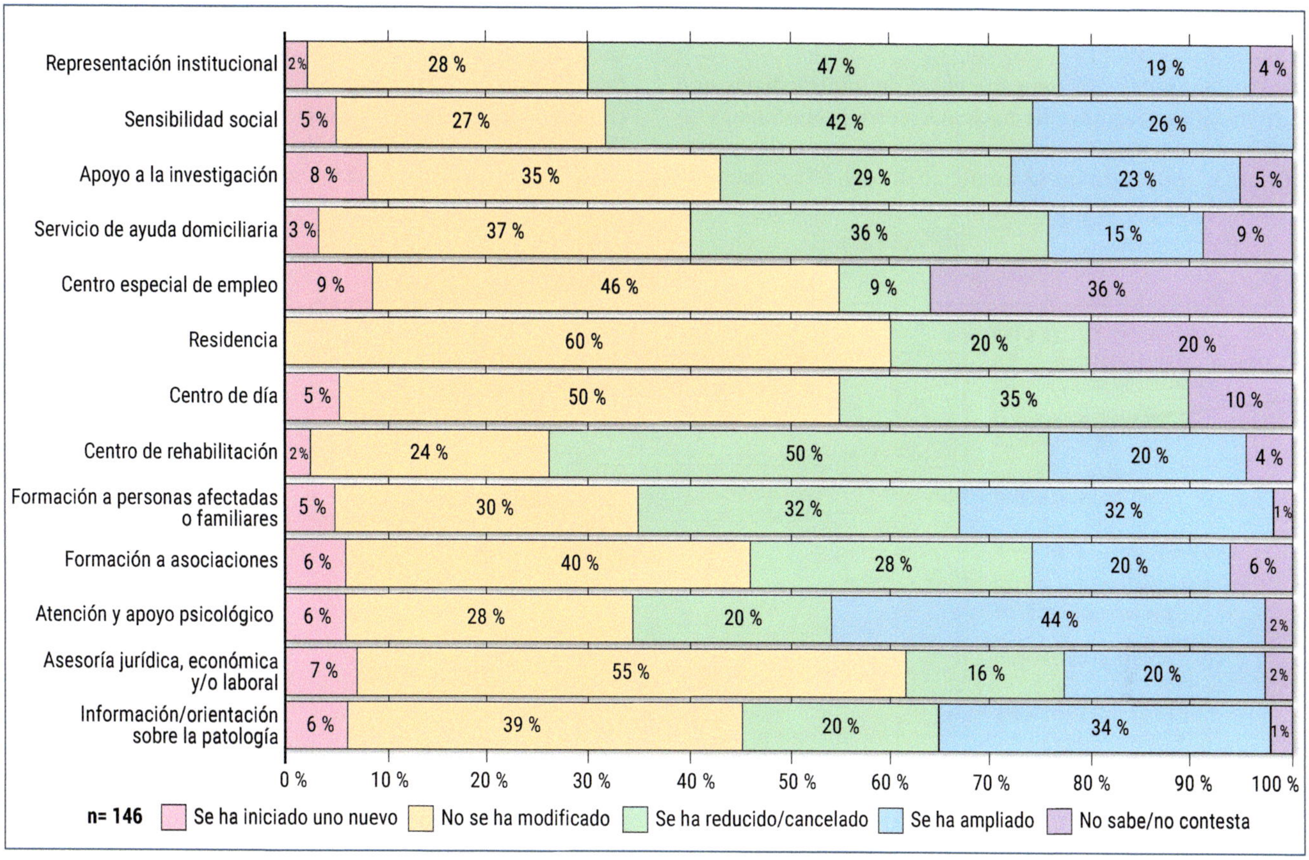

Representación institucional 2% 28 % 47 % 19 % 4 %
Sensibilidad social 5 % 27 % 42 % 26 %
Apoyo a la investigación 8 % 35 % 29 % 23 % 5 %
Servicio de ayuda domiciliaria 3 % 37 % 36 % 15 % 9 %
Centro especial de empleo 9 % 46 % 9 % 36 %
Residencia 60 % 20 % 20 %
Centro de día 5 % 50 % 35 % 10 %
Centro de rehabilitación 2% 24 % 50 % 20 % 4 %
Formación a personas afectadas o familiares 5 % 30 % 32 % 32 % 1%
Formación a asociaciones 6 % 40 % 28 % 20 % 6 %
Atención y apoyo psicológico 6 % 28 % 20 % 44 % 2%
Asesoría jurídica, económica y/o laboral 7 % 55 % 16 % 20 % 2%
Información/orientación sobre la patología 6 % 39 % 20 % 34 % 1%
0 % 10 % 20 % 30 % 40 % 50 % 60 % 70 % 80 % 90 % 100 %
n= 146
Se ha iniciado uno nuevo
No se ha modificado
Se ha reducido/cancelado
Se ha ampliado
No sabe/no contesta

Figura 35-5. Modificación de los servicios y de las actividades debido a la pandemia de la COVID-19.

cuenta nada o poco las propuestas que han realizado, frente al 19 % de entidades que manifiestan que la Administración ha considerado bastante o mucho sus propuestas.

Finalmente, respecto a los principales desafíos que afrontan las organizaciones en el futuro inmediato, destacan la necesidad de aumentar la base social, profesionalizar la organización y la exigencia de garantizar la sostenibilidad económica. El 83 % de las entidades considera urgente fomentar o aumentar las relaciones con otros agentes del ámbito de la salud, participar como interlocutor en la definición de políticas públicas (74 %) y aumentar la participación del colectivo de pacientes en la investigación (60 %) (**Fig. 35-6**).

La pandemia de la COVID-19 ha afectado singularmente a la calidad de vida y al estado emocional de las personas con necesidades crónicas de salud, y ha quedado en evidencia la importancia que las organizaciones de pacientes tienen en la vertebración de la sociedad civil y en el cuidado y apoyo de los pacientes y familiares con enfermedad crónica, sobre todo en situaciones de emergencia. Este papel activo y de interlocución es básico para canalizar las demandas y propuestas de los pacientes con enfermedad crónica. En muchos casos, cuando el sistema de salud no dispone de soluciones, los pacientes acaban buscando apoyo en asociaciones de pacientes para encontrar medidas que les ayuden a prevenir nuevos episodios y les permitan vivir con una mayor calidad de vida. En este sentido, las asociaciones son clave en ese acompañamiento a la enfermedad, además de la participación en el diseño y en la ejecución de programas

(n = 144)
Difusión y sensibilización de la enfermedad 96 %
Difusión de actividad y logros de la entidad 77 %
Captación de fondos 77 %
Captación de voluntarios 47 %
Otros 30 %
0 % 20 % 40 % 60 % 80 % 100 % 120 %

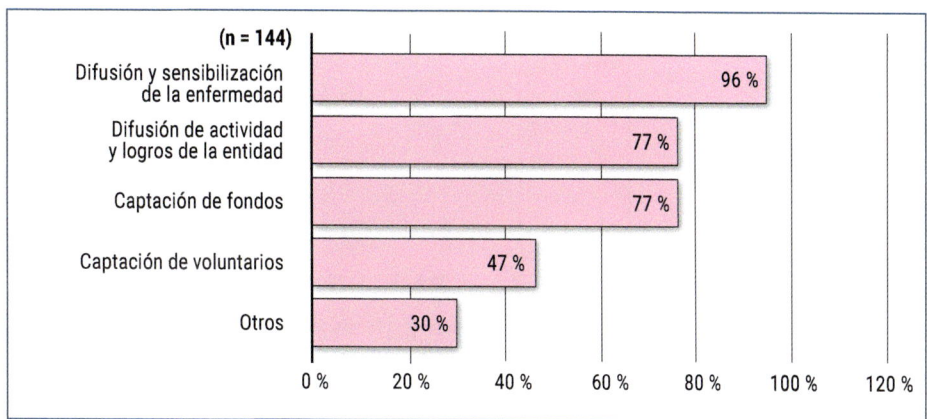

Figura 35-6. Finalidad de las acciones informativas de las entidades de pacientes.

de promoción de la salud, seguridad y corresponsabilidad (**Figs. 35-7** y **35-8**).

Por tanto, debe reconocerse el rol de intermediaras que tienen las asociaciones de pacientes entre profesionales de la salud y pacientes y entre instituciones sanitarias y ciudadanía, apoyando en la financiación del tercer sector y valorándolas como interlocutoras de pleno derecho en sus demandas. Paralelamente, en su papel de incidencia política, las organizaciones de pacientes deben defender a los agentes de salud que pongan en marcha los mecanismos necesarios para desarrollar este rol en instituciones, hospitales y demás establecimientos sanitarios, con el objetivo de llevar las necesidades de los pacientes a un lugar protagonista en el sistema de salud.

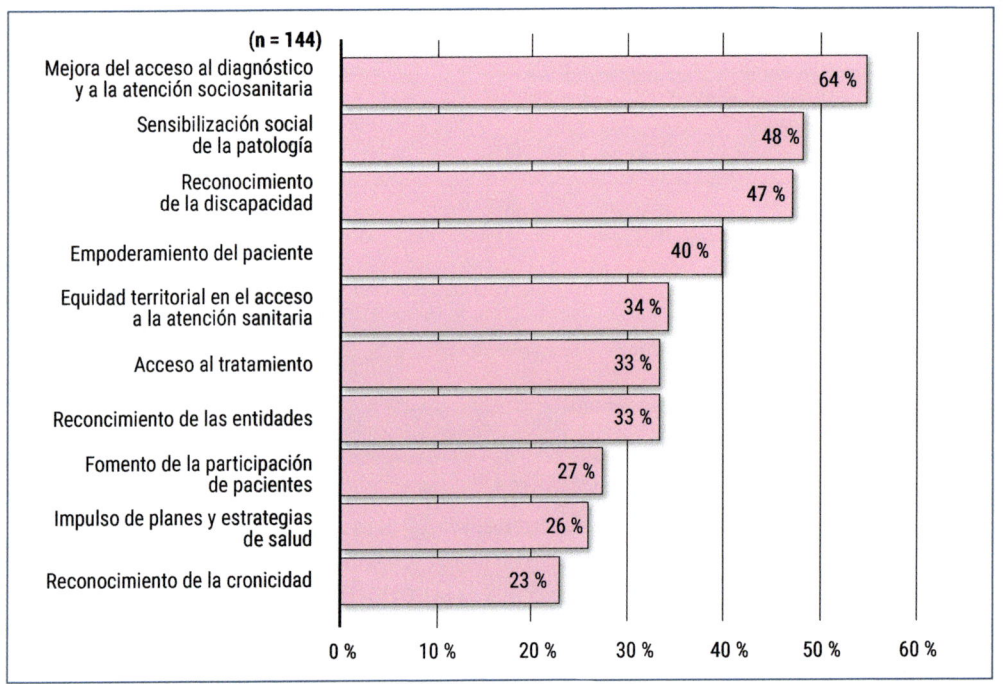

Figura 35-7. Prioridades de las organizaciones de pacientes en relación con la incidencia política.

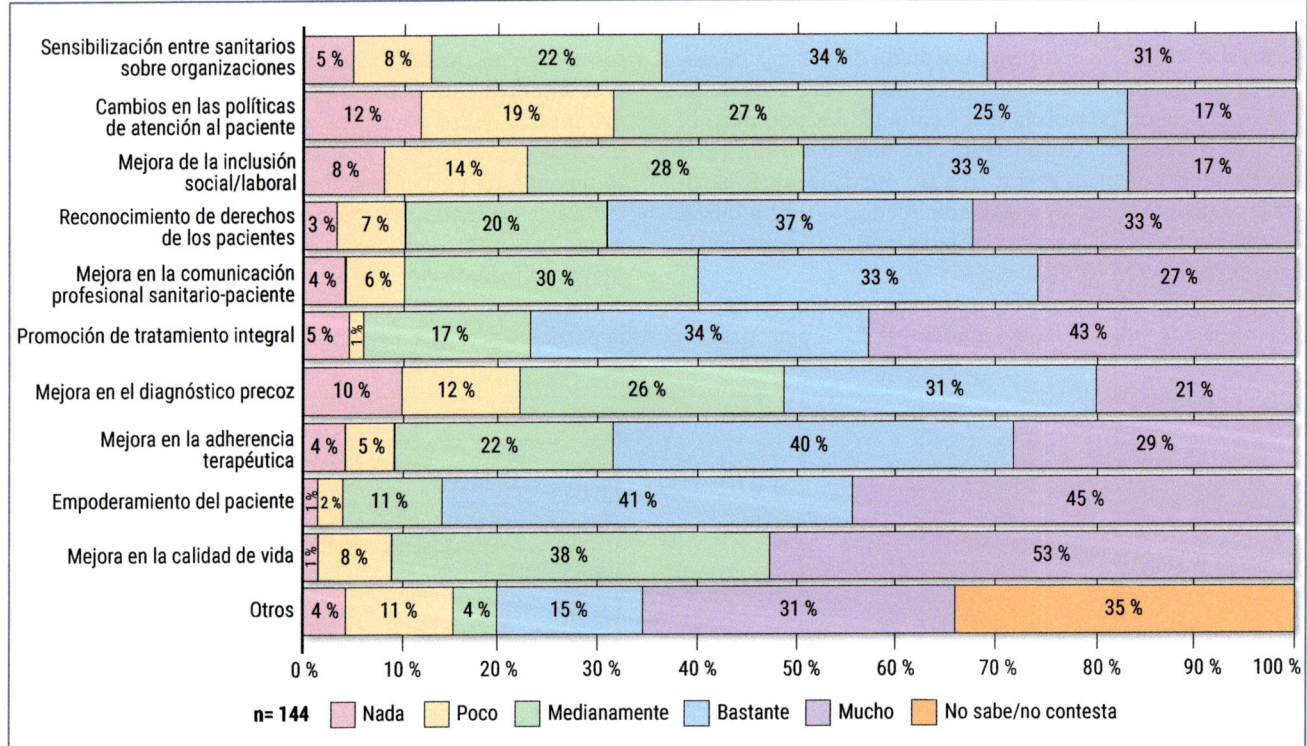

Figura 35-8. Grado de contribución de las entidades de pacientes para generar cambios sociales.

PUNTOS CLAVE

- Se debe promover el fortalecimiento del papel de las organizaciones de pacientes: las organizaciones de pacientes se han consolidado como agentes clave en la configuración del sistema sanitario, al visibilizar las necesidades específicas de las personas con enfermedades crónicas y actuar como puente entre estas y las instituciones. Esto permite desarrollar políticas públicas más inclusivas y centradas en las personas.
- Cabe destacar la importancia de la participación estructurada y estable. Aunque se han dado pasos importantes, es crucial avanzar hacia un modelo normativo que garantice la participación activa de los pacientes en todos los niveles del sistema sanitario: desde la toma de decisiones clínicas (*micro*) hasta la elaboración de políticas nacionales (*macro*). Esto evitaría que la participación dependa de la voluntad de cada administración o centro, garantizando equidad y continuidad.
- Es crucial una transformación hacia un sistema sanitario centrado en la persona. La integración de herramientas digitales y estrategias de formación, junto con un enfoque en la equidad y sostenibilidad, son fundamentales para construir un sistema que responda de manera efectiva a los retos actuales. Invertir en estos ámbitos es clave para asegurar que el sistema sanitario sea inclusivo y eficiente, beneficiando especialmente a las personas con necesidades crónicas.

BIBLIOGRAFÍA

Francisco Lupiáñez-Villanueva sobre IA [Internet]. Youtube; [consulta el 22 de noviembre de 2024]. Plataforma de Organizaciones de Pacientes. Disponible en: https://www.youtube.com/watch?v=fpKXK8O5H7M&list=PLRrhoGYnKbBDEp7rJbqNE_ckdH9pK0q1.

https://plataformadepacientes.org/wp-content/uploads/2024/03/informe_observatorio_atencion_paciente_2023.pdf

IQVIA y Plataforma de Organizaciones de Pacientes. Cronicidad y estrategias de e-salud: la importancia del perfil digital [Internet]. Disponible en: https://plataformadepacientes.org/sites/default/files/cronicidad_estrategias_e-salud.pdf

Plataforma de Organizaciones de Pacientes. Carina Escobar pide diálogo constructivo [Internet]. Youtube; [consulta el 22 de noviembre de 2024]. Disponible en: https://www.youtube.com/watch?v=vIcnW6kJalA&list=PLRrhoGYnKbBCy7VEGXxoTVPr8wufnYeZP1.

Plataforma de Organizaciones de Pacientes. Documento de consenso del fomento de la participación de los pacientes en el ámbito hospitalario. Febrero de 2022; p. 14.

Plataforma de Organizaciones de Pacientes. Documento de consenso del fomento de la participación de los pacientes en el ámbito hospitalario [Internet]. Disponible en: https://plataformadepacientes.org/sites/default/files/documento_consenso_participacion_hospitalaria_vf.pdf.

Plataforma de Organizaciones de Pacientes. El modelo de excelencia de los hospitales en la involucración de los pacientes. Febrero 2024; p. 4.

Plataforma de Organizaciones de Pacientes. El modelo de excelencia de los hospitales en la involucración de los pacientes. Febrero 2024; p. 7.

Plataforma de Organizaciones de Pacientes. El modelo de excelencia cuenta con una herramienta de autoevaluación para que las organizaciones e instituciones sanitarias puedan conocer su grado de alcance respecto a este modelo. Disponible en: https://www.plataformadepacientes.org/participaccion/participaccion/

Plataforma de Organizaciones de Pacientes. Estudio Impacto y reto de las organizaciones de pacientes en España 2022 [Internet]. Disponible en: https://plataformadepacientes.org/wp-content/uploads/2024/03/informepop_retos_impacto2021.pdf

Plataforma de Organizaciones de Pacientes. Modelo de atención telemática centrada en la persona [Internet]. Disponible en: https://plataformadepacientes.org/wp-content/uploads/2024/03/informe_atencion_telematica_web.pdf

Innovación basada en valor

36

R. Pérez Moreira

OBJETIVOS

- Identificar conceptos y definiciones.
- Comprender la innovación basada en valor.
- Relacionar los conceptos de innovación con salud.
- Reconocer las principales áreas de innovación en los laboratorios clínicos.
- Identificar la comunicación entre el profesional y el paciente.
- Conocer los principales derechos y deberes de los pacientes.
- Conocer la interlocución de las fundaciones de pacientes con los laboratorios clínicos.

DEFINICIÓN Y CONCEPTO DE INNOVACIÓN

La innovación es el proceso de crear, desarrollar o mejorar significativamente productos, servicios, procesos, modelos de negocio o ideas existentes con el objetivo de generar valor y satisfacer nuevas necesidades o resolver problemas de manera más eficiente.

No se trata solo de inventar algo nuevo, sino de implementar soluciones que sean útiles y aplicables en un contexto real.

La innovación puede surgir a través de avances tecnológicos, cambios en la forma de gestionar recursos o a través de nuevos enfoques en la interacción con el mercado y los consumidores.

Hay diferentes tipos de innovación, entre ellos:

- Innovación de producto: introducción de nuevos productos o mejoras en productos existentes.
- Innovación de proceso: mejora de los métodos de producción o distribución.
- Innovación de modelo de negocio: nuevas formas de comercialización, distribución o formas de generar ingresos.
- Innovación organizativa: cambios en la estructura interna de la empresa o en la gestión de los recursos humanos.

El concepto de innovación se refiere a la introducción de cambios o mejoras significativas en productos, servicios, procesos, modelos de negocio o ideas, con el propósito de crear valor, optimizar recursos o satisfacer nuevas necesidades en el mercado. Implica la aplicación de nuevas ideas, conocimientos o tecnologías de manera que generen beneficios concretos, ya sea en términos económicos, sociales o de eficiencia.

A diferencia de la invención, que se enfoca en crear algo completamente nuevo, la innovación puede involucrar la mejora o transformación de algo ya existente, siempre con un enfoque en la utilidad práctica y en la implementación real en el contexto en que se aplica.

 La innovación es clave para la competitividad y el crecimiento, a la vez que está vinculada con la capacidad de adaptarse, mejorar y responder a los cambios del entorno para generar un impacto positivo.

INNOVACIÓN BASADA EN VALOR

La innovación basada en valor es un enfoque que busca crear productos, servicios o procesos que no solo sean novedosos, sino que, además, aporten un valor significativo a los clientes, empresas o la sociedad en general.

Este tipo de innovación se centra en mejorar la experiencia del usuario y en generar resultados tangibles que optimicen la rentabilidad para todas las partes involucradas.

A diferencia de la innovación tradicional, que, a veces, pone el énfasis solo en la novedad o en la tecnología, la innovación basada en valor se concentra en maximizar la utilidad y el impacto, proporcionando soluciones que sean accesibles, relevantes y que satisfagan de manera eficiente las necesidades de los usuarios.

El objetivo es ofrecer un valor superior en términos de calidad, coste, eficiencia y satisfacción, para crear así una ventaja competitiva sostenible.

Este concepto es clave en sectores como el de la salud, en el que la innovación basada en valor prioriza mejoras en los resultados para los pacientes a un costo razonable, o en la industria tecnológica, en la que se busca optimizar el balance entre calidad, precio y funcionalidad.

Respecto al concepto, se refiere al desarrollo de productos, servicios o procesos que no solo introducen mejoras o novedades, sino que también generan un valor significativo y tangible para los usuarios, las empresas o la sociedad. Este enfoque se centra en crear soluciones que maximicen el impacto positivo y la eficiencia, al mismo tiempo que reducen costes innecesarios y optimizan la relación coste-beneficio.

En la innovación basada en valor, el énfasis está en entender y satisfacer las necesidades reales de los clientes, ofreciendo productos o servicios que aporten mayor utilidad, calidad y accesibilidad. El objetivo no es solo innovar por el hecho de ser novedoso, sino también mejorar de manera concreta la experiencia del usuario y generar un impacto que justifique la inversión. Este concepto es ampliamente utilizado en áreas como la salud, la tecnología y la industria, en las que se busca que las innovaciones mejoren los resultados y la calidad de vida sin incrementar los costes de manera desproporcionada.

La «innovación basada en valor» es un enfoque estratégico que busca crear soluciones, productos o servicios que generen el máximo valor para los clientes o usuarios, al tiempo que optimiza el uso de recursos. En lugar de centrarse únicamente en la novedad o la tecnología, este tipo de innovación pone énfasis en satisfacer las necesidades reales de las personas de manera eficiente y eficaz, ofreciendo algo que sea percibido como valioso tanto por el cliente como por la organización.

Sus principales características son, entre otras, las siguientes:

- Se centra en el cliente. Se enfoca en las necesidades y expectativas del cliente o usuario final.
- Eficiencia en el uso de recursos. Trata de encontrar soluciones innovadoras que no solo sean útiles o deseables, sino que también sean viables desde un punto de vista económico y sostenible para la organización.
- Creación de valor. El objetivo principal es maximizar el valor percibido por el cliente, no solo en términos de calidad o funcionalidad, sino también en relación con el costo, la experiencia de uso y el impacto social o medioambiental.
- Orientación a resultados. Se enfoca en el impacto y los beneficios que la innovación puede generar, tanto para el cliente como para la empresa, es decir, no solo en innovar por innovar, sino en obtener un retorno de valor tangible.

Como ejemplos destacan los siguientes:

- Modelos de negocio disruptivos, como los que ofrecen plataformas de economía colaborativa (como Airbnb o Uber) que generan valor optimizando el uso de recursos existentes.
- Innovación en el producto que ofrecen soluciones mejoradas a precios más accesibles, como la estrategia de «innovación frugal» en mercados emergentes.

> ❗ La innovación basada en valor busca un equilibrio entre la satisfacción del cliente y la eficiencia operativa de la empresa, asegurando que ambas partes obtengan un beneficio tangible.

INNOVACIÓN EN SALUD BASADA EN VALOR

La innovación basada en valor en salud es un enfoque que busca mejorar los resultados de salud de los pacientes al mismo tiempo que se optimiza el uso de los recursos.

El objetivo principal es ofrecer la mejor atención sanitaria posible al menor coste, enfocándose en maximizar el valor que los pacientes obtienen de los tratamientos o intervenciones.

Este enfoque tiene dos componentes clave:

- Resultados de salud: se mide el impacto positivo en la salud del paciente, incluyendo mejoras en la calidad de vida, recuperación, reducción de síntomas y prevención de complicaciones.
- Rentabilidad: se trata de reducir costes innecesarios sin sacrificar la calidad de la atención. Esto incluye el uso eficiente de recursos, la reducción de procedimientos o tratamientos que no aporten valor, y la implementación de prácticas basadas en evidencia.

La innovación basada en valor en salud también promueve la colaboración entre proveedores de atención sanitaria, aseguradoras y pacientes, enfocándose en un sistema de salud más centrado en el paciente en el que los tratamientos se diseñan para ofrecer el máximo beneficio de manera personalizada.

> ❗ La adopción de tecnologías permiten un diagnóstico más temprano y preciso, lo que reduce la necesidad de tratamientos más costosos a largo plazo.

INNOVACIÓN EN LOS LABORATORIOS CLÍNICOS BASADA EN VALOR. PRINCIPALES ÁREAS DE INNOVACIÓN

Innovación en laboratorios clínicos

La innovación en laboratorios clínicos implica la incorporación de nuevas tecnologías, procesos y enfoques para mejorar la precisión, eficiencia y velocidad de los análisis y diagnósticos médicos.

Las innovaciones permiten no solo mejorar la calidad de los resultados, sino también optimizar la experiencia del paciente y reducir costes operativos. Algunos ejemplos clave de innovación en laboratorios clínicos incluyen:

- Automatización y robótica.
- Diagnóstico molecular y genético.
- Inteligencia artificial (IA) y aprendizaje automático.
- Puntos de atención (*point-of-care testing*).
- Macrodatos (*big data*) y análisis predictivo.
- Tecnología de diagnóstico remoto y telemedicina.

Estas innovaciones mejoran la precisión diagnóstica, agilizan el flujo de trabajo y promueven un sistema de salud más eficiente, lo que reduce el tiempo de espera para los pacientes y aumenta la capacidad de respuesta ante problemas de salud.

Innovación del laboratorio clínico basado en valor

La innovación del laboratorio clínico basada en valor es un enfoque estratégico que busca optimizar los servicios de laboratorio no solo en términos de calidad y precisión de los resultados, sino también de manera que se genere el mayor valor posible para los pacientes, los profesionales de la salud y el sistema de salud en su conjunto. Este concepto se centra en maximizar los resultados de salud mientras se minimizan los costos innecesarios.

Las principales áreas de innovación son:

- **Integración de tecnologías avanzadas.** La implementación de tecnologías de vanguardia en el laboratorio clínico permite mejorar la eficiencia y la precisión, optimizando, así, el valor entregado:
  - Automatización: la automatización de procesos en el laboratorio reduce errores humanos, mejora los tiempos de respuesta y optimiza la gestión de muestras.
  - IA y macrodatos: la IA y el análisis de grandes volúmenes de datos permiten detectar patrones que pueden contribuir a diagnósticos más precisos y personalizados. Esto se traduce en mejores decisiones clínicas y tratamientos más efectivos.
  - Diagnóstico remoto y telemedicina: con el uso de dispositivos portátiles y plataformas digitales, es posible realizar pruebas y análisis clínicos de manera remota, facilitando el acceso a poblaciones en áreas remotas o con movilidad limitada.
- **Medicina personalizada.** El laboratorio clínico desempeña un papel fundamental en la medicina de precisión, ya que puede adaptar el tratamiento de enfermedades según las características genéticas del paciente. Las pruebas de biomarcadores genéticos, moleculares y celulares permiten personalizar tratamientos, mejorando así los resultados clínicos.
- **Optimización de procesos y reducción de costos.** Una innovación clave en el laboratorio basado en valor implica la optimización de procesos para ser más eficientes:
  - Gestión de recursos: la implementación de sistemas de gestión de inventarios inteligentes para evitar el desperdicio de reactivos y optimizar el uso de insumos.
  - Pruebas basadas en algoritmos: utilizar algoritmos que guíen la selección de pruebas más apropiadas según la sintomatología o el historial clínico del paciente, evitando pruebas innecesarias y costosas.
- **Enfoque en resultados clínicos.** El laboratorio clínico no solo debe centrarse en producir resultados precisos, sino también en cómo estos resultados impactan en la salud del paciente. Esto implica:
  - Enfoque en el valor para el paciente: mejorar el bienestar general del paciente a través de pruebas más rápidas y específicas que permitan diagnósticos tempranos y tratamientos más efectivos.
  - Impacto en la toma de decisiones clínicas: la entrega de resultados precisos y en tiempos óptimos permite a los médicos tomar decisiones más informadas, lo que puede mejorar los resultados clínicos.
- **Atención centrada en el paciente.** Los laboratorios clínicos están avanzando hacia un modelo de atención que considera la experiencia del paciente un elemento central. Esto incluye:
  - Mejorar la comunicación: informar de manera clara y oportuna a los pacientes sobre los resultados y su interpretación.
  - Facilitar el acceso: la digitalización y el acceso a resultados en tiempo real desde dispositivos móviles permiten a los pacientes tener mayor control sobre su salud.
- **Colaboración interdisciplinaria.** La integración y la colaboración con otros profesionales de la salud es crucial para maximizar el valor en los laboratorios clínicos. Esto incluye:
  - Trabajo en equipo con médicos y otros especialistas: un laboratorio bien integrado con equipos clínicos puede contribuir a un diagnóstico más rápido y a un tratamiento más adecuado, lo que mejora los resultados para el paciente.
  - Participación en redes de salud: interconectar laboratorios a través de redes de información médica ayuda a compartir datos relevantes para el diagnóstico y tratamiento.
- **Uso de indicadores de valor.** Para medir y evaluar el valor generado por un laboratorio clínico, se utilizan indicadores clave como:
  - Mejora en los tiempos de respuesta.
  - Porcentaje de resultados clínicamente accionables (es decir, que llevan a una intervención médica eficaz).
  - Satisfacción del paciente y calidad de la experiencia.
  - Reducción de costos innecesarios en el tratamiento gracias a diagnósticos más eficientes.

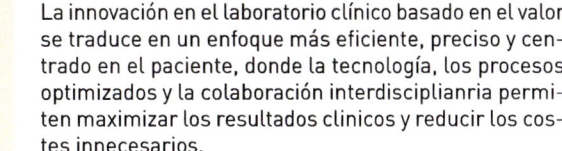

La innovación en el laboratorio clínico basado en el valor se traduce en un enfoque más eficiente, preciso y centrado en el paciente, donde la tecnología, los procesos optimizados y la colaboración interdisciplinaria permiten maximizar los resultados clínicos y reducir los costes innecesarios.

CALIDAD DE LA PRESTACIÓN DEL SERVICIO DE LABORATORIO Y SU RELACIÓN CON EL PACIENTE

Calidad en salud se refiere al grado en que los servicios de salud aumentan la probabilidad de obtener resultados de salud deseables y se basan en la evidencia científica. Implica la atención centrada en el paciente, la seguridad, la efectividad, la eficiencia y la equidad en la prestación de servicios de salud.

La calidad en los laboratorios clínicos es esencial para garantizar que los resultados de las pruebas diagnósticas sean precisos, confiables y útiles para la atención del paciente. Los principales aspectos que contribuyen a la calidad en los laboratorios clínicos son:

- Normativas y acreditaciones:
  - Cumplimiento de normativas: los laboratorios deben seguir regulaciones locales e internacionales, como las establecidas por la Organización Internacional de Normalización (ISO) y la Ley de Mejora de la Calidad de Laboratorios Clínicos (CLIA) en Estados Unidos.

- Acreditación: obtener acreditaciones de organismos reconocidos asegura que el laboratorio cumple con los estándares de calidad y seguridad.
- Control de calidad:
  - Control interno: implementar procedimientos de control de calidad para monitorizar y verificar la precisión de los resultados de las pruebas.
  - Control externo: participar en programas de evaluación externa de la calidad (EQA) para comparar resultados con otros laboratorios y asegurar la consistencia.
- Capacitación del personal:
  - Formación continua: proporcionar capacitación regular al personal sobre nuevas tecnologías, procedimientos y normativas para mantener elevados estándares de calidad.
  - Competencia: asegurarse de que el personal esté calificado y sea competente en sus funciones.
- Gestión de procesos:
  - Protocolos establecidos: seguir protocolos estandarizados para la recolección, el manejo y el análisis de muestras.
  - Documentación: mantener registros precisos y completos de todos los procesos, resultados y controles de calidad.
- Tecnología y equipamiento:
  - Equipos calibrados: utilizar equipos bien mantenidos y calibrados para garantizar la precisión de las pruebas.
  - Innovación: adoptar nuevas tecnologías que mejoren la eficiencia y la calidad de los resultados.
- Satisfacción del paciente:
  - Comunicación: mantener una buena comunicación con los pacientes y los médicos para asegurar que se comprendan los resultados y su significado.
  - Retroalimentación: recoger y analizar la retroalimentación de los usuarios para identificar áreas de mejora.
- Gestión e identificación de riesgos: evaluar y gestionar riesgos potenciales. La relación entre el laboratorio clínico y el paciente es crucial para garantizar una atención de calidad y resultados precisos en el diagnóstico y el tratamiento de enfermedades.
- Aspectos clave en la relación entre el laboratorio clínico y el paciente.
- Comunicación clara:
  - Información sobre pruebas: los laboratorios deben proporcionar información clara sobre los tipos de pruebas que se realizarán, su propósito y cómo se llevan a cabo. Esto ayuda a los pacientes a entender la importancia de los análisis.
  - Instrucciones previas: es fundamental que los pacientes reciban instrucciones sobre cómo prepararse para las pruebas (p. ej., ayuno y suspensión de medicamentos) para asegurar resultados precisos.
- Recolección de muestras:
  - Experiencia del paciente: la forma en que se recolectan las muestras (sangre, orina, etc.) puede afectar a la experiencia del paciente. Un personal capacitado y amable puede hacer que el proceso sea más cómodo y menos estresante.
  - Minimización del malestar: los laboratorios deben esforzarse por realizar la recolección de muestras de manera que se minimice el dolor o la incomodidad del paciente.
- Entrega de resultados:
  - Acceso rápido y eficiente: los pacientes deben poder acceder a sus resultados de manera rápida, ya sea a través de un portal en línea, correo electrónico o en persona.
  - Interpretación de resultados: es importante que los laboratorios ofrezcan una interpretación clara de los resultados y que expliquen qué significan y si se requieren acciones adicionales.
- Educación y concienciación:
  - Programas educativos: los laboratorios pueden ofrecer recursos educativos sobre la importancia de ciertos análisis y cómo pueden influir en la salud del paciente.
  - Promoción de la salud: fomentar la realización de chequeos regulares y pruebas preventivas para ayudar a los pacientes a mantenerse saludables.
- Atención al usuario:
  - Soporte y asesoramiento: un buen servicio de atención al usuario permite a los pacientes hacer preguntas sobre sus pruebas, resultados y cualquier inquietud que puedan tener.
  - Manejo de quejas: los laboratorios deben tener un sistema para gestionar quejas y sugerencias, lo que permite a los pacientes expresar sus preocupaciones y recibir respuestas adecuadas.

INNOVACIÓN DE LA COMUNICACIÓN ENTRE EL LABORATORIO Y EL PACIENTE

La innovación en la comunicación entre laboratorios y pacientes es fundamental para mejorar la experiencia de los segundos y garantizar que comprendan sus resultados de manera efectiva.

Mediante el proceso de retroalimentación se puede proporcionar información oportuna y precisa a los médicos y pacientes sobre los resultados de las pruebas de laboratorio, como análisis de sangre, análisis de orina o biopsias. La retroalimentación del laboratorio clínico puede tener un impacto significativo en la atención al paciente, al ayudarle a involucrarse más y a estar más satisfecho con su propia atención, brindándole información clara y comprensible sobre su estado de salud, sus opciones de tratamiento y su progreso.

Se relacionan a continuación algunas innovaciones que se están implementando para una mejor comunicación laboratorio/paciente y otras que están en vías de implementación en diferentes laboratorios de la sanidad pública y privada de diversos países de la Unión Europea:

- Plataformas digitales: utilización de aplicaciones móviles o portales web en los que los pacientes pueden acceder a sus resultados de laboratorio de manera segura y en tiempo real. Esto les permite revisar la información a su propio ritmo.
- Vídeos explicativos: vídeos breves que explican los resultados de las pruebas más comunes. Pueden desglosar los resultados y ofrecer información sobre lo que significan, ayudando a los pacientes a entender mejor su situación.
- *Chatbots* y asistentes virtuales: implementación de *chatbots* en los sitios web o aplicaciones que responden a preguntas frecuentes sobre resultados de laboratorio, procedimientos y cuidados posteriores, brindando información instantánea.
- Comunicación personalizada: utilización de la IA para personalizar la comunicación y resúmenes de resultados

adaptados a las necesidades e inquietudes específicas de cada paciente.

- Telemedicina: consultas virtuales en las que los pacientes pueden discutir sus resultados con un profesional de la salud. Esto es especialmente útil para aquellos que tienen dificultades para asistir a citas en persona.
- Infografías y material visual: proporcionan resultados en formatos visuales, como infografías, que hacen más fácil la comprensión de datos complejos y resaltan la información clave.
- Seguimiento proactivo: sistema de seguimiento en el que los laboratorios se comunican con los pacientes después de recibir sus resultados para asegurarse de que comprenden la información y responden a cualquier pregunta que puedan tener.
- Educación continua: ofrecimiento de recursos educativos, como *webinars* o talleres, en los que los pacientes pueden aprender más sobre sus condiciones de salud y la importancia de los resultados de laboratorio.

> ! Las innovaciones no solo mejoran la comunicación, sino que también empoderan a los pacientes, fomentando una mayor participación en su propio cuidado de salud. Es un paso hacia un enfoque más centrado en el paciente.

DERECHOS Y DEBERES

Los derechos son las libertades y garantías que tienen las personas, como el derecho a la vida, a la educación y a la libertad de expresión, entre otros. Estos derechos están diseñados para proteger la dignidad y el bienestar de cada individuo.

Por otro lado, los deberes son las responsabilidades y obligaciones que se tienen como miembros de una comunidad. Esto incluye respetar las leyes, contribuir al bienestar común y tratar a los demás con respeto y consideración.

Mientras que los derechos otorgan libertades y protecciones, los deberes recuerdan que también se tienen responsabilidades hacia los demás y hacia la sociedad. Ambos conceptos son esenciales para mantener un equilibrio y una convivencia armoniosa.

En el aspecto sanitario, los derechos y deberes son aspectos fundamentales en la relación entre los pacientes y los profesionales de la salud y ayudan a crear un ambiente de confianza y colaboración en el cuidado de la salud. Se recogen en la legislación vigente de cada país.

En los siguientes epígrafes se relacionan algunos derechos y deberes genéricos, que son comunes en muchos países y que están presentes en los centros de laboratorios médicos.

Derechos

Entre los derechos destacan:

- Derecho a la información: los pacientes tienen derecho a recibir información clara y comprensible sobre los procedimientos, pruebas y tratamientos que se les realizarán.
- Derecho a la confidencialidad: la información personal y los resultados de las pruebas deben ser tratados con privacidad y solo compartidos con el consentimiento del paciente.
- Derecho a la atención de calidad: los pacientes tienen derecho a recibir atención profesional y oportuna, así como a ser tratados con respeto y dignidad.
- Derecho a la elección: los pacientes pueden elegir el laboratorio clínico donde desean realizarse las pruebas.
- Derecho a la participación: los pacientes pueden participar en las decisiones sobre su atención y tratamiento.
- Derecho ARCO-POL, en relación con los datos sanitarios de los pacientes: acceso, rectificación, supresión, oposición, portabilidad, oposición (en cuanto a decisiones automatizadas) y limitación.

Deberes

Entre los deberes destacan los siguientes:

- Deber de proporcionar información: es importante que los pacientes proporcionen información veraz y completa sobre su historial médico y síntomas.
- Deber de seguir instrucciones: los pacientes deben seguir las indicaciones del personal del laboratorio para asegurar resultados precisos.
- Deber de respetar a los profesionales: mantener una actitud respetuosa hacia el personal del laboratorio es fundamental para una buena relación.
- Deber de asistir a las citas: si un paciente no puede asistir a una cita, es recomendable que lo notifique con anticipación.
- Deber de cuidar su salud: los pacientes deben ser proactivos en su salud, siguiendo las recomendaciones médicas y realizando chequeos regulares.

> ! Los derechos y deberes pueden variar según la legislación de cada país, pero, en general, buscan promover una relación de confianza y respeto entre los pacientes y los profesionales de la salud.

FUNDACIONES DE PACIENTES Y LABORATORIOS CLÍNICOS. INTERACCIÓN

La relación entre fundaciones de pacientes y laboratorios clínicos es fundamental para mejorar la atención y el bienestar de los pacientes. Pueden interactuar de varias maneras. Algunos aspectos clave de esta relación son:

- Educación de los pacientes: las fundaciones de pacientes suelen desempeñar un papel crucial en la educación de los pacientes sobre diversas condiciones de salud. Colaborar con laboratorios clínicos les permite proporcionar información precisa sobre pruebas diagnósticas, resultados y su relevancia en el manejo de enfermedades. Esto ayuda a los pacientes a tomar decisiones informadas sobre su salud.
- Investigación y desarrollo: muchas fundaciones están involucradas en la investigación de enfermedades específicas. Al

asociarse con laboratorios clínicos, pueden facilitar estudios que ayuden a desarrollar nuevas pruebas diagnósticas o tratamientos, contribuyendo así a la innovación en el campo de la salud.

- Acceso a pruebas: las fundaciones pueden trabajar con laboratorios para garantizar que los pacientes tengan acceso a pruebas necesarias, especialmente en comunidades desatendidas. Esto puede incluir la promoción de programas de pruebas gratuitas o de bajo costo.
- Defensa de los pacientes: las fundaciones pueden actuar como defensores de los pacientes, abogando por la importancia de ciertas pruebas y tratamientos ante los laboratorios y otros actores del sistema de salud. Así se puede ayudar a mejorar la calidad de la atención y asegurar que se consideren las necesidades de los pacientes.
- Soporte emocional y recursos: al colaborar con laboratorios clínicos, las fundaciones pueden ofrecer recursos adicionales a los pacientes, como grupos de apoyo, asesoramiento y materiales educativos que les ayuden a comprender mejor sus resultados y opciones de tratamiento. El apoyo emocional es fundamental para el bienestar del paciente.
- *Feedback* y mejora continua: las fundaciones pueden proporcionar retroalimentación valiosa a los laboratorios sobre

la experiencia del paciente, lo que puede ayudar a mejorar los procesos de comunicación y la calidad de los servicios ofrecidos.

- Recursos y herramientas: ofrecen herramientas prácticas, como guías sobre cómo interpretar resultados de laboratorio, qué preguntas hacer a los médicos y cómo manejar el seguimiento de los resultados. Esto empodera a los pacientes en su proceso de atención médica.
- Conexiones con profesionales de la salud: facilitan la conexión entre pacientes y profesionales de la salud, incluyendo médicos, especialistas y consejeros genéticos, para asegurar que los pacientes reciban la atención adecuada y el seguimiento necesario.
- Programas de concienciación: desarrollan campañas para aumentar la conciencia sobre la importancia de las pruebas de laboratorio en la detección temprana y el manejo de enfermedades, lo que puede llevar a una mayor participación de los pacientes en su atención médica.
- Testimonios y experiencias: comparten historias de pacientes que han afrontado resultados de laboratorio difíciles, lo que puede ayudar a otros a sentirse menos solos en su experiencia y a encontrar esperanza y resiliencia.

PUNTOS CLAVE

- Los laboratorios clínicos han sufrido una importante transformación en las últimas cuatro décadas desde un punto de vista organizativo, metodológico, cultural y con nuevas tecnologías. Han vivido una creciente automatización de procesos, incorporando en las dos últimas décadas sistemas de automatización total.
- La innovación en un laboratorio clínico se refiere a la adopción de nuevas tecnologías, procesos y enfoques que mejoran la calidad y la eficiencia en la realización de pruebas y análisis médicos.
- La comunicación fluida entre el laboratorio y los médicos de los centros sanitarios facilita el intercambio de

conocimientos actualizados y necesarios para ayudar al paciente.

- Los resultados de las pruebas de laboratorio ayudan a los médicos a tomar decisiones informadas sobre el tratamiento y el manejo de la salud del paciente.
- Es importante que los pacientes se sientan cómodos y bien informados sobre los procedimientos que se realizan, así como sobre la importancia de las pruebas.
- Una buena comunicación entre el paciente y los profesionales del laboratorio puede hacer que la experiencia sea más positiva y menos estresante.

BIBLIOGRAFÍA

Aparisi A. La fundamentación de los derechos. Declaraciones internacionales. Aspectos antropológicos. Máster Interuniversitario de Bioética y Bioderecho ULL-ULPGC, 2022; p. 1-35.

Consejo Europeo, Le médecin face aux droits de l'homme, Instituto Internacional de estudios de los derechos humanos. CEDAM; 1990.

Garcet YB, Mení RB, Landí ALC, Valdí PR. El uso de las tecnologías de la información y la comunicación en el aprendizaje de la química en estudiantes de la carrera de laboratorio clínico de la Universidad Estatal del Sur de Manabí, Ecuador. UNESUM-Ciencias Revista Científica Multidisciplinaria. 2019;3(1):29-38.

Federación Española de Empresas de Tecnología Sanitaria. Diagnóstico in vitro hoy. Un cambio de paradigma en la calidad de vida y el proceso de atención a los pacientes. Madrid: FENIN; 2018.

García R, Lee H. Transforming Clinical Laboratories: The Impact of Digital Health Technologies. J Medical Systems. 2022;46(4):78.

Greaves RF, Bernardini S, Ferrari M, Fortina P, Gouget B, Gruson D, Lang T, Loh TP, Morris HA, Park JY, Roessler M, Yin P, Kricka LJ. Key questions about the future of laboratory medicine in the next decade of the 21st century: A report from the IFCC-Emerging Technologies Division. Clin Chim Acta. 2019 Aug;495:570-89.

Inastrilla CRA, editor Big Data in Health Information Systems. Seminars in Medical Writing and Education; 2022.

Johnson L, Patel M. Emerging Trends in Clinical Laboratory Practices: Innovations and Challenges. Laboratory Medicine. 2021;52(2):123-30.

Kumar A, Singh R. Innovations in Clinical Laboratory: A Review. J Clin Laboratory Analysis. 2020;34(5):e23123.

Leenen HJ. Development of Patient's Rights and Instruments for the Promotion of Patient's Rights. Eur J Health Law. 1996;3(2).

Libro blanco de la medicina de laboratorio. Sociedad Española de Medicina de Laboratorio. https://cms.ifcc.org/media/479341/4-la-seqcml-presenta-el-primer-libro-blanco.pdf

Lippi G, Plebani M. A modern and pragmatic definition of laboratory medicine. Clin Chem Lab Med. 2020;57:1171.

Peláez KML, Cuello MAJ, Díaz VCB, Armijos MRR. Estrategias Innovadoras para el Manejo Sostenible de los Laboratorios Clínicos. J Sci Res. 2024;9(2):173-203.

Schwalbe N, Wahl B. Artificial intelligence and the future of global health. Lancet. 2020;395:1579-86.

Smith J, Brown T. The Role of Technology in Clinical Laboratory Innovation. Clin Chem. 2019;65(3):456-67.

Thompson E, White K. Innovative Approaches in Clinical Laboratory Management. Clin Lab Sci. 2023;36(1):15-22.

Torregrosa R, Balaguer P, Ballesteros V, et al. Intimidad, confidencialidad y secreto profesional. CM de Psicobioquímica. 2018;5:1-39.

Laboratorio basado en la evidencia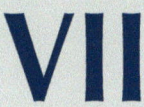

37 • Estrategias para el diseño, elaboración y mantenimiento de cuadros de mando: modelo de KPI para la gestión de un laboratorio

38 • Valoración cuantitativa y cualitativa del hemograma. Revisión según la metodología analítica

39 • Variación biológica, métodos para su estimación y aplicaciones en la medicina personalizada y de precisión

40 • Algoritmos diagnósticos para el diagnóstico precoz de dislipemias

41 • Automatización y gestión integral con *middleware* en el laboratorio clínico

Estrategias para el diseño, elaboración y mantenimiento de cuadros de mando: modelo de KPI para la gestión de un laboratorio

37

M. Duque Alcorta

OBJETIVOS

- Conocer los conceptos básicos del cuadro de mando integral.
- Aprender los principios del diseño de un cuadro de mando.
- Identificar los beneficios y los riesgos de la implantación de un cuadro de mando.
- Aplicar lo aprendido a un caso práctico.

INTRODUCCIÓN

En muchas ocasiones se oye la ya tan consabida frase: «No podemos gestionar lo que no podemos controlar; no podemos controlar lo que no medimos». Esta necesidad de ejecutar, controlar y gestionar los procesos de una organización genera y consume grandes cantidades de información, lo que ha llevado a la creación de sistemas de toma de decisiones plagados de informes o resultados de indicadores, métricas, índices, indicadores clave de rendimiento (KPI), indicadores de metas (KGI), etc. Pero, ¿realmente se puede asimilar toda esta información?

Diversos estudios seguran que en la toma de decisiones los humanos pueden manejar a la vez y con soltura cuatro variables, cinco si se está un poco entrenado y seis si se es un auténtico genio.

¿Cómo hay que abordar, entonces, la titánica tarea de medir el desempeño de una organización o un área? Esta idea está en la base de los llamados «cuadros de mando». Pero, ¿qué es un cuadro de mando? El concepto de «cuadro de mando integral» (CMI) surge en el ambiente empresarial de mediados del siglo xx debido a la necesidad de establecer unos objetivos y el desarrollo de un sistema de medida a través de indicadores que permiten monitorizar una serie de resultados. En su etapa inicial, se centró en aspectos principalmente financieros. En la década de 1990, Norton y Kaplan convierten el CMI en una herramienta para medir la estrategia de una compañía al complementar la parte financiera con otros indicadores no financieros y derivarlos de la visión, misión y estrategia de la empresa. No es más que una representación simplificada de un conjunto de indicadores que dan una idea de cómo se está comportando un área o un proceso de nuestra organización. Con ellos se intenta representar gráficamente la tendencia o el estado de aquellos indicadores que se consideran relevantes para la gestión.

La idea es que se pueda ver de un solo vistazo cómo están todos los KPI del área que se quiere controlar, comparán-dolos con sus respectivos valores objetivos (KGI). De esta manera, se podrá detectar si uno se está desviando y tomar las decisiones pertinentes para solventar el problema. Obviamente, la trazabilidad *top-down* (del problema a la causa) es imprescindible en este tipo de sistemas. De nada sirve tener un semáforo en rojo que dice que ha decrecido la calidad si no sabemos encontrar el análisis o informe que lo explique. Por esa razón, los cuadros de mando no tienen sentido si no están conectados con herramientas de análisis.

Actualmente, la aplicación de los cuadros de mando ha traspasado las fronteras puramente empresariales y se usan para medir el desempeño de cualquier organización o área. Un ejemplo claro de ello es este capítulo, en el que se aplica a la gestión de un laboratorio clínico.

Un CMI se estructura en torno a cuatro perspectivas fundamentales: financiera, clientes, procesos y factor humano. Cada una de ellas tiene los indicadores que sean clave para el éxito. Además, estos autores apuntan que con 20-25 indicadores clave se cubren las cuatro perspectivas.

La aplicación en la sanidad surge por la necesidad de controlar el gasto sanitario, pero, a la vez, manteniendo y mejorando la calidad tanto de los procesos internos como de los procesos externos que repercuten en la atención al paciente. El CMI va a ser la herramienta de gestión que proporciona un marco, una estructura y un lenguaje útil para comunicar la misión, la visión, los valores y la estrategia a través del sistema de indicadores establecido. Es decir, es el *volante* que permite conducir el laboratorio clínico adaptándose a los cambios del entorno, de la tecnología o a las necesidades de los clientes. En resumen, es la herramienta con capacidad de gestionar el laboratorio clínico de una manera eficiente.

El objetivo de este capítulo es proporcionar los conceptos y las herramientas básicos para poder diseñar y mantener un CMI en el entorno elegido.

FUNDAMENTOS DEL CUADRO DE MANDO

En el siguiente apartado se van a definir los conceptos básicos de un CMI, así como los beneficios de su implantación y los diferentes tipos existentes.

Conceptos básicos del cuadro de mando

El cuadro de mando integral es una herramienta eficaz para la gestión del laboratorio clínico, ya que permite:

- A los responsables: a tomar decisiones.
- Al personal del laboratorio: a acceder a la información clave de una manera rápida y efectiva.

La implementación de cuadro de mando en el laboratorio clínico genera múltiples beneficios que influyen en la eficiencia operativa, en la calidad de los resultados, en la toma de decisiones y en la atención al paciente. Además, evita que sea un instrumento burocrático, de fiscalización y control, porque favorece la transparencia, la visibilidad y el control responsable, dado que hace a cada uno responsable de su trabajo.

Para poder definir e implantar con éxito un CMI es necesario realizar las siguientes fases:

- Definición estratégica, es decir, elaborar la misión, la visión, los valores y la estrategia, qué va a ser diferente y qué enfoque se le va a dar:
  - Misión. ¿Por qué existe?
  - Valores. ¿Qué es fundamental para el laboratorio?
  - Visión. ¿Qué es lo que se quiere que sea?
  - Estrategia. ¿Cómo se va a alcanzar esa misión?
- Diseño del mapa estratégico alineado con el CMI. El mapa estratégico ayuda a hacer operativa la estrategia de la organización. Algunos autores lo asemejan a un diagrama causa-efecto debido a que establece la relación entre las distintas perspectivas y los objetivos planteados en cada una de ellas.
- Definición de los objetivos en las cuatro perspectivas y alineado con la estrategia y el mapa definidos:
  - Financiera. Están basados fundamentalmente en la actividad, la rentabilidad y en la relación entre los costes y el ahorro. Sobre todo, da idea de la situación pasada.
  - Clientes. Están centrados tanto en los clientes internos (facultativos, enfermeras, etc.) como externos (pacientes). Dan idea del presente del laboratorio clínico.
  - Procesos internos. Estado del sistema de la calidad, de la productividad y medición de la información y facturación. Dan idea del presente del laboratorio clínico.
  - Innovación y desarrollo. Muestran el futuro del laboratorio clínico, dado que se centran en las áreas de mejora profesional, de formación interna y externa y de las competencias.
- Generación del formato, incluyendo los indicadores alineados con los objetivos definidos en el paso anterior, así como las metas a lograr y el plan de acción o *roadmap* para alcanzarlas (**Fig. 37-1**).

1. Realizar definición estratégica	• Misión • Visión • Valores • Estrategia. Liderazgo en coste, diferenciación y enfoque
2. Establecer y definir objetivos	• Financieros/numéricos • Enfocados al cliente • Procesos internos • Desarrollo y aprendizaje
3. Generar formato de cuadro de mando	• Definir objetivo • Métrica • Meta que lograr • Resultado del período • Indicador del resultado • Plan de acción

Figura 37-1. Resumen de las fases de la elaboración de un cuadro de mando.

Beneficios de la implementación de CMI en laboratorios

Los beneficios de la implementación de un cuadro de mando son:

- Visión global del rendimiento. Proporcionan una visión completa y actualizada del rendimiento del laboratorio en un solo vistazo. Esto permite a los gerentes y directores obtener una visión general de la situación en tiempo real, identificar áreas de mejora y tomar decisiones estratégicas basadas en datos precisos y actualizados.
- Monitorización en tiempo real. La capacidad de acceso a datos en tiempo real es esencial en laboratorios donde la velocidad y la precisión son críticas. El cuadro de mando permite seguir de cerca los procesos, identificar desviaciones o problemas de manera inmediata y tomar medidas correctivas antes de que afecten significativamente a los procesos y, por tanto, que tengan repercusión sobre los clientes internos y pacientes.
- Identificación de tendencias y patrones a lo largo del tiempo. Los datos históricos se pueden representar de manera visual, lo que ayuda a identificar patrones y cambios significativos en el rendimiento del laboratorio. Esto es especialmente valioso para la planificación a largo plazo y la anticipación de necesidades futuras.
- Mejora de la eficiencia operativa. Dado que proporciona una visión detallada de los procesos y de la utilización de recursos, el cuadro de mando ayuda a identificar cuellos de botella y áreas de ineficiencia. Esto permite la optimización de la asignación de recursos y la implementación de mejoras en los procesos y, de este modo, se obtiene una mayor eficiencia operativa.
- Control de la calidad. Los laboratorios deben mantener elevados estándares de calidad en sus resultados, tanto en los laboratorios acreditados (ISO 15189:2022) como en los laboratorios certificados (ISO 9001:2015). El cuadro de mando permite una monitorización continua de la calidad de los procesos y de los resultados, ayudando a identificar problemas de calidad de manera temprana y a

tomar medidas correctivas para garantizar la precisión y la fiabilidad de los datos.

- Facilita la toma de decisiones. La toma de decisiones informadas es esencial en la gestión de los laboratorios clínicos. El cuadro de mando proporciona información clave de manera fácilmente comprensible, permitiendo a los responsables de la toma de decisiones adoptar medidas rápidas y efectivas basadas en datos sólidos y objetivos.
- Comunicación efectiva dentro del laboratorio y con otras partes interesadas. La información se presenta de manera clara y accesible, lo que facilita la comunicación de resultados, desafíos y logros a la dirección y a todo el personal.
- Retroalimentación continua, ya que favorece que empleados puedan identificar oportunidades de optimización y generar un ambiente de colaboración y mejora constante.

En resumen, estas herramientas son fundamentales para mantener la calidad, la eficiencia y la competitividad en un entorno de laboratorio en constante evolución.

Tipos de cuadro de mando

Como ya se ha mencionado, el cuadro de mando es un instrumento de gestión útil para la planificación estratégica de cualquier departamento u organización. Hay distintos tipos de CMI, según su finalidad:

- Objetivos. Es el más extendido, ya que se enfoca en convertir la estrategia en indicadores y es el que quizás encaja mejor con las necesidades a corto plazo del laboratorio clínico, sobre todo con las relacionadas con las medidas que impactan en los resultados. Es aquel sobre el que se enfoca este capítulo.
- Procesos (Modelo Europeo para la Excelencia en la Gestión [EFQM]). Está orientado a medir la calidad. Su propósito es ayudar a los responsables de la calidad a poner en práctica su sistema de gestión de calidad (SGC), así como ejercer de herramienta de apoyo para medir el desempeño.
- Operativos. Están orientados a controlar y hacer un seguimiento de la ejecución de las múltiples operaciones de una organización. Este tipo de cuadro de mando incluye, principalmente, datos e indicadores de rendimiento operativo y suele reflejar las métricas más relevantes relativas al desempeño de las operaciones en curso de una área o departamento en concreto. Uno de sus aspectos diferenciadores es que, debido a que se focaliza en las operaciones vigentes, ofrece una visión de la realidad a corto o medio plazo y ayuda a los responsables del laboratorio clínico a tomar decisiones que suelen ser urgentes.
- Funcional o departamental. Creado para que los responsables de un departamento o altos cargos de una organización puedan llegar a conclusiones y tomar decisiones de forma eficaz y relativamente rápida. La misión de este tipo de CMI es representar la realidad de forma clara, concisa y exhaustiva en una sola pantalla. En este sentido, si bien la visualización de datos y el *storytelling* son esenciales en cualquier tipo de cuadro de mando, en este su relevancia es aún más significativa. Por tanto, a la hora de diseñar este tipo de CMI, hay que cerciorarse de que la información está dispuesta de la manera más entendible posible y de que sus receptores no tendrán que hacer un gran esfuerzo para comprenderla y analizarla.

DISEÑO DE UN CUADRO DE MANDO POR OBJETIVOS

En este apartado se explicará la metodología del diseño del CMI, el sistema de indicadores en sus distintas perspectivas (financiera, recursos humanos, clientes y procesos internos) así como el diseño visual de los mismos para facilitar su visualización.

Metodología de diseño

Como se ha comentado anteriormente, el objetivo perseguido con un cuadro de mando es facilitar el seguimiento de los objetivos estratégicos en los que se desarrolla la estrategia definida. Por tanto, se concibe como una herramienta para comunicar y determinar si esta avanza en la dirección establecida, facilitando la toma de decisiones estratégicas por parte del responsable y el personal del laboratorio clínico.

En este caso, se ha decidido definir un cuadro de mando por objetivos, puesto que encaja mejor con las necesidades a corto plazo del laboratorio clínico, principalmente relacionadas con la identificación de las métricas operativas clave que impactan en los resultados.

Para la definición del cuadro de mando serán necesarias una serie de fases:

- Definición de objetivos estratégicos para el laboratorio clínico.
- Elaboración del mapa estratégico. Un mapa estratégico es un conjunto de objetivos estratégicos conectados a través de las cuatro perspectivas del CMI (qué objetivos influyen en otros y en qué sentido) para ayudar a entender la coherencia entre ellos y visualizar de manera sencilla la estrategia (**Fig. 37-2**).
- Elaboración del mapa de objetivos y factores clave de éxito. El mapa de objetivos y de factores claves de éxito permite organizar los indicadores de forma que expliquen los objetivos del laboratorio clínico (**Fig. 37-3**).

Es importante que los objetivos tengan asignados responsables de su cumplimiento. De este modo, el cuadro de mando por objetivos podrá utilizarse para medir el rendimiento y los resultados de los responsables de las distintas áreas o departamentos. Cada objetivo incluye:

- Factores clave de éxito, que son los puntos críticos, tanto internos como externos, necesarios para que el laboratorio clínico alcance los objetivos planteados. Deben ser pocos, necesarios para cumplir los objetivos, por lo que estarán adaptados a ellos y pueden cambiar en función de la estrategia del laboratorio clínico.
- Palancas, que son los facilitadores que permiten cumplir con esos objetivos. Al igual que los factores clave de éxito,

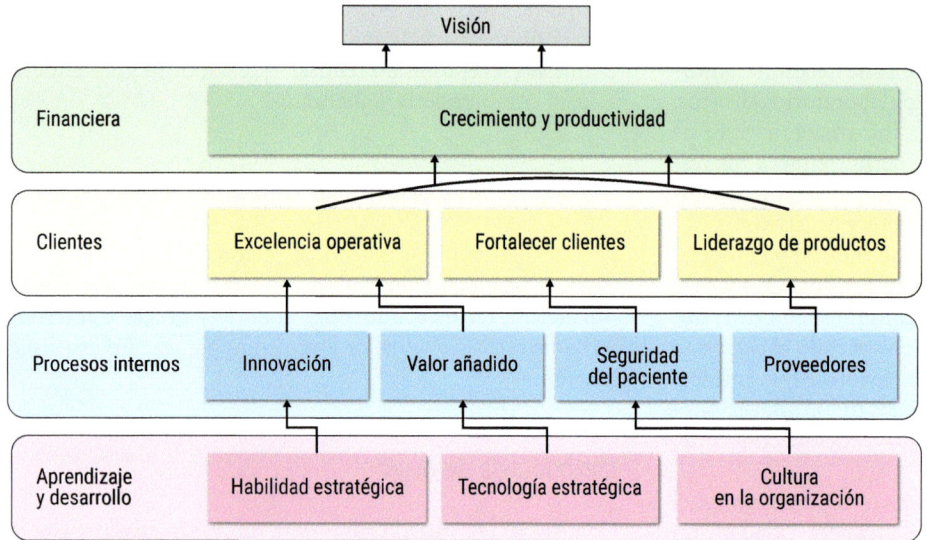

Figura 37-2. Mapa estratégico.

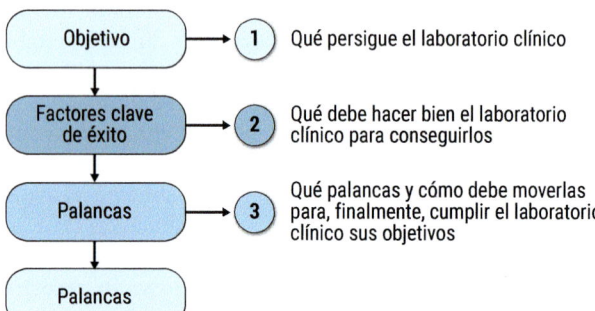

Figura 37-3. Esquema de un mapa de objetivos y factores clave de éxito.

pueden cambiar con la estrategia del laboratorio clínico.
- Identificación de KPI clave. Seguidamente, a los objetivos, factores clave de éxito y palancas definidas se les asignan los indicadores estratégicos relevantes, que se van a utilizar para su seguimiento y medición (Fig. 37-4).
  Los indicadores deben hacer que las relaciones entre los objetivos que se han definido en las diferentes perspectivas sean explícitas, de manera que se garantice el alineamiento con las distintas actividades de la estrategia. Una vez hecho esto, es necesario cuantificar los resultados a largo plazo que se desea alcanzar y establecer metas a corto plazo, tanto para indicadores financieros como no financieros, vinculando, de esta manera, los objetivos estratégicos con los presupuestos anuales. Establecer metas a corto plazo permite corregir posibles desviaciones y, así, poder alcanzar los resultados a largo plazo previamente establecidos.
- Implantación y mantenimiento. El proceso de implementación del CMI implica la revisión de la estrategia, la identificación de los objetivos estratégicos, la definición de los KPI o indicadores, la recopilación y el análisis de datos, y la comunicación y el alineamiento de todo el laboratorio clínico. La aplicación del CMI puede ser un proceso desafiante, pero con la planificación, los recursos y la orienta-

ción adecuados, puede ser una herramienta efectiva para la gestión estratégica y la mejora del desempeño del laboratorio clínico. De este punto se habla con más detalle en el capítulo siguiente.

El sistema de indicadores

El sistema de indicadores se divide fundamentalmente en cuatro perspectivas: financiera, recursos humanos, cliente interno y externo (paciente) y procesos internos que deben estar perfectamente alineados.

Perspectiva financiera

En la construcción de un cuadro de mando integral se deben vincular los objetivos financieros con la estrategia del negocio. Estos tratan de aumentar los ingresos, reducir los costes, mejorar la productividad, optimizar el uso de los activos y disminuir el riesgo. Cuando se habla de sanidad resulta complicado el concepto financiero o de reducción de costes, sin pensar en la posible repercusión negativa sobre el paciente. Sin embargo, los vertiginosos avances científicos y tecnológicos (de gran relevancia en el laboratorio clínico) en el mayor conocimiento de la etiología de las enfermedades o tratamientos más específicos entre otros facilitan la generación de indicadores en este ámbito. Podrían centrarse en los siguientes aspectos:

- Uso racional de recursos. Pertinencia de las pruebas de laboratorio o de tratamiento. Número total de pruebas innecesarias determinadas respecto al año anterior.
- Activos (instalaciones, tecnología). Número total de pruebas realizadas en una única plataforma respecto al año anterior. Número de técnicos de laboratorio y facultativos necesarios para control de un área respecto a la anterior tecnología y/o año. Reducción de los costes de transporte respecto al año anterior por proximidad entre el punto de extracción y la recepción de muestras y el laboratorio.

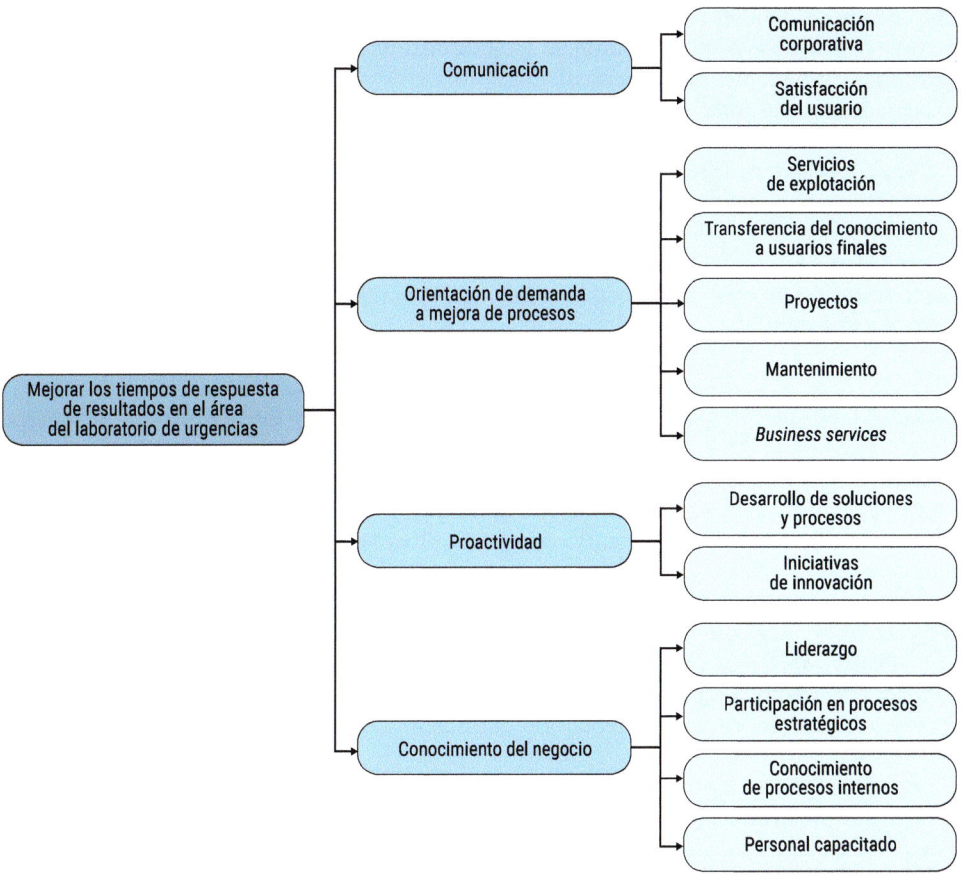

Figura 37-4. Ejemplo de la aplicación del esquema anterior.

Perspectiva de recursos humanos

Los recursos humanos son el punto central y las palancas de la clave del éxito para cumplir los objetivos establecidos, dado que son los que operan el CMI, generan ideas, toman decisiones y establecen acciones de mejora. Algunos indicadores pueden ser:

- Formación. Horas invertidas en formación del personal del laboratorio/horas contratadas. Su periodicidad es anual.
- Motivación. Encuestas de satisfacción para el personal y de seguridad para el personal. Evaluación 360. Su periodicidad es anual.
- Innovación. Número de nuevos protocolos implantados/número de nuevos protocolos propuestos. Su periodicidad es anual.
- Producción científica. Número total de publicaciones nacionales, de publicaciones internacionales, de proyectos de investigación y de protocolos liderados por el laboratorio.

Perspectiva del cliente interno y paciente (cliente externo)

Los laboratorios clínicos deben identificar su «nota discordante» para competir con otros laboratorios y cuál es su valor añadido, qué les hace diferentes. En función de este valor añadido se define la fuente de ingresos y, en consecuencia, se establece la base para definir los objetivos de rentabilidad. Al diseñar el mapa estratégico se debe analizar en profundidad el entorno, revelando así las necesidades de los clientes internos y de los pacientes en cuanto a aspectos como la accesibilidad, la adecuación y el coste.

Algunos indicadores de resultados podrían ser los que se exponen a continuación:

- Satisfacción. Encuestas de satisfacción de los pacientes (clientes externos). Encuestas de satisfacción de clínicos (clientes internos). Su periodicidad es anual. Número total de sugerencias y de reclamaciones. Su periodicidad es trimestral.
- Accesibilidad. Número de días de listas de espera o de demora para realizar la extracción y pruebas específicas. Tiempo de espera desde la llegada del paciente hasta la realización de la extracción. Es recomendable diferenciarlo por punto de extracción. Su periodicidad es mensual.
- Gestión de la demanda. Número de pruebas rechazadas/número total de pruebas. Número de protocolos consensuados con los clínicos con eliminación de pruebas de laboratorio. Número de pruebas de laboratorio eliminadas por perfil consensuado. Se puede estratificar por servicio o por peticionario. Su periodicidad es trimestral. Número total de guías o de perfiles clínicos revisados o puestos en marcha. Su periodicidad es anual.
- Actividad. Número total de servicios y productos solicitados. Se puede estratificar por servicio hospitalario, por médico, por diagnóstico, etc. Su periodicidad es mensual.
- Fiabilidad. Número de analíticas erróneas respecto al número total de analíticas. Su periodicidad es mensual.

- Oportunidad. Número de analíticas fuera del tiempo de entrega establecido respecto al número total de analíticas emitidas. Su periodicidad es mensual.
- Calidad. Número total de pruebas de laboratorio incluidas en el alcance de la acreditación/certificación respecto al total de la cartera de servicio. Número total de servicios y productos acreditados de referencia en el ámbito provincial, autonómico, nacional, etc. Su periodicidad es anual.
- Publicidad. Número total de apariciones en los medios de comunicación (televisión, radio, prensa escrita). Su periodicidad es semestral.

Perspectiva de los procesos internos

Los indicadores para esta perspectiva se derivan de la estrategia elegida para satisfacer las expectativas de los clientes y de los inversores o directores. Es importante conocer los procesos internos excelentes de la organización para conseguir el éxito. Se puede describir un modelo general de cadena de valor con tres procesos estratégicos:

- Proceso de innovación con foco de generación de eficacia y eficiencia en las pruebas de laboratorio que darán valor de futuro.
- Proceso operativo. La evaluación de los procesos internos incluye normalmente indicadores relacionados con la calidad, la productividad, el coste y el tiempo de respuesta.
- Proceso de servicio de soporte al cliente. Incluye procedimientos como asesoramiento, capacidad de respuesta a las incidencias, no conformidades o reclamaciones. Asimismo, se pueden incluir indicadores que midan la calidad, la productividad, el tiempo de respuesta y el coste. Se pueden incorporar indicadores seleccionados a partir del sistema de gestión de residuos (medio ambiente), del sistema informático (disponibilidad de los informes analíticos en tiempo y forma accesibles al usuario), etc.

Diseño visual: gráficos, indicadores y tablas

El CMI se basa en un equilibrio y una alineación correctos entre los elementos de la estrategia global y sus elementos operativos. Los elementos globales son: la misión (el propósito), la visión (a qué se aspira), los valores centrales (en qué se cree), las perspectivas y los objetivos. Por su parte, los elementos operativos son: los indicadores clave o KPI (ya sean indicadores inductores o de resultado) e iniciativas estratégicas (proyectos que lo ayudan a alcanzar sus objetivos).

La visualización de los datos es fundamental para desvelar el verdadero impacto. Un ejemplo aplicable son las hojas de cálculo de uso común. Dentro del portfolio de soluciones, las herramientas adecuadas a las necesidades de presentación son: completos cuadros de mandos (*dashboards*) y *workspaces* gráficos para gestión de decisiones, gestión de rendimiento y gestión de riesgo. Estas herramientas permiten:

- Identificar y visualizar tendencias y patrones.
- Comparar escenarios, anticipar oportunidades y amenazas potenciales.
- Planificar mejor, presupuestar y predecir recursos.
- Equilibrar riesgos ante resultados esperados.

Las distintas métricas o KPI han de proporcionar una visión integral, integrada y real de lo que sucede en el laboratorio clínico, por lo que estos indicadores deben representarse tanto en cifras como de manera visual. Dichos KPI permiten conocer si un proceso se está realizando de forma óptima (como se supone que debe realizarse) o si está sufriendo algún tipo de desviación.

La medición de este tipo de indicadores debe realizarse con frecuencia para mostrar siempre el valor actual, pasado y que permita hacer proyecciones y establecer propuestas de mejora ante posibles desviaciones. Muchos indicadores son inmediatos, y otros son a largo plazo y necesitan más tiempo para ser medidos (**Fig. 37-5**).

Es muy útil utilizar el método semáforo para indicar el estado de cada indicador (verde para los que se encuentran en un rango normal, naranja para los que tienen una pequeña desviación y rojo para aquellos con una desviación grave). Para determinar los rangos de cada indicador, los responsables y los profesionales del laboratorio clínico deben estudiar la situación actual, la bibliografía existente y el entorno donde se va a aplicar para marcar ellos mismos los rangos de estas métricas.

Un cuadro óptimo debe tener en cuenta:

- Número de KPI: solo aquellas necesarias, entre 7 y 10 KPI. No consiste en añadir datos por añadir, sino en mostrar de la forma más adecuada aquellos que permitan tomar decisiones.
- Segmentación y contexto: debe presentar estas KPI de forma que sean relevantes (accionables) para el laboratorio clínico.
- Visualización: las personas que toman las decisiones deben ser capaces de interpretar fácilmente la información que están viendo. Por eso, el *dashboard* debe ser breve, hablar el mismo lenguaje del decisor y su representación gráfica ha de ser la adecuada para los datos que representa y lo suficientemente visual para que resulte atractivo su estudio.
- Análisis: además de las KPI el, *dashboard* debe acompañarse de un análisis sobre lo ocurrido, las recomendaciones dadas y su potencial impacto sobre el laboratorio clínico. El análisis debe recomendar acciones, no describirlas. Es decir, no se debe quedar en: «El tiempo de respuesta de las analíticas de los pacientes procedentes del área ha subido 2 días respecto los 3 meses anteriores». Se debe explicar la causa de esa desviación, qué acciones se van a tomar para que vuelva a estar dentro del objetivo establecido, qué repercusión va a tener en el laboratorio clínico respecto a recursos humanos o materiales, etc.

IMPLANTACIÓN Y MANTENIMIENTO

La implantación y el mantenimiento de un CMI para un laboratorio clínico comprende cinco fases principales: descubrir,

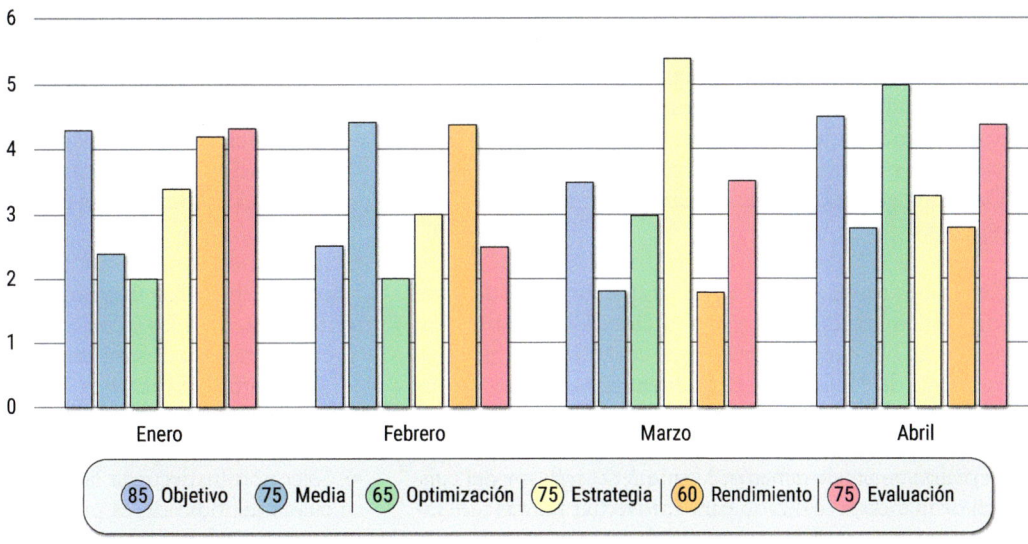

Figura 37-5. E j e m p l o de diseño visual de un cuadro de mando.

construir, capacitar, implantar, y mantener y mejorar, que se describen a continuación.

Descubrir

El primer paso es evaluar las necesidades específicas del laboratorio, así como identificar los parámetros críticos a monitorizar. Todo ello formará parte de la estrategia antes mencionada: entender qué resultados se esperan lograr. Para ello, lo más aconsejable es lograr involucrar a todos los equipos implicados en el laboratorio clínico en torno a una estrategia común.

Una vez que la estrategia está acordada y comunicada a las partes implicadas, el siguiente paso es seleccionar los objetivos clave que se pretenden alcanzar con el cuadro de mando. Seguidamente, se tendrá que estructurar mediante un mapa estratégico dividido en cada una de las cuatro perspectivas. Es fundamental que cada objetivo tenga una persona responsable.

Construir

El objetivo de esta fase es seleccionar los indicadores que formarán el nuevo CMI. Para ello, se partirá de los objetivos y se añadirán los factores clave de éxito y las palancas, como se ha descrito en el apartado anterior. Con respecto a los indicadores deben cumplir los siguientes requisitos:

- Ser medibles y analizables. Es útil, aunque no necesario, partir de un histórico de referencia.
- Que no sean tomados como elementos de fiscalización ni como instrumentos que generen culpabilidades. Esto último trabaría la implantación y la correcta recogida de datos.
- Formar parte de la cultura del grupo de trabajo y del trabajo en grupo para convertirse en una herramienta de participación y mejora continua. Para este fin es primordial

que los indicadores sean entendidos por todos los profesionales implicados.

El siguiente paso es diseñar un plan de implementación detallado que incluya un cronograma, responsabilidades y recursos necesarios. Para ello, es recomendable trabajar junto con el personal del laboratorio para garantizar una transición fluida y minimizar la interrupción de las operaciones diarias.

Es posible que, al principio, no se disponga de buenas métricas para el 100 % de los objetivos, pero el tiempo y la experiencia irán puliendo estos aspectos. También es aconsejable realizar periódicamente algún *brainstorming* o lluvia de ideas con el equipo con el fin de encontrar nuevos indicadores o mejorar los existentes.

Otro punto importante es seleccionar la herramienta que mejor se adapte al laboratorio y que sea compatible con el equipo existente. También hay que tener en cuenta posibles escalabilidades futuras, así como las integraciones con los sistemas y equipos del laboratorio. La interoperabilidad es esencial para una recopilación de datos eficiente y una presentación coherente.

Capacitar

La finalidad de esta fase es proporcionar la capacitación integral al personal que utilizará el cuadro de mando. Hay que asegurarse la comprensión de la funcionalidad básica y de las características avanzadas del sistema. La formación continua es clave para maximizar su eficacia.

Implantar

La implantación debe ser gradual, comenzando con un piloto que luego se pueda ir extendiendo a todo el laboratorio. Esto permite ajustes continuos y minimiza el impacto en las operaciones diarias, además de permitir la recopilación de información del personal del laboratorio.

Mantener y mejorar

Un buen CMI debe ser monitorizado continuamente para evaluar su rendimiento, así como realizar revisiones periódicas y ajustar su configuración según sea necesario para mantener la relevancia y la eficiencia a lo largo del tiempo.

De forma general, se puede decir que un mantenimiento implica:

- Revisiones regulares para asegurar que los indicadores se mantienen actualizados y proporcionan la información necesaria. No hay que olvidar que cualquier cambio en la estrategia del laboratorio clínico tendrá su impacto en los indicadores, que requerirá la incorporación de nuevos o la actualización o eliminación de los existentes.
- Actualizaciones de *software*. Mantener el *software* del cuadro de mando actualizado para aprovechar nuevas funciones y corregir posibles vulnerabilidades.
- Fuente de datos. Verificar la disponibilidad y la integridad de las fuentes de datos. Cualquier error o retraso en la disponibilidad de la información impactará directamente en el CMI y podrá retrasar la toma de decisiones.
- Responsabilidad. Igual que cada objetivo tiene un responsable, cada indicador debe tener un responsable encargado de su medición y de su *reporting* o comunicación. Cualquier problema en la medición de dicho indicador deber ser detectado y debe informarse de ello al responsable del CMI para que tome las medidas oportunas.
- Revisión de umbrales. Verificar regularmente los umbrales y alarmas configurados para asegurarse de que funcionen correctamente.

El mantenimiento regular del cuadro de mando en un laboratorio es esencial para garantizar la precisión, la confiabilidad y el cumplimiento normativo. Siguiendo estos pasos y practicando un enfoque proactivo, el cuadro de mando generado en el entorno seleccionado se convertirá en una herramienta confiable y efectiva para facilitar las operaciones en el laboratorio clínico.

Un cuadro de mando bien mantenido no solo mejora la calidad de los resultados, sino que también contribuye a elevar la calidad global y a mitigar los riesgos en el laboratorio clínico.

Riesgos de la implantación de CMI en laboratorios clínicos

Para finalizar este capítulo, es importante conocer algunos de los riesgos o dificultades más comunes en la implantación de CMI en el laboratorio clínico y que deberán tenerse en cuenta a la hora de abordar cualquier implantación:

- Resistencia al cambio. La resistencia al cambio es un desafío inherente en cualquier implementación. En los laboratorios clínicos, donde la precisión y la estabilidad son cruciales, el personal puede mostrar resistencia a adoptar nuevas tecnologías. La falta de comprensión sobre los beneficios a largo plazo del cuadro de mando puede generar reticencias. Para mitigar este riesgo, es necesario asegurar una comunicación efectiva con todas las partes implicadas desde el inicio de la implantación, explicando cómo la herramienta mejorará la eficiencia y la calidad de los servicios clínicos. Elaborar un plan de comunicación y formación que implique acciones frecuentes mediante boletines, píldoras formativas, etc. será un factor crítico de éxito.
- Integración con sistemas existentes. Los laboratorios clínicos suelen utilizar una variedad de sistemas para la gestión de datos, equipos y pacientes. La integración efectiva del cuadro de mando con estos sistemas existentes puede ser un riesgo significativo. La falta de integración puede generar una pérdida de datos y, por tanto, una ineficiencia operativa.
- Selección inadecuada de indicadores. La selección inadecuada de indicadores puede llevar a una falta de relevancia en la información presentada. Es esencial involucrar a los profesionales clínicos en este proceso para asegurar la selección de los indicadores más significativos. Por ello, se debe evitar el uso de muchos indicadores y excesivamente complejos, dado que una información excesiva o de difícil acceso desmotiva al personal y dificulta la implantación. En este caso, se podría decir que «menos es más».
- Fuentes de datos. Es clave asegurarse de que hay fuentes de datos adecuadas, disponibles y confiables de forma que el indicador ofrezca una imagen veraz de aquello sobre lo que pretende informar. Si no es así, se deberá plantear la sustitución de ese indicador por otro cuya fuente sea fiable y esté disponible.
- Seguridad y cumplimiento. Los laboratorios clínicos manejan datos sensibles y deben cumplir con estrictos estándares de seguridad, confidencialidad y privacidad. La implantación del cuadro de mando debe abordar adecuadamente estos requisitos para evitar violaciones de seguridad y garantizar la confidencialidad de la información del paciente. Esto implica implementar protocolos de seguridad robustos que cumplan con los estándares establecidos.

CASO DE ESTUDIO

En este apartado se pone en práctica lo aprendido previamente a través de un caso práctico, analizando cuál es el problema, qué se pretende conseguir (estableciendo el objetivo) y planteando las posibles soluciones.

Problemática inicial

En caso de producirse una situación inicial en la que en la fase preanalítica de un laboratorio clínico se producen numerosos errores de ejecución (lapsus, equivocaciones, incumplimiento de protocolos, etc.) sobre los que no se posee ningún tipo de información y no es posible averiguar su causa, esta circunstancia impacta directamente en los pacientes y en el personal sanitario. Ambos colectivos tienen una mala percepción de la labor realizada por el laboratorio clínico.

Objetivo

Para corregir esta situación, la dirección del laboratorio clínico ha decidido implementar una serie de indicadores en la fase preanalítica con el fin de identificar la fuente de errores y corregirla, con el objetivo final de incrementar así la satisfacción del paciente con el servicio recibido.

Solución

El laboratorio clínico interviene en el proceso asistencial del paciente desde que el clínico es capaz de interpretar los signos y síntomas del paciente para realizar la solicitud de las pruebas y, así, poder establecer un diagnóstico certero hasta el tratamiento y el seguimiento de la patología, en el ámbito hospitalario y en el de las atenciones especializada y primaria. Es decir, el laboratorio clínico participa activamente en los nueve pasos necesarios (solicitud, identificación, recogida de muestra, transporte, separación o preparación, análisis, informe, interpretación y acción) para la emisión de todos los resultados del laboratorio. Esta es la razón por la que debe haber indicadores en cada una de las fases del proceso. Además, dado que el laboratorio clínico es un servicio central, posee una perspectiva transversal de la asistencia sanitaria prestada y, por tanto, la capacidad para establecer la calidad del proceso global.

Para la implantación del CMI que resuelva la situación, se ha decidido seguir los siguientes pasos indicados en la **figura 37-1**.

Por tanto, en las fases prepreanalítica y preanalítica se debe definir la estrategia (misión, visión, etc.), establecer los objetivos en cada una de las perspectivas, así como describir los indicadores para cada uno de los objetivos planteados, incluyendo la forma de medida, los plazos, el responsable, etc., como se muestra en los siguientes puntos.

- Realizar definición estratégica:
  - Misión. ¿Por qué existe el laboratorio clínico? Realización de analíticas a los pacientes.
  - Visión. ¿Qué se quiere ser? Ser el laboratorio que menos errores preanalíticos comete.
  - Valores. ¿Qué es lo fundamental para el laboratorio? Que el paciente esté satisfecho con el servicio prestado.
  - Estrategia. Evaluar resultados, marcar la diferencia respecto a otros laboratorios clínicos e investigar qué se debe cambiar o mejorar.
  - Mapa estratégico. ¿Cómo se va a hacer realidad la estrategia planteada? Estableciendo una relación de causa-efecto entre los aspectos fundamentales del proceso preanalítico.
- Establecer y definir objetivos:
  - Financieros/numéricos. Aumentar el número de pacientes y, por tanto, de analíticas que se realizan en el laboratorio clínico. Reducción del coste al disminuir la repetición de analíticas.
  - Enfocados al cliente. Cliente interno-gestión adecuada de los recursos. Cliente externo-pacientes-disminución de repetición de analíticas.
  - Procesos internos. Se participará en programas externos de la calidad.

- Desarrollo y aprendizaje. Se facilitará la formación al personal para aumentar sus conocimientos y motivación.
- Generar formato de CMI:
  - Financieros/numéricos:
    - Objetivo 1. Aumentar el número de pacientes y por tanto de analíticas que se realizan en el LC. Se medirá la actividad asistencial de analíticas realizadas mensualmente diferenciando ámbito hospitalario, urgencias, consulta especializada y consulta de atención primaria.
      - Indicador: número de analíticas realizadas.
      - Meta: aumento.
      - Tiempo de medición: mensual.
      - Responsable de publicidad y marketing.
      - Plan de acción: publicidad del laboratorio en radio y televisión.
    - Objetivo 2. Disminución del coste al disminuir la repetición de analíticas. Se medirá la reducción de los costes del laboratorio clínico debido a la disminución de repeticiones de analíticas a pacientes.
      - Indicador: número de analíticas repetidas respecto a las analíticas realizadas.
      - Meta: < 5 %.
      - Tiempo de medición: mensual.
      - Responsable de área preanalítica.
  - Enfocados al cliente.
    - Objetivo 3. Cliente interno – gestión adecuada de los recursos. Se medirán los protocolos consensuados con los clínicos para una solicitud adecuada de las analíticas.
      - Indicador: número de protocolos implantados respecto a los protocolos propuestos.
      - Meta: > 75 %.
      - Tiempo de medición: mensual.
      - Responsable de relaciones internas del laboratorio.
      - Plan de acción: dos reuniones a la semana con los servicios peticionarios, empezando los de mayor impacto.
    - Objetivo 4. Cliente externo-pacientes-disminución de repetición de analíticas. Se medirá y registrará según protocolo el número de volantes mal registrados por error de identificación de paciente.
      - Indicador: número de volantes mal registrados respecto al número de volantes totales.
      - Meta: 0 % - indicador centinela.
      - Tiempo de medición: mensual.
      - Responsable de personal administrativo.
      - Plan de acción: se elaborará un documento de unificación de registro de las incidencias preanalíticas de pacientes y de muestras, especificando las condiciones de extracción, conservación, transporte y tiempo de cada uno de los ámbitos y diferenciando por tipo de muestra (bioquímica, hematología y coagulación).
  - Procesos internos.
    - Objetivo 5. Unificación de los procedimientos normalizados de trabajo para la extracción, conservación y transporte de muestras. Se medirá el correcto cumplimiento de los protocolos normalizados de trabajo.

- Indicador: número de pacientes con incidencia por desviación del protocolo normalizado de trabajo respecto al número de pacientes totales.
  - Meta: < 5 %.
  - Tiempo de medición: mensual.
  - Responsable de área analítica.
  - Plan de acción: comunicación al personal implicado de las extracciones de los protocolos normalizados de trabajo establecidos mediante sesiones formativas.
- Desarrollo y aprendizaje.
  - Objetivo 6. Formación de los protocolos normalizados de trabajo a todo el personal implicado. Se medirá el número de personas formadas.
    - Indicador: número de personas formadas implicadas en el proceso respecto al número de personas totales implicadas en el proceso.
    - Meta: > 95 %.
    - Tiempo de medición: mensual.
    - Responsable de formación del laboratorio.
    - Plan de acción: sesiones de formación con control individual de la asistencia recogido mediante firma.

Los resultados de los indicadores propuestos, leyéndolos de abajo a arriba, muestran que, en el mes de agosto, ha habido una disminución de la formación de las personas implicadas (85 %) que ha generado un aumento de las incidencias en los pacientes por desviación de protocolo (6 %), con repercusión sobre los pacientes, **indicador centinela** – error de identificación (1 %) que ha provocado un aumento de los costes por repetición de la analítica (6,5 %) (Tabla 37-1).

Las posibles causas de estas desviaciones pueden haber sido las siguientes:

- La responsable de la formación del laboratorio, se ha ido de vacaciones.
- No se ha nombrado un sustituto del responsable de formación.
- Elevado número de nuevo personal para cubrir las vacaciones de verano.
- No se ha formado adecuadamente al personal de nueva incorporación.

El siguiente paso sería analizar estas causas y establecer soluciones (valorar la posibilidad de generar acciones de mejora y/o acciones correctivas) para que no vuelva a ocurrir de forma que, en la medición del siguiente mes, los indicadores hayan mejorado notablemente.

Tabla 37-1. Resultados de los indicadores de los objetivos propuestos en los meses de julio y agosto				
Perspectiva		**Meta**	**Julio**	**Agosto**
Financiera	Objetivo 1	Aumento	1.250.000	1.300.000
	Objetivo 2	< 5 %	2,5 %	6,5 %
Cliente	Objetivo 3	> 75 %	80 %	80 %
	Objetivo 4	0 % (centinela)	0 %	1 %
Procesos internos	Objetivo 5	< 5 %	4 %	6 %
Desarrollo y aprendizaje	Objetivo 6	> 95 %	99 %	85 %

PUNTOS CLAVE

- El laboratorio clínico genera diariamente multitud de datos de los que se puede beneficiar para mejorar las distintas fases del proceso y, por tanto, aumentar la calidad asistencial del paciente.
- Dado el elevado número de recursos humanos implicados, las diversas tecnologías y los distintos procesos, entre otros, es fundamental ordenar esos datos para poder establecer acciones que hagan del laboratorio clínico un servicio eficiente y eficaz.
- En conclusión, el cuadro de mando integral es la herramienta que facilita ese orden de los indicadores establecidos en las distintas fases del proceso, ayudando al equipo del laboratorio a tener una visión integrada de todo el proceso y entendiendo que desatender ciertas tareas que, en principio, pueden parecen rutinarias impacta gravemente sobre el servicio.
- Por otro lado, la herramienta revela qué áreas deben mejorarse y ella misma evoluciona en función de la estrategia que la empresa tome a corto y a largo plazo. Por último, la herramienta resulta un medio muy potente (sencillo y visual) para trasladar la estrategia del laboratorio clínico al personal, haciéndoles partícipes de su diseño y de la consecución de los objetivos, y asociándola a planes de acción concretos e indicadores donde pueda llevarse un seguimiento periódico de los resultados alcanzados. De esta forma, se genera motivación, transparencia, espíritu de equipo y propuestas de mejora con el objetivo de llegar a la excelencia.
- Finalmente, la generación del cuadro de mando debe establecer una estrategia, unos objetivos y unos indicadores robustos, medibles y fiables. Además, se debe comunicar a los responsables e implicados de cada tarea, integrándolo como parte de su trabajo diario para forjar, así, responsabilidad y orgullo personal con el trabajo bien hecho.

BIBLIOGRAFÍA

Alexander J. Performance Dashboards and Analysis for Value Creation. Wiley Online Library;2012.

Joshi MS, Ransom SB, Ransom ER, Nash DB. The Healthcare Quality Book: Vision, Strategy, and Tools. 5th ed. Asociation of University Programs in Health Administration/Health Administration Press; 2022.

Langabeer JR II y Langabeer JD II. Healthcare Performance and Organizational Excellence: Evidence-Based Management in Practice.

Valoración cuantitativa y cualitativa del hemograma. Revisión según la metodología analítica

38

M. Serrando Querol

OBJETIVOS

- Interpretar los valores cuantitativos y cualitativos del hemograma.
- Valorar las magnitudes con resultado anómalo del hemograma.
- Orientar las alteraciones del hemograma hacia los diferentes grupos patológicos.

INTRODUCCIÓN

En el laboratorio *core*, la hematología se basa fundamentalmente en el estudio de las células de la sangre y la hemostasia. Los dos pilares básicos en el estudio y la detección de patología hematológica son el hemograma y el perfil básico de hemostasia. En particular, en el hemograma se tienen en cuenta aspectos como la concentración, la estructura y la función de las células de la sangre periférica. En los últimos años los avances en el desarrollo y la disponibilidad de técnicas de biología molecular han cambiado los algoritmos diagnósticos de los diferentes grupos de enfermedades hematológicas. Este hecho ha permitido clasificar estas entidades en función de mutaciones y alteraciones citogenéticas muy específicas. A pesar de la enorme contribución de la citogenética y la biología molecular en la detección de enfermedades hematológicas, el hemograma y la citología siguen siendo el primer paso en el proceso diagnóstico, lo que ha colocado al laboratorio de hematología en la primera línea de detección y diagnóstico precoz de estas entidades.

Este capítulo se centra concretamente en la utilidad de los parámetros del hemograma y la metodología de los analizadores automáticos en el proceso de detección y diagnóstico de patología no neoplásica del diferencial leucocitario.

El hemograma incluye el estudio de las tres líneas celulares hematopoyéticas presentes en sangre periférica: eritrocitos, plaquetas y leucocitos. Los contadores hematológicos disponen, actualmente, de tecnología de última generación que incorporan a sus algoritmos de detección de anomalías en el análisis de muestras de sangre venosa total, proporcionan información cuantitativa (porcentaje y número absoluto de elementos celulares) y cualitativa (alarmas) de las tres líneas celulares. El diferencial leucocitario del hemograma permite identificar las cinco poblaciones leucocitarias no patológicas que se encuentran en la sangre periférica. Estas son, de mayor a menor proporción, neutrófilos, linfocitos, monocitos, eosinófilos y basófilos.

La metodología mediante la cual los autoanalizadores realizan el diferencial leucocitario no es idéntica en todos ellos. El principio fundamental en el que se basan todos ellos es la dispersión de las células, en función de su tamaño y sus características morfométricas cada analizador utiliza una metodología propia y específica para conseguirlo. Es necesario conocer la tecnología que usa cada analizador para poder identificar e interpretar correctamente el valor y la utilidad de los parámetros clásicos y de investigación del hemograma.

TECNOLOGÍAS DE LOS AUTOANALIZADORES PARA EL DIFERENCIAL LEUCOCITARIO

La base fundamental de la tecnología del hemograma es la impedancia o principio Coulter (Wallace Coulter, Estados Unidos, 1957). Mediante esta tecnología se obtienen los valores de recuento absoluto de las tres líneas del hemograma (eritrocitos, leucocitos y plaquetas). La concentración de la hemoglobina se realiza fundamentalmente mediante espectrofotometría (absorción o emisión). Estas magnitudes permiten calcular los índices eritrocitarios (volumen corpuscular medio [VCM], hemoglobina corpuscular media [HCM], concentración de la hemoglobina corpuscular media [CHCM] y amplio de distribución eritrocitario [ADE]) y los índices plaquetarios (volumen plaquetario medio [VPM] y área de distribución plaquetaria [ADP]). La mayoría de los analizadores actuales disponen de esta metodología con cambios mínimos entre ellos.

Sin embargo, para el diferencial leucocitario los analizadores disponen de medidas basadas en tecnologías que sí difieren en el proceso mediante el cual obtienen el porcentaje y el recuento absoluto de las subpoblaciones leucocitarias, normales y anormales. Es imprescindible conocer con detalle esta medida para poder detectar e identificar correctamente las alteraciones cuantitativas y cualitativas del diferencial leucocitario. A continuación, se detallan los aspectos fundamentales de las principales tecnologías disponibles.

Tecnología Sysmex

Los analizadores Sysmex utilizan la citometría de flujo mediante marcaje fluorescente tras modificación en la estructura y composición de la membrana de los leucocitos (excepto los basófilos). Muestran cuatro poblaciones leucocitarias (neutrófilos, linfocitos, monocitos y eosinófilos) en su gráfica WDF (*white differential leukocyte*). En esta gráfica de dispersión, se combina, en el eje X, la complejidad citoplasmática de la población celular y, en el eje Y, la intensidad de la fluorescencia. Disponen de un canal adicional de detección de precursores leucocitarios inmaduros (WPC, *white precursor cell*) que amplía la información del diferencial leucocitario, en especial en aquellos pacientes en los que en el gráfico de dispersión WDF se ha detectado la presencia de células anormales.

Tecnología Beckman Coulter

Los analizadores DxH de Beckman Coulter utilizan la tecnología VCSn para obtener el diferencial leucocitario. La tecnología VCSn combina tres principios físicos: la impedancia eléctrica para la determinación del volumen celular (V), un sondeo electromagnético para obtener la conductividad (C) y la dispersión de la luz láser (Sn) en cinco ángulos diferentes (MALS [9-43°]: ángulo medio; UMALS (20-43°): ángulo medio-alto; LMALS (9-19°): ángulo medio-bajo; LALS (5°): ángulo bajo; AL2 (0°): ángulo axial) para analizar la complejidad celular. La tecnología VCSn permite obtener las características morfométricas de las células en su estado nativo (sin modificación alguna ni tinción), una a una a través de la célula de flujo. En su gráfico de dispersión se combinan, en el eje de las X, la intensidad de la luz rotada para cada población celular que informa de la complejidad y, en el eje Y, el tamaño celular (V).

Tecnología Horiba

Los analizadores de última generación de Horiba combinan impedancia y citometría de flujo para obtener los valores del hemograma. Para el diferencial leucocitario añade tinción citoquímica (Nuclediff, con colorante vital negro de clorazol) que, al ser adicionado a la muestra, lisa los eritrocitos y estabiliza los leucocitos en su forma natural y preserva el volumen celular por la relación núcleo-citoplasma. Las granulaciones citoplasmáticas de los leucocitos van a obtener una coloración diferencial; cada célula va a ser analizada por impedancia (volumen, eje X), por morfología de sus compartimentos celulares (relación núcleo-citoplasma) y la complejidad intracitoplasmática (absorción y transmisión en diferentes ángulos con luz policromática, eje Y).

Tecnología Advia Siemens

Los analizadores Advia Siemens de hematología usan la impedancia y la citoquímica de las células nucleadas para la determinación de las magnitudes del hemograma. El diferencial leucocitario se obtiene de la diferenciación de las células de estirpe mieloide y linfoide tras tinción citoquímica con mieloperoxidasa; se mide por absorbancia la luz dispersada por los leucocitos atendiendo a su relación núcleo-citoplasma y complejidad citoplasmática.

Tecnología Abbot

Los analizadores Abbot CELL-DYN utilizan para el recuento y el diferencial leucocitario la lectura óptica a diferentes ángulos (*multiangle polarized scatter separation* [MAPSS]) mediante la tinción fluorescente con tres colores. La medida se realiza mediante corriente hidrodinámica a diversos ángulos de medida (7° ángulo para la complejidad celular y después 90° tanto para la división nuclear como para la granulación). Se usan diferentes combinaciones de estas medidas de luz para diferenciar y cuantificar las cinco poblaciones del diferencial leucocitario.

INTERPRETACIÓN DE LOS GRÁFICOS DE DISPERSIÓN DEL DIFERENCIAL LEUCOCITARIO

La interpretación de los gráficos de dispersión del diferencial leucocitario es crucial en el proceso diagnóstico del paciente; el cambio en la disposición espacial de las poblaciones celulares, su tamaño y distribución, así como la relación visual que se pueda apreciar entre poblaciones resulta de enorme relevancia para la detección de población anómala y la orientación adecuada de la patología subyacente. Para la correcta identificación de posibles poblaciones leucocitarias patológicas es recomendable conocer los gráficos de dispersión, así como la tecnología y los algoritmos que usan los analizadores para señalar las muestras de los pacientes como candidatas a revisión del frotis de sangre periférica.

Los gráficos de dispersión albergan información de gran utilidad en el diagnóstico de patología hematológica no neoplásica y neoplásica. La disposición de las poblaciones leucocitarias detectadas mediante el gráfico de dispersión tiene una relación directa con el volumen celular y la composición de su citoplasma. Es necesario conocer el patrón de normalidad del diferencial leucocitario para cada analizador y, por consiguiente, el patrón de anormalidad en aquellos casos en los que se detectan células de posible morfología anómala. La alteración de las medidas morfométricas de las poblaciones leucocitarias mediante el diferencial leucocitario supone la aparición de alarmas cualitativas en aquellas muestras que no cumplen el intervalo de confianza de normalidad. Eso significa que los algoritmos que usan los analizadores para marcar las muestras susceptibles de patología se basan en el reconocimiento del esquema «normal o no patológico» del diferencial leucocitario. Hay diferencias entre los algoritmos de los analizadores a la hora de marcar cualitativamente los diferenciales leucocitarios, y se relacionan de forma directa con la metodología que usan para dispersar e identificar las subpoblaciones leucocitarias. Cada analizador dispone de diferentes alarmas cualitativas para identificar las poblaciones leucocitarias que no cumplen con las medidas que se esperan en una muestra no patológica.

Relacionados directamente con esta medida de poblaciones leucocitarias, los analizadores, y dependiendo de la metodología mediante la que realizan esta dispersión, disponen de parámetros morfométricos denominados actualmente en la bibliografía científica *cell population data* (CPD). Los CPD son un conjunto de medidas de dispersión de los leucocitos que aportan información sobre el tamaño celular, la composición citoplasmática, el contenido del material genético y características del núcleo celular, así como de la relación entre núcleo y citoplasma. Son datos muy útiles que aportan información adicional a las medidas clásicas del diferencial leucocitario.

ALTERACIONES NO NEOPLÁSICAS DEL DIFERENCIAL LEUCOCITARIO

Los equipos de hematología disponen de un programa informático de análisis que permite integrar la información cuantitativa y cualitativa de las muestras analizadas elaborando reglas expertas para la detección de patología benigna o maligna. Estas reglas expertas, junto con los algoritmos diagnósticos de los diferentes grupos de enfermedades hematológicas y no hematológicas, permiten establecer criterios de revisión del frotis de sangre periférica, que resultan imprescindibles en la orientación temprana del paciente y que son cruciales en este primer paso del proceso diagnóstico.

Mediante el examen citológico de la sangre periférica se identifican las poblaciones celulares habituales (**Fig. 38-1**) y se puede orientar el caso hacia una patología no neoplásica (p. ej., sepsis, mononucleosis infecciosa, etc.) o neoplásica (como leucemia o linfoma). Los datos del hemograma (cuantitativos, cualitativos y el gráfico de dispersión) junto con la descripción citológica del frotis permiten establecer el primer paso en el proceso diagnóstico.

La Sociedad Internacional de Laboratorios de Hematología (ISLH) ha elaborado una guía de recomendación de revisión del hemograma y de la realización de frotis de sangre periférica basada en criterios cuantitativos y cualitativos de los valores del hemograma (http://www.islh.org/web/consensus_rules.php). Estos criterios son una pauta que se recomienda seguir para elaborar las reglas expertas más adaptadas a la realidad de cada laboratorio de hematología. Se consideran criterios tan importantes como el tipo de analizador y el grado de automatización del que se dispone, la cantidad de hemogramas procesados diariamente y el tipo de paciente al que se atiende (atención primaria u hospitalaria).

En el laboratorio de hematología se deben elaborar reglas expertas para detectar aquellos pacientes con patología neoplásica, debido a la gravedad y urgencia de estos cuadros clínicos y de los no neoplásicos, a menudo, infravalorados, dado que no suelen implicar criterios de riesgo vital. Estos cuadros clínicos no neoplásicos deben ser correctamente diagnosticados, pues forman parte del diagnóstico diferencial de entidades más complejas y malignas. Hay que distinguir las alteraciones no neoplásicas del diferencial leucocitario proliferativas de las citopénicas.

ALTERACIONES NO NEOPLÁSICAS DEL DIFERENCIAL LEUCOCITARIO PROLIFERATIVAS

La detección de proliferación celular en el diferencial leucocitario es una de las alteraciones cuantitativas más frecuentes en el laboratorio de hematología. Suele afectar al recuento general de leucocitos (leucocitosis). El criterio de la ISLH es leucocitos $> 30 \times 10^9$/L.

Para orientar correctamente al paciente es importante valorar qué tipo celular es el que se detecta aumentado. Las proliferaciones de las poblaciones del diferencial leucocitario pueden ser absolutas (incremento del número total de células) o relativas (cambios en el porcentaje de la población). Generalmente, las patologías no neoplásicas relacionadas con la leucocitosis suelen provocar incremento en el número absoluto celular, pero se puede observar la alteración de forma relativa (%):

- Neutrofilia: elevación del número absoluto de neutrófilos (el criterio de la ISLH es $> 20 \times 10^9$/L) y/o incremento en el porcentaje del diferencial leucocitario ($> 65\%$).
- Linfocitosis: elevación del número absoluto de linfocitos (el criterio de la ISLH es paciente adulto $> 5 \times 10^3$/µl y paciente pediátrico $> 7,5 \times 10^9$/L) o incremento en el porcentaje del diferencial leucocitario ($> 45\%$).
- Monocitosis: elevación del número absoluto de monocitos (el criterio de la ISLH es paciente adulto $> 1,5 \times 10^9$/L y $> 3 \times 10^9$/L en paciente pediátrico) o incremento en el porcentaje del diferencial leucocitario ($> 20\%$).

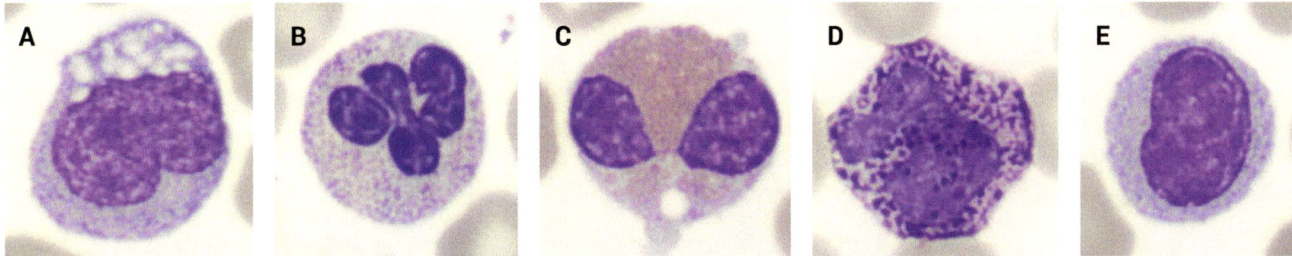

Figura 38-1. Identificación de las poblaciones celulares normales al microscopio óptico. **A)** Monocito. **B)** Neutrófilo. **C)** Eosinófilo. **D)** Basófilo. **E)** Linfocito.

- Eosinofilia: elevación del número absoluto de eosinófilos (el criterio de la ISLH es paciente adulto $> 2 \times 10^9/L$).
- Basofilia: elevación del número absoluto de basófilos (el criterio de la ISLH es paciente adulto $> 0,5 \times 10^9/L$) o incremento en el porcentaje del diferencial leucocitario.

Neutrofilia

El valor de referencia que más se acepta en los laboratorios de hematología es por encima de $7,5 \times 10^9/L$. En ciertas situaciones fisiológicas se puede detectar neutrofilia sin ninguna relación con procesos patológicos y que no requieren revisión del hemograma, como durante el ciclo menstrual o la gestación, entre otros. Se puede observar neutrofilia con detección en el analizador de IG% (*immature granulocytes*), que se relaciona con la presencia de formas jóvenes o mielemia (promielocitos, mielocitos y metamielocitos) o la alarma de *left shift* (desviación izquierda), relacionada con la presencia de bandas o neutrófilos cayados en la muestra del paciente.

El mecanismo fisiopatológico relacionado con la neutrofilia es el aumento de la producción en la médula ósea de granulocitos, con el consecuente paso a sangre periférica de formas maduras y jóvenes (**Fig. 38-2**). Esta respuesta medular suele darse en infecciones bacterianas, tabaquismo, estrés físico, y procesos inflamatorios agudos, subagudos y crónicos. Puede aparecer también en pacientes afectados de enfermedades autoinmunitarias. Algunos fármacos como los corticoides suelen producir leucocitosis con mielemia de morfología reactiva. En estas situaciones clínicas en las que la neutrofilia es secundaria a un proceso patológico no neoplásico suele ser transitoria y de morfología sin atipias celulares.

Como regla en el proceso diagnóstico, ante una neutrofilia se deben descartar causas reactivas o secundarias que justifiquen esta condición del hemograma. En aquellos pacientes en los que se observe mielemia sin causas infecciosas aparentes y otras causas fisiológicas relacionadas, hay que realizar un diagnóstico diferencial con entidades primarias y neoplasias (neoplasias mieloproliferativas crónicas, leucemia aguda con maduración). Si no hay mielemia, es preciso realizar un diagnóstico diferencial con la leucemia neutrofílica crónica (de causa neoplásica) y excluir otras causas de neutrofilia reactiva.

Linfocitosis

En la bibliografía científica hay diferentes valores de linfocitosis absoluta que pueden ser indicadores de patología y que, por tanto, exigen examen del frotis de sangre periférica. El valor más aceptado en los laboratorios de hematología es por encima de $5 \times 10^9/L$. La primera consideración que hay que tener en cuenta para elaborar reglas de decisión para la linfocitosis es la edad del paciente; en edad pediátrica el predominio en la fórmula leucocitaria de los linfocitos se considera fisiológica, por lo que la cifra absoluta a partir de la cual se requiere frotis de sangre periférica se sitúa en valores superiores a $> 7,5 \times 10^9/L$.

Se suele observar linfocitosis como respuesta al estímulo sobre el sistema inmunitario de infecciones fundamentalmente víricas como la mononucleosis infecciosa (virus de Epstein-Barr [VEB] o citomegalovirus), rubéola, varicela y hepatitis, entre otras. En pacientes que sufren primoinfección por el virus de la inmunodeficiencia humana (VIH) también puede observarse. Patologías de naturaleza autoinmunitaria y otros procesos inflamatorios pueden cursar con esta alteración del diferencial leucocitario.

La linfocitosis va, a menudo, acompañada de alarmas cualitativas en el hemograma (linfocitos anormales o linfocitos variantes), lo que indica una distribución anómala de la población linfocitaria en la gráfica de dispersión de los analizadores. Estas alarmas son indicativas de cambios morfométricos en la población linfocitaria relacionados con el aumento en el tamaño celular, estructura nuclear y la alteración de la relación núcleo-citoplasma. El diagnóstico diferencial de la linfocitosis incluye los síndromes linfoproliferativos, en especial la leucemia linfática crónica, la leucemia prolinfocítica, la tricoleucemia y linfomas con expresión periférica.

Un aspecto crucial para el diagnóstico diferencial de este grupo de patología no neoplásica es la descripción citológica de los linfocitos (**Figs. 38-3** y **38-4**). La presencia de linfocitos discretamente más grandes, citoplasma basófilo con refuerzo en la periferia y con presencia de granulación citoplasmática en algunos elementos se suele relacionar con procesos víricos o reactivos. Es muy característico observar la presencia de linfocitos reactivos en pacientes pediátricos, a menudo, sin sintomatología asociada.

La presencia de linfocitos de morfología granular, correspondiente a linfocitos *natural killer* (NK) y marcaje CD56 positivos se puede ver en los frotis de pacientes afectados de procesos reactivos, víricos en su mayoría. En la población general se pueden observar de forma fisiológica y no son indicativos de patología si su porcentaje no es superior al esperado en condiciones normales. En aquellos pacientes en los que la cifra de linfocitos NK supere el 15% del total de linfocitos contados se debe ampliar el estudio de subpoblaciones linfocitarias porque puede estar relacionado con procesos hematológicos crónicos.

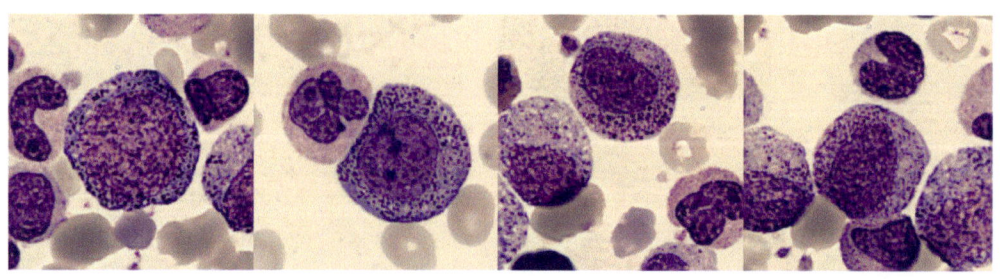

Figura 38-2. Leucocitosis marcada con mielemia; imágenes de izquierda a derecha de promielocitos y mielocitos con **refuerzo tóxico** de la granulación citoplasmática.

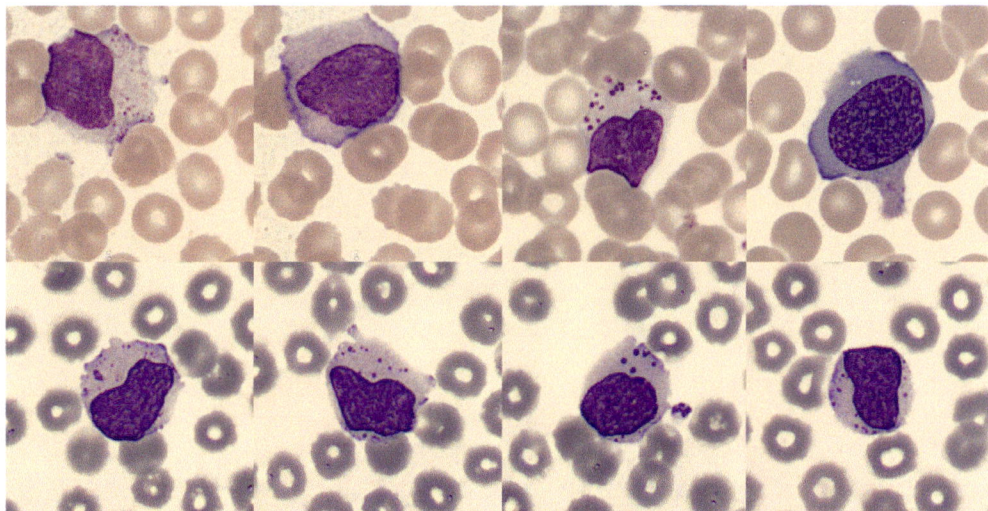

Figura 38-3. Imágenes de linfocitos de aspecto activado; se puede apreciar en alguna imagen la presencia de gránulos citoplasmáticos característicos de linfocitos CD56 positivos o grandes granulares (linfocitos *natural killer*).

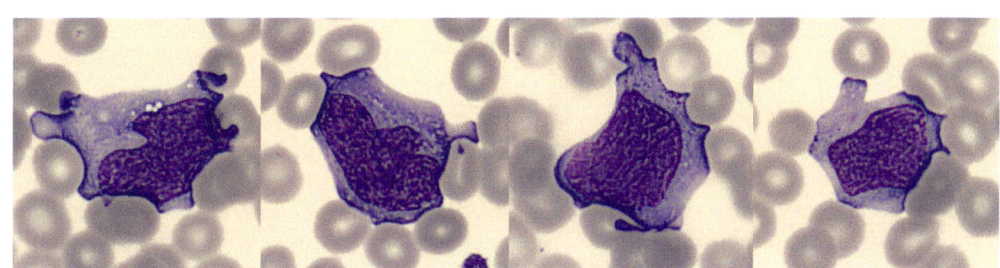

Figura 38-4. Imágenes de linfocitos de aspecto muy reactivo, de mayor tamaño y aspecto basófilo. Se aprecian bordes activos con moderada relación núcleo-citoplasma. Corresponden a un paciente con infección por el virus de Epstein-Barr (mononucleosis).

Monocitosis

Se considera monocitosis el aumento de la cifra absoluta de monocitos en sangre por encima de 1×10^9/L. La detección de la monocitosis es de vital importancia, dado que puede ser el primer y único dato del hemograma indicativo de enfermedad hematológica neoplásica (leucemia monocítica aguda, leucemia mielomonocítica crónica, linfoma de Hodgkin, etc.). La morfología de los monocitos es muy heterogénea en condiciones fisiológicas, y se pueden observar monocitos de diferentes tamaños, con vacuolas citoplasmáticas y de aspecto reactivo sin implicación clínica (**Fig. 38-5**). En pacientes con leucemia mielomonocítica crónica la morfología de los monocitos es también, a menudo, normal, por lo que es imprescindible realizar el seguimiento desde el laboratorio de hematología de todas las monocitosis progresivas. En la última revisión de la Organización Mundial de la Salud (OMS) de 2018 se consideran tributarios de estudio de enfermedad neoplásica los pacientes con monocitosis progresiva de más de 6 meses de evolución y sin causas secundarias que lo justifiquen.

Puede observarse monocitosis en procesos inflamatorios crónicos como la colitis ulcerosa, enteritis y patología autoinmunitaria. También se puede ver monocitosis en pacientes en recuperación de neutropenia, esplenectomía, citopenias inmunitarias y en infecciones por organismos intracelulares (micobacterias, protozoos, *rickettsias*). En pacientes oncológicos y hematológicos con quimioterapia, es habitual observar monocitosis como respuesta medular al tratamiento farmacológico (v. **Fig. 38-5**).

Eosinofilia

Se habla de eosinofilia cuando los eosinófilos en sangre son superiores a $1,5 \times 10^9$/L. Se observa fundamentalmente en la respuesta inflamatoria (parásitos helmínticos), en fenómenos de alergia y, en raras ocasiones, pueden verse incrementados en pacientes sin patología relacionada. Los eosinófilos se caracterizan morfológicamente por presentar el núcleo binucleado y una marcada granulación aosinófila (**Fig. 38-6**). Es una célula asociada a infiltraciones de superficies mucosas, en particular en asma, procesos alérgicos respiratorios y rinitis, y existe una buena correlación entre la gravedad de la infiltración y la clínica del paciente. Es una alteración del hemograma mayoritariamente benigna y no neoplásica. También se puede observar eosinofilia en procesos neoplásicos e inflamatorios, así como en las neoplasias mieloproliferativas crónicas. En pacientes con diabetes y en tratamiento con antidiabéticos orales se puede observar eosinofilia que no suele presentar alteraciones en la morfología celular y no se considera relevante clínicamente.

Los eosinófilos proliferan y maduran bajo la influencia de las interleucinas 3 (IL-3) e IL-5, así como del factor estimulante de las colonias de granulocitos-macrófagos (GM-CSF). Estas citocinas se secretan por los linfocitos Th2 estimulando la producción, diferenciación y liberación sanguínea de los eosinófilos. Este mecanismo se observa principalmente en la etiopatogenia de las eosinofilias denominadas reactivas. Los linfocitos T activados liberan citocinas implicadas en la eosinofilia (IL-2, IL-3, IL-5, GM-CSF), lo que explica la eosinofilia observada en el síndrome hipereosinofílico, en la leucemia eosinofílica y en los linfomas T.

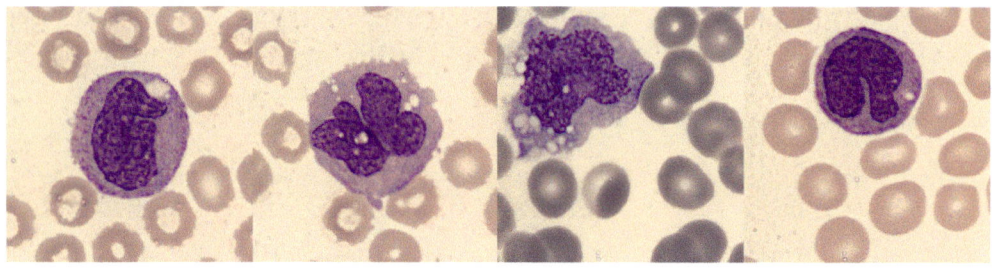

Figura 38-5. Imágenes de monocitos de morfología heterogénea y sin alteraciones patológicas de su morfología.

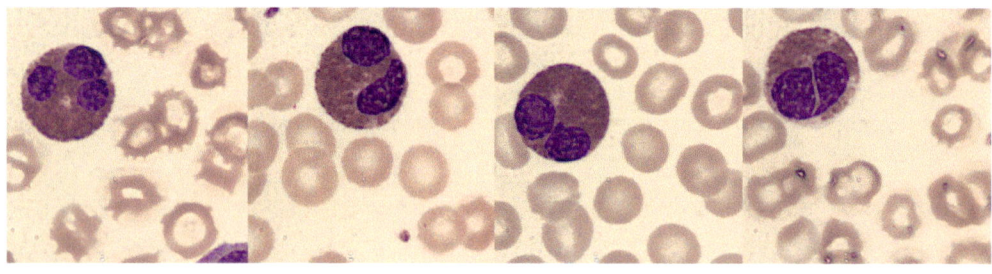

Figura 38-6. Imágenes de eosinófilos de morfología normal.

Basofilia

Se define como basofilia la presencia en sangre de una cifra de basófilos superior a $0,2 \times 10^9$/L. Morfológicamente, se caracterizan por presentación de una granulación basófila que cubre toda la célula y se tiñe de color púrpura (**Fig. 38-7**). Se produce por hipersensibilidad a fármacos, en enfermedades inflamatorias e infecciosas, endocrinopatías y ferropenia. En la leucemia mieloide crónica la basofilia puede tener significado pronóstico y aumenta al progresar la enfermedad. Existe una forma de leucemia basofílica aguda. Puede observarse basofilia moderada en anemias hemolíticas, linfoma de Hodgkin y en enfermedades inflamatorias e infecciosas. En caso de basofilia intensa, los pacientes presentan manifestaciones relacionadas con la liberación de histamina (rubicundez, prurito e hipotensión, entre otras).

REACCIÓN LEUCEMOIDE

La reacción leucemoide es un trastorno hematológico en el que se observa una cifra de leucocitos superior a 50×10^9/L por respuesta de la medula ósea a una patología no neoplásica. En la sangre periférica se encuentran principalmente formas maduras de las cinco poblaciones de leucocitos junto con mielemia o desviación a la izquierda. Morfológicamente, son células de aspecto reactivo con refuerzo de la granulación citoplasmática en las células de estirpe mieloide. En reacciones leucemoides asociadas a cuadros clínicos graves como la sepsis, se pueden observar mieloblastos y eritroblastos en sangre periférica.

Suelen ser situaciones clínicas que revierten con el tratamiento específico de la causa principal sin suponer mayor gravedad para el paciente. Se diferencia de la leucemia en que se observa proliferación de todos los elementos mieloides normales en la médula ósea, en contraste con la leucemia aguda, en la que predominan los elementos más inmaduros (p. ej., promielocitos y mieloblastos).

ALTERACIONES NO NEOPLÁSICAS DEL DIFERENCIAL LEUCOCITARIO CITOPÉNICAS

Se denomina leucopenia a la disminución de la cifra total de leucocitos por debajo de 3×10^9/L (ISLH). Puede verse de forma fisiológica sin ninguna alteración numérica en el diferencial leucocitario y no es infrecuente observar disminución del número total de leucocitos tras infecciones víricas. Por lo general, se caracteriza por un menor número de neutrófilos circulantes, aunque también puede contribuir la disminución del número de linfocitos, monocitos, eosinófilos o basófilos. Por consiguiente, la función inmunitaria puede, en general, estar disminuida.

Las leucopenias suelen requerir un frotis de sangre periférica para su filiación. Con algunos de los instrumentos automatizados, es necesario confirmar que la neutropenia es real. Si el recuento automatizado se basa en la citoquímica de la peroxidasa, la presencia de una deficiencia hereditaria dará lugar a una neutropenia aparente asociada a un aumento de células grandes, no teñidas (es decir, negativas a peroxidasa). El gráfico de dispersión es característico, pero debido a que las

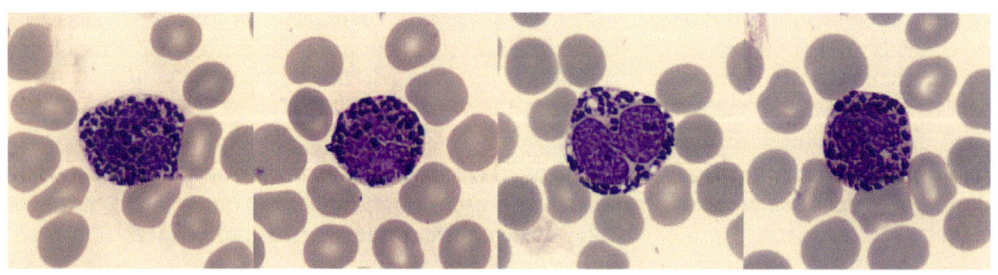

Figura 38-7. Imágenes de basófilos de morfología normal.

mismas características podrían deberse a una leucemia aguda con neutropenia y células blásticas circulantes, se necesita un frotis para su confirmación.

Neutropenia

La neutropenia se define como un recuento de neutrófilos en sangre inferior a $1,5 \times 10^9/L$. Según la intensidad, las neutropenias pueden clasificarse en leves (recuento de neutrófilos superior a $1 \times 10^9/L$), moderadas (recuento de neutrófilos de $0,5\text{-}1 \times 10^9/L$) y graves (recuento de neutrófilos inferior a $0,5 \times 10^9/L$). Su clasificación más práctica es la etiológica, que las agrupa según se trate de neutropenias congénitas o adquiridas, primarias (idiopáticas) o secundarias.

Aunque es evidente la mayor susceptibilidad a las infecciones en las neutropenias graves, la variabilidad observada en el riesgo infeccioso entre los distintos síndromes neutropénicos con recuentos leucocitarios similares sugiere que otros factores, como la reserva medular y otras condiciones físicas o inmunitarias del huésped, también determinan dicho riesgo.

Linfopenia

La linfopenia se define como el recuento absoluto de linfocitos inferior a 1×10^9 linfocitos/L ($2,5 \times 10^9/L$ en niños de corta edad). Puede observarse en pacientes con infección por VIH y otras virosis, en enfermedades autoinmunitarias, linfomas, sarcoidosis, citopenias arregenerativas intensas, desnutrición proteica e inmunodeficiencias congénitas. En pacientes que siguen tratamientos con quimioterápicos se puede observar también esta disminución linfocitaria.

Esta citopenia del diferencial leucocitario se ha asociado recientemente en diversas publicaciones a la infección aguda por el SARS-CoV-2. Los pacientes afectados de esta infección respiratoria suelen presentar una disminución clara de los linfocitos de forma transitoria, hecho que favorece la sob-

reinfección por otros agentes infecciosos. A nivel citológico estos linfocitos presentan un tamaño entre mediano y grande, con moderada relación núcleo-citoplasma e hiperbasofilia citoplasmática (**Fig. 38-8**).

Monocitopenia

La monocitopenia se observa en pacientes con aplasia medular, leucemia linfática crónica y tricoleucemia. También pueden observarse cifras de monocitos menores de $0,2 \times 10^9/L$ durante el tratamiento con glucocorticoides.

La monocitopenia se puede asociar a una alteración genética (mutación del gen *GATA2*) que produce una disminución de la formación de proteína 2 del GATA, factor de transcripción hematopoyético. Provoca un recuento de monocitos muy bajo y también reduce el número de linfocitos. Dicho trastorno aumenta el riesgo de infección por bacterias del complejo *Mycobacterium avium*, del virus del papiloma humano y ciertos hongos.

Eosinopenia

La eosinopenia es la reducción de eosinófilos en el tratamiento con glucocorticoides o adrenalina y asociada a diversas infecciones (triquinosis, leishmaniasis). Con frecuencia, pasa desapercibida. La citopenia del diferencial leucocitario se ha asociado también en algunos casos a infección aguda por el SARS-CoV-2.

Basopenia

La basopenia es la ausencia de basófilos, y suele pasar desapercibida, aunque puede presentarse en trastornos endocrinos (enfermedad de Cushing e hipertiroidismo), asociada al tratamiento con extractos tiroideos y durante la anticoagulación con heparina.

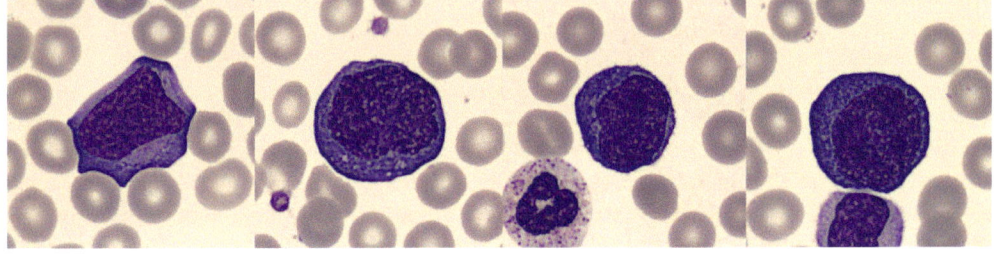

Figura 38-8. Imágenes de linfocitos en sangre periférica de un paciente con infección por SARS-CoV-2. Son de tamaño mediano con marcada basofilia citoplasmática.

 PUNTOS CLAVE

- El primer paso diagnóstico en hematología es el hemograma.
- Las alteraciones cuantitativas y cualitativas pueden orientar hacia un diagnóstico precoz de enfermedad hematológica no neoplásica.

- Las alteraciones cuantitativas y cualitativas pueden orientar hacia un diagnóstico precoz de enfermedad hematológica neoplásica.
- La citología es fundamental en la orientación diagnóstica en el laboratorio de hematimetría.

BIBLIOGRAFÍA

Bain B. Frotis de sangre periférica. En: Goldman-Cecil. Tratado de medicina interna. Elsevier, 2017; p. 1052-59.

Berliner N. Leucocitosis y leucopenia. En: Goldman-Cecil. Tratado de Medicina Interna. Elsevier, 2017; p. 1129-38.

Bruegel M, Nagel D, Funk M, Fuhrmann P, Zander J, Teupser D. Comparison of five automated hematology analyzers in a university hospital setting: Abbott Cell-Dyn Sapphire, Beckman Coulter DxH 800, Siemens Advia 2120i, Sysmex XE-5000, and Sysmex XN-2000. Clin Chem Lab Med. 2015 Jun;53(7):1057-71.

De Smet D, Van Moer G, Martens GA, et al. Use of the Cell-Dyn Sapphire hematology analyzer for automated counting of blood cells in body fluids. Am J Clin Pathol. 2010 Feb; 133(2):291-9.

Linko-Parvinen AM, Turkia H. Reporting Sysmex XN Absolute Neutrophil Count in Samples with Leukocyte Analyzer Flagging. Lab Med. 2021 Mar 15;52(2):168-73.

López Cuenca S, Hospital Universitario de Getafe. Servicio Madrileño de Salud. Madrid. Médico Especialista en Medicina Intensiva y Medicina Familiar y Comunitaria. Leucocitosis; FISTERRA. 2014

López-Cuenca S. Guías clínicas Fisterra: Leucocitosis [Internet]. [Revisado 01/07/2017; Consultado 05/12/2024]. Disponible en; https://www.fisterra.com/guias-clinicas/leucocitosis/

Martínez-Iribarren A, Tejedor X, Sala Sanjaume À, Leis A, Doladé Botias M, Morales-Indiano C. Performance evaluation of the new hematology analyzer UniCel DxH 900. Int J Lab Hematol. 2021 Aug;43(4):623-31.

Małecka M, Ciepiela O. A comparison of Sysmex-XN 2000 and Yumizen H2500 automated hematology analyzers. Pract Lab Med. 2020 Oct 29;22:e00186.

Variación biológica, métodos para su estimación y aplicaciones en la medicina personalizada y de precisión

39

J. Díaz-Garzón Marco

OBJETIVOS

- Comprender y profundizar en la variación biológica y conceptos relacionados, para enmarcarlos en las diferentes fuentes de variación en el laboratorio clínico.
- Saber los antecedentes históricos de la variación biológica y las bases de datos para tener autonomía en la consulta de estimados de variación biológica.
- Entender los fundamentos básicos para el diseño de un estudio de variación biológica.
- Aplicar las especificaciones para el desempeño analítico derivadas de la variación biológica.
- Conocer y aplicar el valor de referencia del cambio.
- Conocer las últimas iniciativas derivadas de la variación biológica en la medicina personalizada y de precisión.

INTRODUCCIÓN A LA VARIACIÓN BIOLÓGICA

La relevancia de la variación biológica es reconocida internacionalmente en el campo de la medicina de laboratorio, ya que ayuda a asegurar la calidad y contribuye a obtener resultados que sean representativos del estado del paciente y, así, realizar un diagnóstico, seguimiento o tratamiento adecuados.

Variación en el laboratorio clínico

Entre las funciones del laboratorio clínico se encuentra la medición de magnitudes biológicas en diferentes matrices. Los resultados de estas mediciones son empleados para la toma de decisiones clínicas, incluyendo el diagnóstico, el pronóstico, el tratamiento y el seguimiento de pacientes con diferentes patologías.

Para ser pragmáticos, se podría decir que cuando se obtienen resultados seriados en el laboratorio para un mismo individuo, y siempre que el paciente se encuentre en una situación estable, se pueden distinguir tres componentes principales de variación: la variación preanalítica, el cociente de variación analítica (CV_A) y la variación biológica.

- **Variación preanalítica:** diversos factores pueden influir directamente en los resultados y en su interpretación, que está estrechamente relacionada con la preparación y las condiciones de los sujetos para la recogida de las muestras, incluida la extracción de sangre, la forma de obtención de la muestra, y su transporte y tratamiento.

- **Variación analítica:** en ella concurren diferentes fuentes de variación que van a condicionar también los resultados. Entre ellas se pueden encontrar las interferencias debidas a componentes que se encuentran en la propia muestra u otros componentes externos, aunque la fuente de variación analítica por antonomasia en el laboratorio clínico es el error analítico, que está implícito en todos los sistemas de medida en mayor o menor grado.

- **Variación biológica:** es producto de fluctuaciones fisiológicas de las diferentes magnitudes en el individuo. Será definida con mayor detalle en el siguiente epígrafe.

Se podría considerar un cuarto componente de variación en caso de que el individuo sufriera cambios más allá de los esperados por la propia homeostasis, y que podrían ser explicados por cambios en la dieta, el comienzo de una nueva rutina de ejercicio, determinadas situaciones fisiológicas como el embarazo o cualquier patología que pudiera estar alterando esta homeostasis.

Variación biológica

Para el mantenimiento de la homeostasis o estabilidad del medio interno, el organismo utiliza procesos fisiológicos que regulan las concentraciones de diferentes magnitudes en los compartimentos intracelulares y extracelulares. Este equilibrio define una variación aleatoria en la concentración de estas magnitudes, y el punto intermedio de esta variación es lo que se conoce como punto homeostático.

> ! La variación biológica se define como la fluctuación de la concentración de una magnitud alrededor de su punto homeostático en un fluido biológico a lo largo del tiempo. Cuando esta fluctuación se produce en un mismo individuo, se denomina variación biológica intraindividual, y cuando se hace referencia a la variación entre los puntos homeostáticos de distintos individuos, se habla de variación biológica interindividual.

Estas diferencias entre individuos pueden ser atribuidas a factores genéticos, ambientales y de estilo de vida, que influyen en cómo cada persona responde a factores externos e internos. Ambos tipos de variación, la intravariación y la intervariación, suelen expresarse como coeficiente de variación, CV_I y CV_G, respectivamente, aunque también pueden ser expresadas como varianza.

Importancia de la variación biológica en la medicina de laboratorio y antecedentes históricos

La variación biológica fue ampliamente estudiada durante el siglo xx, especialmente por los profesores Fraser y Harris. Décadas después del primer estudio de variación biológica, tuvo lugar en el año 1999 el consenso de Estocolmo, en una reunión promovida por la International Union of Pure and Applied Chemistry, la International Federation of Clinical Chemistry y la Organización Mundial de la Salud. Este consenso estableció un modelo jerárquico para el establecimiento de las especificaciones para el desempeño analítico, entre las cuales se encontraba la variación biológica, por lo que se reconocía así su importancia para el establecimiento de estas especificaciones en el laboratorio clínico.

Años más tarde, en 2014, la European Federation of Clinical Chemistry and Laboratory Medicine (EFLM) organizó en Milán la primera conferencia estratégica sobre especificaciones de la calidad para el proceso global del laboratorio. En esta conferencia se revisó el modelo jerárquico de Estocolmo y se simplificó en una estrategia basada en tres modelos, con una estructura no necesariamente jerárquica. A cada mensurando se le aplicaría un modelo u otro en función de la necesidad, es decir, el laboratorio tiene la libertad de elegir el modelo que más se adecue al uso que se le vaya a dar a una magnitud en un contexto clínico concreto. Esta estrategia incluía la variación biológica y se desarrollará más adelante en el apartado de especificaciones para el rendimiento analítico.

A partir de esta conferencia, nacieron cinco grupos de trabajo o *task force groups* con diferentes finalidades. Uno de ellos, el Task Force Group on Biological Variation Database, se encargaba del desarrollo de una nueva base de datos internacional de variación biológica. Para la elaboración de esta base de datos, dicho grupo contó con la colaboración de la Comisión de Calidad Analítica de la Sociedad Española de Medicina de Laboratorio (SEQC^ML). Esta comisión, liderada por la Dra. Ricós, había creado en 1999 la primera base de datos de variación biológica, que fue actualizada por última vez en 2014 (https://www.seqc.es/es/comisiones/comision-de-calidad-analitica/_id:4/).

> ! El lanzamiento de la nueva base de datos se realizó en el EuroMedLab – Barcelona (2019), y todavía se siguen incluyendo nuevos mensurandos y se mantiene actualizada por parte del Task Force Group on Biological Variation Database (*www.biologicalvariation.eu*).

Posteriormente, se tratará el tema con mayor detalle en el apartado *Repositorios y bases de datos de variación biológica*.

Además, desde los avances de Harris y Fraser, la variación biológica ha sido considerada por los profesionales de laboratorio como una estrategia para personalizar la interpretación de resultados de laboratorio a través del valor de referencia del cambio. Sin embargo, nunca ha sido reconocida por los clínicos como una herramienta útil por varios motivos: falta de difusión a través de su inclusión en los informes de laboratorio; necesidad de conocimiento estadístico para su estudio y comprensión, y ausencia de herramientas digitales que permitieran su aplicación de forma ágil y de estudios que midan el impacto clínico y económico de su implantación.

MÉTODOS PARA LA ESTIMACIÓN DE LA VARIACIÓN BIOLÓGICA

Los datos de variación biológica se pueden obtener mediante diferentes diseños de estudio, incluyendo estudios experimentales y análisis de resultados sistemáticos de bases de datos de laboratorios. Los estudios experimentales son conocidos como métodos directos, mientras que los métodos que utilizan grandes bases de datos para derivar los estimados de variación biológica son los indirectos.

Métodos directos

Los métodos directos se basan en estudios experimentales (prospectivos) a partir de una cohorte previamente seleccionada sobre la que se va a realizar un seguimiento durante un período de tiempo determinado.

A continuación, se van a tratar los puntos más relevantes a tener en cuenta para el diseño de un estudio directo de variación biológica.

Estimación del tamaño muestral

Para la estimación del tamaño muestral en un estudio de variación biológica, se debe valorar si la prioridad es obtener estimados de CV_I o de CV_G.

En el caso de que la prioridad sea obtener estimados robustos de CV_I como ocurre en la mayoría de las ocasiones, se debe tener en cuenta el rendimiento analítico de la metodología en comparación con la variación biológica intraindividual que se vaya a obtener. Cuanto menos preciso sea el método utilizado, mayor será el número de sujetos, de muestras por sujeto y de replicados para cada muestra que se necesitará para obtener una potencia estadística adecuada. Es decir, se utiliza la ratio entre el CV_A de la metodología y el CV_I aproximado que se podría obtener. Røraas *et al.* dan recomendaciones más precisas y muestran una tabla en su publicación para la estimación de este tamaño muestral teniendo en cuenta la ratio CV_A/CV_I y la amplitud de los intervalos de confianza que se van a obtener.

En caso de que la prioridad sea la obtención de un CV_G robusto y representativo, se debe priorizar un mayor número de sujetos frente al número de muestras por sujeto y replicados por muestra.

Fase preanalítica

Como se ha comentado anteriormente, hay multitud de factores y variaciones durante el proceso preanalítico. Estas variaciones deben ser minimizadas para poder obtener estimados de CV_I que no estén sobreestimados. Por ello, las condiciones de preparación de los individuos y de los procesos de obtención y tratamiento de las muestras deben estar estandarizadas durante el estudio.

Estudio de tendencia

Otro de los puntos clave cuando se realiza un estudio de variación biológica es asegurar que los individuos se encuentran en situación estacionario y que las variaciones observadas son aleatorias en torno a su punto homeostático y no consecuencia de algún proceso fisiológico o patológico, independiente del concepto de variación biológica, que haga que aumenten o disminuyan de manera sistemática.

Para asegurar que los sujetos del estudio se encuentran en un estado estable, se recomienda realizar una regresión lineal que relacione las concentraciones de la magnitud para cada una de las visitas del sujeto participante en el estudio a lo largo del tiempo, en busca de tendencias. A partir de la ecuación de la recta de esta regresión y de los intervalos de confianza de los componentes (ordenada en el origen y pendiente), se puede verificar si hubiera alguna tendencia significativa. Cuando el intervalo de confianza de la pendiente incluye el cero, no se podría confirmar la presencia de una tendencia significativa.

Análisis de *outliers*, normalidad y homogeneidad de varianzas

En un estudio de variación biológica, si se van a aplicar ciertos métodos (análisis de varianza [ANOVA] y modelo lineal mixto), es imprescindible tener en cuenta los valores aberrantes o *outliers*, debido a que pueden sobreestimar los estimados de variación biológica. Hay tres niveles en los que se pueden producir *outliers*:

- **Replicados de cada muestra.** Los *outliers* pueden afectar a la estimación del CV_A sobreestimando su valor, lo que, posteriormente, se traduciría en una infraestimación del CV_I.
- **Muestras de un mismo sujeto.** Los *outliers* pueden afectar directamente a la estimación del CV_I y sobreestimarlo; por ejemplo, un valor aberrante en una de las muestras de un sujeto en particular debido a una condición patológica en una de las visitas del sujeto.

- **Valores extremos entre los diferentes sujetos.** Diferencias entre puntos homeostáticos pueden sobreestimar el CV_G. Si entre la población seleccionada hay un sujeto con concentraciones anormales de la magnitud a analizar debería ser descartado.

Diferentes test pueden identificar valores aberrantes entre los duplicados de las muestras, las muestras de un mismo sujeto y entre diferentes sujetos, tanto para distribuciones paramétricas como no paramétricas (Tukey, Reed, Dixon Q, Grubbs, etc.).

Por otra parte, para aplicar los modelos estadísticos empleados para la estimación de la variación biológica, es necesario verificar la normalidad de la distribución de los datos, realizando diferentes transformaciones para adaptar los datos en caso de que sea necesario.

Además, los modelos clásicos (ANOVA) asumen la condición de homocedasticidad, es decir, que las distribuciones o varianzas de los diferentes sujetos son homogéneas. Para verificar la homocedasticidad hay diferentes test estadísticos (Cochran C, Bartlett, Levene y Brown-Forsythe).

Estimación de la imprecisión (CV_A)

Es necesario estimar el CV_A de la manera más precisa posible porque para calcular el CV_I, se sustrae el CV_A de la variación total observada. Errores en la estimación de la imprecisión van a sesgar los resultados del estudio, infraestimando o sobreestimando la variación biológica intraindividual.

Para la estimación del CV_A se han desarrollado diferentes modelos. Uno de ellos lo obtiene a partir de los resultados del control de calidad interno. Sin embargo, con este modelo se utiliza una matriz y una concentración que pueden ser diferentes de las de las muestras que se están analizando. Para evitar este problema, el CV_A debe ser estimado preferiblemente a partir del análisis por duplicado de las propias muestras de los sujetos o pacientes que participan en el estudio. De esta manera, se puede obtener una estimación de la imprecisión representativa de la matriz y de las concentraciones con las que se está trabajando.

Test estadísticos recomendados para los métodos directos

Dentro de los métodos directos se desarrolló un modelo clásico basado en el análisis de la varianza anidado (ANOVA) desarrollado por Harris y Fraser, muy empleado a lo largo del siglo xx y principio del xxi en multitud de estudios. Este modelo fue revisado y testado por Røraas *et al*. Estos autores concluyeron, tras múltiples simulaciones, que para el cálculo del CV_I, el CV-ANOVA era menos sensible a sesgos cuando la distribución de los resultados era heterogénea. El **CV-ANOVA** es un análisis de la varianza con una normalización previa de los datos (dividir cada resultado entre la media de todos los resultados de cada sujeto). Del mismo modo, Røraas *et al*. concluyeron que para el cálculo del CV_G el método óptimo era el **Ln-ANOVA** (transformación logarítmica de los resultados).

Por otra parte, también se utilizan los **modelos de efectos mixtos** que permiten evaluar si la variación biológica se ve afectada por diferentes variables. Estos modelos permiten incluir determinados factores como el ejercicio físico o haber padecido alguna enfermedad y cuantificar el efecto que estas variables tienen sobre la variación biológica.

Por último, está el **modelo bayesiano**, que ha sido desarrollado recientemente por Røraas *et al*. Este modelo utiliza estadística bayesiana para la obtención de estimados de variación biológica mediante la aplicación del paquete *rstan* del *software* Rstudio. Cabe destacar de este modelo que presenta algunas ventajas frente a los abordajes anteriores (**Fig. 39-1**):

- Estima la variación biológica intrapersonal ($CV_{P(I)}$), es decir, puede predecir el CV_I de cada individuo. De esta manera, el modelo permite evaluar la distribución de los $CV_{P(I)}$ de todos los individuos que componen nuestra cohorte y, así, evaluar la homogeneidad del estimado final de CV_I. Es decir, el modelo permite evaluar cuán homogénea es la distribución a través de la ratio Harris-Brown (Røraas T, 2019).
- Para la aplicación de este modelo no es necesario asumir homogeneidad de varianzas. Esto evita realizar un tratamiento previo de *outliers* que podría hacer perder información útil y sesgar los resultados.
- A diferencia del ANOVA, en el que se está obligado a estimar un valor medio con un intervalo de confianza, el modelo bayesiano permite utilizar la mediana y los percentiles para dar un valor central de CV_I.

Como principal limitación para la aplicación de este modelo destaca la necesidad de un profundo conocimiento en probabilidad bayesiana.

> **!** Un ejemplo y referencia de aplicación de todas estas recomendaciones es el *European Biological Variation Study*, un estudio desarrollado por el Working Group on Biological Variation de la EFLM. A partir de este estudio multicéntrico e internacional se han realizado múltiples publicaciones con estimados robustos de variación biológica para más de 80 magnitudes diferentes.

Métodos indirectos

Estos estudios utilizan resultados de grandes bases de datos para la estimación de la variación biológica. Sin embargo, hay pocos estudios publicados y no hay consenso sobre cuál es el diseño más apropiado para su realización.

El modelo asume que la mayoría de los estimados no están afectados por el estado de salud de los sujetos, ya que el análisis de *outliers* elimina los resultados patológicos. Los estudios de Loh y Jones pueden considerarse pioneros en este tipo de análisis.

Las ventajas más importantes son que, al ser modelos que utilizan una gran cantidad de datos, se pueden separar y comparar diferentes grupos sin perder potencia estadística. De esta manera, se pueden estudiar diferencias debidas a la edad, el sexo, la duración del estudio e, incluso, diferentes patologías.

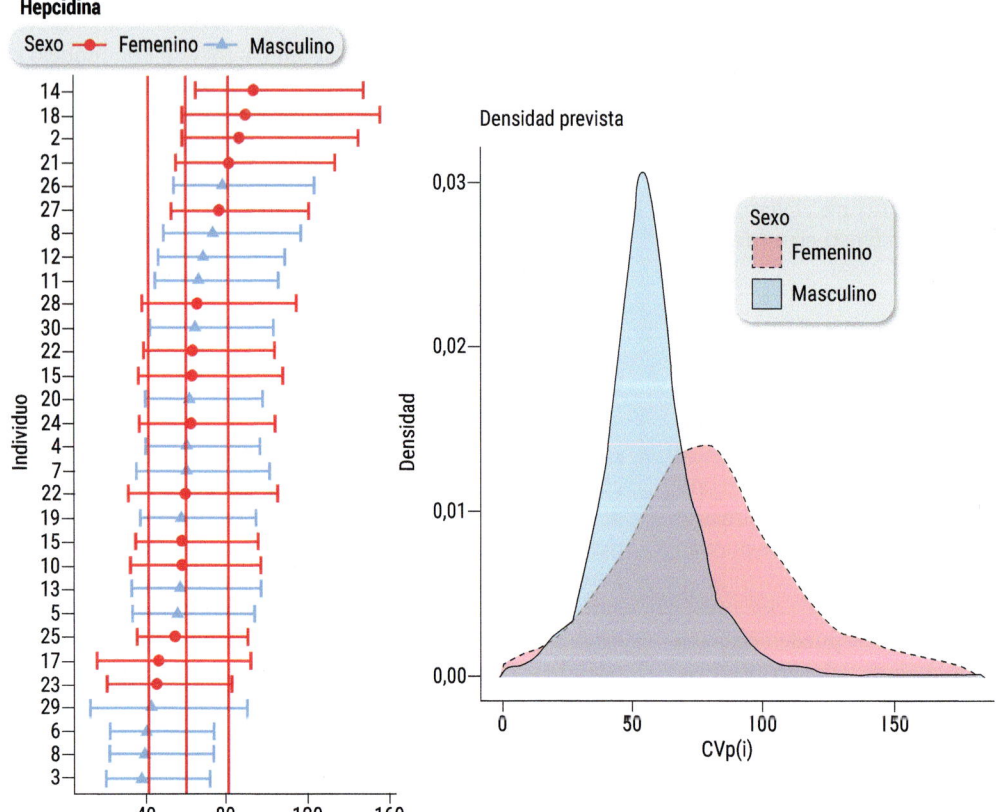

Figura 39-1. Distribución de la variación biológica intrapersonal ($CV_{P(I)}$). **A)** se puede observar la distribución de los $CV_{P(I)}$ de la hepcidina para cada uno de los individuos de una cohorte de 30 atletas. Las líneas rojas delimitan los percentiles 20, 50 y 80. **B)** se muestra la distribución de los $CV_{P(I)}$ para ambos sexos. Se pueden observar diferencias, y el $CV_{P(I)}$ es más homogéneo en la población de hombres que en la de mujeres.

Además, como incluye un número mayor de sujetos con respecto a los estudios prospectivos, tiene mayor transferibilidad y potencia estadística. Supone un bajo coste económico porque consume pocos recursos humanos y materiales y no requieren fase experimental.

En estos estudios cabe destacar que las variables preanalíticas no están estandarizadas. Esto podría ser una ventaja, ya que son más representativos del proceso completo del laboratorio.

Tienen algunas limitaciones:

- Se desconoce si los sujetos incluidos están en estado de equilibrio homeostático.
- El CV_A proviene del control interno del proceso analítico (posibilidad de que sean diferentes concentraciones que las muestras de los sujetos incluidos en el estudio).
- A menudo, estos estudios tienen un bajo número de muestras por sujeto e intervalos de muestreo variables que, en el caso de algunas magnitudes, podrían limitar la solidez de los resultados.
- Algunos de estos estudios multicéntricos incluyen resultados obtenidos con diferentes métodos de medida y lotes de reactivo para el mismo paciente.

Los métodos recientemente utilizados por Jones *et al.* obtienen resultados muy similares a los métodos experimentales. Para el cálculo de la distribución de la ratio entre dos resultados seriados de cada paciente utilizan y aplican métodos como Hoffmann y Bhattacharya. Ambos métodos han sido ampliamente utilizados para la estimación de intervalos de referencia poblacionales, pero también parecen ser útiles en la estimación de la variación biológica.

Recientemente, la Comisión de Calidad Analítica de la SEQC[ML] ha publicado un estudio piloto denominado BiVa-BiDa (*Biological Variation BigData*) y que explora un método alternativo, que utiliza *bootstrapping* y diferentes estrategias para la depuración de *outliers* que ha mostrado resultados prometedores, pues ha obtenido estimados de variación biológica muy similares a los obtenidos mediante estudios experimentales.

REPOSITORIOS Y BASES DE DATOS DE VARIACIÓN BIOLÓGICA

Los datos de variación biológica tienen múltiples aplicaciones en la medicina de laboratorio, aunque su utilidad depende de la disponibilidad de datos de variación biológica relevantes y robustos. Para esto, es importante el desarrollo y el mantenimiento de bases de datos en las que se unifiquen los estudios con la mayor calidad metodológica posible. También es de crucial importancia el desarrollo de iniciativas que desarrollen recomendaciones específicas para la realización de estudios de variación biológica.

Base de datos de Ricós *et al.*

Como se ha comentado en el apartado de antecedentes históricos, en 1999, la Comisión de Calidad Analítica de la SEQC[ML]

elaboró una base de datos en la que se incluyeron estimados de variación biológica derivados de estudios experimentales disponibles en la bibliografía para más de 300 magnitudes. El estimado que el grupo otorgaba a cada mensurando correspondía con la mediana de los estimados reportados por los diferentes estudios encontrados en la bibliografía científica, es decir, un valor central que no ponderaba la calidad metodológica de cada uno de los estudios.

Esta base de datos se fue actualizando cada 2 años siguiendo unos criterios, hasta su última actualización en 2014. Dado el extenso uso de la variación biológica, debido a su múltiple aplicabilidad, hay gran interés en la comunidad científica, no solo en el concepto de variación biológica en sí mismo, sino también en la transferibilidad de sus datos, al ser considerados datos de referencia. Esta base de datos, creada por un grupo español, tuvo una gran difusión internacional tras su publicación en la página web del Dr. Westgard (https://www.westgard.com).

Diferentes investigadores profundizaron en este tema, nacional e internacionalmente y, a principio de esta década, surgieron algunos estudios que presentaban algunas debilidades de los datos de variación biológica presentes en esta base de datos y esto reforzó aún más el interés sobre el tema. Sin embargo, a pesar de las sus limitaciones, esta base de datos continúa siendo referencia para multitud de magnitudes que aún no han sido revisadas ni incluidas en la actual base de datos internacional, que se desarrolla a continuación.

Base de datos de la European Federation of Clinical Chemistry and Laboratory Medicine

Tras la conferencia de Milán en 2014, el TF-BD de la EFLM, formada por expertos internacionales en variación biológica y miembros de la comisión de calidad analítica de la SEQC[ML], desarrolló un sistema de revisión crítica denominado *The Biological Variation Data Critical Appraisal Checklist* (BIVAC). Esta herramienta asegura que las publicaciones de variación biológica cumplen con unos criterios mínimos de calidad metodológica que aseguran la solidez de los estimados derivados. Para ello, evalúa un total 14 puntos clave:

- Escala del mensurando.
- Población incluida en el estudio.
- Muestras incluidas en el estudio.
- Definición del mensurando y el método analítico empleado.
- Procedimientos preanalíticos.
- Estimación del CV_A.
- Estado estacionario de los sujetos incluidos.
- Métodos para la detección de valores aberrantes o *outliers*.
- Métodos para la verificación de la distribución de los datos (normalidad).
- Métodos para la verificación de la homogeneidad de varianzas (homocedasticidad).
- Método estadístico empleado para la estimación del CV_A, CV_I y CV_G.
- Cálculo de los intervalos de confianza.
- Especificación de los resultados incluidos en el estudio.
- Especificación de los valores de concentración obtenidos.

Se asigna una calificación A, B, C o D de mayor a menor calidad metodológica, respectivamente, a cada uno de estos ítems. La valoración final del estudio se corresponde con la valoración más baja obtenida en cualquiera de los puntos. Los estudios clasificados como D se descartan de la base de datos.

Además, de manera sistemática, el grupo realiza una búsqueda bibliográfica para asegurar la inclusión de todos los estudios publicados hasta el momento de variación biológica, además de los ya incluidos en la anterior base de datos, a través de una estrategia estandarizada. Desde 2018, están en Pubmed los términos Mesh «*Biological Variation, Individual*» y «*Biological Variation, Population*», que están asociados a más de 70 sinónimos para el CV_I y el CV_G, respectivamente. Esto facilita la tarea para la búsqueda y de indexación de nuevas publicaciones de variación biológica.

A diferencia de la anterior base de datos, cuyo estimado era la mediana de los estudios incluidos, en la actual base de datos de la EFLM el estimado central se deriva de un metaanálisis que pondera los estudios en función de su calidad metodológica y su intervalo de confianza (potencia estadística). Para ello, el grupo reúne todos los estudios que cumplan con los criterios de inclusión en el metaanálisis (adultos sanos, con tiempos de muestreo entre dos veces por semana y una vez al mes y, al menos, tres muestras por sujeto) y los pondera en función de su puntuación BIVAC (A, B o C) y su potencia estadística (tamaño muestral, número de replicados, etc.).

A partir de todo este proceso de búsqueda sistemática, lectura crítica y metaanálisis se obtienen los estimados que se pueden ver en la página web www.biologicalvariation.eu. Esta web está activa desde 2019 y, además de los estimados de variación biológica, presenta otras herramientas para el cálculo del valor de referencia del cambio y las especificaciones para el desempeño analítico, dos conceptos cruciales y que se tratan más adelante en el apartado *Aplicación de la variación biológica en la medicina de laboratorio*. Para entender la granularidad de esta base de datos, es importante remarcar que compila más de 570 publicaciones de variación biológica disponibles en la bibliografía científica clasificadas por su nivel de calidad metodológica junto con más de 2.700 entradas de resultados (*datasets*) junto con 117 magnitudes para las cuales se ha realizado un metaanálisis.

Es importante destacar que los estimados obtenidos a través del metaanálisis son derivados de estudios en adultos sanos y de media-larga duración, es decir, en determinadas circunstancias y patologías, quizá sería necesario seleccionar estimados derivados del grupo poblacional específico o determinadas patologías, por ejemplo, pacientes pediátricos o embarazadas, enfermos renales crónicos, con diabetes, pacientes oncológicos, etc. Estos estudios también están recogidos en la base de datos de manera independiente a los resultados del metaanálisis y se puede acceder al detalle de su calificación y resultados.

En la actualidad, hay múltiples publicaciones derivadas de la revisión sistemática y el metaanálisis para magnitudes relacionadas con la diabetes, los lípidos y el riesgo cardiovascular, marcadores tumorales, hormonas tiroideas, troponinas cardíacas, elementos traza, y parámetros de la coagulación y hemograma.

APLICACIÓN DE LA VARIACIÓN BIOLÓGICA EN LA MEDICINA DE LABORATORIO

Los resultados de laboratorio deben compararse con referencias adecuadas. Los intervalos de referencia poblacionales indican valores «normales» en una población, pero no siempre reflejan cambios significativos en un individuo. El índice de individualidad (II) ayuda a determinar si estos intervalos son útiles o si es mejor usar el valor de referencia del cambio (VRC), que considera la variabilidad individual y el error analítico. El VRC es clave para detectar cambios relevantes en mediciones seriadas y debe calcularse según las condiciones de cada laboratorio.

Evaluación e interpretación de resultados de laboratorio

Los resultados de laboratorio en muchas ocasiones son una concentración, es decir, un número, que por sí solo no representa nada si no se acompaña de una referencia con la que compararlo. Tradicionalmente, estos resultados se han comparado con intervalos de referencia poblacionales o límites de referencia.

Índice de individualidad e intervalos de referencia poblacionales

Los intervalos de referencia poblacionales están definidos a partir de una población de referencia, es decir, cuando se compara un resultado de laboratorio con estos intervalos, se está comparándolo con la «normalidad» para esa población. Sin embargo, no siempre que un resultado está fuera de este rango poblacional, se puede explicar por la presencia de enfermedad. Por tanto, pueden ser una herramienta útil, pero no determinante para llegar a un diagnóstico y deben ser siempre interpretados con cautela y valorados en el contexto clínico concreto, solo sugiriendo enfermedad en determinadas circunstancias.

> **!** Pero ¿cómo se puede evaluar si la aplicación de los intervalos poblacionales es adecuada para una magnitud concreta? El índice de individualidad (II), definido como CV_I/CV_G, es decir, la ratio entre la variación biológica intraindividual e interindividual puede dar una idea de la utilidad de estos intervalos poblacionales.

En las magnitudes en las que se observa esta ratio elevada (II > 1,4), la distribución de los resultados para un individuo concreto podría cubrir la dispersión del intervalo poblacional completo. Sin embargo, para magnitudes con un bajo II (< 0,6) la dispersión de los resultados de un individuo solo cubriría parte del intervalo poblacional. Esto quiere decir que, en magnitudes con una elevada individualidad (II < 0,6), se podrían obtener resultados para un individuo dentro del intervalo de referencia poblacional, pero podrían representar un cambio en la situación del individuo y pasar inadvertidos. Esta circunstancia aplica cuando se quieren interpretar resultados seriados para un mismo individuo.

Como conclusión, en caso de magnitudes con una baja individualidad (II > 1,4) la utilización de intervalos poblacionales estaría indicada. Sin embargo, para magnitudes con una elevada individualidad (II < 0,6), muchas de las magnitudes utilizadas de manera sistemática en el laboratorio, la interpretación de resultados debería realizarse con un método alternativo a estos intervalos. Este método es el valor de referencia del cambio (VRC), concepto que será desarrollado en el siguiente apartado.

Por otro lado, cabe mencionar que cuando se habla de puntos de corte o límites de referencia, la evidencia científica que hay detrás suele ser mayor que en los anteriores conceptos. En este caso, suelen haberse realizado estudios específicos de rendimiento o de capacidad diagnóstica de esa magnitud para una patología concreta.

Valor de referencia del cambio

Como se ha comentado previamente, la aplicación de los intervalos de referencia biológicos (IRB) tiene ciertas limitaciones, ya que los resultados seriados de un mismo individuo no tienen por qué abarcar el intervalo descrito para la población de referencia, especialmente en magnitudes con una regulación homeostática muy estrecha.

El VRC tiene un gran potencial para la interpretación de resultados seriados de un individuo, debido a que tiene en cuenta el error analítico debido a la imprecisión del sistema de medida y la propia variación intraindividual.

> ! Si un resultado cae fuera del intervalo definido por el VRC, la diferencia entre los resultados seriados no podría ser explicada con una elevada probabilidad (95 % o 99 %), ni por el ruido analítico ni por la variación fisiológica esperable en ese individuo.

Por tanto, podría sugerir que esta diferencia entre los resultados se debe a un cambio en la situación del paciente.

Cuando el VRC se calcula asumiendo una distribución gaussiana o normal de los datos, está definido por la siguiente fórmula:

$$VRC = 100\,\% \times 2^{1/2} \times Z \cdot (*CV_A^2 + CV_I^2)^{1/2}$$

*CV_A: cada laboratorio deberá introducir la imprecisión de sus sistemas de medida obtenida a partir de la monitorización del control de calidad interno. Además, deberá tener en cuenta la imprecisión a la concentración para el que se está realizando el cálculo del VRC en caso de que la magnitud tenga una imprecisión variable a lo largo de su intervalo de medición.

En la práctica, la variación biológica de muchas magnitudes no se distribuye de manera normal y se debe hacer el cálculo del VRC utilizando el logaritmo neperiano de los estimados para, de esta manera, obtener unos rangos con extremos asimétricos. En la actualidad, se recomienda realizar el cálculo del VRC mediante el método logarítmico independientemente del tipo de distribución de los datos.

$$VRC = 100\,\% \times (exp\,[\pm Z \times 2^{1/2} \times (SD_A^2 + SD_I^2)^{1/2}]\text{-}1)$$

El estimador estadístico Z tiene una gran importancia porque va a definir con qué probabilidad se quiere detectar el cambio (90 %, 95 % o 99 %). Este estimador también incluirá si el VRC se aplica en uno o dos sentidos, es decir, si se espera que haya un cambio entre dos resultados seriados como incremento o descenso (*one-sided*), o se espera un cambio en cualquiera de los dos sentidos (*two-sided*).

> Un error muy común por parte de algunos laboratorios es asumir que el VRC informado en determinados estudios es un valor estandarizado, asumiendo que el CV_A es transferible a sus condiciones de trabajo o metodología. Sin embargo, para su cálculo es necesario incluir el CV_A propio de cada laboratorio.

Consideraciones y limitaciones para la aplicación del valor de referencia del cambio

Cuando se aplica el VRC, hay que considerar que los estimados de CV_I incluidos en la ecuación han sido derivados, generalmente, de estudios en los que la variación preanalítica no se ha tenido en cuenta. Por este motivo, la definición del VRC podría estar sesgada y ser demasiado sensible a cambios que pudieran ser explicables por los procesos preanalíticos. Además, en la ecuación del VRC no está incluido el posible sesgo que pudiera estar asociado a la medición.

El VRC puede aplicarse sobre el resultado anterior o sobre la media de los resultados previos que se tengan del paciente, considerando esta media como el punto homeostático del individuo. La segunda estrategia disminuye el porcentaje de falsos positivos. Sin embargo, es importante saber si hay suficientes datos previos para el cálculo de este punto. Se puede estimar el número de muestras consecutivas necesarias para determinar el punto homeostático de un individuo con un porcentaje de confianza (D) y un coeficiente de variación analítica (CVA), a partir de la siguiente fórmula:

$$N = (Z \times (CV_A^2 + CV_I^2)^{1/2}/D)2$$

Recientemente, Lund *et al.* han desarrollado una estrategia dinámica para el cálculo del VRC que utiliza un algoritmo para la inclusión de nuevos resultados de un individuo, y así unirlos a los anteriores para establecer su punto homeostático.

Esta estrategia tiene en cuenta si el nuevo resultado a incorporar para el cálculo del punto homeostático difiere de manera significativa de los anteriores. En caso de diferencias significativas, descarta el anterior punto homeostático y comienza de nuevo el proceso de cálculo. Esto evita que se acumulen tendencias en un individuo que puedan sesgar el cálculo del punto homeostático y hacer que el VRC pierda sensibilidad ante resultados que podrían representar un cambio progresivo en la situación del paciente. Este algoritmo se ilustra en la **figura 39-2**.

El valor de referencia del cambio dinámico es útil para interpretar cambios significativos a lo largo del tiempo. El VRC dinámico establece un rango a partir del punto homeostático y basándose en la imprecisión de nuestra metodología (CV_A) y la variación biológica intraindividual (CV_I). Si el

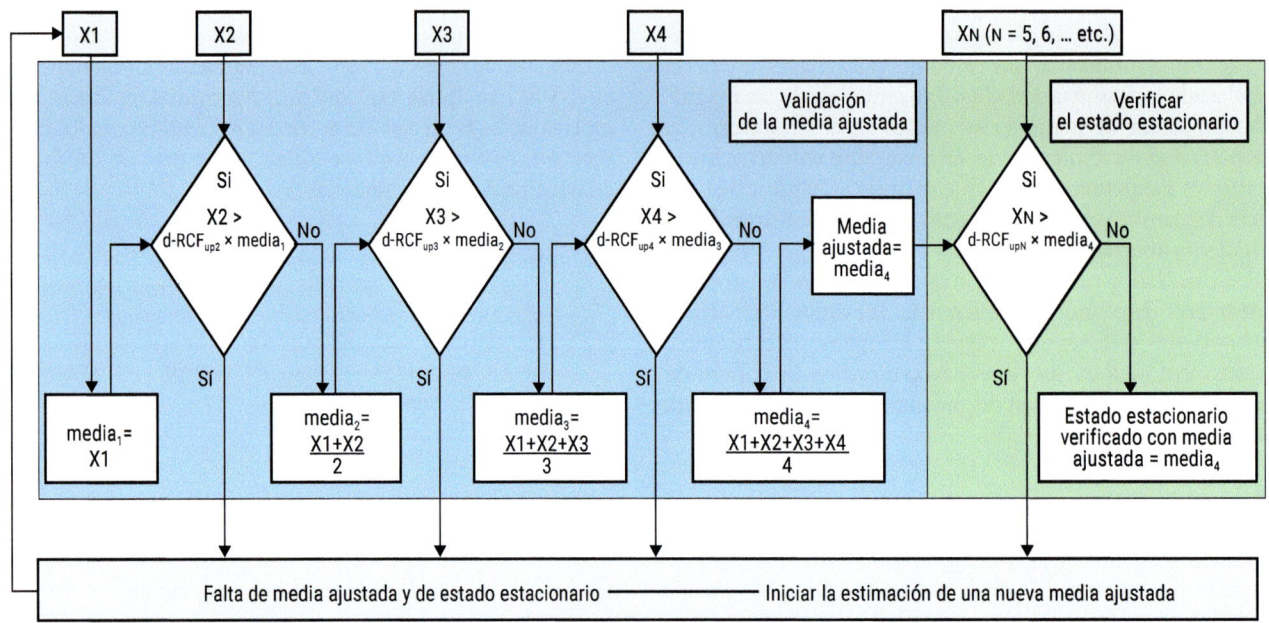

Figura 39-2. Modelo dinámico de valor de cambio de referencia aplicado a la evaluación continua del estado estacionario de un biomarcador utilizando más de dos resultados seriados.

nuevo resultado está muy alejado del punto homeostático, el algoritmo no lo considera adecuado para ser incluido y reinicia el cálculo del punto homeostático.

Otro punto importante a tener en cuenta para aplicar el VRC es la falta de disponibilidad de sistemas de la información que faciliten su cálculo e incorporación en el informe de resultados. En la actualidad, no es sencillo encontrar un sistema informático de laboratorio que aplique estos conceptos con la suficiente versatilidad para garantizar su utilidad.

Una de las limitaciones más importantes es el desconocimiento de su aplicabilidad por la mayoría de los clínicos. Otra de las limitaciones es que el tiempo de muestreo utilizado en los estudios experimentales para la estimación de la variación biológica no siempre se corresponde con el de la práctica diaria en el seguimiento de los pacientes o con los recomendados por las guías de práctica clínica correspondientes.

Especificaciones para el desempeño analítico

Las especificaciones para el desempeño analítico (EDA) son una herramienta que el laboratorio clínico utiliza para definir unos límites a las prestaciones analíticas de sus métodos y, así, poder considerar que el error analítico no va a tener una repercusión sobre la toma de decisiones clínicas, ya que podrían llevar a interpretaciones erróneas de la situación fisiológica del paciente.

El porcentaje o grado de incumplimiento de las distintas características de los sistemas de medida representa un indicador del error analítico, que facilita a los laboratorios la monitorización de este error. Estas características básicas son:

- **Precisión.** Concordancia entre resultados en observaciones repetidas en unas condiciones establecidas. Su indi-

cador es la imprecisión y se expresa en porcentaje (CV_A). Como se ha comentado con anterioridad, es una de las variaciones que influyen directamente sobre la medición de las magnitudes.
- **Veracidad.** Concordancia entre el valor medio de una serie de medidas y un valor de referencia. Su indicador, expresado en porcentaje, es el error sistemático (ES).
- **Exactitud.** Concordancia entre el resultado de una única medida y el valor de referencia o verdadero. Su indicador será el error total (ET), expresado también como porcentaje.
- **Incertidumbre de medida (MU).** Representa el rango de valores dentro del cual se encontraría el valor verdadero con una determinada probabilidad.

Para el cálculo de estas características que van a definir las prestaciones analíticas del laboratorio, el Clinical and Laboratory Standards Institute (CLSI) propone diferentes guías: *Evaluación de la imprecisión analítica de los métodos cuantitativos* (CLSI EP05-A2), *Verificación de la veracidad de los métodos analíticos (error sistemático)* (CLSI EP15-A2), *Estimación del error total de los métodos del laboratorio clínico* (CLSI EP21-A) y *Expresión de la incertidumbre de medida* (CLSI EP29-A).

El laboratorio es el responsable de asegurar la calidad de sus resultados mediante la monitorización periódica de estos indicadores para verificar que sus resultados son adecuados para la toma de decisiones clínicas. Para ello, utilizará el control de calidad interno (QCI) y participará en programas de intercomparación.

A través del QCI, el laboratorio monitoriza a diario y en tiempo real sus prestaciones, lo que le permite reaccionar de manera inmediata ante determinadas desviaciones.

Por otro lado, el control de calidad externo permite a los laboratorios clínicos poder compararse con otros centros y asegurar que su error analítico cumple con los criterios de aceptabilidad que se haya fijado previamente, o bien con aquellos derivados de agencias o sociedades externas, asegurando así una mayor calidad de sus resultados.

Para llevar a cabo estos procesos de monitorización del error analítico, los laboratorios clínicos, los organizadores de los programas externos y las agencias reguladoras utilizan criterios de diferente naturaleza para definir unos límites, y es en este punto en el que las EDA desempeñan un papel fundamental. A partir de estos límites, los resultados obtenidos serían considerados no adecuados para ser dados a conocer, ya que podrían llevar a interpretaciones erróneas de la situación fisiológica del paciente. En definitiva, las EDA van a ayudar al laboratorio a asegurar que los resultados de los que se informa tienen suficiente calidad para evitar errores en la actuación clínica que podrían tener una consecuencia directa sobre la seguridad del paciente.

Asignación de la especificación más apropiada

Como se ha comentado previamente, en la Primera Conferencia Estratégica de la EFLM se simplificó la estrategia para asignar especificaciones en tres modelos:

- **Modelo 1: impacto clínico.** Está basado en el efecto del rendimiento analítico y su impacto sobre los resultados clínicos. La principal desventaja de este modelo, que *a priori* es el ideal, es que solo es útil en aquellas situaciones en las que se haya podido establecer una relación directa y fuerte entre la prueba de laboratorio, la toma de decisiones y los resultados en una situación clínica concreta.
  Por otra parte, las especificaciones analíticas derivadas de estos estudios, ya sean directos o indirectos, a menudo, estarán influidas por la calidad de la medida en el momento del estudio y, además, los resultados pueden variar según la metodología analítica utilizada, la población investigada y las características de la atención sanitaria.

- **Modelo 2: variación biológica.** Está basado en la variación biológica de las magnitudes. Intenta minimizar el error de medida de tal manera que este sea inferior a la variación fisiológica esperable. Su gran ventaja es que se puede aplicar a la mayoría de las magnitudes para las cuales es posible estimar datos de variación biológica.
  Este modelo es el más practicable por parte de los laboratorios que tienen diferentes tipos de población con distintas características. Además, los estimados de CV_I pueden ser utilizados para la monitorización de resultados seriados. Hay algunas limitaciones a este modelo, incluyendo la necesidad de evaluar cuidadosamente la relevancia y la validez de los datos de variación biológica, como que estos hayan sido obtenidos a partir de sujetos en situación estable, que los intervalos de tiempo de muestreo fuesen apropiados y que se hayan valorado los posibles efectos de enfermedades coincidentes o las diferentes concentraciones de la magnitud.

- **Modelo 3: estado del arte.** Este modelo se relaciona con el nivel más alto de prestación analítica que es posible alcanzar con la tecnología actual. En la práctica podría definirse como el nivel de prestación analítica alcanzada

por un determinado porcentaje de laboratorios. Si, por el contrario, la mayoría de los laboratorios pueden conseguir un cierto nivel de calidad, aquellos que no lo alcancen podrían necesitar un cambio de su metodología de trabajo. La ventaja de este modelo es que los datos de prestaciones analíticas basadas en los últimos avances son realmente alcanzables. La desventaja es que no hay relación entre lo que es técnicamente alcanzable y lo necesario para minimizar la relación entre el «ruido analítico» y la señal biológica tampoco se relaciona con lo que se necesita para obtener una mejora en los resultados clínicos.

> Cada laboratorio debe decidir qué especificación es más adecuada para una magnitud concreta teniendo en cuenta el uso clínico y la población a la que atiende. Así lo refleja un algoritmo desarrollado por el Task and Finish Group on Allocation of laboratory tests to different models for performance specifications de la EFLM para esta asignación (Ceriotti, *et al.*) (**Fig. 39-3**).

Cálculo de especificaciones para el desempeño analítico basadas en variación biológica

> Los estimados de la variación biológica definen la variación esperable de una determinada magnitud en un individuo concreto (CV_I) o entre diferentes individuos (CV_G) sin que haya cambios en su estado de salud. Para asegurar que el error analítico de los diferentes sistemas de medida es inferior a estas variaciones, se definen unas especificaciones basadas en estos estimados.

La definición de las EDA para el error aleatorio o imprecisión analítica utiliza el estimado de CV_I de tal manera que, cuando se produzca una variación en los resultados consecutivos de un mismo individuo, se podrá asegurar que no es consecuencia de la variación analítica de los sistemas de medida, sino de la propia variación fisiológica en el individuo.

En el caso del cálculo de las EDA para el sesgo o error sistemático, se tienen en cuenta tanto el CV_I como el CV_G.

A continuación, se describen las ecuaciones para el cálculo de las especificaciones para la imprecisión analítica (CV_A) y el error sistemático (ES):

- EDA $(CV_A) = K \times (CV_I)$
- EDA $(ES) = K \times (CV_I^2 + CV_G^2)^{0,5}$

K define tres categorías de más a menos estrictas como óptima (0,25), deseable (0,5) o mínima (0,75). El laboratorio deberá definir en función de su criterio qué categoría es la más adecuada para el rendimiento de sus sistemas de medida y el impacto que este tiene sobre los pacientes.

En el cálculo de las EDA para el ET tradicionalmente se ha utilizado una fórmula que combina el CVE y el ESE:

$$\text{EDA (ET)} = K \times (CV_I^2 + CV_G^2)^{1/2} + 1{,}65 \times (0{,}5\ CV_I)$$

Esta ecuación, aun siendo práctica para el uso diario, no es correcta, ya que solo se cumple cuando uno de los dos

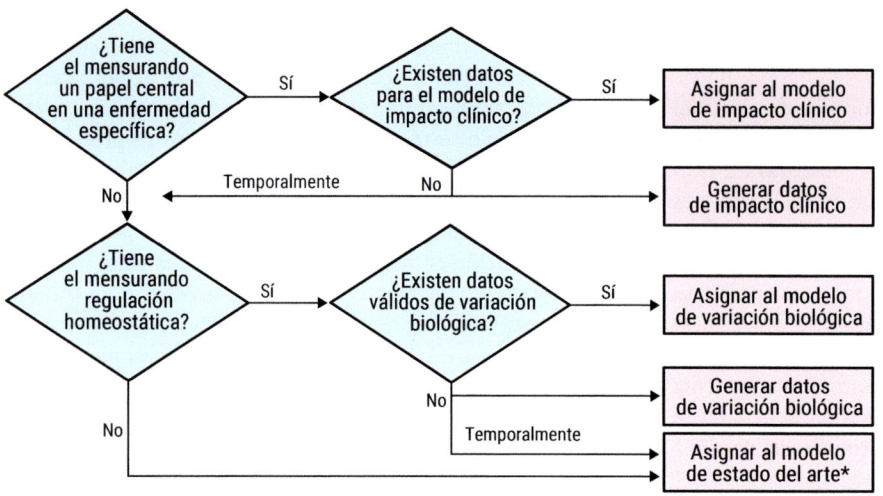

Figura 39-3. Flujo para asignación de modelo.
*Nivel más alto de prestación analítica que es posible alcanzar con la tecnología actual.

componentes, CV_A o ES, es igual a 0. En la actualidad se aboga por el cálculo y seguimiento de forma independiente de ambos indicadores (CV_A y ES), es decir, no se propone ninguna ecuación que combine el CV_A y el ES, y el planteamiento es realizar el cálculo de la incertidumbre de medida incluyendo la corrección de un posible ES si el laboratorio lo detecta. Algunos autores, sin embargo, consideran esta alternativa un inconveniente para el aseguramiento diario de la calidad en un laboratorio clínico, ya que el error analítico de los resultados que se reportan a diario lleva implícito ambos tipos de error.

En el caso del cálculo de especificaciones para la MU, la fórmula propuesta es equivalente a la especificación para CV_A deseable, pero aplicando el factor 2 y, así, obtener la MU expandida. De esta manera, la EDA para la MU deseable sería equivalente al CV_I:

$$EDA\ (MU) = 2 \times (0.5 \times CV_I)$$

 En la web de la EFLM hay herramientas que facilitan el cálculo de las especificaciones para el desempeño analítico y el valor de referencia del cambio: www.biologicalvariation.eu.

Aplicaciones de las especificaciones para el desempeño analítico

Después de lo expuesto, es importante remarcar las distintas aplicaciones que tienen las especificaciones en el laboratorio clínico:

- Desarrollo y validación de métodos por parte de la industria de diagnóstico *in vitro*.
- Evaluación de métodos analíticos e instrumentos para la verificación por parte del laboratorio de que la metodología cumple con los requerimientos para su aplicación en la práctica clínica y, así, poner de manifiesto aquellos procedimientos que, por sus prestaciones analíticas, no son adecuados para el diagnóstico clínico y se requiere su mejora (CLSI EP-9 y CLSI EP-10).
- Definición de la prestación apropiada para las diferentes metodologías en el control interno y en los programas de

garantía externa de la calidad, así como para los organismos reguladores y las sociedades científicas.
- Definición de las prestaciones adecuadas en el proceso global del laboratorio, por ejemplo, máxima desviación permisible debido a inestabilidad de la muestra o interferencia de índices séricos.

Estrategias de validación experta

El CLSI, en su protocolo EP33 (*Use of delta checks in the medical Laboratory*) considera la variación biológica una de las estrategias para el establecimiento de *delta check*, es decir, la diferencia máxima entre dos resultados seriados podría ser establecida por el valor de referencia del cambio. Los *delta checks* pueden generar alarmas en los sistemas de información para poner sobre aviso a los profesionales de que se están produciendo cambios relevantes con respecto a resultados previos que deben ser revisados. Las reglas expertas y estrategias de validación deben aplicar algoritmos que incluyan este tipo de herramientas.

PERSPECTIVAS FUTURAS DE LA VARIACIÓN BIOLÓGICA EN LA MEDICINA PERSONALIZADA Y DE PRECISIÓN

Como ya se ha comentado, tradicionalmente, la interpretación de los resultados de las pruebas de laboratorio de un individuo para la toma de decisiones clínicas se ha realizado a partir de dos métodos: por un lado, comparándolos con intervalos de referencia poblacionales y, por otro, enfrentándolos a puntos de corte establecidos a partir de estudios basados en impacto clínico.

 Los intervalos de referencia poblacionales están definidos a partir de una población de referencia constituida por individuos aparentemente sanos. Sin embargo, la aplicación de estos intervalos tiene ciertas limitaciones, ya que los resultados seriados de un mismo individuo no tienen por qué situarse en el intervalo descrito para la población de referencia, especialmente en magnitudes con una estrecha regulación homeostática.

Por otra parte, los puntos de corte, que derivan de estudios basados en el impacto clínico, asumen la premisa de la estandarización de los métodos y la armonización de los resultados entre laboratorios, una realidad que se está lejos de alcanzar, pese al esfuerzo de las sociedades científicas de laboratorio y de los proveedores de diagnóstico *in vitro*.

Intervalos de referencia personalizados

Como alternativa a estos intervalos, se ha propuesto la aplicación del VRC. Sin embargo, está en desarrollo un concepto íntimamente relacionado, los intervalos de referencia personalizados.

 Los intervalos de referencia personalizados establecen un intervalo definido en función de los resultados previos del propio paciente, y pueden establecer un intervalo propio para cada individuo. Este intervalo es mucho más estrecho que los tradicionales intervalos de referencia poblacionales y ayuda a detectar posibles cambios precozmente, con una mayor sensibilidad.

Coskun *et al.* han comparado los intervalos de referencia personalizados con los intervalos de referencia poblacionales establecidos mediante el cálculo del índice del rango de referencia, y han evidenciado que los intervalos de referencia personalizados son hasta dos veces más estrechos que los tradicionales intervalos de referencia poblacionales (índice del rango de referencia < 0,6).

Los intervalos de referencia personalizados pueden ser de gran utilidad para la interpretación de resultados y la toma de decisiones clínicas en pacientes con patologías crónicas y, por ello, son necesarios estimados de variación biológica robustos y representativos de cada población diana. Habitualmente, estos enfermos tienen valores por encima de los tradicionales intervalos de referencia poblacionales de manera sostenida, y es en estos casos en los que mayor aplicabilidad podrían tener estas herramientas. Por ejemplo, la creatinina y el filtrado glomerular en la enfermedad renal crónica y la HbA$_{1c}$ en la diabetes.

El desarrollo y el empleo de estas herramientas, en las que cada individuo es evaluado conforme a sus propios intervalos, contribuiría a aumentar la sensibilidad en el diagnóstico y permitiría detectar con mayor anticipación cambios en la progresión de la enfermedad de los pacientes, con el consiguiente ahorro de recursos. Asimismo, representa un camino hacia la medicina personalizada y de precisión.

PUNTOS CLAVE

- Componentes de variación en el laboratorio: es importante distinguir las diferentes fuentes de variación del laboratorio para poder interpretar adecuadamente los cambios que se producen en resultados seriados de un individuo, especialmente la variación preanalítica, analítica y biológica.
- Métodos de estimación: es importante destacar el progreso desde los primeros estudios de variación biológica hasta los actuales; destacan el modelo bayesiano y los métodos indirectos (*data mining*).
- Base de datos internacional: el repositorio con datos de variación biológica de mayor relevancia y solidez en la actualidad es la base de datos de la European Federation of Clinical Chemistry and Laboratory Medicine. (www. biologicalvariation.eu).

- Valor de referencia del cambio: ayuda a distinguir si la diferencia entre un resultado y su valor previo puede explicarse por el ruido analítico y las variaciones fisiológicas esperables en un individuo.
- Modelos de especificaciones para el desempeño analítico: la variación biológica gana especial relevancia para asignar especificaciones del desempeño analítico, y es uno de los modelos actualmente recomendados.
- Aplicaciones en medicina personalizada: los intervalos de referencia personalizados podrían suponer la base para un cambio hacia una medicina personalizada y de precisión desde el laboratorio clínico.

BIBLIOGRAFÍA

Aarsand AK, Røraas T, Fernandez-Calle P, et al. The Biological Variation Data Critical Appraisal Checklist: A Standard for Evaluating Studies on Biological Variation. Clin Chem. 2018;64(3):501-14.

Aarsand AK, Røraas T, Sandberg S. Biological variation – reliable data is essential. Clin Chem Lab Med. 2015;53:153-4.

Carobene A, Aarsand AK, Bartlett WA, et al. The European Biological Variation Study (EuBIVAS): a summary report. Clin Chem Lab Med. 2021;60:505-17.

Ceriotti F, Fernández-Calle P, Klee GG, et al. Criteria for assigning laboratory measurands to models for analytical performance specifications defined in the 1st EFLM Strategic Conference. Clin Chem Lab Med. 2017;55:189-94.

Coskun A, Sandberg S, Unsal I, Serteser M, Aarsand AK. Personalized reference intervals: from theory to practice. Crit Rev Clin Lab Sci. 2022;59: 501-16.

Coskun A, Sandberg S, Unsal I, et al. Personalized reference intervals - statistical approaches and considerations. Clin Chem Lab Med. 2021;60:629-35.

Díaz-Garzón J, Fernández-Calle P, Sandberg S, et al; European Federation of Clinical Chemistry and Laboratory Medicine (EFLM) Working Group on

Biological Variation and Task Group for the Biological Variation Database. Biological Variation of Cardiac Troponins in Health and Disease: A Systematic Review and Meta-analysis. Clin Chem. 2021;67:256-64.

Fraser C. The 1999 Stockholm Consensus Conference on quality specifications in laboratory medicine. Clin Chem Lab Med. 2015;53(6):837-40.

Fraser CG ed. Biological Variation: From Principles to Practice. Washington: AACC Press; 2001.

Fraser CG, Sandberg S. Biological variation. En: Rifai N, Horvath A R, Wittwer CT, eds. 6th ed. Tietz textbook of Clinical Chemistry and Molecular Biology. 6th ed. St. Louis: Elsevier, 2018; p. 157-70.

Gómez-Rioja R, Segovia Amaro M, Díaz-Garzón J, Bauçà JM, Martínez Espartosa D, Fernández-Calle P; Extra-Analytical Quality Commission of the Spanish Society of Laboratory Medicine (SEQCML); Analytical Quality Commission of the Spanish Society of Laboratory Medicine (SEQCML). A protocol for testing the stability of biochemical analytes. Technical document. Clin Chem Lab Med. 2019;57(12):1829-36.

ISO. Medical laboratories — Practical guidance for the estimation of measurement uncertainty. ISO. July 2019:1-80.

Jones GRD, Albarede S, Kesseler D, et al. Analytical performance specifications for external quality assessment - definitions and descriptions. Clin Chem Lab Med. 2017;55:949-55.

Jones GRD. Estimates of Within-Subject Biological Variation Derived from Pathology Databases: An Approach to Allow Assessment of the Effects of Age, Sex, Time between Sample Collections, and Analyte Concentration on Reference Change Values. Clin Chem. 2019;65(4):579-88.

Lund F, Hyltoft Petersen P, Fraser CG. A dynamic reference change value model applied to ongoing assessment of the steady state of a biomarker using more than two serial results. Ann Clin Biochem. 2019;56:283-94.

Marqués-García F, Nieto-Librero A, González-García N, et al. Within-subject biological variation estimates using an indirect data mining strategy. Spanish multicenter pilot study (BiVaBiDa). Clin Chem Lab Med. 2022;60:1804-12.

Oosterhuis WP, Bayat H, Armbruster D, et al. The use of error and uncertainty methods in the medical laboratory. Clin Chem Lab Med. 2018;56:209-19.

Oosterhuis WP, Sandberg S. Proposal for the modification of the conventional model for establishing performance specifications. Clin Chem Lab Med. 2015;53:925-37.

Oosterhuis WP, Theodorsson E. Total error vs. measurement uncertainty: revolution or evolution? Clin Chem Lab Med. 2016;54:235-9.

Panteghini M, Sandberg S. Defining analytical performance specifications 15 years after the Stockholm conference. Clin Chem Lab Med. 2015;53(6):829-32.

Perich C, Minchinela J, Ricós C, et al. Biological variation database: structure and criteria used for generation and update. Clin Chem Lab Med. 2015;53(2):299-305.

Ricós C, Álvarez V, Minchinela J, et al. Biologic Variation Approach to Daily Laboratory. Clin Lab Med. 2017;37:47-56.

Røraas T, Petersen PH, Sandberg S. Confidence intervals and power calculations for within-person biological variation: effect of analytical imprecision, number of replicates, number of samples, and number of individuals. Clin Chem. 2012;58(9):1306-13.

Røraas T, Støve B, Petersen PH, Sandberg S. Biological Variation: The effect of different distributions on estimated within-person variation and reference change values. Clin Chem. 2016;62:725-26.

Røraas T, Sandberg S, Aarsand AK, Støve B. A Bayesian Approach to Biological Variation Analysis. Clin Chem. 2019 Aug;65(8):995-1005.

Røraas T, Støve B, Petersen PH, Sandberg S. Biological variation: Evaluation of methods for constructing confidence intervals for estimates of within-person biological variation for different distributions of the within-person effect. Clin Chim Acta. 2017;468:166-73.

Sandberg S, Carobene A, Bartlett B, et al. Biological variation: recent development and future challenges. Clin Chem Lab Med. 2022;61(5):741-50.

Sandberg S, Fraser CG, Horvath AR, et al. Defining analytical performance specifications: Consensus Statement from the 1st Strategic Conference of the European Federation of Clinical Chemistry and Laboratory Medicine. Clin Chem Lab Med. 2015;53(6):833-5.

Tan RZ, Markus C, Vasikaran S, Loh TP; APFCB Harmonization of Reference Intervals Working Group. Comparison of 8 methods for univariate statistical exclusion of pathological subpopulations for indirect reference intervals and biological variation studies. Clin Biochem. 2022;103:16-24.

Algoritmos diagnósticos para el diagnóstico precoz de dislipemias

40

T. Arrobas Velilla

OBJETIVOS

- Adquirir conocimientos, habilidades y actitudes necesarias para la detección precoz de dislipemias graves y resultados críticos mediante la aplicación de algoritmos diagnósticos automatizados en el sistema de información del laboratorio (SIL) de laboratorio con el fin de confeccionar un informe de laboratorio detallado para la evolución del riesgo cardiovascular global de los pacientes y sugerir pruebas diagnósticas alternativas que complementen la caracterización del tipo de dislipemia.
- Obtener habilidades para la realización de procedimientos de laboratorio para la separación de lipoproteínas en gradientes de densidad.
- Adquirir conocimientos en exclusión de causas secundarias de dislipemias.

INTRODUCCIÓN

Las enfermedades cardiovasculares continúan siendo la principal causa de muerte en todo el mundo, y la principal causa de morbilidad y mortalidad en los países desarrollados. Además, representan un importante problema de salud, social y económico, por su enorme prevalencia y por su impacto en la salud de los afectados. Entre estas patologías, la enfermedad cardíaca isquémica, específicamente el infarto agudo de miocardio, es la principal causa de muerte en todo el mundo.

La prevención de las enfermedades cardiovasculares es un objetivo alcanzable. Un análisis de la Organización Mundial de la Salud realizado en 2010 sugiere que reducir los factores de riesgo en adultos jóvenes y mantener un perfil de riesgo óptimo hasta los 50 años podría prevenir el 90 % de los episodios de enfermedad cardiovascular aterosclerótica.

La enfermedad coronaria (EC) ha sido la causa individual líder de muerte en España durante más de 30 años, y el síndrome coronario agudo (SCA) es una de las principales causas de mortalidad, morbilidad y que supone mayor coste de atención médica en España. La enfermedad cardíaca isquémica provoca el mayor número de muertes debido a enfermedades cardiovasculares en España, pues representa el 31 % del total, y, dentro de este grupo, el infarto agudo de miocardio es el más frecuente, ya que representa el 61 % de las muertes, de las cuales el 62 % ocurre en hombres y el 58 % en mujeres. Aunque la incidencia de infarto agudo de miocardio en la población de 25 a 74 años se mantiene estable, se estima que cada año el número de casos de infarto y angina aumentará el 1,5 % debido al envejecimiento de la población. Por esta razón, la prevención cardiovascular tiene un papel fundamental en varias estrategias nacionales de salud.

A pesar de los avances en el diagnóstico y tratamiento de la ECV, no solo un porcentaje significativo de la población no cumple objetivos terapéuticos como se ha evidenciado en el estudio EUROSPIRE, y en el más reciente estudio SANTORINI, sino que incluso con un control adecuado de factores de riesgo clásicos y un tratamiento farmacológico optimizado, el porcentaje de episodios recurrentes es bastante elevado.

Dada su gran importancia para la salud pública, es importante desarrollar pautas para ayudar a los médicos y otros profesionales de la salud en la implementación de estrategias, medidas y objetivos de riesgo individual para promover la salud cardiovascular, contribuyendo a la detección precoz de dislipemias graves con el fin de prevenir las enfermedades cardiovasculares en la práctica clínica diaria.

Las diferentes recomendaciones de la Sociedad Europea de Arteriosclerosis fomentan el uso de sistemas de puntuación o *scores* para facilitar la estimación del riesgo en personas aparentemente sanas sin signos de enfermedad clínica o preclínica en función de los factores de riesgo clásicos. Una evaluación del riesgo imprecisa conduce a la imposibilidad de identificar y tratar a las personas de alto o muy alto riesgo que pueden presentar placas de ateroma o calcificaciones coronarias no valorables en analíticas de control.

La aterosclerosis, como causa principal de enfermedad cardiovascular precoz, es un proceso inflamatorio crónico y progresivo que puede iniciarse en las primeras etapas de la vida con expresión clínica en la edad media o avanzada, lo que brinda la oportunidad de una intervención preventiva temprana desde el laboratorio clínico al tener un largo período de latencia asintomática. El éxito de esta intervención dependerá en gran medida de una evaluación precisa del riesgo del individuo en la que el laboratorio desempeña un papel esencial en el desarrollo de nuevas estrategias, diseños de perfiles analíticos por patologías, alertas de resultados críticos, implementación de determinaciones analíticas necesarias para la evaluación del riesgo cardiovascular global y residual, y en la elaboración de informes analíticos personalizados.

La aplicación de algoritmos diagnósticos en el sistema informático de laboratorio es una herramienta innovadora que facilita la caracterización del riesgo del paciente ante un resultado crítico en cualquier parámetro analítico de riesgo cardiovascular que se crea de interés. También, mediante la ampliación de determinados cocientes de riesgo se puede sugerir en el informe analítico diferentes orientaciones diagnósticas de dislipemias más graves que posteriormente deberían confirmarse junto con la clínica del paciente, y valorar posible estudio genético o de actividad enzimática, así como de segregación familiar.

En 2022 se publicó la estrategia nacional de salud cardiovascular que presenta como objetivo específico el desarrollo de intervenciones de promoción, prevención, restauración y rehabilitación de la salud cardiovascular desde un punto de vista multidisciplinar; y el laboratorio clínico debe ser un pilar esencial para contribuir a esta estrategia.

Para la correcta estimación del riesgo cardiovascular global de un paciente, en primer lugar, se deben diseñar diferentes perfiles analíticos orientados a la sospecha diagnóstica o motivo que origina la solicitud del estudio analítico.

En el caso de un análisis habitual de diagnóstico de dislipemia complementario a estudio bioquímico básico y con el fin de realizar un uso eficiente de los recursos y gestión de la demanda, se deberían incluir como parámetros analíticos colesterol total y triglicéridos, incluyendo los valores de recomendación según la edad del paciente (**Tabla 40-1**).

Si el colesterol total es superior a 200 mg/dL, se procede a la ampliación del colesterol de las lipoproteínas de alta densidad (cHDL), colesterol no de lipoproteínas de alta densidad (cHDL) con el fin de poder estimar el riesgo SCORE del paciente y su cumplimiento de objetico terapéutico, y colesterol unido a lipoproteínas de baja densidad (cLDL) directo o calculado según la concentración de triglicéridos.

El SIL, de manera automática, reconociendo la existencia de parámetros bioquímicos que se incluyen en diferentes cocientes de riesgo u otros parámetros que se determinan de forma estimada, puede ampliar, además a colesterol de las lipoproteínas de muy baja densidad (cVLDL), colesterol total/cHDL, triglicéridos/cHDL y partículas remanentes con sus comentarios analíticos interpretativos asociados.

En el caso de existir hipertrigliceridemia grave (triglicéridos > 880 mg/dL) y excluyendo las principales causas secundarias como consumo enólico o alteración de transaminasas, puede

ampliarse a apolipoproteína E para la valoración del riesgo cardiovascular (RCV) residual (**Fig. 40-2**).

En el caso de que el colesterol total o los triglicéridos presenten un resultado crítico en pacientes pediátricos o adultos según diferentes puntos de corte establecidos en las principales guías clínicas, se asociaría comentario interpretativo y se comenzaría con la generación de algoritmos, objetivo principal de este capítulo.

En la **tabla 40-2** se muestran los principales valores críticos que deberían codificarse como comentario libre asociado a cada prueba y revisarse posteriormente en el procedimiento de validación facultativa.

En el caso de que el objetivo de la petición analítica fuera valorar la evolución de parámetros lipídicos y la eficacia del tratamiento farmacológico hipolipemiante en el seguimiento de la dislipemia, el diseño del perfil analítico podría ser el que se muestra en la **tabla 40-3**, con sus comentarios analíticos asociados para una correcta estimación del riesgo y posibles orientaciones diagnósticas.

En aquellas unidades de especializadas de RCV o unidades de rehabilitación cardíaca, el perfil de seguimiento de dislipemia puede complementarse con lipoproteína a y proteína C reactiva ultrasensible para la valoración de RCV residual con sus comentarios interpretativos asociados (**Tabla 40-4**).

ALGORITMO PARA EL COLESTEROL TOTAL

A continuación, se muestra el primer algoritmo ante un resultado crítico de colesterol total diferenciado por edad. En primer lugar, se realiza el procedimiento de validación facultativa ante un valor analítico obtenido del autoanalizador antes de considerarlo crítico (**Fig. 40-1**):

- Considerar posibles interferencias analíticas como ictericia, hemólisis o lipemia.
- Evaluar estado de controles de calidad.
- Valorar parámetros analíticos complementarios que puedan contribuir como causa secundaria al incremento de colesterol en este caso. Existen diferentes causas secundarias que pueden potenciar la gravedad de una dislipemia. Principalmente, se han de valorar las funciones hepática y tiroidea, si la paciente se encuentra en estado de gestación y la existencia de síndrome nefrótico.

La aplicación de este algoritmo es característico para la sospecha de posible hipercolesterolemia familiar en la cual la determinación de Apo B y Lp(a) es esencial para estimar el riesgo y transmitir información completa en el comentario analítico para valorar la posibilidad de dicha patología.

La apolipoproteína B ofrece información sobre el tamaño de la partícula, caracteriza si las partículas de LDL que presenta el paciente son pequeñas y densas y, por tanto, más aterogénicas y si Lp(a) confiere mayor riesgo por sus características proaterogénicas.

Una vez obtenidos los valores de los parámetros ampliados, y revisados e insertados sus comentarios correspondientes, se procede a la elaboración del informe analítico:

Tabla 40-1. Perfil analítico diagnóstico de dislipemias		
	< 18 años	**> 18 años**
Colesterol total	• < 170 mg/dL. Normal • 170-199 mg/dL. Límite • ⩾ 200 mg/dL. Elevado	< 200 mg/dL
Triglicéridos	• < 99 mg/dL. Normal • 99-129 mg/dL. Límite • ⩾ 130 mg/dL. Elevado	< 150 mg/dL

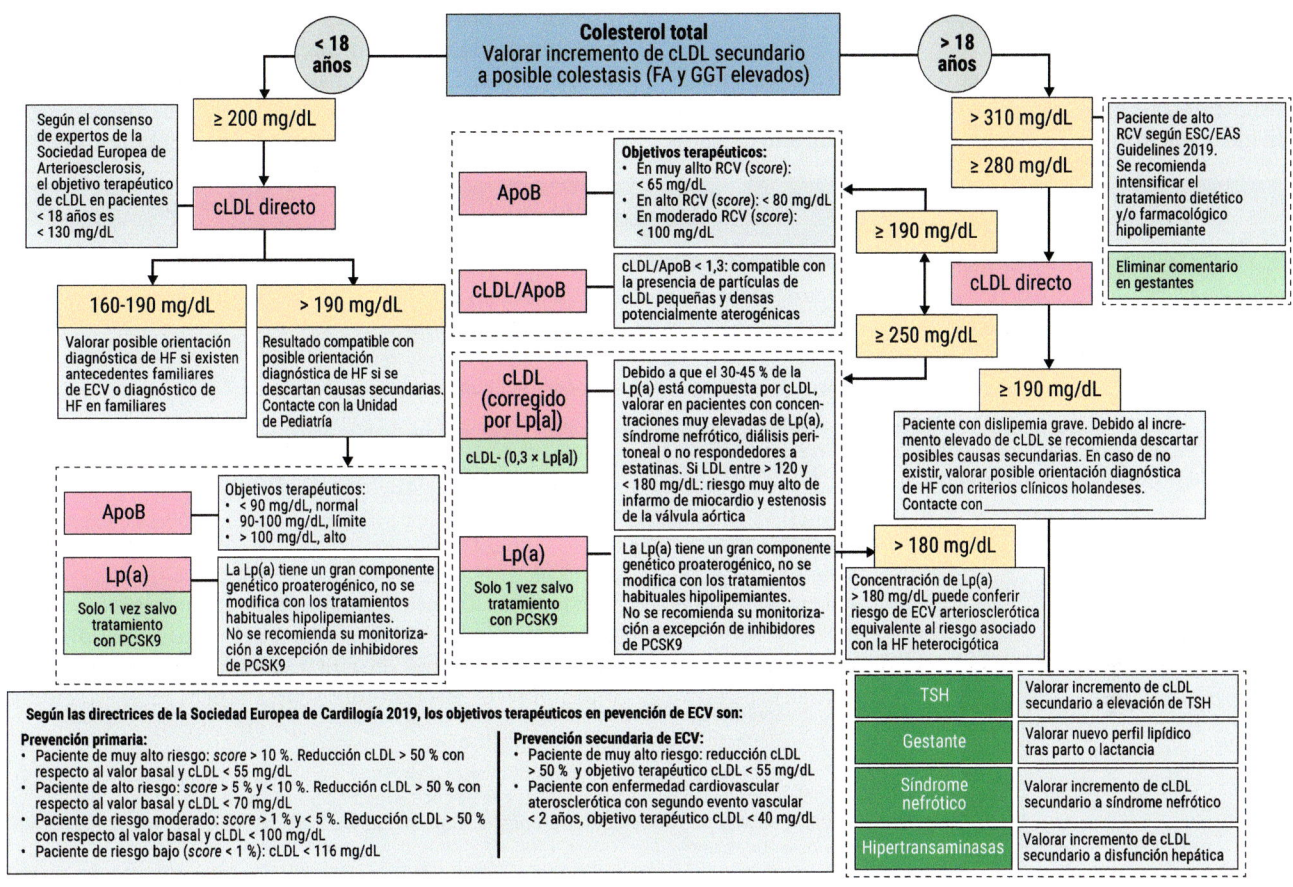

Figura 40-1. Algoritmo diagnóstico ante un valor crítico de colesterol total.
cLDL: colesterol unido a lipoproteínas de baja densidad; EAS: European Atherosclerosis Society; ECV: enfermedad cardiovascular; ESC: Sociedad Europea de Cardiología; FA: fosfatasa alcalina; GGT: gamma-glutamil transpeptidasa; HF: hipercolesterolemia familiar; LDL: lipoproteínas de baja densidad; RCV: riesgo cardiovascular; TSH: tirotropina.

Dos son los modelos de informe analítico para valorar sospecha de hipercolesterolemia familiar a partir de un valor crítico de colesterol total:

• Generación de alerta: paciente con dislipemia grave. Debido al incremento de cLDL, se recomienda descartar posibles causas secundarias. En caso de no existir, valorar posible orientación diagnóstica de hipercolesterolemia familiar con criterios clínicos holandeses (**Tabla 40-5**) y presencia de agregación familiar. Se ha de contactar con laboratorio de _____ extensión___ o solicitar teleconsulta de parámetros analíticos de RCV.
• En el caso de disponer más datos del paciente o tras consulta de historia clínica:
Paciente de __ años con índice de masa corporal (IMC) = ____, (describir factores de riesgo: diabetes, hipertensión, con antecedentes familiares o personales de ECV) que presenta un incremento de cLDL (describir el tipo, si TG/cHDL > 2 o cLDL/ApoB < 1,3, insertar: con presencia de partículas de LDL pequeñas y densas) compatible con orientación diagnóstica de hipercolesterolemia familiar. Según los criterios de la Red de Clínicas de Lípidos Holandesa (RCLH), la puntuación estimada es: ____. Se realiza la estimación del riesgo mediante la Safeheart Risk Equation.
En el siguiente enlace se puede acceder a la calculadora

de la Fundación Española de Hipercolesterolemia Familiar (HF): (https://www.colesterolfamiliar.org/calculadora-de-riesgo-cardiovascular-de-la-hf/diagnostico-del-riesgo-de-eventos-cardiovasculares/):
– Riesgo a 5 años de padecer episodios cardiovasculares: bajo-medio-alto (x %).
– Riesgo a 10 años de padecer episodios cardiovasculares: bajo-medio-alto (x %).
Se ha de señalar el valor de Lp(a), ya que el 30 % de los pacientes poseen combinación de LDL + Lp(a), con su comentario interpretativo en función de la concentración:
– Si Lp(a) > 120 mg/dL: tiene un riesgo muy alto de infarto de miocardio y estenosis de la válvula aórtica.
– Si Lp(a) > 180 mg/dL: puede conferir un riesgo de enfermedad cardiovascular arteriosclerótica equivalente al riesgo asociado a la HF heterocigótica.
Se ha de seleccionar según resultados obtenidos:
– El paciente cumple objetivos terapéuticos de cLDL, pero no de no cHDL ni ApoB.
– El paciente cumple objetivos terapéuticos según su riesgo de cLDL, no cHDL y ApoB.
– El paciente no cumple objetivos terapéuticos de cLDL y sí/no de no cHDL y ApoB.
Por tanto, se recomienda intensificar el tratamiento dietético y/o farmacológico hipolipemiante.

ALGORITMO PARA TRIGLICÉRIDOS

Los triglicéridos son el parámetro analítico en el estudio de dislipemias que presenta mayor variabilidad analítica intraindividual, por lo que para la realización de un correcto diagnóstico son necesarias dos o tres determinaciones que confirmen el resultado. Para la confirmación de hipertrigliceridemia es necesario ayuno. Las principales causas secundarias que se asocian son el consumo de alcohol, tratamientos farmacológicos y diabetes. Los triglicéridos son un componente esencial de

Tabla 40-2. Resultados críticos de parámetros analíticos asociados a dislipemias

Parámetro	Valor crítico	Alerta
Colesterol total	>310 mg/dL	Paciente de alto RCV según ESC/EAS Guidelines 2019
Triglicéridos (TG)	150-500 mg/dL	Hipertrigliceridemia moderadamente elevada
	500-880 mg/dL	Hipertrigliceridemia grave. Valorar posibles causas secundarias
	>880 mg/dL	Hipertrigliceridemia extremada con alto riesgo de pancreatitis aguda
cLDL adultos	190-500 mg/dL	Paciente con dislipemia grave. Debido al incremento elevado de cLDL, se recomienda descartar posibles causas secundarias. En caso de no existir, valorar una posible orientación diagnóstica de hipercolesterolemia familiar (HF) heterocigótica con criterios de la red de clínicas de lípidos holandesa (RCLH). Contacte con ____
	>500 mg/dL	Paciente con dislipemia muy grave. Debido al incremento elevado de cLDL, se recomienda descartar posibles causas secundarias. En caso de no existir, valorar una posible orientación diagnóstica de HF homocigótica con criterios RCLH. Contacte con ____
cLDL niños	160-190 mg/dL	Valorar posible orientación diagnóstica de HF si existen antecedentes familiares de ECV o diagnóstico de HF en familiares, una vez descartadas causas secundarias
	>190 mg/dL	Resultado compatible con una posible orientación diagnóstica de HF si se descartan causas secundarias. Contacte con la Unidad de Pediatría
Tríada lipídica aterogénica	TG >150 mg/dL cHDL >30 mg/dL cLDL/ApoB < 1,3 o TG/cHDL >2	El paciente presenta una tríada lipídica orientativa de dislipemia aterogénica: concentración elevada de TG, cHDL bajo y presencia de partículas pequeñas y densas potencialmente aterogénicas. Según las directrices de la Sociedad Europea de Cardiología de 2019, los objetivos terapéuticos en pacientes diabéticos son: • Paciente de muy alto riesgo: *score* >10%. Reducción de cLDL >50% con respecto al valor basal y cLDL < 55 mg/dL • Paciente de alto riesgo: *score* >5% y < 10%. Reducción de cLDL >50% con respecto al valor basal y cLDL < 70 mg/dL
ApoA1	< 10 mg/dL	Valorar posible riesgo de hipoalfalipoproteinemia
ApoB	< 10 mg/dL	Valorar posible abetalipoproteinemia genética
Lp(a)	120-180 mg/dL	Riesgo muy alto de infarto de miocardio y estenosis de la válvula aórtica
	>180 mg/dL	Confiere un riesgo de ECV arteriosclerótica equivalente al riesgo asociado con la HF heterocigótica

cLDL: colesterol unido a lipoproteínas de baja densidad; EAS: European Atherosclerosis Society; ECV: enfermedad cardiovascular; ESC: Sociedad Europea de Cardiología; RCV: riesgo cardiovascular.

Tabla 40-3. Diseño de perfil analítico del seguimiento de dislipemia

	<18 años	>18 años
Colesterol total (CT)	• <170 mg/dL. Normal • 170-199 mg/dL. Límite • ≥200 mg/dL. Elevado	< 200 mg/dL
Triglicéridos (TG)	• <99 mg/dL. Normal • 99-129 mg/dL. Límite • ≥130 mg/dL. Elevado	<150 mg/dL
cHDL	• 33-75 mg/dL	Alto riesgo: < 40 md/dL en varones; < 45 mg/dL en mujeres
No cHDL CT-cHDL	• <120 mg/dL. Normal • 120-144 mg/dL. Límite • ≥145 mg/dL. Elevado	≤145 mg/dL Objetivos terapéuticos: • Paciente de muy alto riesgo (*score*) <85 mg/dL • Paciente de alto riesgo (*score*) <100 mg/dL • Paciente de riesgo moderado (*score*) <130 mg/dL

(Continúa)

Tabla 40-3. Diseño de perfil analítico del seguimiento de dislipemia (*Cont.*)

	< 18 años	> 18 años

cLDL calculado CT-(cHDL + TG/5) cLDL directo	• < 110 mg/dL. Normal
	• 100-129 mg/dL. Límite
	• ⩾ 130 mg/dL. Elevado
	Según el Consenso de Expertos de la Sociedad Europea de Arteriosclerosis, el objetivo terapéutico de cLDL en pacientes < 18 años es < 130 mg/dL
		Según las directrices de la Sociedad Europea de Cardiología de 2019, los objetivos terapéuticos en prevención de ECV son:
		• Prevención primaria:
		  – Paciente de muy alto riesgo: *score* > 10 %. Reducción de cLDL > 50 % con respecto al valor basal y cLDL < 55 mg/dL
		  – Paciente de alto riesgo: *score* > 5 % y < 10 %. Reducción de cLDL > 50 % con respecto al valor basal y cLDL < 70 mg/dL
		  – Paciente de riesgo moderado: *score* > 1 % y < 5 %. Reducción de cLDL > 50 % con respecto al valor basal y cLDL < 100 mg/dL
		  – Paciente de riesgo bajo: (*score* < 1 %): cLDL < 116 mg/dL
		• Prevención secundaria de ECV:
		  – Paciente de muy alto riesgo: reducción de cLDL > 50 % y objetivo terapéutico cLDL < 55 mg/dL
		  – Paciente con ECV aterosclerótica con un segundo evento vascular < 2 años, objetivo terapéutico clDL< 40 mg/dL

cVLDL calculado TG/5	14-40 mg dL	
CT/cHDL	• Objetivos en prevención primaria: varones < 4,5 mujeres < 4 • Objetivos en pacientes con alto RCV: varones < 3,5 mujeres < 3	
cLDL/cHDL	• Objetivos en prevención primaria: varones < 3 mujeres < 2,5 • Objetivos en pacientes con alto RCV: varones < 2,5 mujeres < 2	
No cHDL/cHDL	• Objetivos en prevención primaria: varones < 4,5 mujeres < 4 • Objetivos en pacientes con alto RCV: varones < 4,5 mujeres < 3	
TG/cHDL	• Si TG/cHDL > 2: compatible con la presencia de un mayor número de partículas cLDL pequeñas y densas	
TG/CT	• Cociente incluido en el algoritmo diagnóstico de hiperquilomicronemia	
Partículas remanentes CT-cHDL-cLDL	• Riesgo si: ayuno > 30 mg/dL/no ayuno > 35 mg/dL	

cHDL: lipoproteínas de alta densidad; cLDL: colesterol unido a lipoproteínas de baja densidad; cVLDL: lipoproteínas de muy baja densidad; ECV: enfermedad cardiovascular; RCV: riesgo cardiovascular.

Tabla 40-4. Parámetros que ampliar en perfiles analíticos de unidades especializadas de riesgo cardiovascular

Proteína C reactiva (alta sensibilidad)	3 mg/dL
Lp(a)	< 50 mg/dL La L (pa) tiene un gran componente genético proaterogénico, no se modifica con los tratamientos habituales hipolipemiantes. No se recomienda su monitorización, a excepción de los inhibidores de PCDK9

la denominada dislipemia aterogénica, la cual se caracteriza por presentar triglicéridos elevados, HDL bajas y presencia de partículas de LDL pequeñas y densas que se estiman mediante los cocientes LDL/Apo B < 1,3 o triglicéridos/cHDL > 2.

Para la valoración de la hipertrigliceridemia se puede aplicar el algoritmo que se describe en la **figura 40-2**.

Es importante etiquetar como comentario libre el tipo de hipertrigliceridemia para que tanto el paciente como el clínico valoren su impacto en la salud cardiovascular del primero. La ampliación de apolipoproteína E permite valorar el contenido en lipoproteínas residuales que contribuyen a su posterior oxidación y formación de la placa de ateroma. Una vez descartadas causas secundarias y confirmada la hipertrigliceridemia, se procedería a valorar el algoritmo de dislipemias graves.

ALGORITMO DE DISLIPEMIAS

A continuación, se muestra el algoritmo de dislipemias graves (**Fig. 40-3**).

En función de la concentración de triglicéridos y siempre valorando la contribución a la analítica de la clínica del

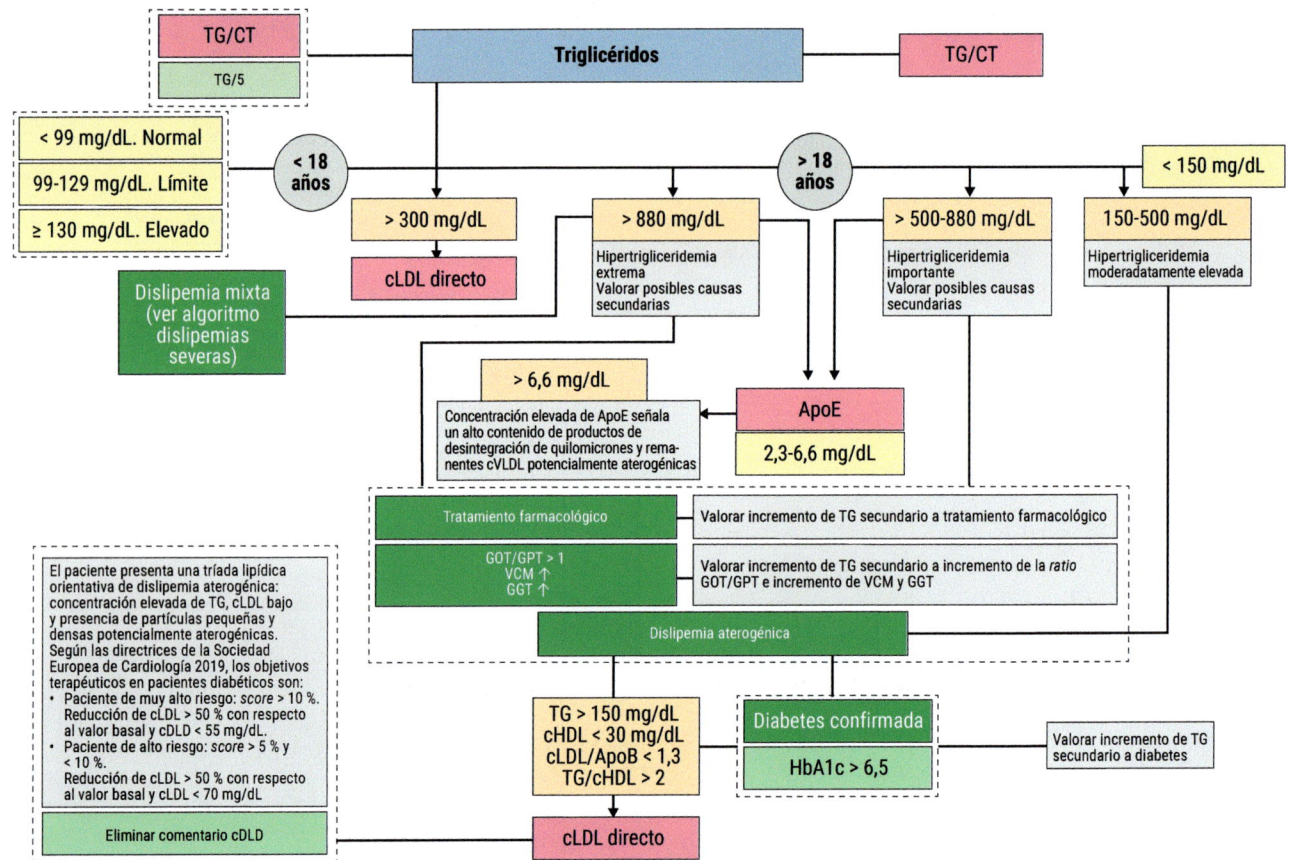

Figura 40-2. Algoritmo bioquímico para el diagnóstico de hipertrigliceridemia.
cHDL: colesterol unido a lipoproteínas de alta densidad; cLDL: colesterol unido a lipoproteínas de baja densidad; CT: colesterol total; cVLDL: colesterol unido a lipoproteínas de muy baja densidad; GGT: gamma-glutamil transpeptidasa; GOT: aspartato aminotransferasa; GPT: alanina aminotransferasa; HbA1c: hemoglobina A1c; TG: triglicéridos; VCM: volumen corpuscular medio.

Tabla 40-5. Criterios de la Red de Clínicas de Lípidos Holandesa (RCLH) para el diagnóstico de hipercolesterolemia familiar				
Historia familiar	Familiar de primer grado con enfermedad coronaria y/o vascular precoz	Sí	No	1
	Familiar de primer grado con niveles de cLDL ≥ 210 mg/dL	Sí	No	1
	Familiar de primer grado con xantomas tendinosos y/o arco corneal < 45 años	Sí	No	2
	Familiar < 18 años con cLDL ≥ 150 mg/dL	Sí	No	2
Antecedentes personales	Enfermedad coronaria precoz	Sí	No	2
	Enfermedad cerebrovascular o arterial periférica precoz	Sí	No	1
Examen físico	Xantomas tendinosos	Sí	No	6
	Arco corneal < 45 años	Sí	No	4
Analítica en ayunas, con TG < 150 mg/dL	cLDL ≥ 330 mg/dL	Sí	No	8
	cLDL 250-329 mg/dL	Sí	No	5
	cLDL 190-249 mg/dL	Sí	No	3
	cLDL 155-189 mg/dL	Sí	No	1
Análisis genético	Mutación funcional en el gen del receptor cLDL	Sí	No	8
Total de puntos:				

Diagnóstico clínico de hipercolesterolemia familiar: cierto: ≥ 8 puntos; probable: 6-7 puntos; posible: 3-5 puntos paciente, se puede valorar la posibilidad de estudiar dos dislipemias muy graves como son la disbetalipoproteinemia y la hiperquilomicronemia familiar.

La caracterización clínica de la hiperquilomicronemia se fundamenta en la escala de Mouloin (**Tabla 40-6**).

Ambas dislipemias requieren complementariamente la aplicación de algoritmos bioquímicos más técnicas analíticas de separación de lipoproteínas en gradiente de densidad por ultracentrifugación. La positividad de ambas pruebas permite sugerir, en el informe analítico, pruebas diagnósticas genéticas o de actividad enzimática.

A continuación se detalla el protocolo de ultracentrifugación secuencial para el diagnóstico de hiperquilomicronemia:

• Primer día
  1. Pesar el tubo de ultracentrífuga a utilizar (13 × 63 mm; volumen máximo de 2,6 mL).
  2. Pipetear 1 mL de suero o plasma (de ácido etilendiaminotetraacético [EDTA]) al tubo de ultracentrífuga pesado.
  3. Añadir al suero 10 μL del conservante I y 5 μL del conservante II.
  4. Añadir lentamente por las paredes y manteniendo el tubo en horizontal 1 mL de suero fisiológico, de tal manera que no se mezcle con el suero (**Fig. 40-4**).
  5. Añadir lentamente por las paredes y manteniendo el tubo en horizontal 0,6 mL de agua destilada, de tal manera que no se mezcle con la disolución presente en el tubo.

6. Centrifugar a 105.000 g durante 37 min a 4 ºC con freno medio. En el rotor Beckman 50.4 son 31.200 rpm.
7. Una vez centrifugado, con una pipeta de tipo Pasteur de vidrio de punta larga, aspirar el infranadante y añadirlo a otro tubo de ultracentrífuga previamente pesado. Es decir, se ha de aspirar desde el fondo del tubo hasta llegar al halo de grasa (quilomicrones [QM]) situado en el sobrenadante. Aproximadamente, este halo se corresponderá con un volumen de 0,5-0,6 mL (**Fig. 40-5**).
8. Para homogeneizar, agitar en un vórtex los 0,5-0,6 mL pertenecientes a los QM dos veces como mínimo, con un intervalo de 20 minutos entre ambas agitaciones.
9. Pesar el tubo y restar el peso del tubo calculado en el primer paso.
10. A este tubo, el que contiene los QM, añadir un volumen tal de suero fisiológico que el volumen final sea de 1 mL. De esta manera, se vuelve a tener la concentración de QM inicial en suero.
11. Cuantificar los triglicéridos y el colesterol en este tubo. El resultado será la concentración de triglicéridos y colesterol en los QM.
12. Al tubo en el que se ha recogido el infranadante del paso 6, añadir un volumen de suero fisiológico equivalente al de los QM que se han aislado para volver a tener un volumen final de 2,6 mL, igual al que se tenía al principio.
13. Centrifugar este tubo a 105.000 g durante 18 horas a 4 °C con freno medio. En el rotor Beckman 50.4 son 31.200 rpm.

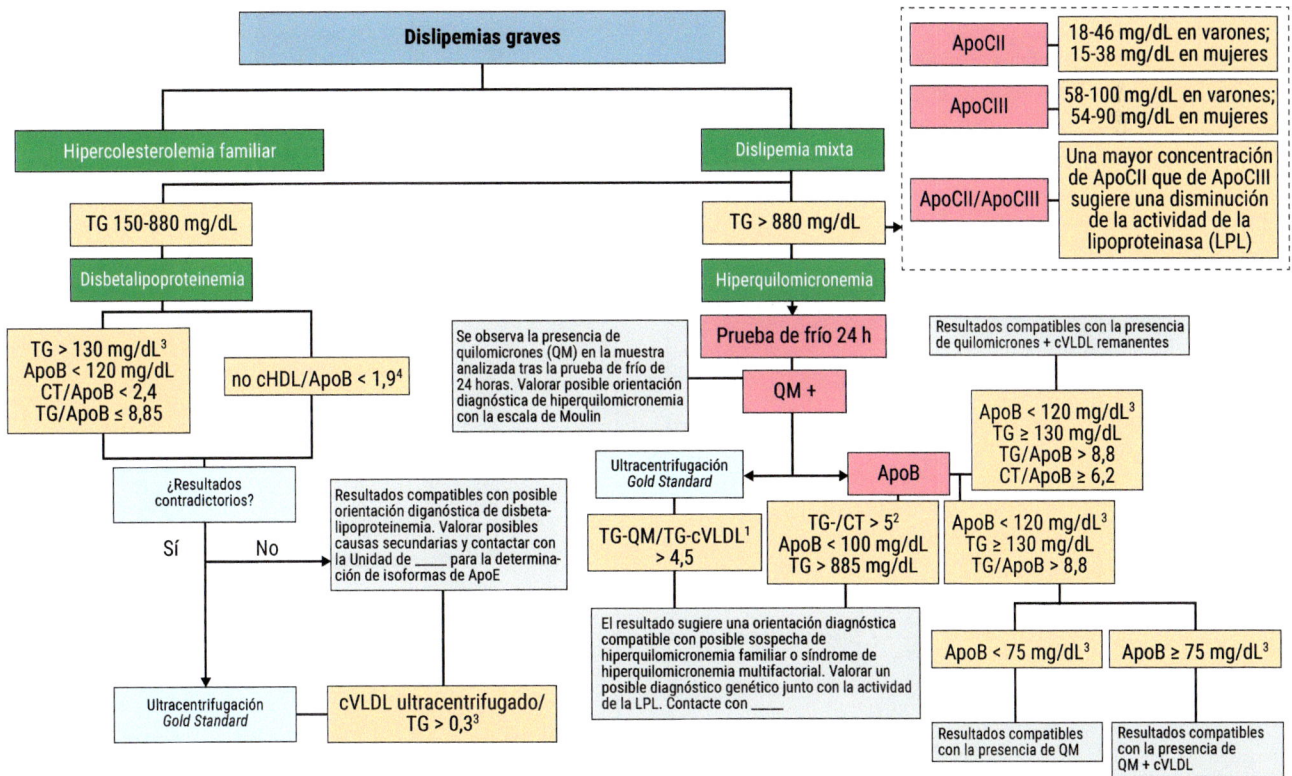

Figura 40-3. Algoritmo para el diagnóstico de dislipemias graves.
cHDL: colesterol unido a lipoproteínas de alta densidad; CT: colesterol total; cVLDL: colesterol unido a lipoproteínas de muy baja densidad; TG: triglicéridos.

- Segundo día
  1. Del tubo que se dejó centrifugando el día anterior, aspirar el infranadante con una pipeta de tipo Pasteur de vidrio de punta larga y añadirlo a otro tubo de ultracentrífuga. Es decir, aspirar desde el fondo del tubo hasta

llegar al halo de grasa (cVLDL esta vez) situado en el sobrenadante. Aproximadamente, este halo se corresponderá con un volumen de 0,5-0,6 mL.
  2. Para homogeneizar, agitar en el vórtex los 0,5-0,6 mL pertenecientes a las cVLDL dos veces como mínimo,

Tabla 40-6. Escala de Moulin para el diagnóstico de hiperquilomicronemia	
Criterios	**Puntuación**
TG-886 mg/dL en 3 análisis consecutivos (al menos con un mes de distancia entre ellos)	5
TG > 1.770 mg/dL, almenos 1 vez	1
TG previos < 177 mg/dL	–5
Pancreatitis	1
Dolor abdominal recurrente	1
Ausencia de factores secundarios (alcohol, diabetes, síndrome metabólico, hipotiroidismo, corticoides u otros fármacos)	2
Sin historia de hiperlipemia familiar combinada	1
Sin respuesta a tratamiento hipolipemiante (reducción de un 20 % de los TG)	1
Edad de inicio de los síntomas antes de los 40 años	1
Edad de inicio de los síntomas antes de los 20 años	2
Edad de inicio de los síntomas antes de los 10 años	3
Orientación diagnóstica cuando la suma de puntos da: • ⩽8: hiperquilomicronemia familiar muy improbable • ⩽9: hiperquilomicronemia familiar improbable • ⩽10: hiperquilomicronemia familiar muy probable	

TG: triglicéridos.

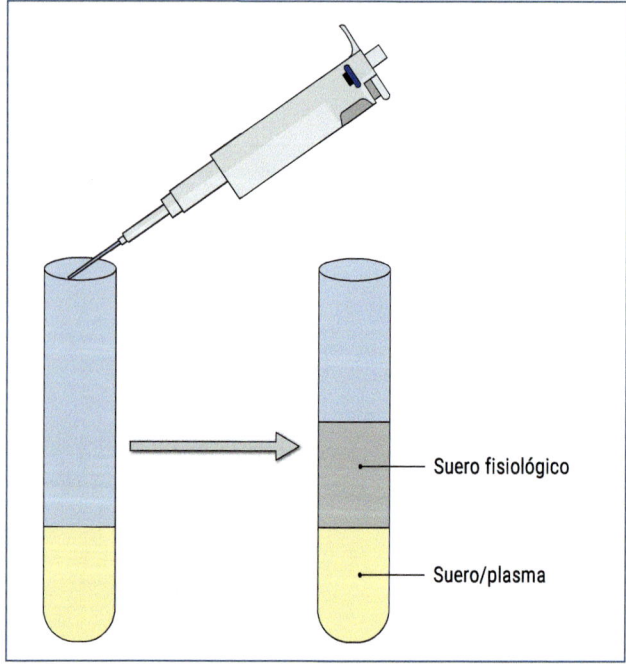

Figura 40-4. Representación gráfica de cómo añadir agua destilada sobre el suero.

Suero fisiológico

Suero/plasma

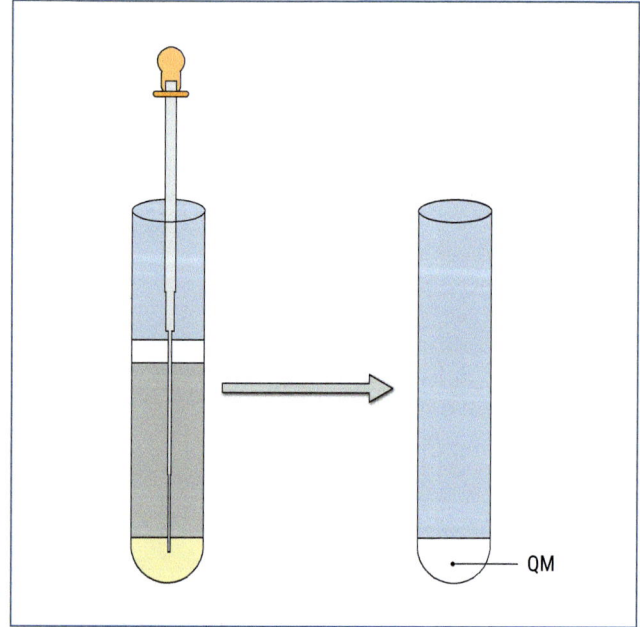

Figura 40-5. Representación gráfica del procedimiento de ultracentrifugación.
QM: quilomicrones.

QM

con un intervalo de 20 minutos entre ambas agitaciones.

3. Pesar el tubo y restar el peso del tubo calculado en el paso 6 del día anterior. Para conocer el volumen de cVLDL obtenido, se ha de dividir el peso calculado entre la densidad 1.006 g/L.

4. Cuantificar los triglicéridos y el colesterol en este tubo. El resultado será la concentración de triglicéridos y colesterol en las cVLDL.

5. Al tubo en el que se ha recogido el infranadante del paso 1 del día actual (contiene cLDL y cHDL), añadir un volumen de suero fisiológico equivalente al de las cVLDL calculado en el paso anterior para volver a tener un volumen final de 2,6 mL, igual al que se tenía al principio.

6. Para homogeneizar, agitar en el vórtex los 0,5-0,6 mL pertenecientes a las cVLDL dos veces como mínimo, con un intervalo de 20 minutos entre ambas agitaciones.

7. Cuantificar cLDL y cHDL en este tubo.

8. Introducir los datos obtenidos en una hoja Excel para realizar los cálculos.

La ampliación de Apo CII (activador de LPL) y Apo CIII (inhibidor de LPL) permite valorar la actividad de la enzima lipoproteína lipasa, ya que son cofactores de esta.

En este tipo de dislipemias, es importante la aplicación de la información obtenida en un buen informe analítico para potenciar la fase postanalítica.

Modelo de informe

A continuación, se ejemplifica un modelo de informe:

Paciente de __ años con IMC = _____ y que presenta suero intensamente lipémico. A continuación, se ha de seleccionar uno de los tres algoritmos aplicados:

- La aplicación del algoritmo diagnóstico fue compatible (o no) con una posible orientación diagnóstica de hiperquilomicronemia familiar o síndrome de hiperquilomicronemia multifactorial.
- La aplicación del algoritmo diagnóstico fue compatible (o no) con la presencia de quilomicrones + cVLDL remanentes. La aplicación del algoritmo diagnóstico de ApoB 8,8 con una ApoB ≥ 75 mg/dL fue compatible (o no) con la presencia de quilomicrones + cVLDL.
- La aplicación del algoritmo diagnóstico compatible (o no) con una posible orientación diagnóstica de hiperquilomicronemia familiar o síndrome de hiperquilomicronemia multifactorial.

La puntuación en la escala de Moulin es ___. Se recomienda la realización del test de heparina o la solicitud de un estudio genético previo consentimiento informado para la valoración de la actividad de la enzima lipoproteína lipasa (LPL).

En el caso de pacientes con sospecha de posible disbetalipoproteinemia, se sabe que este tipo de dislipemia necesita un factor de riesgo para su activación y presenta gran agregación familiar de episodios cardiovasculares precoces.

A continuación se detalla el protocolo de ultracentrifugación secuencial para el diagnóstico de disbetalipoproteinemia:

- Primer día
  1. Pesar el tubo de ultracentrífuga a utilizar (13 × 63 mm; volumen máximo de 2,6 mL).
  2. Pipetear 1,5 mL de suero o plasma (de ácido etilendiaminotetraacético [EDTA]) al tubo de ultracentrífuga pesado.
  3. Añadir al suero 15 μL del conservante I y 10 μL del conservante II.
  4. Añadir lentamente por las paredes y manteniendo el tubo en vertical 1,1 mL de disolución de densidad 1.006 g/L, de tal manera que no se mezcle con el suero. El volumen total debe ser de 2,6 mL. En caso de que no se disponga de la cantidad suficiente de suero, se ha de añadir una disolución de densidad 1.006 g/L hasta completar los 2,6 mL de volumen necesarios (**Fig. 40-6**).
  5. Centrifugar a 40.000 rpm durante 20 horas a 15 °C con freno medio.
- Segundo día
  1. La extracción del halo de grasa correspondiente a las cVLDL en el tubo que se dejó centrifugando el día anterior se puede realizar de dos maneras (**Fig. 40-7**):
     - Con una pipeta de tipo Pasteur de vidrio de punta larga, aspirar el infranadante y añadirlo a otro tubo de ultracentrífuga. Es decir, aspirar desde el fondo del tubo hasta llegar al halo de grasa situado en el sobrenadante.
     - Extraer con una pipeta de 200 μL la capa cremosa superior, de tal manera que se recoja un volumen mínimo de 1 mL y un máximo de 1,5 mL, y se coloca en un tubo de centrífuga previamente pesado.
  2. Para homogeneizar, agitar en un vórtex la fracción perteneciente a las cVLDL dos veces como mínimo, con un intervalo de 20 minutos entre ambas agitaciones.
  3. Pesar el tubo que contiene las cVLDL y restar el peso del tubo vacío pesado previamente. Para conocer el volumen

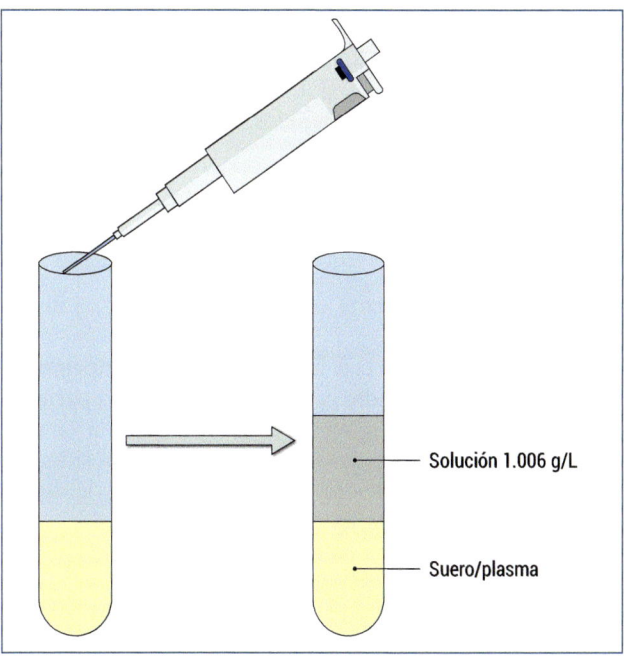

Figura 40-6. Representación gráfica de adición de se solución densidad 1.006 g/L.

Solución 1.006 g/L

Suero/plasma

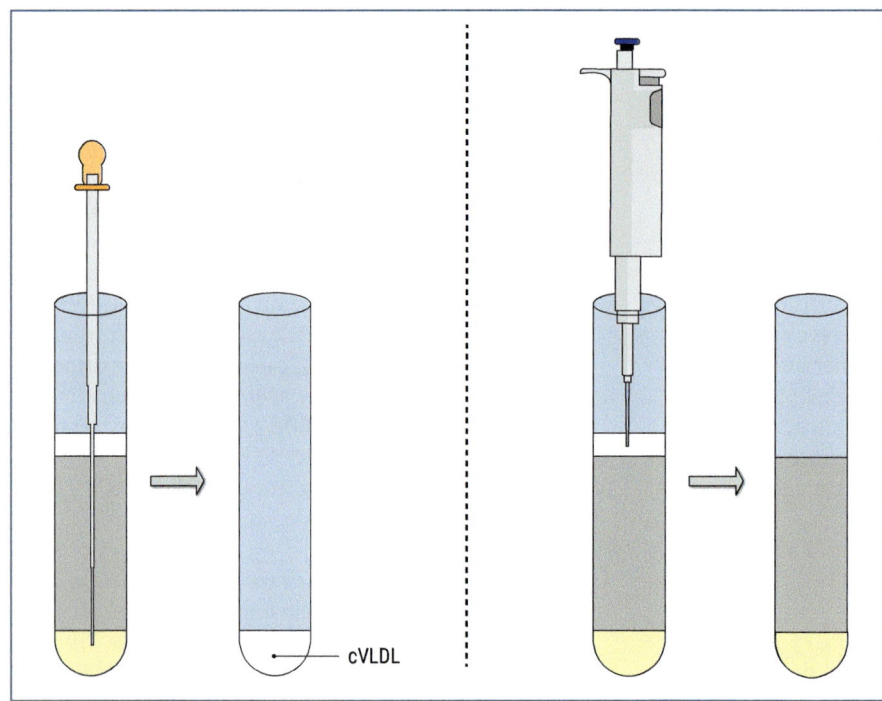

Figura 40-7. Representación gráfica del proceso de ultracentrifugación. cVLDL: lipoproteínas de muy baja densidad.

de cVLDL obtenido, hay que dividir el peso calculado entre la densidad 1.006 g/L.

4. Cuantificar los triglicéridos y el colesterol en este tubo. El resultado será la concentración de triglicéridos y colesterol en las cVLDL.
5. Al tubo del que se ha recogido el infranadante del paso 1 del día de hoy (contiene cLDL y cHDL), añadir un volumen de suero fisiológico equivalente al de las cVLDL calculado en el paso anterior para volver a tener un volumen final de 2,6 mL, igual al que se tenía al principio.
6. Para homogeneizar, agitar en un vórtex los 0,5-0,6 mL pertenecientes a las cVLDL dos veces como mínimo, con un intervalo de 20 minutos entre ambas agitaciones.
7. Cuantificar cLDL y cHDL en este tubo.
8. Introducir los datos obtenidos en una hoja Excel para realizar los cálculos.

Modelo de informe de disbetalipoproteinemia

A continuación, se presenta un modelo de informe de disbetaliproteinemia:

Paciente de __ años con IMC = ____ + descripción de factores de riesgo valorados en la historia clínica. El paciente presenta una dislipemia mixta (si tiene una) con (o sin) aumento de partículas remanentes o cVLDL y resultados compatibles con posible orientación diagnóstica de disbetalipoproteinemia según criterio:

- VLDL ultracentrifugado/triglicéridos > 0,3.
- Triglicéridos > 130 mg/dL + ApoB < 120 mg/dL+ colesterol total/ApoB > 2,4 + triglicéridos/ApoB ≤ 8,85.

- No cHDL/ApoB > 1,9 mg/dL.
- No cHDL/ Apo B > 1,7 + triglicéridos/Apo B > 1,35.

Se recomienda, una vez excluidas las causas secundarias de dislipemias, solicitar la determinación de isoformas de ApoE previo consentimiento informado. Se ha de contactar con___ extensión____ o generar teleconsulta de parámetros analíticos de RCV.

ALGORITMO DIAGNÓSTICO PARA EL ESTUDIO DE LAS HDL

El estudio del colesterol HDL es importante, ya que su composición y funcionalidad afectan a su capacidad antiaterogénica. Concentraciones incrementadas de cHDL > 110 mg/dL con antecedentes personales o familiares de enfermedad cardiovascular podrían sugerir una disfuncionalidad de estas HDL.

Pero los valores analíticos más comunes se dan más con más frecuencia con concentraciones bajas, lo que supone que disminuya su potencial antiaterogénico. En primer lugar, hay que descartar como principales causas secundarias que haya una dislipemia diabética y valorar la función hepática.

Concentraciones de cHDL < 40 mg/dL sugerirían un aumento del RCV en mujeres y cHDL < 10 mg/dL conferiría riesgo de hipoalfa lipoproteinemia.

Para valorar la funcionalidad de HDL, se amplía apolipoproteína A1 y apolipoproteína A2. Es importante establecer la proporción entre ambas, ya que una mayor proporción de Apo A2 sobre Apo A1 confiere menor funcionalidad y capacidad antiaterogénica (**Fig. 40-8**).

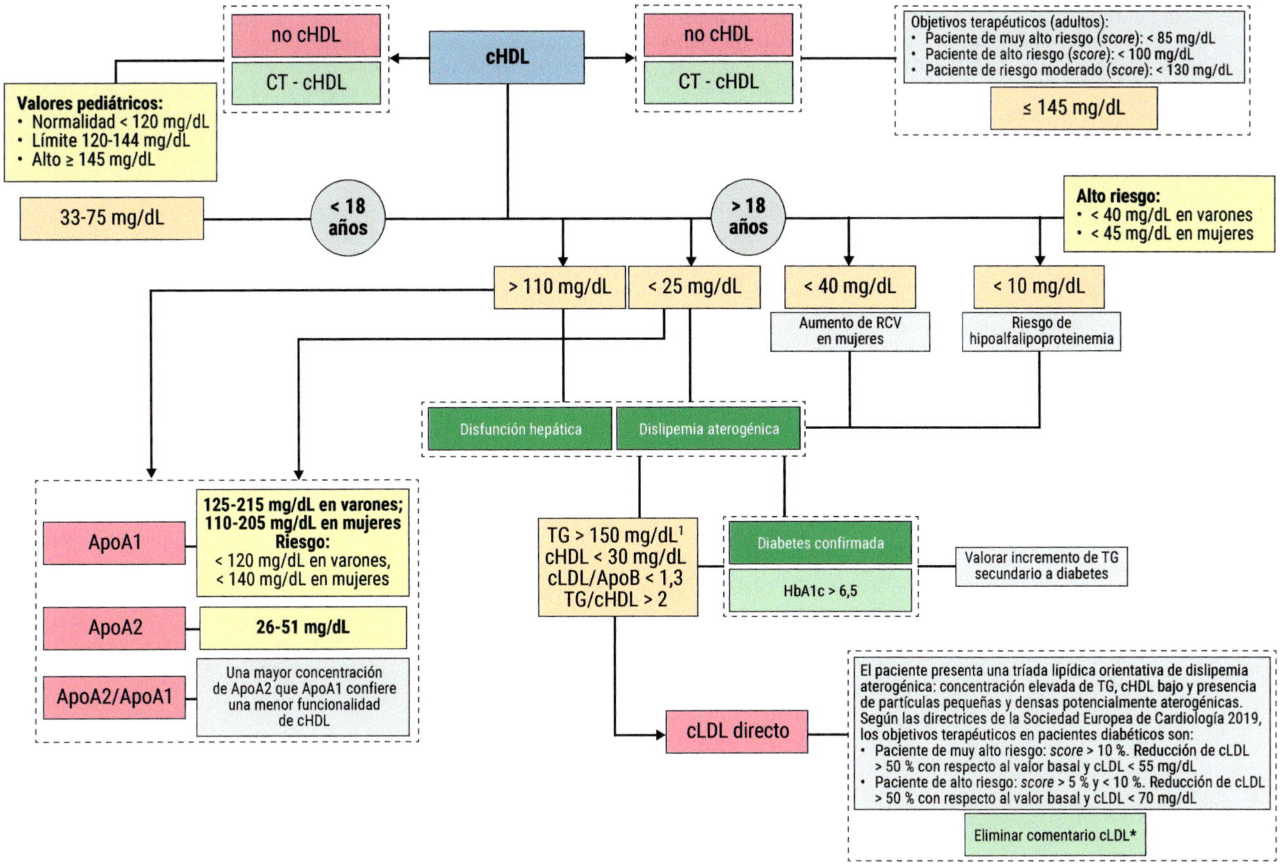

no cHDL

CT - cHDL

cHDL

no cHDL

CT - cHDL

Objetivos terapéuticos (adultos):
• Paciente de muy alto riesgo (*score*): < 85 mg/dL
• Paciente de alto riesgo (*score*): < 100 mg/dL
• Paciente de riesgo moderado (*score*): < 130 mg/dL

≤ 145 mg/dL

Valores pediátricos:
• Normalidad < 120 mg/dL
• Límite 120-144 mg/dL
• Alto ≥ 145 mg/dL

Alto riesgo:
• < 40 mg/dL en varones
• < 45 mg/dL en mujeres

33-75 mg/dL

< 18 años

> 18 años

> 110 mg/dL

< 25 mg/dL

< 40 mg/dL
Aumento de RCV en mujeres

< 10 mg/dL
Riesgo de hipoalfalipoproteinemia

Disfunción hepática

Dislipemia aterogénica

ApoA1

125-215 mg/dL en varones;
110-205 mg/dL en mujeres
Riesgo:
< 120 mg/dL en varones,
< 140 mg/dL en mujeres

TG > 150 mg/dL[1]
cHDL < 30 mg/dL
cLDL/ApoB < 1,3
TG/cHDL > 2

Diabetes confirmada

HbA1c > 6,5

Valorar incremento de TG secundario a diabetes

ApoA2

26-51 mg/dL

ApoA2/ApoA1

Una mayor concentración de ApoA2 que ApoA1 confiere una menor funcionalidad de cHDL

cLDL directo

El paciente presenta una tríada lipídica orientativa de dislipemia aterogénica: concentración elevada de TG, cHDL bajo y presencia de partículas pequeñas y densas potencialmente aterogénicas. Según las directrices de la Sociedad Europea de Cardiología 2019, los objetivos terapéuticos en pacientes diabéticos son:
• Paciente de muy alto riesgo: *score* > 10 %. Reducción de cLDL > 50 % con respecto al valor basal y cLDL < 55 mg/dL
• Paciente de alto riesgo: *score* > 5 % y < 10 %. Reducción de cLDL > 50 % con respecto al valor basal y cLDL < 70 mg/dL

Eliminar comentario cLDL*

Figura 40-8. Algoritmo diagnóstico para la dislipemia asociada a liproteínas de alta densidad.
*Hay que eliminar el comentario de objetivos terapéuticos en pacientes según el riesgo, ya que este paciente ya es de alto o muy alto riesgo por presentar dislipemia diabética. cHDL: colesterol unido a lipoproteínas de alta densidad; cLDL: colesterol unido a lipoproteínas de baja densidad; CT: colesterol total; HbA1c: hemoglobina A1c; RCV: riesgo cardiovascular; TG: triglicéridos.

PUNTOS CLAVE

- El diseño de los perfiles analíticos se ha de realizar según las patologías.
- Se aconseja aplicar algoritmos bioquímicos para la detección precoz de dislipemias graves.
- Se han de aplicar alertas en el informe analítico ante resultados críticos.
- Es básica la correcta elaboración de informes según parámetros de laboratorio ampliados para la valoración del riesgo cardiovascular global del paciente.

BIBLIOGRAFÍA

Allan D. The spectrum of type III hyperlipoproteinemia Sniderman, Allan D. et al. Journal of Clinical Lipidology. 12(6):1383–9.

Capewell S, Ford ES, Croft JB, Critchley JA, Greenlund KJ, Labarthe DR. Cardiovascular risk factor trends and potential for reducing coronary heart disease mortality in the United States of America. Bull World Health Organ. 2010;88(2):120-30.

Castro-Beiras A. Estrategia en Cardiopatía Isquémica del Sistema Nacional de Salud. Minist Sanid y Consum Cent Publicaciones [Internet]. 2006;5:200. Disponible en: http://www.mspsi.gob.es/organizacion/sns/planCalidadSNS/docs/cardiopatia_isquemica/Estrategia_Cardiopatia_Isquemica.pdf.

De Backer G, Jankowski P, Kotseva K, et al. Management of dyslipidaemia in patients with coronary heart disease: Results from the ESC-EORP EUROAS-PIRE V survey in 27 countries. Atherosclerosis. 2019;285:135-46.

Ginsberg HN, Packard CJ, Chapman MJ, et al. Triglyceride-rich lipoproteins and their remnants: metabolic insights, role in atherosclerotic cardiovascular disease, and emerging therapeutic strategies-a consensus statement from the European Atherosclerosis Society. Eur Heart J. 2021;42(47):4791-806.

Handelsman Y, Jellinger PS, Guerin CK, et al. Consensus statement by the American Association of Clinical Endocrinologists and American College of Endocrinology on the management of dyslipidemia and prevention of cardiovascular disease algorithm-2020 executive summary. J Endocrine Pract. 2020;26(10):1196-224.

Mach F, Baigent C, Catapano AL, et al. 2019 ESC/EAS guidelines for the management of dyslipidaemias: lipid modification to reduce cardiovascular risk. Atherosclerosis. 2019;290:140-205.

Mach F, Baigent C, Catapano AL, et al. Guía ESC/EAS 2019 sobre el tratamiento de las dislipemias: modificación de los lípidos para reducir el riesgo cardiovascular. J Rev Esp Cardiol. 2020;73(5):403.e1-403.e70.

Mach F, Baigent C, Catapano AL, et al. 2019 ESC/EAS Guidelines for the management of dyslipidaemias: lipid modification to reduce cardiovascular risk. Eur Heart J. 2020;41(1):111-88.

Murase T, Okubo M, Takeuchi I. Non-HDL-cholesterol/apolipoprotein B ratio: a useful distinguishing feature in the screening for type III hyperlipoproteinemia. J Clin Lipidol [Internet]. 2010;4(2):99–104. Disponible en: http://dx.doi.org/10.1016/j.jacl.2010.01.004

Nordestgaard BG, Chapman MJ, Ray K, et al. Lipoprotein(a) as a cardiovascular risk factor: current status. Eur Heart J. 2010;31(23):2844-53.

Nordestgaard BG, Langlois MR, Langsted A, et al. Quantifying atherogenic lipoproteins for lipid-lowering strategies: consensus-based recommendations from EAS and EFLM. Atherosclerosis. 2020;294:46-61.

Ray KK, Haq I, Bilitou A, et al. Treatment of high- and very high-risk patients for the prevention of cardiovascular events in Europe: baseline demographics from the multinational observational SANTORINI study. Poster 80441. Presented at ESC Congress 2021, August 2021.

Reamy BV, Williams PM, Kuckel DP. Prevention of Cardiovascular Disease. Prim Care. 2018 Mar;45(1):25-44.

Reyes-Soffer G, Ginsberg HN, Berglund L, et al. Lipoprotein(a): a genetically determined, causal, and prevalent risk factor for atherosclerotic cardiovascular disease: a scientific statement from the American Heart Association. Arterioscler Thromb Vasc Biol. 2022;42(1):e48-e60.

Rioja J, Ariza MJ, García-Casares N, Coca-Prieto I, Arrobas T, Muñiz-Grijalvo O, et al. Evaluation of the chylomicron-TG to VLDL-TG ratio for type I hyperlipoproteinemia diagnostic. Eur J Clin Invest [Internet]. 2020;50(12):e13345. Disponible en: http://dx.doi.org/10.1111/eci.13345

Stroes E, Moulin P, Parhofer KG, Rebours V, Löhr J-M, Averna M. Diagnostic algorithm for familial chylomicronemia syndrome. Atheroscler Suppl [Internet]. 2017;23:1–7. Disponible en: http://dx.doi.org/10.1016/j.atherosclerosissup.2016.10.002

Automatización y gestión integral con *middleware* en el laboratorio clínico

41

S. Sánchez-Montes Moreno y A. G. Coma Nieto

 OBJETIVOS

- Conocer los conceptos básicos y las diferentes áreas de automatización en el laboratorio clínico.
- Evaluar los beneficios, los desafíos y las limitaciones que conlleva el proceso global de automatización.
- Saber identificar los diferentes instrumentos que componen un sistema automatizado.
- Adquirir los conocimientos necesarios para la resolución de problemas relacionados con la práctica diaria en un laboratorio clínico automatizado.
- Comprender el funcionamiento y la utilidad del *middleware* en sistemas de automatización.
- Evaluar críticamente la implementación de un sistema de automatización.
- Debatir posibles mejoras, modificaciones e integración de nuevas tecnologías en los sistemas de automatización.

INTRODUCCIÓN

Los laboratorios clínicos son una unidad especializada de los hospitales que generan datos intermedios de apoyo al proceso de diagnóstico, tratamiento y seguimiento de enfermedades.

Su objetivo principal es proporcionar información precisa y de calidad, que sea de utilidad tanto en la toma de decisiones diagnósticas o terapéuticas como en la evaluación del estado de salud del paciente.

La actividad asistencial de los laboratorios se agrupa en diferentes áreas de conocimiento en las que desempeñan su labor las distintas especialidades de las ciencias del laboratorio clínico: Análisis Clínicos, Bioquímica Clínica, Hematología, Microbiología, Inmunología y Anatomía Patológica.

En las últimas décadas, se han presenciado avances tecnológicos significativos en los laboratorios clínicos. Gracias a estos es posible implementar sistemas automatizados y digitalizados que optimizan los procesos analíticos y contribuyen a la eficiencia y a la calidad de la atención médica.

AUTOMATIZACIÓN DEL LABORATORIO DE ANÁLISIS CLÍNICOS

Se describen a continuación algunos aspectos importantes de la automatización.

Definición y concepto de automatización

La automatización implica la consolidación de áreas de laboratorio en un solo lugar para mejorar su eficiencia garanti-

zando una mejor asistencia a los pacientes. Ha adquirido una gran relevancia en los laboratorios clínicos y en el ámbito de la atención sanitaria en general. El progreso tecnológico ha impulsado a los laboratorios a adoptar sistemas automatizados para mejorar la calidad de sus procesos analíticos (preanalíticos, analíticos y postanalíticos) y perfeccionar los sistemas de información.

¿A qué se hace referencia exactamente cuando se habla de automatizar sistemas? Consiste en usar la tecnología para realizar tareas con la menor intervención humana posible. Es decir, significa que tareas laboriosas, repetitivas y rutinarias pasan de ser realizadas por un operario humano a ser sustituidas por una máquina automática, un *software* informático o por un robot. Esto permite optimizar y agilizar los procesos analíticos mediante la integración de instrumentos, analizadores y *software* especializados que realizan tareas de forma autónoma.

El objetivo principal de la automatización es optimizar la gestión y los resultados de las pruebas. Al centralizar los servicios de laboratorio, se eliminan duplicidades y se mejora el tiempo de respuesta, lo que, a su vez, reduce errores y garantiza mayor calidad en los resultados a un menor coste. Los cambios organizativos para poder mantener su eficiencia se han ido produciendo gradualmente en función de los avances tecnológicos.

Por tanto, se puede decir que un laboratorio eficiente es aquel que suministra resultados con un grado satisfactorio de fiabilidad dentro del plazo adecuado de entrega, utilizando de manera óptima los recursos disponibles y manteniendo elevados estándares de calidad en sus procesos analíticos, y la automatización ayuda a lograr esos objetivos (**Fig. 41-1**).

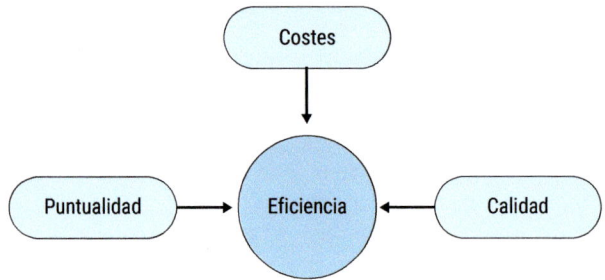

Figura 41-1. Definición y concepto de automatización.

 Fiabilidad: ser capaz de reproducir los mismos resultados. Exactitud: mide cuánto se aproximan los resultados al valor verdadero o conocido. Precisión: cuánto se aproximan los resultados entre sí. Veracidad: cuán centradas están las determinaciones alrededor del valor diana.

Beneficios y desafíos de la automatización en el proceso analítico

En las últimas décadas, la acelerada innovación tecnológica de los laboratorios clínicos mediante la implementación de sistemas automatizados ha transformado la naturaleza y los procesos de trabajo del laboratorio. Esta gran transformación ha traído consigo numerosos beneficios que anticipan que, en el futuro, la automatización será el único modelo de trabajo viable y brindará mejoras continuas y optimizará la atención médica.

Beneficios de la automatización

Entre los beneficios de la automatización destacan los siguientes aspectos:

- Mayor precisión y consistencia: la automatización, al reemplazar la intervención humana, minimiza las posibilidades de cometer errores humanos y garantiza mayor precisión y exactitud en los resultados.
- Mayor velocidad y eficiencia: los sistemas automatizados permiten realizar tareas repetitivas en menor tiempo y de manera más eficiente que las personas, lo que aumenta la productividad y acelera el proceso analítico.

- Aumento de la capacidad de procesamiento: gracias a la automatización, los laboratorios pueden manejar grandes volúmenes de muestras al mismo tiempo, lo que implica una mejora en los tiempos de respuesta y la capacidad de satisfacer una mayor demanda de análisis.
- Mayor capacidad de seguimiento y control: los sistemas automatizados disponen de *software* que permite integrar y centralizar la información de manera más eficiente. Esto significa que registran y se hace un seguimiento de cada etapa del proceso analítico, lo que facilita la trazabilidad y el seguimiento de las muestras y de los datos asociados. Además, la información se almacena de forma ordenada y accesible, lo que mejora la eficiencia a la hora de tomar decisiones y elaborar de informes precisos.
- Detección temprana de errores: gracias a los sistemas automatizados, es posible identificar y corregir errores en tiempo real durante el proceso de análisis. Esto reduce la probabilidad de obtener resultados incorrectos y, por tanto, se mejora la calidad de los diagnósticos y de los tratamientos médicos.
- Mejor utilización y ahorro de recursos: gracias a la automatización de los procesos, es posible desempeñar múltiples tareas de una forma simultánea y continua, lo que optimiza el tiempo y disminuye la necesidad de mano de obra para llevar a cabo labores repetitivas. Asimismo, facilita la optimización en el uso de recursos y materiales consumibles, por lo que se reduce al mínimo el desperdicio y se evita la realización de pruebas redundantes innecesarias.
- Mayor seguridad del personal: la automatización contribuye al cumplimiento de los estándares de seguridad y requisitos normativos para mantener un entorno seguro y confiable en el laboratorio, por lo que se reduce la exposición del personal a muestras potencialmente contaminantes.

 Por tanto, la automatización en un laboratorio de análisis clínico brinda la habilidad de manejar grandes volúmenes de muestras, detectar errores en etapas tempranas, generar resultados rápidos y confiables, tomar decisiones en tiempo real y garantizar la seguridad en el laboratorio (**Fig. 41-2**).

Desafíos de la automatización

Tras considerar las ventajas de la automatización, es importante tener en cuenta los desafíos que conlleva su implemen-

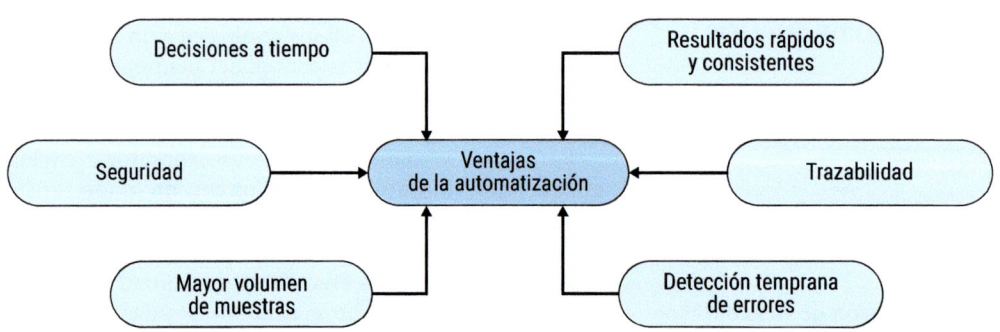

Figura 41-2. Beneficios de la automatización.

tación, retos que deben afrontarse de forma correcta para garantizar el éxito de la automatización:

- Inversión inicial: implica destinar una suma significativa de dinero para adquirir sistemas y *software* especializados. Esta situación requiere un análisis minucioso de los costes y beneficios y de la viabilidad de recuperar esa inversión a largo plazo. Esta realidad económica plantea un desafío financiero para numerosos laboratorios.
- Capacitación del personal: el personal del laboratorio debe recibir una formación continua y constante para comprender y utilizar los sistemas automatizados de manera efectiva. Esto requiere tiempo y recursos adicionales para garantizar que todo el personal esté preparado para trabajar con los nuevos equipos.
- Integración de sistemas: uno de los desafíos más comunes en la automatización es asegurar que los sistemas y equipos automatizados sean compatibles con los sistemas existentes en el laboratorio. Esto es complicado y necesita una planificación cuidadosa para asegurar la compatibilidad y el correcto funcionamiento de todos los componentes, garantizando una comunicación fluida y una transferencia segura y precisa de datos entre todos ellos.
- Validación y verificación de la automatización: demostrar que el sistema automatizado cumple con las especificaciones y requisitos establecidos, realizando pruebas exhaustivas del sistema para verificar su correcto funcionamiento, demostrando su precisión y consistencia, además de documentar y mantener registros de las pruebas realizadas y los resultados obtenidos. Son procesos continuos y requieren una monitorización constante y una evaluación periódica para asegurar que el sistema siga cumpliendo con los estándares y las regulaciones aplicables. Ambos procesos deben llevarse a cabo siguiendo normas como las Normas Internacionales de Organización (ISO) y las Buenas Prácticas de Laboratorio (BPL).
- Mantenimiento y soporte técnico: es crucial realizar un mantenimiento regular para garantizar su funcionamiento óptimo y minimizar problemas durante todo el proceso analítico, como la falta de personal capacitado y la coordinación con proveedores externos. Para superar este desafío, es importante establecer un plan de mantenimiento preventivo, contar con un contrato de soporte técnico del proveedor del sistema automatizado y establecer canales de comunicación claros con este para brindar asistencia técnica al personal del laboratorio cuando sea necesario.

Esto supone recursos adicionales y la capacidad de resolver problemas técnicos de manera eficiente.
- Adaptabilidad a cambios y actualización: la adaptabilidad al cambio y las actualizaciones de sistemas y equipos obsoletos son aspectos esenciales que implican estar dispuestos a implementar nuevas tecnologías, equipos y *software* para optimizar los procesos. Requiere personal que esté dispuesto a adaptarse y a dejar atrás prácticas tradicionales. Es fundamental dar capacitación y apoyo para que el equipo se sienta cómodo y seguro al utilizar los nuevos sistemas automatizados. Además, se debe fomentar una comunicación abierta para compartir ideas y preocupaciones.

> ❗ Un cambio cultural eficaz permitirá aprovechar al máximo los beneficios de la automatización (**Fig. 41-3**).

> 💡 La superación con éxito de los desafíos de la automatización de los procesos supone un compromiso continuo con la mejora y la adaptación a medida que surgen nuevas necesidades y tecnologías.

Fases del proceso analítico automatizado y tecnologías de automatización

El proceso analítico comienza con una solicitud realizada por un clínico y finaliza con la emisión del informe final de laboratorio. Entre estos dos puntos, se llevan a cabo una serie de fases o subprocesos en los que la tecnología de automatización y la informática desempeñan un papel crucial en cada una de ellas.

En este apartado se va a revisar cada una de las tres fases que forman parte del proceso analítico y en el que la automatización y los sistemas de información repercuten de manera especial (**Fig. 41-4**).

Fase preanalítica

La fase preanalítica es una etapa crítica en el proceso del laboratorio, ya que cualquier error o inconsistencia en esta etapa puede afectar a la calidad y la precisión de los resultados finales. Hace referencia a las tareas y procesos que se llevan a cabo desde que se recibe la petición hasta su análisis en el laboratorio.

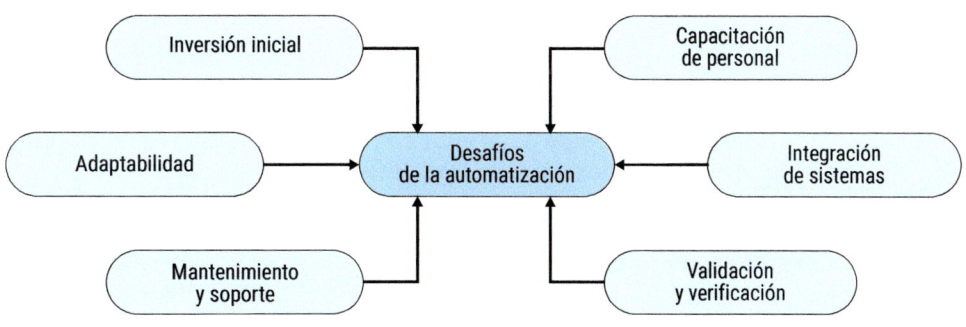

Figura 41-3. Desafíos de la automatización.

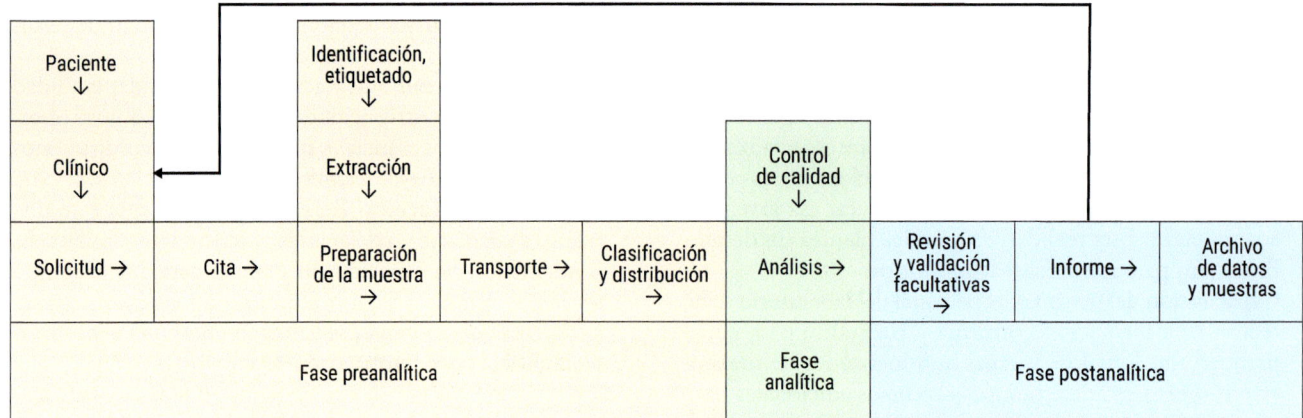

Figura 41-4. Fases del proceso analítico.

> **!** Es la fase del proceso analítico en la que se produce un mayor número de errores.

La fase preanalítica incluye:

- Solicitud de la analítica: la solicitud o petición es el inicio del proceso analítico. De su calidad va a depender, en gran medida, el resto del proceso. Hay varias formas de hacer una solicitud. Bien en papel, cuyo uso prácticamente está restringido, o mediante petición electrónica, que supone el 90 % de las solicitudes que se reciben, de ahí la importancia de la integración entre los sistemas de información hospitalarios y del laboratorio.

- Identificación y registro del paciente: los sistemas de identificación son especialmente importantes en laboratorios donde se procesan grandes volúmenes de muestras para minimizar los errores de identificación, mejorar la trazabilidad y agilizar todo el proceso analítico. Estos sistemas implican el uso de identificadores únicos para los pacientes. Los identificadores se registran en un sistema automatizado que almacena la información asociada y genera registros electrónicos del paciente en los que la información es de fácil actualización y acceso. Los lectores de códigos de barras, códigos QR o tecnologías de identificación por radiofrecuencia (RFID) pueden utilizarse para escanear estos identificadores únicos y verificar la identidad del paciente.

- Etiquetado de muestras: los sistemas automatizados pueden imprimir etiquetas con códigos de barras que contienen toda la información relevante de la muestra. Estas etiquetas pueden ser escaneadas en cualquier punto del proceso, desde la recolección hasta el análisis, para rastrear la muestra y garantizar su trazabilidad.

- Módulos de entrada/salida y sistemas de transporte de muestras: la distribución de las muestras de un lugar a otro del laboratorio mediante el uso de transportadores automatizados o robots de transporte agiliza todo el proceso preanalítico y garantiza que las muestras lleguen a tiempo y en condiciones óptimas para su análisis. De esa forma, hay un módulo de entrada y de salida de muestras conectado a un sistema o cadena de transporte que distribuirá los tubos hacia los distintos módulos y analizadores que correspondan según las órdenes asociadas a su solicitud.

- Preparación de muestras: la automatización en la preparación de muestras involucra el uso de sistema automatizados para realizar tareas como centrifugación, destaponado y alicuotado:
  - Centrifugación (separación de los diferentes componentes de la sangre): en un entorno de laboratorio automatizado, donde se procesan numerosas muestras en poco tiempo, la centrifugación puede ser un paso que ralentice el flujo de trabajo. La capacidad de la centrífuga, la velocidad de centrifugación y el tiempo de procesamiento son factores que pueden afectar a la eficiencia del proceso. Para minimizar el impacto de la centrifugación en la automatización preanalítica, se pueden implementar estrategias como la utilización de centrífugas de gran capacidad y velocidad, la programación de ciclos de centrifugación optimizados y la distribución eficiente de las muestras en los rotores de la centrífuga (**Fig. 41-5**).
  - Destaponador: los destaponadores automatizados son especialmente útiles en laboratorios con un elevado volumen de muestras, ya que reducen el tiempo y el esfuerzo requeridos para destapar los tubos de muestra manualmente. Además, minimizan las contaminaciones cruzadas y el riesgo de lesiones por movimientos repetidos asociados al destapado manual. Son compatibles con una amplia gama de tubos de muestra, lo que los hace muy versátiles.
  - Alicuotado: implica la división de la muestra contenida en el tubo primario en partes más pequeñas llamadas alícuotas para su posterior envío a otras áreas del laboratorio o a laboratorios externos. Se realiza mediante equipos automatizados, como robots o pipetas automáticas, que permiten una repartición precisa y eficiente de las muestras en múltiples tubos secundarios.

Fase analítica

La fase analítica del proceso de laboratorio incluye el control de calidad, el análisis de la muestra y la validación técnica.

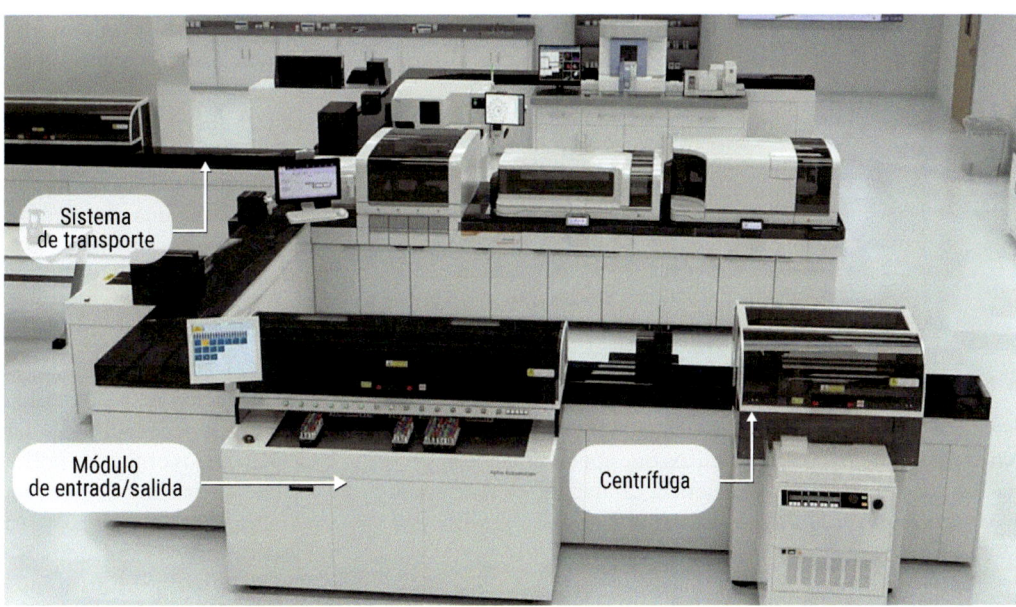

Figura 41-5. Sistemas automatizados.

Es una fase fundamental y con su automatización se logra una mejora significativa en la exactitud y precisión de los resultados obtenidos:

> ! Algunas tecnologías empleadas para su automatización son sistemas de pipeteo, sistemas de manejo de muestras, sistemas de identificación automática, analizadores automatizados y sistemas de gestión de datos.

• Control de calidad: la automatización del control de calidad permite monitorizar y asegurar la precisión y la consistencia de los resultados analíticos. Esto implica la incorporación de controles de calidad internos con valores conocidos y la programación de perfiles de controles habituales automatizados, para verificar el rendimiento y la calibración de los analizadores. Al automatizar estas tareas, se garantiza la realización diaria de los controles de calidad de forma sistemática y uniforme, hecho que permite un seguimiento más preciso de los resultados a largo plazo. Los resultados obtenidos se comparan automáticamente con los valores esperados y generan alertas si hay desviación significativa. Así se facilita la detección de errores del proceso analítico, lo que permite realizar las intervenciones oportunas para evitar que afecten a los resultados de pacientes.

> El control de calidad en laboratorio clínico es un procedimiento mediante el cual el personal de laboratorio garantiza que el resultado de una prueba sea correcto y que apoya el diagnóstico y la monitorización de las enfermedades de sus pacientes.

• Análisis de la muestra: implica el procesamiento de las muestras para obtener resultados cuantitativos o cualitativos que proporcionan información relevante para el diagnóstico, tratamiento o seguimiento del estado de salud. Esta fase se ve optimizada gracias a la implementación de

analizadores automatizados, diseñados para realizar múltiples pruebas simultáneamente de forma eficiente y precisa con la mínima intervención humana.

Durante esta fase, las muestras se introducen en los analizadores automatizados, los cuales siguen un conjunto de pasos predefinidos para procesar y analizar las muestras, incluyendo su dilución, adición de reactivos, mezclado, incubación y medición de resultados. De este modo, se reducen los errores asociados con la manipulación de las muestras. También disminuyen la contaminación cruzada y los errores de pipeteo y se proporcionan resultados más fiables y precisos. Pueden manejar grandes volúmenes de muestras de forma rápida y continua, aumentando el rendimiento del laboratorio. Además, los equipos automatizados están programados para realizar las pruebas de acuerdo con los protocolos y métodos establecidos, garantizando una elevada reproducibilidad de los resultados. Hay infinidad de tipos de analizadores automatizados utilizados en el laboratorio, pero la extensión de este capítulo no puede cubrirlos con detalle, como analizadores de bioquímica clínica, de inmunoquímica, de hematología, de coagulación y de gases, entre muchos otros.

• Validación técnica: se refiere a la confirmación de que los métodos y procedimientos utilizados en el laboratorio cumplen con los requisitos técnicos y estándares establecidos. Utiliza herramientas y *software* especializados para verificar y confirmar que los resultados obtenidos durante la ejecución de las pruebas y análisis en un laboratorio clínico son confiables y consistentes. Implica la ejecución de pruebas automatizadas para evaluar el desempeño de los analizadores. Estas incluyen la comparación de resultados con patrones de referencia, la evaluación de la exactitud y precisión de los resultados y la verificación de la linealidad del instrumento, y permite la programación de reglas de validación técnica automática.

Por otro lado, ayuda a identificar y corregir problemas de desviaciones o errores en el proceso analítico de manera rápida. Es importante destacar que la validación técnica automatizada no reemplaza por completo la validación manual y la supervisión del personal técnico.

 La validación técnica se enfoca en garantizar el cumplimiento de los requisitos técnicos y estándares establecidos para los métodos y procedimientos de análisis, mientras que la validación facultativa se refiere a la revisión y la evaluación de los resultados finales por parte del facultativo especialista, para asegurar que son consistentes y confiables.

En resumen, la fase analítica del proceso de laboratorio con analizadores automatizados es una herramienta fundamental en el campo de los análisis clínicos que aporta eficiencia, precisión y fiabilidad, lo que mejora la calidad de los resultados y optimiza el funcionamiento general del laboratorio y el cumplimento de los estándares de calidad.

Fase postanalítica

La fase postanalítica incluye los procesos que se llevan a cabo tras finalizar el análisis de las muestras.

 Una vez que la batería de pruebas solicitadas está completa, esta etapa se enfoca en la interpretación facultativa de los resultados, su registro y comunicación, así como la gestión de datos.

La automatización puede ayudar a garantizar que los resultados se interpreten y se registren correctamente, y que se comuniquen de manera oportuna a los profesionales sanitarios. Además, los sistemas automatizados pueden facilitar la gestión de datos a gran escala, lo que es esencial en un entorno de laboratorio moderno.

En la etapa postanalítica automatizada, se utilizan sistemas y *software* especializados para llevar a cabo diversas actividades que incluyen:

- Validación final de los resultados: es una parte crucial del proceso. Se realiza después de que los resultados del análisis hayan sido generados por el laboratorio. El facultativo especialista revisa y evalúa los resultados para asegurarse de que sean consistentes y confiables. Esto implica verifi-

car que los valores obtenidos estén dentro de los rangos de referencia, identificar posibles discrepancias y considerar el contexto clínico del paciente. Además, el facultativo puede realizar interpretaciones adicionales de los resultados, considerando la historia clínica del paciente, otros resultados de pruebas complementarias y su experiencia clínica. Esto ayuda a tener una visión más completa y precisa de la situación del paciente.

- La automatización permite establecer criterios y reglas de validación automática, lo que permite al facultativo validar un mayor número de resultados en menos tiempo (**Fig. 41-6**).
- Identificación de resultados anormales: se utilizan reglas y algoritmos preestablecidos para detectar resultados que se desvían de los límites de normalidad, como valores que sean de relevancia clínica o que requieran de una revisión adicional por parte del facultativo especialista de análisis clínicos.
- Generación de informes: los sistemas automatizados pueden elaborar informes exhaustivos, detallados y personalizados que incluyen los resultados de las pruebas solicitadas a un paciente, su interpretación clínica y recomendaciones adicionales. Estos informes finales son enviados a los sistemas de información hospitalarios, lo que agiliza el proceso de comunicación y la toma de decisiones clínicas por parte del médico solicitante.
- Archivo de datos: los resultados de muestras como los datos de control de calidad se almacenan de manera segura en los sistemas de información del laboratorio (SIL), lo que permite un acceso fácil y rápido en caso de tener que necesitarlos en un futuro.
- Almacenamiento de muestras: el archivo y la conservación de las muestras después de que se hayan completado los análisis en sistemas automatizados de almacenamiento proporcionan una gestión más eficiente de las muestras, evitando confusiones en la identificación y seguimiento y facilitando su recuperación. Estos sistemas utilizan *software* especializado para gestionar y controlar el inventario de muestras.

 La fase preanalítica incluye todos los procesos desde la solicitud del análisis hasta el procesamiento de la muestra. La fase analítica abarca todos los procedimientos relacionados directamente con el análisis de la muestra. En cuanto a la fase postanalítica, se llevará a cabo la interpretación, la validación de resultados, la elaboración y la emisión del informe por parte del laboratorio.

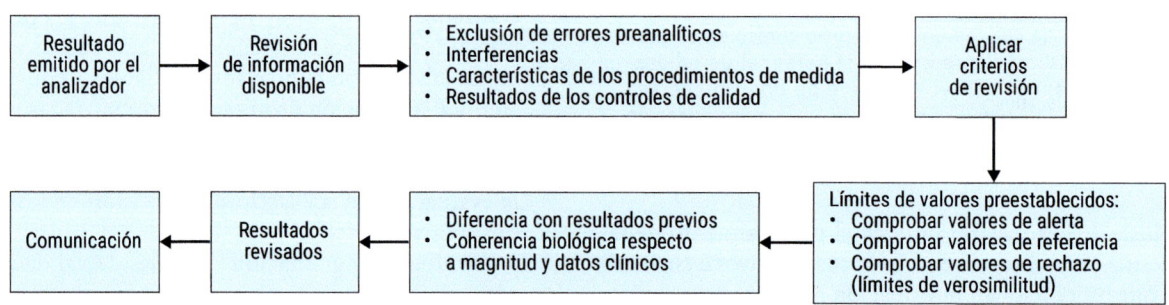

Figura 41-6. Validación facultativa.

SISTEMAS DE INFORMACIÓN DEL LABORATORIO. ROL DEL *MIDDLEWARE* EN LA AUTOMATIZACIÓN

En los siguientes apartados se tratarán los aspectos más relevantes del *middleware* en el laboratorio de análisis clínico.

Definición y concepto en el contexto del laboratorio clínico

En un laboratorio automatizado los SIL desempeñan un papel muy importante en el proceso de recopilación, almacenamiento, análisis y presentación de los resultados de las pruebas. Estos sistemas permiten una gestión eficiente de las muestras, la generación de informes precisos y la integración de datos con los sistemas de información hospitalaria.

El *middleware* en el contexto del laboratorio clínico es un *software* que hace de puente entre las diferentes aplicaciones, sistemas y dispositivos que forman parte de un laboratorio automatizado, como analizadores, módulos de automatización y los SIL. Actúa como una capa intermedia de traducción oculta, facilitando la comunicación y la integración entre ellos. Su función principal es capturar los datos generados por los instrumentos y enviarlos al SIL para su procesamiento y almacenamiento. A su vez, el *middleware* también recibe instrucciones del SIL para controlar los instrumentos y coordinar el flujo de trabajo en el laboratorio. Pero, además, proporciona herramientas para gestionar y automatizar varios procesos dentro del laboratorio, como la validación de pruebas, la generación de informes, la trazabilidad de las muestras, la gestión de la calidad y el control de la automatización.

Funciones y características del *middleware* en el laboratorio de análisis clínico

Un *middleware* desempeña una serie de funciones y posee características esenciales que ayudan a simplificar las operaciones y a aumentar la productividad del laboratorio (**Fig. 41-7**). Algunas de estas características y funciones incluyen:

- Integración de sistemas: la integración de sistemas a través de un *middleware* en un laboratorio es fundamental para conseguir una comunicación fluida y eficiente entre los distintos sistemas y dispositivos utilizados. Este *software* actúa como un traductor que permite la interoperabilidad entre sistemas heterogéneos, como analizadores de laboratorio, sistemas de gestión de datos, sistemas de información, sistemas de control de inventario y sistemas de facturación. Esta integración permite un intercambio de información en tiempo real y evita la duplicación de datos, lo que se traduce en la eliminación de la necesidad de ingresar manualmente los datos en múltiples sistemas y en la reducción de errores derivados de la entrada manual de datos y, por tanto, en una mejora de la eficiencia operativa. Además, el *middleware* también realiza funciones de transformación de datos, por lo que asegura que el formato de estos sea el adecuado para cada sistema receptor y se evitan problemas de compatibilidad y se garantiza una transmisión de datos coherente y comprensible entre sistemas para una correcta interpretación.

- Reglas de validación: una de las funciones clave del *middleware* es configurar reglas de validación para garantizar la calidad y la precisión de los resultados obtenidos. Estas reglas, adaptadas a las necesidades específicas de cada laboratorio, se aplican a los datos recopilados y procesados antes de ser integrados en el SIL. Las reglas de validación establecen parámetros y criterios para evaluar los resultados de las determinaciones realizadas.

Una de las reglas más comunes consiste en definir rangos de valores aceptables para cada tipo de prueba. De esta manera, se establecen límites mínimos y máximos, de modo que cualquier resultado que se encuentre fuera de estos rangos se considera anómalo y requiere una revisión adicional por parte del facultativo especialista en análisis clínicos.

Además, se configuran reglas para validar la existencia de duplicados y verificar la coherencia de los resultados. La detección de duplicados implica comparar los resultados de una misma muestra y corregir cualquier duplicado incongruente encontrado. Por otro lado, la verificación de con-

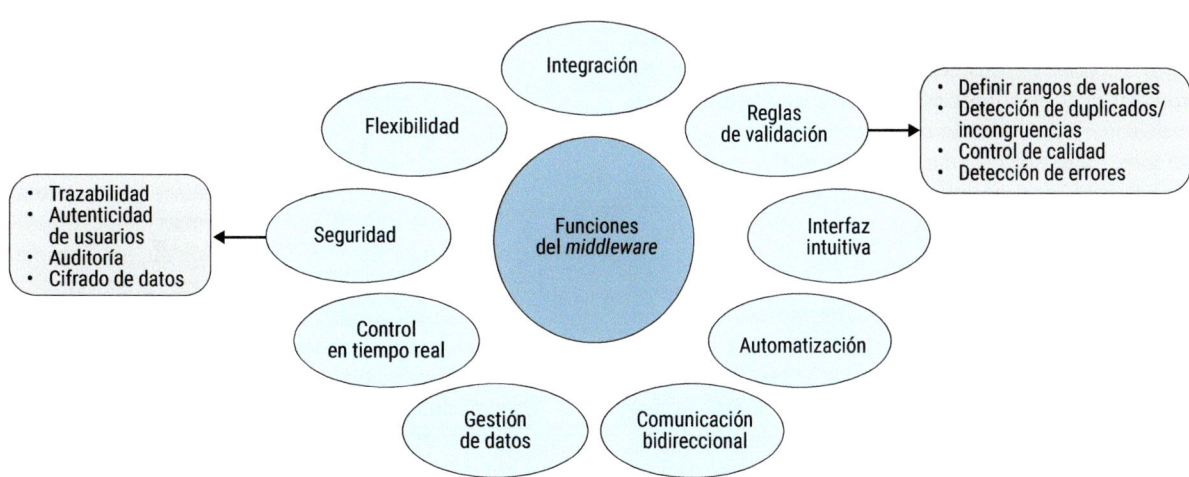

Figura 41-7. Funciones del *middleware*.

sistencia implica asegurarse de que los resultados sean coherentes con otros parámetros clínicos, como los síntomas y el diagnóstico del paciente. Si los resultados no se alinean adecuadamente, se pueden generar alertas para su revisión. Otra regla de validación importante consiste en realizar controles de calidad. Esto implica comparar los resultados de las muestras de control de calidad con los valores de referencia establecidos. Si los resultados están fuera de los límites aceptables, se deben tomar medidas correctivas para garantizar la calidad de los resultados clínicos. También se pueden configurar reglas de detección de errores para identificar posibles fallos. Estas reglas incluyen la detección de valores extremadamente altos o bajos, discrepancias entre diferentes pruebas o incongruencias en los datos de identificación del paciente. Mediante el uso algoritmos y análisis avanzados, el *middleware* puede identificar y generar alertas sobre posibles errores, lo que contribuye a mejorar la precisión y confiabilidad de los resultados Por tanto, las reglas de validación configuradas en el *middleware* del laboratorio clínico son fundamentales para garantizar la calidad y la precisión de los resultados generados por los analizadores. Estas reglas se configuran de acuerdo con los requerimientos específicos de cada laboratorio y tienen como objetivo principal garantizar la integridad y confiabilidad de los datos generados. Estas reglas también establecen parámetros y criterios para evaluar los resultados de las determinaciones. Esto incluye definir rangos de valores aceptables para cada tipo de prueba, detección y verificación de duplicados y comprobar la consistencia, evaluar controles de calidad y detectar errores e incongruencias.

- Interfaz de usuario intuitiva: el *middleware* de laboratorio suele contar con una interfaz intuitiva y fácil de usar que permite a los usuarios del laboratorio interactuar con los sistemas y realizar tareas de manera eficiente. Esto facilita la capacitación del personal y agiliza las operaciones diarias del laboratorio. Se caracteriza por su diseño simple y limpio, organización lógica, iconos y etiquetas claras, *feedback* visual, ayuda contextual y opciones de personalización. Estas características trabajan en conjunto para proporcionar a los usuarios una experiencia de uso fluida y sin complicaciones. Al facilitar la comprensión, la navegación y la ejecución de tareas, una interfaz intuitiva mejora la eficiencia, reduce los errores y acorta la curva de aprendizaje para los usuarios. Asimismo, al proporcionar opciones de personalización, se adapta a las preferencias individuales de cada usuario, brindando una experiencia más cómoda y eficiente. En definitiva, una interfaz intuitiva es una ventaja tanto para los usuarios como para los diseñadores de sistemas, ya que promueve una interacción efectiva y satisfactoria con la tecnología.

- Automatización de procesos: el *middleware* debe poder automatizar varios procesos en el laboratorio, estrategia fundamental para agilizar y optimizar tareas que antiguamente requerían intervención manual. Asume la automatización de tareas sistemáticas, como la recepción de muestras, la distribución del flujo de trabajo entre analizadores, la programación y la ejecución de pruebas, la asignación de prioridades, el seguimiento de muestras a lo largo de todo el proceso analítico y la transferencia de datos entre instrumentos y sistemas, la generación de informes y la gestión de resultados.

- Comunicación bidireccional: se refiere a la capacidad del *middleware* para transmitir datos en ambas direcciones, es decir, desde y hacia los sistemas y dispositivos conectados. Además, permite la transferencia de información adicional, como la configuración de instrumentos, la calibración, la gestión de tares y la supervisión del estado de los dispositivos en tiempo real.

- Gestión centralizada de datos: el *middleware* desempeña un rol clave en la gestión de los datos generados por los analizadores en un laboratorio clínico. Actúa como un intermediario inteligente que facilita la comunicación y la coordinación efectiva entre los analizadores y los sistemas de gestión de datos, recopilándolos y organizándolos de forma estructurada. Simplifica su integración al proporcionar una interfaz intuitiva y fácil de usar con un acceso rápido y seguro a la información relevante. Puede realizar búsquedas, filtrar información y generar informes personalizados en función de las necesidades de cada laboratorio y los clínicos solicitantes. Además, permite la integración con sistemas de información hospitalarios, haciendo posible una transferencia eficiente de datos entre los diferentes sistemas y evitando la duplicación de esfuerzos.

- Control y monitorización en tiempo real: el *middleware* tiene la capacidad de monitorizar y controlar en tiempo real los procesos de laboratorio. Permite supervisar el estado de los equipos, la disponibilidad de reactivos, el seguimiento de muestras y la generación de alertas en caso de desviaciones o problemas.

- Trazabilidad de resultados: el *middleware* registra y rastrea todas las acciones realizadas en el laboratorio, lo que mejora la trazabilidad de los resultados y garantiza la calidad y seguridad de los datos generados.

- Seguridad y cumplimiento normativo: el *middleware* debe cumplir con los estándares de seguridad y privacidad de datos, garantizando la confidencialidad y el cumplimiento normativo. Debe contar con medidas de seguridad como autenticación de usuarios, cifrado de datos y auditorías de actividad para proteger la integridad de los datos y asegurar el cumplimiento de las regulaciones y normativas aplicables en el sector de la salud. Algunas funciones que realiza para asegurar estos aspectos son:
  - Autenticación y autorización de usuarios: el *middleware* debe proporcionar funciones de autentificación seguras para verificar la identidad de los usuarios que acceden al sistema. Además, debe de tener mecanismos de autorización para controlar los permisos y el acceso a datos y funciones específicas del sistema.
  - Control de acceso: el *middleware* cuenta con mecanismos de control de acceso que garantizan que solo los usuarios autorizados pueden acceder a la información y a funciones específicas.
  - Protección de datos mediante cifrado: el *middleware* ofrece la capacidad de cifrar los datos confidenciales durante su transmisión o almacenamiento. Esto incluye la encriptación de comunicaciones y de datos almacenados.
  - Registro de auditoría: el *middleware* registra eventos y actividades relevantes en un registro de auditoría. Esto

permite rastrear y auditar las acciones de los usuarios, lo cual es esencial para cumplir con las normativas y detectar posibles incidentes de seguridad.
– Seguridad de la comunicación: el *middleware* garantiza la seguridad de las comunicaciones entre los distintos componentes del sistema, utilizando protocolos seguros y mecanismos de encriptación.

Algunas de las normativas vigentes que debe de cumplir un *middleware* de laboratorio son:

- Ley Orgánica de Protección de Datos y Garantía de los Derechos Digitales (LOPDGDD): establece las obligaciones y deberes de los responsables del tratamiento de datos personales, incluyendo a los laboratorios clínicos. El *middleware* debe asegurar el cumplimiento de los principios de protección de datos y la seguridad de la información.
- Real Decreto 1591/2009, de 16 de octubre, por el que se regulan los productos sanitarios. El *middleware* debe de cumplir con los requisitos de seguridad y calidad establecidos para los productos sanitarios.
- Norma ISO 15189: establece los requisitos para la competencia técnica y la calidad de los laboratorios clínicos. Aunque no se aplica directamente al *middleware* en sí, es importante que cumpla con los requisitos de calidad y precisión necesaria para el buen funcionamiento del laboratorio.
- Flexibilidad y escalabilidad: es muy flexible y escalable, lo que permite adaptarse a las necesidades cambiantes del laboratorio clínico. Puede integrar nuevos sistemas y equipos, agregar funciones adicionales y ajustarse a los requisitos específicos de cada laboratorio.

PASOS CLAVE EN LA AUTOMATIZACIÓN DE UN LABORATORIO DE ANÁLISIS CLÍNICOS

La automatización de un laboratorio de análisis clínico se lleva a cabo en tres fases: la fase de planificación, la fase de implementación y la fase de mantenimiento.

Para diseñar un proyecto para la automatización de un laboratorio, se deben tener en cuenta las fases que se explican a continuación (**Fig. 41-8**).

Fase de planificación

La fase de planificación se caracteriza por:

- Definir los objetivos: identificar claramente los objetivos que se desean alcanzar con la automatización, como mejorar la eficiencia, optimizar el tiempo de respuesta, reducir errores, aumentar la capacidad de procesamiento, etc.
- Evaluar las necesidades y recursos: es importante identificar los procesos manuales existentes y determinar los requisitos específicos de automatización para saber qué tareas necesitan ser automatizadas y cómo se integrarán en el sistema de automatización. Se debe hacer una evaluación detallada del laboratorio y de los recursos disponibles, y hay que analizar el volumen de muestras, los tipos de pruebas realizadas, el personal disponible y la infraestructura existente.
- Selección del proveedor: investiga y evalúa diferentes soluciones de automatización disponibles en el mercado. Busca proveedores confiables y experimentados que ofrezcan soluciones que se ajusten a las necesidades del laboratorio. Evalúa la reputación del proveedor y considera factores como la capacidad de los equipos, la calidad de los resultados, la compatibilidad con otros sistemas de información y las referencias de otros laboratorios.
- Análisis coste-beneficio: además de los aspectos técnicos y operativos, es importante evaluar el impacto económico. Esto incluye estimar los costes asociados con la adquisición, la instalación y el mantenimiento de los sistemas automatizados. Hay que asegurarse de considerar el retorno de la inversión inicial a largo plazo, el ahorro de costes y los beneficios obtenidos. Esto permite justificar la inversión realizada y ayuda a tomar una decisión informada sobre si la automatización es financieramente viable para el laboratorio y a considerar futuras mejoras o expansiones en la automatización.

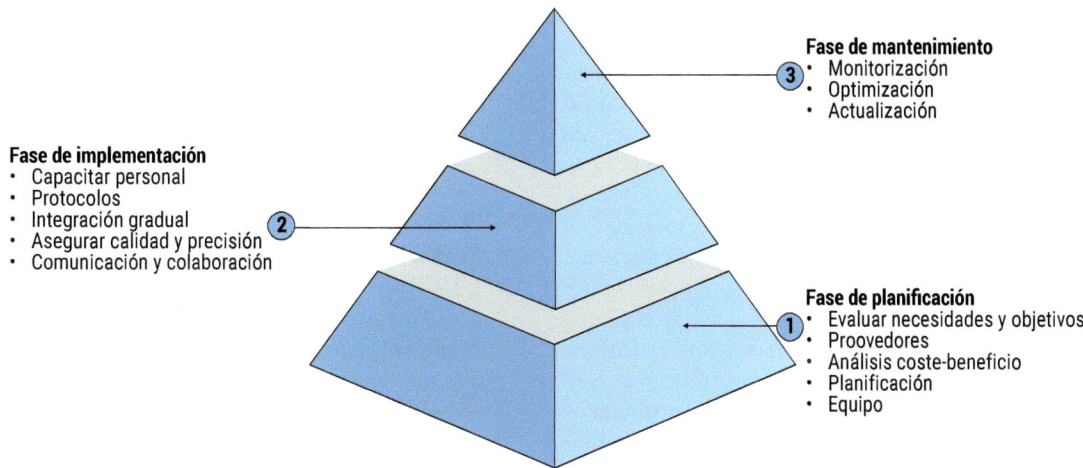

Figura 41-8. Puntos clave de la automatización.

- Planificar la implementación: hay que desarrollar un plan detallado que incluya la implementación de las soluciones automatizadas, los plazos, los recursos necesarios, las responsabilidades del personal involucrado y los criterios de evaluación para medir el éxito del proyecto.
- Establecer un equipo de implementación: se ha de formar un equipo que se haga cargo de la implementación. Este equipo debe estar formado por representantes de diferentes áreas del laboratorio, como técnicos de laboratorio y personal de informática y de administración.

Fase de implementación

La fase de implementación se caracteriza por los siguientes aspectos:

- Capacitar al personal: es importante involucrar al personal del laboratorio en todas las etapas de esta fase, proporcionándoles preparación y apoyo continuo. Esto incluye formación sobre el funcionamiento de los sistemas automatizados y los cambios en los procesos de trabajo.
- Establecer protocolos y procedimientos estándar: se han de definir y documentar con claridad los protocolos y procedimientos estándar para el uso de los sistemas automatizados. Esto incluye instrucciones de operación, mantenimiento preventivo, resolución de problemas y gestión de datos. Hay que asegurarse de que todo el personal esté familiarizado y siga estos protocolos para garantizar la consistencia y la calidad de los resultados.
- Coordinar de la integración de sistemas: los sistemas automatizados deben integrarse de manera efectiva con otros equipos y sistemas de información del laboratorio. Durante esta fase, es fundamental realizar pruebas exhaustivas para garantizar el correcto funcionamiento de los sistemas automatizados y su interoperabilidad con otros equipos y sistemas.
- Implementar de forma gradual: antes de aplicar la automatización en todo el laboratorio, es recomendable realizar pruebas piloto por áreas o procesos específicos. Esto ayuda a identificar posibles problemas o ajustes necesarios a medida que se avanza en la implementación, minimizando el impacto en el funcionamiento general del laboratorio.
- Mantener un enfoque en la calidad y precisión: es necesario asegurarse de que el proceso de automatización no comprometa la calidad de los resultados ni la seguridad de los pacientes. Por ello, se recomienda participar en programas de control de calidad externos, establecer rutinas de controles de calidad internos y mantener la supervisión y validación adecuadas de los resultados obtenidos mediante los sistemas automatizados para garantizar su precisión y confiabilidad.
- Promover la colaboración y la comunicación: es importante fomentar la colaboración y la comunicación entre el personal del laboratorio, los médicos y otros profesionales de la salud. Esto facilitará la integración de los resultados de las pruebas automatizadas en la toma de decisiones clínicas, garantizando una atención médica más efectiva y centrada en el paciente. También es importante que se mantenga una comunicación fluida con los proveedores de los sistemas automatizados, promoviendo el intercambio de conocimientos y experiencias para maximizar los beneficios de la automatización.

Fase de mantenimiento

En la fase de mantenimiento es importante tener en cuenta los siguientes puntos:

- Monitorizar y evaluar continuamente: una vez implementada la automatización, se ha de establecer un sistema de monitorización y evaluación continua del rendimiento para asegurarse de que los sistemas automatizados estén funcionando correctamente y cumpliendo con los objetivos establecidos. En caso de que fuera necesario, se tienen que implementar medidas correctivas ante posibles errores detectados. Es básico realizar auditorías periódicas y recopilar comentarios del personal y de los usuarios para identificar áreas de mejora y optimizar el rendimiento. Mantenimiento y soporte técnico: es importante establecer un programa de mantenimiento regular para garantizar el correcto funcionamiento y la longevidad de los equipos y sistemas automatizados. Esto incluye la calibración de los equipos, el reemplazo de consumibles y la resolución de problemas técnicos que puedan surgir.
- Mantenerse actualizado con las nuevas tecnologías: la automatización en el laboratorio no debe ser considerada un proyecto único y finalizado, sino un proceso continuo y de mejora. Estar al tanto de las últimas tecnologías y avances en automatización permitirá identificar oportunidades de mejora y actualización en el futuro, asegurándose de que el laboratorio esté a la vanguardia de la tecnología y pueda adaptarse a los cambios en el campo de la atención médica. Un enfoque adecuado en el mantenimiento preventivo, la capacitación del personal y la comunicación con proveedores externos ayudar a garantizar un funcionamiento eficiente y confiable de los sistemas automatizados.

 La automatización de un laboratorio de análisis clínicos es un proceso continuo y requiere un enfoque multidisciplinario. Es primordial trabajar en estrecha colaboración con el personal del laboratorio, los proveedores de sistemas automatizados y otros profesionales de la salud para asegurarse de que la implementación sea exitosa y beneficie a los pacientes.

PERSPECTIVAS DE FUTURO EN LA AUTOMATIZACIÓN DEL LABORATORIO CLÍNICO

La inteligencia artificial (IA) está transformando la forma en que se trabaja en los laboratorios clínicos. Estas tecnologías tienen el potencial de optimizar las operaciones del laboratorio, mejorar la precisión de los resultados y acelerar el tiempo de respuesta.

Si la automatización en el laboratorio ya ha supuesto un avance considerable, la incorporación de la IA puede suponer la mejora del proceso automatizado de forma más genérica, flexible y adaptativa. Puede ahorrar tiempo en tareas repetitivas y sistemáticas en las que aún es necesaria la intervención humana. Puede mejorar la exactitud de los resultados al usar algoritmos más sofisticados que detectan patrones o anomalías, lo que podría traducirse en una detección más temprana de enfermedades.

Además, estos mismos algoritmos de identificación de tendencias pueden procesar y extraer información de volúmenes de datos ingentes, que previamente había sido imposible por parte de los profesionales. Esta capacidad no solo servirá para detección y reconocimiento, sino incluso para predicción de resultados de las pruebas basándose en los datos históricos y en las características de la muestra. Esto puede ayudar a los médicos a anticipar los resultados y a planificar el tratamiento de manera más efectiva.

Todas estas mejoras desembocarán irremediablemente en la medicina de precisión por la que abogan cada vez más servicios clínicos: una atención personalizada del paciente que permita proporcionar recomendaciones de tratamiento basadas en los resultados de las pruebas y el historial médico del paciente.

La IA también podría desempeñar un papel en la gestión y el mantenimiento de los equipos de laboratorio. Los sistemas de IA podrían monitorizar el rendimiento de los equipos, predecir cuándo es probable que fallen y programar mantenimientos preventivos para minimizar el tiempo de inactividad. Esto no solo podría aumentar la eficiencia, sino también prolongar la vida útil de los equipos de laboratorio costosos.

Otra área prometedora es el uso de la IA para la formación y la educación en el laboratorio clínico. Los sistemas de IA podrían personalizar el material de formación para cada individuo, teniendo en cuenta su grado de experiencia y sus áreas de fortaleza y debilidad. Esto podría mejorar la eficacia de la formación y ayudar a los profesionales del laboratorio a mantenerse al día con las últimas técnicas y tecnologías.

> **!** En resumen, la IA tiene el potencial de revolucionar la automatización del laboratorio clínico, mejorando la eficiencia, la precisión y la calidad de la atención al paciente. Sin embargo, es importante tener en cuenta que la implementación de la IA en el laboratorio requiere de una cuidadosa planificación y gestión, para garantizar que se utilice de manera ética y efectiva.

Esto incluye la protección de la privacidad y la seguridad de los datos del paciente y garantizar que se preserve la integridad del proceso diagnóstico. Hay que asegurarse de que los algoritmos de IA están bien validados y proporcionan resultados precisos y confiables. Por eso será importante mantener un nivel de supervisión humana en los procesos de laboratorio automatizados. Aunque la IA tiene el potencial de mejorar la eficiencia y la precisión, todavía hay un valor importante en la experiencia y el juicio humano, especialmente cuando se trata de interpretar resultados complejos o ambiguos. Es decir, a medida que los laboratorios adoptan más tecnología de IA, también será esencial proporcionar formación y educación adecuada a los profesionales del laboratorio.

Para finalizar, a medida que la IA continúa avanzando, es probable que se vean más innovaciones y aplicaciones en el laboratorio clínico aún inimaginables o poco viables en el momento actual. El futuro de la automatización del laboratorio clínico es, sin duda, emocionante.

 PUNTOS CLAVE

- La automatización de laboratorio clínico es crucial para mejorar la eficiencia y la precisión en los procesos diagnósticos y tratamientos médicos.
- La automatización del laboratorio tiene numerosos beneficios: permite optimizar flujos de trabajo, reducir errores humanos y agilizar la obtención de resultados
- La automatización también supone algunos retos que incluyen inversión de capital, esfuerzo por parte del personal y constante verificación para garantizar que los resultados producidos sean precisos y confiables.
- La automatización puede darse en prácticamente todos los pasos de las tres fases del proceso en el que se produce un resultado: preanalítica, analítica y postanalítica.
- El *middleware* actúa como una capa de comunicación y gestión entre los sistemas automatizados y los sistemas de información. Facilita la integración de sistemas heterogéneos permitiendo la transferencia de datos de forma eficiente y segura.

- El *middleware* permite la gestión y el análisis de datos clínicos, incluyendo el almacenamiento, la búsqueda, la visualización y la generación de informes.
- La seguridad y el cumplimiento normativo son aspectos fundamentales en el laboratorio clínico, y el *middleware* garantiza la protección de los datos y el cumplimiento de las regulaciones.
- El diseño de un proyecto de automatización se realiza a partir de tres etapas clave: planificación, implementación y mantenimiento.
- La automatización de un laboratorio de análisis clínicos es un proceso continuo que debe estar en constante actualización y requiere de un enfoque multidisciplinario.
- La incorporación de la IA supondrá potencialmente la mejora del proceso automatizado de forma más genérica, flexible y adaptativa.
- El futuro de la automatización del laboratorio con ayuda de la IA promete ser absolutamente apasionante y lleno de posibilidades sin precedentes.

BIBLIOGRAFÍA

Al Naam YA, Elsafi S, Al Jahdali MH, Al Shaman RS, Al-Qurouni BH, Al Zahrani EM. The Impact of Total Automaton on the Clinical Laboratory Workforce: A Case Study. J Healthc Leadersh. 2022 May 9;14:55-62. doi: 10.2147/JHL.S362614.

Bailey AL, Ledeboer N, Burnham CD. Clinical Microbiology Is Growing Up: The Total Laboratory Automation Revolution. Clin Chem. 2019 May;65(5):634-43. doi: 10.1373/clinchem.2017.274522. Epub 2018 Dec 5.

Cadamuro J, Cabitza F, Debeljak Z, et al. Potentials and pitfalls of ChatGPT and natural-language artificial intelligence models for the understanding of laboratory medicine test results. An assessment by the European Federation of Clinical Chemistry and Laboratory Medicine (EFLM) Working Group on Artificial Intelligence (WG-AI). Clin Chem Lab Med. 2023 Apr 24;61(7):1158-66. doi: 10.1515/cclm-2023-0355.

Chaudhry AS, Inata Y, Nakagami-Yamaguchi E. Quality analysis of the clinical laboratory literature and its effectiveness on clinical quality improvement: a systematic review. J Clin Biochem Nutr. 2023 Sep;73(2):108-15. doi: 10.3164/jcbn.23-22. Epub 2023 Jul 7.

Dot-Bach D, Fusté-Ventosa M, Vernetta-Porta MÀ, Fuentes-Arderiu X. Guidelines to Subcontracting Clinical Laboratory Examinations a Proposal of the Catalan Association for Clinical Laboratory Sciences. EJIFCC. 2004 Jun 17;15(2):29-31.

Grisson R, Kim JY, Brodsky V, et al. A novel class of laboratory middleware. Promoting information flow and improving computerized provider order entry. Am J Clin Pathol. 2010 Jun;133(6):860-9. doi: 10.1309/AJCPCVT30YEMRKRY.

Gruson D. Big Data, inteligencia artificial y medicina de laboratorio: la hora de la integración. Adv Lab Med. 2021 Feb 19;2(1):5-7. Spanish. doi: 10.1515/almed-2021-0014.

Harten B. The middleware revolution: bridging automation gaps in laboratory processes. MLO Med Lab Obs. 2012 Feb;44(2):35.

Llovet MI, Biosca C, Martínez-Iribarren A, et al. Reaching consensus on communication of critical laboratory results using a collective intelligence method. Clin Chem Lab Med. 2018 Feb 23;56(3):403-12. doi: 10.1515/cclm-2017-0374.

López Yeste ML, Izquierdo Álvarez S, Pons Mas AR, et al. Gestión del proceso posanalítico en los laboratorios clínicos según los requisitos de la norma ISO 15189:2012. Consideraciones sobre la revisión, notificación y comunicación de los resultados. Adv Lab Med. 2020 Sep 5;2(1):61-70. Spanish. doi: 10.1515/almed-2020-0027.

Markin RS. Clinical laboratory automation: concepts and designs. Semin Diagn Pathol. 1994 Nov;11(4):274-81.

Murthy V, Altawallbeh G, Rapp M, Senn C, Karger AB. Missed critical value callbacks due to middleware flaw. Clin Biochem. 2021 Oct;96:71-74. doi: 10.1016/j.clinbiochem.2021.07.010.

Riben M. Laboratory Automation and Middleware. Surg Pathol Clin. 2015 Jun;8(2):175-86. doi: 10.1016/j.path.2015.02.012.

Roland K, Yakimec J, Markin T, Chan G, Hudoba M. Customized middleware experience in a tertiary care hospital hematology laboratory. J Pathol Inform. 2022 Sep 24;13:100143. doi: 10.1016/j.jpi.2022.100143.

O'Brien TD, Campbell NE, Potter AB, Letaw JH, Kulkarni A, Richards CS. Artificial intelligence (AI)-assisted exome reanalysis greatly aids in the identification of new positive cases and reduces analysis time in a clinical diagnostic laboratory. Genet Med. 2022 Jan;24(1):192-200. doi: 10.1016/j.gim.2021.09.007.

Park M, Kim YJ, Jung D, et al. Quality improvement of outpatient clinical chemistry tests through a novel middleware-laboratory information system solution. Clin Biochem. 2023 Mar;113:21-28. doi: 10.1016/j.clinbiochem.2022.12.017.

Starks RD, Merrill AE, Davis SR, et al. Use of Middleware Data to Dissect and Optimize Hematology Autoverification. J Pathol Inform. 2021 Apr 7;12:19. doi: 10.4103/jpi.jpi_89_20.

Yang HS, Wang F, Greenblatt MB, Huang SX, Zhang Y. AI Chatbots in Clinical Laboratory Medicine: Foundations and Trends. Clin Chem. 2023 Nov 2;69(11):1238-46. doi: 10.1093/clinchem/hvad106.

Yeo CP, Ng WY. Automation and productivity in the clinical laboratory: experience of a tertiary healthcare facility. Singapore Med J. 2018 Nov;59(11):597-601. doi: 10.11622/smedj.2018136.

Visión del laboratorio fuera del hospital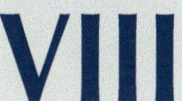

42 • Medicina basada en valor

43 • Elaboración de un proyecto de investigación biosanitario. Ensayos clínicos

44 • Los laboratorios clínicos en el ámbito militar

45 • Tipos de despliegue y capacidades operativas en escenarios tácticos

Medicina basada en valor

42

B. García-Lorenzo y A. Fullaondo Zabala

 OBJETIVOS

- Conocer el concepto de atención sanitaria basada en valor (ASBV) y el cambio de paradigma que implica en los sistemas de salud.
- Adquirir el conocimiento y las habilidades necesarias para mejorar la calidad asistencial, considerando la experiencia del paciente como eje principal.
- Saber cuáles son los tipos de resultados sugeridos por la ASBV para medir el valor de la asistencia sanitaria desde la perspectiva del paciente.
- Entender las herramientas necesarias para recoger y obtener los resultados centrados en el paciente (*patient-centered outcomes* [PCO]).
- Reconocer la relevancia de incorporar al paciente como agente activo en la atención sanitaria, fomentando su participación a nivel individual y colectivo.
- Comprender el significado y el impacto de la atención sanitaria centrada en el paciente.
- Entender el significado y la utilidad del *benchmarking* desde la perspectiva de la ASBV.
- Conocer los tipos, metodologías y aplicaciones de *benchmarking* en ASBV.

EL VALOR Y EL PACIENTE

Los sistemas de salud se esfuerzan por medir y mejorar sistemáticamente la calidad de su atención sanitaria. La atención sanitaria basada en valor (ASBV) pone al paciente en el centro de la actividad asistencial para intentar obtener desde su perspectiva los resultados en salud derivados de la atención sanitaria, vincular los resultados a los costes y determinar, así, el valor de la asistencia sanitaria. En otras palabras, la ASBV pretende evaluar los resultados sanitarios conseguidos por unidad monetaria gastada. Este concepto se resume en la ecuación de valor para la determinación de la ASBV introducida por Michael Porter en 2010 y que la define como el cociente de los resultados sanitarios dividido entre los costes de alcanzar dichos resultados

$$\text{Valor} = \frac{\text{Resultados}}{\text{Costes}}$$

El objetivo de reasignar los recursos sanitarios hacia una atención sanitaria eficiente desde la perspectiva del paciente necesita: *a)* la implementación de la ASBV en los sistemas de salud, *b)* la estandarización y el registro sistemático de los resultados, *c)* su uso para reorientar la asistencia sanitaria hacia la toma de decisiones compartida entre profesional y paciente, *d)* empoderar a la persona paciente en función de sus propios resultados y sus expectativas, *e)* tener disponible un *benchmarking* entre centros sanitarios para identificar e intercambiar buenas prácticas y, en última instancia, *f)* basar el pago de la asistencia sanitaria en el valor.

Este capítulo pretende revisar los elementos necesarios de la ASBV, así como habilitar al lector para reproducir y adaptar los abordajes propuestos.

IMPLEMENTAR EN EL SISTEMA

La ASBV es una vía para alcanzar los objetivos aspiracionales de la cuádruple meta inicialmente propuesta por el Institute for Healthcare Improvement, que pretende mejorar la experiencia asistencial del paciente, mejorar la salud de las poblaciones, reducir el coste per cápita de la atención sanitaria y aumentar el bienestar de los profesionales. Proporcionar mayor valor en la atención sanitaria no es una utopía. Hay ejemplos internacionales que demuestran que las organizaciones de prestación de asistencia sanitaria, sujetas a diversos esquemas financieros, con gran variedad de estructuras reguladoras y distintas inercias y tradiciones asistenciales, han obtenido mejores resultados de salud, normalmente a un coste menor. Gracias a la investigación realizada en este campo y al conocimiento generado en distintas experiencias, actualmente se cuenta con un marco estratégico para la transformación de los sistemas sanitarios hacia la ASBV.

Esta transformación comienza cuando la organización identifica y comprende un segmento de pacientes cuya salud y circunstancias afines crean un conjunto coherente de necesidades. Un equipo dedicado, multidisciplinar y ubicado en el mismo lugar diseña y ofrece una solución integral a esas necesidades. Este equipo integrado mide los resultados en salud que son relevantes para los pacientes y los costes de sus servicios y, a continuación, aprende de esa información para impulsar mejoras continuas en la atención. Por último, a medida que mejoran los resultados en salud, la evidencia de una mejor atención crea oportunidades para que el equipo atienda a más pacientes a través de colaboraciones cada vez más amplias. La **figura 42-1** presenta el marco estratégico para la implementación de la ASBV con el fin de lograr mejores resultados para los pacientes.

En relación con la importancia de comprender las necesidades compartidas de una población concreta de pacientes, es necesario destacar que, frecuentemente, los sistemas sanitarios adolecen de no estructurar su atención y servicios en torno a ellas. Identificar dichas necesidades permite a los equipos diseñar y prestar una atención que ofrezca una solución integral a los pacientes y a sus familias. Cuando el objetivo de la atención pasa de tratar a resolver las necesidades de los pacientes, los equipos asistenciales pueden atender tanto las necesidades clínicas como abordar las necesidades no clínicas que, cuando no se atienden, minan la salud de los pacientes.

El diseño y la implementación de soluciones multifactoriales que respondan a las necesidades detectadas requiere un equipo que aúne profesionales de distintas disciplinas que aporten perspectivas múltiples e igualmente válidas. Normalmente, los miembros del equipo suelen compartir ubicación, lo que permite una comunicación informal frecuente que complementa los canales formales para garantizar una atención eficaz y eficiente. Lo fundamental es llevar a cabo una reflexión conjunta para mejorar y personalizar la atención y fomentar el aprendizaje colectivo que derive en mejores resultados en salud.

A continuación, se describen con detalle los conceptos y las aproximaciones metodológicas relacionadas con la mejora de los servicios asistenciales basándose en la detección de necesidades de pacientes y la identificación de áreas de mejora por parte de los profesionales sanitarios.

Experiencia del paciente

La experiencia del paciente se considera uno de los tres pilares de la calidad de la asistencia sanitaria, junto con la eficacia clínica y la seguridad del paciente. Las iniciativas centradas en mejorar la experiencia del paciente han demostrado aumentar la calidad en general y se asocian positivamente a otros indicadores como los resultados de salud, el uso de recursos sanitarios y la adherencia a la medicación y al tratamiento.

> ! La experiencia del paciente se forma en los momentos en los que el operador (servicio sanitario) y el consumidor (paciente) interactúan y puede definirse como la interpretación personal del paciente del servicio recibido y la interacción en una serie de puntos de contacto. Los proveedores asistenciales no pueden ofrecer directamente una experiencia y, en su lugar, deben proporcionar la base fundamental para que los pacientes obtengan su propia vivencia. En consecuencia, la calidad del servicio apreciada por el paciente se basa en su experiencia y los beneficios percibidos. Se diferencia de la calidad operativa del servicio, que examina si el servicio se ha prestado según las especificaciones predefinidas.

La experiencia del paciente consta de dos aspectos: racional y funcional. El aspecto racional se refiere a los aspectos interpersonales de la atención, como tratar a los pacientes con respeto y compasión, capacitar a los pacientes (es decir, permitirles cuidar de su propia salud facilitándoles información) e implicar a los pacientes y sus familiares en el proceso de toma de decisiones. El aspecto racional

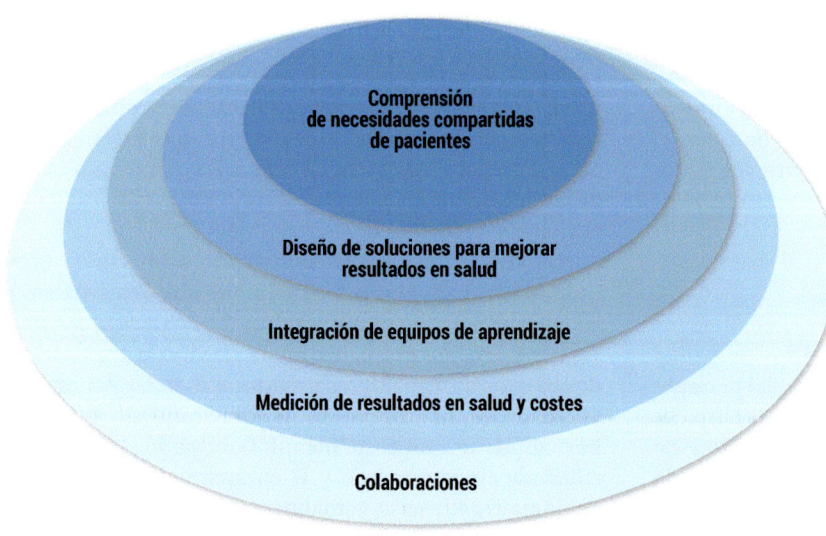

Figura 42-1. Marco estratégico para la implementación de la atención sanitaria basada en el valor con el fin de lograr mejores resultados para los pacientes.

también se refiere a que los profesionales sanitarios actúen en interés del paciente y sean transparentes. Por su parte, los aspectos funcionales examinan las expectativas básicas de los pacientes sobre los servicios sanitarios, incluidas las preocupaciones como la eficacia y la eficiencia de la atención, y la seguridad del entorno. En esencia, la experiencia del paciente es lo que un paciente «piensa, siente y dice sobre la experiencia de un servicio, proceso o producto con el que se ha interactuado».

Los métodos utilizados para comprender la naturaleza de la experiencia del paciente y mejorar el rendimiento de los servicios sanitarios son diversos. Todos ellos se inspiran en el campo del diseño centrado en la persona, en el que la perspectiva del usuario se considera un componente nuclear, junto con los requisitos técnicos y funcionales. A continuación, se describen los métodos más comúnmente utilizados.

El **mapa del viaje del paciente** es un enfoque cada vez más popular para evaluar las experiencias de las personas en su navegación por servicios y sistemas sanitarios complejos y dinámicos. Los proyectos en los que se utilizan métodos para estudiar el mapa del viaje del paciente sitúan a las personas en el centro de la investigación, en un intento de comprender y mejorar la experiencia de las personas a medida que navegan en el sistema sanitario. Una ventaja específica de este tipo de aproximaciones es la capacidad de proporcionar una imagen global de las experiencias de las personas, en lugar de solo capturar episodios únicos de atención.

Hay distintas razones por las que se realizan y analizan los mapas del viaje de los pacientes. Estas justificaciones se pueden agrupar en ocho categorías:

- Informar sobre el rediseño y la mejora de los servicios sanitarios.
- Desarrollar una comprensión más profunda de todo el recorrido (físico y emocional) de una persona por el sistema sanitario.
- Identificar retrasos en el diagnóstico y el tratamiento.
- Detectar lagunas en la atención prestada y necesidades no cubiertas.
- Evaluar la continuidad de la atención entre los ámbitos asistenciales.
- Comprender y evaluar la calidad y la integralidad de la atención.
- Entender cómo navegan las personas por los sistemas sanitarios y su percepción en cada punto de contacto.
- Contrastar las experiencias de los pacientes con las guías de práctica clínica y los estándares de atención sanitaria.

Los mapas del viaje de los pacientes se pueden elaborar utilizando una amplia variedad de técnicas de recopilación y análisis de datos, como el seguimiento físico de los movimientos de los pacientes a través de los servicios de salud; entrevistando o encuestando a pacientes, familiares y profesionales sanitarios sobre las experiencias en cuanto a la navegación por el sistema de salud; la auditoría de notas de casos; la identificación y el seguimiento de puntos de contacto clave en los recorridos de personas o grupos de per-

sonas que acceden a los servicios sanitarios, y mediante una combinación de métodos. A través de estas aproximaciones metodológicas, se pretende captar, evaluar e interpretar la experiencia de las personas (comportamientos, sentimientos, motivaciones, actitudes) que interactúan con los distintos servicios sanitarios.

Los **usuarios personas** ofrecen un método para personificar el proceso de recopilación de requisitos y la experiencia del paciente. Los usuarios personas consisten en crear ejemplos de grupos de usuarios para ayudar a los equipos de diseño a comprender mejor el modelo mental de estos grupos, es decir, sus expectativas, experiencia previa y comportamiento previsto. Los ejemplos se desarrollan para categorizar grupos de usuarios objetivo y pueden emplearse para tomar decisiones de diseño y evaluar soluciones en función de las necesidades únicas de cada persona. Esto también estimula la creatividad en torno a la forma de abordar dinámicamente las necesidades del usuario a través de diferentes escenarios.

Los **guiones gráficos** son una breve descripción gráfica de una narración en la que se emplean una serie de imágenes para representar la interacción del usuario con un sistema y los resultados asociados. Los guiones gráficos ayudan a visualizar el alcance, la secuencia y la estructura de la interfaz del paciente con el servicio sanitario modelando el contexto y los puntos de contacto clave en los que se crean las experiencias del paciente. Además, los guiones gráficos son un complemento útil de los usuarios personas, ya que crean una representación dinámica de los personajes definidos para hacerlos más atractivos.

La ASBV pone de manifiesto que uno de los primeros pasos que hay que dar es la identificación de las necesidades de una población particular. Las técnicas previamente descritas son de gran utilidad para alcanzar dicho objetivo.

Mapeo de procesos asistenciales

Cada vez se es más consciente de que los fallos en la calidad y la seguridad de la asistencia sanitaria se deben más a los sistemas y procesos que a errores humanos. Para hacer frente a esta situación, las personas sanitarias responsables aplican cada vez más prácticas de mejora de la calidad y de gestión orientada a procesos procedentes de otros sectores, como Lean, Six Sigma, el análisis modal de fallos, efectos y criticidad, la investigación operativa y los métodos de cálculo de costes orientados a procesos, como el cálculo de costes por actividades en función del tiempo.

La aplicación de la metodología de la mejora de la calidad supone un reto, ya que los procesos sanitarios son muy variables, multidisciplinares y están distribuidos, y en ellos participan agentes con intereses y motivaciones diferentes. Las investigaciones demuestran que el éxito de las intervenciones de mejora de la calidad depende, en gran medida, de su contexto de aplicación. El desarrollo de intervenciones adaptadas al contexto local es un componente esencial de éxito de la mejora de la calidad junto con la participación de las partes interesadas. El mapeo de procesos tiene el potencial de respaldar los proyectos de mejora de la calidad en la asistencia sanitaria mediante la participación de las partes interesadas para crear una comprensión compartida de los sistemas que están tratando de modificar.

> ! Las ventajas del uso del mapeo de procesos en las iniciativas de mejora son:
>
> - Comprender los sistemas locales: al ser un trabajo participativo, permite reunir los conocimientos de las personas directamente implicadas en el proceso analizado y proporcionar una representación visual de los procesos actuales o mejorados.
> - Informar sobre el alcance, el diseño, el desarrollo y la evaluación de las intervenciones: la identificación de las limitaciones y oportunidades reales dentro de los sistemas locales contribuye a la evaluación de las áreas problemáticas y al desarrollo de soluciones de mejora basadas en experiencias previas y conocimientos locales. Alcanzar una comprensión compartida del sistema se considera crucial para resolver los problemas de diseño.
> - Coproducción e intercambio de conocimientos: implicar y motivar a las partes interesadas del proyecto de cambio es esencial para obtener mayor comprensión de las diferentes perspectivas y generar una cultura de pertenencia, corresponsabilidad y rendición de cuentas.

En el marco de la ASBV, el mapeo de procesos asistenciales de la condición o patología a abordar es uno de los puntos de partida. El mapeo ilustra el transcurrir del paciente por el sistema sanitario, destacando la interdependencia de cada paso a lo largo del ciclo de atención. Dicho de otra manera, es una forma de auditoría clínica que examina cómo se maneja el viaje del paciente, utilizando su perspectiva para identificar áreas de mejora y sugerir soluciones. El mapeo de procesos, valiéndose del conocimiento de las personas interesadas participantes en el ejercicio, acomete lo siguiente en lo que a la condición seleccionada se refiere: diferenciar fases del continuo de la atención; definir las actividades realizadas en cada fase; reconocer los ámbitos asistenciales involucrados; identificar los agentes implicados en cada actividad; localizar los momentos de interacción con el paciente; cuantificar el tiempo requerido en cada actividad y en las transiciones, y diagnosticar las áreas de mejora. El fin último del mapeo de procesos son el diseño y las aplicaciones de cambios en el proceso asistencial que revierten en mejores resultados en salud en los pacientes.

MEDIR DESDE EL PACIENTE

La ASBV sitúa a los pacientes en el centro de la atención sanitaria. Esto supone observar al paciente, un aspecto que se ha venido cubriendo tradicionalmente en la asistencia sanitaria, pero esta vez, desde la perspectiva del paciente. Parece más que pertinente el tránsito que sugiere la ASBV desde la habitual pregunta *what's the matter?* (¿qué sucede?), a la pregunta *what's the matter to you?* (¿qué le sucede?). La motivación de este cambio podría ilustrarse en la siguiente reflexión desde un o una paciente: «En los días posteriores al

tratamiento, no puedo llevar a mi hijo al colegio, pero es algo que no menciono en la consulta con la doctora». La materialización en un acto de este cambio de perspectiva, y con el paciente como protagonista, se podría ilustrar con preguntas como: «¿ha tenido algún impedimento para hacer su trabajo u otras actividades cotidianas?» o, «¿le ha causado problemas económicos su estado físico o el tratamiento médico?». Esta nueva perspectiva desde el paciente tiene implicaciones significativas en cuanto a la medición de resultados en salud. La ASBV propone un salto cualitativo y complementario en la asistencia sanitaria que no solamente mida los resultados en salud relacionados estrictamente con los resultados clínicos de los tratamientos, sino que desde la perspectiva del paciente incluya las percepciones de su calidad de vida relacionada con la salud que condiciona su enfermedad y su tratamiento a través de diversas dimensiones. Estas dimensiones incluyen las percepciones del paciente en cuanto a la calidad de vida relacionada con su salud, sus síntomas, la satisfacción con los cuidados que recibe, su bienestar general y el impacto en su función.

> ! La ASBV propone medir la asistencia sanitaria desde la perspectiva del paciente. Esto supone medir los resultados centrados en el paciente (*patient-centered outcomes*, [PCO]), así como los costes asociados para alcanzar dichos PCO, definidos como los resultados económicos relacionados con la asistencia sanitaria (*economic-related outcomes* [ERO]).

Los PCO necesarios para determinar el valor deben ser medidos de forma estandarizada y sistemática para convertirse en una base sólida de comparación. La medición de PCO es una oportunidad para trasformar el sistema y aportar valor, pero requiere un cambio de paradigma de la atención sanitaria hacia maximizar los resultados desde la perspectiva de los pacientes. Para este fin, la estandarización de los PCO y de los ERO, así como su medición sistemática, es un requisito esencial para diseñar una asistencia sanitaria basada en valor. Los PCO incluyen los resultados comunicados por los pacientes (*patient-reported outcomes* [PRO]), la experiencia del paciente con la asistencia sanitaria recibida (*patient-reported experience* [PRE]) y los resultados clínicos derivados de la asistencia sanitaria (*clinical-related outcomes* [CRO]). Por su parte, los ERO incluyen los usos de recursos y sus costes unitarios asociados a la asistencia sanitaria.

Los PRO son resultados de salud percibidos e informados por los pacientes que incluyen síntomas, funcionalidad, percepción de salud, calidad de vida relacionada con la salud y satisfacción con el tratamiento. En un ejemplo en la asistencia sanitaria del cáncer de mama, estos resultados tienen que ver con la pérdida de relaciones sociales, la actividad sexual y la imagen corporal. Los PRE miden la percepción del paciente sobre la asistencia sanitaria recibida en cuanto a elementos como los tiempos de espera, la calidad de la información recibida, el confort y el descanso, la comprensión sobre el tratamiento, etc. Los CRO son resultados registrados por el profesional y están relacionados con la supervivencia, las complicaciones de una cirugía y los reingresos. Todos estos resultados deben medirse para una condición médica concreta y durante el proceso de atención. Esto implica que los tipos de resultados serán heterogéneos por condición médica y que los momentos en los que se mida, así como el seguimiento, dependerán de la naturaleza de la patología. Por ejemplo, en los pacientes diagnosticados de cáncer de pulmón que presentan una baja supervivencia se sugieren seguimientos a 3, 6 y 12 meses desde la fecha de diagnóstico, mientras que, en las pacientes diagnosticadas con cáncer de mama, con una supervivencia mayor que los diagnosticados con cáncer de pulmón, los seguimientos sugeridos son a 6 y 12 meses desde la fecha de diagnóstico.

En el contexto de heterogeneidad de los tipos de resultados relacionados con la naturaleza de la condición médica, así como de la ruta asistencial de los pacientes, el esfuerzo después de diseñar esta ruta asistencial debe dirigirse a la estandarización y a la medición sistemática de los PCO. El conocimiento de los PCO no debe comprender únicamente su definición, sino también la existencia de herramientas disponibles para su medición, como los instrumentos y las escalas validadas. Los instrumentos genéricos están diseñados para ser utilizados en todo tipo de pacientes, mientras que los cuestionarios específicos lo están para sujetos con un determinado diagnóstico, síntoma o característica.

De esta manera, la comunidad internacional ha trabajado en los últimos años en diseñar conjuntos de resultados para los pacientes diagnosticados con una patología. El International Consortium for Health Outcomes Measures (ICHOM) proporciona la estandarización y la validación de PCO para cada vez más condiciones médicas. Esta estandarización tiene como objetivo la validez de la evaluación de resultados y habilita las comparaciones robustas entre centros sanitarios.

 ICHOM proporciona la estandarización y validación de PRO y CRO. Sin embargo, la estandarización y la validación de PRE es limitada debido a la casi inexistente disponibilidad de herramientas validadas. Por su parte, tampoco está disponible una estandarización de ERO debido a la heterogeneidad de las contabilidades analíticas de los centros sanitarios que se acrecienta cuando pertenecen a sistemas de salud de diferentes.

En el caso de los ERO, no hace falta acudir a sistemas de salud diferentes, dos centros sanitarios de un mismo sistema de salud en España. Por ejemplo, en cáncer de mama, la exploración mamaria se contabiliza dentro de la consulta médica en un centro y en otro como una prestación médica propia independiente de la consulta.

Atención sanitaria basada en valor en el cáncer de mama. Un botón de muestra para explorar la medición de los resultados centrados en el paciente

En el contexto de la ASBV en pacientes diagnosticadas de cáncer de mama, para recoger PCO, ICHOM recomienda la batería de PRO y CRO mostrada en la **tabla 42-1** adaptada de la guía de ICHOM para cáncer de mama. Los PRO y CRO se extraen a través de instrumentos como cuestionarios y formularios. De manera particular, los PRO se extraen de

Tabla 42-1. Batería de CRO y PRO propuesta por ICHOM

	Medida	Fuente
CRO	Supervivencia	HCE
	Muerte atribuida al cáncer de mama	
	Recidiva	
	Reoperaciones	
	Complicaciones agudas	
	Gravedad de complicaciones agudas	
PRO	Bienestar general	Reportado por la paciente EORTC QLQ-C30
	Funcionalidad física	
	Funcionalidad emocional	
	Funcionalidad cognitiva	
	Vida social	
	Capacidad para trabajar	
	Ansiedad	
	Depresión	
	Insomnio	
	Impacto económico	
	Dolor	
	Fatiga	
	Esfera de la sexualidad	Reportado por la paciente EORTC QLQ-BR23
	Imagen corporal	
	Satisfacción con la mama	Reportado por la paciente BREAST-Q
	Síntomas del brazo	Reportado por la paciente EORTC QLQ-BR23
	Síntomas en la mama	
	Síntomas vasomotores	
	Neuropatía periférica	Reportado por la paciente EORTC QLQ-LMC21 – 1 ítem
	Síntomas vaginales	Reportado por la paciente FACT-6 ítems
	Artralgia	

CRO: resultados clínicos derivados de la asistencia sanitaria; EORTC: Organización Europea de Investigación y Tratamiento del Cáncer; HCE: historia clínica electrónica; ICHOM: International Consortium for Health Outcomes Measures; PCO: resultados centrados en la paciente; PRO: resultados comunicados por los pacientes.
Adaptada de: Ong WL, 2017.

cuestionarios genéricos o específicos de salud que completa el paciente, mientras que los CRO se extraen de bases de datos asistenciales que se alimentan de la historia clínica, o de formularios creados *ad hoc* que completa el profesional sanitario. La información de los formularios de los CRO se incluye en forma de variable en la guía ICHOM. Se puede ver una extracción del cuaderno de recogida de datos de ICHOM en la **tabla 42-2**. Por su parte, la **tabla 42-1** muestra no solo la batería de PRO y CRO, sino también su instrumento de extracción correspondiente. El PRO definido como «imagen corporal» se extrae a través del cuestionario EORTC-QLQ-30Q. El valor cuantitativo del PRO se calcula a través de algoritmos que los propios cuestionarios incluyen en sus guías. Por ejemplo, el valor del PRO «imagen corporal» se calcula de la siguiente manera. Se utiliza la información reportada por el paciente en los cuatro siguientes ítems del cuestionario EORTC-QLQ-BR23: 39, 40, 41 y 42, y se calcula siguiendo la ecuación proporcionada en los manuales de dicho cuestionario, que, en este caso, atiende a una escala funcional donde RS es el *raw score* definido como siendo I_n el *score* de cada ítem, y N el número de ítems considerado.

$$\text{Escala funcional: } S = \left\{1 - \frac{(RS-1)}{range}\right\} \times 100$$

Por su parte, *range* se define como la amplitud de las respuestas de los ítems. Para el caso del PRO de la «imagen corporal», se asume que la paciente ha respondido al cuestionario EORTC-QLQ-BR23 de acuerdo con la **tabla 42-3**. N toma valor 4, cada ítem I_n toma el valor indicado como *score* en la tercera columna de la **tabla 42-3**, RS toma valor 3 y, finalmente, el PRO de la «imagen corporal» tomará valor 50.

En el caso de un CRO, se calcula siguiendo ecuaciones epidemiológicas. Por ejemplo, para calcular el CRO definido como «tasa de complicaciones en 1 año», es necesario extraer la información de las variables *complications under surgery* y *type of intervention* desde el formulario de los CRO, y se calcularía siguiendo esta ecuación:

$$\text{Tasa de complicaciones en 1 año} = \frac{\text{(Número de pacientes con complicaciones 1 año después del diagnóstico)}}{\text{(Número de pacientes sometidas a cirugía 1 año después del diagnóstico)}} \times 100$$

El denominador recogería el número de pacientes que han sido sometidas a cirugía, mientras que el numerador recogería el número de pacientes con complicaciones. Si se asume que las pacientes que se han sometido a cirugía son 100 y el número de pacientes que han presentado complicaciones después de cirugía son 10, el porcentaje de complicaciones es del 10 %.

El cálculo de los PRE supone actualmente un reto para la ASBV. No hay PRE validados y publicados para cáncer de mama, pero se extraerían utilizando cuestionarios validados y algoritmos que permitiesen cuantificar la experiencia de la paciente.

En el caso de los ERO, dado que no existe una estandarización de usos de recursos y costes por patología, se ilustra como ejemplo el abordaje de un artículo ya publicado que propone metodologías de *benchmarking* en ASBV en cáncer de mama. Estos autores diseñaron una lista de uso de recursos siguiendo la ruta asistencial de la paciente, la guía internacional de evaluación económica en salud y un artículo de referencia en la carga económica del cáncer de mama. En el proceso asistencial del cáncer de mama es necesario conocer el número y el coste de las visitas médicas en las etapas de diagnóstico, tratamiento y seguimiento. Para la recogida y cálculo de los ERO, se propone aplicar la metodología *bottom-up,* que consiste en identificar los usos de recursos del paciente a lo largo de su trayectoria asistencial, identificar el coste unitario de cada uno de los usos de recursos y, tras multiplicar cada uso de recurso por su coste unitario, calcular el coste por paciente. A través de bases de datos administrativas y para un período de 12 meses desde la fecha diagnóstico, se obtiene el número de visitas médicas de las especialidades involucradas en la asistencia sanitaria de cada una de las pacientes diagnosticadas de cáncer de mama. Asimismo, se extrae de la contabilidad analítica el coste

Tabla 42-2. Extracción del cuaderno de recogida de datos de ICHOM			
	Medida		**Fuente**
Características basales	Variables sociodemográficas	• Sexo • Nivel educativo • Fecha de nacimiento	HCE
	Factores clínicos basales	• Comorbilidades • Lateralidad • Primer tumor	
	Factores tumorales basales	• Grado invasivo • Mutaciones • Tipo histológico • Estadio clínico • Fecha del diagnóstico	

HCE: historia clínica electrónica.
Adaptada del International Consortium for Health Outcomes Measures (ICHOM). Data Collection Reference Guide. Breast Cancer; 2017.

Tabla 42-3. Respuesta a ítems asociados a la PRO de imagen corporal

Ítem	Pregunta	Respuesta (puntuación)
39	¿Ha sentido que estaba perdiendo atractivo físico a consecuencia de su enfermedad o tratamiento?	Un poco (2)
40	¿Ha sentido que estaba perdiendo feminidad a consecuencia de su enfermedad o tratamiento?	Bastante (3)
41	¿Le resultó duro verse desnuda?	Bastante (3)
42	¿Sintió desilusión con su cuerpo?	Mucho (4)

PRO: resultados comunicados por los pacientes.

unitario de una visita que varía según si es primera visita o sucesiva, y dependiendo de la especialidad médica. En el caso del cáncer de mama, las especialidades consideradas en este trabajo fueron: Ginecología, Oncología Médica, Oncología Radioterápica, Anestesia, Cirugía y Rehabilitación, entre otras. La multiplicación correspondiente de las visitas médicas por su coste unitario permite conocer el coste de las visitas médicas en la trayectoria del paciente. Si se asume que una paciente ha tenido dos consultas en Ginecología, tres en Oncología Médica, una en Anestesia y dos en Cirugía, siguiendo los costes unitarios los de la **tabla 42-4**, el coste asociado a las visitas médicas de la paciente en cuestión sería de 605 euros.

La medición como un reto en el camino a la asistencia sanitaria basada en valor

En la bibliografía científica se puede encontrar una revisión sistemática sobre iniciativas en ASBV. Esta revisión pone uno de sus focos en verificar si las mencionadas iniciativas recogieron los PCO sugeridos por la ASBV: PRO, PRE y CRO. Un total de 16 estudios (el 34 %) recogieron PRO. El 75 % recogieron métricas adaptadas a enfermedades concretas (p. ej., utilizando encuestas específicas de ICHOM), mientras que el 50 % recogieron métricas genéricas como el cuestionario genérico EQ-5D de calidad de vida. Solo el 20 % de los estudios recogieron PRE. Los ERO se recogieron en el 79 % de los estudios; entre ellos, solo el 19 % de estos estudios muestra algún enfoque *bottom-up* para estimar el coste por paciente. En términos generales, la revisión sistemática de las iniciativas de ASBV pone en evidencia un desequilibrio significativo de las medidas de resultados en varios aspectos. Por un lado, la calidad de la atención fue evaluada usando mayoritariamente CRO, y no

necesariamente con el uso de PRO. Medir los resultados en salud es difícil en especial por dos razones: ausencia de una estructura de recogida sistemática de información asociada a enfermedades específicas y ausencia de una visión integrada de los PRO durante el ciclo completo de la atención sanitaria en favor de los CRO. Queda camino por recorrer en la recogida de los PCO, que proporcionarían información centrada en los pacientes. Los tres grandes retos identificados son: la escasez de cuestionarios PRE validados que permitan incluirlos como conjunto estándar en guías de PCO por patologías, la falta de un conjunto estándar de ERO, así como su estandarización para su medición, y la escasa adherencia a la medición sistemática de los PCO por parte de los centros sanitarios.

DECIDIR CON EL PACIENTE

Debido a los retos actuales de la atención sanitaria, como el envejecimiento de la población y el aumento del número de pacientes con multimorbilidad y enfermedades crónicas, los sistemas sanitarios se ven permanentemente presionados para cumplir con una mayor carga asistencial de forma eficaz y en un tiempo limitado. Permitir que los pacientes se conviertan en cogestores de sus procesos asistenciales es un componente clave para crear un sistema sanitario rentable y de alto rendimiento, lo que se traduce en una asignación de recursos más eficaz y adecuada, en un aumento de la satisfacción de pacientes y proveedores, en un mayor uso de los servicios preventivos y en una mejora de los resultados en salud. La evidencia científica pone de manifiesto la necesidad de que los pacientes se conviertan en agentes activos en su atención sanitaria, introduciendo en dicho escenario distintos conceptos interrelacionados y, en algunos casos, interdependientes. A continuación, se describen algunos de los conceptos, como el compromiso del paciente, su empoderamiento, su participación y la atención centrada en él. Todo esto está completamente alineado con lo que la ASBV propone, es decir, poner el foco en lo que realmente es relevante para los pacientes, requiriendo una mayor involucración por su parte.

Compromiso del paciente

El concepto de compromiso del paciente se representa a través de cuatro atributos principales: personalización de las inter-

Tabla 42-4. Costes unitarios de las visitas médicas

Consulta	Primera visita	Visita sucesiva
Ginecología	109 €	55 €
Oncología médica	120 €	60 €
Anestesia	61 €	30 €
Cirugía	70 €	35 €

venciones según las necesidades individuales del paciente, capacidad y confianza de los pacientes para obtener los recursos necesarios, compromiso (voluntad) del paciente y alianza terapéutica.

Este último atributo es sustancialmente distinto del resto de términos, ya que significa que una conexión sostenida con un profesional sanitario es siempre un componente del compromiso del paciente. Al mismo tiempo, para que un paciente se comprometa, debe estar capacitado, ya que necesita motivación y capacidad para participar en la atención. Además, el profesional sanitario debe maximizar el potencial y las oportunidades de participación del paciente, en tanto que ambos pretenden alcanzar un objetivo común de salud.

Empoderamiento del paciente

En el ámbito sanitario, el empoderamiento o capacitación del paciente está relacionado con la proliferación de sus conocimientos, habilidades, actitudes o autoconciencia, combinada con la confianza para participar en su atención. El empoderamiento aspira a aumentar el poder de un grupo específico de personas, en este caso, los pacientes. Se puede considerar un paso más allá de la habilitación de pacientes que se focaliza principalmente en la adquisición general de competencias y conocimientos para dedicarse a la asistencia sanitaria, es decir, la alfabetización en salud.

> **!** En la bibliografía científica, el empoderamiento del paciente se define como un proceso habilitador o un resultado de un proceso que implica un cambio en el equilibrio de poder. La primera acepción describe la capacitación del paciente como un proceso que mejora la capacidad del paciente para pensar de forma crítica y tomar decisiones autónomas e informadas. La segunda describe la capacitación del paciente como un estado.

Por ejemplo, un paciente que adquiere nuevos conocimientos a través de la lectura se encuentra en el proceso de capacitación. En este caso, la atención se centra en actividades y aportaciones que aumentan la capacidad y la motivación del paciente. Como estado, los pacientes están capacitados si se sienten lo suficientemente seguros como para participar activamente en su atención sanitaria. El énfasis aquí reside en el grado de seguridad percibida,

lo que significa que no debe producirse ningún cambio de comportamiento; el paciente solo necesita sentir que puede implicarse en su asistencia sanitaria. Hay que tener en cuenta que incluso cuando un paciente se siente lo suficientemente seguro como para participar, el proceso de empoderamiento se verá reforzado por el propio proceso de participación. La **figura 42-2** describe el proceso de empoderamiento del paciente como proceso y como estado.

Participación del paciente

La participación del paciente hace referencia a su comportamiento. La adquisición de conocimientos, habilidades y confianza definen su capacitación y es, simultáneamente, un antecedente del comportamiento participativo. La participación se puede clasificar en tres niveles diferentes, cada uno a lo largo de un continuo de participación del paciente: atención directa, nivel organizativo y nivel político. En cada nivel, se ensalza un continuo del compromiso que va desde la consulta hasta la asociación y el liderazgo compartido.

La implicación de los pacientes incluye la autogestión y el autocuidado, mientras que la participación puede derivar en la toma de decisiones compartida. La **autogestión** en la atención sanitaria se refiere a la capacidad de las personas para gestionar los síntomas, el tratamiento, las consecuencias físicas y psicológicas y los cambios en el estilo de vida inherentes a vivir con una enfermedad crónica. El **autocuidado** coincide temáticamente con la autogestión, pero el concepto es más amplio y se refiere a las responsabilidades individuales en cuanto a comportamientos saludables en el estilo de vida, como mantener una buena salud psicológica, satisfacer las necesidades sociales, cuidar de dolencias leves y afecciones de larga duración, utilizar los servicios de forma eficaz y responsable y mantener la salud después de una enfermedad aguda.

La **toma de decisiones compartida** implica la participación de pacientes y proveedores en el proceso de toma de decisiones mediante el intercambio de información y la clarificación de los valores y preferencias personales de los pacientes. La toma de decisiones compartida se integra en un proceso en el que el profesional sanitario y el paciente se relacionan y se influyen mutuamente mientras colaboran en la toma de decisiones sobre la atención sanitaria que proveer. Incluye la definición del problema que debe abordarse, una presentación de las opciones disponibles, y un debate entre el paciente y el profesional sanitario sobre las ventajas e inconvenientes de cada opción

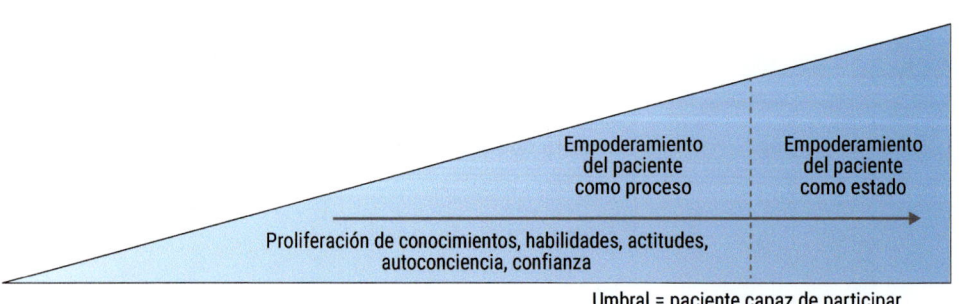

Figura 42-2. El proceso de empoderamiento del paciente como proceso y estado.

basándose en la evidencia disponible. Y la decisión debe ser congruente con lo que le importa realmente al paciente.

De nuevo, para autogestionarse, autocuidarse o decidir, primero hay que adquirir conocimientos y habilidades (es decir, capacitar y empoderar al paciente). Por ejemplo, un paciente con diabetes solo puede autoadministrarse la dosis correcta de insulina si conoce la enfermedad y el efecto de la insulina en su organismo. Además, el paciente necesita la habilidad necesaria para inyectarse la medicación de forma autónoma.

Atención centrada en el paciente

La atención centrada en el paciente es un concepto multidimensional que se define como una atención que respeta y responde a las preferencias, necesidades y valores de la persona y que garantiza que los valores del receptor de la atención guían todas las decisiones clínicas. La atención centrada en el paciente comprende seis dimensiones que se han señalado sistemáticamente a lo largo del tiempo: compartir poder y responsabilidad, alianza terapéutica, el paciente como persona, esfera biopsicosocial, atención coordinada y el profesional como persona. Expresado de otra manera, medicina de la persona, para la persona, por la persona y con la persona.

Las dimensiones de las que se compone la atención centrada en el paciente incluyen la relación paciente-profesional, la comunicación paciente-profesional y la implicación del paciente en la atención. Una dimensión que merece la pena subrayar es la característica del profesional, que no solo se describe como un conjunto de actitudes hacia el paciente, sino también como autorreflexión y competencia médica. Es pertinente destacar también que todos los aspectos de la atención centrada en el paciente parecen estar promovidos desde el sistema sanitario, a diferencia de otros conceptos relacionados, por ejemplo, la participación del paciente, en la que los aspectos principales se describen desde la perspectiva de este.

Centrarse en el paciente tiene un gran valor para la capacitación o empoderamiento del paciente. En primer lugar, los pacientes pueden empoderarse a sí mismos, lo que significa que la atención centrada en el paciente puede potenciar su empoderamiento, pero no es un antecedente estrictamente necesario. En segundo lugar, la atención centrada en el paciente puede ayudar a un profesional sanitario a identificar si un paciente no quiere ser empoderado. Por tanto, no apoyar el empoderamiento de un paciente puede seguir

siendo atención centrada en el paciente. Además, este tipo de atención también mejora el compromiso del paciente, ya que la personalización del proceso asistencial es un aspecto esencial del compromiso. La **figura 42-3** muestra las relaciones entre los conceptos asociados a los pacientes como agentes activos de atención sanitaria.

En lo que a la ASBV se refiere, la atención se concibe con los pacientes en el centro y con la ambición de focalizarse en los resultados que les importan. En la práctica clínica, este cambio de paradigma se refleja en un mayor énfasis en la inclusión de resultados y experiencias comunicadas por los pacientes y en los procesos de toma de decisiones compartida. De acuerdo con las definiciones que se han planteado en las secciones previas, el compromiso, el empoderamiento y la participación del paciente parecen ser clave, principalmente si se pretende proporcionar una atención centrada en el paciente.

Recientemente, diversos estudios han puesto de manifiesto cuál es el grado de madurez de la ASBV en relación con la involucración del paciente en el proceso de atención. Por un lado, queda patente que, hasta la fecha, son necesarios mayores esfuerzos para fomentar y apoyar la capacitación de los pacientes, con el objetivo de que su participación sea de alto nivel, no solo ser agentes que responden a cuestionarios y entrevistas, sino que representen funciones consultivas y que colaboren como miembros de los equipos de trabajo. Este grado de participación permite mejorar la atención sanitaria, promoviendo la transformación de los sistemas de salud a través del codiseño con las personas atendidas de distintas materias (herramientas de medida, estudios, soluciones para responder a necesidades percibidas y políticas).

Sin embargo, en la actualidad, en la ASBV hay falta de evidencia y de ejemplos de buenas prácticas para la participación colectiva de pacientes, lo que hace que la definición de una estrategia para articular dicha participación sea imprescindible. Son varios los aspectos a considerar durante el ejercicio de diseñar esta estrategia. Por ejemplo, es necesario garantizar la participación de pacientes en el equipo en igualdad de condiciones, asegurando el espacio para expresarse y evitando la jerarquía. Las discusiones no deben focalizarse únicamente en aspectos clínicos, sino que la experiencia de los pacientes a lo largo del continuo de atención debe ser la piedra angular en la que se sustenten las conversaciones. Y para que los pacientes puedan participar activamente es imprescindible proporcionarles información para que se sientan con habilidades y conocimiento necesario.

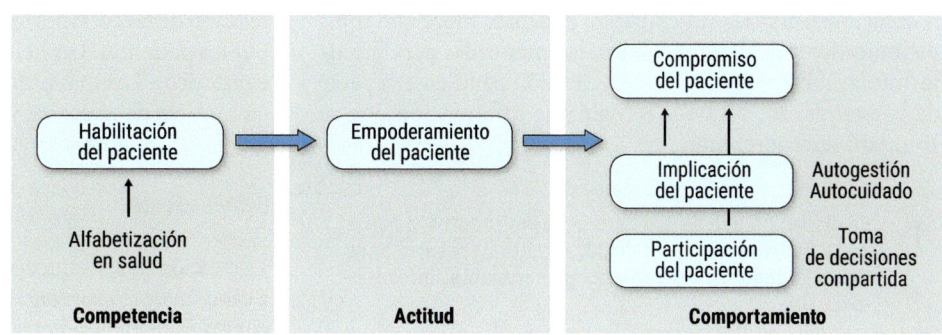

Figura 42-3. Relaciones entre los conceptos asociados a los pacientes como agentes activos de atención sanitaria.

En el futuro, la implementación de la ASBV en la práctica habitual será sinónimo de una atención centrada en el paciente, lo que significará que los sistemas sanitarios pueden responder a lo que realmente ocupa y preocupa a los pacientes.

CAMINAR HACIA LA EFICIENCIA

La definición del valor de la asistencia sanitaria en ASBV, reflejada en la ecuación del valor que propone Porter, que insta a estimar el valor relacionando los resultados en salud alcanzados con los costes incurridos para ello, parece, sin duda, un camino hacia la eficiencia en salud: maximizar los resultados en salud y minimizar los costes incurridos; en otras palabras, maximizar el valor de la asistencia sanitaria. Este valor se postula como la medida abanderada para proveer un *benchmarking* entre centros sanitarios basado en el valor, intercambiar mejores prácticas, mejorar los procesos asistenciales y poder alcanzar un sistema de pago basado en el valor. Es importante pararse aquí y recordar que una de las grandes contribuciones de la ASBV es su propuesta de ampliar el *zoom* y, además de observar los CRO, considerar los resultados en salud desde la perspectiva del paciente, los PRO y PRE. Considerar el conjunto de PCO supone una cantidad ingente de información para llevar a cabo un *benchmarking* manejable, informativo y útil. Esto requiere ordenar, priorizar y sintetizar la información disponible. En los dos siguientes apartados se presenta, por un lado, cómo ordenar y priorizar la información de los PCO con el fin de poder realizar un *benchmarking* detallado, y por otro, la metodología para sintetizar la ecuación en un solo valor.

Benchmarking como herramienta con detalle

A continuación, se proponen metodologías para llevar a cabo un *benchmarking* multidimensional desde la perspectiva de la ASBV.

Entre centros

El *benchmarking* en atención sanitaria se define como la disciplina continua y colaborativa para medir y evaluar el desempeño e identificar mejoras que han demostrado tener éxito en otras organizaciones. El uso del *benchmarking* y el intercambio de buenas prácticas debe estar al servicio de la planificación de la atención sanitaria. Sin embargo, el debate sobre qué tipos de indicadores de desempeño son los más útiles para monitorizar la ASBV sigue siendo una cuestión pendiente, a pesar de la estandarización de la recogida de información que se apuntaba anteriormente.

La disponibilidad de una batería de indicadores, a partir de la información de los PCO, resulta necesaria para llevar a cabo un *benchmarking* manejable, informativo y útil.

La herramienta disponible en la bibliografía científica para ordenar y priorizar la información sigue los pasos de la metodología cualitativa. El consenso de expertos para decidir cuál es la información relevante que mejor prioriza los PCO con la intención de llevar a cabo un *benchmarking* se propone como una herramienta válida y eficaz.

A la hora de comparar los indicadores previamente seleccionados, el reto consiste en poder asegurar que las diferencias se deben a las divergencias en la práctica asistencial y no a las características de los pacientes de los centros sanitarios. Para poder evaluar el efecto de la asistencia sanitaria teniendo en cuenta las características de los pacientes, la bibliografía científica propone el uso de los modelos de regresión.

La bibliografía científica propone el uso de los modelos de regresión para evaluar el efecto de la asistencia sanitaria. Estos modelos, correctamente diseñados, ofrecen la posibilidad de utilizar las características del paciente con este fin. Esto evitará la posibilidad de obtener conclusiones sesgadas sobre la atención sanitaria. Además de su correcto diseño, los modelos de regresión exigen contar con un número suficiente de pacientes para evitar que una variación por otras causas u aleatoria enmascare diferencias reales o haga aparecer diferencias espurias.

Aunque los pacientes sean diagnosticados con la misma enfermedad, sus perfiles individuales podrían variar y, por tanto, afectar a la precisión de un *benchmarking* entre centros sanitarios. Por ello, se plantea la necesidad de agrupar a los pacientes con características similares para realizar un *benchmarking* adecuado entre centros. Un arquetipo de paciente se define como un perfil de paciente tipo que agrupa pacientes con características similares.

Si esta agrupación es pertinente de acuerdo a la naturaleza de la enfermedad, la capacidad de poder identificar estos arquetipos de pacientes ofrece la posibilidad de realizar un *benchmarking* entre centros considerando la diferencia en la distribución de los arquetipos. La identificación de los grupos de pacientes debe tener una sospecha clínica, así como una validación clínica posterior a las herramientas utilizadas para su identificación. De manera tradicional, los grupos de pacientes se han definido a través de subtipos biológicos y moleculares; sin embargo, la ASBV propone una agrupación de pacientes basada en su trayectoria asistencial y que permita identificar la relación de las acciones terapéuticas y los resultados percibidos por los pacientes. Las herramientas a disposición son métodos estadísticos. Los más utilizados en la bibliografía científica son las técnicas de *clustering* y el análisis de clases latentes.

Entre pacientes

La creación de los arquetipos de pacientes permite, además, llevar a cabo un *benchmarking* entre grupos de pacientes, teniendo en cuenta la diferencia entre centros. La heterogeneidad entre los pacientes estructurada en tipos, grupos o arquetipos de pacientes similares puede ayudar a identificar patrones de respuesta y determinar las estrategias más eficientes para cada grupo.

La agrupación y la comparación entre grupos de pacientes puede ser útil para el seguimiento de un paciente individual o para la comparación retrospectiva de la evolución del paciente y el grupo de pacientes al que pertenece o más se asemeja. Los PRO brindan información al profesional sanitario sobre la percepción de la salud desde la perspectiva del paciente y su funcionamiento diario después de decisiones terapéuticas específicas. Esto debería guiar un seguimiento proactivo del paciente y empoderarlos para participar en decisiones compartidas.

Benchmarking en el cáncer de mama como caso de estudio

A continuación, se expone un caso de estudio en el diagnóstico de cáncer de mama donde se lleva a cabo un *benchmarking* multidimensional desde la perspectiva de la ASBV.

Entre centros

En el contexto de la comunidad VOICE, una comunidad de ocho centros sanitarios que pretende avanzar en la ASBV en cáncer de mama y cáncer de pulmón, una vez recogida la información de PRO, CRO y ERO, se definieron arquetipos de pacientes e indicadores. Para la primera tarea se utilizó un enfoque mixto combinando criterios clínicos y técnicas de *clustering* para obtener arquetipos de pacientes clínicamente validadas. Las pacientes que presentaban carcinoma ductal *in situ* (CDIS) se agruparon en un arquetipo según el criterio de los expertos clínicos. Luego, se seleccionó un conjunto de variables para la definición del resto de arquetipos. Se seleccionaron variables demográficas como la edad y otras relacionadas con el tratamiento como el tipo de cirugía y el tipo de tratamiento recibido. Con esto, se obtuvieron seis arquetipos discutidos y validados por expertos clínicos. Tras el análisis, propusieron dividir uno de los arquetipos en dos para asegurar su importancia clínica. La **tabla 42-5** ilustra la paciente tipo de cada uno de los ocho arquetipos de pacientes finalmente definidos.

Tabla 42-5. Paciente tipo de los arquetipos definidos en cáncer de mama

Arque-tipo	Tamaño muestral	Edad	Carcinoma ductal *in situ*	Carcinoma ductal invasivo	Carcinoma lobulillar invasivo	Cirugía de mama	Cirugía de axila	Radio-terapia	Quimio-terapia	Hormo-noterapia
1	102 (14,9 %)	51-70	Sí	No	No	Cirugía conservadora	No	Sí	No	No
2	84 (12,3 %)	> 70	No	Sí	No	Cirugía conservadora	Biopsia del ganglio centinela	Sí	No	Sí
3.1	68 (9,9 %)	51-70	No	Sí	No	Cirugía conservadora	Biopsia del ganglio centinela	Sí	Sí	Sí
3.2	198 (28,9 %)	51-70	No	Sí	No	Cirugía conservadora	Biopsia del ganglio centinela	Sí	No	Sí
4	54 (7,9 %)	51-70	No	Sí	No	Cirugía conservadora	Biopsia del ganglio centinela	Sí	Sí	No
5	58 (8,5 %)	≤ 50	No	Sí	No	Mastectomía sin reconstrucción inmediata	Vaciado axilar	Sí	Sí	Sí
6	51 (7,4 %)	≤ 50	No	Sí	No	Mastectomía sin reconstrucción inmediata	Biopsia del ganglio centinela	No	No	Sí
7	70 (10,2 %)	51-70	No	Sí	No	Mastectomía sin reconstrucción inmediata	Vaciado axilar	Sí	Sí	Sí

Adaptada de: Gorostiza A, *et al.*, 2024.

Para la selección de un conjunto de indicadores apropiado, manejable y relevante se siguió una metodología Delphi en dos etapas. Antes de aplicar la metodología, se contaba con un conjunto inicial de 323 variables que, siguiendo las guías de ICHOM de la Sociedad Europea de Especialistas en Cáncer de Mama y la guía internacional de evaluación económica en salud, se transformó en un conjunto preliminar de 78 indicadores. Finalmente, el panel de expertos consensuó un conjunto de 48 indicadores clasificados en indicadores de resultados en salud, de procesos y económicos.

El *benchmarking* se basó en la comparación de los indicadores previamente seleccionados entre centros sanitarios. Para ello, se utilizaron modelos de regresión, uno por cada indicador a los 6 meses de seguimiento. Para tener en cuenta la heterogeneidad de las pacientes, y así evitar conclusiones potencialmente engañosas, se consideró el arquetipo, así como otras variables clínicas y sociodemográficas de la paciente como la mutación genética y el nivel educativo. En el caso de los indicadores de salud basados en PRO, cada indicador también tuvo en cuenta su valor en el momento basal. Para explorar su lectura, se incluye la expresión del modelo de regresión utilizada en la **figura 42-4**. En la **figura 42-5** se muestra un ejemplo de la diferencia entre centros sanitarios para diferentes tipos de indicadores. En ella se puede observar que, de acuerdo con el PRO «imagen corporal», las pacientes del centro sanitario *E* puntúan de media

$$I_i = \alpha_0 + \sum_{k=1}^{K} \beta_k \times Site_{ki} + \sum_{h=1}^{H} \delta_h \times Archetype_{hi} + \sum_{w=1}^{W} \theta_w X_{wi} + \mu_i$$

Figura 42-5. Modelo de regresión. Adaptada de: García-Lorenzo B, Gorostiza A, Alayo I, *et. al.*, 2024. (Consúltese para mayor detalle).

peor que el resto de centros y se presentan diferencias estadísticamente significativas.

Entre pacientes

Los arquetipos de paciente se utilizaron para comparar la evolución de los PRO desde la fecha de diagnóstico hasta el final de seguimiento, con el objetivo de comprender las percepciones de las pacientes e identificar las fortalezas y debilidades de cada trayectoria terapéutica con la intención de basar la atención sanitaria en el valor. Por ejemplo, los arquetipos 1, 2, 3 y 4 han sido sometidos a cirugía conservadora de la mama mientras que los arquetipos 5, 6 y 7, a mastectomía. En la **figura 42-6** se representa la evolución de los PRO. Se esperaría que PRO como la imagen corporal, dolor y satisfacción con la mama deberían presentar peor puntuación en los arquetipos que han tenido una mastec-

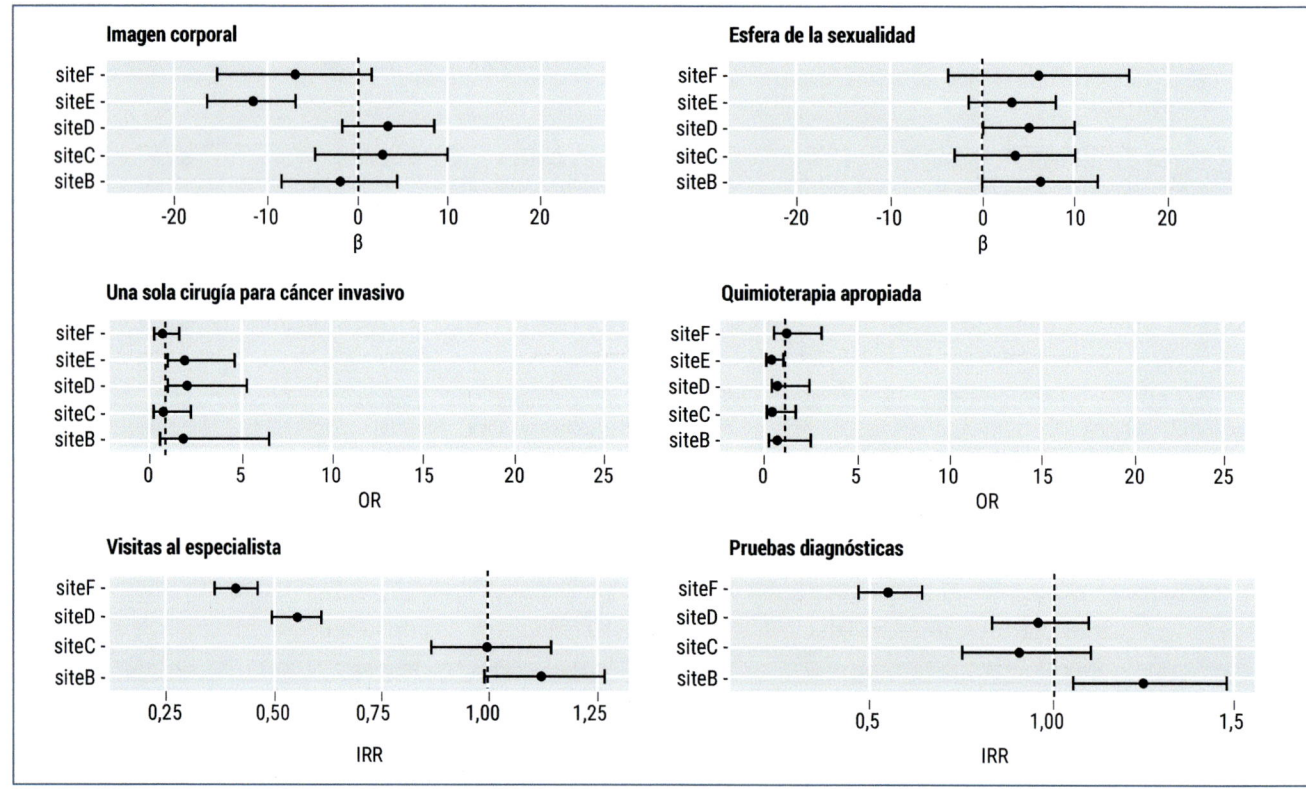

Figura 42-4. *Benchmarking* entre centros sanitarios para diferentes tipos de indicadores.
β: coeficiente del modelo de regresión que se mide en puntos naturales de la puntuación de «imagen corporal» y «funcionalidad sexual» [0-100]; IRR: tasa de incidencia; OR: cociente de probabilidad (*odds ratio*).
El centro sanitario A es la referencia. En los indicadores de visitas a especialista y pruebas diagnósticas, el centro sanitario E no reportó información.
Adaptada de: García-Lorenzo B, Gorostiza A, Alayo I, *et al.*, 2024.

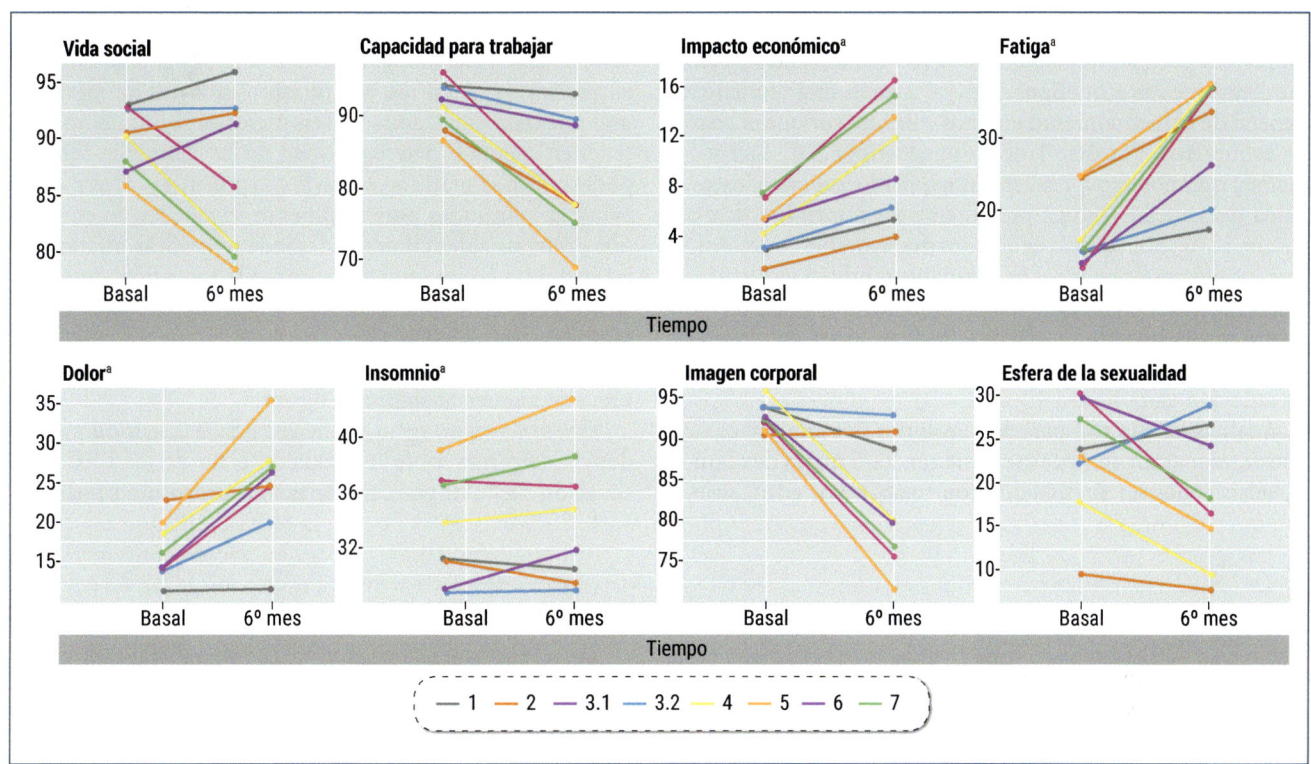

Figura 42-6. Evolución de indicadores de resultados en salud entre arquetipos.
ª Puntuaciones más altas en las respuestas indican peor salud.
Adaptada de: Gorostiza A, *et al.*, 2024.

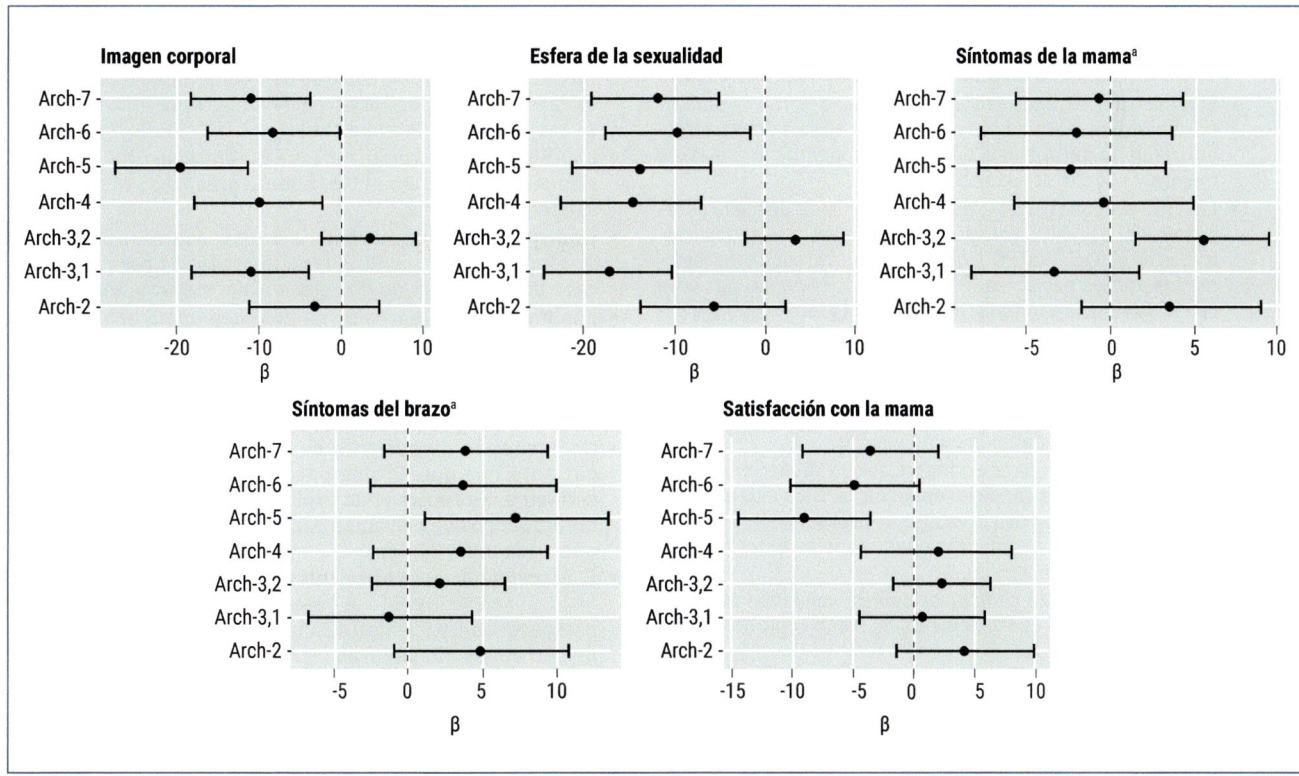

Figura 42-7. *Benchmarking* de indicadores de resultados en salud entre arquetipos.
Arch–1 es el arquetipo de referencia.
ª Puntuaciones más altas en las respuestas indican peor salud.
Adaptada de: Gorostiza A, *et al.*, 2024.

tomía. En este sentido, se puede observar que el arquetipo 5 presenta peor puntuación en los PRO mencionados, pero también que los arquetipos 5, 6 y 7 tienen una tendencia general de empeoramiento en estos PRO mayor que el resto de arquetipos. Por otro lado, los arquetipos 3.1, 4, 5 y 7 reciben quimioterapia y se esperaría que PRO como náuseas, caída del cabello y fatiga presenten peor puntación. En la **figura 42-6** se observa la evolución desfavorable de acuerdo con los efectos esperados. Es reseñable también la identificación de efectos no esperados. En principio, el arquetipo 2 que recibe hormonoterapia debería puntuar con mayor número de síntomas vasomotores, sin embargo, esto no se ve reflejado en la **figura 42-6**.

Además de esta comparación evolutiva, los arquetipos de pacientes pueden compararse entre sí a los 6 meses de seguimiento. Todos los análisis que controlaban por edad, sitio,

menopausia, comorbilidad y PRO también se ajustaron por su valor inicial. Para ello, y de manera análoga al *benchmarking* entre centros sanitarios, se utilizaron modelos de regresión, uno por cada indicador a los seis meses de seguimiento. Para tener en cuenta la heterogeneidad de los centros se controló por el centro sanitario atendido por la paciente y, además, para evitar conclusiones potencialmente engañosas, se controló por otras variables clínicas y sociodemográficas diferentes a las incluidas en los arquetipos como la mutación genética y el nivel educativo. En este caso, para todos los indicadores también tuvo en cuenta su valor en el momento basal. Este tipo de *benchmarking* se observa en la **figura 42-7** y se interpreta de manera análoga a la **figura 42-5**.

Este *benchmarking* no contiene PRE; la discusión y la evidencia empírica sobre la inclusión o no de los PRE en la ecuación del valor parece todavía una asignatura pendiente.

 PUNTOS CLAVE

- La ASBV pone al paciente en el centro de la actividad asistencial, intentando obtener desde su perspectiva los resultados en salud derivados de la atención sanitaria, vinculando los resultados a los costes y determinando, así, el valor de la asistencia sanitaria.
- La experiencia del paciente puede definirse como la interpretación personal del paciente del servicio recibido y la interacción en una serie de puntos de contacto.
- Los métodos utilizados para comprender la naturaleza de la experiencia del paciente y mejorar el rendimiento de los servicios sanitarios son diversos.
- El desarrollo de intervenciones adaptadas al contexto local es un componente esencial de éxito de la mejora de la calidad asistencial junto con la participación de las partes interesadas.
- El mapeo de procesos asistenciales es una forma de auditoría clínica que examina cómo se maneja el viaje del paciente, utilizando la perspectiva de este para identificar áreas de mejora y sugerir soluciones.
- La ASBV propone medir la asistencia sanitaria desde la perspectiva del paciente. Esto supone medir los resultados centrados en el paciente (PCO) que incluyen: los resultados informados por los pacientes (PRO), la experiencia del paciente con la asistencia sanitaria recibida (PRE) y los resultados clínicos derivados de la asistencia sanitaria (CRO).
- La ASBV propone medir los costes incurridos en la asistencia sanitaria para alcanzar los PCO. Esto requiere medir los resultados económicos relacionados con la asistencia sanitaria del paciente definida como los ERO.
- El ICHOM proporciona la estandarización y validación de PCO para cada vez más condiciones médicas. Esta estandarización tiene como objetivo la validez de la evaluación de resultados y habilita las comparaciones robustas entre proveedores de salud.
- Hay una escasez de cuestionarios PRE validados que permitan su riguroso uso y su inclusión como conjunto estándar en guías de PCO.
- No existe una estandarización de ERO debido a la heterogeneidad de las contabilidades analíticas de los centros sanitarios, que se acrecienta cuando pertenecen a sistemas de salud de diferentes.
- La experiencia del paciente puede definirse como la interpretación personal del paciente del servicio recibido y la interacción en una serie de puntos de contacto.
- Los métodos utilizados para comprender la naturaleza de la experiencia del paciente y mejorar el rendimiento de los servicios sanitarios son diversos.
- El desarrollo de intervenciones adaptadas al contexto local es un componente esencial de éxito de la mejora de la calidad asistencial junto con la participación de las partes interesadas.
- El mapeo de procesos asistenciales es una forma de auditoría clínica que examina cómo se maneja el viaje del paciente, utilizando la perspectiva del paciente para identificar áreas de mejora y sugerir soluciones.
- La ASBV propone comparar los PCO entre centros sanitarios para poder intercambiar buenas prácticas y mejorar la asistencia sanitaria.
- La disponibilidad de una batería de indicadores, a partir de la información de los PCO, resulta necesaria para llevar a cabo un *benchmarking* manejable, informativo y útil.
- Los modelos de regresión se postulan como una herramienta rigurosa y robusta de *benchmarking* para asegurar que las diferencias encontradas se deben a las divergencias en la práctica asistencial y no a las características de los pacientes de los centros sanitarios.
- Un arquetipo de paciente se define como un perfil de paciente tipo que agrupa pacientes con características similares. Se recomienda explorar la posibilidad de definir arquetipos de pacientes para realizar un *benchmarking* adecuado entre centros.
- El *benchmarking* entre pacientes brinda información al profesional sanitario sobre la percepción de la salud desde la perspectiva del paciente y su funcionamiento diario después de decisiones terapéuticas específicas. Esto debería guiar un seguimiento proactivo del paciente y empoderarlo para participar en decisiones compartidas.

BIBLIOGRAFÍA

Antonacci G, Lennox L, Barlow J, Evans L, Reed J. Process mapping in healthcare: a systematic review. BMC Health Serv Res. 2021;21(1):342.

Arias M, Rojas E, Aguirre S, et al. Mapping the Patient's Journey in Healthcare through Process Mining. IJERPH. 2020;17(18):6586.

Biganzoli L, Marotti L, Hart CD, et al. Quality indicators in breast cancer care: an update from the EUSOMA working group. Eur J Cancer. 2017;86:59-81.

Chapko MK, Liu CF, Perkins M, et al. Equivalence of two healthcare costing methods: bottom-up and top-down. Health Econ. 2009;18:1188-201.

Cossio-Gil Y, Omara M, Watson C, et al. The Roadmap for Implementing Value-Based Healthcare in European University Hospitals—Consensus Report and Recommendations. Value in Health. 2022;25(7):1148-56.

Davies EL, Bulto LN, Walsh A, et al. Reporting and conducting patient journey mapping research in healthcare: A scoping review. J Adv Nurs. 2023 Jan;79(1):83-100.

Drummond MF, Sculpher MJ, Claxton K, et al. Methods for the Economic Evaluation of Health Care Programmes. Oxford: Oxford University Press; 2015.

EIT Health. Implementing Value-Based Health Care in Europe. Handbook for Pioneers (Director: Gregory Katz); 2020.

García-Lorenzo B, Gorostiza A, Alayo I, et al; VOICE Study Group. European value-based healthcare benchmarking: moving from theory to practice. Eur J Public Health. 2024 Feb 5;34(1):44-51.

García-Lorenzo B, Alayo I, Arrospide A, Gorostiza A, Fullaondo A; VOICE Study Group. Disentangling the value equation: a step forward in value-based healthcare. Eur J Public Health. 2024 Aug 1;34(4):632-8.

Gorostiza A, Cacicedo J, Alayo I, Frías A, Fullaondo A, García-Lorenzo B; VOICE Study Group. Basing healthcare on value: patient-reported outcomes for patients diagnosed with breast cancer in a European Cohort [Working paper]; 2024.Hickmann E, Richter P, Schlieter H. All together now – patient engagement, patient empowerment, and associated terms in personal healthcare. BMC Health Serv Res. 2022;22(1):1116.

Joseph AL, Monkman H, Kushniruk A, Quintana Y. Exploring Patient Journey Mapping and the Learning Health System: Scoping Review. JMIR Hum Factors. 2023;10:e43966.

Kidanemariam M, Pieterse AH, Van Staalduinen DJ, Bos WJW, Stiggelbout AM. Does value-based healthcare support patient-centred care? A scoping review of the evidence. BMJ Open. 2023;13(7):e070193.

Lagendijk M, van Egdom LSE, Richel C, et al. Patient reported outcome measures in breast cancer patients. Eur J Surg Oncol. 2018 Jul;44(7):963-8.

Luengo-Fernández R, Leal J, Gray A, Sullivan R. Economic burden of cancer across the European Union: a population-based cost analysis. Lancet Oncol. 2013;14:1165-74.

Ong WL, Schouwenburg MG, van Bommel ACM, et al. A Standard Set of Value-Based Patient-Centered Outcomes for Breast Cancer: The International Consortium for Health Outcomes Measurement (ICHOM) Initiative. JAMA Oncol. 2017;3(5):677.

Porter ME. What Is Value in Health Care? N Engl J Med. 2010;363(26): 2477-81.

Teisberg E, Wallace S, O'Hara S. Defining and implementing value-based healthcare: a strategic framework. Acad Med. 2020;95:682-5.

Van Der Voorden M, Sipma WS, De Jong MFC, Franx A, Ahaus KCTB. The immaturity of patient engagement in value-based healthcare—A systematic review. Front Public Health. 2023;11:1144027.

Westerink HJ, Garvelink MM, Van Uden-Kraan CF, et al. Evaluating patient participation in value-based healthcare: Current state and lessons learned. Health Expectations. 2024;27(1):e13945.

Zanotto BS, Etges APB da S, Marcolino MAZ, Polanczyk CA. Value-Based Healthcare Initiatives in Practice: A Systematic Review. J Healthc Manag. 2021;66(5):340-65.

Elaboración de un proyecto de investigación biosanitario. Ensayos clínicos

43

M. Á. Prieto Palomino y M. Á. Prieto del Prado

OBJETIVOS

- Desarrollar una solicitud de un proyecto de investigación con un modelo estructurado.
- Identificar el problema de investigación, formulando la hipótesis y objetivos específicos.
- Analizar las características que definen un ensayo clínico y las funciones de los responsables del mismo.
- Conocer los principios éticos y de buena práctica clínica que rige toda investigación con seres humanos.

INTRODUCCIÓN

Un proyecto de investigación se basa en el método científico, que proporciona una estructura lógica y sistemática para abordar problemas y generar nuevo conocimiento. Elaborar un proyecto de esta índole es un proceso complejo que requiere una planificación meticulosa y una comprensión clara de los objetivos y métodos de investigación. Tiene como finalidad explorar, analizar y dar respuestas a preguntas específicas sobre diversas áreas del conocimiento.

En esencia, debe definir claramente el problema de investigación, formular hipótesis, establecer objetivos específicos y diseñar una metodología adecuada para la recolección y análisis de datos. Además, incluye la revisión de la situación actual, que permite contextualizar el estudio dentro del marco existente de conocimientos y antecedentes. Y, no menos importante, debe especificar qué recursos humanos, técnicos y económicos son precisos para realizar la investigación.

La importancia de un proyecto de investigación radica en su capacidad para contribuir al avance del conocimiento, resolver problemas prácticos y generar innovaciones que pueden tener un impacto significativo en la sociedad.

Dada la enorme competencia de los múltiples grupos de investigación por los reducidos fondos públicos y privados disponibles, el documento final del proyecto tendrá que superar los requisitos de calidad científica, factibilidad y solvencia del equipo para someterse al exigente proceso de selección por parte de los evaluadores.

En cualquier caso, el esfuerzo realizado al elaborar un proyecto y el tiempo invertido para ello, independientemente de la decisión final de los evaluadores, supone una experiencia muy positiva. Un posible rechazo a un proyecto que se presenta en una convocatoria competitiva hay que tomarlo como una oportunidad de mejora del proyecto actual o de los futuros, una oportunidad de aprendizaje al asumir la crítica constructiva de los evaluadores.

El inicio de la actividad investigadora no es sencillo. Requiere trabajo, formación y esfuerzo. Pero con tesón se consigue. Es un proceso evolutivo. Se comienza constituyendo grupos emergentes, asociándose con investigadores con un nivel de desarrollo más avanzado. Si la progresión es adecuada, con el tiempo se adquieren la experiencia y la capacidad para colaborar con grupos de solvencia científica reconocida o, incluso, constituir o formar parte de un grupo consolidado de investigación.

En este capítulo se expone, de forma sucinta y sencilla, cómo se puede elaborar un proyecto de investigación, centrándose especialmente en aquellos profesionales que se inician en esta apasionante actividad.

MODELO ESTRUCTURADO DE SOLICITUD DE UN PROYECTO DE INVESTIGACIÓN

El documento que se presenta en una convocatoria competitiva, pública o privada, a un organismo que financia proyectos de investigación requiere cumplimentar varios apartados según un modelo estructurado. Cada organismo marca los requisitos que deben cumplir los candidatos, así como las líneas estratégicas de investigación que priorizan para financiar un proyecto.

Generalmente, con ligeras variaciones de los organismos competentes, el modelo normalizado para solicitar un proyecto de investigación requiere cumplimentar las secciones que se enumeran en la tabla 43-1 y que se desarrollan a continuación.

Título del proyecto de investigación

El título del proyecto de investigación se expone en la primera página de la solicitud. Debe ser directo, atractivo, impactante y debe captar la atención de evaluadores y lectores y despertar

Tabla 43-1. Prototipo de un modelo estructurado de proyecto de investigación

Título y autores

Introducción

Hipótesis y pregunta de investigación

Objetivos

Metodología: diseño, pacientes, variables, recogida y análisis de datos, limitaciones del estudio

Experiencia del equipo investigador

Plan de trabajo

Plan de difusión

Justificación y aplicabilidad de la propuesta

Consideraciones éticas

Memoria económica

Anexos

curiosidad e interés. Tiene que indicar el tema de investigación, con claridad y concisión.

Por el contrario, hay que huir de títulos ampulosos, extensos y ambiguos. No se aceptan siglas ni abreviaturas, ni tampoco son aceptables títulos partidos, ni los que combinan un título con un subtítulo. Los títulos en tono interrogativo son rechazables.

En esta primera página también se presentan los miembros del equipo investigador, con el investigador principal en cabeza, y la institución donde se lleva a cabo el proyecto.

Resumen

En el resumen se exponen, abreviadamente, las ideas y los conceptos más relevantes del proyecto de investigación. Requiere, por tanto, una gran capacidad de síntesis, ya que, de hecho, suele tener un límite de palabras.

Se describe de forma completa y exacta el problema de investigación y se marcan los objetivos principales del estudio, la metodología empleada, reseñando el momento y el lugar donde se desarrolla, los sujetos de la investigación, la intervención efectuada, las medidas del desenlace y los posibles resultados que se pueden obtener.

Debe ser autoexplicativo, inteligible de forma individual. No debe incluir referencias bibliográficas, tablas ni figuras, ni datos o información que no se encuentre en el texto y, si se utilizan abreviaturas, deben explicarse.

Un posible ejemplo sería investigar los potenciales efectos beneficiosos de una nueva molécula frente a un tipo determinado de leucemia. Se puede comenzar expresando la relevancia clínica que tiene la enfermedad. A continuación, se plantea un objetivo concreto, como evaluar la eficacia y la seguridad del fármaco en una población adulta. Se menciona

el diseño del estudio, en este caso un ensayo clínico, que se desarrollará en tales centros y período de tiempo, sus variables de medida y se finaliza el resumen con la pretensión de que tal intervención demuestre una mejora significativa en el control de la enfermedad, con efectos adversos mínimos.

Introducción

La introducción es una descripción concisa del tema que se va a investigar y ha de mostrar su contexto, el marco teórico y reflejar su estado actual mediante la adecuada revisión de la bibliografía científica. Debe concitar la atención y el interés del lector, dándole la relevancia que tiene y justificando la necesidad de llevarlo a cabo, si bien en algunas convocatorias públicas la justificación del estudio representa un apartado independiente del contenido del proyecto.

La exposición debe ir de los aspectos generales a los particulares, de lo macro a lo micro. Es decir, se inicia la descripción con una visión general de la cuestión que se quiere investigar y, paulatinamente, se desglosan y se desarrollan aspectos más concretos sobre los que se va a focalizar, relatando las variables del estudio. Siempre es aconsejable hacer una autocrítica exponiendo las posibles limitaciones del estudio. Si ya se dispone de experiencia preliminar en este campo, pueden mostrarse las conclusiones a las que se llegaron. Por tanto, al final de la exposición se enmarca el propósito del estudio.

Una buena parte de las referencias bibliográficas del proyecto se incluirán en este apartado para sustentar su contenido y requiere una revisión de la bibliografía científica que debe actualizarse permanentemente. Por último, la extensión de este apartado suele ser de tres páginas, aunque este aspecto es variable y viene marcado en las normas de la convocatoria.

A continuación, se muestran unos ejemplos prácticos, de forma resumida, sobre cómo se puede redactar una introducción de un proyecto de investigación.

- Si se pretende investigar acerca de enfermedades congénitas raras, como las distrofias musculares y su manejo personalizado con tratamientos avanzados, se debería, en primer lugar, hacer una descripción de las distrofias con revisión actualizada de la bibliografía científica. A continuación, se haría una reseña de los procedimientos diagnósticos precisos y del uso de tratamientos avanzados en este campo. Habría que centrarse aún más, por ejemplo, en la distrofia muscular congénita por déficit de colágeno VI, que es una enfermedad degenerativa muy grave que afecta a los músculos, actualmente sin cura y causada por una mutación en alguno de los genes implicados en la síntesis de colágeno. En caso de tener datos propios preliminares al respecto, habría que referirse a ellos en este punto, relatando las variables que se han medido. Y, por último, se propondría el objetivo de investigar una nueva terapia génica para corregir esa mutación, lo cual supondría un gran avance en el manejo de esta enfermedad. Una posible limitación, si fuese el caso, sería acometer el estudio en un solo centro sanitario en vez de desarrollarlo de forma multicéntrica.
- En este otro ejemplo se plantea genéricamente qué repercusión tiene un traumatismo craneoencefálico (TCE) en

términos de supervivencia a largo plazo y de evaluación objetiva del estado físico, funcional y de calidad de vida. Para ello, se revisa exhaustivamente la bibliografía científica para enmarcar el contexto teórico de este problema de salud, que tiene gran relevancia socioeconómica y gran impacto en la utilización de servicios sanitarios. Se puede añadir que constituye la primera causa de muerte e incapacidad en la población menor de 45 años en los países desarrollados y que afecta principalmente a la población activa y origina terribles secuelas. Se aportan datos clínicos-epidemiológicos de incidencia, mortalidad o distribución por edades, así como de estancias hospitalarias y la necesidad de recursos sanitarios en los países del entorno, en España e, incluso, en la comunidad autónoma propia. Se completa la revisión con una exposición detallada de las distintas escalas validadas de valoración funcional y de calidad de vida en pacientes críticos.

Se va acotando y se hace referencia a los pacientes con TCE grave, ya que estos mostraban problemas persistentes de salud y en su calidad de vida, incluso más allá del año desde el ingreso. En este punto, si existe, procede exponer los posibles resultados de un estudio piloto del grupo de investigación, mostrando las posibles variables predictoras de mortalidad, estado físico, funcional y pérdida de calidad de vida, tanto al alta de la unidad de cuidados intensivos como al año de seguimiento. Y se finaliza con el propósito y el impacto esperado del estudio, en este caso, aportar información precisa sobre el estado funcional, integración comunitaria y calidad de vida de los pacientes hospitalizados por TCE grave a medio y largo plazo. Como limitación del estudio, es posible que se vayan a utilizar escalas de medida no adecuadamente validadas en nuestro medio, es decir, escalas cuya utilidad está más que demostrada en otros países, generalmente angloamericanos, pero no en España ni en otras naciones o áreas de nuestro entorno.

En resumen, como se puede apreciar en estos ejemplos, se ha enmarcado el contexto del problema, comenzando con los aspectos genéricos y dirigiéndose hacia las cuestiones particulares que interesa investigar, resaltando la relevancia que supone su estudio. Obviamente, se ha realizado una revisión exhaustiva y actualizada de la bibliografía científica, aportando estudios preliminares propios, si existen, y se finaliza indicando cuál es el objetivo general del trabajo.

Pregunta e hipótesis de investigación

En el ámbito de las ciencias biosanitarias, el sistema PICO supone una herramienta metodológica muy útil para estructurar y formular la pregunta y la consiguiente hipótesis de investigación. Este método ayuda a los investigadores a definir y a centrar sus preguntas de investigación, a diseñar estudios apropiados que proporcionen respuestas claras y precisas y a profundizar en las intervenciones de forma más apropiada, como paso inicial en la elaboración de cualquier proyecto de investigación científica. De hecho, hay un amplio acuerdo sobre la mejora de la calidad de un proyecto de investigación cuando se aplica correctamente esta herramienta.

Inicialmente, la pregunta PICO no debe ser muy genérica, pero tampoco muy específica. Se recomienda iniciarla por una pregunta general y, según progresa la investigación, se va concretando y delimitando, en función de los resultados que se vayan alcanzando.

PICO es un acrónimo que representa los integrantes esenciales de una pregunta de investigación:

- P (población): es el grupo de personas/pacientes que se pretende incluir en la investigación. Es decir, consiste en establecer con claridad a quién se refiere la pregunta en cuestión. Generalmente, se toman pacientes o grupos de pacientes que reúnan determinadas características, por ejemplo, adultos mayores de 65 años con hipercolesterolemia.
- I (intervención) que se va a analizar: se refiere al posible abordaje que se va a implementar para intentar solucionar el problema que se ha identificado en el componente anterior. Se ha de responder a la cuestión de qué tratamiento, exposición, actuación o intervención se considera aplicar a la población de estudio. Un ejemplo sería plantear la administración de un anticoagulante oral de última generación para reducir episodios tromboembólicos en pacientes con fibrilación auricular.
- C (comparación): en muchas ocasiones es relevante y obligado comparar una intervención determinada frente a un grupo control, sin intervención alguna, o bien comparar diferentes intervenciones para evaluar la mejor alternativa. Se trata de encontrar, si es el caso, el tratamiento que mejor se ajuste al problema planteado. Sin embargo, este apartado es opcional, ya que en otras ocasiones no se utiliza un grupo de comparación.
- O (resultados, *outcome*): son los datos obtenidos al realizar la investigación; deben ser cuantificables, registrables y permiten mostrar las conclusiones resultantes, significativas y relevantes, o no.

Un par de ejemplos prácticos permiten aclarar estos conceptos:

Se pretende analizar la eficacia de una vacuna contra las nuevas cepas del virus SARS-CoV-2, origen de la COVID-19, mediante pruebas diagnósticas de laboratorio y datos clínicos, en personas mayores de edad. Por tanto, la pregunta de investigación siguiendo este modelo podría ser: ¿La nueva vacuna X muestra efectividad, medida clínicamente y mediante pruebas diagnósticas de laboratorio, frente al virus SARS-CoV-2 productor de la COVID-19 en población adulta?

- P: la población la constituirían aquellas personas con edad superior o igual a 18 años susceptibles de recibir la nueva vacuna.
- I: administración de una nueva vacuna contra el coronavirus productor de la COVID-19.
- C: el grupo de comparación sería el de los mayores de edad no vacunados por cualquier motivo pese a tener indicación.
- O: reducción de la incidencia del virus SARS-CoV-2 mediante datos clínicos y de laboratorio.

El diseño metodológico apropiado para dar respuesta a tal pregunta de investigación sería, en este caso, un ensayo clínico, que se trata en la segunda parte del capítulo.

A continuación, basándose en la pregunta de investigación PICO, se puede formular la hipótesis que, en este ejemplo, sería:

- Hipótesis nula (H_0): la administración de la nueva vacuna X en población adulta contra el virus SARS-CoV-2 no muestra efectividad alguna frente al grupo de población no vacunado.
- Hipótesis alternativa (H_1): la administración de la nueva vacuna X en población adulta contra el virus SARS-CoV-2 es significativamente efectiva frente al grupo de población no vacunado.

Por tanto, se ve cómo el sistema PICO define y centra la pregunta y la posterior hipótesis de investigación, y centra y estructura el diseño del estudio más apropiado. Evidentemente, en la elaboración del proyecto habría que definir los objetivos derivados de esta hipótesis, concretando y definiendo en qué consiste la eficacia clínica y las pruebas de laboratorio diagnósticas más sensibles y específicas. Lógicamente, el propósito de la investigación sería rechazar la hipótesis nula y aceptar la hipótesis alternativa. Pero ello representa un paso posterior del proceso.

Otro ejemplo sería plantearse evaluar qué impacto provoca, si es que fuese el caso, la ingesta mantenida de la dieta mediterránea en la prevención de la cardiopatía isquémica, en una población determinada. Se establecería la pregunta de investigación oportuna asumiendo un enunciado similar al siguiente: ¿La ingesta habitual y mantenida de la dieta mediterránea en la población adulta ≥ 50 años reduce la incidencia de episodios isquémicos cardíacos?

A continuación, se analiza cómo se construyen los componentes del sistema PICO:

P: adultos con ≥ 50 años en riesgo hipotético de episodios isquémicos cardíacos, como un síndrome coronario agudo.

I: ingesta mantenida de la dieta mediterránea.

C: se compara con un grupo de población con similares límites de edad y factores de riesgo cardiovascular que hacen una dieta estándar, no mediterránea.

O: reducción de la incidencia de enfermedades cardíacas isquémicas.

Según la pregunta de investigación PICO planteada, se formularía la siguiente hipótesis:

- Hipótesis nula (H_0): la ingesta habitual y mantenida de la dieta mediterránea en la población adulta ≥ 50 años no reduce la incidencia de episodios isquémicos cardíacos frente a los que ingieren una dieta estándar.
- Hipótesis alternativa (H_1): la ingesta habitual y mantenida de la dieta mediterránea en la población adulta ≥ 50 años disminuye significativamente la incidencia de episodios isquémicos cardíacos frente a los que ingieren una dieta estándar.

Lo que se intenta mostrar, por tanto, es la utilidad de la dieta mediterránea para reducir estos episodios cardíacos, lo que supone, si así lo demuestra el análisis estadístico de los datos, el rechazo de la hipótesis nula y la aceptación de la hipótesis alternativa.

En este caso, la pregunta de investigación apunta hacia un estudio de seguimiento o de cohortes prospectivo como diseño apropiado. Otro aspecto metodológico del proyecto será la selección de las variables independientes que se van a medir y su adecuado manejo estadístico, controlando los posibles sesgos que pudieran invalidar las conclusiones obtenidas. Todo esto son cuestiones que se analizan posteriormente.

Como conclusión, y una vez familiarizados con la pregunta PICO, se puede establecer su evidente utilidad porque facilita la formulación de preguntas de investigación claras y precisas, induce el diseño del estudio y permite interpretar los resultados con rigor metodológico. Asimismo, favorece la búsqueda de evidencia en las plataformas disponibles, así como la pertinencia, relevancia y aplicabilidad clínica de lo que se va a investigar.

No obstante, siempre hay que tener en cuenta las posibles limitaciones del sistema, que deben minimizarse todo lo posible para darle consistencia al estudio. Entre ellas se destacan:

- Disponer de un adecuado tamaño muestral, considerando muy bien la población que se va a analizar. El caso de las enfermedades raras entraña una dificultad adicional.
- En bastantes ocasiones hay que enfrentarse a la dificultad de seleccionar un grupo de control, de comparación adecuado. Los estudios de casos y controles son un buen ejemplo de ello.
- El registro y la cuantificación de los resultados obtenidos pueden ser complejos, ya que precisan instrumentos fiables de medida, que no siempre se encuentran validados y estandarizados.
- Por último, hay que estar alerta ante la posible presencia de sesgos, como los de confusión, que pueden invalidar las conclusiones del estudio. El sesgo de confusión se produce cuando se encuentra una asociación falsa o se pierde una asociación verdadera entre la exposición (la dieta mediterránea en el anterior ejemplo) y el episodio en estudio (un episodio cardioisquémico) como resultado de la acción de una tercera variable que no es controlada (p. ej., si no se controlara la variable edad en su justa medida). Debe ponerse especial énfasis en controlar este tipo de sesgos, bien en la fase de diseño o, posteriormente, en el manejo estadístico de los datos con test multivariantes.

Objetivos

Generalmente, las memorias de los proyectos de investigación, competitivos y no competitivos, solicitan que se especifiquen y concreten los objetivos, tanto el general como los específicos.

- El **objetivo general** es el propósito de la investigación, lo que la orienta, explica de forma concisa su finalidad, nunca enuncia actividades o procesos, y suele estar implícito en el título del proyecto. Suele ser solo uno y su enunciado debe ser claro, factible y realista con los recursos con los

que se cuenta. Generalmente, comienza con un verbo en infinitivo, para describir lo que se quiere lograr.
- Los **objetivos específicos** incluyen procedimientos o actuaciones detalladas necesarias para alcanzar el objetivo general. Están relacionados directamente con el objetivo general y derivan de él. Representan logros parciales del mismo. O sea, responden a la pregunta «¿cómo se hará?». Se enunciarán, asimismo, de forma breve y precisa y deben ser fácilmente evaluables con sistemas de medida o escalas cuantificables. También se inician con verbos en infinitivo (identificar, analizar, mostrar, evaluar, describir, etc.).

Siguiendo con el ejemplo anterior del proyecto de los TCE, se pueden establecer los siguientes objetivos:

- Objetivo general: describir el estado funcional de los pacientes con TCE grave al alta de la unidad de cuidados intensivos (UCI) y al año del alta hospitalaria.
- Objetivos específicos:
  - Analizar la integración comunitaria de los pacientes con TCE grave al alta de la UCI y su evolución al año de seguimiento con instrumentos de medida validados.
  - Evaluar su calidad de vida en los mismos períodos temporales con escalas de medida validadas.
  - Identificar posibles factores predictores del estado funcional, integración comunitaria y de la calidad de vida en dichos períodos de tiempo.

Lógicamente, en la metodología del estudio se haría referencia a las definiciones operativas, conceptos, variables dependientes e independientes, e instrumentos de medida que se van a utilizar.

Metodología

Este apartado es el aspecto más importante de un proyecto de investigación. Otros modelos de solicitud pueden utilizar términos similares como «Pacientes y métodos», «Material y método», etc. Si el proyecto carece de rigor metodológico o arrastra sesgos, sus resultados y conclusiones perderían validez y, difícilmente sería aceptado para financiación por los evaluadores en una convocatoria pública o privada. Es el aspecto más vulnerable para el rechazo del documento.

En general, debe aportarse toda la información que se precise para permitir que cualquier otro investigador comprenda de forma inequívoca el proceso de la investigación y, si fuese el caso, pueda reproducir el estudio. Por ello, tratará detalladamente del procedimiento que se va a seguir, cómo, cuándo y dónde se llevará a cabo el proyecto, describiendo el método de muestreo, supuestamente aleatorio, cómo se llevará a cabo la selección de los pacientes y, en su caso, de los controles, la caracterización de las variables incluidas en el estudio, tanto las dependientes como las independientes, cuál va a ser el método de análisis, etc. Es muy útil también exponer las definiciones operativas de los principales términos empleados. Por ejemplo, qué se entiende por TCE grave, en este caso.

Por tanto, este apartado debe responder taxativamente a los siguientes aspectos: diseño, pacientes, variables del estudio, recogida y análisis de datos, y limitaciones.

Diseño

Dentro del espectro de posibles diseños, que se exponen en la **tabla 43-2**, el investigador debe justificar la selección de uno en particular. Su elección es una decisión capital. Por ello, tendrá que adecuarse a la pregunta de investigación en forma de los objetivos que se haya planteado, debe ser preciso y tener capacidad para evitar sesgos o errores que distorsionarían los resultados del estudio. Hay distintos tipos de sesgos, como los de selección, clasificación y de confusión, pero su descripción no es objetivo de este tema. Cabe señalar que todos ellos se pueden controlar, precisamente, en esta fase de diseño, de ahí la relevancia de esta elección. Los sesgos de confusión también pueden ser controlables en la fase de análisis estadístico de los datos, como ya se ha comentado.

Es obvio que un estudio experimental, concretamente un ensayo clínico, es el tipo de diseño con mayor fiabilidad en la obtención de resultados válidos. Por ello, se desarrollará con mayor extensión en la segunda parte de este capítulo. Dentro de los diseños no experimentales u observacionales, los estudios analíticos como el de cohortes o el de casos y controles proporcionan mayor rigor al proyecto de investigación.

Tabla 43-2. Diseños de estudios epidemiológicos más frecuentes

Experimentales		Observacionales		
Ensayo clínico	Cuasi experimental	Analíticos		Descriptivos
El investigador asigna la intervención		Analiza la realidad		Constata la realidad
Asignación aleatoria	Asignación no aleatoria	Cohortes o seguimiento (analiza la aparición de un episodio en un grupo expuesto frente al no expuesto)	Casos y controles (grupo con enfermedad frente a grupo sin ella, analizando en ambos la exposición a un efecto de interés o factor determinante)	Transversales (mide enfermedad y factores determinantes en un momento dado en el tiempo)
Distintos grupos se exponen a diferentes intervenciones y se miden los resultados				Series de casos Ecológicos
Requiere un grupo control				Sin grupo control

Pacientes

La descripción de la población general del estudio y de los pacientes que intervendrán, especificando su número y modo de selección dentro de la población general, deben especificarse obligadamente.

La población de estudio es el conjunto definido de casos del que se elegirá la muestra que se va a seleccionar por cumplir con una serie de criterios predeterminados. Las razones para estudiar muestras en lugar de las poblaciones son el ahorro de tiempo y de recursos y también por cuestiones éticas, ya que no se precisa incluir a toda la población cuando con una muestra más reducida de individuos se pueden conseguir los objetivos del estudio.

Asimismo, es necesario que se garantice, en la medida de lo posible, que dicha muestra sea representativa de la población de estudio, es decir, que sea elegida de manera aleatoria, con el propósito de que todos los individuos tengan la misma probabilidad de ser incluidos.

Otro aspecto esencial es el tamaño muestral o número de participantes que será necesario incluir para lograr los objetivos marcados, que se estima mediante fórmulas matemáticas, teniendo en cuenta el diseño, la hipótesis planteada, los niveles de precisión aceptados, o sea, el error alfa, el error beta y la potencia estadística, entre otros aspectos bioestadísticos.

Con estas premisas, el investigador debe establecer específicamente los criterios de selección que deben cumplir los participantes para delimitar la población elegible, es decir, los llamados criterios de inclusión y exclusión:

- Los criterios de inclusión son todas las características particulares que debe cumplir un participante del estudio, como la edad, el sexo, el nivel socioeconómico, el tipo específico de enfermedad, su estadio evolutivo, etc.
- Los criterios de exclusión son aquellas características de los participantes que pueden modificar los resultados y, en consecuencia, conllevan su eliminación para el estudio. Suelen relacionarse con la edad, el estado general, la enfermedad en estadio muy evolucionado, la presencia de comorbilidades, embarazo, etc.

Por último, se especificará cuándo se realizará el estudio, tiempos de inicio y finalización previsibles, así como a qué centros sanitarios y a qué ciudades o países va a implicar, en el caso de estudios multicéntricos.

Variables del estudio

Es obligatorio exponer la exposición de las variables que se van a registrar, incluyendo sus escalas de medida. Se caracterizarán tanto las variables dependientes como las independientes que se vayan a utilizar, con sus correspondientes instrumentos de medida, incluyendo escalas validadas, cuestionarios, materiales y equipos.

Se entiende por variable independiente el motivo o explicación de que ocurra un fenómeno en estudio. En cambio, la variable dependiente es el fenómeno que resulta, el que debe explicarse. Si se está analizando la posible eficacia de

un nuevo tratamiento oncológico en un tipo determinado de leucemia, por ejemplo, la administración de este fármaco en experimentación sería una variable independiente, al igual que la edad, el estadio evolutivo del tumor y otras que considere el equipo de investigación. En este ejemplo, la variable dependiente podría ser la mortalidad o la remisión total en un determinado período de tiempo.

En investigación biosanitaria son comunes las variables sociodemográficas (edad, sexo, estado civil, formación, situación laboral etc.), epidemiológicas (factores ambientales, estilos de vida, hábitos saludables, vacunaciones, mecanismo de la lesión, etc.), analíticas (parámetros hematológicos, bioquímicos, inmunológicos, etc.), clínicas (presencia de comorbilidades, obesidad, situación funcional, días de estancia hospitalaria, presencia de complicaciones relevantes, valor de la escala Glasgow, etc.), de resultado (mortalidad, remisión total, presencia de efectos adversos determinados, etc.). Si fuese el caso de que una variable independiente consista en una intervención por parte de los investigadores, deberá detallarse esta y describir claramente en qué consistirá, es decir, qué actuación se llevará a cabo en los pacientes. Por ejemplo, la administración de una medicación que se quiere experimentar o la aplicación de una técnica determinada, o de un protocolo, etc.

Recogida y análisis de datos

En el epígrafe de recogida y análisis de datos se especificará la forma en que se recogerán los datos y qué instrumentos se van a utilizar para ello, ya sean escalas validadas, cuestionarios, protocolos de recogida de datos, entrevistas personales y directas con el paciente o familiares, entrevistas telefónicas, etc. Se creará, así, una base de datos con todas las variables del estudio, así como con los resultados de las escalas de medida, cuestionarios, etc., susceptibles de lectura en un programa estadístico. Los resultados deben estar perfectamente cuantificados, bien tabulados, y se han de presentar con indicadores apropiados de posibles errores en la medición, por ejemplo, desviación estándar, error estándar de la media, intervalos de confianza, etc. Y no hay que olvidarse de reseñar los llamados casos censurados, que representan aquellos registros de pacientes que se pierden por cualquier causa, ya sea por fallecimiento, imposibilidad de localización, abandono u otros motivos.

En el ejemplo del TCE, la recogida de los datos se puede realizar a través de las respectivas historias clínicas informatizadas prehospitalarias y hospitalarias, que representan la principal fuente de información, completada con las entrevistas practicadas al alta y al año de seguimiento.

Habitualmente, se realiza un análisis descriptivo de las variables con estimación puntual e intervalo de confianza del 95 %. Las variables continuas se tratan como medias, desviación estándar o medianas según la distribución de la variable. Las variables categóricas se presentarán como frecuencias y porcentajes.

El análisis estadístico inferencial toma los datos de la muestra seleccionada y hace inferencias sobre la población general de la que se extrajo dicha muestra. Supone la utilización de diferentes test estadísticos, tanto univariantes como multivariantes, según el tipo de estudio, y cuya exposición no tiene cabida en este capítulo. Es evidente la necesidad de apoyo de profesionales de bioestadística para muchos de los aspectos comentados hasta ahora. Una buena opción es que se impliquen en la investigación formando parte del equipo. En otras ocasiones, el centro o fundaciones relacionadas disponen de unidades de investigación que asesoran en estos aspectos.

El método estadístico que se emplee tiene implicaciones relevantes en la validez de las conclusiones. Y ello tanto en la llamada validez interna (capacidad de detectar diferencias significativas en las variables entre los grupos, como mortalidad, reintegración laboral, remisión total de un tumor, etc.) como en la validez externa (representa el grado de generalización de los resultados desde la muestra de estudio a la población general). Por último, se debe especificar el *software* que se usará para el análisis de datos y, obviamente, el paquete estadístico debe tener licencia de uso por parte del equipo investigador, si no es de uso libre.

Limitaciones

Hay gran cantidad de circunstancias que pueden ejercer una influencia sobre los resultados del estudio, como la forma en que se selecciona la muestra, no conseguir el tamaño muestral requerido, variables no registradas que pueden ser relevantes y que originen sesgos como el de confusión, o las ya comentadas pérdidas de información de pacientes por razones diversas (fallecimiento, imposibilidad de localización, rechazo o incapacidad para responder, etc.), dando lugar, en este caso, a un sesgo de selección.

Por ello, la autocrítica, es decir, especificar las limitaciones del proyecto, es una actuación muy aconsejable porque revela un punto de coherencia y honestidad, además de reconocer posibles debilidades y anticiparse a la crítica de los evaluadores, al mismo tiempo que permite aportar soluciones para minimizarlas o justificarlas con antelación.

Experiencia del investigador principal y del equipo investigador sobre el tema del proyecto

Es muy importante convencer a los evaluadores del proyecto de que el equipo investigador, liderado por el investigador principal correspondiente, reúne la capacitación científica-técnica suficiente para realizar el proyecto de investigación. Por ello, se debe presentar la actividad investigadora de todos los miembros del equipo, especialmente si está relacionada con el presente estudio. Como ya se ha comentado, hay equipos de investigación muy solventes y consolidados que cumplen perfectamente con las expectativas de las convocatorias a las que se presentan. Esto es una labor que se ha conseguido a lo largo de los años. No obstante, los grupos de investigación emergentes, con menor recorrido y experiencia en esta materia, disponen de convocatorias específicas en las que pueden iniciar su trayectoria. Asimismo, asociarse a grupos consolidados para adquirir experiencia y conocimiento sería otra opción para recorrer los primeros pasos en la actividad investigadora.

Plan de trabajo

El plan de trabajo incluye las distintas etapas de desarrollo del proyecto, así como la distribución de tareas de todo el equipo investigador, con su cronograma previsto correspondiente.

Por ejemplo, se inicia el plan comunicando a todos los profesionales implicados en la labor asistencial de los pacientes, o del laboratorio, o de cualquier entorno laboral donde se vaya a desarrollar el proyecto, las líneas genéricas de este. Una información precisa sobre el propósito del estudio, metodología y probables beneficios resultantes facilitaría la implicación de todos ellos en el proyecto. Otro aspecto consistiría en planificar todas las actividades que comporta el proyecto, como las reuniones periódicas del equipo, la recogida de datos, el proceso continuo de revisión de la bibliografía médica en las bases de datos, seleccionando y comentando todos los artículos relevantes relacionados con el trabajo de investigación, la elaboración de las memorias anuales con el análisis de los resultados preliminares y, por último, la redacción de la memoria final y la comunicación de resultados.

Evidentemente, todas estas etapas tendrán uno o varios responsables de su ejecución, así como su tiempo de desarrollo.

Plan de difusión

Se debe aportar el plan establecido de difusión de los resultados del proyecto por el impacto clínico, asistencial, de desarrollo tecnológico que se espera obtener, concretando los plazos temporales. Su posible publicación en revistas científicas indexadas en el Journal Citation Reports y las comunicaciones a congresos de entidad deben reflejarse como propósito ineludible.

Justificación y aplicabilidad de la propuesta

El proyecto de investigación tiene que dar respuesta precisa a un problema de salud que se ha señalado, centrado en alguna patología relevante, una técnica o un tratamiento experimental, etc., que tenga un claro impacto y que suponga un beneficio y un avance sociosanitario potencial en la población.

Por ello, se debe explicar de qué antecedentes se parte y los motivos por los que se va a realizar el proyecto, centrándose en qué se va a aportar al conocimiento actual del tema.

Además de remarcar el impacto científico que se pretende constatar, se debe reflejar que el proyecto es esencialmente factible, está bien fundamentado y presenta una propuesta realista en cuanto al contenido y al plan de trabajo. De otra forma, no se va a obtener una buena respuesta de los evaluadores y se corre el riesgo de una evaluación negativa del proyecto. Y ello pasa por establecer unos objetivos claros, con una metodología apropiada para cumplirlos, al igual que recursos materiales suficientes, un equipo humano con indiscutible trayectoria científica, solvente y un presupuesto económico realista. Mención especial merece la actividad investigadora del investigador principal, que debe quedar reflejado en el documento, especialmente publicaciones científicas de impacto, proyectos previos de investigación o dirección de tesis doctorales. Y ello, secundado por el resto del equipo investigador, cuyos miembros también deberán aportar un buen currículum investigador. Todo redunda en la solvencia científica del grupo y favorece su selección en una convocatoria competitiva.

Consideraciones éticas en los proyectos de investigación

Los principios de la ética deben regir la investigación biosanitaria, especialmente en los casos de participación de seres humanos, muestras humanas y datos procedentes de población humana que requieren protección. Se exige, por tanto, el más absoluto respeto a la dignidad del ser humano, a la autonomía de su voluntad y a la protección de sus datos, incluyendo la privacidad y confidencialidad.

De forma garantista, se ha desarrollado una legislación internacional amplia de calidad científica y ética en este ámbito, en el que los comités de ética desempeñan un papel esencial para que la investigación cumpla con la normativa vigente y los principios de la buena práctica clínica. Incluye principios éticos y derechos plasmados en el Código de Nuremberg, Informe Belmont, Declaración de Helsinki, Convenio de Oviedo y la Ley 41/2002, de 14 de noviembre del Gobierno de España, básica reguladora de la autonomía del paciente y de derechos y obligaciones en materia de información y documentación clínica.

Todos estos aspectos se desarrollarán con mayor amplitud en la segunda parte del capítulo, que trata de los ensayos clínicos.

Memoria económica del proyecto de investigación

Generalmente, la memoria económica del proyecto se desglosa en gastos de personal (no siempre se requiere), equipamiento, material inventariable, fungible, material bibliográfico, viajes y dietas.

Si se está en un entorno hospitalario, por ejemplo, se dispone de equipamiento propio que no es preciso incluir en el presupuesto, lo cual se debe justificar. En el material bibliográfico se puede incluir la adquisición de artículos completos sin acceso abierto, fotocopias de material bibliográfico, material de papelería e impresión, los gastos derivados de las publicaciones y producción de manuscritos en revistas científicas, o su traducción al inglés, entre otros aspectos. Con respecto a los viajes y dietas, debe justificarse la probable asistencia a congresos de relevancia, los contactos con grupos de trabajo relacionados con el proyecto y las reuniones científicas de interés.

En todo caso, el presupuesto que se incluye en la memoria debe ser realista, debe ajustarse a las verdaderas necesidades del equipo investigador y, por supuesto, estar absolutamente justificado. No tiene ningún sentido, e incluso puede ser perjudicial, incrementar las peticiones económicas en alguno o varios de sus conceptos. De hecho, en no pocas convocatorias, si finalmente resulta admitido el proyecto, los investigadores suelen sufrir un recorte presupuestario en relación con lo solicitado y deben ajustar enormemente los costes para hacerlo viable.

Bibliografía

Las referencias bibliográficas muestran trabajos ya publicados que apoyan la información presentada y permite al lector informarse más profundamente sobre aspectos concretos de su interés.

Es obvio que solo procede citar aquellas publicaciones que se consideren relevantes y que se hayan consultado para el desarrollo de la investigación, y se ha de dar más importancia a su calidad que a la cantidad. Hay que evitar las citas superfluas que, en no pocas ocasiones, se utilizan para incrementar el tamaño de la bibliografía, suponiendo, erróneamente, que cuantas más citas se aporten, mejor será la valoración obtenida.

Preferentemente, deben manejarse referencias actuales o que hayan sido publicadas en los últimos 10 años, salvo que haya algún trabajo referente y fundamental con mayor antigüedad. Son válidas las citas de artículos originales, también las revisiones y los metaanálisis. También se admiten, si hay, las autocitas de trabajos que se relacionen con el proyecto, pero de forma cauta en su número. Por el contrario, debe evitarse citar las comunicaciones a congresos, ponencias o conferencias, editoriales de periódicos y otros documentos no aceptados por la comunidad científica.

En la **tabla 43-3** se resumen unas recomendaciones genéricas y útiles para presentar un proyecto de investigación con perspectiva de aprobación por los organismos competentes.

ENSAYOS CLÍNICOS

En esta parte del capítulo, se va a desarrollar el tipo de diseño experimental más utilizado en investigación clínica con seres humanos, el ensayo clínico.

Conceptos y características generales

En España, la Ley 29/2006, de 26 de julio, de garantías y uso racional de los medicamentos y productos sanitarios entiende por ensayo clínico toda investigación efectuada en seres humanos, con el fin de determinar o confirmar, entre otros aspectos, los efectos clínicos, farmacológicos, y las reacciones adversas de uno o varios medicamentos en investigación para establecer su seguridad y su eficacia.

El ensayo clínico es el estudio experimental ideal utilizado en investigación biosanitaria en el que el investigador decide una exposición o no de los pacientes, utilizando el azar como criterio. En otros términos, recurre al procedimiento de la asignación aleatoria individual, de manera que el azar (estudio aleatorizado) distribuye homogéneamente a los participantes en grupos comparables, similares en todas las variables excepto en la intervención o tratamiento que reciben. Así, cada paciente tiene la misma probabilidad estadística de ser asignado al grupo que va a recibir el tratamiento objeto de la investigación que al grupo control.

Tabla 43-3. Puntos clave para elaborar adecuadamente un proyecto de investigación

Título: claro, conciso, preciso, pero también completo e impactante

Resumen: reflejará con claridad el objetivo general del proyecto y, esquemáticamente, el diseño, ámbito del estudio, sujetos de estudio, instrumentos que se utilizarán y determinaciones o variables más importantes. Debe haber equilibrio entre exhaustividad y síntesis

Introducción: exposición breve del conocimiento y de las lagunas de este sobre el tema en cuestión, con sus potenciales beneficios. Requiere una revisión exhaustiva y crítica de la bibliografía científica, aportando la experiencia en el área, si se tiene

Objetivos: concretos, precisos, evaluables, factibles y relevantes. Generalmente, habrá un solo objetivo general y no más de cuatro específicos, y se alinearán con las líneas de investigación propuestas con la entidad financiadora

Metodología: responderá a qué, cómo, cuándo y dónde se hará la investigación. Quedará claro el porqué del procedimiento, las herramientas de medida y la solvencia del equipo investigador en el proyecto

Plan de trabajo: básicamente será realista y factible, y se han de considerar todos los aspectos que pueden influir en su desarrollo

Viabilidad: adecuar los objetivos y la metodología al plan de trabajo, a la distribución de tareas de los miembros del equipo y disponer del equipamiento necesario y del presupuesto solicitado, lo cual no sucede en bastantes ocasiones. La propuesta será factible en cuanto a los contenidos y plazos, y mejor si es novedosa

Aplicabilidad: mostrar que el proyecto producirá algún beneficio en resultados en salud y será fácilmente aplicable, y mejor si puede generar patentes o ser transferibles al ámbito diagnóstico/terapéutico industrial

Investigador/a principal: resaltar su producción científica y su solvencia para llevar a cabo proyectos de investigación, especialmente competitivos y durante los últimos 5 años

Equipo investigador: destacar su experiencia en el tema elegido y su actividad científica, tratando de que sea multidisciplinar y multicéntrico

Limitaciones: mostrar de forma autocrítica cuáles son las limitaciones del estudio, así como las posibles dificultades que puedan surgir en su desarrollo, justificando, en su caso, la actitud a tomar

Presupuesto: básicamente, será realista; ha de justificar todos los conceptos que se van a solicitar y los recursos materiales con los que se cuenta, optimizando, así, la memoria económica.

Bibliografía: se incluirán exclusivamente los artículos relevantes, con rigor metodológico, especialmente de los últimos 10 años. Cabe la autocita si es procedente

Fondo y forma: el fondo del estudio es la clave, con rigor metodológico, coherencia y viabilidad. Los aspectos formales se tratarán al final. Hay que esmerarse en una redacción correcta e impecable, y solicitar revisiones por parte de autores solventes ajenos al proyecto

Consideraciones éticas: cumplimentación escrupulosa del consentimiento informado, si se precisa, para garantizar que los participantes entiendan el propósito de la investigación. Otro aspecto esencial es mantener la confidencialidad y el anonimato para proteger la identidad de los pacientes

Adaptada de: Gisbert JP, 2021.

Por tanto, el objetivo de un ensayo clínico es evaluar la eficacia de las intervenciones a las que son sometidos los pacientes y, al igual que ha visto con los proyectos de investigación, lo primero que hay que determinar es la pregunta que se quiere contestar. Esta cuestión determinará la metodología de la investigación, como los criterios de selección de pacientes, el tamaño muestral, la duración del ensayo y las variables clínicas que se van a analizar. La calidad de los datos es esencial para asegurar que los resultados obtenidos son consecuencia de la intervención realizada y se puedan someter a evaluación según las hipótesis planteadas en el protocolo.

En general, el objetivo de la mayoría de los ensayos clínicos que se realizan consiste en la evaluación prospectiva de la eficacia y la seguridad de un tratamiento con un fármaco novedoso, con la intención de obtener un éxito terapéutico, y este capítulo se centra especialmente en ellos. Sin embargo, no siempre es así; también se puede evaluar la «intervención» en procedimientos diversos como la calibración de un aparato, la administración de cualquier producto con intención preventiva o la aplicación de cualquier protocolo de actuación o de información sobre autocuidados con perspectiva de mejorar

unos resultados, etc., y todo ello frente a un grupo de control (estudio controlado) que recibe el tratamiento/protocolo/información estándar para comparar los resultados.

A continuación se analizan, con más detalle, dos características esenciales de los ensayos clínicos: control y aleatorización, ambas imbricadas.

El ensayo clínico es controlado porque incluye un grupo de comparación o control que se usa como referencia y se somete al tratamiento convencional, no necesariamente a un placebo, siempre que se disponga de una terapia establecida para la enfermedad en estudio. Además, este grupo de referencia debe ser similar al grupo experimental en las variables relevantes, evitando así la posibilidad de sesgos que invalidarían los resultados obtenidos. En esto consistiría el hecho de controlar las restantes variables del estudio, garantizando así que la única diferencia entre los grupos sean los tratamientos que se aplican.

La asignación de los pacientes al grupo de referencia y al grupo experimental es totalmente aleatoria, con la finalidad de reducir los sesgos o desviaciones en los resultados. En este sentido, otro mecanismo para controlar los resultados es el enmascaramiento, es decir, que los participantes o investigadores ignoren a qué grupo de estudio pertenecen los pacientes para evitar la subjetividad de los resultados obtenidos. En su forma más elemental, en el llamado simple ciego, el paciente desconoce a qué grupo de tratamiento se ha asignado. Generalmente, se utiliza la modalidad llamada «doble ciego», en la que tanto los pacientes como los investigadores ignoran quién está recibiendo el tratamiento experimental y quién está en el grupo de control o placebo. En el triple ciego, ni el paciente, ni el investigador, ni el evaluador conocen el tipo de intervención que se está realizando en el paciente. Se eliminan, así, subjetividades y el evaluador se limita a valorar los resultados, sin conocer a cuál de los tratamientos comparados se refiere.

Con respecto a la aleatorización, la asignación aleatoria es otra característica esencial del ensayo clínico que distribuye a los participantes en los distintos grupos de comparación. En la forma aleatoria simple, los pacientes disponen de igual probabilidad para ser incluidos en cualquier grupo, si bien hay otras formas de asignación como la estratificada, para garantizar un número suficiente de sujetos en las variables del estudio. E, incluso, hay formas más complejas y menos utilizadas, por la dificultad que entrañan, como en el diseño de tipo cruzado, en el que cada paciente recibe el tratamiento experimental y el control en períodos de tiempo diferentes. La ventaja es que se reduce así el número de participantes.

La clave de la asignación por azar (aleatorización) es la representatividad y la comparabilidad. El proceso de asignación aleatoria genera dos muestras en las que la distribución de todas las variables es la misma que a nivel poblacional, lo que da lugar a una estimación insesgada del efecto que se va a evaluar. Por tanto, debe evitarse la asignación dirigida de la intervención a grupos que proceden de poblaciones diferentes, por ejemplo, seleccionando a los pacientes más graves a la intervención experimental, e incurriendo en un sesgo de selección. Tampoco se deben excluir los casos más graves ya que se reduciría el tamaño de la población estudiada y la validez externa del estudio, es decir, la posibilidad de generalización o extrapolación de las conclusiones a la población general.

La realización de un ensayo clínico está sometida a requisitos legales y éticos que se tienen que cumplir, y en cualquier momento las autoridades sanitarias pueden realizar una inspección o auditoría del trabajo realizado.

Selección de pacientes: criterios de inclusión y exclusión

Es fundamental describir detalladamente a los participantes del estudio clínico y el lugar o lugares donde se desarrolla, de forma que los lectores puedan evaluar la validez externa (posibilidad de generalizar los datos) de los resultados del estudio clínico. Como los criterios de inclusión se aplican antes de la aleatorización, no afectan a la validez interna del estudio clínico.

Cada ensayo clínico trata sobre un aspecto concreto esencial para alguna población con una enfermedad determinada. Los investigadores acotan esta población mediante el uso de

criterios de elegibilidad y la realización del estudio en uno o varios centros preestablecidos. Es determinante, por tanto, establecer los criterios de inclusión y exclusión de los participantes en el estudio, que deben enumerarse de forma separada. Los criterios de inclusión suelen relacionarse con la edad de los participantes, el sexo, el diagnóstico clínico, su estado general, etc. Los criterios de exclusión se utilizan para garantizar la seguridad de los pacientes. Suelen excluirse pacientes menores de edad (salvo ensayos en población pediátrica), embarazadas, pacientes que presenten determinadas comorbilidades y cualquier otra circunstancia que pueda afectar a la seguridad de los participantes o al desarrollo del estudio, por ejemplo, presentar reacciones alérgicas medicamentosas relacionadas con el fármaco que se va a investigar, o padecer alguna enfermedad psiquiátrica que impida o dificulte el cumplimiento del protocolo del estudio.

Estudios preclínicos y clínicos

La evaluación de nuevos medicamentos requiere diversas fases sucesivas. La duración del proceso completo es variable, pero se considera que el promedio de tiempo que requiere un medicamento para comercializarse ronda los 10 años. Una vez sintetizada la molécula y realizados todos los estudios preclínicos, comienzan los ensayos clínicos en las distintas etapas. Los estudios preclínicos (fase 0) estudian la farmacología y la toxicología del nuevo fármaco, generalmente mediante experimentación animal. Con posterioridad, los estudios clínicos lo evaluarán en humanos, a través de varias fases:

- Fase I: se evalúa la farmacocinética y la farmacodinámica del medicamento, proporcionando información preliminar sobre su seguridad. Se realiza en un pequeño número de voluntarios sanos y adultos, orientando sobre la pauta de administración.
- Fase II: se realiza con un número limitado de pacientes y proporciona información preliminar sobre la eficacia del producto, el rango de dosis terapéutica, y el método óptimo de administración y de seguridad de las dosis.
- Fase III: se desarrolla en condiciones clínicas y terapéuticas más próximas a las de la práctica clínica habitual. Realmente, son los estudios aleatorizados y controlados propiamente dichos, que se llevan a cabo para evaluar la eficacia del nuevo medicamento al compararlo con las alternativas disponibles, o con un placebo, así como la seguridad y los efectos secundarios del tratamiento. Se realiza en una muestra más amplia, con pacientes representativos de la población general a la cual iría destinado el fármaco.
- Fase IV: se realiza tras la comercialización del medicamento para evaluar sus posibles efectos adversos a largo plazo, no detectados con anterioridad, y para estudiar nuevas indicaciones o formas de dosificación.

Ensayos clínicos comerciales frente a independientes

Según de donde proceda la iniciativa para desarrollar los ensayos clínicos, se clasifican en comerciales e independientes:

- En los **ensayos comerciales**, el protocolo ya ha sido diseñado, generalmente por la industria farmacéutica (lo más habitual) o por una organización de investigación por contrato, que, en realidad, procede también de la industria farmacéutica y que subcontrata los servicios de estas empresas para la puesta en marcha de los ensayos clínicos.

  Designan un promotor, persona física o jurídica responsable de la realización del ensayo clínico, que firma la solicitud de autorización dirigida al comité ético y a la Agencia Española de Medicamentos y Productos Sanitarios (AEMPS), en el caso de España. Debe ser único y constar en todos los documentos referentes al ensayo clínico.

  El promotor de una compañía multinacional elegirá al centro que lo haga mejor y más rápido. Las empresas farmacéuticas son entidades con ánimo de lucro, las multinacionales generalmente son muy competitivas y para ellas todo lo que suponga recortar en tiempo supone también ahorro de dinero.

  De hecho, los ensayos promovidos por la industria farmacéutica vienen ya preparados para comenzar la fase clínica. El investigador principal es consultado previamente para recabar su participación e interés en el ensayo; se le solicita la experiencia previa, la disponibilidad de un equipo investigador preparado, la idoneidad de las instalaciones, el reclutamiento de los pacientes, el tiempo para llevarlo a cabo y las posibles dificultades para obtener un dictamen favorable del comité ético correspondiente. El investigador tiene derecho a opinar sobre el diseño y a plantear cambios al promotor de forma previa a su aprobación por las autoridades y comités, o bien posteriormente para plantear modificaciones relevantes al protocolo.

- En los **ensayos independientes** el protocolo es diseñado por grupos de investigación independientes, centros sanitarios, instituciones académicas como universidades, redes de investigación sanitaria, organizaciones científicas públicas, organizaciones sin ánimo de lucro, organizaciones de pacientes, etc. En este caso la financiación no corre a cargo de la potente industria farmacéutica, por lo cual el investigador debe buscarla a través de organismos públicos, entre ellos, el Centro de Investigación Biomédica en Red (CIBER), Redes Temáticas de Investigación Cooperativa Sanitaria (RETICS), el Consorcio de Apoyo a la Investigación Biomédica en Red (CAIBER) o convocatorias competitivas del Instituto de Salud Carlos III, organismo público español dependiente del Ministerio de Ciencia, Innovación y Universidades, o sociedades científicas.

  En este caso, el investigador principal es, a la vez, el promotor y asume todas las responsabilidades propias de esta figura, entre ellas la medicación que se utilizará en el ensayo, las solicitudes de aprobación a la agencia reguladora y a los comités éticos, así como la solicitud de aprobación de modificaciones relevantes, si las hubiere, y las notificaciones pertinentes a lo largo del ensayo.

  Por tanto, el investigador principal será responsable de la redacción del protocolo del ensayo, del diseño, realización, reclutamiento, recogida de datos y comunicación de resultados de la investigación, identificará y seleccionará qué centros van a participar y procesará los datos.

Se encargará también de la monitorización, de designar a la persona cualificada para ello y de las notificaciones de reacciones adversas graves inesperadas a la agencia reguladora. Por último, redactará el informe final y publicará los resultados.

Otra característica de este tipo de ensayos es que no se permite el empleo de los datos para generar propiedad industrial ni para autorizar la comercialización de un producto.

Contrato del ensayo clínico y protección de datos

Los ensayos clínicos que se realizan con mayor frecuencia son los comerciales, y en ellos se centra este capítulo. La firma de un contrato por parte del promotor y el centro sanitario o centros implicados en el desarrollo del ensayo debe constar en un documento oficial en el que se especifiquen especialmente los aspectos económicos. Sería deseable que se haga en un modelo de contrato único para todas las administraciones sanitarias del Sistema Nacional de Salud. El contrato con la memoria económica se enviará al comité de ética de la investigación con medicamentos correspondiente (CEIM).

Aunque el contrato podrá formalizarse en cualquier momento, solo será efectivo cuando el ensayo clínico sea autorizado por la AEMPS, en el caso de que se realice en España, y disponga del dictamen favorable del CEIM para su realización.

En la memoria económica constará el presupuesto inicial del ensayo, incluyendo los llamados costes indirectos que aplicará el centro, así como los costes directos extraordinarios, como analíticas y pruebas complementarias añadidas, modificación en la duración de la atención a los pacientes, pago por gastos a los pacientes y compra de aparatos para los participantes e investigadores del ensayo. También quedarán reflejados en el contrato los términos y plazos de los pagos. En cualquier caso, los centros no podrán solicitar pagos adicionales a los previstos en la memoria presentada al CEIM.

Con respecto a los datos de la investigación, debe quedar claro que pertenecen al promotor desde el primer momento del estudio, si bien no tendrá acceso a los datos de identificación de los participantes en el ensayo. Con la aplicación de la normativa sobre protección de datos (Reglamento EU 2016/679, de Protección de Datos, aplicable desde el 25 de mayo de 2018), se pondrá especial precaución en que el tratamiento con fines de archivo, de investigación científica o histórica o fines estadísticos esté sujeto a las garantías que marca el presente reglamento, en relación con los derechos y las libertades de los interesados, en concreto el respeto del principio de minimización de los datos personales. Para ello, se procede a la seudonimización en los ensayos clínicos con la disociación de los datos, mediante la cual no se permite la identificación del paciente.

El responsable de esta disociación es el investigador, y asigna a cada paciente un código numérico o alfanumérico según el listado de aleatorización, de manera que en el cuaderno de recogida de datos solo se registrará dicho código. Por tanto, el investigador será quien custodie los datos identificativos del participante (nombre, apellidos y número de historia clínica) y los códigos de disociación. Tendrán acceso a estos datos el monitor, auditor e inspector, pero en ningún caso el promotor.

Responsabilidades del promotor

El promotor de ensayos clínicos es cualquier persona física o jurídica, empresa, institución u organización responsable del inicio, gestión y financiación de un ensayo clínico. Habitualmente, se trata de una farmacéutica, pero no siempre, como se ha comentado en los ensayos independientes. En este sentido, las responsabilidades de un promotor son:

- Gestión, control y garantía de la calidad. Implementará durante todo el ensayo clínico un protocolo óptimo, procedimientos, un registro y un procesamiento de los datos, con el foco en la protección del paciente, en la evaluación y el control de riesgos, de acontecimientos adversos y en la integridad de los resultados del ensayo. El promotor podrá delegar sus funciones en una empresa u organización de investigación por contrato (CRO), que deberá cumplir con todas las obligaciones y deberes en nombre del promotor, si bien este seguirá siendo el responsable de garantizar el desarrollo normal del ensayo. Los aspectos económicos del ensayo deberán documentarse en un contrato que firmarán, previo a su inicio, el promotor, el investigador y el responsable de la institución.
- Diseño, manejo de datos y preparación de documentos del ensayo. Contará con profesionales cualificados para el diseño del protocolo, cumplimentación del cuaderno de recogida de datos, análisis estadísticos y preparación de los informes intermedios y finales. Los documentos esenciales, que son los que muestran el cumplimiento del investigador, promotor y monitor, deben estar disponibles en las auditorías del promotor y en las inspecciones de las autoridades reguladoras.
- Selección del equipo investigador y de centros implicados. Contactará con los investigadores más cualificados y verificará que el centro donde se desarrollará el estudio reúne la idoneidad de sus instalaciones, incluyendo la farmacia como punto esencial, donde se producirá la recepción, almacenamiento y custodia de la medicación. Como puede haber más de un centro participante, en cada uno de ellos debe nombrarse un investigador principal como responsable de la realización del ensayo.
- Informe actualizado del medicamento en investigación. Aportará su dosis, intervalo, forma de administración y los procedimientos para monitorizar su seguridad. Todo ello debe constar en el manual del investigador. Asimismo, suministrará gratuitamente los medicamentos en investigación, incluyendo el comparador o placebo, y garantizará su correcta fabricación, envasado, etiquetado y conservación.
- Redacción del protocolo. Es un requisito obligado y debe estar aceptado por la autoridad reguladora y tener el dictamen favorable del comité de ética correspondiente. Lo firmarán el promotor y el investigador, y su cumplimiento afecta a ambas partes.

- Contrato de un seguro de responsabilidad civil. Cubrirá las reclamaciones que sean consecuencia del ensayo clínico, pero no las que surjan de una mala práctica o negligencia, así como los costes de tratamiento de los pacientes, en caso de producirse daños relacionados con dicho ensayo.
- Solicitud de un dictamen favorable del comité ético de investigación con medicamentos y aprobación de la agencia reguladora competente (AEMPS).
- Monitorización. El promotor designará a un monitor cualificado, ajeno al equipo investigador, para vigilar la evolución del ensayo, verificar la protección de los derechos de los pacientes, obtener su consentimiento escrito para participar en el estudio y verificar la exactitud de todos los datos obtenidos y el cumplimiento del protocolo, de las normas de buena práctica clínica y de la legislación vigente. La monitorización puede ser presencial, centralizada o una combinación de ambas. Hay distintos tipos de visitas de control: de cualificación (no obligatoria), de inicio, de monitorización y de cierre:
  - En la visita de cualificación se verifica que el equipo investigador y el centro cumplen con todos los requisitos necesarios para llevar a cabo el estudio.
  - La visita de inicio se realiza tras la firma del contrato entre las partes, documenta que se han implantado todos los procedimientos del ensayo (protocolo, consentimiento informado, aleatorización de pacientes, registro de datos, trazabilidad de la medicación, registro y notificación de episodios adversos, etc.), y que el centro cuenta con los recursos necesarios.
  - Las visitas de monitorización se llevan a cabo una vez que se ha incluido el primer paciente en el estudio para verificar cómo se realiza el seguimiento de los pacientes, el cumplimiento del protocolo y la revisión del cuaderno de recogida de datos, del número de pacientes incluidos, los que finalizan el ensayo y los abandonos. También se verifica el registro y la comunicación de posibles reacciones adversas.
  - La visita de cierre se realiza tras la última evaluación del último paciente, una vez que la base de datos ha sido cerrada. Verifica la cumplimentación del cuaderno de recogida de datos y de todos los episodios adversos.
- Elaboración de informes y comunicación de resultados. Tanto los informes parciales como los finales del ensayo los comunicará a las agencias reguladoras. Asimismo, está obligado a publicar los resultados de los ensayos en revistas científicas y, obviamente, respetando el anonimato de los participantes. En caso de finalización prematura o suspensión del ensayo, debe informar rápidamente a los investigadores, instituciones y autoridades reguladoras y explicar las razones de esta contingencia.

Responsabilidades del investigador

Entre las responsabilidades del investigador, destacan las siguientes:

- Garantizar que el ensayo clínico se realiza de acuerdo con el protocolo del estudio y la legislación vigente. Dicho protocolo deben acordarlo, firmarlo y cumplirlo el promotor y el investigador.

- Conocer en profundidad el medicamento en investigación. Debe estar al día de las propiedades, acciones y efectos adversos del medicamento investigado. Estos datos constarán en la ficha técnica y en el manual del investigador, documentos que facilitará el promotor. Asimismo, debe controlar la trazabilidad del medicamento en cada paciente, la dosis administrada y la temperatura de conservación.
- Obtener el consentimiento informado firmado. Aportará al paciente, verbalmente y por escrito, una información completa referente al ensayo clínico, con sus riesgos y potenciales beneficios, en un lenguaje comprensible. El paciente podrá retirarse del estudio en cualquier momento, sin explicación alguna y sin que ello suponga merma de sus cuidados, y dispondrá de un contacto con algún miembro del equipo en casos de emergencia.
- Garantizar la veracidad de los datos registrados en los documentos esenciales y los documentos fuente.
  - Los documentos esenciales son los que permiten la reconstrucción del ensayo, como los consentimientos informados de los pacientes, el protocolo, los cuadernos de recogida de datos y el manual del investigador/ficha técnica.
  - Los documentos fuente son documentos originales o copias certificadas necesarios para la verificación de los datos del ensayo clínico, incluidos en la historia clínica del paciente.

Algunos equipos de investigación cuentan con profesionales cualificados y autorizados por la dirección del centro sanitario, los *data managers* o *study coordinators*, encargados de recoger y gestionar la información de los ensayos clínicos y cumplimentar los cuadernos de recogida de datos.

- Recoger los datos relativos a la seguridad, comunicando los efectos adversos establecidos en el protocolo.
- Garantizar los recursos adecuados: instalaciones idóneas, selección de una cantidad adecuada de pacientes o casos, compromiso temporal para la realización del ensayo y cualificación del equipo investigador.
- Asegurar la asistencia médica adecuada de los participantes.
- Otras responsabilidades: informar regularmente al comité de ética correspondiente de la marcha del ensayo, facilitar la monitorización y la auditoría por parte del promotor, la inspección por parte de las autoridades reguladoras pertinentes, así como elaborar y firmar el informe final del ensayo junto con el promotor.

Documentación relevante del ensayo clínico

A continuación, se exponen brevemente cuáles son los documentos necesarios para iniciar y llevar a cabo un ensayo clínico.

Protocolo del ensayo clínico

El protocolo del ensayo clínico debe incluir varios aspectos esenciales:

- Información general en la que conste el título del ensayo, el número de identificación, el nombre y la dirección del promotor, monitor, miembros del equipo investigador y de los departamentos médicos o instituciones implicadas en el ensayo.
- Justificación, descripción del medicamento (o la técnica o protocolo de actuación) en investigación, aportando los hallazgos relevantes de la bibliografía científica, si los hubiera, incluyendo riesgos y beneficios, pauta de dosificación y vía de administración, entre otros aspectos.
- Objetivos primarios y secundarios del ensayo.
- Diseño del ensayo: tipo de diseño, con descripción de la aleatorización, enmascaramiento y control que se llevará a cabo, de las variables, duración esperada, con los criterios de interrupción, en su caso, e identificación de los datos que se registrarán en el cuaderno de recogida de datos.
- Selección de pacientes, reseñando los criterios de inclusión, exclusión y de su posible retirada o finalización del tratamiento.
- Tratamiento de los pacientes, incluyendo el nombre de todos los fármacos que se utilizarán, su dosis y esquema de dosificación, vía de administración y los períodos de tratamiento.
- Valoración de la eficacia y seguridad, especificando los parámetros de medida y los procedimientos para la obtención de los informes de los efectos adversos.
- Manejo estadístico de los datos: descripción de los métodos estadísticos que se utilizarán, del tamaño muestral debidamente justificado, especificando nivel de significación y los intervalos de confianza. También deberán registrarse los datos faltantes, erróneos o no utilizados en el examen estadístico.
- Quedará especificado el acceso directo a los datos y documentos fuente para la realización de la monitorización, auditoría, revisión por parte del comité de ética y la inspección del ensayo por parte de las autoridades sanitarias.
- Descripción de las consideraciones éticas relacionadas con el ensayo.
- Datos de financiación y seguros, si bien estos conceptos suelen constar en sendos contratos independientes.
- Política de publicación en revistas científicas y comunicación a congresos.

Manual del investigador

El manual del investigador contiene los datos clínicos y no clínicos relevantes para la realización del ensayo clínico. Es parte de la documentación que debe ser evaluada por la AEMPS. Su objetivo es proporcionar a los investigadores la información necesaria para cumplir los aspectos claves del protocolo, tales como la dosis, la frecuencia y el intervalo de dosificación de la medicación, las formas de administración y los procedimientos para monitorizar la seguridad. También orienta adecuadamente sobre el manejo clínico de los sujetos del estudio durante la realización del ensayo clínico.

El manual del investigador debe revisarse, al menos, anualmente y actualizarse cuando sea necesario, de acuerdo con los procedimientos escritos del promotor, que lo notificará a las autoridades reguladoras, haya habido o no cambios.

En relación con su contenido (**Tabla 43-4**), además de una página en la que conste el título, nombre del promotor, identidad de cada medicamento en investigación, fecha de edición y una declaración de confidencialidad del equipo investigador para el manejo del documento, el manual del investigador contendrá los siguientes apartados:

- Índice.
- Resumen en el que ha de destacar la información farmacológica completa y clínica disponible para el desarrollo de la investigación del fármaco.
- Introducción, con el nombre químico y comercial, si está autorizado. También deberán indicarse datos farmacológicos, probables ventajas y razones de su utilización, así como las previsibles indicaciones profilácticas, terapéuticas o diagnósticas.
- Propiedades físicas, químicas y farmacéuticas y formulación, junto con las sustancias que componen el medicamento, incluyendo los excipientes, e instrucciones sobre el almacenamiento.
- Estudios no clínicos, si existen, sobre la farmacología, toxicología, farmacocinética y el metabolismo del medicamento en investigación, reseñando su metodología, y los posibles efectos adversos y no intencionados en humanos. La información incluirá las especies estudiadas, número de animales y su distribución por sexo, dosis, vía de administración, duración del seguimiento posterior a la exposición y resultados con los datos tabulados.
- Estudios clínicos. Debe aportarse información sobre farmacocinética, metabolismo, farmacodinamia, dosis-respuesta, seguridad (reacciones adversas graves esperadas o no), eficacia y otras actividades farmacológicas, junto con los efectos conocidos de los medicamentos en investigación en humanos.
- Resumen de los datos y guía para el investigador: facilita al investigador un conocimiento claro de los posibles riesgos y reacciones adversas, así como de las pruebas específicas,

Tabla 43-4. Índice del manual del investigador
Título
Declaración de confidencialidad (opcional)
Página de firmas (opcional)
Índice
Resumen
Introducción
Propiedades físicas, químicas y farmacéuticas, y formulaciones
Estudios no clínicos: • Farmacocinética y metabolismo del medicamento • Seguridad y eficacia • Experiencia durante la fase de comercialización
Resumen de datos y guía para el investigador

observaciones y precauciones que puedan ser necesarias durante el ensayo clínico.

Al final de cada capítulo se reseñarán las referencias de las publicaciones e informes.

Cuaderno de recogida de datos

Es obvio que lo que no se registra no existe. El cuaderno de recogida de datos es un documento, mejor en formato electrónico, con controles y seguridad de acceso, que recoge y transmite al promotor toda la información de cada paciente requerida en el protocolo. Debe haber congruencia entre los datos registrados en la historia clínica electrónica y los que, después, se recogen en el cuaderno de recogida de datos, y de ello se encargan los investigadores o colaboradores autorizados. El monitor corrobora que la información principal de un ensayo está bien recogida en el cuaderno de recogida de datos. Los datos que no consten en el cuaderno no pueden formar parte de los resultados del ensayo.

El objetivo, por tanto, del cuaderno de recogida de datos es verificar la calidad y la exactitud de los datos obtenidos, y la fiabilidad de los datos originales.

Todos los anteriores protagonistas tienen **responsabilidades** en la elaboración y cumplimentación del cuaderno de recogida de datos:

- Promotor: debe diseñar y proporcionar dicho cuaderno de recogida de datos y las herramientas para cumplimentarlo. Ha de dar la formación al personal que registrará los datos, y asegurarse de que el investigador controla y accede continuamente a dicho cuaderno.
- Investigador: el investigador principal será el responsable de los datos introducidos y de la firma correspondiente, si bien puede designar a una o varias personas para su cumplimentación.
- Monitor: verificará la congruencia entre la información registrada en el cuaderno de recogida de datos y los documentos fuente.
- *Data manager*: es el encargado de la transcripción de los datos a la base de datos.

A continuación, en la **tabla 43-5**, se aporta un **decálogo** que facilita la creación de un cuaderno de recogida de datos.

Aspectos éticos

Los principios éticos que rigen la experimentación con seres humanos para proteger sus derechos, seguridad y bienestar se recogieron en la Declaración de Helsinki, promulgada por la Asociación Médica Mundial en 1964. El documento original fue revisado posteriormente en cinco ocasiones y hoy se considera el referente más importante en la ética de la investigación con seres humanos, pese a que no es un instrumento legal vinculante internacionalmente. Entre esos principios éticos rectores se encuentran el de confidencialidad, por el que se obliga a preservar el anonimato en la recogida, gestión y comu-

Tabla 43-5. Decálogo tipo para la cumplimentación de un cuaderno de recogida de datos
1. Selección adecuada de ítems según el protocolo diseñado
2. Orden y lenguaje sencillos
3. Escribir lo menos posible (hay un apartado de observaciones)
4. Título del proyecto, identificación del paciente y fecha de obtención de datos en cada hoja del cuaderno de recogida de datos
5. Evitar abreviaturas
6. Realizar preguntas neutras
7. No usar términos vagos o ambiguos
8. Realizar una guía de manejo del cuaderno de recogida de datos
9. No realizar cálculos
10. Procurar usar variables dicotómicas

nicación de la información, y el de autonomía, por el cual debe respetarse la decisión que adopte el paciente (o su representante legal) respecto a su inclusión o no en el ensayo clínico y, en su caso, reseñada en el consentimiento informado.

En consecuencia, es esencial que todos los pacientes den voluntariamente su consentimiento informado para participar en el ensayo clínico, y deben conocer y comprender, sin un ápice de dudas, los derechos y responsabilidades, riesgos y beneficios involucrados. Obviamente, el paciente debe renunciar en el documento a su derecho a decidir en el proceso de aleatorización, de forma que puede incluirse por azar en cualquiera de los grupos. Por supuesto, los principios de beneficencia y de no maleficencia, es decir, no causar daño, también dirigen las actuaciones de buena práctica clínica del equipo investigador. En este sentido, ambas pautas de tratamiento, la experimental y la del grupo control, deben ser éticamente asignables a los pacientes.

Por tanto, es una exigencia legal que el ensayo clínico cumpla con todos los principios de la ética, de ahí los comités de ética en sus variables denominaciones según la procedencia, que vigilan el respeto escrupuloso y la protección de los derechos de los participantes.

Por ejemplo, si al paciente se le plantea participar en el estudio de un nuevo tratamiento de una patología concreta en el que se va a evaluar su eficacia y riesgos, se hará en condiciones muy garantistas, controladas y reguladas. Si acepta voluntariamente, debe conocer que dispone del 50 % de posibilidades de acceder al mismo y otro 50 % de recibir el tratamiento estándar o un placebo, según el caso, y ni los investigadores ni el propio paciente conocerán durante el estudio en qué grupo se encuentran. En cualquier caso, serán tratados con el nivel técnico y científico óptimos, y de todo ello se encargará el comité de ética correspondiente.

En España, el Real Decreto 1090/2015, que regula los ensayos clínicos con medicamentos, los comités de ética de la investigación con medicamentos y el Registro Español de

Estudios Clínicos, define el CEIM como el que está acreditado para emitir un dictamen en un estudio clínico con medicamentos y productos sanitarios. Su finalidad principal es proteger los derechos, la seguridad y el bienestar de los participantes en un ensayo clínico. Entre sus funciones específicas destaca la evaluación de la metodología del estudio, de sus aspectos éticos y legales, la farmacología del medicamento y la práctica clínica asistencial antes de la emisión del dictamen pertinente.

La buena práctica clínica asume una serie de normas y directrices para proteger los derechos de los participantes en un ensayo clínico y asegurar la calidad y la fiabilidad de los datos obtenidos. Incluye principios éticos y derechos plasmados en el Código de Nuremberg, Informe Belmont, Declaración de Helsinki, Convenio de Oviedo para la protección de los derechos humanos y la dignidad del ser humano con respecto a las aplicaciones de la biología y la medicina y la Ley 41/2002, de 14 de noviembre del Gobierno de España, básica reguladora de la autonomía del paciente y de derechos y obligaciones en materia de información y documentación clínica.

En 1995, en la Conferencia Internacional de Armonización entre la Unión Europea, Japón y Estados Unidos, se consensuó una guía común de normas de buena práctica clínica que deben cumplir los ensayos clínicos que se presenten como base para la autorización de medicamentos en dichas áreas geográficas. Posteriormente, en 1996, este documento de consenso fue aprobado por el Comité de Medicamentos de Uso Humano (actual Committee for Medicinal Products for Human Use) de la Agencia Europea de Medicamentos (European Medicines Agency [EMA]) y entró en vigor en 1997. Por tanto, la buena práctica clínica se define como una norma internacional de calidad científica y ética dirigida al diseño, registro y redacción de informes de los ensayos clínicos en los que participan seres humanos. Se esquematiza en la **tabla 43-6**.

Bases de datos de ensayos clínicos

Según la Organización Mundial de la Salud, el registro, la publicación y el acceso público a los contenidos relevantes de los ensayos y estudios clínicos es una responsabilidad científica, ética y moral. De hecho, en la 64ª Asamblea de la Asociación Médica Mundial se modificó la Declaración de Helsinki para que todo estudio de investigación con seres humanos fuera inscrito en una base de datos disponible al público antes de aceptar al primer paciente. Asimismo, los investigadores tendrán a disposición del público los resultados de su investigación y se han de responsabilizar de la integridad y la exactitud de sus informes. En la publicación se debe citar la fuente de financiación, las afiliaciones institucionales y el conflicto de intereses.

Hay distintas bases de datos internacionales de ensayos clínicos a las que se puede acceder de forma libre y gratuita. Las más relevantes son:

• ClinicalTrials.gov (http://clinicaltrials.gov/), que pertenece a la Biblioteca Nacional de Medicina de Estados Unidos y

Tabla 43-6. Principios de buena práctica clínica de la Conferencia Internacional de Armonización

Los ensayos clínicos deben realizarse de acuerdo con los principios éticos que tienen su origen en la Declaración de Helsinki, y han de ser coherentes con la guía de la buena práctica clínica y los requisitos de la legislación vigente

Antes de iniciar un ensayo, deberán considerarse los riesgos e inconvenientes previsibles en relación con el beneficio esperado, tanto para el sujeto individual del ensayo como para la sociedad. Un ensayo deberá iniciarse y continuar únicamente en el caso de que los beneficios previstos justifiquen los riesgos

Los derechos, la seguridad y el bienestar de los sujetos de un ensayo son las consideraciones más importantes, y deberán prevalecer sobre los intereses de la ciencia y de la sociedad

La información clínica y no clínica disponible sobre un medicamento en investigación deberá ser suficiente para avalar el ensayo clínico propuesto

Los ensayos clínicos deberán estar científicamente justificados y estar descritos en un protocolo claro y detallado

El ensayo deberá realizarse de acuerdo con el protocolo que previamente haya recibido un dictamen favorable de un comité ético de investigación con medicamentos

El cuidado médico que reciben los sujetos, así como las decisiones médicas tomadas en su nombre, serán siempre responsabilidad de un médico cualificado

Cada individuo implicado en la realización de un ensayo deberá estar cualificado por su titulación, formación y experiencia para realizar sus tareas y responsabilidades respectivas

Se deberá obtener el consentimiento informado, otorgado de forma libre, de cada sujeto antes de su participación en el ensayo clínico

Toda la información del ensayo clínico deberá ser registrada, manejada y almacenada de forma que permita su comunicación, interpretación y verificación exactas, siguiendo la conferencia internacional de armonización

Se deberá proteger la confidencialidad de los registros que pudieran identificar a los sujetos, respetando su privacidad y las normas de confidencialidad de acuerdo con los requisitos legislativos pertinentes

Los medicamentos en investigación deberán fabricarse, manejarse y almacenarse de acuerdo con las normas de correcta fabricación pertinentes. Estos deberán ser utilizados de acuerdo con el protocolo aprobado

Deberán implantarse procedimientos que aseguren la calidad de cada aspecto del ensayo, sobre todo aquellos que son esenciales para garantizar la protección del sujeto y la integridad de los resultados del ensayo

ofrece información pública de estudios clínicos financiados tanto pública como privadamente. La información contenida en el registro se diseñó para un público amplio, incluyendo a las personas con enfermedades graves o potencialmente mortales, profesionales de la salud e investigadores.
- Registro Europeo de Ensayos Clínicos, EU Clinical Trials Register (https://www.clinicaltrialsregister.eu/), gestionado por la Agencia Europea de Medicamentos (EMA). Permite el acceso público a información sobre ensayos clínicos con medicamentos autorizados en los 27 Estados miembros de la Unión Europea, Islandia, Liechtenstein y Noruega.
- Las agencias nacionales competentes autorizan los ensayos clínicos e introducen la información proporcionada por el promotor en la base de datos EudraCT. Se añade a esta información la autorización y la opinión de los comités éticos de investigación.
- Registro Español de Ensayos Clínicos, disponible en la dirección https://reec.aemps.es, que incluye de forma obligatoria información de los ensayos clínicos con medicamentos de uso humano autorizados por la AEMPS. Dicha información será redactada en un lenguaje sencillo y accesible al ciudadano sin especiales conocimientos científicos. Además, incluye una breve justificación del estudio, los centros participantes, su estado de actividad y las fechas de inicio del ensayo, fin del reclutamiento y finalización del ensayo.
- Current Controlled Trials, publicada por BioMed Central, permite el acceso libre a la información sobre ensayos clínicos de todos los países del mundo y en todas las áreas de la salud. Su dirección es http://www.controlled-trials.com/.
- TrialsCentral.org, centrada en Estados Unidos, recoge aproximadamente 200 bases de datos de ensayos clínicos. Es accesible en la dirección http://www.trialscentral.org/.
- Centro Cochrane Español, que aporta una guía de búsqueda manual de ensayos clínicos, en http://www.cochrane.es.
- WHO International Clinical Trials Registry Platform, que se nutre de varios registros de ensayos, en la dirección http://www.who.int/ictrp/en/.

PUNTOS CLAVE

- En todo proyecto de investigación son esenciales el planteamiento del problema, la formulación de los objetivos, una metodología rigurosa, reseñar el plan de trabajo y exponer las consideraciones éticas, sin olvidar plasmar un presupuesto económico realista.
- La Buena Práctica Clínica engloba una serie de normas dirigidas a garantizar los derechos de los participantes en una investigación clínica, asegurar la calidad de los datos y evitar errores en la actividad investigadora.

- Un ensayo clínico es una evaluación experimental planificada de un producto, sustancia, medicamento, técnica diagnóstica o terapéutica que pretende valorar su eficacia y seguridad. Los ensayos clínicos controlados y aleatorizados son las investigaciones clínicas que generan la mejor evidencia científica.
- Un ensayo clínico debe ser éticamente y metodológicamente correcto, hay que recabar a cada participante el consentimiento informado, y se deben respetar y proteger sus derechos y datos personales.

BIBLIOGRAFÍA

Alsagheir A, Koziarz A, Belley-Côté EP, Whitlock RP. Expertise-based design in surgical trials: a narrative review. Can J Surg. 2021;64(6):E594-E602. doi: 10.1503/cjs.008520.

Flom P, Harron K, Ballesteros J, et al. Common errors in statistics and methods. BMJ Paediatr Open. 2024;8(1):e002755. doi: 10.1136/bmjpo-2024-002755.

Gisbert JP, Chaparro M. How to prepare a research proposal in the health sciences? Gastroenterol Hepatol. 2021;44:730-40. doi: 10.1016/j.gastrohep.2020.07.028.

Gisbert JP, Chaparro M. Reglas y consejos para ser un investigador de éxito. Gastroenterol Hepatol. 2020;43(9):540-50. doi: 10.1016/j.gastrohep.2020.03.010.

Rosengaard LO, Andersen MZ, Rosenberg J, Fonnes S. Several methods for assessing research waste in reviews with a systematic search: a scoping review. Peer J. 2024;18;12:e18466. doi: 10.7717/peerj.18466.

Sánchez López JD, Cambil Martín J, Luque Martínez F. Belmont report. A theorical and practical reviewed. J Healthc Qual Res. 2021;36(3):179-80. doi: 10.1016/j.jhqr.2020.01.011. Disponible en: https://www.sciencedirect.com/science/article/pii/S2603647920301160.

Solís Sánchez G, Alcalde Bezhold G, Alfonso Farnós I. Ética en investigación: de los principios a los aspectos prácticos. Anales de Pediatría. 2023;99(3):195-202. doi.org/10.1016/j.anpedi.2023.06.005. Disponible en: https://www.sciencedirect.com/science/article/pii/S1695403323001467.

Los laboratorios clínicos en el ámbito militar

44

M. P. de Ribera Pieras y J. E. Gómez Sanz

OBJETIVOS

- Aprender datos y conceptos relacionados con los laboratorios clínicos en el ámbito militar, los procedimientos y los procesos que se producen para llevar a cabo su despliegue.
- Llevar a cabo el estudio de las condiciones personales y materiales inherentes al despliegue de un laboratorio en la zona de operaciones cuya finalidad es completar sus funciones con la máxima operatividad y eficiencia.
- Familiarizarse con conceptos relativos al despliegue y la logística que supone la puesta en estado operativo de un laboratorio clínico que proporcione la calidad asistencial necesaria, en el momento adecuado y en las condiciones que demande el tipo de misión establecida.
- Reconocer la importancia de la normalización como un instrumento que facilita la gestión de diversos sistemas, equipos y materiales en el ámbito de las fuerzas armadas (FAS).

INTRODUCCIÓN

En agosto de 2004, para dar respuesta a las necesidades de apoyo sanitario identificadas en Kabul (Afganistán), y por asimilación a lo que se realiza en otros países europeos, se produce el despliegue de oficiales analistas clínicos como parte de un equipo modular facultativo, compuesto por intensivista, internista, radiólogo y preventivista, en combinación con médicos de otras nacionalidades, búlgaros (anestesistas) y húngaros (cirujanos y traumatólogos).

Desde ese momento y hasta 2015, año en el que se produce el repliegue de tropas de Afganistán en Herat, se mantiene operativo un laboratorio que forma parte de un escalón de apoyo sanitario o ROLE 2E liderado inicialmente por el Ejército de Tierra y, a partir de 2005, por el Ejército del Aire.

Simultáneamente, los especialistas en análisis clínicos embarcan en buques de la Armada, en el marco de la operación contra la piratería, en aguas del Índico, denominada «Operación Atalanta».

> ! La sanidad militar está en disposición de dotar del personal necesario para cubrir este tipo de despliegues en un breve espacio de tiempo y con la formación e instrucción adecuadas.

En todo despliegue, el apoyo sanitario prestado debe aproximarse, lo máximo posible, a los estándares de calidad que se aplican en territorio nacional, con los condicionantes de misión, ambiente y situación.

Se hace necesario asegurar un sistema de enlace eficiente entre los distintos escalones y órganos sanitarios desplegados, para asegurar la calidad y la continuidad de la asistencia. Por ejemplo, un sistema de enlace puede ser una ambulancia o un helicóptero medicalizado.

El servicio de sanidad en operaciones ha de responder a unos principios logísticos de economía, continuidad, oportunidad, flexibilidad, equilibrio y sencillez (**Fig. 44-1**):

- La **economía** consiste en emplear solo los medios sanitarios necesarios y suficientes para cada ocasión con el objetivo de conseguir el máximo rendimiento de los medios empleados.
- La **continuidad** es la capacidad de apoyar durante todas las fases de una operación.

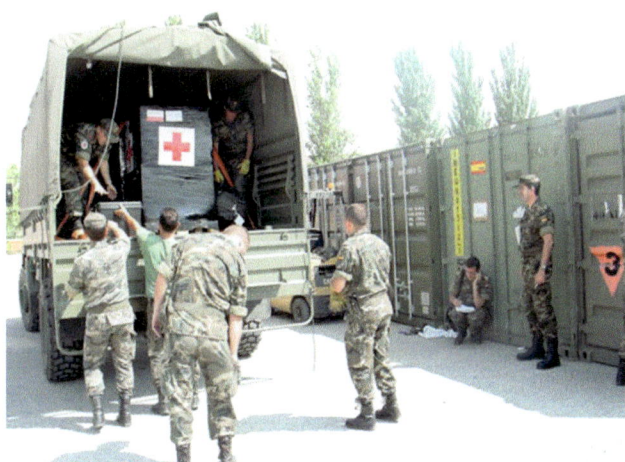

Figura 44-1. Descarga de material sanitario.

559

- La **oportunidad** consiste en prestar el apoyo que precise toda unidad en el momento y el lugar que lo necesite.
- La **flexibilidad** es la capacidad de adaptación a las necesidades imprevistas del combate.
- El **equilibrio** consiste en conjugar adecuadamente las necesidades de apoyo con las posibilidades y recursos de las unidades de sanidad.
- La **sencillez** consiste en concebir planes y procedimientos de fácil ejecución.

FORMACIONES SANITARIAS DE TRATAMIENTO

Las **formaciones sanitarias de tratamiento (FST)** son formaciones desplegables por las unidades de apoyo sanitario concebidas para respaldar las operaciones sanitarias. Estas formaciones se clasifican según las capacidades asistenciales y de especialización (ROLE) que posean, así como otras funciones de apoyo sanitario que puedan desempeñar.

Cabe destacar que, conforme a la actualización de los procedimientos asistenciales, la capacitación del personal y el progreso tecnológico, las capacidades asignadas a cada FST pueden ser objeto de modificación o ampliación. En este marco, se hace imperativo señalar que las FST deben contar con personal sanitario que posea el nivel de especialización y capacitación adecuados en función de su nivel asistencial.

Asimismo, deben incluir otro personal militar necesario para llevar a cabo tareas administrativas, de comunicación, de mantenimiento y apoyos vitales (**Tabla 44-1**).

Las formaciones sanitarias de tratamiento (FST) que tienen el nivel asistencial ROLE 2 se distinguen por aportar capacidad quirúrgica a las inherentes al ROLE 1. Este nivel se segmenta en tres categorías: ROLE 2B (básico), ROLE 2E (reforzado) y ROLE 2F (avanzado). Estas categorías vienen establecidas en función de sus capacidades sanitarias y de su movilidad.

Por su parte, el ROLE 3 se presenta como una FST de naturaleza modular y escalonamiento progresivo que abarca todas las capacidades del ROLE 2E y suma cirugía especializada, otras especialidades médicas y atención dental secundaria.

Tabla 44-1. Capacidades en función del tipo de formación sanitaria de tratamiento desplegada		
FST	**Capacidades básicas**	**Posible refuerzo**
Puesto de enfermería	• Triaje • Asistencia en urgencias y emergencias, reanimación, estabilización y puesta en estado de evacuación, según protocolos de enfermería • Asistencia primaria en los ámbitos propios de la enfermería • Asesoramiento general en protección sanitaria de la fuerza	
ROLE 1	• Triaje • Asistencia en urgencias y emergencias, reanimación, estabilización y puesta en estado de evacuación • Atención primaria y gestión inicial del estrés • Asesoramiento general en protección sanitaria de la fuerza. • Medios de evacuación terrestre propios	• Mínima capacidad de hospitalización (camas no asistidas) y área de aislamiento (reducida) • Odontología (primaria y de urgencia) • Farmacia • Apoyo veterinario • Atención psicológica clínica • Laboratorio para diagnóstico clínico (básico) • Esterilización de material • Diagnóstico por imagen básico (radiología simple o diagnóstico por imagen ecográfica) • Gestión de un punto de recogida de bajas • Telemedicina • Medicina de vuelo • Medicina en ambiente hiperbárico
ROLE 2B (básico). Dotado de una capacidad quirúrgica que permite llevar a cabo técnicas de reanimación de control de daños o cirugía de control de daños	Además de las capacidades ROLE 1, dispone de: • Área de urgencias y emergencias • Capacidad quirúrgica inicial • Capacidades diagnósticas específicas, incluida radiología simple y ecografía • Hospitalización limitada (camas asistidas) • Postoperatorio • Farmacia y abastecimiento de recursos sanitarios • Apoyo veterinario • Psicología clínica • Odontología • *Communications and Information Systems* en la OTAN, incluida telemedicina • Esterilización • Medios de evacuación sanitaria terrestres o aéreos de ala fija o rotatoria	• Estación sanitaria de descontaminación NBQ • Alguno de los módulos que integran el ROLE 2E

(Continúa)

Tabla 44-1. Capacidades en función del tipo de formación sanitaria de tratamiento desplegada (*Cont.*)

FST	Capacidades básicas	Posible refuerzo
ROLE 2E (reforzado). Comprende, además de las capacidades como cirugía primaria o reparadora, cuidados intensivos y de diagnóstico por imagen	• Postoperatorio y cuidados intensivos • Hospitalización limitada (mayor número de camas asistidas) • Área de aislamiento (infecciosos) • Cirugía especializada • Planta de oxígeno	• Tomografía computarizada • Estación sanitaria de descontaminación NBQ • Incineradora de residuos sanitarios • Mortuorio • Medicina en ambiente hiperbárico • Cámara hiperbárica multiplaza-desplegable
ROLE 2F	En determinadas situaciones operativas, puede resultar necesario el despliegue de FST a vanguardia, con capacidad de cirugía de control de daños, reducidas, flexibles, interoperables y dotadas de gran movilidad y autonomía, sin disponer de las capacidades propias o específicas del ROLE 1, ROLE 2B ni ROLE 2E, pero capaces de operar en escenarios muy demandantes, remotos y en condiciones de austeridad, en ambientes no permisivos o de combate e, incluso, como un refuerzo de las capacidades de un ROLE 1 ante una necesidad concreta de cirugía de control de daños	
ROLE 3	Comprende todas las capacidades de ROLE 2E y, además, aporta cirugía especializada, otras especialidades médicas y asistencia dental secundaria, entre otras, para proporcionar asistencia sanitaria a un mayor número de bajas. Puede incrementar su capacidad quirúrgica, diagnóstica, de cuidados postoperatorios e intensivos y tiene posibilidad de hospitalización de hasta 100 bajas	

FST: formación sanitaria de tratamiento; NBQ: nuclear, biológico y químico; OTAN: Organización del Tratado del Atlántico Norte.

> **!** En relación con los ROLE 1, respecto al laboratorio de análisis clínicos, la doctrina establece que estos pueden ser reforzados con diversas capacidades, entre las cuales se incluye la presencia de un laboratorio para diagnóstico clínico básico. En este contexto, la doctrina incorpora al analista clínico en las FST, ya que el procesamiento de muestras biológicas corresponde a oficiales pertenecientes al Cuerpo Militar de Sanidad, farmacéuticos o médicos que hayan completado el programa formativo de la especialidad de Análisis Clínicos. Dicho programa es elaborado por la Comisión Nacional de la Especialidad de Análisis Clínicos y verificado por el Consejo Nacional de Especialidades.

Por tanto, en el planeamiento previo al despliegue es imprescindible tener en cuenta los siguientes puntos:

- Definir las capacidades necesarias de la FST, con el objetivo de normalizar equipos, reactivos y la cartera de servicios, adaptándola a las condiciones requeridas para el despliegue en la zona de operaciones. Esto se aplica tanto al diagnóstico clínico básico en la FST1 reforzada como al ROLE 2 y sucesivos, asegurando la congruencia de la actuación del analista clínico con los estándares que la especialidad exige.
- Normalizar los equipos mencionados y abordar todos los aspectos relativos al sostenimiento de recursos sanitarios, incluyendo sangre y componentes sanguíneos, así como la operatividad del equipamiento de laboratorio y los reactivos.

- Considerar la necesidad de contar con medios de diagnóstico clínico específicos o de identificación de agentes microbiológicos causales en el planeamiento sanitario en ambiente nuclear, biológico, químico y radiológico (NBQR) en el laboratorio de análisis clínicos mencionado.

Para responder a las necesidades de apoyo sanitario identificadas en escenarios en territorio nacional o en las zonas de operaciones, y siguiendo las prácticas de otros países afines, se precisa la creación de FST desplegables de forma rápida y con el equipamiento esencial. Estas formaciones deben contar con capacidad quirúrgica (cirugía de control de daños) y reanimación de control de daños, para estabilizar a las bajas y realizar evacuaciones inmediatas, si fuese necesario.

STANAG

La implementación de la normalización se materializa a través de documentos denominados *Standarization Agreement* (STANAG), los cuales representan acuerdos entre los diferentes Estados miembros. Estos acuerdos recopilan conceptos y procedimientos considerados comunes a los países que los ratifican. Es relevante señalar que, en términos generales, la legislación contenida en los STANAG suele ser menos restrictiva que la legislación nacional, ya que busca establecer mínimos que fomenten la interoperabilidad y puedan ser alcanzados en la medida de lo posible.

Dentro del ámbito de las FAS, se reconoce la importancia de la normalización como un instrumento que facilita la gestión de diversos sistemas, equipos y materiales. De esta manera, se promueve la interoperabilidad entre las FAS y sus aliados. Esta iniciativa busca unificar, abaratar y reducir los tipos de repuestos, facilitando así el intercambio de piezas y equipos, en última instancia, en beneficio del cumplimiento de las necesidades operativas.

 Los STANAG, también conocidos como *Acuerdos de normalización*, reflejan el compromiso de las naciones miembro de implementar total o parcialmente un acuerdo, con o sin reservas, para cumplir con requisitos interoperativos específicos.

La normalización permite un uso más eficiente de los recursos, así como la mejora de la interoperabilidad.

En el contexto de la Organización del Tratado del Atlántico Norte (OTAN), el STANAG en el ámbito de laboratorios clínicos se establece en el NATO STANDARD AMEDP-8.5, titulado *Minimum test requirements for laboratory units of in theatre military medical treatment facilities*. Edition B. Version 1. June 2023.

El citado acuerdo busca proporcionar un estándar de atención médica lo más cercano posible a los estándares vigentes, teniendo en cuenta el entorno operativo, y establece que las naciones son responsables de asignar el personal de laboratorio adecuado según los requisitos operativos.

Las reglas, modelos o acciones repetitivas establecidas por la normalización buscan definir, unificar y simplificar en beneficio de la calidad y la economía. Entre sus ventajas se destacan:

- Mayor eficiencia en el uso de personal y equipos.
- Adecuada gestión del tiempo.
- La optimización de *stocks*.
- Fomentar la intercambiabilidad.
- Garantizar unos estándares de calidad que contribuyan a la seguridad de los pacientes.

La normalización impacta en campos operacionales, de procedimientos, materiales y administrativos, abarcando desde la planificación de campañas hasta procedimientos para el transporte de suministros en alta mar, asegurando la interoperabilidad en diversas áreas, incluyendo el ámbito sanitario.

 En el ámbito de la Alianza Atlántica, en el que la capacidad para trabajar en equipo es crucial, la normalización se presenta como una herramienta esencial. Los estándares comunes, especialmente entre las fuerzas militares, son necesarios para llevar a cabo operaciones multinacionales de manera efectiva. La estandarización, por tanto, posibilita un uso más eficiente de los recursos y fortalece la efectividad operacional de la alianza. Se aplica en ámbitos como análisis clínicos e implica el desarrollo y la implementación de conceptos, doctrinas y procedimientos para alcanzar y mantener niveles necesarios de compatibilidad, intercambiabilidad y comunalidad que aseguren la máxima interoperabilidad.

PERSONAL

El documento denominado PDC-4.10 *Doctrina sanitaria en operaciones* establece la necesidad de disponer y desplegar personal militar debidamente acreditado para brindar apoyo en materia de atención sanitaria. Este personal debe contar con la formación, instrucción y capacitación legal requeridas para la aplicación de procedimientos y protocolos que permitan la atención adecuada a las bajas ocasionadas en el contexto operativo.

Es necesaria una adecuada selección del personal que se va a desplegar, y en ningún caso se admite que la atención asistencial en territorio nacional permita reducir el número o grado de especialización del personal sanitario a desplegar, poniendo en riesgo la calidad asistencial de las FAS.

 El procesamiento de las muestras biológicas corresponderá a oficiales del Cuerpo Militar de Sanidad, con la especialidad fundamental de Farmacia o Medicina y complementaria de Análisis Clínicos.

El analista clínico en operaciones

La competencia general de esta especialidad permite realizar estudios analíticos de muestras biológicas (**Fig. 44-2**), siguiendo los protocolos normalizados de trabajo, aplicando las normas de calidad, seguridad y medioambientales establecidas y valorando los resultados técnicos, para que sirvan como soporte a la prevención, al diagnóstico, al control de la evolución y al tratamiento de la enfermedad. La citada titulación otorga una formación clínica general, especialmente en aquellas áreas de conocimiento en las que la interpretación de los resultados analíticos es clave.

Competencias

En el marco de las competencias, el especialista en Análisis Clínicos debe asumir las siguientes competencias:

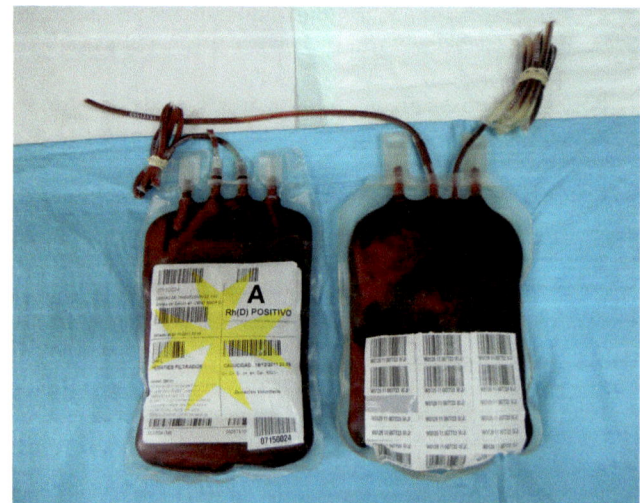

Figura 44-2. Concentrado de hematíes, grupo A+.

- Elección, recomendación, en su caso, y realización, incluida la toma de muestras, de los procedimientos de laboratorio adecuados al estudio de la situación del paciente, asegurando la emisión de resultados de calidad garantizada y de coste óptimo.
- Interpretación de los resultados obtenidos en relación con la situación clínica del paciente, haciendo llegar esta información a los clínicos.
- Comunicación y discusión, con otros especialistas, sobre el significado de la información obtenida.
- Validación de los datos obtenidos, según métodos de tratamiento estadístico, para evaluar la coherencia y la fiabilidad de los resultados.
- Selección de técnicas estandarizadas en función de la determinación a realizar.
- Aplicación de procedimientos de análisis bioquímico, hematológico, microbiológico e inmunológico, para realizar determinaciones.
- Preparación y distribución de hemoderivados (grupo sanguíneo, detección de anticuerpos y pruebas cruzadas). El analista clínico es el competente y, por tanto, el responsable de la administración de componentes sanguíneos desde su obtención y procesamiento hasta su administración y efectos sobre el paciente. Deberá mantener su trazabilidad cumpliendo con los estándares de calidad y seguridad establecidos.
- Contacto a través de los sistemas de información/telemedicina con oficiales de otras especialidades fundamentales y complementarias cuando se requiera.

Además, en el caso en el que la jefatura del equipo modular facultativo desplegado en una zona de operaciones recaiga sobre el oficial del Cuerpo Militar de Sanidad de mayor antigüedad y concurra que el oficial analista, farmacéutico o médico, tiene dicha situación, la práctica de la especialidad de Análisis Clínicos es simultaneada con la jefatura del equipo modular facultativo, sin que ello deba suponer una merma o detrimento de los estándares de calidad exigidos en la práctica de su especialidad.

Se trata de garantizar que los oficiales analistas puedan prestar asistencia sanitaria en el ámbito de sus competencias, con criterios de calidad, seguridad clínica y eficiencia en una zona de operaciones con la finalidad última de mantener la competencia profesional considerando las necesidades de formación en el contexto de la sanidad operativa, cubriendo los puestos de analista que sean necesarios en las FST.

Formación continuada

La formación continuada, esencial en la instrucción y adiestramiento del personal sanitario de las FAS, constituye un objetivo irrenunciable. Esto es indispensable para posibilitar la revisión y la actualización de conocimientos, manteniendo la competencia con criterios de calidad, eficacia, seguridad y eficiencia, especialmente en las zonas de operaciones. En resumen, es crucial asegurar que los analistas clínicos militares, desplegados en operaciones, desempeñen sus funciones conforme a los estándares de calidad exigidos para todos los componentes de las FAS.

El plan de formación continuada se define en función de las necesidades de las unidades desplegables e incluye al personal del Cuerpo Militar de Sanidad de especialidades fundamentales y complementarias presentes en los despliegues de las FST con capacidades de ROLE 1, ROLE 2B, ROLE 2E, ROLE 2F y ROLE 3.

El plan de formación continuada de la especialidad Análisis Clínicos tiene en cuenta las necesidades de cada despliegue, con el objetivo de mantener y actualizar las competencias necesarias para el desempeño de los cometidos del personal sanitario en las zonas de operaciones.

En cuanto a los requisitos profesionales, además, se destaca la importancia de la formación continuada para mantener, actualizar y desarrollar competencias en el entorno operativo, considerando aspectos como las peculiaridades del paciente **«baja de combate»**, la posibilidad de **«bajas masivas»**, características epidemiológicas y fisiopatológicas, riesgos NBQR, sistemas de información de gestión del laboratorio y la necesidad de conocimiento de idiomas. Asimismo, se resalta la importancia de la normalización también en el ámbito formativo, para garantizar la coherencia y la eficiencia en el ámbito analítico, hecho que contribuye a la seguridad y la eficacia de las operaciones sanitarias.

Dada la naturaleza multidisciplinar del trabajo de estos especialistas en operaciones, que abarca actividades propias de especialidades como Bioquímica Clínica, Hematología, Inmunología, Microbiología y Parasitología, se requiere llevar a cabo una serie de actividades que permitan alcanzar y mantener un grado de competencia profesional orientado al apoyo a la fuerza en operaciones.

MATERIAL, REQUISITOS TÉCNICOS, EQUIPAMIENTO NECESARIO Y REQUISITOS DE CALIDAD

Habiendo sido determinadas las capacidades requeridas en cada despliegue, así como de la cartera de servicios que deberá adaptarse a las condiciones requeridas para el despliegue en una zona de operaciones, y con la finalidad de llevar a cabo la normalización de equipos y reactivos, se determinará el material necesario en el planeamiento operativo de manera que se adecúe permanentemente la actuación del analista clínico a los estándares que la especialidad exige.

En cualquier caso, las características de los equipos y materiales desplegados deberán estar consensuadas con los facultativos especialistas, que deberán poseer información técnica de dicho material, con la finalidad de cumplir con la ya citada normalización de equipos y material.

Se requiere que los equipamientos sean adecuados y suficientes para garantizar la validez y la calidad de los resultados obtenidos. Su instalación debe cumplir con normas de seguridad y prevención de riesgos, así como con otras normativas aplicables en territorio nacional. Antes de adquirir o ceder equipos, es esencial contar con el asesoramiento de un especialista en Análisis Clínicos. Este experto debe asegurarse de que las características técnicas cumplen con los estándares mínimos de calidad, priorizando la robustez, «rugerización» y mínimo mantenimiento.

Los laboratorios químicos desplegados en una zona de operaciones deben contar, al menos, con los medios técnicos que permitan el procesamiento de los parámetros incluidos en la cartera de servicios establecida.

Los parámetros a incluir en la cartera de servicios mínima variarán en función de las capacidades ROLE 2B, ROLE 2E y ROLE 3 de la FST. Dadas las características especiales en cuanto a movilidad de las formaciones sanitarias ROLE 2F, sus requisitos técnicos serán definidos en cada despliegue.

 El laboratorio cuenta con el material y equipos apropiados para poder completar sus funciones con la máxima operatividad y eficiencia, y ha de disponer de los equipos analíticos necesarios para realizar la determinación de los parámetros de su cartera de servicios.

Sistema informático de laboratorio

Para asegurar la transmisión, el almacenamiento y la custodia adecuados de la información analítica, se exige la presencia de un **sistema de información de laboratorio (SIL)** a partir de las capacidades de ROLE 2E. Su funcionalidad debe ser tal que incluya y asocie los datos demográficos del paciente con los valores clínicos obtenidos en la analítica. Será interesante, además, que aporte un registro que recoja el histórico de cada paciente. Este SIL debe cumplir con los requisitos establecidos en la Ley Orgánica de Protección de Datos Personales y Garantía de los Derechos Digitales.

Informe de resultados

El informe de resultados, ya sea en formato papel o electrónico, debe proporcionar al clínico la información necesaria para contribuir al diagnóstico clínico. Es, además, la concreción del trabajo de Análisis Clínicos y, a partir de esto, se debe considerar su importancia.

 Debe contener, al menos, los siguientes datos:

- Nombre de la operación militar en la que se encuadra la FST.
- Identificación del paciente: nombre y apellidos, edad, sexo y nacionalidad.
- Fecha de inicio y de finalización del informe.
- Nombre del parámetro determinado.
- Valor en número del parámetro determinado cuando el resultado sea cuantitativo.
- Unidades convencionales o del sistema internacional en los que se expresa el resultado.
- Valores de referencia.
- Número de página en cada una de sus páginas y el total de ellas.

Equipos auxiliares

Además de los equipos para obtener parámetros, los laboratorios clínicos deben contar con equipos auxiliares como

nevera, congelador, centrífugas, microscopio óptico y otros para garantizar la eficiencia del laboratorio (**Fig. 44-3**).

Antes del despliegue, un especialista en Análisis Clínicos debe verificar el correcto funcionamiento del equipamiento. Es un momento clave para la corrección de cualquier incidencia en el período previo a su movilización en una zona de operaciones.

 • En una zona de operaciones, los laboratorios clínicos desplegados deben contar con los medios técnicos que se precisen en función del tipo de despliegue, por lo que la cartera de servicios mínima se verá modificada según las capacidades de ROLE 2B, ROLE 2E, ROLE 2F y ROLE 3 de la FST.
- Los equipos deben permitir obtener parámetros específicos en áreas como Hematología, Bioquímica, Gases Sanguíneos, Coagulación, Banco de Sangre, Microbiología y Parasitología.
- Cada área tiene su propia cartera de servicios requerida, conforme a los estándares STANAG.

Mantenimiento de equipos

En cada uno de los despliegues se definirán de manera precisa los procedimientos de reparación, sustitución y mantenimiento necesarios para asegurar la actividad asistencial requerida para cada despliegue.

Se establece un **mantenimiento preventivo,** a cargo del personal de la FST, y una verificación anual de los equipos

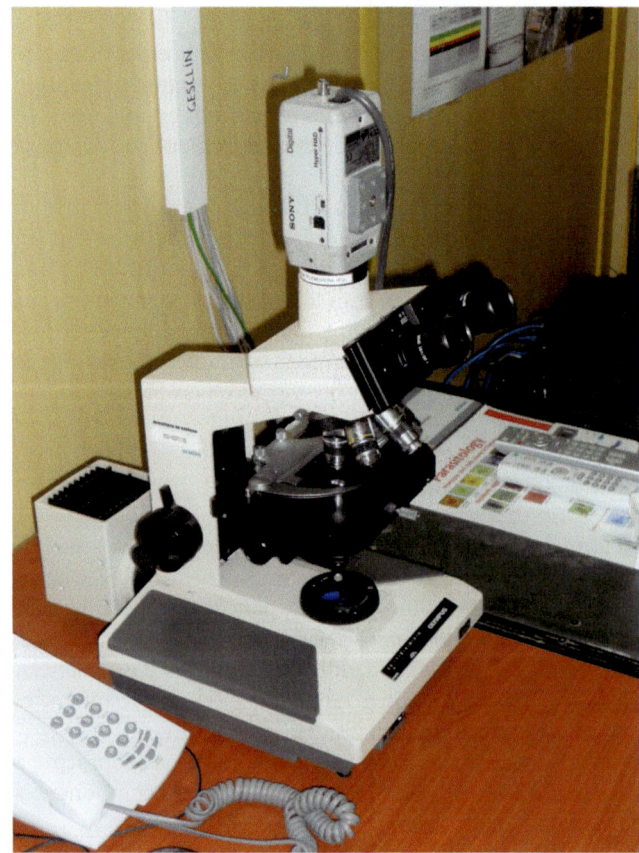

Figura 44-3. Microscopio desplegado en una zona de operaciones.

críticos por parte del personal especializado en electromedicina. El citado mantenimiento podrá hacerse en una zona de operaciones o en territorio nacional. En el caso de requerir envío a territorio nacional, el equipo será enviado previa recepción en la FST de un equipo que lo sustituya.

El **mantenimiento correctivo** del equipamiento, cuando supere las capacidades de la propia FST, requerirá siempre una línea telefónica habilitada las 24 horas, de lunes a domingo para solventar de forma remota las incidencias (**Fig. 44-4**).

Gestión de *stocks* y pedidos de material no inventariable

Debe disponerse de un *stock* suficiente que garantice un adecuado funcionamiento del laboratorio clínico y el **mantenimiento de capacidades sanitarias** en «situaciones especiales de estrés» como bajas masivas, períodos de desabastecimiento, situaciones de roturas de *stock*, etc. Para ello, debe establecerse un *stock* de seguridad para hacer frente a cualquier eventualidad.

> **!** La gestión de reactivos, calibradores y material fungible deberá permitir contar con los suficientes recursos en una zona de operaciones minimizando las pérdidas por caducidad. Es especialmente crítico el control de caducidades e inventario de los **reactivos** y **derivados sanguíneos**.

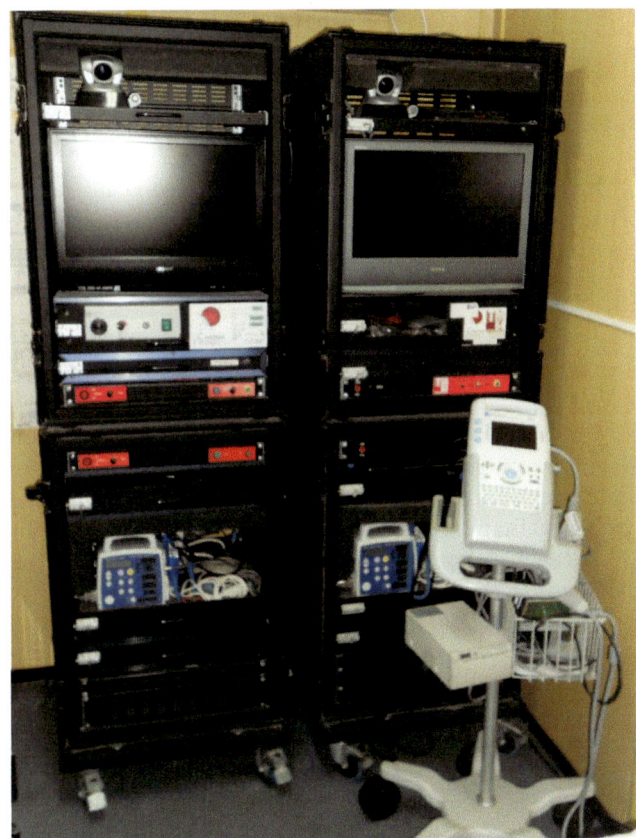

Figura 44-4. Equipo de telemedicina empleado para facilitar el tránsito de información sanitaria incluyendo imágenes en vivo entre la zona de operaciones y el territorio nacional.

Las características de los materiales destinados a la extracción/obtención de cualquier tipo de muestra de pacientes están consensuadas con el facultativo especialista en Análisis Clínicos, que deberá poseer información técnica de dicho material, sobre todo en lo referente a los diferentes tubos para la extracción de muestras sanguíneas (hemograma, bioquímica, coagulación, etc.) y a los distintos sistemas de toma de muestras biológicas que serán procesadas en el laboratorio clínico.

En cualquier caso, se permiten contactos directos entre el facultativo especialista en Análisis Clínicos y los órganos encargados del suministro con el fin de poder establecer un *stock* adecuado de material no inventariable.

> La gestión de reactivos y material fungible debe garantizar suficientes recursos en las zonas de operaciones, minimizando pérdidas por caducidad.

Requisitos de calidad

Para responder de manera válida y fiable y cumplir con los estándares de calidad, deben desempeñarse una serie de requisitos y parámetros generales. Para ello, los laboratorios clínicos deben operar según los principios sobre sistemas de gestión de calidad, de conformidad con la normativa vigente y aplicable en cada caso. Por consiguiente, es necesaria la existencia de un registro documental que incluya la normalización de los citados equipos así como todos los aspectos relativos al sostenimiento de recursos sanitarios implicados, incluidos la sangre y componentes sanguíneos y el estado de operatividad del equipamiento de laboratorio y los reactivos. Estos requisitos de calidad son la razón esencial del desarrollo de STANAG en la OTAN.

LABORATORIOS

La sanidad militar, además de contar con laboratorios para diagnóstico clínico, dispone de laboratorios o equipos móviles de farmacia, veterinaria y para el apoyo sanitario NBQR.

Laboratorios o equipos móviles de farmacia

Los laboratorios o equipos móviles de investigación farmacéutica tienen como cometidos fundamentales los siguientes (**Fig. 44-5**):

- Supervisar la calidad del agua destinada al consumo humano, ya sea de captación o embotellada, mediante la toma de muestras, vigilancia y control, así como análisis químicos, análisis físico-químicos y análisis microbiológicos.
- Realizar análisis de sustancias psicoactivas, mediante la toma de muestras y de análisis presuntivos y la remisión de muestras con resultados positivos o dudosos para su confirmación al centro de referencia.
- Gestionar y enviar muestras para su examen o análisis a los centros de referencia, garantizando condiciones de

- Investigación de brotes de trasmisión alimentaria.
- Estudio de zoonosis transmisibles.
- Prevención y protección sanitaria contra amenazas NBQR.
- Atención veterinaria a los animales de interés militar.
- Toma y envío de muestras.

Laboratorios o equipos móviles para el apoyo sanitario nuclear, biológico, químico y radiológico

Las FST de los diferentes niveles asistenciales pueden contar con el respaldo de laboratorios desplegables con capacidades de análisis y muestreo NBQR. Su misión primordial es prevenir, mitigar y neutralizar los efectos adversos en las operaciones y en el personal provocados por el empleo o la amenaza de uso de armas NBQR.

También se incluye la prevención, mitigación y neutralización de materiales tóxicos industriales, de agentes biológicos de origen natural, accidental o intencionado, así como el uso de diferentes productos emisores de radiaciones (α, β, γ o haces de neutrones).

Los laboratorios NBQR deben tener las siguientes **capacidades**:

- Poder desplegarse como un conjunto o por módulos, con misiones adaptadas a las amenazas evaluadas y contar con una mínima autonomía.
- Realizar operaciones de muestreo según los estándares establecidos.
- Proporcionar medidas de control y de contención ambiental adecuadas para poder evaluar muestras de las posibles amenazas NBQR.
- Realizar los análisis de laboratorio necesarios para confirmar la identificación de agentes o amenazas NBQR y realizar un análisis de los resultados para asesorar al mando.
- Separar y preparar las muestras para su transporte a los laboratorios de referencia de acuerdo con la normativa vigente.

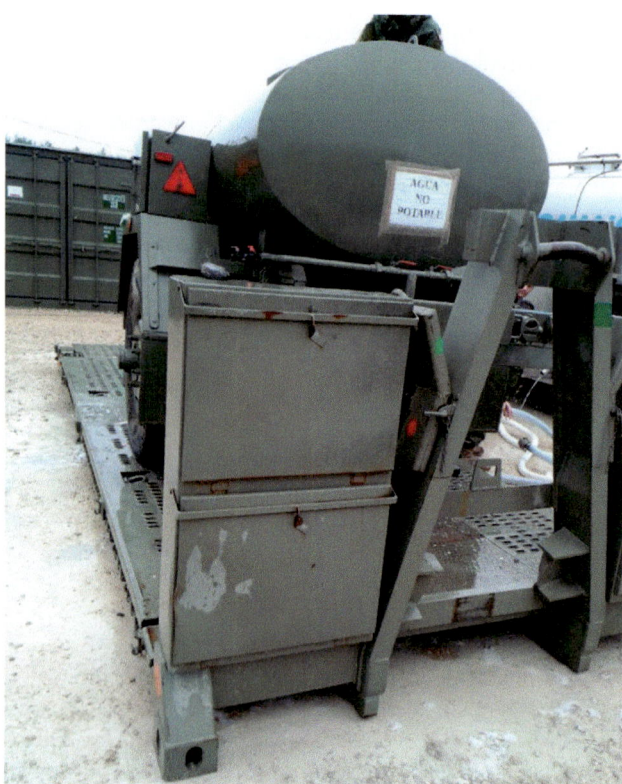

Figura 44-5. Aljibe de agua desplegado en Letonia.

seguridad. Dichas muestras comprenden no solo muestras ambientales (agua, aire, suelo), sino también aguas y muestras biológicas, así como aquellas que levanten sospechas de contaminación por agentes biológicos (biopsias, sangre, orina y muestras ambientales de NBQR).

Adicionalmente, toda FST que cuente con una planta de producción de gases debe estar dotada de un laboratorio de análisis para la calidad del **oxígeno medicinal**. Las unidades de nivel asistencial ROLE 2E y ROLE 3 deben poseer una planta de producción de gases medicinales con, al menos, oxígeno y aire, y deben disponer de equipos adecuados para controlar la calidad de dichos gases (higrómetro electrolítico y analizadores para medir la concentración de oxígeno, monóxido y dióxido de carbono, monóxido y dióxido de nitrógeno y dióxido de azufre) y medios para tomar muestras de gases.

Laboratorios o equipos móviles de veterinaria

Según las necesidades de la operación, pueden desplegarse laboratorios o equipos móviles de investigación veterinaria, que aportarán sus capacidades en diversas áreas de su especialidad primordial. Estos equipos de inspección veterinaria cuentan con las siguientes capacidades:

- Control de la higiene y seguridad alimentarias, incluyendo análisis bromatológicos.
- Control de organismos perjudiciales, plagas y vectores.
- Estudios de entomología sanitaria.
- Medicina preventiva y epidemiología veterinaria.

ENVÍO DE MUESTRAS A LOS CENTROS DE REFERENCIA

Los laboratorios de análisis clínicos, con propósitos exclusivamente asistenciales, pueden remitir muestras a los centros de referencia, por ejemplo, muestras biológicas o muestras para la realización de biopsias.

Además, ni los equipos móviles de farmacia ni los equipos de veterinaria desplegados, en su caso, pueden llevar a cabo todos los tipos de determinaciones, por lo que también pueden remitir muestras a los centros de referencia para confirmación o análisis.

Pueden enviarse a los centros de referencia (**Fig. 44-6**):

- Muestras de agua de consumo para su análisis.
- Muestras de agua embotellada.
- Muestras de agua para el control y la prevención de la legionelosis.
- Alimentos y similares.
- Muestras para la realización de biopsias.

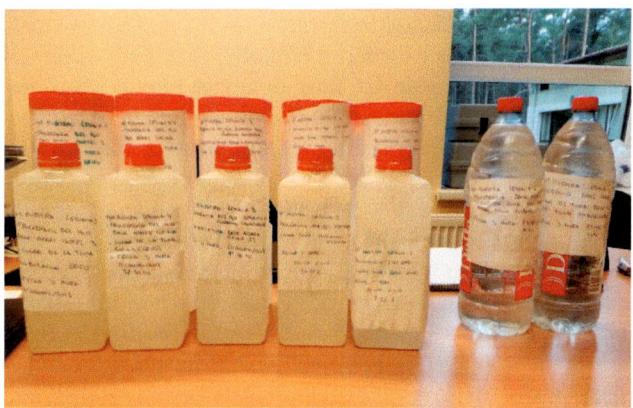

Figura 44-6. Muestras de agua preparadas para su envío al laboratorio de referencia.

- Muestras para la determinación de metales pesados.
- Muestras para la detección de drogas.

Las muestras se obtendrán según el protocolo establecido por el laboratorio o centro de referencia designado para cada caso.

En el teatro de operaciones, solo se lleva a cabo, en su caso, el análisis presuntivo de sustancias psicoactivas incluidas en la normativa vigente.

El análisis confirmativo, para todas aquellas sustancias que hayan resultado positivas en el análisis presuntivo, se realizará en el laboratorio o centro de referencia de drogas (Instituto de Toxicología de la Defensa), previo envío protocolizado de las muestras correspondientes, garantizando el mantenimiento de la cadena de custodia y aplicando las medidas de seguridad necesarias para su transporte.

Cuando así se determine, pueden remitirse otros tipos de muestras relacionadas con la prevención de la salud (muestras para evaluar la calidad del aire, del suelo, etc.) para su análisis (químico o biológico) en los centros de referencia, que fijarán las directrices para la recolección de dichas muestras. Cuando la muestra requiera condiciones particulares de transporte o custodia, estas las especificará el laboratorio, centro u organismo de referencia.

Dependiendo del tipo de muestras enviadas a los centros de referencia, su destino puede ser:

- El Instituto de Toxicología de la Defensa.
- El Centro Militar de Veterinaria de la Defensa.
- El Hospital Central de la Defensa Gómez Ulla.

SANGRE Y COMPONENTES SANGUÍNEOS

La sangre y los componentes sanguíneos, dentro de los laboratorios clínicos en el ámbito militar, constituyen un elemento de vital importancia como recurso crítico de disponibilidad limitada e indispensable para el tratamiento de bajas en las zonas de operaciones.

La necesidad por parte de las FAS de garantizar el procesamiento, la trazabilidad, el almacenamiento y la conservación de los componentes sanguíneos, así como verificar el estado de

los citados componentes a su llegada al teatro de operaciones hace necesario dedicarle un apartado en este capítulo.

Normativa aplicable

El nuevo *NATO standard AMedP-8.5 minimum test requirements for laboratory units of in theatre military medical treatment facilities (MTFs)* establece la necesidad de realizar grupo sanguíneo, Rh y cruzar sangre en el ROLE 2B, ROLE 2E y en el ROLE 3. Destaca la inclusión del ROLE 2F en su última actualización. Las condiciones técnicas que deben observarse en el proceso de suministro de sangre y componentes sanguíneos a las diversas FST desplegadas en una zona de operaciones, con el propósito de asegurar en todo momento su calidad, disponibilidad y trazabilidad posconsumo o vencimiento (caducidad), se encuentran reguladas mediante una instrucción técnica de uso interno en las FAS en la que se proporciona una información detallada sobre todos los aspectos relacionados con el suministro y transporte de la sangre y los componentes sanguíneos.

A lo largo de la vida útil de la sangre y sus componentes, se debe garantizar la calidad, la trazabilidad de las unidades y la hemovigilancia requerida por la legislación. La medicina transfusional se rige por un conjunto extenso de disposiciones, normativa, que abarca los ámbitos nacionales, europeo y de la OTAN.

Aspectos técnicos

Antes de la administración de cualquier componente eritrocitario homólogo, el analista debe realizar pruebas de compatibilidad tales como **la tipificación ABO,** antígeno Rho (D) y, en el caso de transfusión de componentes eritrocitarios, llevar a cabo el estudio de anticuerpos antieritrocitarios con prueba de antiglobulina (Coombs) indirecta u otra técnica de similar o superior sensibilidad. Es imprescindible realizar pruebas de compatibilidad antes de la administración de estos productos. Se debe tener en cuenta la necesidad de realizar pruebas adicionales de coagulación (tiempo de tromboplastina parcial y tiempo de tromboplastina parcial activada) y de hematimetría (hemoglobina, hematócrito) para evaluar el estado pretransfusional y postransfusional del paciente.

Además de concentrados de hematíes refrigerados, se podrán suministrar componentes congelados (plasma fresco congelado o plaquetas congeladas), según las necesidades de la FST y su capacidad logística. En caso de uso de **plasma o plaquetas congeladas,** el analista llevaría a cabo la descongelación y análisis, en caso de plaquetas, para cuantificarlas y verificar el rendimiento obtenido tras la descongelación.

Se suministra, en la medida de lo posible, componentes sanguíneos con la máxima vida útil posible en una zona de operaciones, y la autoridad responsable de su transporte optimizará dicho traslado para evitar el deterioro del producto. Generalmente, se necesitará un reabastecimiento cada 20-30 días. La vida útil de los componentes sanguíneos es de 42 días desde la extracción para los concentrados de hematíes, 3 años para el plasma fresco congelado y 1 año para las plaquetas congeladas (**Fig. 44-7**).

Las normas para el transporte se rigen por un documento vigente del Sistema de Gestión de la Calidad y los componentes refrigerados y congelados se transportan en contenedores adecuados a la función a la que están destinados.

Para **componentes refrigerados**, las bolsas de concentrados de hematíes se envuelven en papel burbuja y se introducen en bolsas de plástico cerradas y envueltas. En su interior se colocará un registrador electrónico tipo Data logger o Tinytag y también una tira química para verificar la temperatura durante el transporte. Sobre la bolsa de sangre se colocan bolsas de hielo húmedo debidamente cerradas.

Los **productos congelados** son introducidos en contenedores especiales (*canister* de plástico o metálico) sobre un lecho de *pellets* de nieve carbónica y se cubren completamente de nieve carbónica. En su interior se coloca un registrador de temperatura electrónico tipo MadgeTech CryoTemp. Posteriormente, se cubren también con papel burbuja.

La **documentación** incluida en el contenedor constará de tarjetas identificativas de cada producto, albarán de salida de componentes, hoja de recepción de componentes, hoja de aviso de control químico de temperatura y, en el primer envío, un CD con los programas Tynitag Explorer y Trazability para descargar los datos del registrador de temperatura.

El **contenedor** se cerrará y precintará. Se ha de facilitar, en el caso de productos congelados, la evacuación de gases de sublimación. Sobre la tapa del contenedor se adhiere una hoja de transporte que indica el tipo de material sanitario, los datos del destinatario y del remitente y las observaciones. Además, en el contenedor se adherirá una hoja de aviso para que no se exponga en ningún momento a temperaturas extremas. El contenedor no debe ser manipulado durante el transporte hasta su llegada a destino.

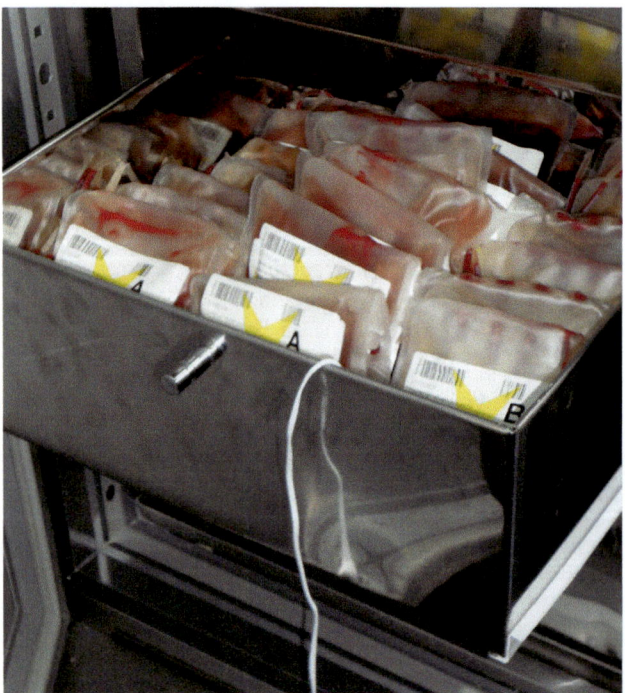

Figura 44-7. Almacenamiento de concentrados de hematíes.

En ocasiones, las circunstancias pueden obligar a retener la carga en aeropuertos o puertos durante varias horas o días. En tal caso, el responsable del transporte debe proteger el contenedor de temperaturas extremas, sin manipularlo ni abrirlo. Se establece el plazo máximo de transporte (4 días para las plaquetas congeladas, 6 días para plasma fresco congelado y 7 días para concentrados de hematíes).

Al llegar el contenedor a la zona de operaciones, la persona responsable de su recepción realizará una serie de pasos para asegurarse de que la sangre no ha sufrido deterioro durante el transporte. Es imperativo comunicar la recepción del envío sin incidencias y hacer que la sangre esté disponible de inmediato para su uso. Posteriormente, se enviará un informe con los datos recogidos por el registrador de temperatura. Cualquier anomalía detectada en el contenedor, su contenido o los precintos, así como las incidencias registradas, deberán ser comunicadas. La sangre no podrá utilizarse en transfusiones hasta recibir autorización expresa.

Durante la vida útil en la unidad sanitaria, se garantizará la custodia, el almacenamiento y la conservación óptimos de la sangre. Al finalizar la vida útil de cada componente, se remitirá el informe de trazabilidad correspondiente. Las unidades no transfundidas al término de su validez se tratarán como residuos biológicos, siguiendo los procedimientos establecidos para la gestión de este tipo de residuos. Todos los datos del suministro se registrarán en un libro de control disponible para su revisión en cualquier momento.

Desde el primer envío, los contenedores utilizados y los registradores electrónicos deben devolverse para su acondicionamiento y reutilización. Este transporte no requiere condiciones especiales, excepto mantenerlos cerrados y preservar su integridad.

Los componentes congelados, son considerados «mercancía peligrosa», por contener nieve carbónica. Por este motivo, el órgano de coordinación designado para el transporte tendrá en consideración lo especificado para este tipo de mercancías.

Personal implicado en la gestión de componentes sanguíneos

Todo el personal involucrado en el transporte y el suministro de componentes sanguíneos a una zona de operaciones debe conocer la manera de proceder con este tipo de recurso crítico de acuerdo con su nivel de responsabilidad.

> ! La sangre y sus componentes se configuran como un recurso crítico indispensable para diversos tratamientos medicoquirúrgicos, y son esenciales en FST con capacidad quirúrgica en operaciones desplegadas.

En las FAS, el oficial médico o farmacéutico especialista en análisis clínicos de la FST será responsable de la recepción, conservación y uso de los componentes; hay una formación específica de Hematología que se incluye en la formación especializada y en la formación continuada de los citados especialistas.

Estos períodos formativos específicos se pueden dividir en dos momentos fundamentales: su período de especialización facultativa en la red del Ministerio de Sanidad y la formación continuada que se lleva a cabo para preparar el despliegue. Se deben considerar ambos fundamentales para la acreditación de una formación suficiente según la legislación vigente.

El **Centro de Transfusión de las Fuerzas Armadas** es el órgano militar competente y de referencia en hemodonación y medicina transfusional y el ente logístico central encargado de los recursos sanguíneos en una zona de operaciones.

Son las autoridades designadas por la estructura operativa para cada operación las que solicitan el suministro de componentes sanguíneos a las FST en las zonas de operaciones. Después de la solicitud de envío de sangre por parte de las autoridades operativas, el Centro de Transfusión de las Fuerzas Armadas seleccionará los productos a enviar según las necesidades de la misión. Asimismo, se procede a solicitar la salida de componentes sanguíneos desde territorio nacional con destino a una zona de operaciones. El organismo que planifique el transporte debe conocer los trámites aduaneros de los países de paso o destino, ya que, en algunas ocasiones, la sangre y sus componentes se consideran un producto peligroso o está prohibido su transporte y es posible que se requieran autorizaciones para los vuelos o aterrizaje en los aeropuertos. La autoridad responsable de la operación designará el órgano de coordinación encargado de recoger el contenedor en territorio nacional. A partir de ese momento, dicho órgano será responsable de su transporte, generalmente hasta el aeropuerto o base aérea para su envío en avión a la zona de operaciones.

- La función del analista clínico respecto a este recurso consiste en garantizar el procesamiento, la trazabilidad, el almacenamiento y la conservación de los componentes sanguíneos y verificar el estado de los citados componentes a su llegada a una zona de operaciones.
- Los laboratorios clínicos desplegados en las zonas de operaciones o en maniobras en territorio nacional pertenecientes a las formaciones sanitarias con capacidad ROLE 2B, ROLE 2E, ROLE 2F y ROLE 3 y en aquellas otras formaciones sanitarias en las que se precise la determinación de la compatibilidad sanguínea previa a una transfusión, deben contar con personal acreditado y con el nivel de competencia que legalmente garantice el procesamiento y uso de los citados componentes.

PUNTOS CLAVE

- Las FST son formaciones desplegables por las unidades de apoyo sanitario concebidas para respaldar las operaciones sanitarias.
- Los STANAG, también conocidos como *Acuerdos de Normalización*, reflejan el compromiso de las naciones miembros de implementar total o parcialmente un acuerdo, con o sin reservas, para cumplir con requisitos interoperativos específicos.

- La función del analista clínico respecto a este recurso consiste en garantizar el procesamiento, la trazabilidad, el almacenamiento y la conservación de los componentes sanguíneos, así como en verificar el estado de los citados componentes a su llegada a la zona de operaciones.

BIBLIOGRAFÍA

García Cañas R. Análisis de índices de gravedad en la baja de combate. Experiencia del cuerpo militar de sanidad en el conflicto de Afganistán [tesis doctoral]. España: Universidad Complutense de Madrid; 2021. Disponible en: https://hdl.handle.net/20.500.14352/5491

Guide to the preparation, use and quality assurance of blood components, 21st edition (2023) [Internet]. Disponible en: https://www.edqm.eu/en/blood-guide Orden DEF/710/2020, de 27 de julio, por la que se desarrolla la organización básica del Estado Mayor de la Defensa.

Manual de medicina preventiva en operaciones. Subsecretaría de Defensa Inspección General De Sanidad de la Defensa. Instituto de Medicina Preventiva de la Defensa «Capitán Médico Ramón y Cajal». Ministerio de Defensa; 2017. Disponible en: https://cud.uah.es/files/Medicina%20Preventiva/Manual_de_Medicina_Preventiva_en_Operaciones.pdf.

Ética de la sanidad militar en operaciones. Disponible en: publicaciones.defensa.gob.es

NATO Standard. Allied Joint Doctrine For Medical Support. Edition C Version [Internet]. North Atlantic Treaty Organization; 2019. Disponible en: https://www.coemed.org/files/stanags/01_AJP/AJP-4.10_EDC_V1_E_2228.pdf

NATO STANDARD. AMedP-8.5. Minimum test requirements for laboratory units of in theatre military medical treatment facilities (MTFs). Edition D Version 1 [Internet]. North Atlantic Treaty Organization; 2023. Disponible en: https://www.coemed.org/files/stanags/03_AMEDP/AMedP-8.5_EDB_V1_E_2571.pdf.

Orden DEF/166/2015, de 21 de enero, por la que se desarrolla la organización básica de las Fuerzas Armadas. Boletín Oficial del Estado, nº 35 (10-02-2015).

Orden Ministerial 238/2002 por la que se aprueba el procedimiento para la implantación, ratificación, revisión y derogación de los Acuerdos de Normalización OTAN. Boletín Oficial del Ministerio de Defensa, nº 176 (14-11-2002).

Orden SCO/3369/2006, de 9 de octubre, por la que se aprueba y publica el programa formativo de la especialidad de Análisis Clínicos. Boletín Oficial del Estado, nº 262 (02-11-2006).

Real Decreto 339/2015, de 30 de abril, por el que se ordenan las Enseñanzas de Perfeccionamiento y de Altos Estudios de la Defensa Nacional. Boletín Oficial del Estado, nº 104 (01-05-2015).

Real Decreto 711/2010, de 28 de mayo, por el que se aprueba el Reglamento de especialidades fundamentales de las Fuerzas Armadas Anexo 4, punto 3 relativo al Cuerpo Militar de Sanidad. Boletín Oficial del Estado, nº 133 (01-06-2010).

Real Decreto 1088/2005, de 16 de septiembre, por el que se establecen los requisitos técnicos y condiciones mínimas de la hemodonación y de los centros y servicios de transfusión. Boletín Oficial del Estado, nº 225 (20-09-2005).

Tipos de despliegue y capacidades operativas en escenarios tácticos

45

M. P. de Ribera Pieras y J. E. Gómez Sanz

OBJETIVOS

- Identificar y diferenciar los diferentes niveles de organización dentro de la logística sanitaria.
- Conocer la preparación y los cometidos del personal militar facultativo y de apoyo de las especialidades fundamentales y complementarias y los niveles de capacitación.
- Entender el papel del analista clínico en escenarios tácticos.
- Identificar las capacidades de los laboratorios que se pueden desplegar en los distintos tipos de formaciones sanitarias.
- Determinar las necesidades de material en función del tipo de despliegue.
- Comprender la gestión logística de los recursos sanitarios.
- Manejar la documentación sanitaria y familiarizarse con la gestión administrativa.
- Valorar el escalonamiento del apoyo sanitario en urgencias y emergencias.

INTRODUCCIÓN

La capacidad de apoyo sanitario desplegada en las operaciones va en aumento de vanguardia a retaguardia y se logra por el escalonamiento de los medios mediante la clasificación (incluye la estabilización, el tratamiento inicial y la asignación al escalón adecuado), el tratamiento y la evacuación.

El tratamiento de las bajas sanitarias debe ser aplicado, con relación a unos plazos de tiempo, marcados por su gravedad. En consecuencia, el apoyo será prestado lo más próximo posible en el tiempo y espacio al lugar donde se producen las bajas.

Para comprender los tipos de despliegues y capacidades operativas en escenarios tácticos es importante diferenciar entre los distintos niveles de organización en la sanidad militar:

- Nivel estratégico: tiene como finalidad la conservación de la salud del personal mediante la aplicación de las medidas de medicina preventiva y la recuperación de bajas a través del tratamiento y de la hospitalización.
- Nivel operacional: desarrolla su labor en instalaciones fijas o móviles para la clasificación, aplicación de tratamientos medicoquirúrgicos, hospitalización temporal y evacuación de bajas fuera del teatro de operaciones.
- Nivel táctico: desarrolla su labor en instalaciones móviles mediante la aplicación de tratamientos medicoquirúrgicos, de urgencia, la clasificación y la evacuación de bajas.

Las bajas deben ser atendidas de forma continua en su paso por las diversas formaciones de la cadena asistencial. Es fundamental el control y el seguimiento de las bajas en su traslado entre formaciones sanitarias.

La capacidad de apoyo sanitario debe ajustarse a las necesidades de la fuerza desplegada y acorde con los riesgos previstos.

El documento *Doctrina sanitaria en operaciones* (PDC-4.10) establece los principios rectores que deben regir de manera general la actuación de la sanidad militar de las fuerzas armadas españolas en apoyo a las operaciones militares. Este documento, aplicable en los niveles estratégico-militar y operacional, se configura como un documento fundamental de la sanidad militar que orienta en la elaboración de documentos doctrinales de nivel subordinado (**Fig. 45-1**).

En coherencia con la PDC-01, la sanidad se identifica como una función logística dentro de la función conjunta de apoyo logístico. Asimismo, el apoyo sanitario en operaciones se presenta como una capacidad multiplicadora de la Fuerza, contribuyendo a la libertad de acción del comandante, a la capacidad de combate y a la moral de la Fuerza.

Considerando las particularidades de las fuerzas armadas (FAS), se ha considerado necesario abordar la preparación y la gestión logística para el apoyo sanitario, desarrollando la PDC-4.10 y empleando como base la publicación *AJMed P-8 Military Health Care Edition A Version 1*, de la Alianza Atlántica, ratificada por España y subordinada a la publicación *AJP-4.10 Allied Joint Doctrine for Medical Support*. El AJMed P-8 tiene como finalidad aportar un marco doctrinal al apoyo sanitario en operaciones. Su papel conector del documento *NATO Principles and Policies of Medical Support* (MC326/3) y de los acuerdos y publicaciones sanitarios

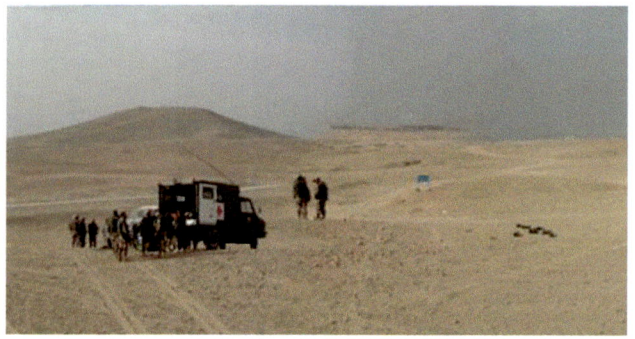

Figura 45-1. Imagen de un equipo de sanidad trabajando en Afganistán.

STANAG (STANAG/AMedP) sirve como complemento de los *Allied Joint Doctrine for Medical Support (AJPMed)* 1-7.

PREPARACIÓN DEL PERSONAL MILITAR DE APOYO A LA ATENCIÓN SANITARIA

La organización básica en el marco de las FAS se estructura en dos componentes: uno **orgánico**, destinado a la preparación

de la Fuerza, y otro **operativo**, orientado al desarrollo de la acción conjunta y combinada para emplear la Fuerza en operaciones que cumplen las misiones asignadas a las FAS.

- Acción conjunta: es aquella que envuelve a los ejércitos de Tierra, Armada y Aire españoles.
- Acción combinada: es aquella que involucra a la acción del ejército español coordinadamente con otras naciones.

Los cuarteles generales, las unidades de la estructura orgánica de los Ejércitos y Armada y los capacitadores conjuntos (personal perteneciente a cualquiera de los tres ejércitos y que suelen constituir el Estado Mayor) se organizan, equipan y adiestran para proporcionar capacidades específicas a la estructura operativa. Para lograr esto, es imperativo llevar a cabo su preparación (**Fig. 45-2**).

En el proceso de generación de fuerzas, el alistamiento de una unidad demanda niveles adecuados de disponibilidad, cobertura de personal, material y recursos, así como un grado específico de preparación o adiestramiento. Es decir, se necesita dotar al contingente que se vaya a desplegar de los medios

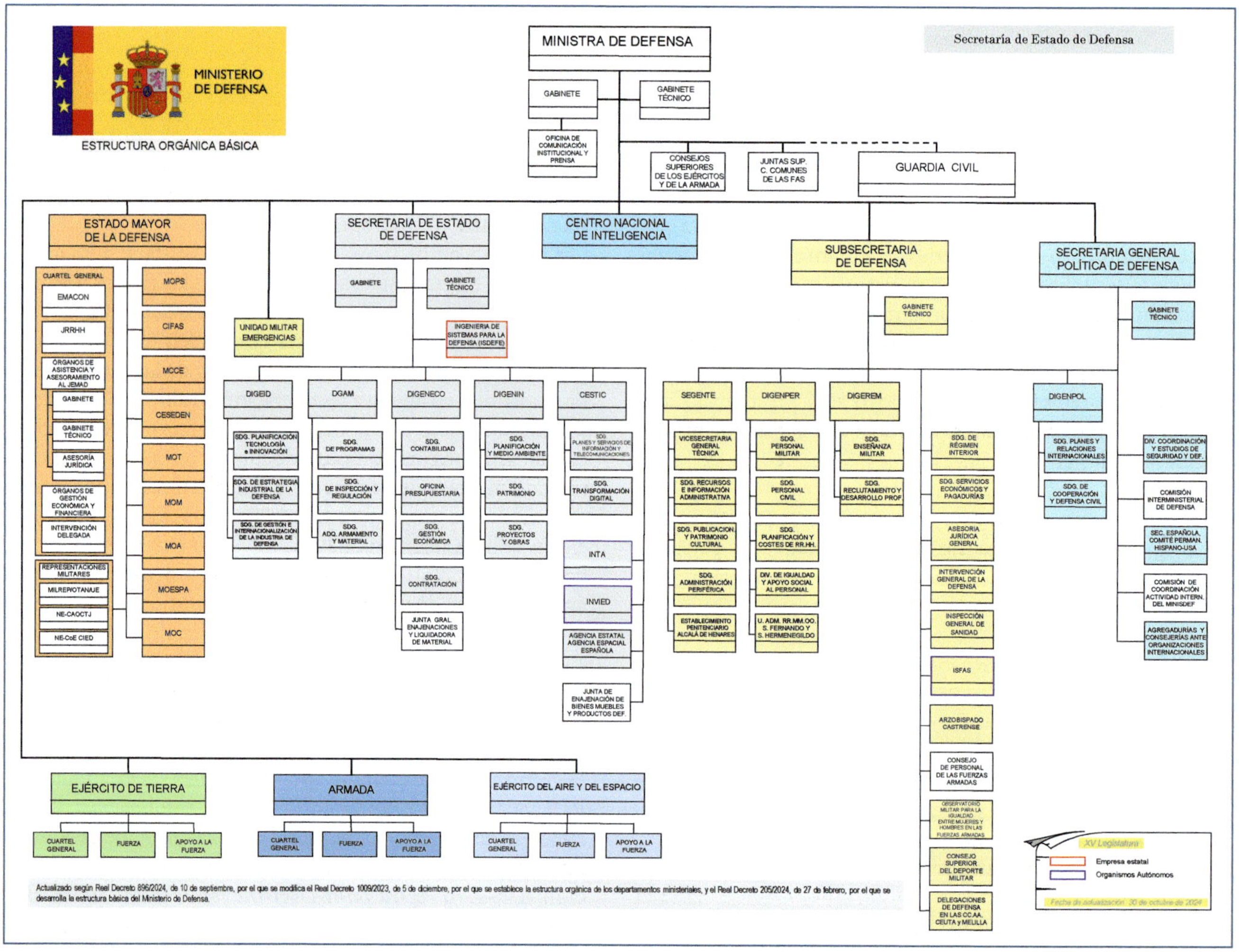

Figura 45-2. Organigrama del Ministerio de Defensa. https://www.defensa.gob.es/ministerio/organigrama/

personales y materiales necesarios para el correcto desarrollo de la misión y, entre otras cosas, la preparación del personal requiere una rigurosa puesta a punto a nivel técnico de los profesionales que se activen. De esta manera, la preparación de la Fuerza abarca los procesos de enseñanza, adiestramiento y evaluación:

 La Fuerza se define como el conjunto de unidades con capacidad de generación de estructuras operativas para realizar operaciones militares. Las unidades que apoyan estas estructuras, como las de sanidad, se denominan, de manera general, de Apoyo a la Fuerza.

- La **enseñanza** facilita la mejora de conocimientos, capacidades y competencias del individuo para atender a las necesidades derivadas de la organización y de la preparación de las unidades, así como de su empleo en operaciones.
- El **adiestramiento** busca dotar a las unidades u organizaciones operativas de las habilidades necesarias para cumplir las misiones asignadas.
- La **evaluación** consiste en el análisis estructurado de actividades, capacidades y desempeño de las unidades u organizaciones operativas frente a estándares o criterios específicos.

 En el contexto de la preparación sanitaria del personal militar que presta o apoya la atención sanitaria, la preparación de la Fuerza se refiere a la adquisición y mejora de conocimientos, capacidades y competencias, así como de las habilidades necesarias para cumplir con su misión de apoyo sanitario a las operaciones, conforme a los diferentes niveles de capacitación.

La preparación sanitaria afecta al personal sanitario y al resto del personal militar que participa en operaciones. El personal sanitario comprende a individuos de diversas especialidades fundamentales (Medicina, Farmacia, Veterinaria, Psicología, Odontología y Enfermería) y especialidades complementarias, entre las que se incluye Análisis Clínicos. Estas disciplinas están orientadas a proporcionar el apoyo sanitario más adecuado y eficiente para la protección y recuperación de la salud de la Fuerza, manteniendo su capacidad operativa. Además, se puede incluir otro personal militar adicional, con diferentes niveles de formación y capacitación para prestar o apoyar la atención sanitaria.

Niveles de capacitación

En operaciones, pueden surgir situaciones de dispersión de fuerzas o unidades, y de aislamiento, especialmente en ambientes hostiles y durante bajas masivas. Estas situaciones pueden dificultar la asistencia inicial por parte de personal médico o enfermero. Por ende, es necesario contar con personal militar debidamente instruido y adiestrado en diferentes niveles, desde el primer interviniente hasta el personal con el más alto grado de cualificación para proporcionar asistencia sanitaria especializada. La preparación sanitaria en sus niveles más básicos debe permitir brindar la primera asistencia tanto a uno mismo como a los compañeros,

aplicando medidas básicas de tratamiento en situaciones de riesgo vital, lesiones, enfermedades y heridas. Esta es la esencia de la estructuración de los diferentes niveles de escalonamiento de las unidades formaciones sanitarias de tratamiento explicadas más adelante.

 Un porcentaje significativo de bajas y fallecimientos en operaciones militares podría evitarse con una atención sanitaria más inmediata. Para lograr esto, es crucial reducir los tiempos de respuesta.

El personal encargado de proporcionar **apoyo a la atención sanitaria** es personal de los Ejércitos y de la Armada, con las competencias y destrezas necesarias según los diferentes niveles de capacitación (NC) que se definen en función de las necesidades de cada formación sanitaria de tratamiento (FST).

Preparación del personal facultativo de las especialidades fundamentales y complementarias

La red hospitalaria militar, los centros e institutos de la red sanitaria militar y otros centros u organismos determinados contribuyen a la preparación del personal sanitario y a la instrucción sanitaria del personal militar.

El personal de las diferentes especialidades fundamentales debe estar preparado para la atención a la salud en el campo logístico operativo, asistencial, pericial y en apoyos relacionados con Farmacia, Veterinaria, Odontología y Psicología. Esto implica adquirir los conocimientos, las capacidades y las competencias, así como las habilidades necesarias para cumplir con su misión.

Preparación del personal de la especialidad fundamental Medicina

La preparación sanitaria del personal de la especialidad fundamental Medicina se basará en un plan de formación continuada que permita mantener y actualizar las competencias necesarias para sus cometidos en las células de estabilización, en las FST ROLE 1, ROLE 2 (2B, 2E, 2F), ROLE 3 y en la unidad de tránsito de bajas. Esto se logra mediante la enseñanza y cursos de perfeccionamiento.

 Todo el personal que preste atención médica en operaciones debe ser capaz de evaluar a un paciente agudo en cualquier escenario posible y proporcionar una atención apropiada en una secuencia lógica.

La preparación sanitaria del personal médico tiene como **objetivo** mantener, actualizar o desarrollar **competencias específicas** a través de módulos teóricos y prácticos, adaptados a las múltiples situaciones y vicisitudes de las operaciones militares. Estas competencias incluyen realizar triaje, prestar atención inicial a la baja politraumatizada, proporcionar atención inicial a la baja quemada o con congelaciones, atender a la baja en el medio extrahospitalario y con enfermedades infecciosas, prestar asistencia sanitaria en situaciones de estrés, llevar a cabo la prevención de riesgos nucleares, biológicos, químicos y radiológicos (NBQR), el diagnóstico y el tratamiento de lesiones provocadas por agentes NBQR y la descontaminación de bajas, conocer y utilizar los sistemas de información y medios tecnológicos y de comunicaciones, alcanzar el nivel de inglés necesario para el desempeño de sus cometidos, realizar el transporte y las evacuaciones sanitarias, liderar las FST y asesorar al comandante de la operación.

La **formación continuada** se apoyará en cursos de perfeccionamiento, jornadas de mantenimiento y actualización en diferentes escenarios y situaciones tácticas, en aulas y talleres polivalentes con medios de simulación sanitaria y en zonas exteriores para entrenamiento y simulación práctica. Además, se enfocará en el perfeccionamiento del inglés sanitario. El personal de la especialidad fundamental Medicina que sea desplegado en una FST de tipo ROLE 2 o superior debe poseer el curso de la especialidad complementaria, adquirido mediante formación como médico interno residente en la red sanitaria, necesario para cada puesto y tener en vigor el curso de soporte vital avanzado en combate.

Los especialistas en Cirugía General y Aparato Digestivo, Cirugía Ortopédica y Traumatología y Anestesiología y Reanimación que se desplieguen en una FST de tipo ROLE 2 o superior deben realizar jornadas de actualización y cohesión para el mantenimiento de la capacidad de cirugía de control de daños y resucitación de control de daños.

Los médicos especialistas en Medicina Intensiva, junto con los enfermeros que se desplieguen en estas FST, deben llevar a cabo la preparación específica para el trabajo conjunto y en un equipo debidamente cohesionado (**Fig. 45-3**).

Preparación del personal de la especialidad fundamental de Farmacia

La preparación sanitaria del personal de la especialidad fundamental de Farmacia se basará en un plan de formación con-

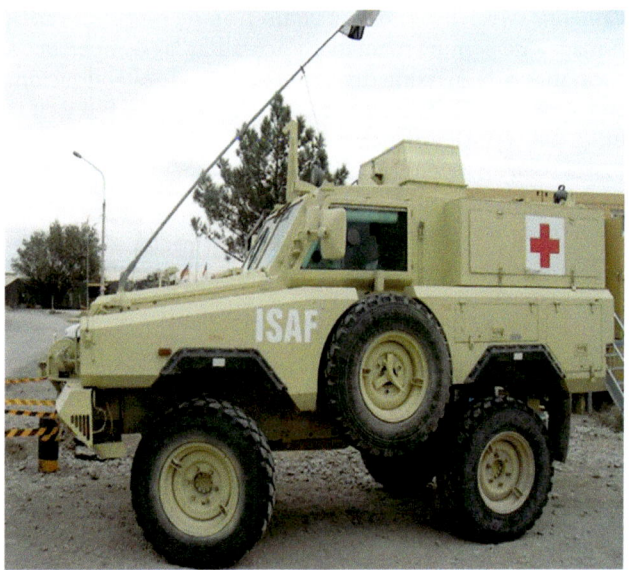

Figura 45-3. Vehículo sanitario desplegado.

tinuada que permita mantener y actualizar las competencias necesarias para sus cometidos en las FST y en las unidades de apoyo logístico sanitario que demande la estructura operativa. Esto incluye el sostenimiento de las operaciones y la distribución de recursos sanitarios.

Los **objetivos** de la preparación del personal farmacéutico son adquirir, mantener, actualizar y desarrollar sus **competencias específicas** mediante la enseñanza de perfeccionamiento y la realización de jornadas de mantenimiento y actualización de sus cometidos. Esto se logra a través de módulos específicos teóricos y prácticos. La preparación incluirá conocer los procedimientos para el abastecimiento y el mantenimiento de recursos sanitarios, ejercitarse en el mando de unidades de apoyo logístico sanitario y en el asesoramiento al mando, conocer y manejar los sistemas de gestión de medicamentos y recursos de clase VIII, conocer los procedimientos, técnicas, equipos y materiales de las FST, incluyendo los relativos a gases medicinales y los componentes sanguíneos, manejar equipos y conocer los procedimientos y técnicas para realizar determinaciones analíticas de calidad de aguas de consumo y la gestión y remisión de muestras al territorio nacional, conocer y emplear los equipos y las técnicas y procedimientos para la realización de determinaciones analíticas de metabolitos de drogas de abuso en líquidos corporales y la gestión y remisión de muestras a territorio nacional, conocer y manejar los equipos para determinaciones analíticas de los gases medicinales y del aire ambiental y la gestión y remisión de muestras a territorio nacional, conocer los aspectos relacionados con los equipos de detección, los agentes y antídotos de agentes NBQR, sus posibilidades de empleo y toxicidad, patologías que desarrollan en el organismo humano y su tratamiento, conocer y saber utilizar los sistemas de información y medios tecnológicos, realizar una correcta gestión de la farmacoterapia y uso racional de medicamentos, así como de las buenas prácticas de distribución de medicamentos y productos sanitarios, además de alcanzar el nivel de inglés necesario para el desempeño de sus cometidos.

> **!** **Recursos de clase VIII**: los recursos militares se agrupan y clasifican en grupos. El logísticamente denominado «clase VIII» corresponde a los recursos sanitarios. Los especialistas en análisis clínicos que se desplieguen en una FST de tipo ROLE 2 o superior deben realizar jornadas de actualización para mantener la competencia profesional según el plan de formación continuada para operaciones y deben conocer el manejo de equipos de diagnóstico clínico avanzado.

PAPEL DEL ANALISTA CLÍNICO EN ESCENARIOS TÁCTICOS

Las responsabilidades, obligaciones y competencias del analista en los procedimientos analíticos realizados en los laboratorios de las formaciones sanitarias desplegables con capacidad quirúrgica en zonas de operaciones no difieren de las de territorio nacional, si bien se concretan en función de los medios empleados según el tipo de despliegue ROLE 2B (básico), ROLE 2E (reforzado), ROLE 2F (avanzado) y ROLE 3 en zonas de operaciones.

La especialidad de Análisis Clínicos es complementaria y accesible para oficiales de Farmacia y Medicina en las fuerzas armadas. Sus responsabilidades incluyen la generación de información clínica para distinguir estados de salud y enfermedad, colaborar en diagnósticos, facilitar el seguimiento de pacientes y la evolución clínica de las bajas, así como asegurar la eficacia del tratamiento.

Cada formación sanitaria desplegable tiene definida una cartera de servicios mínima para satisfacer las demandas analíticas. En este sentido y de manera general, ya que las vicisitudes de cada operación pueden aumentar o variar las necesidades, el papel del analista comprende las siguientes responsabilidades como preparación para un correcto despliegue:

- Se establecen las líneas de actuación en la gestión del banco de sangre y derivados sanguíneos que se adjudiquen a las formaciones sanitarias.
- Se planifica la formación continuada del personal que participe en cada uno de los procedimientos implicados.
- Se establece una adecuada gestión de *stocks* de reactivos, calibradores, controles y demás material analítico que minimice las situaciones en las que no pudieran llevarse a cabo los procedimientos analíticos establecidos por falta de aquellos.
- Quedan definidos y supervisados el mantenimiento y la calibración adecuados de los equipos analíticos para que puedan encontrarse en condiciones operativas óptimas.
- Se establecen los procedimientos para la solicitud de análisis clínicos por parte del personal facultativo y elaboración de los correspondientes informes de resultados.

Las herramientas para el mando que aporta la especialidad de Análisis Clínicos a través de su trabajo en los laboratorios clínicos son:

- Realizar análisis clínicos de muestras biológicas.
- Gestionar depósitos de sangre y pruebas transfusionales.
- Gestionar y enviar muestras biológicas para examen en centros de referencia cuando no puedan procesarse en la zona de operaciones. Esto incluye muestras sospechosas de contaminación por agentes NBQR.

Para garantizar la transmisión, el almacenamiento y la custodia adecuados de la información analítica, los laboratorios de análisis clínicos deben contar con un **sistema de información de laboratorio**, especialmente a partir de las capacidades ROLE 2E, que se integre con el sistema de gestión clínica de la formación sanitaria de tratamiento y que cumpla con las normativas de protección de datos y derechos digitales aplicables.

 Los laboratorios de análisis clínicos son una capacidad esencial de las FST de nivel asistencial ROLE 2 o superior que aseguran información clínica de calidad fundamental para formaciones con capacidad quirúrgica.

CAPACIDADES DE LOS LABORATORIOS DESPLEGABLES

Las capacidades de los laboratorios van a ser proporcionales al tipo de formación sanitaria desplegada y se ajustan a las necesidades de la Fuerza y de acuerdo con los riesgos previstos. Además, las FST de los diferentes niveles asistenciales podrán contar con laboratorios desplegables adicionales con capacidades farmacéuticas, veterinarias y de análisis y muestreo NBQR, según sea necesario.

Capacidades básicas en células de estabilización

Las células de estabilización estarán equipadas con materiales y dispositivos para la toma de muestras y **análisis básicos de tipo POCT** (*point of care testing* o pruebas junto al paciente), si se considera necesario.

Capacidades en formaciones sanitarias de nivel asistencial ROLE 1

Las FST de nivel asistencial ROLE 1 contarán con la capacidad de realizar la toma de muestras y análisis básicos de tipo POCT, además de poder contar con un equipo móvil de diagnóstico clínico básico para pruebas elementales y test rápidos, incluso con material de laboratorio para análisis presuntivos de metabolitos de drogas de abuso en muestras y líquidos biológicos.

Capacidades en formaciones sanitarias de nivel asistencial ROLE 2

La capacidad quirúrgica de estas formaciones requiere un laboratorio de diagnóstico clínico especializado con una cartera mínima de servicios para satisfacer peticiones analíticas y de determinación de compatibilidad sanguínea previas a transfusiones.

 Las FST con nivel asistencial ROLE 2 y superiores se caracterizan por aportar capacidad quirúrgica a las capacidades propias de las FST de nivel asistencial ROLE 1.

ROLE 2B

Las FST de nivel ROLE 2B (básico) están dotadas de un laboratorio de análisis clínico para llevar a cabo la determinación de:

- Hematología: hemoglobina y hematócrito.
- Bioquímica: sodio, potasio, cloruro, ion calcio, nitrógeno ureico o urea, creatinina, glucosa, lactato, proteína C reactiva, troponina, fracción MB de la creatina cinasa, β-gonadotropina coriónica humana, tiempo de protrombina, índice internacional normalizado (INR).
- Gases: pH, presión de dióxido de carbono, presión de oxígeno, bicarbonato, exceso de base, saturación de oxígeno y brecha aniónica.
- Banco de sangre: grupo sanguíneo, Rh y pruebas cruzadas.

ROLE 2E

Las FST de nivel ROLE 2E (*enhanced* o reforzado) tienen, además de las capacidades personales y materiales descritas para el nivel ROLE 2B, otras como:

- Hematología: leucocitos, eritrocitos, volumen corpuscular medio, hemoglobina corpuscular media, concentración de hemoglobina corpuscular media, amplitud de distribución eritrocitaria, volumen plaquetario medio, plaquetas, recuento leucocitario diferencial y recuento leucocitario diferencial manual.
- Orina: densidad, pH, leucocitos, nitritos, proteínas, glucosa, cetonas, urobilinógeno, bilirrubina, sangre y sedimento.
- Microbiología: tinciones de Gram y de Ziehl, test rápidos de detección de antígenos y anticuerpos para el virus de la inmunodeficiencia humana, hepatitis B y C, malaria y otras patologías en función de la disponibilidad y de los estudios de inteligencia sanitaria.

ROLE 2F

Las FST de nivel ROLE 2F (*forward* o avanzado) requieren un laboratorio de diagnóstico clínico especializado para satisfacer demandas analíticas específicas definidas en cada despliegue.

Capacidades en formaciones sanitarias de nivel asistencial ROLE 3

Las FST de nivel asistencial ROLE 3 son modulares y de escalonamiento progresivo, incluyendo todas las capacidades de ROLE 2E. Ofrecen cirugía especializada, otras especialidades médicas y asistencia dental secundaria para atender a un mayor número de pacientes, con una capacidad de hospitalización de hasta 100 camas (**Fig. 45-4**).

La movilidad de las FST de nivel asistencial ROLE 3 es reducida, y el tiempo para su despliegue, elevado. Estas

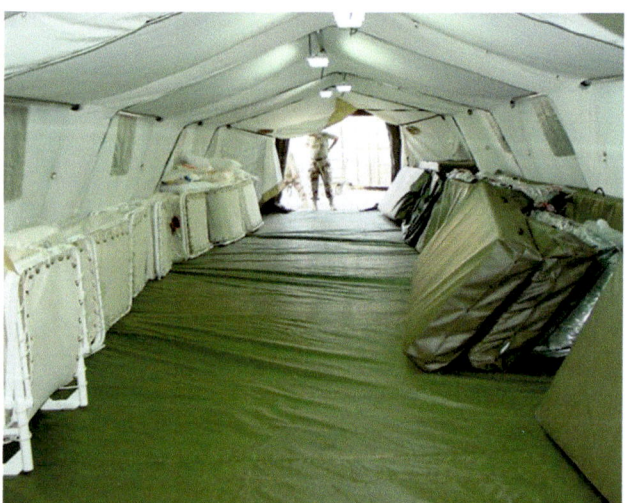

Figura 45-4. Preparación de una sala de hospitalización en una formación sanitaria de tratamiento desplegada.

formaciones reducen la necesidad de repatriación de bajas médicas y optimizan el tiempo de asistencia especializada, por lo que mejoran las condiciones de evacuación estratégica.

Los laboratorios de análisis clínicos en estas formaciones deben tener capacidades analíticas más amplias y especializadas, incluyendo, al menos y de manera adicional, a lo anteriormente expuesto:

- **Bioquímica**: γ-glutamil transferasa, alanina transaminasa, aspartato transaminasa, bilirrubina total, amilasa, fosfatasa alcalina, creatina cinasa, tiempo de tromboplastina parcial activada y dímero-D.
- **Microbiología**: cultivos bacterianos, hemocultivos y estudios de sensibilidad.

Capacidades en formaciones sanitarias de nivel asistencial ROLE 4

A pesar de no ser una unidad desplegable, el ROLE 4 se incluye en el módulo de planeamiento previsto en la red sanitaria militar para el escalonamiento sanitario. Se trata de los hospitales estables en territorio nacional. En concreto, son el Hospital Central de la Defensa Gómez Ulla, situado en Madrid, y el Hospital General de la Defensa Orad y Gajías, que se encuentra en Zaragoza. Se trata de centros incluidos en la red hospitalaria del Ministerio de Sanidad y que prestan una atención completa e integral para cualquier tipo de necesidad sanitaria del personal militar. Por ello, los laboratorios están dotados de medios comparables a los de cualquier laboratorio clínico integrado en el ámbito hospitalario nacional.

MATERIAL DE LABORATORIO EN FUNCIÓN DEL TIPO DE DESPLIEGUE

Los laboratorios deben disponer de material y equipos apropiados para llevar a cabo sus funciones de manera eficiente, incluyendo equipos analíticos necesarios que permitan obtener los siguientes parámetros de las siguientes áreas del conocimiento: hematología, bioquímica, gases sanguíneos, coagulación, banco de sangre, microbiología y parasitología y equipos auxiliares.

Hematología

En hematología, para el contador hematológico, sería necesario un analizador capaz de determinar las poblaciones leucocitarias definidas en la **tabla 45-1** y los siguientes parámetros: material necesario para realizar tinciones para la evaluación de frotis y extensiones de sangre periférica de manera manual.

Bioquímica

En bioquímica se necesitan equipos para realizar los parámetros de la **tabla 45-2**.

Tabla 45-1. Pruebas hematológicas recogidas en los requisitos sanitarios mínimos en función del tipo de despliegue descritos en el anexo A del STANAG AMedP8.5

Hematología	Muestra	Role 1	Role 2F	Role 2B	Role 2E	Role 3
Leucocitos (automatizado)	Sangre				✔	✔
Eritrocitos (automatizado)	Sangre				✔	✔
Hemoglobina (Hb)	Sangre			✔	✔	✔
Hematócrito (Hct)	Sangre			✔	✔	✔
Volumen corpuscular medio (VCM)	Sangre				✔	✔
Hemoglobina corpuscular media (HCM)	Sangre				✔	✔
Concentración de hemoglobina corpuscular media (CHCM)	Sangre				✔	✔
Amplitud de distribución eritrocitaria (ADE)	Sangre				✔	✔
Volumen plaquetario medio (VPM)	Sangre				✔	✔
Plaquetas	Sangre				✔	✔
Recuento diferencial de leucocitos (diff o automatizado)	Sangre				✔	✔
• Recuento diferencial de leucocitos (manual) • Neutrófilos segmentados • Linfocitos • Linfocitos atípicos (en caso de estar presentes) • Eosinófilos, basófilos, morfología de eritrocitos • Leucocitos • Morfología, estimación de plaquetas (solicitado por un recuento sanguíneo completo con resultados no normales)	Sangre				✔	✔

Tabla 45-2. Pruebas bioquímicas recogidas en los requisitos sanitarios mínimos en función del tipo de despliegue descritos en el anexo A del STANAG AMedP8.5

Bioquímica		Muestra	Role 1	Role 2F	Role 2B	Role 2E	Role 3
Iones	Sodio (Na)	Sangre			✔	✔	✔
	Potasio (K)	Sangre			✔	✔	✔
	Cloruro (Cl)	Sangre			✔	✔	✔
	Calcio ionizado (Ca)	Sangre			✔	✔	✔
Función renal	Nitrógeno ureico sangre (BUN) o urea	Sangre			✔	✔	✔
	Creatinina	Sangre			✔	✔	✔
Función hepática	Gamma-GT	Sangre					✔
	ALT/GPT	Sangre					✔
	AST/GOT	Sangre					✔
	Fosfafasa alcalina (ALP)	Sangre					✔
	Bilirrubina total (BilT)	Sangre					✔
Función pancreática	Amilasa	Sangre					✔

(Continúa)

Tabla 45-2. Pruebas bioquímicas recogidas en los requisitos sanitarios mínimos en función del tipo de despliegue descritos en el anexo A del STANAG AMedP8.5 (*Cont.*)

Bioquímica		Muestra	Role 1	Role 2F	Role 2B	Role 2E	Role 3
Bioquímica plasmática	Glucosa	Sangre	✔*	✔	✔	✔	✔
	Lactato	Sangre		✔	✔	✔	✔
Pruebas de inflamación	PCR	Sangre			✔	✔	✔
Pruebas cardíacas y marcadores de daño muscular	Creatina cinasa total (CK)	Sangre					✔
	CK isoenzima MB	Sangre			✔	✔	✔
	Troponina isoenzima I (TnI)	Sangre			✔	✔	✔
Hormonas	Prueba de embarazo (hCG)						✔
Orina	Gravedad específica (densidad)	Orina	✔*	✔	✔	✔	✔
	pH	Orina	✔*	✔	✔	✔	✔
	Leucocitos	Orina	✔*	✔	✔	✔	✔
	Nitritos	Orina	✔*	✔	✔	✔	✔
	Proteínas	Orina	✔*	✔	✔	✔	✔
	Glucosa	Orina	✔*	✔	✔	✔	✔
	Cuerpos cetónicos	Orina	✔*	✔	✔	✔	✔
	Urobilinógeno	Orina	✔*	✔	✔	✔	✔
	Bilirrubina	Orina	✔*	✔	✔	✔	✔
	Sangre	Orina	✔*	✔	✔	✔	✔
	Sedimento	Orina	✔*	✔	✔	✔	✔
	Prueba de embarazo (hCG)	Orina	✔*	✔	✔	✔	✔

*Recomendación

Gases sanguíneos

Para los gases sanguíneos son necesarios equipos para realizar los parámetros de la **tabla 45-3**.

Coagulación

Para la coagulación se necesitan equipos para realizar los parámetros de la **tabla 45-4**.

Banco de sangre

En el banco de sangre son necesarios equipos para realizar los parámetros de la **tabla 45-5**.

Microbiología y parasitología

En microbiología y parasitología son necesarios equipos y medios para realizar los estudios que se consideren a nivel del planeamiento operacional.

Todas las pruebas con marca de verificación son necesarias, mientras que el resto de ellas, tanto incluidas como no en la **tabla 45-2**, son opcionales. Una marca de verificación con un asterisco (*) indica una recomendación.

Equipos auxiliares

Además del equipamiento para obtener los parámetros anteriormente citados, los laboratorios clínicos deberán contar, al menos, con los siguientes elementos auxiliares:

Tabla 45-3. Pruebas gasométricas recogidas en los requisitos sanitarios mínimos en función del tipo de despliegue descritos en el anexo A del STANAG AMedP8.5

Gasometría	Muestra	Role 1	Role 2F	Role 2B	Role 2E	Role 3
pH	Sangre	✔	✔	✔	✔	
PCO$_2$	Sangre		✔	✔	✔	
PO$_2$	Sangre		✔	✔	✔	
HCO$_3$	Sangre		✔	✔	✔	
Exceso de base (EB)	Sangre	✔	✔	✔	✔	
Saturación de O$_2$	Sangre		✔	✔	✔	
Brecha aniónica	Sangre		✔	✔	✔	

- Nevera de 2-8 °C (±1) con capacidad suficiente para la conservación de los reactivos, calibradores y medios que requieran refrigeración.
- Congelador –80 °C (±1) si se dispone de plasma y plaquetas congeladas.
- Centrífuga para tubos de 16 × 100 mm o 15 mL de capacidad y velocidad (4.000-5.000 rpm).
- Microscopio óptico con objetivos de 10 aumentos, 40 aumentos y 100 aumentos.
- Baño termostático de 20-40 °C.
- Centrífuga para tarjetas del grupo Rh, si hay concentrados de hematíes.
- Incubadora para tarjetas del grupo Rh, si hay concentrados de hematíes.
- Pipetas automáticas.

GESTIÓN LOGÍSTICA DE RECURSOS SANITARIOS

La gestión logística de recursos sanitarios abarca la obtención, el almacenamiento, el transporte, la distribución, el mantenimiento, la dispensación y la recuperación de recursos sanitarios. Los recursos incluyen medicamentos, productos sanitarios y equipos y materiales y destaca la importancia de la sangre y de los componentes sanguíneos. La dirección técnica de esta gestión corresponde al personal de la especialidad fundamental de Farmacia.

En la planificación y gestión de los niveles y dotaciones de los recursos sanitarios en el teatro de operaciones, se tienen en cuenta las posibles dificultades de obtención y distribución en tiempo y lugar. Un canal logístico adecuado entre el territorio nacional y el teatro de operaciones debe garantizar el sostenimiento de los niveles de seguridad establecidos para cada operación, ya que, como actividad logística, deviene en un proceso de transporte. Además, para establecer una estimación temporal del almacenamiento, se emplea el concepto de *days of supply* (DOS) en la Organización del Tratado del Atlántico Norte (OTAN). Básicamente, son los días que las existencias de un suministro permiten el normal funcionamiento de una determinada unidad en la realización de tareas que implican su utilización.

Los recursos sanitarios, su naturaleza, su caducidad y sus requisitos de almacenamiento y transporte son sometidos a una amplia y rigurosa regulación y normativa que requieren un minucioso control y una gestión especializada. Para garantizar la calidad, seguridad y eficacia exigibles a este tipo de recursos, es necesario conocer y controlar en todo momento su estado y trazabilidad dentro de la cadena logística sanitaria.

Clasificación de recursos sanitarios

Los recursos sanitarios se clasifican según la codificación de la OTAN, y se dividen en subclases para cumplir con regulaciones generales y específicas. Estas subclases abarcan desde medicamentos hasta mobiliario hospitalario.

De esta manera, los recursos sanitarios, de la clase VIII, se clasifican en las siguientes subclases:

- Medicamentos de uso humano.
- Sangre y componentes sanguíneos.

Tabla 45-4. Pruebas coagulométricas recogidas en los requisitos sanitarios mínimos en función del tipo de despliegue descritos en el anexo A del STANAG AMedP8.5

Coagulación	Muestra	Role 1	Role 2F	Role 2B	Role 2E	Role 3
Tiempo de tromboplastina parcial activada (TTPA)	Plasma					✔
Tiempo de tromboplastina parcial (TTP)	Plasma					✔
Índice internacional normalizado (INR)	Plasma					✔
Dímero D	Plasma					✔

Tabla 45-5. Pruebas transfusionales recogidas en los requisitos sanitarios mínimos en función del tipo de despliegue descritos en el anexo A del STANAG AMedP8.5

Transfusión	Muestra	Role 1	Role 2F	Role 2B	Role 2E	Role 3
Grupo sanguíneo Rh	Sangre		✔	✔	✔	✔
Pruebas cruzadas	Sangre		✔	✔	✔	✔

- Productos cosméticos y de cuidado personal.
- Medicamentos, productos y equipo de uso veterinario.
- Productos sanitarios para curas, inmovilización y sujeción.
- Productos sanitarios de uso medicoquirúrgico.
- Productos sanitarios y de laboratorio de uso odontológico.
- Productos sanitarios para diagnóstico por imagen.
- Mobiliario, equipamiento, utensilios y suministros hospitalarios.
- Artículos de vestuario específico para personal sanitario.
- Productos sanitarios de uso óptico-oftalmológico.
- Botiquines, mochilas o conjuntos de productos sanitarios y medicamentos cuyo contenido es o puede ser repuesto tras uso o caducidad.
- Productos sanitarios para diagnóstico *in vitro*.

La coordinación del apoyo logístico es responsabilidad del mando operacional, mientras que la ejecución recae en los Ejércitos y la Armada. Se garantiza la integración de las unidades de apoyo logístico sanitario en escalones superiores a las instalaciones sanitarias, asegurando su independencia en el sostenimiento.

Se identificarán y prestará especial atención a los recursos sanitarios críticos, y se informa al mando operacional sobre su situación. En caso de recursos críticos comunes, como la sangre, se designará una autoridad de coordinación conjunta para su abastecimiento y mantenimiento.

Gestión logística de los recursos sanitarios en el Ejército de Tierra

En el ámbito del Ejército de Tierra, un sistema de apoyo logístico permite al mando obtener, sostener, gestionar y transportar los recursos materiales y sanitarios necesarios para las misiones. Dicho sistema busca asegurar que las unidades dispongan de los recursos sanitarios necesarios en cantidad y calidad. Se estructura en una red de apoyo y órganos sustentados. Uno de estos órganos es responsable del planeamiento, la coordinación y el control de los recursos sanitarios para operaciones, otro es responsable de la gestión y asesoramiento y, por último, otro es el responsable de la ejecución.

La gestión de recursos sanitarios debe abarcar su ciclo de vida completo, desde su obtención hasta su retirada y «desembarazamiento».

> ! Para cada operación, se fijarán niveles y dotaciones de recursos sanitarios y se tienen en cuenta factores como consumo previsto, criticidad, disponibilidad y condiciones de conservación y transporte.

Las unidades logísticas sanitarias desplegadas en el territorio nacional proporcionarán abastecimiento y mantenimiento desde dicho territorio. Por tanto, se debe armonizar la normativa de medicamentos y productos sanitarios desde el territorio nacional hasta la zona de operaciones.

Los **escalones de apoyo logístico sanitario (EALSAN)** en la zona de operaciones apoyarán en el **abastecimiento** y el **mantenimiento** de recursos sanitarios para mantener las capacidades operativas en el teatro de operaciones. Estas unidades, al desplegarse en operaciones, garantizarán el abastecimiento y el mantenimiento de recursos de clase VIII para todas las fuerzas sanitarias desplegadas en su área de responsabilidad, motivo por el cual tendrán capacidad para recibir, almacenar, conservar y distribuir cualquier tipo de recurso sanitario, incluidos la sangre, los componentes sanguíneos y los gases medicinales. A través de la deslocalización del flujo logístico mediante la implementación de un almacén intermedio en la cadena de suministro, mantendrán el nivel de recursos y proporcionarán apoyo general o directo en abastecimiento y mantenimiento a otras unidades sanitarias y fuerzas sanitarias desplegadas. Adicionalmente, estos EALSAN podrán suministrar piezas de repuesto, recuperar y almacenar equipos y materiales sanitarios inútiles, así como medicamentos caducados.

Los recursos proporcionados pueden ser de dotación, no incluidos en la dotación o adquiridos localmente por explotación. La adquisición o reposición de recursos fuera del territorio nacional tendrá un carácter excepcional, siempre de acuerdo con los estándares de calidad y normativa nacional.

> Las unidades llevarán un control riguroso de sus existencias y darán prioridad al uso de recursos cercanos a la caducidad (método «primero en caducar, primero en salir»).

Las FST informarán al órgano coordinador sobre la inoperatividad de los recursos, y los procedimientos de baja y reposición se regirán por la normativa general. El material sanitario puede ser fungible, reparable o canjeable.

El oxígeno medicinal para inhalación pertenece a un grupo de medicamentos especiales denominados gases medicinales, regulados por normativa específica. Dada su especificidad, la recarga se considera mantenimiento. El oxígeno medicinal está regulado por normativa específica.

Respecto a la gestión de stocks/pedidos de material no inventariable:

- En la **orden administrativo-logística** desarrollada para cada operación, se establecerá un **catálogo de dotaciones y niveles de recursos sanitarios**.

- Las fuerzas sanitarias repondrán su dotación de material sanitario fungible desde el almacén logístico sanitario o depósito de recursos sanitarios si existe en la zona de operaciones (EALSAN) o directamente desde el territorio nacional a través de la Unidad de Apoyo Logístico Sanitario (UALSAN).
- La gestión de reactivos, controles, calibradores y material fungible deberá minimizar las pérdidas por caducidad, y se habrán de controlar las fechas de vencimiento y la realización de inventarios.
- Se mantendrá un *stock* suficiente, inventariado, para garantizar el funcionamiento normal de las unidades sanitarias.
- Se realizará un análisis detallado de las existencias, y se tendrán en consideración situaciones de insuficiencia, exceso, productos pendientes de entrega, roturas de inventario, control de caducidades y otros factores.

El **mantenimiento** del equipo y del material sanitario requiere, normalmente, asistencia técnica especializada. El mantenimiento puede ser preventivo o correctivo, y se deben establecer procedimientos para reparación, sustitución y mantenimiento de equipos, ya que puede actuar como un factor limitante en el desarrollo de la operación y en las capacidades operativas de las FST. El mantenimiento de los recursos sanitarios puede ser orgánico, de apoyo directo o general.

La gestión de **residuos sanitarios** se incluirá en los procedimientos operativos logísticos, minimizando su producción y cumpliendo con la normativa de la nación anfitriona.

Los procedimientos de transporte pueden ser ordinarios o urgentes, y algunos recursos pueden considerarse mercancía peligrosa, por lo que requerirán condiciones especiales de transporte. En el transporte de recursos sanitarios intervienen la UALSAN como remitente del recurso, la unidad de apoyo terminal como receptor intermediario logístico en la zona de operaciones y el EALSAN o, en su defecto, las FST desplegadas como receptores técnicos finales.

Gestión logística de recursos sanitarios en la Armada

En la Armada la planificación de la gestión logística de recursos sanitarios la lleva a cabo el personal de sanidad del Estado Mayor de la Flota junto con la Dirección de Sanidad, de acuerdo con la operación planificada. Se tienen en cuenta los siguientes aspectos:

- Obtención:
  - Los medicamentos y los productos sanitarios se obtienen de las farmacias de buques y dependencias de las áreas geográficas correspondientes, ya sea a nivel nacional o internacional.
  - El material de electromedicina y telemedicina se obtiene a través de la Jefatura de Apoyo Logístico según necesidades recabadas por la Dirección de Sanidad.
- Despliegue y repliegue: en los buques participantes y, en su caso, con aeronaves de la Armada o puentes logísticos establecidos.
- Almacenamiento: en enfermerías y pañoles habilitados en los buques.

- Dispensación: corresponde al personal farmacéutico.
- Mantenimiento: se realiza mediante contratos gestionados por la Jefatura de Apoyo Logístico para equipos de electromedicina y telemedicina.

Gestión logística de recursos sanitarios en el Ejército del Aire

En el Ejército del Aire, la gestión y el planeamiento de recursos sanitarios para operaciones corresponde a la Subdirección de Sanidad Logístico-Operativa de la Dirección de Sanidad. Se caracteriza por:

- Obtención: la gestión y la adquisición de recursos se realizan a través del almacén logístico del Ejército del Aire.
- Despliegue y repliegue: el despliegue y el repliegue son responsabilidad de las unidades de apoyo al despliegue.
- Almacenamiento: el almacenamiento en territorio nacional se lleva a cabo en el almacén logístico sanitario, y en las zonas de operaciones, por el módulo de farmacia correspondiente.
- La distribución y el transporte se realizan con medios del Ejército del Aire, considerando medidas especiales para recursos clasificados como mercancía peligrosa.
- Dispensación: la dispensación se efectúa a través del módulo de farmacia o, en su ausencia, por la FST desplegada.
- Mantenimiento: la Subdirección de Sanidad Logístico-operativa gestiona la contratación de servicios de **mantenimiento** en la zona de operaciones.

DOCUMENTACIÓN SANITARIA Y GESTIÓN ADMINISTRATIVA

Los sistemas de información deben permitir el registro y la transmisión de información sanitaria entre niveles sanitarios, facilitando el conocimiento de la situación sanitaria para la dirección y la coordinación del apoyo sanitario y el asesoramiento al comandante de la Fuerza.

La información se recogerá en **documentos normalizados**:

- Informe de situación sanitaria.
- Informe de valoración sanitaria.
- Informe sobre incidente sanitario.
- Informe de vigilancia epidemiológica.
- Enfermedades de declaración obligatoria.
- Mensaje 9 líneas de evacuación sanitaria.
- Mensaje de solicitud de traslado de bajas.
- Informes técnicos y de gestión de toxiinfecciones alimentarias.
- Documentación sanitaria mortuoria.

ESCALONAMIENTO DEL APOYO SANITARIO EN URGENCIAS Y EMERGENCIAS

El escalonamiento del apoyo sanitario se estructura en puestos de socorro, puestos sanitarios avanzados, unidades de tratamiento medicoquirúrgico, instalaciones fijas como hospitales generales y centros sanitarios, y medios de asistencia *in situ* y evacuación. Entre los medios de evacuación se incluyen ambulancias de soporte vital básico y de soporte vital avanzado para traslado. Los medios aéreos se reservan para casos graves que requieran tratamiento en formaciones de mayor nivel asistencial.

En situaciones de emergencia con bajas masivas, se priorizará la salvación de vidas, y se ha de dar preferencia a aquellos con mayores posibilidades de sobrevivir tras su estabilización, evacuación y transporte. Se establecerá un sistema de clasificación y triaje para optimizar la atención médica y maximizar las posibilidades de supervivencia.

La intervención en emergencias y catástrofes requiere un elevado grado de especialización y preparación física, con una selección previa del personal basada en sus aptitudes, y

destaca la formación operativa continua como esencial para el apoyo sanitario. La **Unidad Militar de Emergencias (UME)** es la primera en intervenir en situaciones de emergencia y catástrofe (**Fig. 45-5**).

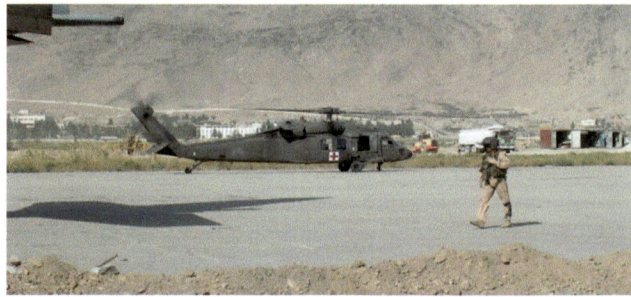

Figura 45-5. Helicóptero para evacuación sanitaria.

PUNTOS CLAVE

- Son de especial importancia los niveles estratégico, operacional y táctico en un despliegue en una zona de operaciones.
- Para cada operación, se fijarán niveles y dotaciones de recursos sanitarios y se considerarán factores como consumo previsto, criticidad, disponibilidad y condiciones de conservación y transporte.
- La gestión logística del material sanitario abarca desde el planeamiento hasta el despliegue del laboratorio clínico en la zona de operaciones.

BIBLIOGRAFÍA

Blanco D, Luque G, Chamorro C. Optimización de despliegues militares sanitarios en operaciones mediante técnicas de modelado y simulación. Sanid Mil. 2016;72(1):8-14.

Guide to the preparation, use and quality assurance of blood components - European Directorate for the Quality of Medicines & HealthCare - EDQM [Internet]. European Directorate for the Quality of Medicines & HealthCare. Disponible en: https://www.edqm.eu/en/blood-guide.

Orden DEF/710/2020, de 27 de julio, por la que se desarrolla la organización básica del Estado Mayor de la Defensa.

Manual de medicina preventiva en operaciones [Internet]. Subsecretaría de Defensa. Inspección General de Sanidad de la Defensa. Instituto de Medicina Preventiva de la Defensa Capitán Médico Ramón y Cajal. Ministerio de Defensa; 2007. Disponible en: https://cud.uah.es/files/Medicina%20Preventiva/Manual_de_Medicina_Preventiva_en_Operaciones.pdf

Ética de la sanidad militar en operaciones. Disponible en: publicaciones.defensa.gob.es

NATO Standard. Allied Joint Doctrine For Medical Support. Edition C Version [Internet]. North Atlantic Treaty Organization; 2019. Disponible en: https://www.coemed.org/files/stanags/01_AJP/AJP-4.10_EDC_V1_E_2228.pdf.

NATO STANDARD. AMedP-8.5. Minimum test requirements for laboratory units of in theatre military medical treatment facilities (MTFs). Edition D Version 1 [Internet]. North Atlantic Treaty Organization; 2023. Disponible

en: https://www.coemed.org/files/stanags/03_AMEDP/AMedP-8.5_EDB_V1_E_2571.pdf.

Orden DEF/166/2015, de 21 de enero, por la que se desarrolla la organización básica de las Fuerzas Armadas. Boletín Oficial del Estado, nº 35 (10-02-2015).

Orden Ministerial 238/2002 por la que se aprueba el procedimiento para la implantación, ratificación, revisión y derogación de los Acuerdos de Normalización OTAN. Boletín Oficial del Estado, nº 235 (28-09-2010).

Orden SCO/3369/2006, de 9 de octubre, por la que se aprueba y publica el programa formativo de la especialidad de Análisis Clínicos. Boletín Oficial del Estado, nº 262.

Real Decreto 711/2010, de 28 de mayo, por el que se aprueba el Reglamento de especialidades fundamentales de las Fuerzas Armadas. Boletín Oficial del Estado, nº 133 (01-06-2010).

Real Decreto 1088/2005, de 16 de septiembre, por el que se establecen los requisitos técnicos y condiciones mínimas de la hemodonación y de los centros y servicios de transfusión. Boletín Oficial del Estado, nº 225 (20-09-2005).

Real Decreto 339/2015, de 30 de abril, por el que se ordenan las Enseñanzas de Perfeccionamiento y de Altos Estudios de la Defensa Nacional. Boletín Oficial del Estado, nº 123 (24-05-2017).

PDC-01 (A) Doctrina para el empleo de las FAS. Disponible en: catálogo general de publicaciones oficiales Biblioteca Virtual de Defensa > PDC-01(A) Doctrina para el empleo de las FAS.